Franz u Anni KARNER

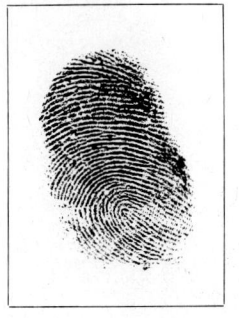

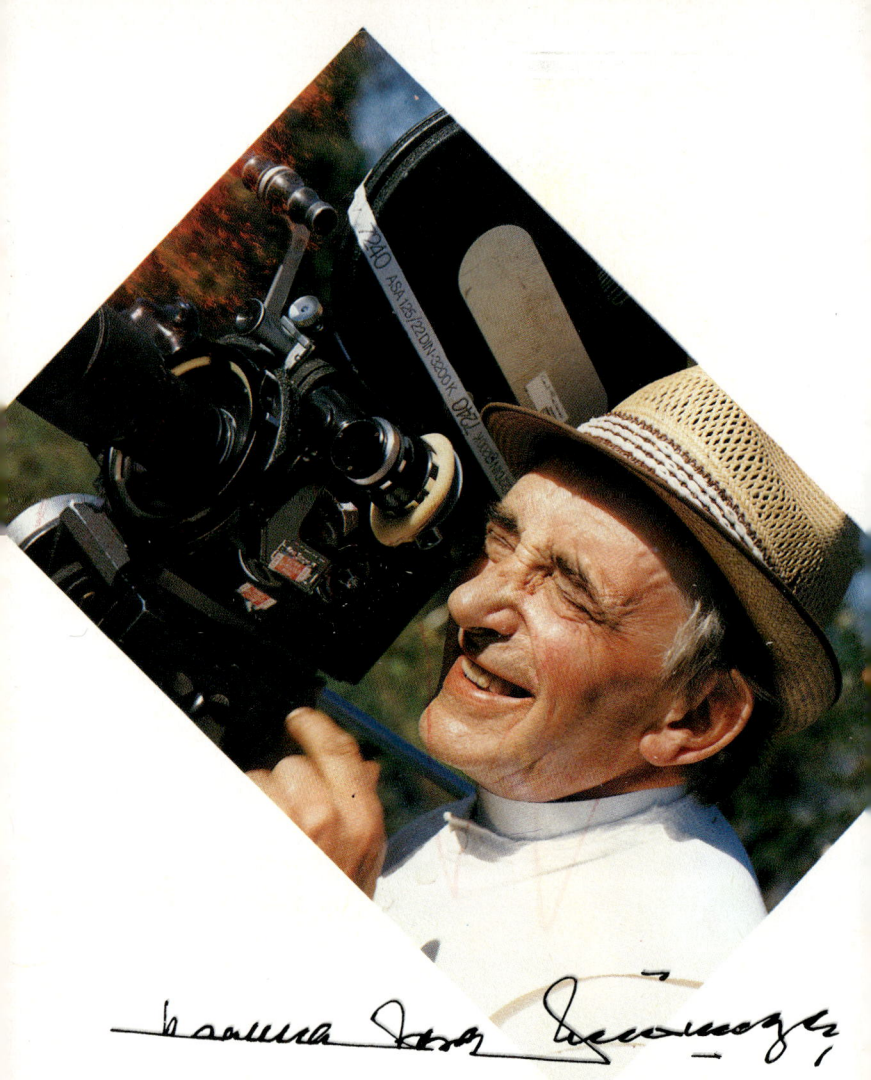

Durchbrich die Hülle doch

Spreng doch die Hülle·
trage in Fülle
das Leben in dir·

Arm wär' ich,
geschunden, arg geschlagen·
Nackt wär' ich,
entblösst, arm, zu beklagen·
Trüg' ich nicht
Gottes-Kraften-Hauch in mir·

Bedauerlich
Narrengesicht,
besässe ich
die Weisheit nicht·

Ew'gen Lichtes Widerschein
ist der Weisheit Lebensgeist,
ausgedrückt im Anderssein·
Doch vergessen allermeist·
Übervoll von Schaffenskraft,
Leben aus dem Leben schafft·

Heller als der Sonnen Pracht,
allen Wissens Leuchte-Glanz,
hält den Schatten düstrer Nacht
nur für pure Ignoranz·

Alle Bosheit in der Welt
sie behend zur Seite stellt·
Der Güte Zepter unbeirrt
sie zu Tag und Stund umschwirrt·

Durchbrich doch die Hülle
seichter Gedanken,
entdecke die Fülle,
im Kern ohne Schranken·

Suche die Weisheit,
finde das Leben·

Ziehe zur Weisheit·
Wohne mit ihr·

Die Blüten der Distelarten bieten dem Zitronenfalter Nahrung. Auf die Blätter des Faulbaumes legt er seine Eier. Hier findet die entschlüpfte Raupe den Tisch gedeckt. Bis sie sich schließlich verpuppt. Wieder kehrt der Schmetterling zur Distel zurück. Das Rad des Lebens dreht sich aufs neue.

I. Ew'gen Lichtes Widerschein

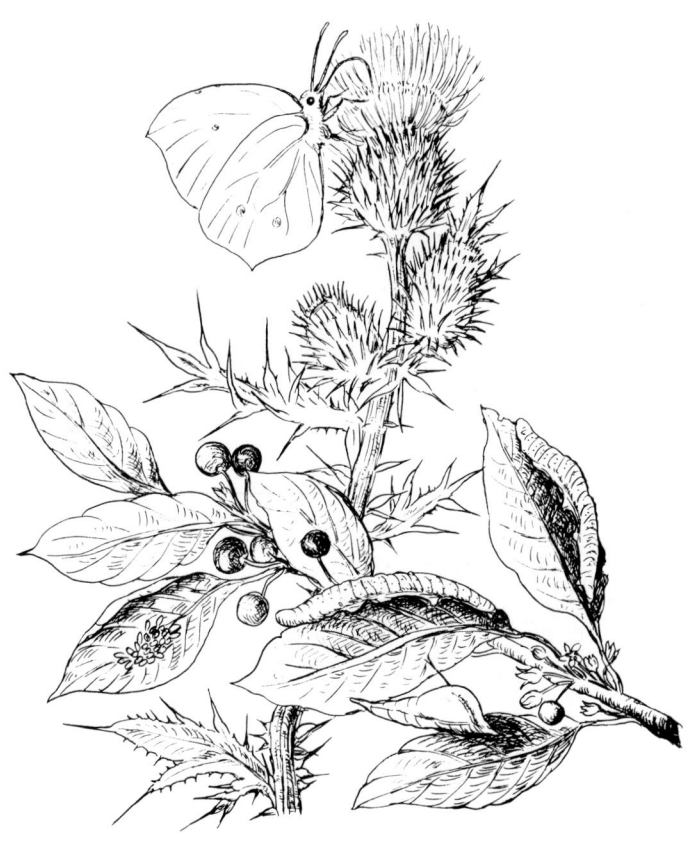

Gottes-Kraften-Hauch

Des I. Teiles ganzer Sinn
von Seite 5 bis Seite 43

Ew'gen Lichtes Widerschein

Durchbrich die Hülle doch 5
Gottes-Kraften-Hauch 6
Weil der Weise bedächtig ist 10
Singen, tanzen und dann
erst zeichnen 11
Die Endsumme ergibt immer
das gleiche 14
Die „Passionsblume von Lucca" 20
Im Denken wirst du 23
Das Bild des Weiseseins 26
Kehlkopf, Zunge und Schnabel 27
Des Wortes Macht 30
Ich spreche durch das Wort 35
Der Weisheit Lebensgeist 36

Weil der Weise
bedächtig ist,
kennt er kein
»dachte«·
ist stets
beim
Denken·

I. Ew'gen Lichtes Widerschein

Singen, tanzen
und dann erst zeichnen

Mein Chinesisch-Lehrer hieß Wang sin-sang.
Was auf Deutsch „Herr König" heißt.
Er hieß nicht nur so.
Die Ruhe, die er ausstrahlte, machte ihn zum König.
Er erzählte mir eines Tages vom weisen Tschung Tse, der dabei war, für seinen Karren ein Rad zu machen. Als er die Arbeit in Angriff nahm, setzte er sich einmal ruhig und gelassen hin und stellte folgende Überlegung an:
„Ein Rad will ich machen.
Arbeite ich zu sacht, kann ich es nicht fest genug machen.
Arbeite ich zu hastig, werden die Speichen nicht passen.
Erst wenn die Bewegungen meiner Hand nicht zu sacht und nicht zu hastig sind, dann geschieht, was mein Geist meint.
Worte können nicht sagen, wie das zugeht: Es steckt eine heimliche Kunst darin."
Tschung Tse kannte diese heimliche Kunst. Der Einfühlung. Des Maßhaltens. Und der gesunden, goldenen Mitte. Ein Geschenk, das der Himmel nur denen verleiht, die nach der Weisheit streben.
Das war vor 45 Jahren.
Heimlich, aber ausdauernd hartnäckig folgte mir Tschung Tse. Durch mein Leben. Über alle Stationen.
Es scheint mir fast, als hätte ich das Wagner-Handwerk erlernt. Ein Beruf, der ja kaum mehr aktuell ist. Wer bestellt heute noch Räder aus Holz? Wer kann solche noch machen? – Mein Vetter Franz hatte dieses Handwerk erlernt. Er war viel älter als ich. Beim Kainz-Wagner in Felling war er in die Lehre gegangen. Ist dann in den Krieg gezogen und nicht mehr heimgekommen. Und der alte Kainz ist daheim gestorben.
Eines aber ist mir geblieben:
„Nicht zu sacht, nicht zu hastig, dann geschieht, was mein Geist meint."
Zu diesem Grundsatz gesellt sich noch etwas: Ein kleines „Kinderspielzeug". Das ich einmal bekam. Ich war zwar längst schon kein Kind mehr. – Gut. Aufschneiden will ich auch nicht. 16$\frac{1}{2}$ war ich und machte meine ersten geistigen Besinnungstage. Zu Allerheiligen und Allerseelen im Bene-

diktinerstift Altenburg. Vor Abschluß derselben öffnete ich mich dem geistlichen Leiter, einem Jesuitenpater, und sagte ihm, daß ich gerne Priester werden möchte.

Der Pater hörte mir ruhig zu. Dann ging er nebenan in sein Zimmer. Kam mit etwas in seiner Rechten zurück. Schaute mich ruhig an. Meine fragenden Augen. Meinen erwartenden Gesichtsausdruck. Dann sagte er: „Das schenk ich dir. Und wenn du es einmal verlieren solltest, dann macht es auch nichts. Wichtig ist nur, daß du immer in deinem Leben das machst, wie der da."

Dann ließ er etwas auf die Tischplatte fallen.

Es wackelte vor meinen Augen hin und her.

Purzelte herum.

Stellte sich wieder auf.

„Ein Stehaufmännchen", rief ich aus.

„Ein Stehaufmännchen", sagte der Pater und entließ mich.

Ich habe es nicht mehr. Das Stehaufmännchen von damals.

Eines habe ich nicht verloren. Aufstehen. Neu anfangen.

Wagenrad und Stehaufmännchen begleiteten mich auf dem Weg zum Werden dieses Buches. Das aus dem Leben kommt. Für das Leben geschrieben wurde.

Der Mann, der mir jetzt gegenübersaß, hatte einen Bart. Auch langes Kopfhaar. War nicht mehr der Jüngste. Professor an der Kunstakademie, leitete er zur Zeit einen Zeichenkurs im Bildungsheim eines Klosters. Im selben Heim hielt ich eben ein Kräuterseminar ab.

Wir saßen beim Mittagstisch.

Es ist immer eine Freude, Menschen zu treffen, die auf der gleichen Linie sind. Wir waren es. Achteten einander. Obwohl wir uns früher nie gesehen hatten.

„Wissen Sie, Herr Pfarrer, ich verfolge sehr aufmerksam Ihre Vorträge. Ihre Sendungen im Rundfunk. Lese Ihre Bücher. Ich tue das gleiche wie Sie. Den Menschen als Ganzheit zu sehen. Das zu pflegen. Und weiterzugeben. Ich beginne alle meine Kursstunden des Zeichnens mit einem Lied. Mit einem Tanz. Oder mit Gymnastik. Jetzt habe ich auch Ihr ‚Heilatmen' mit in meine Vorbereitungsmethode eingebaut."

I. Ew'gen Lichtes Widerschein

„Der ganze Mensch muß herausfinden", sagte ich, „aus dem Verkrampftsein. Darf nicht immer auf seiner täglichen ‚Misere' brüten. Man muß sich halt immer wieder aufreißen. Neu anfangen. Dabei möcht' ich behilflich sein. Weil ich es selber brauche. Geben ist im Leben eben immer ein ‚Nehmen'. Kein Verarmen. Sondern ein Bereichern."

Singen.
Tanzen.
Dann erst zeichnen.
Die Praktik kann bei jedem verschieden sein. In der Essenz aber geht es um das gleiche.
Neu besinnen.
Auch in diesem Buche.
Über die Haut zu dir finden.

Herausfinden aus dem Verkrampftsein:

Weißdornwein: Zur Kräftigung der Herzmuskulatur; zur Förderung der Durchblutung der Herzkranzgefäße, zur Regulierung des Blutdruckes und zur Behebung von Zirkulationsstörungen, wird längere Zeit hindurch täglich nach dem Aufstehen davon 1 Eßlöffel voll in etwas Wasser verdünnt eingenommen.

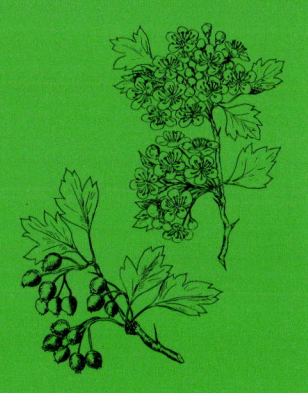

Zubereitung: 5 Eßlöffel voll reifer, frischer oder getrockneter *Weißdornbeeren* mit dem Nudelwalker zerquetschen oder im Mörser zerstoßen. Dann in 1 l naturbelassenem *Weißwein*, nach Möglichkeit die Sorte „Rheinriesling", 8 Tage lang ansetzen. Ins Fenster stellen und täglich schütteln. Abseihen. Den Rückstand auspressen. Die gesamte Flüssigkeit filtrieren. In Flaschen füllen. Verschlossen, kühl und dunkel aufbewahren.

Ginsengwurzel-Pulver (Panax Ginseng): Aus der Apotheke besorgen. Täglich 3mal ½ Stunde vor den Mahlzeiten ½ Teelöfferl voll davon einnehmen. Einen Schluck Wasser nachtrinken. Stärkt die Konzentrationsfähigkeit, festigt das Zentralnervensystem, beseitigt geistige Trägheit und wirkt sich sehr günstig auf Magenschleimhaut und Bauchspeicheldrüse aus.

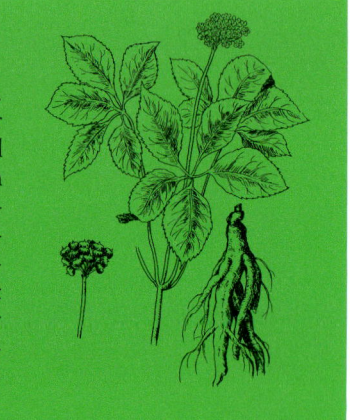

Die Endsumme ergibt immer das gleiche

Risikofaktoren sind Bausteine höherer Etagen.

Der Fluß Lo, ein Nebenarm des Gelben Flusses, an dem im alten China die Hauptstadt Loyang lag, wurde eines Tages unruhig.

In dieser Unruhe spülte er auf Befehl des Himmels ein magisches Diagramm an Land. Für alle Zeiten sollte es als „Lo-Dokument" in die Geschichte eingehen. Sollte als mystischer Plan gelten.

Das Diagramm erschien auf dem Panzer einer grünen Schildkröte und hatte die Form eines in neun Felder unterteilten Quadrates.

Schildkröten gehören zu einer eigenen Ordnung innerhalb der Klasse Reptilien. Ihr massiger und gedrungener Körper wird von einem Rumpfskelett aus knöchernen Platten eingeschlossen, dem Hornschilder aufliegen. Das auffälligste

I. Ew'gen Lichtes Widerschein

Merkmal der Schildkröten, ihr Panzer. In der Kreidezeit entwickelten sich riesige Formen, die eine Länge von 3,5 m erreichten.

Der grüne Schildkrötenpanzer des Lo-Flusses trug in jedem der neun Felder eine Zahl. Und jede Reihe dieses „Magischen Quadrates" ergab die Summe 15. In einem berühmten Buch der Chou-Dynastie wird dieses Diagramm das „Universale Modell" genannt.

Die Menschen des alten China betrachteten sich als Schauspieler.

Der Mensch als Schauspieler. Der auf der Weltbühne des geordneten Kosmos auftritt. Hier agiert.

So dachten die alten Chinesen. Von einst. Die Welt, ihre Welt, in die sie hineingeboren wurden, war gelbe Erde. Aber als Ganzes ein geometrisches Gesamtbild. Als solches Gegenstand ihres Hauptinteresses.

Für sie war das große Bild des Universums auf ein symbolisches Muster reduzierbar. Auf ein Miniatur-Abbild. Im Entwurf eines heiligen Schreins. Im Bau eines Palastes. Im Plan einer Stadt. Im Grundriß eines Gartens.

Konnte so wiedergegeben werden.

Die Menschen des alten China konnten im „Magischen Quadrat" das Spiegelbild der obersten Ordnung erkennen. Es genau verfolgen. Ersahen darin die Richtlinien für den Bau der Tore. Der Pfeiler. Erkannten die Pfade, die man einschlagen mußte, um der Ordnung der Welt weise zu folgen. Das Muster des Natürlichen. Geordnet und wohldurchdacht. Vorgeschrieben dem Schauspieler auf der Bühne des Kosmos.

Buddhist. Taoist. Konfuzianer. Alle studierten die geheime Geometrie des Universums. Versuchten, sie zu begreifen. Aufzuzeichnen.

Betrachteten es als ihre Aufgabe, diese Ordnung in allen von Menschenhand geschaffenen Gebilden nachzuahmen.

Sie alle faßten Himmel und Erde als Einheit auf. Als physikalisches Universum.

Nach alten Vorstellungen bildeten Himmel und Erde die Teile eines gewaltigen Wagens. Die Ladefläche desselben wurde von einem Schirm auf leicht geneigtem Stock beschattet. Der „Baldachin Himmel" war ein blauer Dom, der die „Fläche der Erde", die gelbe Ebene, überwölbte.

Mit dem „Magischen Quadrat" hatte der Himmel dem Menschen nach dem Werden der Schöpfung gnädig eines seiner letzten Geheimnisse offenbart.

4	9	2
3	5	7
8	1	6

Von links nach rechts gesehen: 4, 9, 2. In der obersten Reihe. Ergibt 15. – In der zweiten Reihe: 3, 5, 7. Ergibt 15. – In der untersten Reihe: 8, 1, 6. Ergibt 15.

Von oben nach unten. Links angefangen: 4, 3, 8. Ergibt 15. – In der mittleren Reihe: 9, 5, 1. Ergibt 15. – In der letzten Reihe rechts: 2, 7, 6. Ergibt 15.

Von der linken Ecke oben in die rechte Ecke diagonal nach unten: 4, 5, 6. Ergibt 15. – Von rechts oben nach links unten in der Diagonale: 2, 5, 8. Ergibt 15.

Man kann rechnen, wie man will. Drehen und rechnen. Still hinschauen und zusammenzählen. Immer das gleiche Ergebnis. Die Endsumme ist immer die gleiche.

Daraus haben die Alten, und das nicht nur in China, die Forderung ersehen:

> Der Mensch kann nur so lange harmonisch mit sich und seiner Umwelt leben, solange er sich in Harmonie mit den großen Strömungen des Universums befindet.
>
> „Hebt eure Augen in die Höhe, und seht: Wer hat die (Sterne) dort oben erschaffen? Er ist es, der ihr Heer täglich zählt und heraufführt, der sie alle beim Namen ruft. Vor dem Allgewaltigen und Mächtigen wagt keiner zu fehlen."*

Dank des Fortschrittes der Wissenschaft kennen wir heute Ursache und Wirkung vieler Phänomene. Jahrhunderte vor uns stand man zwar vor der Wirkung, die Ursache, der Grund aber, konnte nur erahnt werden. Blieb ansonsten oft verborgen. Verschleiert. Undurchsichtig.

So wissen wir heute, daß eine einzige Nervenzelle ein Mini-Universum darstellt.

Immer wieder, wenn auch nur das winzigkleinste Partikelchen dieses Mikro-Kosmos seine Bahn verläßt, stellt es sich gegen die Strömungen des „Universums". Arbeitet gegen ge-

---

* Jes 40,20

I. Ew'gen Lichtes Widerschein

regelte Gesetze. Stört den Kosmos. Verursacht ein „Chaos" innerhalb der Zelle.

Der 1936 in England verstorbene Dr. Edward Bach sah in jeder geistig-seelischen Unordnung, in der Sünde, die Ursache der Krankheit.

Sagt die Bibel in ihrer bildreichen Vielfalt etwas anderes?

„Der Weg der Sünder ist frei von Steinen; doch sein Ende ist die Tiefe der Unterwelt"* – „Jeder, der die Sünde tut, handelt gesetzwidrig; denn Sünde ist Gesetzwidrigkeit."**

Immer wieder drängen sich mir zwei Widersprüche in unserer Einstellung auf.

Jeder akzeptiert die Tatsache, daß das „Minipartikelchen" Erde im riesigen Universum schön brav sein muß. Keine „großen Sprünge" außerhalb seiner Bahn machen darf. Ansonsten würde dies ein Chaos innerhalb des Sonnensystems oder im ganzen Universum hervorrufen.

Anders aber denken wir über das Verhalten jedes einzelnen. Schwer nur können wir akzeptieren, daß auch er, als Mensch, nach bestimmten Schwingungen oder „Strömungen" leben sollte. Daß er Ordnung zu halten hat, damit auch er von der Ordnung erhalten werde. Daß Disharmonie, Unordnung, Chaos, Verwirrung und selbst die Krankheit eine Folge des „Aus-der-Ordnung-Tanzens" sind.

Die Religion, es muß immer wieder gesagt werden, ist „Bindung an die Ordnung". An das oberste Prinzip der Gesetzgebung und somit identisch mit Ordnung.

Religiosität will dem Menschen helfen.
1. Daß er nicht gedankenlos in den Tag hineinlebt.
2. Daß er nicht Raubbau an sich selbst betreibt. Weder an seinen körperlichen, noch an den geistig-seelischen Reserven.
3. Daß der Körper nicht als absolutes Eigentum, sondern als unschätzbar wertvolle Leihgabe betrachtet wird.
4. Daß der Mensch die Tatsache annimmt, ein Leben lang Suchender zu sein.
5. Daß er sich Gedanken macht, wer er ist und wozu er geboren wurde.

---

* Sir 21,10
** 1. Joh 3,4

> 6. Daß er davon überzeugt ist, daß er als Kind Gottes nicht sich selber überlassen bleibt, sondern Gott sein „Immanuel", „Gott mit uns", ist.
> 7. Daß er, der Mensch, Gott in diesem Leben verherrlichen und in der Vollendung sehen darf. Für immer. Und ewig!

Das „Magische Quadrat" ist für mich ein Beweis dafür, daß die Rechnung für jedes Geschöpf immer aufgeht. Wenn es sich bemüht, seinen ihm zugewiesenen Platz einzunehmen und auszufüllen. Daß jeder Mensch das Ziel der „Harmonie" erreichen kann. Wenn er es ernstlich anstrebt.

Der „Weltenplan" öffnet mir aber auch die Augen. Zum Schauen. Der wunderbaren Gesetzmäßigkeit im Universum. Schenkt mir Vertrauen. Freude. Frohsinn.

Der Vortrag war beendet. Hinterher die Fragestunde abgeschlossen. Der Pfarrer der 15.000-Seelen-Pfarre der Großstadt bedankte sich. Erwähnte dabei eine Besucherin. Die in der ersten Reihe saß. Rüstig. Sie geht täglich einkaufen. Kein Tag ohne Spaziergang. Führt ihren Haushalt selbst. – Alter? Im 102. Lebensjahr. Dem Anschein nach in den Siebzigern stehend.

Ich sprach anschließend mit ihr. Sie schien mir ruhig. Gelassen. Zufrieden. Mit sich und der Umwelt. Und vor allem gesund.

Ob es heute noch Menschen gibt, die in Harmonie leben?

Und der „Alte" auf Petri Thron, Papst Johannes XXIII.?

Während seines Pontifikates (1958–1963) ging über die ganze Erde eine Welle von Versöhnung aus. Zuversicht strahlte aus. Für alle Menschen. Jeden Bekenntnisses. Jeden Alters.

Heute noch gehen die gleichen Wellen um die Welt. Wer sich um die richtige Wellenlänge bemüht und die Antenne ausstreckt, erfährt es:

Daß, wer glaubt, nicht zittern braucht.
Daß er der Zukunft ohne Bange entgegengehen darf.
Daß die Wege Gottes sicher sind.
Daß der Herr ihm den Geist von oben schenkt.
Daß Gott in ihm weiterwirkt.
Daß Er seine Wege lenkt.
Daß Gott nur Wunderbares vollbringt.
In dem, der Ihn wirken läßt.

I. Ew'gen Lichtes Widerschein

Störsender sind am Werk. Für jedermann. Jederzeit. Kein Sterblicher kann ihre Existenz verhindern. Kann sich nur persönlich abschirmen. Gegen das Böse. Das von den Störsendern ausgeht. Dessen Diener sie sind.
Risikofaktoren.
Gibt es in jedem Leben.
In dem des Hirten. In dem des Generaldirektors.
Wo gibt es keine?
Sind nie Endstation. Nie Selbstzweck.
Sind Bausteine höherer Etagen.
Höhere Etagen? Unseres „Leib-Seele-Geist"-Lebens.
Wer möchte dort nicht wohnen?
Dort, wo die Endsumme immer das gleiche ergibt.

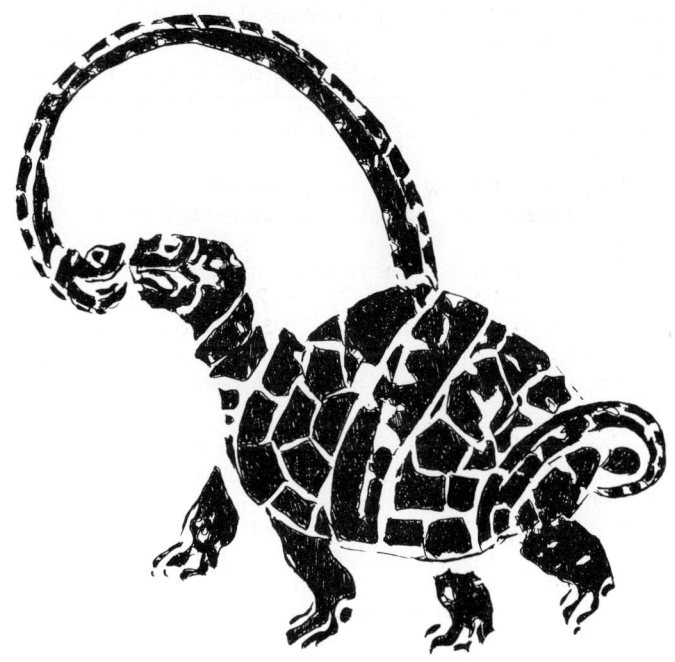

Schildkröte, eines der fünf heiligen Tiere chinesischer Kosmologie. – Schildkröte, von einer Schlange umringelt. Nach einem Bild aus dem 3. Jahrhundert.

Die „Passionsblume von Lucca"

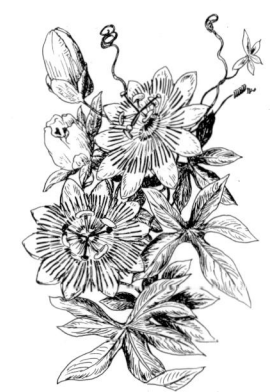

Pater Heinrich war ein alter Bekannter.

Ich hatte ihn zwar noch nie gesehen, den altverdienten Missionar aus Brasilien, der jetzt den kurzen Heimaturlaub in seinem Mutterkloster verbrachte. Geschrieben hatten wir uns jedoch öfter. Aus Brasilien. Nach Brasilien. Nun trafen wir uns. Nach dem Frühgottesdienst. Gemeinsam mit noch einigen Patres.

„Die Brasilianer haben eine Menge von Heilkräutern. Kennen sie. Verstehen auch, sie zu benützen. Und sie wachsen überall in Massen."

Meine Antwort: „Ja, 4000 Heilpflanzen zirka gibt es allein in Brasilien. Darunter noch viele, die gar nicht näher erforscht wurden. Die noch viel Hoffnung offen lassen, daß man unter ihnen manche Inhaltsstoffträger findet, die dem Menschen gute Dienste leisten können. Zu seiner Gesundung. Zum Gesundbleiben."

„Hermann-Josef. Du solltest unbedingt einmal nach Brasilien kommen. Die Leute würden sich freuen. Du sprichst ja auch Portugiesisch. Das verstehen alle Brasilianer. – Dein Kräuterherz würde höher schlagen. Wenn du siehst, was dort alles in Überfluß an Kräutern wächst. Und die Leute würden dir gerne viel sagen. Natürlich auch von dir manches wissen wollen. Besonders für die Missionare wäre dein Kommen von großem Vorteil."

Eine Werbung für Brasilien. Für die vielen Heilkräuter in der Welt. Das alles verfehlte sein Ziel nicht. Aber jetzt war daran nicht zu denken. Jetzt galt es . . .

„Gemma." Sagte Pater Nieward. Der Leiter des Bildungshauses. „Zeit ist's. In fünf Minuten beginnt das Seminar. Die Leute sind schon alle dort."

„Ja. Gehen wir." – „Gemma." Im Dialekt.

„Gemma Galgani. Das Juwel aus der Toskana", sagte ich, unterwegs zum Bildungshaus. Gleich neben dem Kloster gelegen. – Und dachte an die „Passionsblume von Lucca".

I. Ew'gen Lichtes Widerschein

Damals in China, bei meiner Pressearbeit, hatte ich auch eine große Anzahl Kurzbiographien verfaßt. Übersetzt. Illustrieren lassen. Veröffentlicht. Mehr als hundert waren es. Darunter auch das Leben der heiligen Gemma Galgani aus Camigliano bei Lucca in der Toscana. Dort geboren am 12. März 1878. Mit 25 Jahren am Karsamstag des Jahres 1903 in Lucca gestorben. „Geläutert durch das Leiden des Leibes und der Seele. Geschmückt mit dem Kranze seltener Tugenden und dem Diadem der Taufunschuld."

Lucca, die Stadt am Serchio in der Toskana, nur 19 m über dem Meeresspiegel gelegen, die Provinzhauptstadt, bestimmte von jeher das Leben und Treiben des kleinen Städtchens Camigliano, in nächster Nachbarschaft.

Und in Camigliano waren die Galgani kleine Apothekersleute. Die sich trotz ihrer Armut über die Geburt ihres Kindes freuten. Zur Taufe getragen und vom Pfarrer gefragt: „Wie soll das Kind heißen?", antwortete der Vater: „ ‚Gemma'*, Juwel, soll sie heißen."

„Wo gibt es eine Heilige, die so hieße!", meinte entrüstet der Pfarrherr. „ ‚Gemma', kann ich nicht taufen."

Der Vater aber wußte sich zu helfen: „Die Lösung ist einfach, wenn es noch keine Heilige gibt, die so heißt, muß eben unser Mädchen eine Heilige werden."

Der Pfarrer nahm diese Worte ernst. Taufte das Kind. Das später die „Passionsblume von Lucca" wurde.

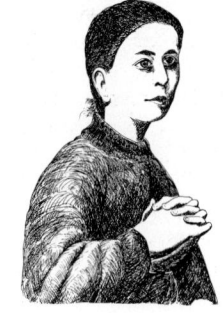

Als sie acht Jahre alt war, starb die Mutter. Mit 19 verlor sie auch den Vater. Als schlichtes Dienstmädchen tätig, bewahrte sie in allen äußeren Schwierigkeiten und Schicksalsschlägen den Gleichmut. Die Einfachheit und Anspruchslosigkeit in der Kleidung. – Keine auffällige Heiligkeit. Nach außenhin. Still und tief in Gott und im innerlichen Leben verborgen. Groß im Kleinen. Anziehend und nachahmbar.

Mit 21 Jahren erkrankte sie selbst bis an den Rand des Todes. Am 8. Juni des gleichen Jahres, 1899, empfing sie die Wundmale des Herrn. Nahm in den nächsten Jahren an der

---
* Gemma oder Gemme: Aus dem Lateinischen. „Edelstein", „Juwel". Aber auch „Auge oder Knospe am Weinstock". – In der Juweliersprache: Eingeschnittener, mit Bildwerk versehener Stein, meist Amethyst, Bergkristall oder Chalzedon. – In der Astrologie: Gemma ist der hellste Stern im Sternbild Corona Borealis.

ganzen Passion teil. Litt alles am eigenen Leib. Lebte trotz ihrer schlichten Stellung als Hausmädchen innerlich zufrieden. Verdiente sich ihr Brot durch Dienen.

Wurde 1940 heiliggesprochen. Dargestellt als einfach gekleidetes Mädchen in Schwarz.

Das Juwel aus der Toskana. Ist sie geworden.

Gemma Galgani.

„Gemma!" ... Wir sind gegangen. Der Bildungshausleiter. Der Brasilien-Missionar. Und ich.

Zum Vortrag über die Kraft der Heilkräuter.

Diesen Vortrag leitete ich mit der heiligen „Gemma" ein und ging so auf den Sinn und die Kraft des Leidens über. Auf Gottes Güte, die in den Kräutern und Pflanzen und durch sie zu uns spricht.

„Juwel". Auf italienisch „gemma". Ob ich das auch werden kann?

„Wir verherrlichen den Schöpfer nicht nur durch unsere tätige Liebe, sondern auch dadurch, daß wir auf andere einwirken. Sie begeistern. Und weitergeben, was uns beseelt." Sagte eine Stunde später ein Herr aus Bayern in der Diskussion.

Andere begeistern für ein Ideal!
Leicht gesagt.
Nicht so leicht getan.

Wundheil-Kräutertee*, der mich selber heilte:

Eisenkraut 4 Teile, *Acker-Stiefmütterchen* 3 Teile, *Ringelblumen-Blüten* 3 Teile, *Salbei* 3 Teile und *Wermut* 2 Teile. – 2 Teelöffel der Käutermischung für ¼ l kochendes Wasser. Überbrühen. 15 Minuten zugedeckt ziehen lassen. Abseihen.

Die 1. Woche 3 Tassen täglich mäßig warm, langsam und schluckweise trinken. Vor dem Essen. Früh, mittags und abends. – In der 2. Woche auf 2 Tassen reduzieren. Früh und abends. – In der 3. Woche nur mehr morgens nüchtern 1 Tasse einnehmen.

Hat sich bei mir nach der Spitalsbehandlung ausgezeichnet zu Hause bewährt. Ich habe nach schweren Lungenverletzungen diese Kur 3mal durchgeführt, jedesmal aber 3 Wochen dazwischen ausgesetzt.

---

* Teemischung – Bildtafel I

I. Ew'gen Lichtes Widerschein 23

Ein halbes Jahr nach meinem schweren Unfall konnte ich wieder Vorträge halten. Auch im Rundfunk und Fernsehen sprechen. Zu vielen Menschen. Sie beeinflussen. Vielleicht auch begeistern. Für ein Ideal.

Im Denken wirst du

Fernöstliche Denkweise. Heute sehr beliebt. Abgepaust. Nachgeahmt. Kaum erreicht.
Die Umgebung formt den Menschen?
Der Mensch formt die Umgebung?
So! Oder so? – Nein und ja. So und so!
Mich formte China.
Das Land mit seiner jahrtausendealten Tradition, seiner Abgeschiedenheit. Das Land, das ich lieben lernte.
Daß dieses Land einen Einfluß auf mich ausübte, ist unumstritten.
Zwischen meinem 20. und 36. Lebensjahr war ich in China. Der christliche Glaube, die Gemeinschaft gleichgesinnter Idealisten und die Chinesen, für die ich gekommen war, prägten mich. Formten mein Leben. 30 Jahre schon lebe ich fern von diesem Lande, aber ich bin ,,Chinese" geblieben.
Die ersten Jahre nach meiner Rückkehr aus China sprach ich immer im Tonfall. – Daß ein ,,Wei" hoch ausgesprochen ,,Ideal" oder ,,Talent" heißt. Dumpf und tief aber ,,schlecht" oder gar ,,Aas" bedeutet. Im Tonfall einen Fragesatz ausspricht, auf den hin man eine Antwort erwartet. Das alles habe ich in China beim Erlernen der Sprache erfahren. Praktiziert.
Jetzt, da ich wieder deutsch redete, konnte ich diese Art, wo der Ton den Sinn angibt, nicht ablegen. Jahrelang hat es gedauert. ,,Unser Pfarrer spricht chinesisch auf deutsch mit uns", sagten meine Pfarrangehörigen. – Sie hatten nicht unrecht.
Heute brauche ich mein Denken nicht mehr auf deutsch übersetzen. Dann aussprechen. Sondern habe wieder deutsch denken gelernt. Die Lebensjahre von 20 bis 36 formen also doch den Menschen sehr stark. Er wird nicht nur in seiner Ausdrucksweise beeinflußt, sondern auch im Denken. Das Denken aber wird von der Erkenntnis gesteuert. Liebe ich ein Volk, dem ich dienen will, weil ich es als wertvoll erfahren habe, als liebenswert, dann werde ich von ihm viel aufnehmen.

Spüre ich keine Zuneigung, vielmehr Abneigung, wird sich in mir alles vor einer Aufnahme und Annahme sträuben. – Ich liebe und schätze die Chinesen. Ihre alte Kultur. Ihre Philosophie.

Ich habe gelernt, „eurasiatisch" zu denken. Europäisch. Asiatisch. So will ich auch bleiben. Es weitergeben. Weil es kein äußerer Anstrich ist. Sondern innere Umwandlung.

Der Meister Lee teng-tsao sitzt am Rande eines Reisfeldes.

Die Körner sind in den Boden gelegt. Man sieht nur braunschwarze, ins Rötliche gehende Erde. Unter einer seichten Wasserschichte.

Wenn man vorübergeht. Flüchtig hinschaut. Kein Grün da.

Lee teng-tsao sitzt. Ruhig. Da. Tut gar nichts.

Das merkt der Schüler Wu tzi-weng. Der vorübergeht. Und stehenbleibt.

„Meister, mit Verlaub, daß ich wage zu fragen, was tust du da?"

Der Angeredete blickt nicht auf. Gibt nur halblaut, aber verständlich die Antwort. Dabei spürt man ganz deutlich, daß ihn nichts aus der Ruhe bringt. Auch nicht die Neugierde des andern. Oder dessen Zynismus. Man kann es auffassen, wie man will.

„Das Reiskorn keimt."

Der Schüler schaut den Meister an. Sucht das Reiskorn. Das er in den Händen seiner verschränkten Arme vermutet. Sieht aber nichts. Nur Reisfeld-Erde. Tote. Nasse. Das Samenkorn in ihr aber sieht er nicht.

Unbefriedigt: „Meister, darf ich dich fragen, was tust du?"

Nichts.

Dann erst wieder so ruhig wie zuerst: „Das Reiskorn keimt!"

Wu tzi-weng, beunruhigt, daß seine Frage bis jetzt nicht deutlich genug ausgesprochen worden wäre, noch einmal: „Hochverehrter Meister, mit Verlaub, was tust du da?"

„Das Reiskorn keimt."

„Es keimt ja von selbst, ohne deine Beihilfe. Wozu braucht es dich dann? Wo du ja nichts tust. Nicht mithilfst?"

Zum vierten Mal ruhig und gelassen die gleiche Antwort.

„Das Reiskorn keimt."

„Das Reiskorn keimt!" Sagt Wu tzi-weng. Verneigt sich tief. In Ehrfurcht. Vor dem keimenden Reiskorn in der Erde

I. Ew'gen Lichtes Widerschein

und vor dem hochgeschätzten Meister Lee teng-tsao. Der das keimende Reiskorn nicht stören möchte. Weil in ihm der Geist des Werdens wirkt.

Keiner unserer Bauern würde sich vor jedes der vielen tausend Körner hinsetzen, die er mit Hilfe der Maschine in den Boden sät. Mit der Maschine wieder zudeckt.

„Es geht ja von selber auf. Das Korn." Stellt er fest. Der Bauer. – Ob das ganz so stimmt? Sicher kann ich das Keimen nicht beschleunigen. Wenn ich mich hinsetze. Der Boden muß stimmen. Der Feuchtigkeitsgrad. Die Witterung. Vor allem die fachmännische Bereitung des Bodens. Wobei auch die Düngung eine Rolle spielt. Ebenso die Vorfrucht.

Das alles sind Überlegungen, die durchaus richtig sind. Fachmännisch. Aber ob sie alles sind, was dahintersteckt?

Keimen. Wachsen. Blühen. Vollenden.

Das Keimen allein. Darüber könnte ein Wissenschaftler stundenlang reden. Über die chemischen Vorgänge. Im Boden. Im Samenkorn.

Muß ich darüber überhaupt sprechen? Kann ich nicht auch stille sein. Mir nur sagen: „Das Samenkorn keimt!"

Dann einfach stille sein. Nichts tun wollen. Eine Zeitlang. Auch das Denken ausschalten.

Versuch' es.

Und du wirst.

Im Denken wirst du.

Ehrfurcht. Größe. Bewunderung. Vor dem Werden. Auch in mir. In meinem Körper. An meiner Haut.

„Ja! Das Reiskorn keimt!" – Möge es doch keimen.

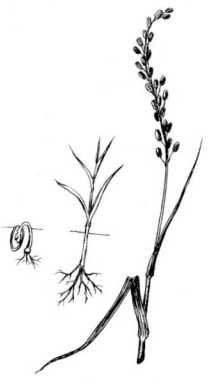

Keimen des Reiskorns

Das Bild des Weiseseins

In der Ruhe
voll beweglich,
alles vermögend
und nicht kläglich,
wird das Bild
des Weiseseins·

In der Weisheit
wohnt der Geist,
einzigartig, befleisst
und zart zu sein·

Kehlkopf, Zunge und Schnabel

„Jako, wo bist du?"

Ich unterbrach das Gespräch am Ecktisch im Speiseraum des Gasthofes und blickte in die Richtung, aus der diese Frage kam. Sah aber nur zwei Menschen, die nebeneinandersaßen und aßen. Ein Herr und eine Dame. Beide mir unbekannt. Obwohl ich viele Gäste kannte, die mittags so wie ich in das gleiche Lokal kamen.

„Arrrrh, a r r."

Aus der gleichen Richtung. Kam es. Diesmal hatte ich es deutlich gehört. Es mußte die Bank sein, auf der die beiden erwähnten Gäste saßen. Eine niedrige Trennwand verwehrte meinen Blicken, Näheres darüber auszukundschaften.

„Es ist mein Jako."

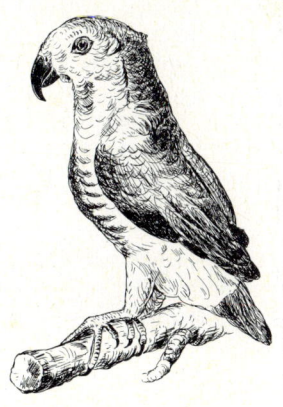

Jetzt war die Erklärung da. Der Herr nebenan gab sie mir. Ich konnte damit nicht viel anfangen. Sollte aber auf nähere Erklärungen nicht länger warten müssen.

„Mein Reisebegleiter, ‚Jako' der Graupapagei."

Der Herr war aufgestanden. Kam an meinen Tisch. Stellte sich vor. Ich lernte auch seine Gattin kennen und . . .? Seinen Graupapagei im Käfig. Der Jako hieß.

In Westafrika, in Guinea, Kamerun, Gabun und an der Goldküste, sind sie daheim. Die „sprechenden Vögel", so beliebt in der westlichen Welt. Vor hundert Jahren noch traten diese Papageien in großen Massen auf. Niemand konnte sie übersehen. Zogen die Flüsse entlang. Immer in großen Schwärmen. Mit ohrenzerreißendem Gekrächze und Getöse. Hielten sich in den dichten Waldungen auf. Schwerfällig im Flug wie Enten. Wobei sie wie Turmfalken „rütteln", mit dem Körper in senkrechter Lage.

Zur Nachtruhe „bäumen" sie auf. Am Morgen suchen sie ihre Futterplätze. Bevorzugen halbreife Maisfelder. Fliegen aber auch von Baum zu Baum. Spähen nach Nüssen und Beeren. Lieben vor allem die Frucht der Ölpalme.

Bald erkannten die Eingeborenen, daß sich mit Jungpapageien ein gutes Geschäft machen ließ. Vor hundert Jahren noch. Damals begann die sinnlose Jagd auf den „Ara". Man suchte nach seinen „Brutbäumen", in denen er seine Höhlen hatte. Befestigte vor dem Ausflugloch einen Sack. Schlug mit einem Knüppel an den Stamm. Die erschreckten Vögel stürmten heraus. Hinein in den Sack. Alttiere ließ man fliegen. Jungtiere wurden an Händler und Reisende verkauft. Geschäfte mit dem Graupapagei, ein Gewinn.

„Jako, drei Jahre im Besitz, an Hanfsamen und Wasser gewöhnt, spricht und flötet unzählige Worte und Sätze. Um Mark 180 zu verkaufen." So oder ähnlich vor hundert Jahren in Tageszeitungen zu lesen.

Die wissenschaftlichen Forschungen um den Graupapagei waren eingeleitet. Machten Fortschritte. Heute wissen wir, daß der Graupapagei, auch „Jako" genannt, allen anderen sprechfähigen Vögeln gegenüber den größten Vorzug besitzt. Er gibt nämlich die menschliche Stimme am täuschendsten wieder. Kann aber auch die individuelle Aussprache und Art einzelner Menschentypen nachahmen.

Vögel sind nicht imstande, zu denken und zu überlegen wie wir Menschen. Vögel mit „Sprachtalent", wie Wellensittiche, Großpapageien und Krähen, entwickeln zwar einen gewissen Grad an Intelligenz, besitzen vor allem aber ein ausgeprägtes Nachahmungstalent. Das wieder von Art zu Art und von Tier zu Tier unterschiedlich ist.

Der Wissenschaftler und Fachmann unterscheidet in der Papageiensprache-Erlernfähigkeit *vier Stufen.*

Stufe 1 ist bloße Nachahmung. Das Tier hat die Fähigkeit, sich Töne, Geräusche, menschliche Worte und Sätze einzuprägen. Mit Hilfe von Kehlkopf, Zunge und Schnabel kann er diese wunderbar getreu wiedergeben. Stundenlang kann er sich unterhalten, indem er sinnlos plappert und alles durcheinandermischt. Für den Zuhörer amüsant. Manchmal sogar bewundernswert. Für den, der nicht bedenkt, daß alles nur „Mechanismus" ist.

Die *Stufe 2* der Papageiensprache besteht in der Verknüpfung von Vorstellungen, auch Assoziation genannt. Das heißt, die tonmäßige Nachahmung wird durch Eindrücke ausgelöst, die durch Sehen oder Hören entstanden sind. Wiederholt sich die Situation, werden von ihm auch die gleichen Laute benützt, die er sich eingeprägt hat. Der Wiedereintritt der gleichen Situation veranlaßt die gleiche Nachahmung. So folgt auf das Klopfen an der Tür das „Herein" des Papageis. Eventuell dann auch: „Bitte, nehmen Sie Platz." – Also genaue Wiedergabe der Situation, wie er sie erlebt hat oder immer wieder erlebt. Eine Verknüpfung der Umstände.

Stufe 3 kennzeichnet die Fähigkeit, das Wesentliche eines Vorganges zu erfassen, sich einzuprägen, um dieses dann assoziativ zu verwenden. Das will heißen: Verknüpfung von Vorstellungen, von denen die eine die andere hervorgerufen hat. – So kann man gelegentlich beim Klirren eines Glases beim Abwaschen den Papagei „Prost" oder „Zum Wohl" rufen hören.

Stufe 4 wird als die höchste in der Sprachfähigkeit der Papageien bezeichnet. Hier steigert sich der Inhalt der Papageiensprache vom tatsächlich Wahrgenommenen zum bloß Gedachten. Ist also ein Schreiten vom Gegenwärtigen zum Künftigen. Eine Vorwegnahme von etwas, was erst später kommt oder kommen sollte. Vom zukünftigen Geschehen also. Eine Antizipation. – So sagt ein Papagei zum Beispiel „Adieu", wenn der Hausherr den Mantel anzieht und nach dem Hute greift. Daraus kann man schließen, daß in diesem Vogelgehirn eine durch frühere Erfahrung gewonnene und geordnete Folge von Situationsbildern bestand, die immer dann ins Abrollen kommt, wenn der Anfang ausgelöst wird.

Daraus läßt sich der falsche Schluß ziehen, die Papageiensprache wäre wirklich vernünftig. Sie ist und bleibt aber ein Spiel des Tieres mit dem Menschen. Den es als Artgenossen betrachtet und nachahmen will.

Eine ähnliche Erfahrung machte ich mit meinem Collierüden „Syton von der Rochushöhe". Die Besitzer, welche den Hund als drei Monate alten Welpen zu sich genommen hatten, gingen täglich mit ihm spazieren. Im Vorzimmer der Wohnung hingen zwei Leinen. Die rote war für Herrli, die grüne für Frauli.

Sagte jemand von beiden: „Jetzt geh' ich mit dem Hundi spazieren", brachte der Hund die Leine. Rot für den Herrn. Grün für die Frau. – Ich konnte mich selber davon überzeugen. Es genügte, daß sich einer von beiden zum Ausgehen zurechtmachte. Ohne etwas zu sagen, brachte er schon die Leine in der richtigen Farbe. Es dürfte also nicht nur Papageien eigen sein, so verblüffend zu handeln.

Zusammengefaßt kann gesagt werden, daß sich die vier Fähigkeitsgrade im Sprechen beim Papagei so einteilen lassen.

– Imitation, Assoziation, Abstraktion und Antizipation. – Nachahmung, Verknüpfung von Vorstellungen, Wesentliches erfassen und auswerten, Vorwegnahme künftigen Geschehens.

> Trotz dieser Fakten ist die Sprache des Menschen über alle „sprachlichen Kunststücke" in der Tierwelt hoch erhaben. Der Mensch ist und bleibt die Krönung der Schöpfung. Wobei die Sprache das Zepter ist, das ihn über alles setzt.

Ich bin Mensch.
Ich kann sprechen.

> **Zur Entspannung und Situationsbewältigung:***
>
> Um ruhig und gelassen in der Öffentlichkeit aufzutreten und zu sprechen. Auch nach überstandenen Aufregungen, vor Verhandlungen zu empfehlen: *Melissenblätter* 3 Teile, *Johanniskraut* 2 Teile, *Heidekraut-Blütenspitzen* 1 Teil, *Odermennigkraut* 1 Teil und *Pfefferminz-Blätter* 1 Teil.
>
> 1 vollen Eßlöffel für ½ l kochendes Wasser. Abbrühen. 15 Minuten zugedeckt ziehen lassen. Abseihen. 5 Tropfen *Baldriantinktur* hinzufügen. 1 Stunde vor dem Auftritt langsam, schluckweise und warm trinken. – Ich kann vordringlich eine 3-Wochen-Kur empfehlen, wobei morgens nüchtern und abends ½ Stunde vor dem Schlafengehen je 1 Tasse eingenommen wird.

Des Wortes Macht

„Eine Kompanie ‚müder Brüder' ist im Vergleich zu euch ein ‚Überfallkommando'!" Mit diesem Vorwurf geißelte ein Bürgermeister mit Recht die Tatenlosigkeit und das Desinteresse seiner Gemeinderäte.

Ohne Selbstvertrauen und Mut geht der Mensch kein Wagnis ein.

Das Leben selbst aber ist schon das größte Wagnis, das wir auf uns nehmen in dem Augenblick, wo wir „Erdenbürger" werden.

---
* Teemischung – Bildtafel II

I. Ew'gen Lichtes Widerschein

Das Leben verlangt von uns einen bestimmten Grad von „*Wage-Mut*". Eben den „*Lebens-Mut*". Das wieder setzt Vertrauen auf uns selbst voraus. So daß wir nicht vor jeder Tat schon im vorhinein damit rechnen, daß „sowieso alles schiefgeht".

> Selbstvertrauen und Mut sind zwei wichtige Waffen der Selbstverteidigung. Beide Eigenschaften sind lebensnotwendig und gehören zu uns, wie die Haut zu uns gehört. Ihre eigenen Funktionen erfüllt, die in sich keinem Selbstzweck dienen, sondern zum gesamten „Ich" gehören und diesem dienlich sind.
> Fehlen Selbstvertrauen und Mut, dann fehlt auch die „seelische Gesundheit".

Bei jedem Menschen kommt es zwischen dem dritten und fünften Lebensjahr zum ersten Erlebnis der eigenen Persönlichkeit. Das eigene Ich hebt sich ganz deutlich von der Umwelt ab. Das führt in den folgenden Jahren aber auch zur Konfrontation zwischen dem eigenen Ich und den Mitmenschen.

Das Kind versucht herauszufinden, wie es die Überlegenheit der mit ihm im engeren Kontakt Lebenden vermindern und herabsetzen kann. Ja, wie es möglich ist, sich die Erwachsenen zu „unterwerfen". Sie zu „besiegen". Zu „überflügeln". Kinder beginnen im Erzählen zu „übertreiben", ja sogar zu „lügen". Über allem steht die Absicht des „Imponierens". Daß sich manche Kinder in diesem Alter der Persönlichkeitsbildung auch gerne krank sehen, um von allen bemitleidet und umgeben zu werden, ist eine leicht verständliche Folgerung.

Empfindet das Kind im Verkehr mit den Erwachsenen immer wieder die eigene Schwäche, wird es von Eltern und Erziehern „schön brav unten gehalten", damit es „einem ja nicht über den Kopf wächst" oder gar übermütig wird, und damit es vor allem ein „braves Kind" bleibt, das weder „aufbegehrt" noch „aufmuckst", dann entsteht im heranwachsenden Kind der „*Minderwertigkeitskomplex*".

Alle Erfolge bauen in der Folge diese Komplexe ab. Es können Lernerfolge sein. Erfolge im Sport. Im Ansehen unter den Gleichaltrigen. In der Bevorzugung anderer Geschwister oder Klassenkameraden.

In der Pubertätszeit aber flackert das Minderwertigkeitsgefühl in jedem wieder auf. Sehen wir die Jugend um uns, dann müssen wir uns selber im Spiegel der Vergangenheit erkennen. Müssen das tun, was verständnisvolle Menschen einst uns getan haben und vermeiden, was weniger Einsichtsvolle an uns versäumt oder schlecht gemacht haben.

In der Pubertätszeit sind traurige Verstimmungen der Ausdruck innerer Unsicherheit und Mutlosigkeit. Eine nervöse Reizbarkeit möchte sich selbst davonlaufen. – Lernerfolge und echte Freundschaft tragen sehr viel zur Erstarkung der eigenen Persönlichkeit bei. Minderwertigkeitskomplexe werden allmählich überwunden. Nicht immer zur Gänze. Zurück bleiben eine gewisse Scheu und Ängstlichkeit. Eifersucht nimmt im Herzen Platz. Traurigkeit zieht ein. Steigert sich bis zur Depression. Der Blutdruck wird unbeständig. Kopfschmerzen folgen. Können bis zur Migräne führen. Ein seelisch kranker Mensch steht vor uns. Wird sich selbst und der Umgebung zum Kreuz.

Wer und was kann ihm helfen?

Nur Menschen, die Menschen sind, können es.

Menschen, denen er im Alltag begegnet. Die ihn akzeptieren. Sich ein wenig Zeit in unserer gehetzten Zeit für ihn nehmen. Ihn reden lassen. Ihm gelassen zuhören.

Ihn die Kraft des Wortes teilhaftig werden lassen. Eines Wortes, das nicht Selbstzweck wird. Das die innere Güte, Weisheit, Brüderlichkeit und Erfahrung hilfsbereit nach außen kehrt. Gleich einer Heilsquelle, die nur dann Heilung schenkt, wenn sie das Dunkel verläßt und sich verschenkend zerteilt.

Das ist der innere Mensch. Der nach außen strebt. Der weiß, daß auch das gute Wort am rechten Ort eine „göttlich-schöpferische" Aufgabe zu erfüllen hat. Eine Erfüllung, der wir uns nicht entziehen dürfen.

Des Wortes Macht ist es, das den wertvollen Kern in einem Menschen heraushebt. Ihm ein gewisses Selbstvertrauen wiedergibt. Dieses „Sich-selbst-Trauen" erleben läßt.

Nur so können junge Menschen im Laufe der Jahre immer mehr erstarken.

Des Wortes Macht hat Gültigkeit. Immer und überall. Bei Menschen jeden Alters. Es muß nur eines erfüllen können: Muß etwas zu sagen haben.

Darf nicht hohl sein.

Nicht fadenscheinig.

I. Ew'gen Lichtes Widerschein

Das Wort muß eine Sendung zu erfüllen haben.
Dann ist das Wort Macht.
Die Menschen glücklich und das Leben lebenswert und schöner macht.

Sachlichkeit und Ich-Haftigkeit:

Die richtige Einschätzung und Bewertung all dessen, was außerhalb von uns selbst liegt, unser Leben bestimmen und beeinflussen kann, nennen wir *Sachlichkeit*.

Der mutige Mensch besitzt die Fähigkeit, sich sachlich zum Leben einzustellen. Er weiß, daß es auf ihn ankommt. Ist deswegen selbstbewußt, ausdauernd und zäh. Rechnet mit Widerwärtigkeiten als Selbstverständlichkeit. Erwartet sie. Provoziert sie manches Mal sogar mit Klugheit, um noch sachlicher und sicherer zu werden.

In der Erfüllung seiner Pflicht ist der sachliche Mensch von gleichbleibender Ausdauer. Hält daran mit einer fast verbissenen Zähigkeit fest.

Der sachliche Mensch steht auf irdischem Boden verwurzelt, fest und sicher wie eine Eiche. Er weiß, daß Wissen und fachliche Ausbildung in Frage gestellt werden, unbedeutend sind, wenn Mut und Selbstvertrauen fehlen.

Die *Ich-Haftigkeit* in einem Menschen isoliert, steht im klaren Kontrast zur Sachlichkeit.

Reine Ich-Haftigkeit ist Bindung an sich selbst. Sieht die Umwelt immer nur mit ängstlich gefärbten Brillen der Selbstbeobachtung. Wobei alles nur in der Ich-Bezogenheit beurteilt und gewertet wird.

Der ich-bezogene Mensch ist reizbar, empfindsam, leicht gekränkt, entmutigt, verzagt.

Der ich-hafte Mensch neigt zur nervösen Erschöpfung. Müdigkeit.

Ist ein empfindsamer, an und für sich sehr wertvoller Mensch. Er muß den Weg zur Sachlichkeit finden. Muß ihn gehen. Darf nicht auf halbem Wege stehen bleiben.

Bei diesem Gehen des ich-haften Menschen zeigen sich häufig Ermüdungs- und Erschöpfungszustände, die man wissenschaftlich kaum richtig erfassen, festlegen oder messen kann. Fast oberflächlich spricht man bei einem vorübergehenden Zustand von Ermüdung. Bei einem Dauerzustand von Erschöpfung.

Treten Konfliktsituationen auf, werden diese nicht gelöst, sondern die Lösung beständig verschoben oder ins Unterbewußtsein verdrängt, dann kann dies zur Erschöpfung führen.

Zur Bewältigung von Konfliktsituationen:

Um einer allgemeinen Erschöpfung zu entgehen, müssen wir bei einer gezielten Therapie beginnen. Auch die *Ernährung* miteinbeziehen: viel Milcheiweiß und Obst. Sauermilch, Joghurt, Buttermilch, Molke, Apfelweinmolke, Topfen, Käse. – Äpfel, Datteln, Feigen, Schwarze Johannisbeeren, Weintrauben etc.

Heublumenbad: 400 g *Heublumen*, 50 g *Melissenblätter* und 50 g *Thymiankraut* mit 3 l Wasser 1 Stunde kalt zustellen. Dann kurz aufkochen. Abseihen. Dem Vollbad beifügen. 10 Minuten lang darin baden. Dabei den ganzen Körper gut abreiben. Dieses Bad 2mal wöchentlich nehmen.

Mistel-Teekur: 2 Teelöffel *Mistelblätter (Viscum album)* werden mit ¼ l kaltem Wasser übergossen. Über Nacht ziehen lassen. Morgens gut anwärmen, abseihen und nüchtern trinken. Mittags den gleichen Kaltwasserauszug zubereiten und abends vor dem Schlafengehen einnehmen.

Diese Gesamtkur von Heublumenbad und Misteltee muß 3 Monate lang durchgeführt werden, um einen sichtbaren Dauererfolg verzeichnen zu können.

Wo ein Mensch mit den Grundfragen des Lebens ernsthaft innerlich ringt, gibt es keinen besseren Seelenarzt als den Seelsorger. Er vermittelt das „Wort". Glaubensfragen haben eine sehr starke Rückwirkung auf unseren Körper. – Positiv denken. Den Sinn des Lebens erfassen wollen. Gottvertrauen in unser Herz einziehen lassen. Betrachten, meditieren. Beten. Sich an Gottes gütige Hand anklammern. Sein Unterbewußtsein reinigen. Sünden und Fehler bekennen. Gereinigt und gestärkt wieder beginnen. Nachdem wir den Herrn um Verzeihung gebeten haben.

Das alles gibt Selbstvertrauen.

Läßt uns sachlich und ich-bezogen zugleich sein.

Läßt uns voll Vertrauen in die Zukunft schauen.

Weil die Macht des Wortes mit uns ist.

Weil des ewigen Lichtes Widerschein in unser Herz dringt.

Weil uns der Weisheit Lebensgeist führt.

Und der führt sicher.

Ich spreche durch das Wort

Weil das Wort
Fleisch worden ist,
feiert jährlich
jeder Christ
Weihenacht·

Das Wort, es war
am Anfang schon,
vor vieler Jahr·
wird ohn' Pardon
es sein
immerdar·

Wort ward Leben·
Leben ward Licht·
uns gegeben·
damit wir nicht
im Finstern
tappen·

Ich spreche
mit Menschen·
getragen
vom Worte·
beseelt durch das Wort·
vermittle
das Wort,
allen Lebens
Ursprung und Anfang·

Hehr und gross
bin ich
im Worte·
durch das Wort·
Amen·

Der Weisheit Lebensgeist

Ew'gen Lichtes Widerschein ist der Weisheit Lebensgeist.
... „Du schaffst es nicht mehr." – ... „Hilfe in den verschiedensten Lagen."

„Ein Dankeschön an Sie. – ... Es gab in meinem Leben schon Momente, bedingt durch meine ewigen Krankheiten, wo ich dachte: ‚**Du schaffst es nicht mehr.**' Mein Glaube wurde durch diese Verzweiflung immer weniger. In meiner Familie klappte es nicht mehr. Ich kann gar nicht alles so detailliert schreiben.

Durch die Hilfe, die ich von Ihnen, verehrter Herr Pfarrer, und Ihren werten Mitarbeitern erhielt, fing ich wieder an zu leben.

Heute geht es wieder gut. Mein Glaube ist intakt. Meine Familie und ich haben viel von Ihren Büchern gelernt. Sie haben uns schon sehr viel geholfen. Weil Sie nicht einfach gesundheitliche Ratschläge geben, sondern tiefer gehen. Hinein in das ‚Wie', ‚Warum', ‚Darum' und ‚Deswegen'. Das alles ist so lehrreich und befriedigend. Wir lesen alles mit großem Interesse."

So schreibt mir eine Frau aus der Schweiz. Kurz vor Weihnachten.

Und Frau Magdalene F. aus der Bundesrepublik meint:
„... möchte Sie herzlich grüßen und Ihnen endlich einmal für die guten Ratschläge und Hilfen, die Sie mir gaben, danken. Insbesondere in ‚Ich bin eine Ringelblume'*. Es ist ein herrliches Buch. Es vermittelt Humor, Schmunzeln, Besinnung, Lobpreis Gottes und die vielen, vielen **Hilfen in den verschiedensten Lagen.** Allein wegen der ‚Feigenkur', die mir nach 20 Jahren meine Magen- und Darmschleimhäute wieder in Ordnung brachte, ist das Buch Goldes wert. Es ist ein Geschenk vom Himmel. Ich kann Ihnen nicht genug danken!"

Das Stichwort ist gefallen.

Früchte, die keine Früchte, sondern fleischgewordene Blütenstände sind und dreimal jährlich geerntet werden können.

Was ist das?

Das sind die *Feigen*.

Eßbar, mit fleischigem, zuckerhaltigem Fruchtfleisch,

---

* H. J. Weidinger, Band 1 der „Kleinen Reihe", Seite 162, Feigenkur.

sind nur jene Feigen, deren weibliche langgriffelige Blüten von der *Feigenwespe (Blastophaga psenes)* bestäubt worden sind.

Der *Feigenbaum (Ficus carica)* gehört zur Familie der Maulbeergewächse. Strauch- oder baumartig, mit lockerer, weit ausgreifender Krone. Seine Heimat ist Vorderasien. Im 1. Jahrhundert nach Christus hat er schon den ganzen Mittelmeerraum erobert. Damals kannte man bereits 29 verschiedene Sorten. Die Feige

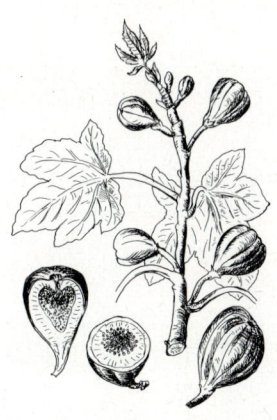

wurde zum wichtigsten Nahrungsmittel. Gedeiht nördlich der Alpen nicht mehr in Freikultur. Gilt bei uns als Importware, üblich im getrockneten Zustand.

Zahngeschwüre zum Öffnen bringen:

In ¼ l *Milch* je 1 Teelöffel blühendes *Käsepappelkraut (Malva neglecta)* und *Salbeiblätter (Salvia officinalis)* geben, beides getrocknet und zerkleinert. Ebenso 2 geschnittene *Feigen* hinzufügen. Das Ganze wird gut aufgekocht. Abgeseiht. – Mehrere Male während des Tages nimmt man nun hintereinander einen Mundvoll dieser „*Feigenmilch*" und presse die Flüssigkeit bei gleichzeitigem Schräghalten des Kopfes gegen den schmerzenden Zahn. Hernach ausspucken. – Nach einiger Zeit öffnet sich das Geschwür, und der Eiter fließt ab. Den Mund gut mit *Salbeitee* nachreinigen.

Getrocknete Feigen sind reich an Vitamin B_1 (Aneurin), an Kalzium und Phosphor. Aneurin regelt den Stoffwechsel und die Funktion der Nervengewebe. Bei Nervenentzündung, Herzmuskelschwäche und allgemeinem Kräfteverfall sind Feigen ein wahres Heilmittel.

Schwerer Kalziummangel führt zur Osteoporose, zum Knochenschwund und zur Knochenerweichung (Osteomalazie), wenn der Körper gleichzeitig auch an Mangel von Phosphorsäure leidet. Da die Feigen Kalzium und Phosphor beinhalten, gelten sie als wertvolles Nähr- und Diätmittel bei den genannten Krankheiten. Können natürlich auch vorbeugend eingesetzt werden.

> **Was die Feigen alles können:**
> Unverdauliche Zellstoffe, Ballaststoffe und Fruchtsäuren in starkem Ausmaß fördern den Stuhlgang, regen den Gallenfluß an, helfen bei Leberleiden und Gallensteinerkrankungen. Lösen den Schleim bei Bronchitis und sind magen- und darmschleimhaut-freundlich.
> 5 bis 8 *Feigen* werden klein geschnitten, über Nacht in ¼ l Wasser eingeweicht. Morgens ausgelöffelt. Das regelt den Stuhlgang. Hilft bei den genannten Leiden und Erkrankungen.
> Außerdem hat sich bei Bronchitis folgendes gut bewährt: Man kocht 5 zerkleinerte *Feigen* in ¼ l Wasser gut auf. Nimmt vom Feuer weg. Gibt 1½ Teelöffel *Königskerzen-Blüten* hinein. Läßt 15 Minuten ziehen. Seiht ab. Fügt bei einer Temperatur von unter 40° C 1 Eßlöffel voll *Honig* hinzu. Trinkt langsam und schluckweise. Täglich 2mal, früh und abends.

Was ein Stichwort alles anrichten oder ausrichten kann?
Aber der Abstecher ist beendet.
,,Brüder!
Ihr seid von Gott geliebt . . .''*
Briefe im Leben. Sind oft mehr!
Sind Bestätigung. Ermunterung. Anerkennung.
Sind Mut-Macher. Aber nicht nur.
,,Brüder!'' nennt der Apostel Paulus die Kolosser. Versichert ihnen, daß sie auserwählte ,,Heil''-ige sind. Auf dem Weg des Gesundwerdens.
Wieder werde ich froh. Ich bin einer ,,auf dem Weg der Genesung''. Ein ,,Heil-iger'' bin ich. Weil ich Bruder Christi bin.
Ist das nicht ein ,,Evangelium'', die Frohbotschaft des Tages? Des Heute?
Die mich aufjubeln läßt. Den ,,schäbigen'' Alltag zum feierlichen ,,Hohen-Zeiten-Tag'' erhebt. Hineinstellt in die Glorie der Verklärung. In den Schein, der von drüben kommt. Von woher jede ,,Heil-ung'' kommt. Und ich bin unterwegs dorthin. Wo Ende Anfang, Schluß erst zum Beginnen wird.

---
* Kol 3,12a

I. Ew'gen Lichtes Widerschein

Schreibe ich einen Brief, bin ich kein „Federfuchser".
Nein!
Zum Arm des „ewigen Wortes" bin ich geworden.
Ein „Auserwählter". Wenn . . .?
„Bekleidet euch mit aufrichtigem Erbarmen, mit Güte, Demut, Milde, Geduld! Ertragt euch gegenseitig, und vergebt einander, wenn einer dem andern etwas vorzuwerfen hat."*

Friedenskonferenzen. Ja. Nicht schlecht. Sogar notwendig. – Aber da fällt mir gerade ein. Ende der fünfziger Jahre habe ich im Jugendhaus Pernegg für die Landjugend ein besinnliches Wochenende gepredigt. Abends, nach dem Essen, wurde zur Auflockerung vor der Abendbetrachtung ein Gesellschaftsspiel gehalten. Werden dem Fritz, von Beruf Maurer, die Augen verbunden. Hat in der Rechten ein Handtuch, am Ende gekrönt mit einem „Mordsbinkel Knoten". In die Mitte des Raumes gestellt. Vier-, fünfmal im „Drahdiwaberl" im Kreis gedreht und dann allein stehengelassen. Ruft er: „Moritz, wo bist du?"

Othmar, ein Bauernbursch, heute im Verkehrsdienst der Gemeinde Wien tätig, schleicht sich vor den „blinden Ochsen" hin und schreit: „Da bin . . ." Zum „Ich" ist es nicht mehr gekommen. Hingegen: „Bist deppert?", brüllt er.

Acht Tage lang war seine Nase angeschwollen wie ein Mühlbach nach der Schneeschmelze.

„Moritz, wo bist du?"

So kommt es mir vor, wenn man „Frieden konferenziert" und keinen Frieden „fabriziert". Zusammenbringt.

Hingegen?
Schon alles dagewesen.
Wo?
In der Christengemeinde von Kolossai.

„Wie der Herr euch vergeben hat, so vergebt auch ihr! Vor allem aber liebt einander, denn die Liebe ist das Band, das alles zusammenhält und vollkommen macht."**

Nicht weniger schädlich wie übermäßiger Alkoholgenuß ist der Ärger. Den wir über uns kommen lassen. Und dem wir uns öffnen. Alkohol und Ärger schaden dem gesamten Verdauungsapparat. Vor allem aber der größten Drüse des

---
* Kol 3,12b–13a
** Kol 3,13b–14

menschlichen Organismus, der Leber. Sie erfüllt eine bedeutende Entgiftungsfunktion im Stoffwechsel unseres Körpers.

Funktioniert die Leber schlecht, ist der gesamte Gesundheitszustand gestört. Der Mensch wird mißmutig und unzufrieden, verärgert und ränkesüchtig.

Der Weisheit Lebensgeist beginnt bei der Besinnung.

Frohsinn und Freude. Humor und Friedfertigkeit. Sind zwar Früchte inneren Friedens, positiven Denkens, Verbundenheit mit dem Urquell unseres Lebens, mit Gott, dabei darf aber die Pflege unserer Leber nicht vernachlässigt werden. Hier spielt die Ernährung eine ganz besondere Rolle. Der Mensch, der redlich bemüht ist, nach Weisheit zu streben, legt darauf einen großen Wert.

Spricht man von Besinnung, muß man sich selbst sehr aufmerksam beobachten, Lebensgewohnheiten und vor allem Eßgewohnheiten überprüfen. Man muß wissen, was der Leber guttut und was ihr schadet.

Erprobte Ratschläge:

1. Als **wirksames Reinigungsmittel der Leber** hat sich das Einnehmen von 1 Eßlöffel *kaltgepreßtem Olivenöl* morgens nüchtern bewährt. Hintendrein 1 Schluck verdünnten *Zitronensaft* nachtrinken.
2. **Selleriesaft,** aus dem Fachgeschäft, laut Vorschrift eine bestimmte Zeit hindurch getrunken, reinigt und stärkt die Leber.
3. Abwechselnd täglich früh und abends je 1 Tasse **Kräutertee** einnehmen: *Bärlapp*, Brennessel, Ehrenpreis, Eisenkraut, Erdrauch*, Johanniskraut, Kamille, Kornblume, Löwenzahn-Blätter, Odermennig, Pfefferminze, Rosmarin, Salbei, Schafgarbe, Schöllkraut** und *Thymian*. – Von allen diesen Kräutern nimmt man 2 Teelöffel für ¼ l kochendes Wasser, brüht auf, läßt 15 Minuten ziehen. Seiht ab und trinkt mäßig warm und schluckweise. – *Wermut* ist äußerst wirksam. Man benötigt aber nur 1 Teelöfferl Kraut für ¼ l Wasser. – *Tausendguldenkraut:* 1 Teelöffel für ½ l Wasser. Über Nacht kalt ansetzen, morgens abseihen. Dieses Quantum tagsüber schluckweise einnehmen. – Von den *Wurzeldrogen* seien erwähnt: *Gelber*

---

* Rezeptpflichtig. Bei Einkauf nur auf Verschreibung des Arztes erhältlich.

Enzian, Kalmus und *Meisterwurz*. Ihre Zubereitungsart: 1½ Teelöffel der zerkleinerten Wurzeln 6 bis 8 Stunden in ¼ l kaltem Wasser ansetzen. Kurz aufkochen. Abseihen. Trinken. – Wichtig! Alle Bitterkräutertees werden ungesüßt, warm, ½ Stunde vor den Mahlzeiten verabreicht.

4. *Bärlauch (Allium ursinum)* verbessert die Drüsensekretion und wirkt sich sehr günstig auf die Leber- und Gallentätigkeit aus. Wird zur Zeit der Blüte im Frühjahr gesammelt, frisch oder eingefroren als Speisezutat verwendet.

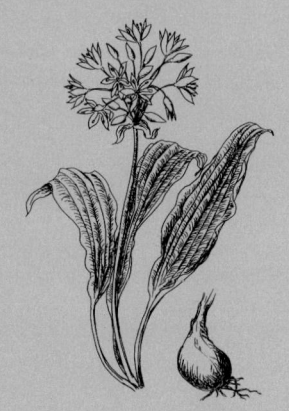

5. **Teemischung bei Unterfunktion der Leber:** *Berberitzenwurzel* 3 Teile, *Faulbaumrinde* 3 Teile, *Löwenzahnwurzel* 2 Teile, *Pfefferminz-Blätter* 2 Teile und *Meisterwurz* 1 Teil. – 1 Eßlöffel für ¼ l kaltes Wasser. Gut aufkochen. Abseihen. Sehr warm morgens und abends je 1 Tasse verabreichen.

6. **An Getränken sind zu meiden:** Bohnenkaffee, starker Russischer Tee, heiße oder kalte Schokolade, Kakaogetränke. – Aus eigener Erfahrung kann ich nur raten, jede Art von Alkohol zu meiden. Man kann auch ohne Alkohol fröhlich sein.

7. **Zu empfehlen:** Milch, Buttermilch, Sauermilch, Molke, Joghurt pur oder mit Früchten, Frucht-, Gemüse- oder Obstsäfte. Kohlensäurefreie Heilwässer.

„In eurem Herzen herrsche der Friede Christi; . . . Seid dankbar! Das Wort Christi wohne mit seinem ganzen Reichtum bei euch. Belehrt und ermahnt einander in aller Weisheit!"*

---

* Kol 3, 15–16a

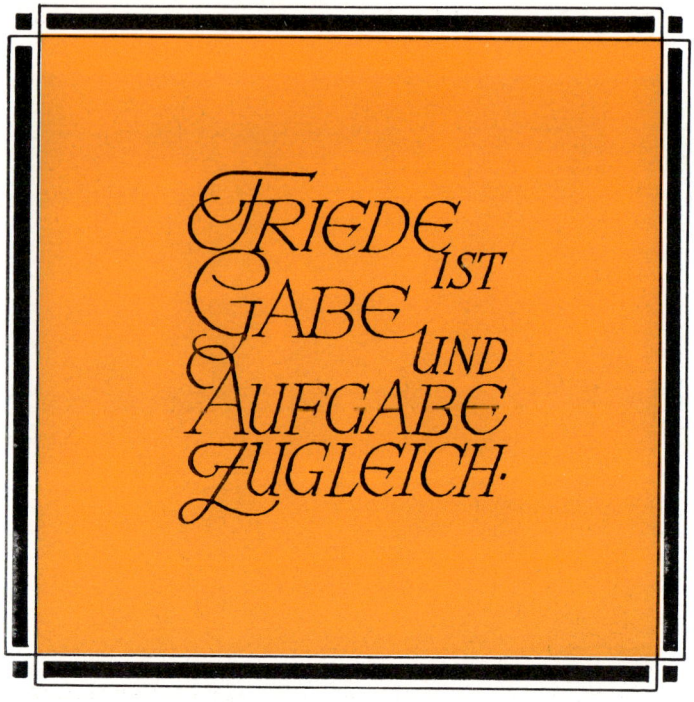

Alle Dornenhecken sollen sterben! Weinend kommt Klein-Ursula zu ihrem Vater: ,,Bitte, bitte, lieber Vater, hacke doch die Dornenhecke aus. Sie ist so böse."

Der Vater nahm sich Zeit. Ging mit dem Kinde zur besagten Dornenhecke und sah die weißen Wollflöckchen an ihren Zweigen hängen. Den Schafen, die dort weideten, ausgerissen.

Weiter ging der Vater mit dem Kinde, hinauf auf einen nahen Hügel. Hier beobachteten sie gemeinsam die Singvögel, wie sie zu ihren Nestern auf den Bäumen der Höhe geflogen kamen. Die Flöckchen Wolle im Schnabel. Um ihre Nester zu bauen.

,,Schau, meine liebe Ursula. Die kleinen nackten Vöglein dort oben in den Nestern. Sie liegen weich auf samt'ger Wolle. Und den Schafen geht das bißchen Wolle nicht ab. Die Hecken waren Helfer. Nahmen den einen und gaben den anderen. Soll ich jetzt noch gehen und alle Hecken aushacken?"

Die Hecken blieben stehen.

Auch Hecken haben eine Aufgabe zu erfüllen.

I. Ew'gen Lichtes Widerschein

> Die Zusammenhänge erfassen kann nur der besinnliche Mensch.
> Dem Oberflächlichen erscheint vieles sinnlos.

* * *

Der heiligen Birgitta treffender Vergleich. Die Heilige aus Schweden, 1302–1373, dargestellt als Pilgerin oder im Nonnenhabit mit fünf roten Flecken, die fünf Wunden Christi bedeutend, mit Schreibfeder und Buch. War durch Offenbarungen begnadet. Erhielt Antworten Gottes auf ihre Gebete. Ihre zahlreichen Schauen wurden von ihren Beichtvätern aufgeschrieben.

Von ihr stammt der Vergleich: „Eine tüchtige Wäscherin legt die schmutzige Wäsche wohl in die Wellen des Baches oder Flusses, damit sie durch die Bewegung des Wassers reiner wird. Aber sie gibt gut acht, daß ihr das Wasser die Wäschestücke nicht entführt.

So überläßt Gott auch seine Auserwählten den Wogen der Trübsale und Leiden, damit sie gereinigt werden, aber er gibt wohl acht, daß sie darin nicht untergehen oder fortgeschwemmt werden."

Hinter allem, was auf mich zukommt, den gütigen Vater sehen.

Er wirft mir immer ein Hölzchen zu.

Manches Mal fange ich es auf.

Oftmals fällt es daneben. Weil ich die Hände nicht rechtzeitig ausstrecke.

Das Beste, das ich tun kann: Ihn immer im Auge behalten.

Dann schauen wir uns beide an.

Denn Er schaut immer auf mich.

Wer danebenschaut, das bin ich.

*Des II. Teiles ganzer Sinn
von Seite 46 bis Seite 83*

Hülle, Verpackung oder mehr?

Mit nassen Füßen fing es an 46
Ein Mann ohne Falschheit 49
Die Stricknadeln des Teufels 50
Mein Dreischichtiges von
außen gesehen 54
Was die Hautfarbe mir sagen kann? .. 62
Meine Haut lebt 66
Die Haut „klein" gesehen 69
Meine Haut, mein Spiegel 70
Was die Haut noch ist 76

Mit nassen Füßen fing es an

Titelbild des Buches.
Zersprungene Ferse.
Zersprungene Ferse?
Borkige Rinde.
Borkige Rinde?
Nein!
Weder noch.
Was sonst?
Mit nassen Füßen fing es an.
Da nützte mein Gehstock auch nichts
Auf keinen Fall wollte ich es aufgeben.

Hinein in den „Siebnerteil" wollte ich. In jenes Waldstück, das sich wie ein Schutzgürtel draußen am Rande der fruchtbaren Äcker dahinzieht, um vor den kalten Winden, die von der Wetterseiten her, von Nordwesten, unbarmherzig hereinblasen, abzuschirmen und gleichzeitig die Grenze gegen die Nachbargemeinde hin klar und unmißverständlich hervorzuheben.

Ein Gemeinschaftswald. Vor Jahrhunderten einmal den damals ansässigen sieben Bauern gestiftet. Als Hausanteil weitervererbt. Hinein bis in unsere Tage. In jedem Frühjahr gemeinsam „ausgeputzt". Das so angefallene Abfallholz untereinander verlost. Leerflächen gemeinsam bepflanzt. Das Nutzholz verkauft. Der Erlös aufgeteilt. So wurde und wird der „Teil der Sieben" betreut und verwaltet.

Nutzlos war er. Mein Gehstock. Jetzt. Machtlos vielmehr.

Der Rubus fruticosus gegenüber, der Wilden Waldbrombeere.

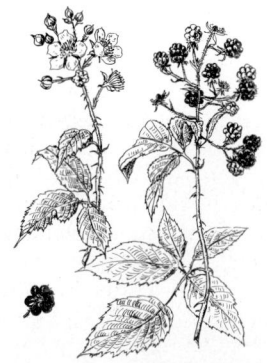

Sie gilt nämlich als unsere vollkommenste natürliche Heckenpflanze. Ist mit jedem Boden zufrieden. Halbwegs gute Böden aber sind ihr lieber. Ist sehr gesellig. Die Waldbrombeerhecke. Das konnte ich hier an Ort und Stelle selber feststellen. Haselnußstauden, Weißdorn und Schlehdorn hatten sich am Rande des Waldes angesiedelt. In ihrer Gemeinschaft. Nicht fehlen

II. Hülle, Verpackung oder mehr?

durfte dabei die Hundsrose. Die uns im Herbst die wertvollen Vitaminspender, die Hagebutten, schenkt.

Zum Herrscher und Beherrscher dieser Waldrandsiedlung war eindeutig die Brombeere geworden. Unverwüstlich wächst sie Jahr für Jahr bis zu 7 m. Vielfältig in der Wuchsform. Von kriechend über aufsteigend bis zu aufrecht und überhängend. Verschmäht Halbschatten, aber auch Ganzschatten nicht. Ist gerne auf sonnigen Hängen daheim. Dort, wo Felsbrocken und Geröll vorherrscht und sich Schlangen mit Vorliebe sonnen.

Der „Grüne Wächter" am Waldrand lachte über meinen Stock und über mein Vorhaben. – Wenn Brombeerhecken lachen könnten? Oder können sie es doch? Nur wir hören es nicht?

Wie dem auch sei.

Jedenfalls, ich drehte mich um. Ging am Waldrand weiter. Der Regen von gestern, er war längst in die Erde eingedrungen. Versickert. So stapfte ich halt im Waldrandgras dahin.

Bei jedem Schritt spürte ich es aufs neue. Das Aufsteigen vom Boden. Das eigenartig urige Geruchgemisch von Erde, Gras und Kräutern. – Wie dies meine Nase umschmeichelte. Ich mich dagegen gar nicht wehrte. Im Gegenteil. Es begierig in vollen Zügen einsog.

Halt!

Sagte ich mir selbst.

Jetzt stand ich vor einem passierbaren Weg. Er kam aus den Feldern heraus. Führte in den Wald hinein. Selbst die Brombeerhecken machten vor ihm halt. Respektierten ihn.

Ich war froh, daß es ihn gab, und begann ihn zu betreten.

Bald mußten die Waldrandhecken zurückbleiben. Zu hoch und zu dicht wurde der Baumwuchs.

Der geschotterte Weg, selten nur befahren, war ganz gut begehbar. Da und dort ein Hungerblümchen neben dem Wegtritt. Dazwischen feines Ruchgras hineingezwängt, als würde es die Neugierde treiben. Sogar die Knospe eines Löwenzahnes erhob sich auf schmalem Stengel. – „Ob die hier im Schatten noch das Gelb ihrer Blüte leuchten sieht?" Fragte sich daneben die einjährige Brennessel, die sich zwischen halbausgewaschenen Schottersteinchen um ihr armseliges Dasein bemühte.

Doch die Natur ist zäh. Kennt den Kampf ums Dasein. Scheut ihn nicht. Bleibt Sieger. Solange der Mensch nicht vernichtend eingreift.

Dann traten die Bäume zurück. Licht fiel ein. Ich hatte soviel zu schauen. Noch mehr als bis jetzt. Alles war so herrlich um mich herum. Meine Blicke flogen fort. Umfaßten so vieles.

Der alte Fuchs-Lorenz, der bei der Herrschaft Fuhrwerker war und den Wald über alles liebte, sagte gerne: „Da hab i die Händ' voll z'tuan g'habt mit den Augen."

Mir ging es jetzt genauso wie dem Lorenz. Nur mit einem kleinen Unterschied. Scheinbar hatte ich „die Füße voll zu tun". Weil es mir auf einmal einen Ruck gab. Der mich weiter ins Elend trieb. Tief hinein.

Vor lauter „Wald-Schauen" hatte ich auf das „Auf-den-Weg-Schauen" ganz vergessen.

Jetzt stand ich mitten in einer mordsgroßen „Lache Wasser" drinnen.

Obwohl ich mir dabei schon nasse Füße geholt hatte, wollte ich dennoch nicht weiterwaten. Ging wieder retour. Schlug einen schönen respektablen Bogen um den Wassertümpel, des gestrigen Regens seligen Angedenkens. Bis ich wieder trockenen Waldweg unter meinen Füßen hatte.

Obwohl ich nicht heikel, für das Wassertreten sehr positiv eingestellt bin, war ich jetzt doch verärgert. Sich so mir nichts dir nichts, wofür und für was nasse Füße geholt zu haben, ging mir gegen den Strich.

Nach Wochen kam ich wieder den gleichen Weg entlang. Die Zeit war unterdessen nicht stehen geblieben. War in den Hochsommer vorgerückt. Lange schon hatte es nicht mehr geregnet. Das sollte den Bauern recht sein. Das goldgelbe Getreide auf ihren Feldern lud sie zur Ernte ein. Am Waldrand waren unterdessen die ersten Brombeeren reif geworden. Die Hundsrosen hatten längst alle ihre Blütenblätter abgeworfen, und die Früchte wurden zusehends größer und praller.

Der Wassertümpel auf dem Waldweg war ausgedorrt.

Was ich da sah, vor 25 Jahren, auf einem Waldgang, sehen Sie jetzt auf dem Umschlag dieses Buches. Es ist das Titelbild.

„Ausgedorrte Erde."

Dort, wo ich mir vorher nasse Füße geholt hatte.

Ja. Mit nassen Füßen fing es an. Dieses Buch. Im Werden.

Ein Mann ohne Falschheit

„Philippus traf Natanael und sagte zu ihm: Wir haben den gefunden, über den Mose im Gesetz und auch die Propheten geschrieben haben: Jesus aus Nazaret, den Sohn Josefs. Da sagte Natanael zu ihm: Aus Nazaret? Kann von dort etwas Gutes kommen? Philippus antwortete: Komm und sieh! Jesus sah Natanael auf sich zukommen und sagte über ihn: Da kommt ein echter Israelit, ein Mann ohne Falschheit. Natanael fragte ihn: Woher kennst du mich? Jesus antwortete ihm: Schon bevor dich Philippus rief, habe ich dich unter dem Feigenbaum gesehen. Natanael antwortete ihm: Rabbi, du bist der Sohn Gottes, du bist der König von Israel! Jesus antwortete ihm: Du glaubst, weil ich dir sagte, daß ich dich unter dem Feigenbaum sah? Du wirst noch Größeres sehen. Und er sprach zu ihm: Amen, amen, ich sage euch. Ihr werdet den Himmel geöffnet und die Engel Gottes auf- und niedersteigen sehen über dem Menschensohn."*

Unschuld und Herzensreinheit. Ein Mann ohne Falschheit. Zwei Attribute eines Mannes aus Kana in Galiläa, der Jesus nachfolgte.

„Sohn des Ptolomäus." Deswegen „Bartholomäus" genannt.

„Sohn des Streitbaren, des Kriegerischen", nach hebräischer Etymologie.

Vom Meister mit seinem ursprünglichen Namen „Natanael" angesprochen. Bis hierher bürgt das Evangelium. Ab jetzt müssen wir uns der Tradition anvertrauen.

Verkündete zuerst in Indien, dann in Phrygien die christliche Frohbotschaft. Dort ereilte ihn mit Philippus das Los des Kerkers. Gemeinsames Leid, das ihnen der Meister voraussagte. Philippus fand den Tod am Kreuze. Bartholomäus hingegen wurde von den Christen wieder befreit. Zog daraufhin nach Armenien. Bekehrte den König Polymius mit seiner Gemahlin und die Bewohner von zwölf Städten zum Christentum. Dadurch wurde der Neid der Götzenpriester erregt. Diese stachelten den Bruder des Königs auf, den Apostel zu töten. Er erlitt daraufhin die Marter des Schindens. Das heißt, *lebend noch wurde ihm die Haut abgezogen.* Anschließend starb er durch Enthauptung.

---

* Joh 1,45–51

Jeder erwachsene Mensch trägt 1,6 m² Haut mit sich. Diese wiegt ein Sechstel seines Körpergewichts. Ich, mit meiner Körpergröße von 1,72 m und dem gegenwärtigen Gewicht von 72 kg, trage 12 kg Haut von früh bis abends mit mir herum. Schlafe nachts auch damit.

Meine, deine Haut aber ist mehr als eine einfache Hülle, ein Sack, ein toter. Sie lebt, unsere Haut. Die dreischichtige.

Ohne Falschheit. Klar und offen. Über uns Kenntnis haben. Über das Meisterwerk des Schöpfers, über mein Ich Bescheid wissen. Eine herrliche Sache. Aufgabe zugleich.

Hautpflege. Bewußte. Vernünftige. Wird zum Gottespreis.

Und Kosmetik? Die tägliche Schönheitspflege wird nicht zur Zeitvergeudung. Sondern zum Gebet.

Wenn man es richtig versteht.
Ehrlich meint.
Ohne Falsch.

> Denn ganz falsch wäre es, die Haut für sich allein und vom übrigen Körper losgelöst zu betrachten. Da es im Menschen keine Teile für sich gibt, sondern nur das Gemeinsame vieler Teile im Menschen.

Meine Haut ist Grenzzone.
Zwischen mir und meiner Umgebung.
Ist nicht nur schützende Decke.
Hier beginnen die Wechselbeziehungen zur wunderbaren Umwelt um mich.
Die Welt kommt zu mir. Die große.
Durch meine Haut.
Ich gehe hin zur Welt. Ich, das Wesen, das einmalige.
Durch meine Haut.

Die Stricknadeln des Teufels

Vor der Tafel stehe ich. Die Kreide in der Hand halte ich. Dann ziehe ich mit der Kreide einen geraden Strich.
„Das ist die Wahrheit."
„Und was ist die Lüge?"
Ich ziehe mit der Kreide eine krumme, verbogene Linie.
„Das ist die Lüge."
„Krumm und verbogen."

II. Hülle, Verpackung oder mehr? 51

Die Lügen sind die Stricknadeln des Teufels.*
So machte ich es, als ich noch Unterricht hielt. Und über die Aufrichtigkeit, über Wahrheit, Ehrlichkeit und Geradlinigkeit lehrte.

Ich hielt überhaupt große Stücke darauf, auch das Auge beim Lernen betätigen zu lassen. Um nicht nur „Ohren zu predigen". Die manchmal „taube Ohren" sein können.

Da bin ich auch eines Tages dabei, den Schülern das Geheimnis der Dreifaltigkeit näherzubringen. Geheimnisse sind eben Mysterien. Und die kann man nicht erklären. Höchstens mehr oder weniger treffende Vergleiche bringen.

Gut. Dann bleibt es eben beim Vergleich. – Blieb es damals.

Ich hatte ein Buch in der Hand. Stand vor einem Fenster des Klassenzimmers und fragte: „Was passiert, wenn ich jetzt dieses dicke Buch gegen die Glasscheibe schleudere?"

Wollte damit nur sagen: Dann zerbricht die Scheibe. Anstatt einem Stück Glas habe ich mehrere. Aber alles in allem ist es das gleiche Glas wie früher.

Und das sollte dem Vergleich dienen: Gott in drei Personen. Es sind zwar mehrere Personen. Aber nur ein Gott.

So liebäugelte ich mit meiner „Glasscheiben-Logik".

Entschlossen kam die Antwort aus der Reihe der Schüler. Der dreizehnjährige Hansl war es, der aufzeigte, und ohne lange zu warten, sagte: „Dann können S' zahlen, die Fensterscheibe, Herr Pfarrer."

Dagegen etwas einzuwenden, war ich machtlos.

Beim Schreiben dieses Buches, das ich durchbetrachtete, durchmeditierte, ließ ich mich vom heiligen Vinzenz Ferrer** beeinflussen, der da meint:

„Wir sollen mit den Worten so umgehen, wie mit unserem Geld. Ehe man die Geldbörse öffnet, überlegt man sich auch, ob und wieviel man zu zahlen hat. So sollten wir auch, wenn wir den Mund zum Sprechen aufmachen, ordentlich überlegen, ob und was und wieviel wir sprechen wollen."

So soll die Sprache dieses Buches sein.

Eine Frage.
Warum hütet der Adler in seinem Nest das Ei mit größter Sorgfalt? Und wehe dem, der es wagt, es zu verletzen.

---
* Alban Stolz in „Wacholdergeist"
** Hl. Vinzenz Ferrer, im Dominikanerhabit mit Buch, Lilie oder Feuer dargestellt. Sein Fest: 5. April. Gewaltiger spanischer Bußprediger des späten Mittelalters. 1350–1419.

Der Adler hütet das Ei nicht um der Eier, sondern um des jungen Adlers willen, den das Ei einschließt. Wenn sich einmal die Schale öffnet und der junge Adler ausschlüpft, allmählich flügge wird und dann zur Sonne aufsteigt, kümmert sich der Adler nicht mehr um die Schale.

Das kostbare Ei ist mein Leib.

Lieben, schützen und pflegen will ich ihn.

Weil er, mein Gesamtleib und nicht die Haut allein, die Hülle meiner unsterblichen Seele ist.

Bis mein Geist den Körper verläßt und aufsteigt zur ewigen Sonne.

Das Wohlgefühl des Leibes hängt zum Teil mit unserer Gesundheit zusammen. Wenn mir nichts fehlt, ich keine Schmerzen verspüre, dürfte es mir nicht schwerfallen, zu lächeln.

Dennoch lächeln nicht alle Menschen, die gesund sind. Der Generalstabsbunker, von dem die höchsten Befehle ausgehen, muß doch noch viel tiefer liegen.

Es ist die Gesundheit meiner Seele.

Daß ich Gott Vater nennen darf.

Mir dessen bewußt bin.

Ein kleines Loch im Zahn. Winzig klein nur. – Welch wahnsinnigen Schmerz kann es verursachen? Weil der Nerv freiliegt.

Schmerz ist Warnsignal. Weist immer auf eine nahende Schädigung des Körpers hin. Wogegen sofort etwas unternommen werden muß. Daraus resultiert, daß es nicht nur sinnlos, sondern auf Langzeit gesehen, gefährlich ist, schmerzstillende Mittel als Lösung des Problems zu nehmen. Solche Hilfen dürfen nur über den gegenwärtigen Schmerz hinweghelfen. Dann muß sofort der Fachmann beigezogen werden. Der die Ursachen ergründet.

Ich selbst verteidige den Grundsatz: In Zweifelsfällen lieber einmal zu oft zum Arzt als zu wenig. Aus seinem Munde zu hören, daß meine Bedenken unbegründet sind, nimmt mir die Angst. Festigt mein Vertrauen. Stärkt somit die Gesundheit.

Dabei erübrigt es sich, zu sagen, daß ich kein Angsthase und auch kein Hypochonder, kein eingebildeter Kranker, bin.

Wovor will mich der Zahnschmerz warnen?

Ist ein Loch im Zahn etwas ungeheuer Gefährliches, mit der Intensität des Schmerzes verglichen oder an ihr gemessen?

Nein!

II. Hülle, Verpackung oder mehr?

Aber schlechtes Gebiß hat schlechtes Kauen zur Folge. Dem schlechten Kauen folgt schlechtes Verdauen. Schlechte Verdauung zieht mit der Zeit einen ganzen Zopf schlimmer Ernährungsstörungen nach sich her. Die den Menschen um Kraft und Gesundheit bringen.

Hat der kranke Zahn recht, daß er sich so schmerzhaft bemerkbar macht?

Im Hinblick auf das Ganze gesehen, ja!

> Ein Wissen um das Wohlergehen meiner Seele heißt „Gewissen". Es ermuntert zum Guten. Wehrt das Böse ab.
>
> Menschen, die in ihrem Leben Seele und Sünde ignorieren, stricken sich in einen Teufelskreis hinein. Belügen sich selbst.

Vor Jahren war ich auf dem Olperer, 3480 m. Dem höchsten Berg des Tuxerkammes in den Zillertaler Alpen. Gemeinsam mit dem Lehrer des Ortes. Einem erfahrenen Bergsteiger und einem Bekannten aus München. Beim Abstieg begegnete uns ein Wiener Ehepaar mit ihren zwei Kindern, die einen Tagesausflug von ihrem Quartier auf die Almwiese unternommen hatten. Die Eltern plauderten mit uns, während die beiden Buben, acht und neun, Nachlaufen spielten. Die abschüssige Hangwiese hinunter. Der Vater rief sie zurück. Die Buben hörten ihn. Wollten stehenbleiben. Es ging nicht mehr.

Auf abschüssiger Bahn im Schuß.

Nicht mehr zum Halten.

So mußten wir zusehen, wie beide vor der Almhütte in einem mannshohen Brennesseldickicht liegen blieben.

Die beiden Buben erbarmten mir. Es hätte aber noch ärger ausgehen können.

Es gibt ein physikalisches Gesetz, das besagt, daß ein fallender Gegenstand nicht mit gleichmäßiger Geschwindigkeit in die Tiefe stürzt. Nein! Geheimnisvolle Kräfte der Erde ziehen ihn an. Er nähert sich dem Abgrund mit zunehmender Geschwindigkeit. Je höher das Eigengewicht, desto größer die Geschwindigkeit und desto härter der Aufprall.

Dieses Fallgesetz gibt es auch im Seelenleben des Menschen.

Zusammengefaßt könnte man es so ausdrücken:

Wehe dem, der sich der niederreißenden Kraft und Gewalt seines Temperamentes überläßt. Mit zunehmender Geschwindigkeit geht es dem Abgrund zu.

> Vom Ungläubigen zum Lasterhaften ist kein weiter Weg.
> Vom Lasterhaften zum Heuchlerischen ein Katzensprung.
> Vom Heuchler zum Gewissenlosen nur mehr eine Spanne.
> Vom Gewissenlosen zum Verzweifelten eine Fingerbreite.
> Die Abstände werden immer kürzer.
> Deshalb Selbsterkenntnis.
> Positives Denken.
> Damit der Teufelskreis zerrissen wird.
> Dem Teufel die Stricknadel aus der Hand fällt.

Mein Dreischichtiges von außen gesehen

Oberhaut. Epidermis.
Lederhaut. Korium.
Unterhautzellgewebe. Subcutis.
Das ist mein dreischichtiges Außen.
Nur zum Teil sichtbar.
Meine Haut.

Tierhäute sind zu Markte getragene Ware. Und wenn einer „seine eigene Haut zu Markte trägt", dann setzt er sein allerletztes Eigentum ein. Ironisch gemeint. In der Umgangssprache der Gegenwart aber will es heißen, „sich aus Erwerbsgründen nackt produzieren, prostituieren, Call-Girl, Striptease-Tänzerin sein".

„Einem auf die Haut kommen. – Ihn auf die Haut legen." Heißt, ihn angreifen. Ums Leben bringen. – Und wenn einem zum „Aus-der-Haut-Fahren ist"? Dann ärgert man sich. Ist wütend. Der Verzweiflung nahe. Verstärkt in der Redewendung: „Da möcht' man gleich aus der Haut fahren, wenn man nur wüßt' wohin." Wobei die Hilflosigkeit zum Ausdruck kommt, daß man dem „Eigen-Ich" nicht davonlaufen kann.

Die Haut gehört zu uns.
Wir gehören zur Haut.

Beides getrennt, ergibt kein ganzes Sein mehr. Nur einen Bestandteil.

Und wenn ich daran denke, was ich wäre, wenn man mir „die Haut abzöge"? Es läuft mir dabei kalt über die Haut. Die noch dort ist, wo sie hingehört. Zu mir. An mir.

II. Hülle, Verpackung oder mehr?

Bis die Hülle fällt.
Ich neu werde.
Meine Haut besteht aus drei Schichten: Der Oberhaut. Der Lederhaut. Und dem Unterhautzellgewebe.

Dem Körper muß die nötige innere Wärme erhalten bleiben. Druck und Stoß von außen dürfen sich nicht direkt auf empfindliche Teile auswirken – Lunge, Herz, Leber, Milz, Uterus, Nieren und Blase –, müssen abgefangen werden. Die Hautdurchblutung muß garantiert sein. Geregelt werden. Das alles sind Aufgaben des *Unterhautzellgewebes*.

Diesen Aufgaben entspricht auch das eigene Gefüge, die Eigenart der Subcutis: Fettzellen, traubenartig angeordnet, und Bindegewebe, locker gelagert, bilden die Unterhaut. Zwischendurch aber sind kleine Hohlräume, mit Gewebeflüssigkeit gefüllt.

> Das Mehr oder Weniger dieser „Stoßdämpferfüller" hängt vom Alter ab.
> Ältere Menschen haben weniger Flüssigkeitspolster als jüngere. Deswegen brauchen ältere Menschen auch mehr Flüssigkeitszufuhr von außen. Das ist sehr wichtig bei der Körperpflege im zunehmenden Alter.
> Das Austrocknen der Haut bei älteren Menschen ist kein Leiden, sondern altersbedingt.

Das Unterhautzellgewebe ist nicht überall auf unserem ganzen Körper gleich. So besteht der Handrücken aus lockerem, fettlosem Gewebe, hingegen die Innenflächen der Hand und des Fußes beherbergen viel Stützfett, weil sie milde, dicke Stoßdämpfer brauchen. Bedingt durch die häufigeren und schwungvolleren Kontakte mit der Außenwelt.

Um die Innenorgane zu schützen, sind Bauch, Brust und Rücken der „Fettsucht" gegenüber anfällig. Der Körper braucht dort Fettspeicher. Deswegen ist es von Natur aus so eingerichtet, daß dort das überschüssige Fett deponiert werden kann. Die Unterhaut bestimmt die Fähigkeit der Fettanlegung.

Der Mensch setzt an Augenlidern, Nasenflügeln, Ohrmuscheln und an den körperanliegenden Geschlechtsteilen wie Schamlippen und Penis keine Überfettung an.

Durch derbe Fasern, welche die Unterhaut durchziehen, wird sie an Muskelbinden oder Faszien festgehalten.

* * *

Ich? Auf den Kopf gefallen? – Danke für das Kompliment. Danke!

Ich? Den Kopf hinhalten? – Heiße ich vielleicht gar „Novak"? Derweil ist der immer wieder strapazierte „Novak" in seinem Böhmerland nichts anderes als der „Neuling". Und nicht wie in „deutschen Gauen" vererbt und eingebürgert, mit „Depperter" gleichgesetzt.

Und wenn ich „jemandem den Kopf wasche", dann habe ich auch durchaus nicht meinen Beruf gewechselt. Ich habe nur eines getan, meine Meinung offen dargelegt.

Kopf. Bauch. Hand. Fuß. Augenlider. Alles kunstvoll und „überdacht" eingerichtet. Als ob alles „Hand und Fuß" hätte? Hat es auch. Sinn nämlich.

Meine Vernunftszentrale. Das geistige Verschubamt. Meines Lebens Licht. Meines Geistes Blitz. Das alles sitzt in meinem Kopf. Hinter einem Knochenpanzer. Deshalb setze ich mich zwar auf den „Hintern", aber nicht auf den Kopf. Hüte mich sogar, „mit meinem Schädel gegen die Mauer zu rennen".

Und wenn ich als Bub einmal dem Nachbarn auf zwar unerlaubte, aber für das Bubenalter durchaus verständliche Art der „Entdeckungsneugier" auf den reifen Birnbaum gestiegen bin. Rasch flüchten mußte. Sprang ich nicht mit dem Kopf nach unten, sondern mit den Füßen voran. Hinunter. – Es erübrigt sich zu sagen, daß auch in meiner Jugendzeit die Birnen und nicht die Bäume „reif" wurden.

Ja, ja. Ich sag's alleweil. Der liebe Herrgott braucht keinen zum Einsagen. Er hat alles vorzüglich gemacht. Nur bei unsereinem geht's halt manchmal ein bisserl langsam mit dem „Kapieren".

* * *

Und die *Lederhaut*?

Kälte-, Wärme-, Druck- und Tastempfindungen müssen weitergegeben werden und den gesamten Organismus gegen die Umwelt hin abschirmen. Ein ausgebreitetes Netz kleinster und feinster Empfindungsorgane steht Wach- und Meldeposten. Leitet seine Eindrücke und Reize weiter. Über die Nervenbahnen hin zum Rückenmark. Von dort weiter zum Gehirn.

Vom Rückenmark aus wird bereits „geschaltet". Dem Menschen bislang noch unbewußt. Prompt erfolgt im gesunden Körper die Antwort. Die Gefäßnerven erweitern oder verengen als Beantwortung daraufhin das Gefäßsystem der

II. Hülle, Verpackung oder mehr?

Haut und der entsprechenden betroffenen inneren Organe. Muskel und Muskelgruppen nehmen ihre Tätigkeit auf. Reagieren. Kleinste Haarmuskel ziehen sich zusammen. Die Haare „stehen daraufhin zu Berge". Automatisch wird die Haut in feinsten Pünktchen nach oben gezogen. Die Talgdrüsen werfen aus. – Wir sprechen von einer „Gänsehaut".

Die Gänsehaut ist eine Reaktion des Körpers vom Rückenmark aus gelenkt, auf der Haut sichtbar und spürbar. Hervorgerufen durch Kältereiz, aber auch durch Erschrecken, durch innere Wut oder nur durch Vorstellung eines unheimlichen Geschehens, das über uns hereinbrechen könnte. Oder auch durch seelische Erregung ausgelöst.

Wenn einer „weiß wie die Mauer" oder „rot wie Paprika" wird? Unser Erblassen und Erröten?

Hier reagieren die Gefäßnerven. In Bewegung gesetzt durch äußere Einflüsse oder durch innere Gemütsbewegungen.

Bravo! Gut gemacht!
Das mit der *Gänsehaut*.
Hätte ein Mensch sie erfunden, die „Gänsehaut", würde man ihm danken. Aber . . . Weil es der Schöpfer war, nehmen wir es fast gleichgültig hin. – Wir sollten dankbar sein. Daß wir in uns und an uns so vieles noch entdecken dürfen.

Wir sind schockiert, verängstigt, einer unerwarteten Gefahr ausgesetzt? Was macht die Haut als „Sofort-Reaktion"? Im Präventivsystem? – Sie verfügt ab sofort über spartanisch-drastische Sparmaßnahmen ähnlich den Zeiten, wo im Lande „Kriegsrecht herrscht". Die Haut zieht sich, durch die Hautmuskel bewerkstelligt, so eng wie möglich zusammen, um die Verdunstungsfläche gering zu halten.

Wer kennt sie nicht, die Gänsehaut? Dann, wenn sich seine Haut, die eigene, nicht mehr glatt wie ein Brett, sondern rauh und höckrig wie ein Reibeisen präsentiert.

Weil ich des Menschen Haut liebe, bleibt mir eine *Warnung* nicht erspart.
Achtung! Achtung! Vorsicht *Deodorants!* Achtung. Achtung. Vorsicht! Dadurch entstehen kaum mehr gutzumachende Hautschäden. Die sich auf den gesamten menschlichen Organismus, aber obendrein auch auf die Psyche auswirken können.

> Was tun die Deodorants an unserem Körper?
> Sie verstopfen die Poren der Haut.
> Wohin mit dem „Unrat", der durch die natürliche Selbstreinigungsaktion hinausgeworfen werden soll?
> Der Körper muß ihn schlucken.
> Muß ihn verkraften.

Der Mensch ist kein Regenwurm.
Das stimmt.
Der Mensch ist ein Wirbeltier.
Segmental angelegt. In Teilstücken. Die als Ganzes in Bezug stehen.
Diesbezüglich doch vergleichbar mit dem *Regenwurm*, dem Gemeinen, *Lumbricus terrestris*. Der eine Länge von 9 bis 30 cm erreicht. Die Zahl seiner Segmente beträgt zwischen 31 und 37. Ein Glied reiht sich an das andere.
Im Laufe der Entwicklungsphasen ist beim Menschen diese Gliederung verlorengegangen. Die Muskelgruppen haben sich anstelle der Segmente im menschlichen Leibe weiterentwickelt und sind zur neuen Funktionseinheit geworden. Die Teilstückgliederung an der Wirbelsäule aber blieb erhalten. Genau 31 Paar Rückenmarksnerven treten streng segmental aus den Wirbellöchern heraus.
Diese Rückenmarksnerven bilden an der Körperoberfläche Geflechte und Verzweigungen. So daß sich daraus ein segmental gegliederter Aufbau des Zentralnervensystems ergibt.

> Jeder Segmentalnerv hat den ihm zugewiesenen Muskelabschnitt zu versorgen. Mehrere zusammen beeinflussen ganz bestimmte Abschnitte der Haut und der Eingeweide.
> Daraus ergibt sich, daß bei inneren Krankheiten die Schmerzen zur Haut hin ausstrahlen und in dem zugeordneten Hautsegment spürbar registriert werden. Als Folgerung: Innere Organe sind von außen her, *das heißt über die Haut*, beeinflußbar. **Über die empfindlichen oder schmerzenden Hautzonen.** Durch *Wasseranwendung, Massagen, Salben, Öle und Tinkturen*. Man nennt dies die **Segmenttherapie.**

Und Henry Head?
Und die Headschen Zonen?
Zusammenhänge zwischen bestimmten Hautabschnitten, Zonen, mit einem inneren Organ. Die Ausstrahlung von

II. Hülle, Verpackung oder mehr?

Herzschmerzen in den linken Arm zum Beispiel ist kennzeichnend.

Henry Head lebte in London von 1861 bis 1940. Als bekannter Neurologe befaßte er sich eingehendst mit den reflektorischen Schmerzen. Er teilte die Organe in Zonen ein. Diese beziehen ihre sensiblen Fasern aus demselben Rückenmarksegment wie die erkrankten Organe. Die sogenannten „Headschen Zonen" der Hautbezirke stehen über bestimmte Gefäßnervenbahnen in enger Verbindung zu einem bestimmten Organsystem.

Die Headschen Zonen sind nichts anderes als die Auswertung der Möglichkeit **„Sprich mit deiner Haut".**

Mittels Durchblutungs-Veränderungen der Kopfhaut kann man die *Durchblutung des Gehirns* fördern.
Durch Gesichtsmassagen oder -waschungen lassen sich *Nasennebenhöhlenleiden* lindern oder beheben.
Brustkorbbeklemmungen werden durch Heiß-Kalt-Waschungen der Arme und des Oberkörpers günstig beeinflußt und zum Abklingen gebracht. *Nervöse Herzbeklemmungen* können durch die gleiche Behandlungsweise beseitigt werden.
Der Hautbezirk des Brustbeines und der Leiste steht in enger Verbindung mit *Leiden des Magens, der Leber, der Gallenblase, der Bauchspeicheldrüse, der Milz und der Gedärme.*
Fußhaut und *Nasenschleimhaut* korrespondieren ebenfalls.

Nasse, erkältete Füße bringen uns Schnupfen. Heiße Fußbäder und anschließend ein festes Einreiben mit starkem Zwetschkenbrand haben manchen Bauern, Holzfäller oder Bauarbeiter davor bewahrt oder davon befreit.

Das alles ist die Leistung der aus kräftigen Bindegewebszügen bestehenden *Lederhaut.*

Ihre zum Teil elastischen Fasern werden durch Bindegewebsleim oder Collagen miteinander verbunden. Von ihnen hängt die Elastizität und Spannkraft der Haut ab. Aber auch Menge und Tiefe der im Laufe der Jahre sich bildenden Fältchen und Falten werden durch das richtige Zusammenarbeiten von Fasern und Bindegewebsleim bestimmt. In unserer Lederhaut, die als „lebende Schicht" bezeichnet wird.

> **Wodurch wird das einmalig Typische des Fingerabdruckes bestimmt?**
>
> Lederhaut und Oberhaut sind durch die Papillen miteinander verbunden. Dies sind faserarme, zellreiche Fortsätze, die ineinanderragen. Dadurch entstehen an den Fingerspitzen die feinen, bei jedem Menschen ein Leben lang unveränderlich bleibenden Hautleistenmuster. Werden Dermatoglyphen genannt.
>
> Fingerabdrücke dienen als Erkennungszeichen, da sie individuell charakteristisch sind.

Diese zwei Schichten, Unterhautzellgewebe und Lederhaut, bleiben normalerweise unserem Auge verborgen. Nur Verletzungen gewähren uns schmerzlichen Einblick. Wenn wir hinschauen und uns nicht von anderen behandeln lassen.

Was wir unter „Haut" normalerweise verstehen, das ist die *Oberhaut*. Als oberste sichtbare Hülle des Menschen. Jene Haut, die wir zur Schau tragen. Die anziehend oder abstoßend wirken kann. Wonach uns Menschen beurteilen.

Die oberste Hautschicht besteht wieder aus mehreren übereinandergeschichteten Zellagen. Diese werden durch eine bindegewebige Membran mit der Lederhaut in Verbindung gehalten.

Über dieser Membran sind zylinderförmige Zellen angeordnet. Die Keimschicht. Dieselbe erzeugt den Hautfarbstoff der Haut, den wir „Pigment" nennen. – Pigment leitet sich vom lateinischen Wort „pingere" ab und heißt „malen". Weil es unserer Haut die Farbe verleiht.

Die zylinderförmigen Zellen werden wieder von mehreren Schichten vieleckiger „Stachelzellen", die mit fädigen Ausläufern mit der Membranschicht verbunden sind, überlagert. – Hier können bestimmte Erkrankungen und Fehlfunktionen des Körpers oder ebenso Fehlbehandlungen Flüssigkeit absetzen und die Haut „blasig" erscheinen lassen.

Hier liegen aber auch die Hautlymphkanäle, die zur Lederhaut führen.

Die „Stachelzellschicht" geht dann nach obenhin in die „Körnerzellschicht" über. Die in ihr enthaltenen eiweißartigen Körnchen bewirken progressiv die Verhornung der Haut. Sie gilt als letzte und oberste Schicht und Grenze nach außenhin. Die *Hornhaut*. Besteht aus abgestorbenen Zellen, die be-

II. Hülle, Verpackung oder mehr?

ständig abgestoßen werden. Was sich besonders an den Rändern der Fußsohle bemerkbar macht, wenn wir nach einem die Haut erweichenden Fußbad diese abgestorbenen Zellen und Hautteile entfernen. Auch die Schwiele gilt als übermäßige Verhornung der Haut. Hyperkeratose.

Wie dick ist die Haut überhaupt?

Das hängt davon ab, wie stark die Haut beansprucht wird. Die Stärke der Ober- und Lederhaut schwankt zwischen 0,5 und 5 mm.

Durch alle drei Hautschichten hindurch gehen die Ausführungsgänge der Schweißdrüsen und enden in den „Schweißporen". Das sind Öffnungen der Hornhautschicht der Oberhaut.

Ob das Schwitzen gesund ist? Der austretende Schweiß – man muß dabei nicht schon pudelnaß sein – verdunstet an der Hautoberfläche und erzeugt eine leichte Abkühlung. Dies stellt eine Schutzfunktion des Körpers gegen Überhitzung dar.

Die Hornschicht der Oberhaut hat aber auch noch eine andere sehr wichtige Aufgabe zu erfüllen. Sie reflektiert teilweise die auftretende Wärmestrahlung von außen. Wirft sie zurück. Verwehrt ihr den Eintritt in den Körper. So wird dieser vor übermäßiger Erwärmung verschont.

Die gleiche Schutzfunktion übernimmt auch die Pigmentschicht in der Tiefe der Oberhaut.

Im Grenzteil der Lederhaut ist ein reichlich verzweigtes Gefäßnetz vorhanden, das durch den dichten „Blutschleier" zum Teil den Überschuß an Bestrahlung abfängt.

Die Oberfläche der Haut hat auch eine richtige „Bakterienabwehr" eingerichtet. Die Talgdrüsen sondern Hautfette ab. Bei der Verdunstung des Schweißes bleiben salzartige Stoffe zurück. Hautfett und Salze vereint, verwehren den Bakterien das Eindringen in die Haut. Wir können also von einem „Säureschutzmantel der Haut" reden.

Wie entsteht die Hautfarbe?

Die Farbe der Haut wird durch die Dicke oder Schwäche der Hornhaut, 0,3–3 mm, durch das Hautpigment, aber ebenso durch die Durchblutungsdichte der Lederhaut hervorgerufen.

Die Hautfarbe ist ein Spiegel des eigenen Gesundheitszustandes.

Was die Hautfarbe mir sagen kann?

Ein gefährliches Unterfangen.
Oder nicht?

Im Buchtitel zu behaupten, mit seiner Haut sprechen zu können. Den Leser dazu auffordern: „Sprich mit deiner Haut." Jetzt aber, im Handumdrehen, die Haut selber reden lassen. Nachdem von der Segmenttherapie die Rede war.

Kann die Haut wirklich sprechen?

Was kann sie, was vermag sie, was will sie mir sagen? Die Haut.

Vieles.

Kann sie. Vermag sie. Will sie.

Wodurch?

Durch die Farbe.

Ich spreche mit meiner Haut. Sie antwortet mir.

Ein wertvoller Beitrag, die Beziehung zu mir selbst zu verstärken. Lebendiger zu machen. Ein Zwiegespräch „bei mir zu Hause", im „eigensten Ich" für möglich zu halten. Überhaupt daran zu glauben. Es zu wagen. Und durchzuführen.

Der Weg ist da. Seit meiner Geburt. Ich brauche diesen Weg nur zu gehen. Wenn er mir zur Erkenntnis wird. Denn erst ab hier wird er für mich gangbar. Und Erkenntnis ist immer der erste Schritt zur Gesundung. Zur Heil-ung.

Oder zum „Heilbleiben".

Die Hautfarbe wird durch Pigmentzellen hervorgerufen. Die Anzahl dieser Zellen ist erblich bedingt. Sie erzeugen den Farbstoff Melanin. Das sind stickstoffhaltige, braune oder schwarze Farbstoffe, die je nach ihrer Herkunft verschieden zusammengesetzt sind. Manche Melanine enthalten Schwefel und Eisen. Auch in der Netz- und Aderhaut des Auges sowie in den Haaren finden wir Melanine vor. Sie bewirken das Augenschwarz und die Haarfarbe. Melanin ist in größerer Anzahl in der Oberhaut dunkler Menschenrassen enthalten.

Die Hautfarbe eines jeden Menschen wird durch die Anordnung und Zahl der Hautpigmente, durch die Durchblutung der Haut selbst und durch die Stärke der Hornhaut bestimmt. Unabhängig davon kann sie durch Sonnenbestrahlung beeinflußt werden. Weil die ultravioletten Strahlen der Sonne ein Mehr an Melanin produzieren.

Der Farbton der Haut wurde im Wandel der Jahrhunderte verschiedentlich beurteilt und gewertet. Heute können wir das so formulieren: Welche Hautfarbe war und ist modern?

II. Hülle, Verpackung oder mehr?

Im Altertum war *Alabasterfarben* bei den Damen sehr gefragt. Später wurde lange Zeit auf *Rosafarben* Wert gelegt. Die Briten schätzten einen *hellen Teint* hoch ein. Heute gilt als internationales Schönheitsideal die *sonnengebräunte Haut.*

Sonnenbräune wird zum Kult. Übertriebene Bestrahlung führt zur Schädigung der Haut und des Gesamtorganismus. Zu warnen sind alle jene Menschen, die von Natur aus hellhäutig sind. Sie müssen bei Sonnenbädern sehr vorsichtig sein und werden kaum eine absolute Bräunung erreichen. Es gibt keine Rasse auf der Welt, die gegen Sonnenbrand absolut gefeit wäre. Nicht einmal die Neger.

Das gänzliche Fehlen der dunklen Farbstoffkörper, der Pigmente, in der Haut, im Haar und im Auge wird *Albinismus* genannt. Ist erblich bedingt. Angeboren. Die Albinos sind nicht selten taub, leiden fast durchwegs an Sehschwäche und Überempfindlichkeit gegen Licht. Ihre Regenbogenhaut am Auge erscheint, bedingt durch das durchschimmernde Blut, rot. Bei *partiellem Albinismus, Teil-Albinismus,* tritt der Pigmentmangel nur an einzelnen Stellen auf. Typisch dafür sind weiße Haarsträhnen mehr oder weniger größeren Ausmaßes.

Unabhängig von Sonnenbräune und Albinismus ist die Hautfarbe eng mit dem Gesundheitszustand unseres Körpers verbunden. Markante Farbveränderungen können Krankheitsursachen andeuten oder ausdrücken.

Ob Sie gerade vom Urlaub zurückkommen oder erst fahren. Ob Sie die Bräune der Bergsonnenkraft oder der Sonne des Südens auf Ihrer Haut widerspiegeln, oder die Blässe der „armen Großstadthaut" verbergen wollen, der Grundfarbton einer gesunden Haut von uns Mitteleuropäern ist immer der gleiche: rosa. Dem man die Lebendigkeit der sie durchpulsenden Kraft im Glanze ansieht. Als sammetweich, zart und glatt abtasten kann. Diese gesunde Färbung sagt dem Fachmann, daß die Funktion der Blut- und Lymphgefäße normal ist.

Glänzend rosa spricht für einen hohen Gesundheitsgrad.

Giftstoffe in den haarfeinen Gefäßen der Gesichtshaut führen zu einem *blaß-weißlichen Farbton.* – Diese Farbe gibt Hinweise auf krankhafte Körperherde, wie Zahn-, Kiefer- oder Darmbereich. Aber auch Sucht- oder Genußgifte können schuld sein. Giftige Medikamenten-Nebenwirkungen nicht ausgeschlossen. Blutarmut möglich. Auch bösartige Bluterkrankungen könnten so signalisiert werden.

Stuhlverstopfung, regelmäßige Einnahme von chemischen Abführmitteln bedingen eine *schmutzig-graue oder grau-fahle Verfärbung*. Künden von einer starken Selbstvergiftung des Darms. Bei schlechter Verdauung und eiweißreicher Nahrung werden starke Fäulnisprozesse hervorgerufen. Die Gesichtshaut, schlecht durchblutet, bekommt ein schmutziges Aussehen. Hier nützt Kosmetik kaum etwas. Hier gehört der innere Abfall beseitigt.

Dauervergiftung führt zu Krampfzuständen der haarfeinen Blutgefäße. Diese werden gelähmt. Stauungen im Blutkreislauf sind dann die Folge. Und die Gesichtshaut verfärbt sich *von rot auf blau-rot, sogar violett, und fällt gelegentlich wieder zurück auf blaß*. Zeichen eines Alkoholikers, aber auch mögliche Anzeichen einer Störung des Darmmilieus, durch Zucker, Süßigkeiten, Gemüse, Salate, Obst und Fruchtsäfte, die nicht verdaut werden. Im Körper zu gären beginnen und mit Fuselstoffen (im Darm entstandener Alkohol) den Körper überschwemmen.

Blaurotfärbung deutet auch auf Herzschäden, Tumor oder Kropf hin.

Eine schlechte Leberfunktion bewirkt eine *gelblich-grünliche Verfärbung*. Kündet von chronischer Darmvergiftung. Auch Medikamente und Genußgifte können daran schuld sein. Gallensteine, Gallenwegverschluß und in der Folge Gelbsucht bringen diese Verfärbung zustande.

Giftdämpfe auf dem Arbeitsplatz können eine Zersetzung der roten Blutkörperchen verursachen und die *Hautfarbe grünlich* gestalten.

Das zunehmende Alter begünstigt eine *bräunlich-fleckige Verfärbung der Haut*. Aber auch Leberflecken, Sommersprossen und Muttermale zeigen von einer Unterfunktion der Ausscheidungsorgane. Gezielt versteht man darunter vorerst die Leber, dann aber auch die Nieren. Wobei es zur Ablagerung nicht bewältigter Stoffwechsel-Rückstände kommt. Diese Verfärbung verblaßt bei Frühjahrskuren, Entgiftungskuren oder Heilfastenkuren. Kann dabei sogar verschwinden.

Eine *orange-farbene Haut* kann man bei Kleinkindern manchmal feststellen, wenn ihnen längere Zeit hindurch regelmäßig Karotten-Saft oder Karotten-Brei verabreicht wurde. Die Verfärbung der Haut ist auf den Karotin-Farbstoff zurückzuführen. Dieser Farbton schwindet mit zu-

II. Hülle, Verpackung oder mehr?

nehmendem Alter und den damit verbundenen Eßgewohnheiten.

Die Haut ist „Kampffeld des Gesamt-Organismus".

Das Blut übt im menschlichen Körper eine absolut wichtige Reinigungsfunktion aus. Schädliche Stoffe werden ausgestoßen. Die Haut bietet sich als „Auffangslager" dieser Schadstoffe an. Verhindert somit die Erkrankung innerer Organe.

Es ist kurzsichtig, die dadurch entstehenden oder entstandenen Erscheinungsformen auf der Haut als ein selbständiges Krankheitsbild, das unabhängig mit inneren Organen aufscheint, zu betrachten. Vielmehr soll die innere Ursache ergründet und behandelt werden.

Das Stärken der Widerstandskraft, das Vermehren der Abwehrkräfte, die Förderung des Stoffwechsels, die Begünstigung der Darmflora-Entwicklung lehrt mich meine Praxis als richtig am Platze und leicht durchführbar. Dabei spielt der Heilfaktor des Sauerkrautes eine eminent wichtige Rolle. Dessen Genuß kann besonders zur Winterszeit nicht hoch genug eingeschätzt werden. Das Sauerkraut beseitigt eine Anzahl innerer Krankheiten, die im Vitamin-C-Mangel ihren Nährboden finden.

Mit Sauerkrautsalat* gerüstet hinein in den Tag!

Morgens nach dem Aufstehen nüchtern essen. Vorbereitungs-Quantum pro Person: 2 feste Eßlöffel frischen *Sauerkrautes* fein schneiden. 1 Messerspitze *Kümmel* und 3 *Wacholderbeeren* pulverisieren, 1 *Zwiebelscheibe* klein schneiden. ¼ mittleren *Apfel* reiben. Einige Fäden gerissenen *Krens*. Den Saft ½ *Zitrone*. 1 Eßlöffel *kaltgepreßtes Olivenöl*. – Alles gut miteinander abmischen. – Unbedingt einige Zeit vor dem Frühstückskaffee konsumieren.

Sauerkraut ist und bleibt ein wertvolles und vorzügliches Rohgemüse. Das man beim Erscheinen von Hautkrankheiten einmal „vorsichtshalber" ins „Kampffeld" schicken soll.

Die innere Säuberungsaktion des Blutes ist solange für den „Abwehrinstinkt" des Körpers als gelungen zu betrachten, solange die „Entlastungsmöglichkeiten" auf der Haut

---
* Sauerkrautsalat-Zutaten – Bildtafel III

nicht erschöpft sind. Oder gar unterdrückt werden. Das ist dann der Fall, „wenn die direkte Bekämpfung der ‚Hautkrankheit' geglückt ist".

Dann kann es passieren, daß die Hautkrankheit verschwindet, aber eine Krankheit an inneren Organen ist auf einmal da. Macht sich bemerkbar.

Nach einem Vortrag kommt eine Mutter zu mir. Ihr zwölfjähriger Sohn litt längere Zeit an Hautekzemen. Sie ging zum Arzt. Eine Penicillinbehandlung läßt in Kürze das Ekzem verschwinden. Die Mutter ist glücklich. Dieses Glück währt nicht lange. Der Bub beginnt nachts wach zu werden. Asthma-Anfälle. Sie treten immer häufiger auf.

Durch eine *Echinacea-Kur*, der homöopathischen Potenz D4, für dieses Alter 3mal täglich 15 Tropfen (Erwachsene 20 Tropfen), wird die Abwehrkraft des Körpers auf natürliche Weise gestärkt. Langsam schwindet auch das Asthma.

Viele Ärzte bestätigen es aus ihrer Praxis, daß sie einen Wechsel zwischen Ekzem und Asthma, aber auch zwischen Schuppenflechte (Psoriasis) und einer chronisch-rheumatischen Erkrankung oder von Gicht erkennen.

Die Haut kann vieles sagen.

Aussagen.

Besagen.

Meine Haut lebt

„Phylax" war daheim angekommen. Der Vater hob ihn vorsichtig aus dem Wagen. Trug ihn in die Wohnung.

Endlich hatten sie einen Hund. Auf den die ganze Familie so sehnsüchtig gewartet hatte.

Am größten war die Freude für den kaum sechsjährigen Karl. Dem einzigen Kinde des Hauses. Ein Schwesterchen oder ein Brüderlein war erst im Kommen.

Das junge und kleine Hündchen wuchs freudig heran. Als kleiner Terriermischling, stockhaarig, von schneeweißer Farbe, war er immer in Bewegung. Hielt nicht nur den Sohn des Hauses, sondern die ganze Nachbarkinderschaft in Trab. Gerne begleitete er die kleinen und halbwüchsigen Dorfauskundschafter auf ihren „Expeditionen" in die umliegenden Wälder und Triften. Besonders gerne lief er mit ihnen zu den sumpfigen Moorwiesen hinab.

Eines Tages im Hochsommer streiften die Kinder durch

II. Hülle, Verpackung oder mehr? 67

den Sumpf. Phylax war besonders eifrig dabei. Hinter jedem Seggeschoppen* gab es etwas aufzuschnüffeln. Und am Bachufer mußte gegraben werden. In seinem Eifer rutschte er dabei ab. Kam ins Gleiten und lag schon in der schwarzglänzenden Soße trägen Moorwassers.

Alles half zusammen, den vierbeinigen Freund zu befreien und ihm wieder halbwegs festen Boden zu verschaffen.

Oh jeh! Wie schaute der Hund bloß aus. Alles Schütteln nützte ihm nichts. Auch kaum das eifrige Abreiben mit Binsen und Gras.

Ins Dorf zurückgekehrt, wurde vor einem Brunnen haltgemacht. Das frische Naß gefiel Phylax zwar, aber sein Fell änderte sich nicht. Sah auch noch nach dem Liegen in der Sonne mausgrau aus.

Was tun? – Da hatte der neunjährige Othmar, der zur Schar gehörte, eine großartige Idee ... Seine Mutter hätte daheim vom Fensteranstreichen noch weiße Lackfarbe in der Kammer stehen. Er kenne sich ja mit dem Streichen aus.

Die Idee wurde zum Vorschlag. Der Vorschlag kam zur Ausführung. – Die Buben nahmen das Bemalen des Hundes im Heuschuppen vor. Phylax fand zwar Freude am Heu, aber das Angestrichen-Werden behagte ihm gar nicht. Seine Abneigung nützte ihm nichts. Alles war von der Idee begeistert, wieder einen reinweißen, vierbeinigen Freund zu haben. Sie halfen eifrig zusammen. – Der Hund wurde fest und liebevoll gehalten, gestreichelt und ... gestrichen.

Endlich war das Werk vollendet. Die Kinderschar strahlte über das ganze Gesicht. Der neulackierte Hund mußte aber noch im Heustadel zurückbleiben, damit die Farbe antrockne. Ansonsten hätte er das ganze Haus bekleckst. – Das verstanden selbst die Kleinen.

Die Eltern kehrten am Abend zurück. Groß war die „Überraschung" und ihr Ärger, als sie Phylax entdeckten. Sie erfaßten die Lage sofort.

Eilten zum Tierarzt.

Den Hund konnte man nicht mehr retten. Er mußte eingeschläfert werden.

Eine traurige, aber leider wahre Tiergeschichte.

So starb vor einigen Jahren bei den Dreharbeiten zu dem James-Bond-Film „Goldfinger" eine Darstellerin, deren Körper vergoldet worden ist.

---

* Graspolster

Menschen, denen bei Bränden z. B. über ein Drittel ihrer Hautoberfläche zerstört wird, können kaum mehr weiterleben. Denn die Haut ist keine tote Hülle. Die Haut atmet. Der ganze Körper atmet mit.

Die Haut lebt. Der ganze Mensch beginnt, anständig zu schwitzen. So paßt sich der Körper der Umwelt an. Zwischen Umwelt- und Körpertemperatur wird ein Gleichgewicht hergestellt.

Auf der Schipiste, im Gefrierraum, überall dort, wo Kälte auf den Körper einwirkt, schließen sich die Poren der Haut. Die kostbare Wärme von innen muß erhalten bleiben. Darf nicht ausströmen. Andernfalls sich der Körper zuerst ,,verkühlt''. Später aber ,,erfriert''. Und das Leben ist dahin.

In unserer Haut eingebaut, tragen wir ein wertvolles, feinorganisiertes Beobachtungssystem. Das sind die *Nervenendungen*. Sie empfangen und leiten weiter. Stellen eine Brücke zwischen Außen- und Innenwelt her. Das Gehirn verarbeitet dies. Uns wird die gegenwärtige Lage bewußt. – Äußeres Geschehen dringt bis in das Bewußtsein vor. Wir reagieren. Ziehen daraus laut unserer Erfahrung die Konsequenzen.

Waschungen, Abreibungen, Bäder, Wickel und Kompressen, Auflagen und Umschläge sind ein Zwiegespräch mit unserem Körper. Äußere Anwendung erwartet eine innere Antwort. Einen Effekt. Eine Wirkung.

So daß wir mittels der Hautpflege mit unserem ganzen Körper sprechen können.

Wir sagen ihm zuerst, daß wir uns um ihn kümmern. Uns um ihn Sorgen machen. Ihn lieben und mithelfen wollen, daß er gesund bleibt. Sich wohl fühlt.

Ganz wichtig ist dieses ,,Sprechen mit dem Körper'' am Morgen nach dem Erwachen. Wo wir ihn herausholen aus der ,,Schlummerphase'' und hineinführen in das ,,Ganzwachsein''. Die morgendliche Körperpflege ist für das Gelingen oder Mißlingen unseres Tagewerkes von Bedeutung.

Meine Haut lebt. Fühlt. Reagiert. Spricht. Gibt weiter.

Diese Überlegungen gelten vor allem für eine gesunde Haut. Für die unverletzte. Sie zum Sprachrohr für den ganzen Leib-Seele-Geist-Menschen zu machen, muß gelernt werden.

Hautpflege ist notwendig. Ist erlernbar. Ist mehr als bloß Reinigung. Ist ein Sprechen mit dem ganzen Körper.

Haut ist der Weg nach innen.

Haut ist der Weg zu mir.

II. Hülle, Verpackung oder mehr? 69

Die Haut „klein" gesehen

Die *Blutmenge* eines Menschen beträgt zirka 8% seines Körpergewichtes. Als Durchschnittsmenge für einen Erwachsenen kann man fünf bis sieben Liter annehmen. Ein Drittel davon befindet sich in der Haut. Also eineinhalb bis zwei Liter. Es durchflutet fortwährend die kleinsten Gefäße.

Ein Quadratzentimeter Haut umfaßt 3 Millionen *Zellen*. In ihm sind 10 Kälteregistrierstationen und 2 Wärmeregistrierapparate eingebaut.

Die Haut ist mit *Haaren* bedeckt. Je nach Körperteil ist die Dichte unterschiedlich. Auf einen Quadratzentimeter kommen 10 bis 20 Haare.

An *Talgdrüsen* besitzt das gleiche Hautausmaß 15 bis 20. An *Schweißdrüsen* hingegen 90 bis 120. Je nach der Beschaffenheit der Haut, ob grob oder feinporig.

Alle feinen und feinsten *Blutäderchen* – Kapillargefäße genannt, weil sie „haarfein" sind – in der Haut eines mittelgroßen Menschen zusammengerechnet, ergäben eine Länge von 100.000 km. Man könnte damit die Weltkugel zweimal umwickeln. Die Oberfläche dieser Blutäderchen wäre 6000 bis 7000 Quadratmeter.

Viermal länger noch wäre die Strecke, wenn wir alle feinen *Nervenstränge*, welche die Haut durchziehen, aneinanderreihten.

Australien ist der Kontinent mit 140 Millionen Schafen. Das Land, wo in Angebot und Nachfrage der Schrei nach Wolle widerhallt. Wo sich die Welt „nach Wolle reißt".

In Sidney werden jährlich „Schafwollbörsentage" abgehalten. Dabei gelten allgemein die Schotten als die renommiertesten Qualitätsprüfer reiner Schurwolle. Mehr als 1500 verschiedene Sorten und Qualitäten werden da angeboten. Mit keiner wissenschaftlichen Methode kann man bis heute die feinen und feinsten Unterschiede feststellen. Oder messen, wieviel von einem Ballen Rohwolle nach der Wollwäsche übrigbleibt. Wie fein die Faser dann sein wird. Für welche Gewebe sie sich am besten eignet. Mit welcher synthetischen Faser gemischt wertvolle Manufakturware entsteht. Nur das „Fingerspitzengefühl" verrät diesen Fachleuten alles. Was sie wissen wollen. Was sie brauchen, um den Auktions-Ausrufpreis zu bestimmen.

Mit geschlossenen Augen stehen sie vor einem Ballen und zwirbeln zwischen Daumen und Zeigefinger eine Strähne

Rohwolle. Dabei arbeiten in den beiden Fingerspitzen mehr als 50 kleine Tastapparate und ermöglichen die Warenprüfung.

Taste ich mit einer Fingerspitze über ein poliertes Brett und will dessen Feinheit feststellen, dann betätige ich 20 bis 25 Meldestellen in der Haut, die den Feinheits- oder Rauheitsgrad über die Nerven zum Rückenmark und von dort zum Gehirn weiterleiten.

Sitzt ein Mann im Wagen und will wegfahren. Seine Frau steht daneben und verabschiedet sich. In dem Moment als der Gatte die Wagentür zuschlagen will, sieht die Frau, daß der Gurt heraushängt. Greift rasch hin und will ihn hineingeben. Aber zu spät. Unter dem Schwung der Männerhand fliegt die Tür heran. Die Frau schreit auf. Ihre Fingerspitze wurde eingeklemmt. – 200 Schmerzpunkte haben in diesem Fall Meldung erstattet und diesen Schmerzensschrei ausgelöst. In Blitzeseile reagierten hier Körperteile. Die Haut war für die Reaktion das auslösende Organ.

Die Meldung von der Haut über Rückenmark und Gehirn geht weiter auf die Sprechorgane, auf Lunge, Kehlkopf, Mundhöhle, Lippen und Zunge. Auf die Gesichtsmuskeln. Auf Hände und Füße. Der ganze Körper antwortet. Das Gesicht wird blaß. Angstschweiß tritt aus. Eine „Bruchteils-Sekundenarbeit" nur, die sich in ihren Einzelheiten kaum beschreiben läßt.

Betrachtet man rückwärtsblickend das „Kleinwunder" Haut, dann kann man nur Staunen lernen.

Staunen vor sich selber.

Staunen und Ehrfurcht vor dem, der dies ausgedacht. Und funktionieren läßt.

Meine Haut, mein Spiegel

Alle natürlichen Reize des Lebens und der Heilung gehen „via Haut".

„Auf Maria Geburt fliegen d' Schwalben furt und auf Maria Verkündigung kommen sie wiederum." Jedes Landkind kennt diesen „Schwalbenspruch". Jedes Stadtkind weiß, daß die Schwalben Zugvögel sind. Man sie im Winter bei uns nicht antrifft. In der warmen Jahreszeit aber Jahr für Jahr wiederkehren. Die Schwalben.

II. Hülle, Verpackung oder mehr? 71

Die *Hirundo rustica*, die *Rauchschwalbe*, ist ein Wandervogel. So wie viele andere Vogelarten. Das Klima stellt das naheliegende und unmittelbar auslösende Moment des Wanderverhaltens der Vögel dar.

Der eigentliche Grund liegt aber viel tiefer. Liegt im Selbsterhaltungstrieb. Dieser äußert sich hauptsächlich in der Nahrungssuche und Nahrungsaufnahme, aber auch in der Vermehrung. Bei den Vögeln im Brüten.

Schwalben brüten bei uns. Vermehren sich hier. Tragen aber einen Instinkt in sich, der sie für das Fortleben des Nachwuchses sorgen läßt. Und da dies in den Wintermonaten bei uns nicht möglich ist, müssen sie wandern. Übersiedeln. In ein Gebiet, in dem sich der Nachwuchs weiterentwickeln kann, um im nächsten Jahr, wenn sie wiederkommen, fortpflanzungsfähig zu sein.

Sommer- und Winterquartier liegen Tausende Kilometer weit voneinander entfernt. Diese weite Strecke bewältigen sie jährlich zweimal. Hin in den Süden im Herbst. Her in den Norden, zu uns, im Frühjahr.

Zahllose kleine Fluginsekten bevölkern die Lüfte um uns und über uns. Mückenschwärme verleiden dem Menschen den Aufenthalt in der freien Natur. Lassen an seiner Haut die schmerzhaften Insektenstiche zurück.

Was dem Menschen lästig wird, dient der Schwalbe unter allen Vögeln an erster Stelle zur Lebenserhaltung. Als Nahrung. Das besonders zur Sommerszeit. Da sind sie reichlich vorhanden, die Mücken. Dann, wenn Menschen Ferien machen und die Schwalben Junge haben.

Betrachtet man die „Kleinigkeit" an magenfüllender Masse einer Gelse, dann erst versteht man die Nützlichkeit der Schwalben. Ein Paar Rauchschwalben brütet normalerweise zweimal jährlich. Zieht jedesmal fünf bis sechs Stück Jungvögel groß. Muß ihnen das tägliche Futter zutragen und selbst auch den eigenen Magen füllen. Wer kann da berechnen, wieviel lästige Mücken sie verzehren? Vom Menschen fernhalten?

Leitungsdrähte und Kirchtürme sind meist der Sammelpunkt vor ihrem Abflug im Herbst. Und im Frühjahr finden sie wieder zum alten Nest zurück. Bessern es aus, wenn nötig. Die jungen Vogelpaare feiern Hochzeit. Bauen sich ein neues Nest. Und der Kreislauf des Hin- und Herwanderns beginnt von vorne.

Alles ist so wunderbar eingerichtet in der Natur. Alles kennt seinen Weg. Geht ihn. Erfüllt damit einen Zweck. Nichts geschieht in der Natur sinnlos. Umsonst. Alles rollt planmäßig ab. Wenn nicht der Mensch dazwischenkommt. Mit seiner „Kultur" den Rhythmus stört. Den Ablauf behindert. Vereitelt.

Zuerst außerhalb seiner Körpersphäre. An der Peripherie. Dann auch am eigenen Leib.

Vieles in uns spricht. Wenn Lautstärke 8 der Außengeräusche es nicht zum Verstummen zwingt. Das Viele, das in uns redet.

Laß deine Haut dir mitteilen.
Hör ihr zu.
Dem Sprachrohr deines Körpers.
Schau hinein.
In den Spiegel. Den deinen.

Die Haut ist ein lebender Organismus. Lebenswichtig. Interessant. Hat Aufgaben zu erfüllen. Wichtige. Verstehst du das nicht, dann verstehst du auch die Möglichkeiten und Mittel der Gesundheitspflege nicht.

> Drei Eigenschaften muß dein Körper haben.
> **Gesund sein.**
> **Schön sein.**
> **Leistungsfähig sein.**

Um das erreichen zu können, spielt die Haut dabei eine sehr wichtige Rolle. Die primäre sogar. Die erste Hauptrolle. Zur Hauptperson im ersten Akt deines „Lebensspieles" wird die Haut. – Sie ist es, die das Vorzeichen zur Verfügung stellt. Ob Schauspiel, Trauerspiel oder Lustspiel. Was dein Leben wird. Die Auftritte dann mußt du vollziehen.

Deine Haut, dein Spiegel.
Meine Haut, mein Spiegel.

Die Haut ist also mehr als bloße Hülle. Die Haut bist du. Du aber bist mehr als nur Haut.

Zieht ein Ofen so stark, daß die ganze in ihm entwickelte Wärme durch den Rauchfang ins Freie geht, wirst du schwer auf ihm dein Essen garkochen können. Wenn, dann nur mit aufwendigem Energieverlust. Die Kostenrechnung wird dich schwindelig machen. – Du bist für die Rentabilität deiner Heizanlage verantwortlich. Mit Recht wird man dich einen „Energievergeuder" schelten.

II. Hülle, Verpackung oder mehr? 73

Deine Haut ist wirtschaftlich. Du bist ein „Gleichwarmblütler". Hast Sommer und Winter die gleiche Körpertemperatur. 36,8° C. Leichten Schwankungen natürlich unterworfen, die besonders bei Frauen „an gewissen Tagen" feststellbar sind. Aber die Grundtemperatur bleibt im großen und ganzen gleich. Was bei den „Wechselwarmblütlern", Schlangen, Schleichen, Salamandern, Molchen, Kröten und Fröschen nicht der Fall ist. Sie erstarren im kalten Winter. Werden mit der ersten warmen Frühlingssonne wieder „lebendig". Gleichsam als würden sie „auftauen".

Anders verhält es sich in der leblosen Welt. Als Bub fuhr ich im Winter oft mit meinem Vater mit Pferdegespann und Schlitten mit. Stunden vorher schon hatte die Mutter für jeden von uns einen Mauerziegel in die Backröhre des Küchenherdes gelegt. Kurz vor dem Wegfahren wurden die Ziegel herausgeholt. Mit einem alten Wolltuch gut eingewickelt und mit Schnüren umwunden. Die Mutter legte jedem diese wohltuende Wärmequelle unter die Füße. Wir saßen bereits im Schlitten. Warm angezogen. Mit Pelzmantel und Wollmütze. Jetzt wurde die Fahrt durch die verschneite Winterlandschaft zum Vergnügen. Die Ziegel gaben ihre aufgespeicherte Wärme ab. Die Kälte, die von außen kam, konnte uns nichts mehr anhaben. Bei der Rückkehr waren die Ziegel erkaltet. Sie konnten nur soviel weitergeben, wie sie angesammelt hatten. Selbst wurde unterwegs nichts produziert. Weil Ziegel leblos sind. Ebenso Steine und Metalle.

Unserem Körper aber tat die „Ziegelwärme" gut. Sie hielt die Kälte von außen ab. Mantel, Haube und Fäustlinge, Stiefel oder Winterschuhe und warme Unterwäsche versuchten, soviel wie möglich des Kostbaren zurückzuhalten.

Unser Körper erzeugt durch Stoffwechsel, Verdauung und Blutkreislauf fortwährend Wärme. Die Haut regelt sie. Nur so kann die Körpertemperatur immer konstant bleiben.

Und wenn das Fieberthermometer in Aktion treten muß? Dann klingelt ein Warnungszeichen. Der Körper ist krank. Das ist wieder ein anderes Kapitel.

Die Haut ist dein Portier. Für einen größeren Betrieb oder für ein Wohnzentrum ist der Hausmeister, der Portier, von großer Wichtigkeit. Er kontrolliert Ein- und Ausgänge. Hält Gefahren fern. Nimmt die Besucher genau unter die Lupe. Ähnlich wie der Leibwächter einer hohen Persönlichkeit.

Krankheitserreger sind wie Hausierer. Wie Eindringlinge, die todesbringend sein können. Wie Diebe. Wie Mörder. Die Haut mit ihren Abwehrstoffen hält sie vom Leibe fern.

Er ist mein Patenkind. Der kleine Hermann. Ich habe ihn aus der Taufe gehoben. Seine tiefdunklen Augen gefielen mir. Sie sprachen schon für das tiefe Innenvermögen des kleinen Knirpses in den Windeln.

Bei einem Besuch in der Familie kam mir das Kind einige Wochen später rachitis-verdächtig vor. Bei der Mutterberatung wurde dies bestätigt. Eine Vitamin-D-Mangelkrankheit, auch Englische Krankheit genannt. Tritt besonders im frühen Klein-Kindesalter auf. Eine unzulängliche Verkalkung des Knochengewebes. Die Folgen sind Knochenerweichung, Wirbelsäulenverkrümmung, Verbiegung der Beinknochen, wir sprechen dann von „O-Beinen", Auftreibung der Stirnhöcker und der Knorpel-Knochen-Grenzen der Rippen.

Vitamin D spielt im Kalkstoffwechsel des Körpers eine sehr wichtige Rolle. Besonders aber im Frühstadium der Entwicklung. Ein erwachsener Mensch trägt in seinem Körper 1,2 bis 1,5 kg Kalk. 99% davon braucht der Körper für den Aufbau des Knochensystems. Der geringe Anteil von 1% des Kalziumphosphates aber ist für den Ablauf wichtigster Lebensprozesse unbedingt notwendig.

Kalk ist für die *Blutgerinnung* erforderlich. In einem Liter gesunden Blut ist 0,1 g Kalzium vorhanden. Im Zusammenspiel zwischen Kalzium, Vitamin D und dem Parathormon, einem Hormon der Nebenschilddrüse, bildet das aus dem Innern des Körpers durch Verletzungen austretende Blut durch Luftzutritt bald eine Kruste. Die Blutung kommt zum Stocken. An der Haut selbst wird eine Barriere errichtet, die den Körper vor dem Verbluten bewahrt. Das Gerinnen des Blutes ist lebenserhaltend.

Kalk ist notwendig für die *Übertragung von Nervenreizen auf die Muskeln* und für die *Herztätigkeit*. Ohne Kalk schlägt überhaupt kein Herz.

Kalk ist für den *Aufbau der Knochen* unentbehrlich. Ist der Hauptbestandteil aller Knochen und Zähne.

Kalk behebt *Hautleiden verschiedenster Art*. Festigt die Haut und wirkt vorbeugend gegen verschiedene ansteckende Krankheiten.

Vitamin D fördert die Aufnahme von Kalzium aus dem Darm. Verbessert die Kalziumeinlagerung in den Knochen. Vermindert die Kalziumausscheidung. Ist ein fettlösliches

II. Hülle, Verpackung oder mehr?

Vitamin, das sich auf zweifache Weise entfalten kann. Aufgenommen durch die Nahrung. **In der Haut durch Sonnenbestrahlung gebildet.**

Hier kommt die große Bedeutung der Haut für den Gesamtorganismus richtig zur Geltung. Blutgerinnung. Blutkreislauf, Stoffwechsel, Aufbau der Zellen und der Knochen. Reibungslose Tätigkeit des Herzens und der Muskel. Alles indirekt im Zusammenhang mit der Haut.

Meine Haut ist mein Portier. Mein Hausmeister.

Und der kleine Hermann? Ist unterdessen vier Jahre alt geworden. Läuft wie ein Wiesel. Quietschlebendig. Und gesund. Keine Spur mehr von Rachitis. – Wie es dazu kam?

Ich riet damals der Mutter, das Kleinkind mit dem Kinderwagen viel ins Freie zu bringen. Es war im werdenden Frühjahr. Es sollte dies besonders um die Mittagszeit herum geschehen. Beim Höchststand der Sonne. Je nach Erwärmung der Luft sollte das Kind abgedeckt werden. So daß die Sonnenstrahlen direkt zur Haut gelangen konnten. Das half. Gefiel auch dem Kleinen.

Später als er selber laufen konnte, wollte er nichts anderes, als an der Sonne sein. Splitternackt am besten. Das machte ihm am meisten Spaß.

Als er schon reden konnte, meinte er, alle anderen sollten auch die Kleider wegwerfen und so herumlaufen wie er. Die älteren Geschwister und auch die Eltern. Vater und Mutter.

Sie taten es nicht. Aber der kleine Hermann, den Sonne und Haut wieder gesund gemacht hatten, blieb verliebt in die Sonne. Gönnte seiner Haut viel wärmende Sonnenstrahlen.

Kleinkinder und Kinder im Streckalter, das ist zwischen dem fünften und siebenten Lebensjahr, brauchen viel Sonne. Ihre Einwirkung auf die nackte Haut. Des Gesamtkörpers. Vernünftig dosiert. Im Hochsommer am besten am frühen Vormittag von 9 bis 11 Uhr und nachmittags von 14 bis 16 Uhr. Nie in der Sonne braten. – Auch das Barfußgehen ist sehr wertvoll. Ebenso das Laufen im morgentaufrischen Gras.

In diesem Alter wirkt die Sonne über die Haut ganz besonders kalkbildend. Fehlt diese Sonne-Haut-Wirkung, nützt alles Kalkangebot des Körpers nichts. Denn die Kalkaufnahme aus dem Darm bleibt vermindert. Zusätzlich passiert es noch, daß der niedrige Blutkalziumspiegel zur vermehrten Ausschüttung des Stoffes Parathormon führt, der zusätzlich den Knochen noch Kalk entzieht. So entstehen unter Einfluß des Körpergewichtes Deformierungen des Knochengerüstes und des Gebisses.

Auch die schlechte Stellung und Aneinanderreihung der Zähne kann so mit der Haut in Verbindung gebracht werden.
Schau in den Spiegel deiner Kinder.
Schau in deinen Spiegel.
In ihre Haut.
In deine Haut.
Blick öfters hinein.

Was die Haut noch ist

Wenn ich heute zurückdenke, welche Gewohnheiten ich als Bub hatte, dann muß ich einfach lächeln. Über mich selbst. Über das Damals. Und über das Heute.

Eine meiner Gewohnheiten bestand darin, alles was ich fand, in die Hosentaschen zu stecken. Meistens war es weggeworfenes Zeug. Schnüre, Blumendrähte, Nägel, nicht selten glänzende Scherben, kleine Steinchen und Federn. In einem alten Kasten am Boden trug ich dann diese Habseligkeiten wieder zusammen, nachdem mir die Mutter abends beim Schlafengehen die Taschen ausgeräumt hatte. Sie war so verständnisvoll, tat es erst nach meinem Einschlafen. Warf es auch nicht der Einfachheit halber weg, sondern legte es zur Seite. Nur kantige Scherben verschwanden. Damit der Bub sich nicht verletzte.

Als ich älter wurde, trug ich stets einen „Taschenfeitel", eine Schnur und ein sauberes Reservetaschentuch mit mir. Meine Mutter wußte diese Anlage zu schätzen und sagte: „Bui, du wirst amal sparsam, tust nix verurassen."* Ob ich ein sparsamer Mensch wurde, der nichts vergeudet? – Ich glaube schon.

Als Student sammelte ich interessante Zeitungsartikel. Berichte. Anekdoten. Prägte mir Geschehnisse ein. Nahm sie mit ins Leben.

Die Eigenschaft „zu speichern", zusammenzutragen, aufzuheben, bereitzuhalten für die richtige Gelegenheit in der

---

* Verderben lassen, vergeuden

II. Hülle, Verpackung oder mehr? 77

Zukunft, das alles leite ich heute, sechzig Jahre später, von der Liebe zu den „kleinen Habseligkeiten" von damals ab.

Daraus ist mir eine Gabe eigen geworden: „abzuleiten" im übertragenen Sinne. Ein sogenanntes „Kreisdenken". Das nichts ausschließt, das zusammenträgt und auswertet.

Diese Eigenart finde ich im Leben Jesu wunderbar vervollkommnet bestätigt. In seinen Gleichnissen steigt Er in den Alltag des Menschen hinab, zu dem Er spricht. Läßt ihm sein tägliches, irdisches Leben erleben, um ihn erst dann höher zu führen. In das Reich der Tugend und der Gnade. Hinein in das unverdiente Geschenk am Anteil göttlichen Lebens.

„Ein Sämann ging aufs Feld, um seinen Samen auszusäen..."*

Die Vögel, die Dornen, der ungünstige Boden. Alle beeinträchtigen das Aufgehen und Heranwachsen der Saat.

Samen auf dem Acker und Wort Gottes im Herzen werden identisch.

„Auf guten Boden ist der Samen bei denen gefallen, die das Wort mit gutem und aufrichtigem Herzen hören, daran festhalten und durch ihre Ausdauer Frucht bringen."**

Und wie war es mit der Braut des Heiligen Geistes? Der Mutter des Herrn? Mit Maria?

„Seine Mutter bewahrte alles, was geschehen war, in ihrem Herzen."***

Was die Haut noch ist?

Sie ist so vieles noch. Für den Menschen, der schauen kann. Schauen mag. Um dann zu übertragen.

So ist die Haut ein großartiger *Speicher*. Lagert Abwehrstoffe in Form von Mineralsalzen ab. Die für die Gesunderhaltung unseres Körpers unendlich wichtig sind. Menschen, die das nicht oder zu wenig davon besitzen, sind äußerst krankheitsanfällig. Patschen bei jeder Gelegenheit gleich ins „Kranksein" hinein. Müssen von allem weniger Guten auch gleich immer haben.

Mineralsalze spielen bei allen Lebensvorgängen eine bedeutende Rolle. Bestimmen das Hindurchwandern von Flüssigkeitsmolekülen durch die Membrane oder Scheidewände, Osmose genannt. Regulieren den Druck und stellen so das

---

* Lk 8,5a
** Lk 8,15
*** Lk 2,51b

Säure-Basen-Gleichgewicht her. Ist dies ausgeglichen, kann man von einem gesunden Menschen sprechen.

Diese anorganischen Salze enthalten die Elemente Kalium, Natrium, Kalzium, Magnesium, Chlor, Brom, Jod, Schwefel, Phosphor, Stickstoff, Eisen, Mangan, Kupfer, Zink und Silicium.

Beim Menschen wie beim Tier werden Mineralsalze durch die Niere und den Dickdarm ausgeschieden und durch die Nahrung wieder ergänzt. Zusätzlich gibt der Körper diese Stoffe noch durch den Schweiß ab und lagert sie auf der Haut. Durch übermäßige Seifenanwendung beim Reinigen unseres Körpers waschen wir diese Abwehrstoffe weg und machen nicht nur die Haut, sondern auch unseren ganzen Körper Krankheitserregern leicht zugänglich.

Der größte Teil dieser Mineralsalze dient dem Körper nur in Form eines durchwandernden Kreislaufes. Wird aufgenommen. Geht durch den Körper. Wird wieder ausgeschieden.

Dieser *Mineralstoffwechsel* ist zum Ab- und Aufbau von Körpersubstanz und Zellen erforderlich. Findet seinen Niederschlag in der *Erregbarkeit* von *Muskeln*, der *peripheren Nerven* und des *Zentralnervensystems*.

Auch hier läßt sich wieder ein interessanter Bogen spannen. – Pferde und Rinder, die als Zugtiere verwendet werden, viel Schweißausbrüche haben, brauchen regelmäßige Mineralsalzzufuhr durch das tägliche Futter. Besonders Renn- und Turnierpferde. Schafe, die gute Schurwolle liefern sollen. Pelztiere, Zobel, Nerze, Silberfüchse, Angorakaninchen und Waschbären, die in eigenen Zuchtzwingern gehalten werden. Aber auch alle Zuchttiere, Hündinnen, Kühe, Ziegen, Schafe, Stuten, die Nachwuchs werfen sollen. Bei ihnen allen sinkt und steigt Fruchtbarkeit und Leistung mit der Zufuhr von Mineralsalzen.

Der gewissenhafte Jäger und Heger weiß, daß auch ein Teil seiner Wildtiere im Revier diese Stoffe braucht und legt sie vor allem im Winter an den Futterplätzen aus.

Der Senn auf der Alm enthält seinem Vieh den Leckstein nicht vor.

Abwechslungsreiche Nahrung, vor allem Frischkost von Obst und Gemüse, schenken dem Körper die allernotwendigsten Mineralstoffe. – Mineralsalzhältige Kräuter sollen nicht unerwähnt bleiben: Allen voran rangieren *Brennessel* und *Ret-*

II. Hülle, Verpackung oder mehr?

tich. Dann kommen *Erdbeerfrüchte* und *-blätter*, die *Kamille*, das *Hirtentäschel*, die *Kalmuswurzel*, der *Huflattich* und das *Zinnkraut*.

Menschen, die untertags durch Arbeit oder Sport viel schwitzen, müssen besonders darauf bedacht sein, ihren Mineralsalzhaushalt ständig zu ergänzen. Was eignet sich besser und ist einfacher als ein Schalerl *Kräutertee* oder ein Eßlöffel *Frischkräuter-Saft* der soeben erwähnten Heilpflanzen?

Die Haut, unsere gut organisierte *Müllabfuhr*.
Die Hautatmung entfernt auch schädliche Schlacken.
„Im Schweiße deines Angesichtes sollst du dein Brot essen."* Spricht Gott zu Adam. Nach dem Sündenfall. Bei der „Verfluchung". Im Sinne von Strafe zu verstehen.

Wie der rotbackige Apfel einen Baum voraussetzt, der ihn werden ließ. Trug. Und ausreifte. So „ohne Fleiß kein Preis". Ohne Mühe kein Erfolg. Ohne Saat keine Ernte.

Wie die gute Landluft gesunde Wälder voraussetzt. Landluft, die wir in bäuerlichen Gebieten erwarten, im Urlaub und auf Reisen einatmen wollen. Damit unsere unzähligen Lungenbläschen sich aufblähen. Daß sich die in verpesteter Stadtluft und in von Klimaanlagen automatisch geregelter Schreibstubenluft blassen und eingefallenen Wangen wieder aufrunden und lebensfrisch rot färben. – Wälder, die das Kohlendioxid schlucken und dafür den wertvollen Sauerstoff abgeben. Diese Wälder aber werden sterben, wenn der Mensch den Kosmos, die geordnete Umwelt nicht pflichtmäßig erhält, sondern zum Chaos, zur todbringenden Unordnung zurückführt, regressiv, nicht progressiv. So hängt jeder Erfolg vom Einsatz ab. Von der Anstrengung.

„Der Boden ist mit Schweiß gedüngt." Kann mancher sagen, der auf einen schön gepflegten Naturgarten, um sein Haus herum, schaut und ihn seinen Besuchern zeigt.

„Daran hängt der Schweiß von Generationen." Müßte der Lehrer seinen Schülern erklären, wenn er vom wirtschaftlichen Aufstieg des Volkes berichtet.

Erfolg kann nur als Endsumme, als Ergebnis der Zusammenarbeit, des Fleißes und der Anstrengung vieler Menschen gewertet werden. Die nicht im auflodernden Eifer momentaner Berauschung eine Tat gesetzt, sondern sich lange Zeit darum bemüht haben. Ihre Erfahrungen gesammelt haben. Miß-

---
* Gen 2,19a

erfolge zeitweise mit in Kauf nehmen haben müssen. Durchgehalten haben. Es dann aber endlich doch zu einem greifbaren Erfolg gebracht haben. „Das hat viel Schweiß der Edlen gekostet." Müßte man, um ehrlich zu sein, sagen. Dabei sind unter den „Edlen" nicht die zu Rittern Geschlagenen zu verstehen, sondern die namenlosen „Durchhalter".

Im Leben ist so vieles „des Schweißes der Edlen wert".

Kein Fauler wird „die Früchte seines Schweißes ernten". Weil er „keinen Schweiß riechen kann" und schon gar nicht „in Schweiß gebadet sein" möchte.

Er, der Faule, der Unwissende, geht blind „am Segen des Schweißes" vorbei.

Was die Haut noch ist?

Zwei Millionen *Schweißdrüsen* sind über unsere Gesamthautfläche verteilt; an der Stirn, den Hohlhänden, in den Achselhöhlen und der Leistengegend sind sie besonders zahlreich vorhanden. Und auch auf den Fußsohlen. Dort sind sie für die „Schweißfüße" verantwortlich.

Zwischen 500 und 1000 g schädlicher Abfallprodukte in Flüssigkeits- und Gasform verlassen alle 24 Stunden unseren Körper über die Haut.

Müll, der durch die Haut abgeht. Schweiß und Ausdünstung. Und trotz allem. Die Schweißdrüsen sind nicht vorrangige Ausscheidungsorgane, sondern in erster Linie Wärmeregulatoren.

Eines steht fest. Jedes Schwitzen ist gesund. Sei es durch Betätigung bei der Arbeit. Sei es durch den Sport.

Das gesündeste aber ist das durch hohe Außentemperaturen im Sommer verursachte „natürliche Schwitzen". Hier strebt der Körper einen natürlichen Ausgleich zwischen „innen und außen" an. Und das tut ihm gut.

Wunderbare Organisation in uns.

Wäre die Haut nicht „so gut organisiert", müßte alles nur durch eine Öffnung abgegeben werden. Durch den Harnweg. Dieser würde noch stärker als sonst belastet sein. Zusammenbrechen. Frühzeitig.

Bei schwerer Nierenerkrankung, wenn die Nierenarbeit gestört ist, noch besser rechtzeitig, um der Katastrophe zuvorzukommen, stellt starkes Schwitzen eine großartige Entgiftung des Körpers dar. Kann durch nichts an Medikamenten ersetzt werden.

Die Haut ist ein unersetzliches *Schaltwerk*.

Regelt die notwendige Durchblutung des Organismus.

II. Hülle, Verpackung oder mehr?

Unser Körper gewöhnt sich an eine bestimmte Durchschnittstemperatur. Fühlt sich dabei am wohlsten. Die Haut gilt als Beobachter. Als Melder. Alles, was darunter liegt, wird als kalt, was darüber liegt als heiß empfunden.

Die menschliche Haut, in ihrer Gesamtfläche betrachtet, besitzt 300.000 Kältemeldestellen. Aber nur 25.000 Wärmepunkte, die „heiß" registrieren und je nach Graden Alarm schlagen.

Wärme- und Kälteempfinden der Haut löst Reaktionen auf Herz und Kreislauf aus.

In unserem Körper ist alles auf „Zusammenspiel" eingestellt. Von der Zusammenarbeit abhängig.

Der Körperkreislauf (zum Unterschied vom Lungenkreislauf) teilt sich in zwei große arterielle Gefäßgebiete. Die nicht absolut voneinander getrennt stehen. Sondern im Wechselspiel arbeiten. Gut ausgeglichen. Abhängig. Der eine vom andern. Doch selbständig.

> **Gefäßgebiet I** umfaßt: Die Haut als primäres Funktionsglied, dann das Gehirn, die Muskulatur, die Milz und die Nieren mit Harnblase und Harnweg.
> **Gefäßgebiet II:** Alles was wir unter „Eingeweide" zusammenfassen. Besonders zu erwähnen sind dabei Magen, Darm, Leber und Gallenblase.

Die Blutbahn unseres Körpers aber kann nicht getrennt werden. – Beginnt beim Herzen. Hier wird das Blut, der wertvolle Lebenssaft, hinausgepumpt. Wir hören, registrieren und kontrollieren den Herzschlag.

Endet wieder im Herzen. Das Blut ist zurückgekehrt. Beginnt aufs neue seinen Lauf. Im Kreis. Durch den Körper.

Die durch den Körper im Rhythmus fließende Blutmenge ist nur eine. Blutüberfüllung in einem der beiden Gefäßgebiete ist hier lokal gesehen ein Plus. Ein „Mehr". Muß ganz logisch ein Minus im anderen Gefäßgebiet ergeben. Ein „Weniger". – Überschuß hier. Mangel dort.

Heiße Kopfwaschung oder heiße Auflage auf die Stirne oder starke Sonnenbestrahlung des Kopfes fördert die Durchblutung des Gehirns, der Muskel, der Milz und der Nieren.

Die Milz, beim Erwachsenen 200 g schwer, liegt in der linken Seite des Oberbauches und wird von der 9. bis 11. Rippe bedeckt. Bildet weiße Blutkörperchen. Speichert die wertvollen Baustoffe, die durch den natürlichen Zerfall der roten Blutkörperchen frei werden. In besonderer Weise Eisen.

Eisen, ein bewährtes altes Mittel gegen Blutarmut und der damit verbundenen Müdigkeit, die oft durch Kopfschmerzen ihren Ausdruck findet. Auch Bleichsucht ist ein Anzeichen von Eisenmangel. Der Eisenanteil im Blute eines erwachsenen Menschen beträgt 3,5 g.

Eisen ist der Träger des Sauerstoffes. Nimmt ihn in der Lunge auf. Um ihn an alle Stellen des Körpers abzuliefern. Nur so kann der Lebensprozeß ordnungsgemäß funktionieren. Vonstatten gehen.

Der eisenarme Körper leidet neben Blutarmut und Bleichsucht an Stuhlverstopfung oder an Durchfall. Auch an Hexenschuß, Herzklopfen, Nasenbluten, gelegentlich an Fieberanfällen, an Heiserkeit, Kopfschmerzen und an Schwierigkeiten beim Harnzurückhalten. Weil die Schließmuskeln nicht exakt funktionieren.

Bewährte eisenreiche Heilpflanzen sind: Blutwurz, Brennnessel, Brombeerblätter, Eisenkraut, Frauenmantel, Habichtskraut, Hauhechelwurzel, Löwenzahn, Lungenkraut, Melisse, Nußblätter, Pfefferminze, Sauerampfer, die rotblühende Schafgarbe, Silbermantel, Spitzwegerich, Thymian, Waldmeister, Wegwarte, Weinrebenblätter sowie alle Gemüsearten, allen voran der Spinat.

Zurück zur heißen Kopfwaschung oder heißen Auflage auf die Stirn oder zur starken Sonnenbestrahlung des Kopfes. Dabei erfolgt nach dem Ausgleichssystem ein „Weniger" an Durchblutung in den Eingeweiden. Dadurch werden deren Gefäße entlastet.

Ein Ruhen mit unbedecktem Kopfe in der Sonne kurz nach dem Essen, wenn „der Bauch voll ist", verursacht eine schlechte Verdauung. Weil der „heiße Kopf" das Blut beansprucht, das der Magen für seine Arbeit unbedingt nötig hätte.

Hingegen erweist es sich als vorteilhaft, nach dem Essen die Bauchgegend vorübergehend mit einer leichten Decke oder einem schmiegsamen Polster abzudecken. – Ich selbst spüre dieses Verlangen und praktiziere es auch regelmäßig. Die Folge: über die Haut erwärmt sich der ganze Eingeweidekomplex, das Blut strömt dorthin, die Verdauung wird rasch eingeleitet. Vollzogen. – Wichtig ist es, daß dabei der Kopf nicht

II. Hülle, Verpackung oder mehr? 83

angestrengt wird. Dies geschieht am besten bei „einem Nikkerchen" im Liegestuhl. Aber nicht in der Sonne. Sondern bei offenem Fenster im Zimmer, auf der Veranda oder im Sommer im Gartenhäuschen. Da genügt ohne weiteres die Zeit der Mittagspause. Anschließend kann man wieder mit Elan seine Arbeit in Angriff nehmen. Bedenkt man das, kennt man die Zusammenhänge, dann praktiziert man es auch.

Es ist einfach erstaunlich, wie man mit seiner Haut sprechen kann. Wie der ganze Körper mithört. Mitfunktioniert. Reagiert. Mit Wohlbefinden antwortet. Fähig ist, in Gemeinschaft mit Geist und Seele die Sendung zu erfüllen, die jeder von uns vom Schöpfer bekommen hat. Denn zur Verherrlichung Gottes sind wir alle geschaffen. Jeder auf seine Weise. Aber immer im Einklang mit dem göttlichen Willen.

Körperpflege ist kein Hobby. Ist Auftrag. Pflicht.
Die Aufgabe der Haut, meines Körpers als *Schaltwerk*, erstreckt sich auch auf das *Nervensystem*. Denn die Haut ist *Empfangstelle für besondere Reize*. Diese wieder wirken sich auf das Allgemeinbefinden des Gesamtorganismus aus.

Bei **depressiver Stimmung** kann eine Abreibung des Gesamtkörpers mit einem in *Arnikatinktur* getränkten Waschlappen, ohne darauffolgende Abtrocknung, die Lage im Handumdrehen ändern. – Anstatt Arnikatinktur kann auch *Rosmarinsalbe* oder *Rosmarinöl* verwendet werden.

Einige Male barfuß durch die Wohnung laufen, hat schon mancher Frau geholfen, aus der trüben Stimmung zu entfliehen.

Leichtes *Schmerz-Zufügen durch „Hineinzwicken" in die Oberschenkel* oder in die *Innenseite der Handfläche* ändert melancholische Stimmung, die vorübergehend auftaucht.

Das gleiche erreicht man auch, indem man sich einige *leichte Schläge mit der flachen Hand auf beide Wangen* versetzt. Oder ein *kaltes Fußbad* nimmt.

Ein *kurzer Spaziergang* in die sonnige Landschaft erzeugt eine gute Gesamtdurchblutung der Haut. Gibt seelisch-geistige Impulse. Führt zu einer guten, positiven Stimmung.

Was die Haut alles kann?
Ein großes Wunderwerk, das ich mit mir trage. Ohne die Haut auf den Markt tragen zu müssen.

*Des III. Teiles ganzer Sinn
von Seite 86 bis Seite 110*

Überlegungen lenken das Leben

Sie hetzen, jagen –
nennen es Leben 86
Auch ein alter Hund kann sich
das Fell verbrennen 91
Fragwürdige Fische und
bittere Hühner 96
Fledermäuse im Pfarrgemeinderat ... 99
Wo Melonen auf den
Bäumen wachsen 105

Sie hetzen, jagen – nennen es Leben

Die Zeit der Rekorde?
Wann war sie?
Oder kommt sie erst?
Das Buch der Rekorde?
Wer will da hinein?

Er hat es geschafft. Sie hat es geschafft. Ist eingetragen worden. In das Buch der Rekorde. Die Medien berichten darüber. – Schleicht sich da nicht still bei „uns Stillen im Lande" das stille, heimliche Verlangen ein, auch so etwas Ausgefallenes „Halb- oder Ganz-Närrisches" auszudenken und zu vollbringen? Damit man auch dort hineinkommt?

Ehrlichkeit ist keine Schande.
Und ich bin ehrlich.
Mir ist der Gedanke auch schon einige Male gekommen.
Dann aber besann ich mich.

Fand sofort, daß es stille Rekorde gibt. Die zählen. Und nur sie zählen wirklich. Das Schwimmen gegen den Strom. Das Selber-Sein. Das „Sich-nicht-verkleiden-Lassen" mit dem Anzug eines anderen. Der mir sicher um eineinhalb Nummern zu groß sein würde. Oder zu klein.

Auf 36 Tabletten pro Tag brachte es der Herr. Der da neben mir saß und zusätzlich noch einige „Kräuterratschläge" für seine entflohene Gesundheit haben wollte. Aber die Gesundheit entfleuchte ihm weiterhin. – Ein Brief. Drucksachenporto. Schwarzer Rand. Bestätigten es.

Die Dame da hat den Rekord gebrochen, denn sie nahm innerhalb von 24 Stunden 43 Pillen ein, und das täglich.

Diese Beispiele sind die Spitzenwerte meiner Erfahrung. Aber zwischen 12 und 24 verschiedene Medikamente pro Tag und pro Person sind keine Seltenheit, bei uns in Österreich.

Da müßte ja unser Staat vor „lauter Gesundheit strotzen". – Im Gegenteil. Überall „kriselt" es. In der Staatskasse. In der Demokratie. Und die Gesundheit „rieselt" den Staatsbürgern immer mehr davon. Auch in der Faschingszeit. Bei 20 Grad Kälte. Wo ja alles beinhart gefroren sein müßte.

Wir hetzen und jagen.
Und nennen es Leben.

III. Überlegungen lenken das Leben

Bücher über Hautkrankheiten gibt es genug. Auch solche, die sich mit natürlichen, pflanzlichen Heilmitteln und Kosmetika solcher Herkunft befassen.

„My home is my castle", sagt der Engländer und meint damit die häusliche Behaglichkeit. „My home is my castle" wird aber heute den meisten Menschen zum Selbstzweck. Mit großem Aufwand pflegen wir alles, was uns umgibt – bis zu unserer Haut. Die pflegen wir auch – von außen her. Dort macht jedoch unsere Pflege halt, weiter nach innen dringt sie nicht.

Ich aber meine in diesem Buch die Hautpflege von innen her, vom ganzen Organismus her – und von noch weiter innen, von der Seele her.

„Meine Haut ist mein Ich."

Will ich meine Haut gesund und schön haben, dann muß ich mein Ich pflegen. Dabei bin ich nicht eitel, sondern weiß, daß natürliche eigene Schönheit den Schöpfer ehrt und so Schönheitspflege zum Gebet werden kann. – Ich muß wieder zu mir finden. Und das geht nur, wenn ich „die ganze philosophische Apparatur" „auf den Kopf stelle" und „gründlich durchschüttle". Wenn ich Hetzen und Jagen „verjage". Und *einfach leben will.*

Überlegungen lenken das Leben.

Nicht das blinde Nachmachen, weil es alle machen.

„Wenn es alle machen, dann brauche ich es nicht mehr zu tun. Dann sind ihnen eh schon um ein ‚Schübel'* zu viele." Sage ich.

Wir wissen heute, daß wir so vieles „verkehrt" machen. Haben aber nicht den Mut, es „richtig" zu machen. Weil es eben so eingefahren ist. Weil es der Großteil so macht. Weil man in diese Richtung hin produziert. Bis zur Überproduktion.

Wir sind dabei nicht zufrieden.

Hier die Stimme zu erheben, ist Pflicht. Und ich empfinde es als meine Pflicht, zu sagen: **Der Mensch ist eine Einheit, und alles, was diese Einheit stört, zerstört den Menschen.**

Auch wenn diese Zerstörung „systematisch" geschieht, haben wir kein Recht dazu. Weil sich der Großteil dessen nicht bewußt ist, was er anrichtet.

---
* Handvoll

Bei diesem Punkte beim Schreiben angelangt, drängt sich mir fast unüberwindbar ein Bild auf. Hier sei es kurz skizziert.

Am Abend in einer kinderreichen Familie. Die Kleinen sind ins Bett gegangen. Die Größeren ausgeflogen. Der Mann bei einer Sitzung. Und die Mutter? Sie hat alles weggeräumt, was so liegengeblieben war – in der Gedankenlosigkeit ihrer Lieben und in deren stillem Vertrauen auf „die Mama, wird's schon weggarama". Hat ihnen auch alles für den nächsten Tag gerichtet, das Jausenbrot, die Turnsachen, die passende Krawatte und, und, und ... Bedauert dabei ihr Hausmütterchenschicksal. Macht dem knapp vor Mitternacht heimkommenden Mann Vorwürfe. Beneidet ihre Nachbarin, die es viel besser hat. Meidet daher möglichst das Gespräch mit ihr, das früher so beliebte Tratscherl. Sie ist immer öfter ungenießbar ... – man sieht es ihr an. Ihre Haut läßt erkennen, daß sie unglücklich ist. Sie hat ihr eigenes Leben aufgegeben, opfert sich auf für ihre Familie. Hat aber so wenig Dank dafür, weil sie dieses Opfer denjenigen zum Vorwurf macht, für die sie es bringt. Sie will das lebendige schlechte Gewissen ihrer Umgebung sein.

Heraus aus dieser Märtyrer-Rolle! Ihre Nachbarin macht es klüger – und besser. Nicht weil ihr Mann doch um soviel fürsorglicher ist. Nein, weil sie ihr Leben lebt. Sie war auch nahe daran, in den gleichen Teufelskreis zu geraten. Doch sie hat sich auf ihre Eigenpersönlichkeit besonnen. Sie liest gerne, hört gern gute Musik, hat Freude am Stricken ... Sie ist ausgeglichen und findet für jedermann das richtige Wort. Sie vernachlässigt ihre Mutterpflichten keineswegs, obwohl nicht immer alles so pico-bello aufgeräumt ist. Sie ist der ruhende Pol. Ihre Familie dankt es ihr – mit Liebe. Weil sie sich nicht gefangennehmen läßt von der Verstrickung des Alltags, ist sie frei für die anderen. Ohne viel Anstrengung gelingt es ihr, hier zu helfen, aufzumuntern und dort zu loben (statt vor Neid zu verblassen). Sie ist glücklich. Man sieht es ihr an.

Nicht hetzen, jagen – sondern leben!

> Erkrankungen der Haut dürfen nicht immer als rein örtliche Erkrankungen aufgefaßt werden.
> Hautkrankheiten sind ein Spiegel der Seele. Nicht nur Schattenseiten des eigenen Ich werden hier projiziert, sondern Generationen können hier ihren Einfluß geltend machen.

III. Überlegungen lenken das Leben

> Aber auch die falsche Lebensweise kommt auf dem Spiegel der Haut zur Geltung. Zum Ausdruck.
> So können manche Hautkrankheiten als Selbsthilfe bezeichnet werden. Ein Wachturm. Des Leibes. Der Seele. Des Geistes. – Hautkrankheiten sind ein Schutz gegen Überdruck.

Überlegungen lenken das Leben.
Lassen sich selber finden.
Das zum Verständnis dieses Kapitels und des ganzen Buches.
Da bricht nach Jahrzehnten ein Vulkan wieder aus.
Plötzlich und auf für die Welt unliebsame Weise schickt die Erde einen Gruß aus ihrem Inneren. Glühende Lava und Asche werden frei. Zerstören Städte und Landstriche. Liefern Schlagzeilen für die Presse.
Ähnliches geschieht, wenn die Erde zu beben beginnt. Wenn das Erdinnere unter unseren Füßen uns zeigt, daß es Leben hat. Daß unsere Erde mehr ist, als ein Globus im „Vielfarbendruck" hergestellt. Plastisch gestaltet. Wo die höchsten Berge maßgerecht eingetragen sind, vor meinen Augen aber nur als Erhebungen von wenigen Millimeterbruchteilen sichtbar werden. Ebenso die größten Meerestiefen. In Wirklichkeit Tausende Meter unter der Wasseroberfläche.
Unter der dünnen Oberfläche unseres Bewußtseins schlummern in eines jeden Menschen Seele Tiefen und Untiefen. Wir haben oft gar keine Ahnung davon. Nur Träume offenbaren uns manches. In dunklen, aber mehr noch in lichten Stunden des Lebens wird uns klar, welche Kräfte in unserer Seele, in uns, schlummern.
Mit der Erkenntnis unser selbst brauchen wir ein ganzes Leben.
Und das ist noch viel zu kurz dazu.
Da eine koreanische Fabel:
Reitet ein großer Mann der Gelehrsamkeit auf seinem Esel zu einem guten Freund.
Er ist ein Mann der Bücher.
Ansonsten wäre er ja kein „Gelehrter", sagt die Fabel und fährt fort:
Immer in seine Bücher vertieft, legt er auch jetzt sein Buch aufgeschlagen auf des Esels Rücken.
Liest und liest.
Las und las.
Allmählich entgleiten die Zügel seiner Hand.

Die Eselin merkt das und lenkt sachte in weitem Bogen die Schritte zurück zu des Gelehrten Haus.
Dort angekommen steht sie still.
Der Gelehrte schaut auf. Glaubt, er sei vor seines Freundes Haus angelangt. Steigt ab und mustert „seines Freundes Haus" von oben bis unten. Dann meint er: „Nicht für möglich zu halten, wie mein Freund sein Haus so heruntergekommen lassen kann. Eine Schande ist es, daß er gar nichts dafür tut. Und das ist ein gelehrter Mann."
Erst der Schrei des Esels und der Schrei seiner Frau, worauf eine „eindringliche Rede letzterer folgt", können ihn davon überzeugen, daß das „heruntergekommene Haus" sein eigenes ist. Woran er selber so wahre Kritik geübt hat.
„Der Körper hat's leicht, läßt sich einfach fotografieren. Da ist die Seele ein viel ‚ärmerer Hund', bei der geht das nicht." Sagte im Gespräch einmal ein Mann zu mir.
Seelenfotografie.
Ob es so etwas gibt? Oder geben wird?
Gott gebe nein!
Getreu und unerbittlich auf den Film oder die Platte gebannt, wie vom Foto- oder Röntgenapparat, das Bild meiner Seele.
O Herr, verschone mich. Vor diesem Anblick.
Dunkle Winkel.
Kranke Stellen.
Verborgene Wucherungen.
Abstoßende Häßlichkeiten.
Genug, o Herr. Decke zu dieses Bild.
Und wir nehmen das Foto zur Hand. Unser Foto. Nach herkömmlicher Art.
Oder täten wir nicht besser, auf unsere Haut zu schauen?
Und nachdenklich zu werden?
Und weiterlesen.
Wenn Gott nicht das Licht seiner Gnade schickt, sieht es im Menschenherzen aus wie in einem modrigen, dunklen Keller.
In dem seit langem kein Fenster geöffnet worden ist. Die verschmutzten Scheiben lassen kaum mehr Licht eindringen.
Tief unten im Keller hält sich mancherlei Gewürm auf, das auf den ersten Anblick nicht für jedermann einladend wirkt. Aber es ist dunkel. Man sieht es nicht. Das Gewürm. Das ekelerregende.
Die Wände sind feucht.

Die Winkel starren vor Schmutz.
Aber im Dunklen merkt man es nicht.
Häßlich. Schmutzig. Und dumpf. In ein und demselben Raum.
Keiner merkt es.
Kinder spielen im benachbarten Garten. Am sonnigen Tag. Es ist ja „Sonntag".
Ein Ball macht sich selbständig. Richtung Kellerfenster.
Scherbenklang.
Das Kellerfenster ist kaputt.
Auf einmal dringt heller Sonnenschein hinab in den Keller. Den dunklen. Schmutzigen. Ekelhaften.
„Pfui!" – Ist es das Sonnenlicht, das diesen Ort so abstoßend macht?
Nein! Das eindringende Licht zeigt nur, wie häßlich es vorher dort unten war. In der Finsternis. Bevor das Licht kam.
Und eindrang.
Klares, helles Licht der Besinnung und der Gnade. Aufrichtig scharf. Aber heilsam.
Wie ich wirklich bin.
Laß deine Haut sprechen.
Gewöhne dich an ihre Sprache.
Nimm dir Zeit.
Sprich selbst mit ihr.
Hetzen? Jagen? Rennen?
Nein!
Das wär' kein Leben.

Auch ein alter Hund kann sich das Fell verbrennen

Der Herbst hat soviel Schönes an sich.
Wenn ich einmal zu einer Feststellung gelange, zu der ich nicht immer komme, dann freue ich mich darüber. Dieses Freuen ist nichts Oberflächliches. Nicht so, als wenn jemand einem alten Hund, der nicht mehr gut sieht und obendrein auch noch kaum hört, einmal so im Vorbeigehen über das struppige Fell streichelt.
Nein. Bei mir geht das tiefer. Es hat einfach Wirkung. So wie ein Löffel guter echter Bienenhonig. Kaum im Munde, den Löffel, der mir diese Gabe verabreichte, mit den Lippen

noch so richtig all der anhaftenden Köstlichkeit befreit und an mich genommen, verspüre ich, dem Körper etwas Gutes getan zu haben. Genieße es auch. Warte mit Zuversicht auf den raschen Effekt. Mehr geistige Kraft zu entwickeln. Selbstbewußter zu werden. Zuversichtlicher. Arbeitsamer.

Ähnlich ist es bei mir auch, wenn ich eine Feststellung mache. Die ich ansonsten nicht immer mache.

Herbst ist ja letzten Endes nur einmal im Jahr.

Daß er schön ist, der Herbst, sieht nicht ein jeder. Ich auch nicht immer.

Mancheiner ärgert sich über den Herbstnebel. Über das frühe Nachtwerden. Über die Blätter, welche die Bäume abwerfen, gerade dorthin, wo sein Weg geht. Oder über die Eicheln, die auf der Waldstraße von den Randbäumen fallen. Von schweren Holzfuhrwerken zerquetscht werden. Im Regen sich als glitschiger Brei auf der Fahrbahn verbreiten. Er im „Sturmtempo" mit seinem Wagen daherbraust. Weil „eh" niemand fährt auf der Waldstraße. Das Wild „eh" ausweicht. Letzten Endes die Versicherung „eh" den Wildschaden bezahlt. Auch für ein altes Auto, das „eh" schon schrottreif ist.

Der Herbst hat soviel Schönes an sich. Warum sich an dem wenig Nachteiligen ärgern?

Jetzt sehe ich es. Das Schöne vom Herbst. Mir ist dabei so wohlig warm zumute. Bei dieser Erkenntnis.

Die Felder sind schon oder werden noch abgeerntet. Weintrauben reifen vollends auf ihren Stöcken aus. Da und dort bekommt man davon zu naschen.

Die Äpfel werden von Tag zu Tag rotgesichtiger. Die sie noch tragenden Bäume durchsichtiger. Und die Vögel in den Gärten vorsichtiger, wenn sie den Gartenbesitzern zuvorkommen wollen. Beim Miternten. Letztere werden vielleicht dabei nachsichtiger.

Der Herbst reißt uns bei der Zeiteinteilung aus der Sorglosigkeit des Sommers heraus. Jetzt wird der Nachmittag auch bei Schönwetter zum baldigen Abend. Ohne viel Übergang und Vorankündigung. Und an nebeligen Tagen fließt selbst die Nacht fast nahtlos in den Morgen über.

All das hat so viel Gutes, Besinnliches an sich. – Nicht darüber ärgern. In sich gehen. Freuen. Darüber.

Es ist so schön, in sich zu gehen. – Ich ärgere mich nur dann, wenn ich mir selber davonlaufe. Aber draufkomme, daß ich einem Davonlaufenden nachlaufe. „Dumm ist das", denke ich mir, „kannst dir doch den Weg ersparen; wart' auf

III. Überlegungen lenken das Leben 93

dich selber." Wenn ich es getan habe, und ich hab „mich erwischt", dann freue ich mich zweimal auf einmal. Weil ich mich „habe", und weil ich so schlau war, mich selber zu „kriegen".

Die Nußbäume. Ja. Bei mir und dir im Herbst. Fällt mir da eine Walnuß mitten auf den Kopf. – Schimpfen? Nein! Tut man nicht. – Freuen, daß mir die Eichhörnchen, der Eichelhäher, die Meisen und die diebischen Elstern noch etwas gelassen haben. Sie wollen ja ebenfalls leben. Sollen es auch. Aber auch ich habe Nüsse gerne. Zum Knakken. Zum Essen. – Stärken das Gehirn. Vorausgesetzt, daß man ... wenigstens ein „bisserl was" hat.

Nüsse haben halt auch ihre Nachteile. – Warum nicht auch? Soll alles nur Vorteile haben? – Daß sie auf Bäumen mit Blättern wachsen. Diese im Herbst herunterfallen. Zusammengekehrt werden müssen.

Und sie wurden zusammengekehrt. An einem schönen Herbsttag. Von einer fleißigen Hausfrau. Und gleich in einer Ecke angezündet und verbrannt. – Auf dem Komposthaufen wären sie nützlicher gewesen. Aber man hatte keine Zeit dazu. – Bald war nichts mehr da. Ein wenig Asche nur. Als der Abend kam.

Der alte Haushund, der während der Nacht im Hof Wache hielt, war bald schlau genug, seine geschützte Hütte zu verlassen und zu verstehen, daß der Aschenfleck da im Gras des Hofes wärmer ist als seine Hütte.

Am nächsten Morgen war die Hausfrau ganz außer sich, bei der Feststellung, daß „Felix", der Langhaarige, sein Fell in der Halsgegend angebrannt hatte. Zum Glück hatte der Hund, den die ganze Familie über alles liebte und pflegte, weiters keinen Schaden davongetragen. Nur die äußeren Grannenhaare waren weggebrannt, ohne die Wollhaare zu berühren. An der Haut selbst nach genauer Untersuchung nicht der geringste Schaden feststellbar. – Man kann mit Feuer nie vorsichtig genug umgehen.

Auch ein alter Hund kann sich das Fell verbrennen.

Es ist total verkehrt zu meinen, wir machen immer alles richtig. Auch umgekehrt dürfen wir nie auf dem Standpunkt stehen, daß sowieso alles, was wir tun, falsch oder verkehrt sei.

Aus innerer Überzeugung heraus handeln. Nicht übereilig handeln. Zeit lassen. Überlegen. Nachdenken. Um Rat fragen.

Eine junge Frau meint in ihrem Schreiben, alles sei „schiefgegangen" in ihrem Leben. Die Verbindung mit ihrer Familie. Die junge Ehe. Die Erziehung. Der Glaube. Alles halt.

„Nirgends bin ich richtig da. Ich habe Angst. Und zwar vor allem. Vorm Sterben besonders. Ich bekomme fürchterliches Herzklopfen. Bin und werde von Situation zu Situation komplett nervös und unruhig. Habe Schweißhände, zittrige Knie. Schnappe nach Luft und glaube, sterben zu müssen. Und überhaupt, dieses Gefühl, ein Herz zu haben, regt mich auf. Weil es zu schnell geht oder stolpert und hüpft wie verrückt, so daß ich glaube, mein letztes Stündlein hat geschlagen. Ich gehe zum Arzt. Nichts feststellbar. Zum Facharzt. Der macht EKG. Nichts. Alles normal. Dann ein anderer Arzt: ‚Das vegetative Nervensystem will nicht mit.' Also Tabletten gegen Depressionen, gegen Herzklopfen. Alles hilft nichts. Bin ich verrückt? Mein ganzes Inneres ist zerwühlt. Und ich weiß nicht mehr weiter. Ich fürchte mich so vor der Zukunft. Ich liebe das Leben. Aber ich kann nicht mehr ... Ich möchte Sie bitten, mir zu helfen. Wenn Sie diesen Brief gelesen haben, haben Sie mir schon geholfen. Denn so einen Lebenslauf zu schreiben, tut gut. Ich hoffe, Sie sind nicht zu sehr entsetzt über mich, aber Ihr Buch hat mich angeregt, und ich wußte, daß ich Ihnen schreiben würde."

Als Antwort schrieb ich dieser Frau eine Seite aus meinem Tagebuch, und zwar die vom 13. September 1984, ab. Versprach ihr mein Gebet.

Herr, ein wenig heiße Asche nur

Ausgebrannt, wie dürre Erde.
Das bin ich heute.
Ohne Flamme, ohne Wärme.
Wie Wasser bin ich ohne Naß.
So fühl' ich mich heute.
Wie eine Wiese ohne Gras.

Wie eine Hacke ohne Stiel.
So bin ich heute.
Wie ein Steinklotz ohn' Gefühl.
Kann nicht beten.
Kann nicht klagen.
Nur eines kann ich:
Leiden.

III. Überlegungen lenken das Leben

Es dauert lange.
Ich warte.
Ohne Bange.
Dann ist es da:
„Herr, ein wenig heiße Asche nur
laß mich sein.
Und nicht mehr.
Dann hauch sie an.
Die Asche.
Flamme, Licht und Wärme
kommen von allein."

Situationen seelisch-geistiger Dürre, totaler Hilflosigkeit und Ohnmacht überwindet man am leichtesten mit einem „Ja" zum Leiden.

Ich riet der Frau, sich täglich von der angegebenen *Kräutermischung* im Aufguß 3mal einen Tee zubereiten zu wollen und diesen früh, mittags und abends zu trinken: *Eisenkraut* 5 Teile, *Thymian* 4 Teile; *Lavendel*, *Melisse* und *Salbei* je 2 Teile und *Ringelblume* 1 Teil.

Ferner möge sie sich *Farnkrautblätter* trocknen, in ein Kopfkissen füllen und in das Bett unter den Kopf legen. Diese Heilpflanze übt einen beruhigenden Einfluß auf den Menschen aus. Darf aber als Tee nicht verwendet werden.

Fehler macht jeder Mensch. Damit müssen wir rechnen. Doch es gibt Stunden im Leben, und das sind Stunden der Gnade, wo wir dies einsehen. Wo uns der Herr heimruft auf den Weg. Den rechten.
Gott offenbart seine Macht im Erbarmen.
Im Verschonen.
Nimmt gnädiglich uns auf.
Auch wenn uns Schuld belastet.

Fragwürdige Fische und bittere Hühner

Im Herbst, wenn die Nebel einfallen, sind sie da.
Die schwarzen Boten.

Immer, wenn die Teiche im Waldviertel abgelassen, um ihren Reichtum gekommen sind, dann spazieren sie auf und ab. Die Krähen. Vorsichtig. Auf dem schlammigen Teichgrund. Hacken mit ihren spitzen Schnäbeln nach allem Lebenden, was im Morast Zuflucht gesucht hat und zurückgeblieben ist. Den Männern mit den hohen Gummistiefeln und ihren Netzen entgangen ist. Beim Abfischen.

Immer, wenn ich die Krähen bei ihrer Arbeit am Teichgrund beobachte, überfallen mich eigenartige Gedanken. Jedes Jahr kommen sie, immer wieder. Diese Gedanken. Wenn die Fische, die wertvollen, abgefangen, in die Fisch-Kalter* weggefahren werden und die Krähen eingezogen sind ins Land.

Solange Wasser über dem Teichgrund war, die Fische sich frei bewegen konnten, sah ich sie nicht, die „Schwarzen Eminenzen des Herbstes". Da war ihnen das Wasser zu naß. Die Fische zu rasch. Der Erfolg zu flausch. Da suchten sie sich lieber ein schwaches Häschen aus. Hetzten es über das Stoppelfeld. In Scharen vereint. Bis das arme Tier erschöpft liegenblieb. Stritten sich dann jede um ihren Teil mit ihresgleichen.

Aber jetzt?

War sie da. Die Gelegenheit. Drum herzhaft zugreifen. Mit Schnabel. Mit Flügeln. Mit der Füße Krallen. Herzlos dabei. Ohne Sentimentalität. So ein Teich „im Dreck" ist doch ein viel fetterer Jagdgrund als ein Häschen, ein mageres, im Feld.

Jetzt, wo die Fische „im Dreck stecken". Sie, die Krähen, frei hin und her fliegen können. Auch davon können. Ausreißen, wenn's zu eng wird. Da. Jetzt. Sind sie stark. Die Krähen. Das Wasser ist weg. Der Fisch steckt im Dreck. So denken die Krähen. Nach dem Abfischen. Jetzt.

Und ich fahre auf der Landstraße vorbei. Und denke auch. Ich denke nach. Über Engpässe im Leben.

---

* Kleines Gebäude in der Nähe eines Teiches, in dem die im Herbst ausgefischten Fische in fließendem Wasser aufbewahrt werden.

III. Überlegungen lenken das Leben 97

Über das Aus-der-Reihe-Springen.
Anders tun als die andern.
Gegen den Strom schwimmen.
Auch dann, wenn es für mich unbequem ist.
Denke ich. Und finde es leicht, das Denken. Ob ich es im entscheidenden Augenblick auch tue? Das Gegen-den-Strom-Schwimmen. Und das Aus-der-Reihe-Tanzen?
Die Masse um uns herum vergnügt sich, andere in die Enge zu treiben. Um selbst etwas zu sein.
Auch Krankheit ist ein Engpaß.
Nur wer den Hetzern die Stirne bietet, sie affrontiert, entwaffnet sie.
Nur wer der Krankheit gelassen in die Augen schaut, wird sie besiegen können.
In der Überlegung ist der erste Schritt zur Heilung getan.
Heilung aber ist ein weiter Begriff. Geht hinaus über die Rundung des Bauches. Überschreitet den Rand des Zehennagels. Überspringt den Gartenzaun der Dienstwohnung. Fährt mit dem „Hunt" in die Kohlengrube.
Um Heilung für seine Arbeiter im sozialen Sinne ging es dem polnischen Priester Jerzy Popieluszko.
Gegen die Kirche in Polen in ihrer Gesamtheit kann das Regime wenig ausrichten. Da erwischt man einen einzelnen – einen Priester, der sehr populär ist. Martert ihn zu Tode. Nützt den Augenblick, wo man der Stärkere zu sein scheint . . .
Wer aber ist es wirklich?
Kaum der Sturzhelm.
Auch nicht die Wasserwerfer.
Nicht einmal der Mörder Hände.

Karpfen aus den Geraser Stiftsteichen haben einen klingenden Namen. Vor allem vor Weihnachten.
So kam es mir vor Jahren in den Sinn, allen meinen Freunden einen Weihnachtskarpfen zu schenken. Fein säuberlich lag jeder von ihnen „ausgenommen"* in seiner Verpackung. Und ich fuhr damit am Tag vor dem Heiligen Abend los.
Der Chauffeur des Nuntius, des Gesandten des Heiligen Stuhles in Österreich, der mir den Erzbischof Opilio Rossi, jetzt Kurienkardinal im Vatikan, mehrere Male zu kulturellen

---

* Die Gallenblase wird von den anderen, „Fischbeuschel" genannten Eingeweiden, die für die Fischsuppe verwendet werden, entfernt.

Großveranstaltungen in die Pfarre gefahren hatte, freute sich herzlichst darüber. Über „dieses nette Dankeschön für einen kleinen Mann", wie er selber sagte.

So hatte ich in der Großstadt noch einige Adressen vorgemerkt, wo ich hinfuhr. Überall gelang mir die Überraschung. Nur an einem Ort, so erfuhr ich später, richtete ich Verwirrung an. Bei einer Künstlerfamilie. Mehrere Bekannte mußten sie anrufen, um zu erfahren, was man mit dem Waldviertler Karpfen machen müsse, um ihn essen zu können.

Dinge gibt es eben „zwischen Himmel und Erde". Ich gehöre zwar auch dazu. Aber ich bin weder eine Köchin noch eine Künstlerfamilie. Ich hätte nur geglaubt, beschenken zu können. – Nicht immer gelingt dies. Wie Sie gesehen, gelesen haben.

Ähnlich passierte es einer Bauernfamilie. Die Sommergästen zur Abreise ein Huhn schenkte.

„Abstechen tun wir es Ihnen. Haben eh keinen weiten Weg in die Stadt. Abrupfen tu ich es Ihnen auch noch. Ausnehmen müssen Sie's selber. Gleich wenn Sie daheim angekommen sind. So kriegen S' am Sonntag ein frisches Henderl auf den Tisch." Meinte die Bäuerin. Und meinte es gut.

Als dann die Gäste nächstes Jahr wiederkamen: „Na, wie hat denn das Henderl geschmeckt?" – „Nicht so gut wie bei Ihnen." – „Wegen was denn nicht?" – „Ja, wissen S', Frau Lichtenegger, das Henderl war so bitter. So furchtbar bitter. Wir konnten's gar nicht essen. Mußten's in die Mülltonne werfen. Und sind ins Wirtshaus gegangen."

Die Sache konnte geklärt werden. „Aufs Hendl-Ausnehmen" verstand sich die beschenkte Frau nicht. Gedärme, Magen, Herz und alles, „was da drinnen herumlag", riß sie zwar heraus, warf es weg. Zerdrückte dabei aber die Gallenblase. Der Gallensaft rann aus. Ergoß sich über das ganze Fleisch. Daher die „ungenießbare Bitternis".

Weil wir so vieles verkehrt angehen.

Deshalb zählen wir dann zu den „Verbitterten". Zu den „Ungenießbaren". Können uns selber nicht mehr „schmekken". Reihen uns in die große Schar der Entzweiten ein, die nicht mehr zur Versöhnung und Vergebung bereit sind. Zählen zu den Ängstlichen, die sich vor Gott fürchten. An seinem Erbarmen zweifeln. Reihen uns selbst unter die Schuldiggewordenen ein, die bei ihren Mitmenschen keine Verzeihung mehr finden. Leider!

Ein frohes Herz wird leichter vergeben. Weil Frohsinn leicht macht.
Dabei ist Frohsinn nicht Leichtsinn.
Frohsinn fängt ebenfalls, wie so vieles, beim Denken an.
„Schaut her, ihr Gebeugten, und freut euch;
ihr, die ihr Gott sucht: euer Herz lebe auf!
Denn der Herr hört auf die Armen,
er verachtet die Gefangenen nicht.
Himmel und Erde sollen ihn rühmen,
die Meere und was sich in ihnen regt."*
Eine Sportmannschaft kommt nur dann in die Höhe, wenn der Mannschaftsgeist vorhanden ist. Jeder kämpft. Seinen Platz erfüllt. Einer dem andern den Ball zuspielt. Alle zusammen ihre Strategie und Taktik haben. Tüchtige Einzelspieler zusammengeworfen, machen noch lange keine siegreiche Mannschaft aus. Auf den Geist kommt es an. Auch im Sport.
Nur im Sport? Um zum Sieg zu gelangen?
Verhandeln hat schon Kriege verhindert. – Auch mit mir selbst muß ich Taktik und Strategie anwenden. Muß mit mir selber verhandeln.
Überlegungen lenken das Leben.

Fledermäuse im Pfarrgemeinderat

Pfarrer Augustinus hat seinen Plan bei der Kirchturm-Restaurierung.
Von Ägypten bis Zimbabwe.
Über Bulgarien, Cuba, Korea, Nicaragua zum Vatikanstaat.
90 Länder zeigten mit ihren 6000 Verlagen bei der 36. Buchmesse in Frankfurt am Main im Herbst 1984 den gegenwärtigen Stand der bemerkenswertesten Buch-Neuerscheinungen auf der gesamten Welt.
Dabeigewesen sein. Gesehen haben. Überwältigender Gedanke. Rückt einem die Macht des Denkens nahe, das jedem Schreiben vorausgehen muß. Und das beim Überlegen beginnt.

---

* Ps 69,33–35

Schreibt mir der Leiter einer Fernsehsendung des Österreichischen Rundfunks, daß man im Herbst 1984 gerne eine Serie über Hautpflege und Kosmetik bringen würde. Zehn Sendungen sollten es sein. Ob ich nicht mitwirken und auch den Text schreiben möchte. Zuerst einmal einen Entwurf zur Diskussion erstellen. – Ich tat es. In meinem Pfarrhof wurde dann schließlich auch gedreht.

Studium, Betrachtung und intensive geistige Beschäftigung mit dem Thema führten mich zur Auseinandersetzung mit der „Haut".

Dabei wollte ich nicht an der Oberfläche hängen bleiben. Zu einem reinen „Fassadenputzer-Ratgeber" werden.

Fand, daß es Bücher über Hautpflege, auch über natürliche Hautpflege mit Mitteln, die uns die Natur zur Verfügung stellt, genug gibt. Was mir fehlte und ich nirgends fand? Ein richtiges Einsteigen, ein Sich-Versenken in die Fragenkomplexe. Eine Lösung von innen nach außen zu finden.

Und so begann ich mit meiner Haut zu „sprechen". Denn nur im Sprechen finden wir zueinander. Über andere wieder zu uns selber.

An diesen Gesprächen nehmen Sie teil. Liebe Leserin, lieber Leser. Ich bin weit davon entfernt, eine Seitenvielzahl herauszuschinden. Mich an meinen Selbstgesprächen zu erfreuen. – Nein! Überlegungen sind es, die das Leben lenken.

Die Informationen, die uns heute durch raffiniert ausgebaute Vielzahlnetze und -systeme vermittelt werden, sind nicht wenige. Dies allein ist zuwenig. Kommt einem „An-der-Haut-Herumkratzen" gleich. Weil es nicht unter die Haut geht. Die Überlegung allein macht aus Information und eigener Ansicht ein Rüstzeug, das zweckdienlich wird, das Leben zu meistern.

„So sitze ich nun vor einem leeren Briefbogen und weiß so gar nicht, wie ich diesen vollbringen soll.

Meine Mutter hatte von Ihnen ein Buch zu Hause: Heilkräuter anbauen, sammeln, nützen, schützen! Sie hat es nicht mehr. Ich liebe Bücher, wenn ich Zeit habe, und so ‚erwischte' ich auch Ihres. Wissen Sie, was mich fasziniert hat? ‚Meinem Buche zum Geleit'. Ich habe noch nie so eine eigenartig schöne Beziehung zur Natur – damit meine ich Mensch, Tier, Blumen, einfach alles – beim Lesen gespürt. Es ist nämlich gar nicht so einfach, so etwas in Worte zu kleiden und Gefühlen Ausdruck zu verleihen, damit auch Menschen, wie z. B. ich, es verstehen und fühlen."

III. Überlegungen lenken das Leben

Zum Schreiber dieser Zeilen sei nur gesagt, weiblich und zwischen zwanzig und dreißig, mit guter Schulbildung. Als ich vor fünf Jahren dieses Heilkräuterbuch verlegen ließ, verlangte der Herausgeber von mir, daß ich mich dem Leser vorstellen sollte. Ihm einen Einblick zu geben in mein Denken und Fühlen. – Ich tat es. Überwältigend war das Echo, das damit ausgelöst worden war. So kam ich zur Überzeugung, daß Menschen wissen wollen, wie andere es machen, wie sie denken und überlegen. Damals war dies ein Wagnis. Als Geleit für ein Heilkräuterbuch. Einem Sachbuch im wahrsten Sinne des Wortes. Heute ist es Erfahrung. Erfolg.

Pfarrer Augustinus, im schönen waldreichen oberfränkischen Hügelland daheim, erzählt mir von seinem Magenleiden und den sich daraus ergebenden Behandlungen vor mehreren Jahren. Erzählt mir auch von seinen Depressionen und seelischen Schwierigkeiten, die damit verbunden waren. Sich daraus ergaben. Ich konnte ihm das gleiche aus persönlicher Erfahrung bestätigen. Ihm, meinem jüngeren Amtsbruder.

Ein andermal ein anderer: „Sehen Sie, es tröstet mich, daß es Ihnen auch nicht viel besser, ja sogar noch schlechter ergangen ist, wie mir. Und dabei meinte ich schon . . ."

Anderen Menschen Einblick in unser Innerstes zu geben, will nicht heißen, „geistige Nacktkultur" zu betreiben. Finde ich aber als „lösendes Moment" für mich selbst. Als Akt der Demut und als Handreichung meinem leidenden Mitmenschen gegenüber.

Das ist kein „Lamentieren". Ist ein „Aussprechen". Auch für das Positive im andern gilt das gleiche. Unsere guten Werke sollen die anderen sehen. Damit sie Leitlinien haben, an denen sie sich anhalten und wonach sie sich ausrichten können.

„Man zündet auch nicht ein Licht an und stülpt ein Gefäß darüber, sondern man stellt es auf einen Leuchter, dann leuchtet es allen im Haus. So soll euer Licht vor den Menschen leuchten, damit sie eure guten Werke sehen und euren Vater im Himmel preisen."*

Auf meiner Fahrt nach Frankfurt zur Buchmesse lernte ich Pfarrer Augustinus kennen. Hielt in seinem Pfarrort einen Vortrag. Einer seiner Pfarrangehörigen hatte mich einmal besucht und es ermöglicht.

---

* Mt 5,15–16

Fledermäuse im Pfarrgemeinderat

„Unser Pfarrer hat heuer den Kirchturm restaurieren lassen. Dabei nahm er Rücksicht, daß Fluglöcher frei blieben. Zum Nisten und als Aufenthaltsort für Schleiereulen, Turmfalken, Kleine Käuze, Mauersegler und besonders für die vom Aussterben bedrohten Fledermäuse. Ja, ja, unser Pfarrer hat für den Naturschutz etwas übrig." So erzählte mir nach meiner Ankunft ein Mann aus der Autobranche, der zu jenem Pfarrkomitee gehörte, das mein Kommen organisiert hatte.

Am Eingang zum Jugendsaal traf ich ihn. Den Pfarrer Augustinus. Ein Blick und wir hatten uns verstanden.

Ich fand auch während meiner Ausführungen, die Anfragen-Beantwortung miteingeschlossen, welche ungewollt fast drei Stunden dauerten, daß die zahlreichen Besucher, für die das Pfarrheim fast zu klein wurde, ansprechbar waren. Daß eine Verbindung mit der Natur bestand. Daß sie darüber nicht nur mehr wissen, sondern auch bestätigt haben wollten, daß ihr Weg der richtige war und ist.

Haut und Fledermäuse. Dazu noch als Draufgabe Schleiereulen et cetera?!?

Kann man auch denken.

Denken kann man aber auch anders.

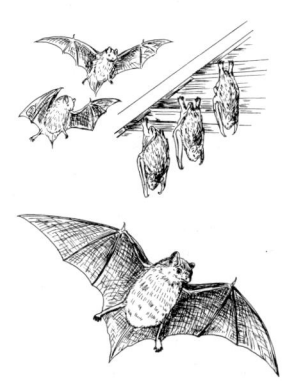

Wenn an sonnig-warmen Sommertagen die Sonne gen Westen sich neigt, taucht die Schar der „dunklen nächtigen Gesellen" auf. Gestalten sind es, denen die Dunkelheit Leben verleiht. Kriechen aus Höhlen, Löchern und Ritzen heraus, wo sie sich tagsüber aufgehalten haben und dort auch ihrer Winterruhe frönen.

Die Fledermäuse.

Microchi-roptera Fliegende Säugetiere?

Ja. Zählen zur Unterordnung der Fledertiere mit 17 Familien und ca. 800 Arten.

Nachtgespenst und Zwischenglied von Vogel und Maus, ein Zerrbild also? Ein Zwittertier, das ein menschen- und haustierfeindliches Unwesen treibt? – Nein! Entschieden nein!

Unsinnige, unbegründete Behauptungen. Die zu nichts führen als dorthin, wo sie hingeführt haben. Zu einer im Vol-

III. Überlegungen lenken das Leben

ke noch nicht überwundenen starken Abneigung, Antipathie, gegen diese harmlosen Kleinsäuger.

Alle in Mitteleuropa verbreiteten zirka 20 Fledermausarten sind ganz wertvolle Insektenvertilger. Jede Fledermaus fängt während ihrer nächtlichen Flugzeit pro Stunde wenigstens 500 Insekten. Darunter sind ausgesprochene Schädlinge der Land- und Forstwirtschaft.

Heute, wo man um den gesunden deutschen Wald bangt, darf man nicht übersehen, daß Fledermäuse die gefürchteten fliegenden Nachtschwärmer, welche die Existenz des Waldes gebietsweise gefährden können, in Massen verzehren. Und das zu einer Zeit, wo der Forstmann schläft. „Der Herr gibt's dem Waldbauern auch im Schlafe." Er braucht nicht mehr tun, als Fledermäuse leben lassen. Heute, im Zeitalter der Technik und des Fortschritts, beherrscht nämlich eine abergläubische Furcht und eine daraus resultierende „Ausrottungspsychose" viele Menschen.

Sämtliche bei uns vorkommenden Fledermäuse stehen unter Naturschutz. Dürfen ohne Sondergenehmigung „weder gefangen noch in Gefangenschaft gehalten oder getötet werden".

Die Bezeichnung Fleder- oder Flatter-„Maus" ist zoologisch unrichtig. Denn sie ist kein Nagetier. Hingegen ein „Flattertier". Ein Fledertier.

Funde beweisen, daß diese Tiergattung schon vor 70 Millionen Jahren, im Paläozän, in Felsspalten und Höhlen gelebt hat.

Tag und Nacht ist die Natur tätig. Von der Aktivität bei Tag wissen wir ein wenig. Fast nichts aber wissen wir von der „Nachtarbeit" der Natur. Alles, was da lebendig wird, in der Dämmerung, in der Dunkelheit der Nacht, ist vom „Unheimlichen" umwoben.

Warum müssen Fledermäuse bei Nacht fliegen?

Bei Tag sind die Vögel als Insektenjäger unterwegs. Nachts setzen die Fledermäuse diese Hilfsarbeit für uns Menschen fort.

Wie können sich die Nachtjäger Fledermäuse im Dunkeln orientieren und ihr Futter finden?

Die Fledermäuse haben ein „Radargerät" eingebaut, das kaum den modernsten Errungenschaften in der Aeronautik zurücksteht. Der Schöpfer braucht sich kaum vor den „Erfindern" zu schämen. Oder kommt nicht alles aus der gleichen Quelle? – Fledermäuse orientieren sich durch Ultraschallwellen, deren Echo sie hören. „Sehen mit ihren Ohren" bei stockfinsterer Nacht. Weichen den feinsten Drähten aus. Fliegende Insekten können sie auf Entfernungen von vielen Metern notieren und lokalisieren.

Wie funktioniert das Peil-System der Fledermaus?

Beim Flug schreit sie unentwegt laut in die Finsternis hinein. Diese Überschalltöne erreichen 50.000 bis 100.000 Schwingungen pro Sekunde. Wir Menschen können dies nicht hören. Einige hundert Schwingungen pro Sekunde und nicht mehr registriert unser Ohr. Die Fledermaus läßt durch ihre Schreie Schallwellen von kaum einem halben Millimeter Wellenlänge entstehen. Diese wieder werden auch von den kleinsten Gegenständen als Echo zurückgeworfen und von ihrem unvorstellbar guten Gehör aufgefangen. Sie nimmt das zurückkehrende Echo von den kleinsten Fliegen und Gelsen auf, auch wenn es 100milliardenmal schwächer ist als die ausgesandten Töne. Da dieses Echo eine kürzere oder längere Laufzeit hat, kann die Fledermaus genau lokalisieren, wo welches Futter zu finden ist.

Alte stille Kirchtürme lieben sie ganz besonders. Das Geläute der Glocken dort oben stört sie nicht. Die Fledermäuse. Für sie einzutreten. Ihnen Herberge zu geben. Sie zu schützen. Finde ich nicht als isolierten Einzelgedanken, sondern als Ausdruck eines Universalgedankens. Was heute mehr denn je notwendig ist. Weil es etwas persönlich Befreiendes an sich hat. Etwas Loslösendes. Eingliederndes.

Das Verlassen-Sein, das „Sich-ausgeschlossen-Fühlen" macht krank. Und wir wollen doch alle für unsere Gesundheit sorgen. Sind es dem Schöpfer-Vater schuldig.

„Die Welt um mich ist wunderbar", schrieb ich im ersten Kapitel des Buches „Ich bin eine Ringelblume". Wiederhole es bewußt auch hier.

Die Ohrenfledermäuse. Von Anfang März bis Oktober flattern sie in der Dunkelheit dahin. Unbeholfen. Meist geradeausgehend. In nicht raschen Zickzacklinien. Am Fluge kann man sie leicht erkennen. Sind bis zur 1200-Meter-Grenze anzutreffen. Halten sich untertags gerne unter den Dächern alter, großer und stiller Gebäude, in Schlössern, Kirchen, Türmen und Rathäusern auf. In Gruben und Höhlen hängen sie nicht selten in zahlreicher Artgesellschaft nebeneinander herunter.

Gegen Ende des Frühjahrs wirft das Weibchen ein einziges Junges. Schleppt es mit großer Zärtlichkeit umher. Rasch entwickelt, macht es sich selbständig. Braucht nicht mehr die Mutterbrust. Die es bis jetzt gesäugt hat.

Fledermäuse, die in unseren Breiten vorkommen, sind durchaus harmlos, greifen keinen Menschen an. Schaden niemandem. – Im Gegenteil: verzehren während der warmen Jahreszeit täglich eine Unmenge Fliegen, Gelsen, Schaben und Nachtkerbtiere. Die uns oder den Pflanzungen schaden.

Eines ist beschlossen. Wenn ich im nächsten Jahr meinen Kirchturm restauriere, werde ich der Fledermäuse nicht vergessen. Auch sie sollen im Obergeschoß des Hauses des Herrn ihr sicheres Daheim haben.

Gehören ja ihm.

Sie. Die Fledermäuse.

Und alle anderen Nachtflieger.

Wir alle, du und ich, sind des Herrn Geschöpfe.

Befreiender Gedanke. Der nicht zuletzt heilende Wirkung zeitigt.

Wo Melonen auf den Bäumen wachsen

Ein Bischof und ein Priester.

Am 15. Mai 1983 von Papst Johannes Paul II. selig gesprochen. Sind die ersten „Don Bosco-Söhne", die als Märtyrer gestorben sind. Ihr Leben hat Modellcharakter.

Meinen Fuß auf chinesischen Boden gesetzt, im Jahre 1938, waren es zwei Namen, die ich während meiner Missionsausbildung immer wieder hörte.

Bischof Luigi Versiglia und der Priester Don Callisto Caravario.

Zwei Chinamissionare.

Am 25. Februar 1930 starben beide auf einer Missionsreise in Südchina einen gewaltsamen Tod als Opfer der Bolschewisten. Weil sie die Reinheit dreier Mädchen verteidigten.

Das Leben dieser beiden Menschen ist für mich ein kunstvolles Gemälde. Jeder Pinselstrich am richtigen Ort. Die Farben satt, frisch, kontrastvoll. Die Handführung sicher. Die Thematik gewagt, mutig, zeitgerecht. Improvisationen gekonnt, einfallsreich, zielsicher. Dabei kommt das Licht nicht nur von oben, sondern von allen Seiten. Schatten wirken nicht störend. Geben Beweglichkeit und Leben.

"Ein Kelch voll Blut." Ein Traum Don Boscos vor 50 Jahren. Über sein Missionswerk in China.*

"Ein Kelch voll Blut." Für mich das Symbol zweier Leben voll Mut und Hoffnung. Ein Leben der Treue. Ein Leben nach ihren geistigen Prinzipien.

Bei der Gründung einer neuen Missionsstation mußte Bischof Versiglia ein armseliges Zimmer mit einem jungen Priester teilen. "Schau", sagte er, "hier gibt es nur ein Bett. Mich hat das Leben in der Mission schon ganz kaputt gemacht. Dich aber noch nicht. Also, auf dem Bett schläfst du und ich werde auf dem Fußboden liegen!" — Er sagte dies so bestimmt, daß jeder Widerspruch sinnlos gewesen wäre.

Das Haus in Macao, wo ich die Krankenstation Jahre hindurch leitete, war 1906 durch ihn erbaut worden. Bescheiden die Anfänge. Groß die Schwierigkeiten. Bewundernswert die "Europäischen Teufel", so wurden Don Versiglia und seine Helfer nicht selten genannt. — Und die Erfolge? Aus verwahrlosten Jugendlichen, unter denen sich auch Söhne bekannter Seeräuber befanden, wurden anständige Jugendliche, die einen Beruf erlernten und zu guten Christen heranwuchsen.

Mein Leben war damals entbehrungsreich. Ich litt zusätzlich am dunstig-heißen Seeklima. Das mir Tag und Nacht zu schaffen machte. Aber von diesem Haus ging ein Segen aus. Den ich spürte. Eine Kraft, die mich stützte. Des Gründers Grundsätze "echoten" aus allen Fugen. Trugen mich.

"Ein Missionar, der nicht in der Einheit mit Gott lebt, ist wie ein von der Quelle getrennter Bach. — Ein Missionar, der viel betet, wird auch viel Gutes tun. — Die Seelen der Menschen lieben; diese Liebe möge die Lehrmeisterin all unserer Aktivitäten sein, um allen Gutes zu tun. — Immer und in allem das Bessere anstreben; aber zufrieden sein mit dem, was der Alltag mit sich bringt. — Ohne Maria, die Helferin der Christen, vermögen wir nichts."

Um das Jahr 1927 war in Südchina die politische Lage äußerst angespannt. Der bolschewistische General Chang fatkwai bekämpfte in den unübersehbaren Bambusdschungeln den nationalen General Tschiang kai-shek, den späteren Sieger und Staatslenker bis 1949. Wo er sich auf Formosa zurückziehen mußte und Festlandchina kommunistisch wurde.

In der Zeit der Wirren und des Auslandshasses besuchte der Mandarin der Südprovinz Kanton die Mission des

---

* Don Bosco, Bischof Versiglia und Don Caravario — Bildtafel IV

III. Überlegungen lenken das Leben

Bischofs Versiglia. Denkwürdig sind seine Worte: „Das Gute ist international."

Bischof Versiglia starb mit 57 und der Priester Caravario mit 27 Jahren. Bei seinem Abschied aus der Heimat schrieb letzterer in sein Tagebuch: „Herr, weder erbitte ich, daß mein Kreuz leicht, noch schwer sei. Mache, wie Du es willst!" Und in seinem letzten Brief an seine Mutter: „Wie Du siehst, ist das Leben ein ständiges Abschiednehmen ... aber mit Vertrauen finden wir sogar im Leid noch Frieden. Das Leben wird vergehen, die Leiden werden schwinden. Im Paradies werden wir glücklich sein."

Dort, wo der kleine Pak-kong, der Nordfluß, mit dem Sui-Pin, dem kleinen Wasser, zusammenfließt, Bananen wild im Dschungel wachsen und „Melonen" auf den Bäumen zu finden sind, ertönten wilde Rufe: „Nieder mit Tschiang kai-shek, es lebe Chang fat-kwai!" – Kurz darauf waren fünf Pistolenschüsse zu hören.

Zwei Missionare sinken tot in den Sand. Bauern hören die Schüsse und eilen herbei. Die Mörder geben ihnen Geld, damit sie die beiden Leichen begraben.

Drei junge Lehrerinnen, die von den Missionaren in ihr neues Arbeitsgebiet begleitet wurden, erreichen schließlich ihr Ziel, ohne Schaden zu erleiden. Zwei Hirten gaben ihr Leben für die aus ihrer Herde.

„In der Bedrängnis rief ich zum Herrn;
der Herr hat mich erhört
und mich frei gemacht.
Der Herr ist bei mir, ich fürchte mich nicht.
Was können Menschen mir antun?"*

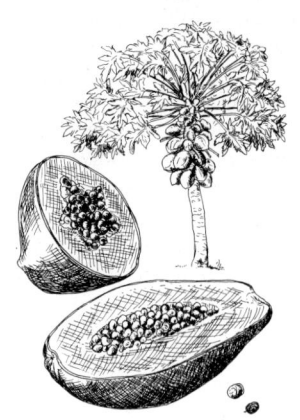

Dort, wo Bischof Versiglia das Missionswerk Don Boscos 1906 begonnen hatte, in Macao, am Rande Chinas, lernte ich auch die *Papaya* kennen. *Carica Papaya*. Ein krautiger, stämmiger, bis vier Meter hoher Baum mit großen gefingerten Blättern und hellgelb glänzenden Früchten, den Baum-

---
* Ps 118,5–6

melonen, die bis 7 kg schwer werden können. Das gelbrötliche Fruchtfleisch, von eigenartigem Geschmack, an den man sich erst gewöhnen muß, wirkt sehr erfrischend. Als Fruchtsalat, gemischt mit Ananas und Bananen, Zitronensaft darübergeträufelt, sehr begehrt und gesund. Aber auch als Kompott eingelegt, wird es gerne gegessen.

Der weiße Milchsaft angeritzter unreifer Früchte liefert für die Medizin das Ferment Papainum, das zu Fertigpräparaten verarbeitet, speziell zur Bandwürmer-Bekämpfung eingesetzt wird.

Papaya-Samenkörner werden bei Erkrankungen der Bauchspeicheldrüse mit Erfolg angewandt.

Reisende nach Ceylon, Ostafrika, Pakistan, Indien, Südchina, Australien und Brasilien, überall dorthin, wo der Melonenbaum wächst, sollten auf diese Frucht nicht verzichten. Ihre Heilanzeige gilt vor allem bei Verdauungsbeschwerden, insbesondere bei Völlegefühl und bei Störungen der Eiweißverdauung, bei Erkrankungen der Bauchspeicheldrüse und bei Zuckerkrankheit. Im letzten Falle aber den Arzt fragen. – Papaya befreit rasch von Darmwürmern und schützt bei Reisen in südliche Länder besonders vor Darminfektionen.

Kann man zu den reifen Früchten nicht gelangen, die gelegentlich auch bei uns angeboten werden, dann sei auf das im Fachhandel rezeptfrei erhältliche ,,Papayasan" hingewiesen. Die Tagesdosis beträgt dreimal zwei Tabletten. Nach jeder Hauptmahlzeit einzunehmen.

Eine halbe Stunde Bootsfahrt von der Halbinsel Macao entfernt liegt die Insel Koloane. Dort unterhält heute noch mein ehemaliger Studienkollege und gebürtiger Sizilianer, Don Cajetano Nicosia, eine landwirtschaftliche Fachschule für Chinesenbuben. Auf dieser Insel wurde zu meiner Zeit mit dem Anbau von Melonenbäumen begonnen. Unter dem schopfartigen Blätterdach, oben auf über drei Meter Höhe, die Buben Papayas pflücken zu sehen, war nicht nur für die Augen eine Freude, sondern diese Arbeit brachte auch Geld zum Unterhalt der Mission ein.

Auf einer Bambusstange zwei volle Körbe. Das alles auf der linken Schulter. So zogen die Buben durch die Stadt und boten ihre Baummelonen an.

Dort auf der gleichen Insel. Bescheidener Größe. An deren sachte ins Meer sich versenkenden Küste die Wellen des Siki-

III. Überlegungen lenken das Leben

ang-Flusses lecken. Sein vom Festland kommendes Süßwasser sich mit dem salzigen des Chinesischen Meeres vereint. Dort lernte ich mehr kennen. Als den schnell wachsenden Obstbaum tropischer Länder. Mit gelblichweißen Blüten. Und den hellrötlichen Beerenfrüchten. Die das ganze Jahr hindurch reifen. Auf dem Baum, der nicht älter wird als vier Jahre. Karibisch-spanisch „Papayabaum". Indianisch „Mamayabaum".

Dort auf dieser Insel geschah es.
Ein Erlebnis?
Eine Konfrontation?

Dort lernte ich eine der ältesten Infektionskrankheiten der Menschheit kennen. Die tief unter die Haut geht. Ursprünglich weltweit verbreitet. Heute weitgehendst auf warme Länder mit niedrigem Lebensstandard beschränkt. Dennoch gibt es zwischen 11 und 20 Millionen Leprakranke auf der Welt. So schwer ist es, sie alle auch nur statistisch zu erfassen. Die Pferche der Elendsviertel sind Brutstätten der Lepra. Das enge Zusammenleben begünstigt die Ansteckung. In winzigen, überfüllten Hütten aus plattgeschlagenen Blechkanistern, Kistenbrettern, Pappe, Lehm, Schilf, Bambusstäben. Seite an Seite mit Schweinen und Ratten. Zwischen wachsenden Bergen aus Müll. Ohne Latrinen und Kanalisation. Ohne Brunnen. Nicht selten wird das Wasser aus schwarz-schmutzigen Tümpeln und Flüssen geschöpft. Besonders wenn unhygienische Lebensbedingungen sich paaren mit Hunger und Fehlernährung.

Dort ist die Lepra daheim.

Zum Daheimsein aber gibt es leider auch heute noch auf der weiten Welt Platz genug. Für die ärgste aller Hautkrankheiten. Für die Lepra. Für den Aussatz.

Daß Leprabekämpfung mehr ist als Verabreichung von Heilmitteln, lernte ich auf der gleichen Insel kennen. Wo ich den Melonenbaum traf.

Dort befindet sich, abgeschlossen, auch eine Leprastation. Als Jungpriester habe ich dort, bei den Aussätzigen, die heilige Messe gelesen. Diesen leidtragenden Menschen Mut zugesprochen. Selber Mut für das Leben getankt.

Früher wurden die Leprosen erbarmungslos aus der menschlichen Gesellschaft ausgestoßen. Oft enterbt. Vielfach sogar für tot erklärt. Die Kirche hat sich zu allen Zeiten der Aussätzigen angenommen. Ihnen ein Daheim gegeben. Sie gepflegt.

Zu den Aussätzigen auf der Insel mit den Baummelonen ging knapp vor Weihnachten das „Schmerzensgeld", das mir die Versicherung aufgrund eines Autounfalls vom 23. 2. 1984 überreicht hat.
Geld schickt er.
Selber bleibt er da.
Denkt an die Aussätzigen. An das furchtbare Stigma. An der Haut. Im Fleisch. An die Deformationen. An Menschenseelen in gepeinigtem Fleisch. Die sich verkriechen wie weidwunde Tiere. Die flüchten in ein Almosendasein am äußersten Rande des Randes einer Gesellschaft.
Und schreibt. Ein Buch. Über die Haut.
Kurz gesagt:
Als ich mich entschloß, nach China in die Mission zu gehen, da ging ich, um dort zu bleiben. – Es kam anders. Man schickte mich um die halbe Welt im Dienste der Kirche.
Auf dem Weg über Österreich, weiter nach Australien. Greift eine Krankheit zu. Läßt mich nicht mehr los. Seit damals begleitet mich die Malaria hartnäckig. Durchs Leben. Läßt mich nicht mehr allein.
So blieb ich in Österreich. Mit einem Herzen, das die ganze Welt umschließt. Und von China nicht mehr losläßt.
Sind das Erinnerungen?
Ist das mein Leben?
Überlegungen. Die sich daraus ergeben?
Und mein Leben lenken.
Mich führen. Daß ich immer und in allem das Bessere anstrebe.
Dabei aber den Boden der Wirklichkeit nicht verlasse. Wirklichkeit. Die mir sagt, auch Teilerfolge, die der Alltag bringt, sind Erfolge.
Jeder Schritt führt zum Ziel.
Wenn er richtig gesetzt wird.
Der Schritt.
Der richtige.
Wichtig!

Des IV. Teiles ganzer Sinn
von Seite 112 bis Seite 134

Haut als Gesamtheit gesehen

Elisabeth und die Kuckucksuhr 112
Die vier Hauptsünden 117
Essig und Öl – ohne Wurst 126
Sterben und Werden 130

Elisabeth und die Kuckucksuhr

Eine Haut wie ein Baby.
Elisabeth kann man oftmals hören.
In allen Abwandlungen.
In 14 Variationen. Nach Namenstagskalendern und im Sprachgebrauch. Wie: Beth. Elise. Elke. Ella. Ellen. Elly. Elsbeth. Else. Ilse und Isabella. Aber ebenso Liesbeth, Liese, Lieselotte und Liesl.

Wobei mit mancher dieser Bezeichnungen nicht nur Elisabeth, sondern auch Eleonore, Adelheid oder Isabella gemeint sein könnte.

Am besten von allen aber gefällt mir Elisabeth.

Obwohl es einem schwerfällt. Wohin mit den neun verschiedenen Elisabethen, nach denen ein Mädchen benannt und getauft werden kann.

Nach Österreich. Nach Pommern. Nach Portugal. Nach Reutte. Nach Schönau. Nach Dammhorst. Nach Füssenich. Nach Wertheim.

Oder nach Thüringen.

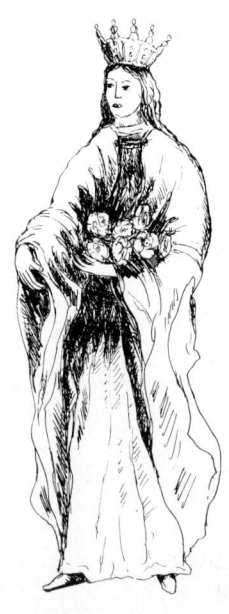

Die meisten Elisabethen wenden sich nach Thüringen und feiern am 19. November ihren Namenstag. Am Tage, an dem im Jahre 1231 die verwitwete Landgräfin Elisabeth in der Kapelle des Franziskushospitals in Marburg beigesetzt worden ist. Nachdem sie am 17. November des gleichen Jahres, erst 24 Jahre alt, verstorben war. Vier Jahre später bereits heiliggesprochen. Wird gerne als junge Frau in fürstlichen Gewändern oder in schlichter Kleidung dargestellt. Die gerade dabei ist, den Armen die Füße zu waschen oder Almosen zu spenden. Andere Motive ihrer Darstellung sind ebenfalls sehr beliebt: mit einem Korb voller Rosen. Mit einem Weinkrug in der Hand, unterwegs, Arme zu verpflegen. Oder das Modell der Marburger Elisabethkirche in der Hand. – Patro-

IV. Haut als Gesamtheit gesehen 113

nin von Thüringen und Hessen sowie des Deutschen Ordens der Tertiaren des heiligen Franziskus, der Barmherzigen Schwestern und der Caritasvereinigungen. Der Berufsstand der Bäcker verehrt sie als seine Beschützerin. Bettler, Witwen, Waisen und die unschuldig Verfolgten verehren sie als ihre Helferin.

Vermählt mit dem Landgrafen Ludwig IV. von Thüringen, dem sie in glücklicher Ehe drei Kinder schenkte, der aber beim Kreuzzug Kaiser Friedrichs II. am 11. Juli 1227 in Italien gestorben war, blieb es ihr besonderes Geheimnis, in ihr die Gottes- und Gattenliebe in höchster menschlicher Vollendung in Einklang zu bringen.

Ludwig hatte für die Werke seiner Gattin höchstes Verständnis.

Darüber wird in der ältesten deutschen Lebensbeschreibung des Landgrafenpaares folgender historische und seriöse Bericht gebracht.

Der Landgraf Ludwig war von der Wartburg abwesend. Elisabeth nahm während dieser Zeit einen Aussätzigen in das Schloß auf. Um ihn bei Tag und Nacht pflegen zu können, legte sie ihn einfach in ihres Gatten leeres Bett.

Da kehrte der Landgraf plötzlich zurück. Schon auf dem Weg zum Schloß wurde ihm von der seltsamen Tat seiner Gattin Elisabeth erzählt. Kein Wunder, daß im ersten Augenblick leiser Groll in ihm erwachte.

Als er dann aber in sein Gemach kam, „öffnete Gott der Herr ihm die inwendigen Augen", und er sah den gekreuzigten Christus in seinem Bett liegen.

Da „sah er Elisabeth freundlich an und sprach: ,Elisabeth, meine liebe Schwester, solche Gäste sollst du gar oft in mein Bett legen, das ist mir wohl zu Dank.' "

Etymologischen Ursprungs nach geht der Name Elisabeth aus dem hebräischen „Mein Gott ist Vollkommenheit" hervor. Galt schon in den biblischen Zeiten als weiblicher Vorname.

Über die Heiligkeit der Elisabeth von Thüringen kurz gesagt: „Elisabeths Herz ließ sich mit einer solchen Schmiegsamkeit von der Hand Gottes formen, so daß menschliche Härte es nicht mehr zu brechen vermochte."

Jetzt saß in meinem Pfarrhof aber eine andere Elisabeth.

Erst ein halbes Jahr alt. Saß auf einem niedrigen Wandkästchen unter der Kuckucksuhr. Ihre Mutter stand daneben. Um sie herum ein Fernsehteam. Es ging um Aufnahmen nach meinem Manuskript „Hautpflege richtig verstanden". Die in der Folge in der „Wir-Sendung" ausgestrahlt werden sollten.

Meine Sprechaufnahmen waren beendet. Jetzt war „Klein-Elisabeth" an der Reihe. Ich konnte von meiner Küchennische aus alles in Ruhe genießen.

Noch klangen mir meine Worte von der Aufnahme im Ohr: „Schaut man ein kleines Kind an, meint man, in ihm die ‚Idealhaut' zu sehen. Zart getönt. Und samtig weich. Schaut man dann sich selber an, einen erwachsenen Menschen, mit Runzeln, Falten, Unreinheiten und weiß Gott was allem, dann ringt sich der Wunsch auf unsere Lippen: ‚Ja, ja, so eine saubere Haut müßt' man auch haben.' "

Vergnügt schaut Klein-Elisabeth in die Fernsehkamera. Die unentwegt läuft. Auch die Tonaufnahme steht nicht still. Heiter quietscht die Kleine. Während die Mutti liebevoll auf sie einredet und sie dabei entkleidet.

In der ganzen einmaligen Schönheit kommt die rosarote kindliche Haut zur Geltung.

Und als sollte dem Ganzen eine Krone aufgesetzt werden, greift das Mäderl mit beiden Händen nach dem linken Fußerl und steckt die Zehen in den Mund.

In zwei Sendungen war „Elisabeths schöne Haut" zu sehen.

Das aber erst Wochen später.

Jetzt hört die Kamera auf zu surren. Die Tonaufnahme wird abgeschaltet. Die Scheinwerfer abgedreht.

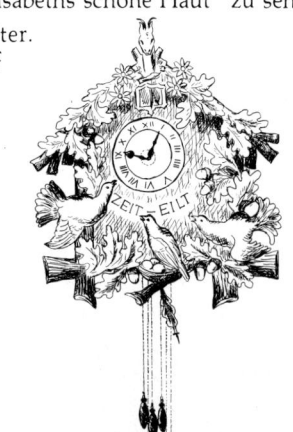

Die paar Fliegen, die den Spätsommer in der warmen Pfarrküche verbringen wollten, haben es auch überstanden, werden jetzt nicht mehr herzlos gejagt. Denn nun stört ihr Summen nicht mehr, und ihr Erscheinen kann keine Aufnahme mehr verunzieren. Der ganze Aufbau sollte abgebrochen werden. Die Mittagspause war angesagt.

Gerade als Elisabeths Mutti sie vom „Aufnahme-Kästchen" herunternehmen will, da geschieht es.

IV. Haut als Gesamtheit gesehen

Ein leises Ächzen. Ein Türl fliegt auf. Er schießt heraus. Schreit zwölfmal „Kuck-kuck ... kuck". Verschwindet wieder. Dorthin, von wo er gekommen ist.

Das war die Krönung. Ein kleiner Lohn für die brave Elisabeth.

Elisabeth und die Kuckucksuhr.

Zwei Wörter. Ein Begriff. In meiner Erinnerung untrennbar verbunden.

Klein-Elisabeth wächst von Tag zu Tag. Wird älter. Weil die Haut nicht bloß eine äußere Hülle ist. Welche die „innere Unordnung" verdeckt. Sondern sie ist Ausdruck des ganzen Menschen. Des Menschen als „Leib-Seele-Geist-Einheit". Ein Bild des Menschen im Werden. Und im Vergehen.

Die „kindliche" Haut wird zur „erwachsenen" Haut. Im Gleichschritt mit unseren Lebensjahren.

So ist es auch mit meinem kleinen Filmstar Elisabeth. Sie ist mir ein Zeichen der Vergänglichkeit. Alles Irdischen. Auch meiner selbst.

Die schöne Haut, rosarot und frisch, ändert sich entscheidend in den Jahren der Entwicklung. Wenn aus dem Mäderl eine Frau, aus dem Buberl ein Mann wird.

Sie stabilisiert sich dann in den kommenden Jahrzehnten.

Und ist die gesamte Aufwärtsentwicklung mit dem 36. Lebensjahr abgeschlossen, folgen die Wechseljahre. Ganz natürlich wird die Haut zu dieser Zeit faltiger, runzeliger. Beim Mann und bei der Frau. Nach dem Vierziger.

Um schließlich bei ganz alten Menschen fast wie gegerbt zu erscheinen. Wie Leder. Das der Greis mit sich herumträgt.

Diese natürliche, ständige Veränderung der Haut ist keine Krankheit. Ist altersbedingt. In sich unaufhaltsam. Kann aber „qualitätsmäßig" vom Träger der Haut beeinflußt werden.

Was Schönheit wirklich ist?

Aufgabe des Buches ist es, dies zu klären. Schritt für Schritt. Seite für Seite.

Eines dürfen wir bei der Suche nach der Antwort nie übersehen:
Die Hülle entspricht irgendwie immer dem Inhalt.
Doch hier beginnt der ganz große Unterschied. Hier hört die Resignation auf. Fängt das bewußt gestaltete Leben an. Denn die Haut ist ein Spiegelbild, ein wahrer Ausdruck des Menschen. Denn der Mensch mit geistiger Ausstrahlung

> überbrückt die einzelnen Altersschwellen. Der Mensch, der „sich gehen läßt", trägt frühzeitig eine „alte" Haut mit sich herum.

... und die Kuckucksuhr.
Sonnenenergie-Uhr – Europa- und Österreichpremiere.
Mit Stundenschnellschaltung. Sekundenangabe. Stunden-Minuten-Angabe und Datumsangabe.

Die Solaruhr ist für 100 Jahre vorprogrammiert. Automatische Berücksichtigung von Monaten mit 30 und 31 Tagen. Sowie des Monats Februar auch in Schaltjahren. Keine Datumskorrektur erforderlich! Schwingfrequenz des Quarzes 32.768 Herz. Lebensdauer der Batterien zehn Jahre. Aufladung durch Sonnen- oder Lichteinwirkung.

Die Uhr von morgen für Menschen von heute.

Über die Solar-Armbanduhr, einem Uhrentyp, den die Quarztechnologie um die Mitte der siebziger Jahre hervorgebracht hat.

Ob Sonnenenergie-Uhr oder Kuckucksuhr. Beide Uhrentypen sowie alle anderen Uhren auf der weiten Welt, wo der Mensch so „kultiviert" ist, daß er „Zeitmesser" braucht, weil er den Urinstinkt für die Meßbarkeit des Vergänglichen verloren hat, haben alle den gleichen Nachteil.

Sie zeigen alle die verschwundene Zeit und damit mein Älterwerden an.

Und mit dem Älterwerden wird meine Haut weniger jung...

Warum..., deshalb?

Ärgern?

Nein!

Beide geben mir recht.

Klein-Elisabeth mit ihrer schönen Babyhaut und meine Kuckucksuhr mit ihrem Kuckuck... kuck.

Heilkräuter, die helfen, länger „jugendfrisch" zu bleiben:

Die beleben und gesundhalten.
Bockshornklee-Samen, Borretschkraut, Enzianwurzel, Haferstroh (als Tee und Badezusatz), *Melisse, Preiselbeer-Blätter,* besonders aber auch *Beeren, Sanddornbeeren; Sauerklee* und *Weinrebenzweige.* – Nicht zuletzt der vielbewährte *Honig,*

der zwar keine Heilpflanze ist, aber als reines Heilkräuterprodukt betrachtet werden darf.

Haferflocken sind ebenfalls sehr zu empfehlen: Morgens in warme Milch geben. Nach kurzem Stehenlassen auslöffeln.

Träume.
Von so vielen Dingen.
Auch von der Jugend und ...
... der Haut, samtigweich und frisch pastellfarbenrosa wie ein Baby.
Es muß beim Traum bleiben.
Weil der Mensch Mensch ist. Und wird.
Weil die Zeit nicht stehen bleibt.

Die vier Hauptsünden

Es kann gar nicht anders sein.
Bei uns Menschen.
Daß wir über ein und dieselbe Sache verschiedener Ansicht sind.
„Standpunkt" nennen wir es.
Jeder hat seinen persönlichen Standpunkt.
Um andere Menschen zu verstehen, muß ich ihre Lage verstehen lernen. Weil ich von einer anderen Seite hineinschaue. – Tue ich das, dann habe ich *Einsicht*.
Um Mitternacht, ich war noch im Studierzimmer bei der Arbeit am Schreibtisch, zeigte das Außenthermometer am Straßenfenster minus 21 Grad Celsius an. In der vorletzten Nacht hatte es nur 18 Grad. Untertags gab es volle Sonne. Am Dreikönigstag. Tags darauf, an einem Montag, wollte ich in die Mechanikerwerkstätte zum normalen Servicedienst. – Der Werkstättenmeister strahlte übers ganze Gesicht. Auf meine Frage, „Wie geht es?", sagte er mit heiterer Miene: „Könnte gar nicht besser gehen, innerhalb sechs Stunden zwölf Karambolagen. Alles Blechschäden. Wieder Arbeit für einige Tage."

Ich dachte an die zwölf Autolenker, die „ein Pech" gehabt haben. War froh, daß mir nichts passiert war. Auf der Fahrt in die Werkstätte.

So wie die zwölf anderen. Die froh sein mußten, keine Verletzungen erlitten zu haben.

Ich war froh.
Der Werkstättenmeister freute sich.
„Dieses Jahr nur sieben Todesfälle in meiner Pfarre."
Sagte ich und dankte Gott. So ein andermal.
„Herr, wenn das so weitergeht", sagte der Leichenbestatter, „bin ich ruiniert." Das von einer anderen Warte aus gesehen.

Das nächste Jahr starben 18 in der gleichen Pfarre.
Der Leichenbestatter war sicherlich nicht daran schuld, daß so viele starben. Aber er kam auf seine Rechnung.
Vorteile. Nachteile.
Das Objekt wechselt das Subjekt. So entstehen sie. Die Vor- und Nachteile.
Vorteil des einen wird zum Nachteil des andern.
Hat mit Gut und Böse nichts zu tun.
Spreche ich von den vier Hauptsünden gegen die Haut, dann stecken Erfahrungswerte dahinter.
Nicht alles kann man im Leben durch Gesetze erreichen. Durch Paragraphen regeln. Nicht hinter jeder Mauerecke lauert ein Hüter des Gesetzes mit der „Puschka"* im Anschlag.
Nicht im Straßenverkehr. Nicht im Gemeinschaftsleben.
Liebenswürdigkeit und Freundlichkeit sind zwei Qualitäten, die weniger „amtlich" und ohne viel Umstände Probleme lösen. „Probleme" zu keinen Problemen machen.
Der „Kavalier am Steuer" ist sprichwörtlich geworden.
Warum erkürt man nicht den „Kavalier der Haut"? Der eigenen?
Ein wenig eigenartig. Aber doch viel mehr. – Zum Nachdenken anregend. Einfach.

Die vier Hauptsünden gegen eine gesunde und somit schöne Haut:

Überernährung.
Vergiftung.
Übermäßiges Braten in der Sonne.
Unreinheit.

Wenn Pfarrer Künzle über das Risiko eines Herzinfarktes spricht, gebraucht er interessanterweise den Satz: „Dagegen braucht die körperliche Leistung bei weitem nicht so stark

---
* Schußwaffe

IV. Haut als Gesamtheit gesehen 119

eingeschränkt werden, wie man früher glaubte." Weist aber auf die auffallend hohe Neigung zum Herzinfarkt bei starken Rauchern hin. Läßt dabei der seelischen Entspannung, verbunden mit einer vernünftigen Lebensweise, die Hauptrolle zur Vermeidung des Herzinfarktes spielen.

Einreibung der Herzgegend zur Stärkung des Herzens:

Baldrianwurzel, Johanniskraut-Blüten, Lavendelblüten, Melissenblätter, Rosmarin-Zweiglein werden zu je 10 g in ein breithalsiges Glas gegeben. 1 l hochprozentiger *Alkohol* hinzugefügt, das Glas gut verschlossen und 14 Tage im warmen Raum angesetzt. Täglich durchschütteln. Dann abseihen. Den Rückstand mit abgekochtem, abgekühltem Wasser übergießen, 3 Stunden ansetzen. Abfiltrieren und dem ersten „Absieb" beimischen. Dabei ist zu achten, daß die Verdünnung ca. 40% Alkohol aufweist.

Damit täglich früh und abends die Herzgegend einreiben. Der gleiche Auszug kann auch nach Bädern oder Waschungen zur Hauteinreibung und somit zur Hautpflege verwendet werden.

Das Wörtchen „über" weist immer auf eine Grenzverletzung hin, wobei es zur *Über*schreitung von Gesetzen der Vernunft, Wissenschaft, Erfahrung oder des Gewissens, der Ethik und Moral kommt. Damit, durch die offene Grenze, ist die Möglichkeit gegeben, daß Fremdes eindringen kann.

● Bei der **Überernährung** handelt es sich um eine Ernährungsform, bei der die Zufuhr von Nahrung nicht im Verhältnis zur Größe, zum Alter und zur Leistung steht.

Überernährung führt dem Körper mehr zu, als er restlos durch Harn, Kot und Schweiß verarbeiten und abstoßen kann. Dadurch entsteht eine Ablagerung von Giftstoffen in den Hautschichten, vor allem in der Derma, der Lederhautschicht, mit all ihren Organen, und verursacht besonders eine Verstopfung der Schweißdrüsenkanäle. Dadurch wird die Funktion der nach außen sichtbaren Haut stark beeinträchtigt.

Im krassen Gegensatz dazu steht die *Unter*-Ernährung. Die in vielen Landstrichen der Erde, besonders in der Dritten Welt, in Afrika, Lateinamerika, Asien und Ozeanien, zur Volksgeißel wird und das Gewissen jedes „*Wohl*-Genährten" wachrütteln muß.

> Ich bin kein Schwarzmaler. Aber mit Recht müssen wir den Zorn Gottes befürchten, wenn wir uns Tag für Tag mit hochwertigen Nahrungsmitteln bis zum Zerspringen und bis zur Selbstzerstörung vollstopfen, während zur gleichen Zeit Menschen tot umfallen, weil der Hunger seinen eiskalten Arm beißend nach ihnen ausstreckt. Oder schwarze blutjunge Mädchen in die Sklaverei der Zuhälter verkauft und der schändlichen Prostitution ausgeliefert werden. Das muß mir *Über*-Appetit und -Schlaf rauben.

Wir können in der Freien Welt keinen Frieden mehr finden, wenn uns nicht der „Hunger der hungernden Völker" unsere Tagesrationen beschneidet. Das ist nicht nur christlich, sondern auch gesundheitsfördernd.

Hier darf es nicht bei guten, gefrömmelten, in die Luft geschriebenen Vorsätzen bleiben. Hier muß gehandelt werden und auf eines der angegebenen Konten* monatlich die **Überernährungs-Ersparnisse** einzahlen.

Bei der **Überernährung** können zwei verschiedene Effekte zustande kommen: Zuviel Eiweißzufuhr führt zur *Fleischmast*. Zum Überschuß an Harnsäure. Und somit werden den Rheuma- und Gichtbeschwerden alle Tore geöffnet. – Zuviel Fett führt zur *Fettmast*. Was mit *Fettleibigkeit* identisch ist. Auch Adipositas oder Obesitas genannt. Ein Zustand übermäßiger Fettansammlung im Körper als Folge einer gestörten Bilanz zwischen Energiezufuhr und Energieverbrauch.

Die Dr. Franz-Xaver-Mayr-Kurzkur:

Darf ohne Arzt durchgeführt werden und gilt als milde *Umstimmungskur zugunsten der Abmagerung*. – Man ißt an einem Tag der Woche über den Tag verteilt Milch und Semmeln nach Belieben. Dabei kommt es nicht auf die Menge, sondern auf die Art des Essens an. Dafür gibt der Wiener Arzt genaue Eßvorschriften an: *1 Bissen altgebackener Semmel gut durchkauen und einspeicheln, dann 1 Teelöffel Milch oder Sauermilch in den Mund nehmen, mit dem Semmelbissen gut vermengen und schlucken.*

Abends trinkt man in kleinen Schlucken 1 bis 2 Tassen *Kräutertee*.

Tagsüber ist gegen Durst *Orangensaft* erlaubt.

---

* Siehe Bildtafel IX „Schön wird die Haut durch helfendes Fasten". – Siehe und handle!

IV. Haut als Gesamtheit gesehen

Aus meiner persönlichen Erfahrung kann ich bei dieser Kur abwechselnd folgende Kräutertees* empfehlen: *Heidekraut* wirkt erhebend, *Gelber Wundklee* lindernd. *Melisse* beruhigend. *Pfefferminze* entspannend. *Gänseblümchen-Blüten* erweichend. *Augentrost* stärkend. *Malve* lösend. *Königskerzen-Blüten* versöhnend. *Salbeiblätter* konkretisierend und sachlicher werdend. *Brennessel* befreiend und *Kalmus* aufbrechend.

● Diese Kur führt uns gleich praktisch in die *zweite Hauptsünde gegen die Haut*, die **Vergiftungen** durch **Nikotin, Alkohol, Darmgifte, Waschmittel** und **Abgase**, hinein.

Ich habe bis zu meinem fünfzigsten Lebensjahr nicht geraucht. Litt aber an Übergewicht. War zum Diabetiker geworden. Sollte mich einer Bruchoperation unterziehen. Vorher aber mußte das Übergewicht weg. Mit einer Gewaltfasten-Kur verlor ich innerhalb von 30 Tagen 16 kg. – Würde diese Vorgangsweise keinem raten. – Angstträume quälten mich. Was blieb, war der beständige Durst und das immerwährende Hungergefühl. Da riet mir ein bekannter Arzt, es doch mit dem Rauchen zu probieren.

Und ich wurde zum Pfeifenraucher.

Nach Jahren wollte ich es lassen. – Unterdessen war mein Gewicht wieder normal. – Es gelang mir nicht. Mehrere Male nahm ich mir dazu Anlauf. Schließlich hatte ich Erfolg.

Ich bin wieder zum Nichtraucher geworden. Und bin glücklich.

Störungen der Haut.

Chronische Bronchitis, Geschwülste des Mundes. Lungenkrebs.

Magengeschwüre.

Rachen- und Kehlkopfstörungen.

Lungenemphyseme.**

Raucherbein.

Herzinsuffizienz.***

Nikotin ist ein schädigendes Gift. Nie mehr in meinem Leben würde ich damit „spielen".

Rauchen wird rasch zur Gewohnheit. Schwer nur kommt man davon los.

---

* Kräuter, die Fasten helfen – Bildtafel VIII
** Lungenblähung
*** Herzmuskelschwäche

Rauchen ist zur Volksseuche geworden. Wir müssen alles unternehmen, um helfend einzugreifen. Mithelfen wollen, vom Rauchen loszukommen. Die Jugend vor allem ermuntern, daß sie damit erst gar nicht beginnt.

Das Rauchen schadet dem Körper auf dreifache Weise: Durch das *Nikotin*. Es ist durchaus nicht harmlos. Im Gegenteil, ein ausgesprochen heimtückisches Gefäßgift. Das oft erst nach Jahren seine verheerende Wirkung zeigt. Nikotin zählt zu den Alkaloidgiften. Ist in einer Menge von 0,7% in den Tabakblättern enthalten. Wird beim Rauchen, Schnupfen und Kauen von den Schleimhäuten aufgenommen.

Durch den *Tabakteer* (Benzpyren) Wird als einer der stärksten krebserregenden Stoffe angesehen. Entsteht durch Verkohlung von Tabak und Zigarettenpapier. Gilt als Hauptursache des Lungenkrebses bei Rauchern.

Durch *Kohlenmonoxid*. Ein unsichtbares, geruchloses, stark giftiges Gas, leichter als Luft. Vermindert die Kapazität des Sauerstofftransportes des Blutes. Deswegen so stark hautfeindlich, weil es die Haut- und Gewebeatmung beeinträchtigt.

Nikotinmißbrauch, aber auch das gelegentliche Rauchen, lassen sich mit der natürlichen Lebensweise nicht vereinbaren. Dabei werden wir wie selbstverständlich in die nächste Sünde hineingeführt:

Alkohol, der eindeutig noch viel gefährlicher werden kann. Weil der Alkoholmißbrauch – darunter verstehe ich auch das regelmäßige „mäßige" Trinken im „Übermaß", wo Alkohol des Alkohols wegen genossen wird – die Persönlichkeit sehr stark wandelt. Später hirnorganische Veränderungen auftreten. Es beginnt zuerst mit vegetativen Störungen, die sich vor allem an Leber und Magen bemerkbar machen. – Alkoholmißbrauch ist einer der ärgsten Hautfeinde.

Unter **Darmgiften** versteht man übelriechende Darmgase oder giftige Stoffe wie Indol, Skatol, Phenole und Amine. Sie entstehen durch Zersetzung unverdauter Nahrungseiweiße im Dickdarm. Der Körper nimmt entweder diese Giftstoffe durch den Darm auf, entgiftet sie in der Leber, führt sie den Nieren zu und scheidet sie mit dem Harn aus, oder sie werden direkt durch den Kot abgegeben.

Bei trägem Stuhlgang, bei Verstopfungen, schlechter Verdauung, durch Fehler in der Ernährung und falsche Lebensweise kommt es zu einer vermehrten Bildung von Darmgiften und zum Versagen der Entgiftungsvorgänge. Dabei sind die

IV. Haut als Gesamtheit gesehen

Darmbakterien entartet und träge. Anstatt eine Schutzfunktion auszuüben, führen sie zur Fäulnis-, Gift- oder Gärungsbildung. Dadurch wird die Darmwand geschädigt, ihre vermehrte Aufnahme von Darmgiften begünstigt. Das wieder findet seinen Niederschlag in der Hautfarbe und kann bei Dauerzustand zu schwerer gesundheitlicher Schädigung führen.

Nervenentzündung, Neuralgien und Schlaflosigkeit.

Rückgang allgemeiner Leistungsfähigkeit. Erhöhte Anfälligkeit für Infektionen. Leichte Ermüdung. Anfälligkeit für cholerische Ausbrüche.

Asthma-, Leber- und Nierenleiden.

Gelenkdegenerationen.

Ekzeme und Hautpusteln.

Übermäßiges Rauchen und übermäßiger Alkoholgenuß werden uns nicht primär von der Umwelt aufgedrängt, sondern hängen von unserer persönlichen Einstellung und von unserer Willenskraft ab. Diese beiden „Vergiftungsursachen" können sich „katastrophal" auf die Haut und deren „Schönheit" auswirken.

Waschmittel. Besonders die optischen Aufheller, Weißtöner und Weißmacher sind Chemikalien, die bei Bestrahlung mit Licht von selbst leuchten. Man preist ihre fluoreszierende Kraft. Weil sie den unsichtbaren, ultravioletten Anteil des Tageslichtes in sichtbares blaues Licht umwandeln. – Erscheinen die so gereinigten Kleidungsstücke blaustichig weiß?

Durchaus nicht.

Das jetzt blaustichige Weiß kommt dem menschlichen Auge weißer als das eigentliche, leicht gelblich wirkende Weiß vor. Es legt sich ein weißer Film auf das Gewebe.

Das „weißere Weiß" hat mit Reinheit nichts zu tun.

Der Effekt beruht auf Täuschung.

Die gesundheitsschädigende Wirkung aber ist keine Täuschung, sondern traurige Wirklichkeit.

Viele Fasern werden bereits bei der Erzeugung optisch aufgehellt.

Heute weiß man, daß diese Waschgifte krebsfördernde Wirkung haben.

Man weiß es und kauft sie dennoch.

Prof. Dr. Heinz Baron aus Düsseldorf sagt dazu: „Wenn eine chemische Substanz die Eigenschaft hat, das Wachstum

> von Geschwulstzellen anzuregen, so sollte dies zu ernsthaften Überlegungen in der Öffentlichkeit führen!"

Der gleiche hochverdiente Mediziner, einer der größten Fachmänner der Wundbehandlung unserer Zeit, erfand die grüne Operationsbekleidung und das Hansaplast. Er fand auch, daß die Heilung von Wunden beachtlich verzögert wird, wenn bei Verbandsmaterial „Weißmacher-Waschmittel" verwendet wurden.

> **Erkenntnisse, die zu denken geben:**
>
> *Was für die Wunden schlecht ist, kann für die Haut nicht gut sein.*

Nicht weniger aktuell ist der Hilfeschrei der Haut zur vernünftigen Verwendung von *Abwaschmitteln*.

Auch das Einatmen chemischer **Abgase** von Materialien, Motorabgasen in Betriebsstätten und Lagerräumen durch Lunge und Haut bedarf einer beständigen Überwachung unsererseits.

● **Übermäßige Sonnenbestrahlung** ist ein schädlicher Mißbrauch der für die Haut und den Gesamtorganismus so wertvollen Sonnenwärme und des Sonnenlichts. „Allzuviel ist ungesund", gilt auch hier. Der Wert aller Dinge steht im engsten Zusammenhang mit der Menge. Diese verschoben, kann aus Giften Heilstoffe und aus Heilstoffen Gifte machen. Hier hängt es ganz von der Richtung der Verschiebung ab.

Alles Wertvolle kann mißbraucht werden. So auch die Kraft und das Licht der unersetzlichen Sonne. – Fallen ihre Strahlen senkrecht auf den Körper ein, reizen sie die Nerven und machen nervös. Das gilt vor allem für die Mittagssonne im Hochsommer. In dieser Zeit ist zwischen 13 und 14 Uhr direkte Sonnenbestrahlung zu meiden.

Gerade introvertierten, aber auch kunstsinnigen Menschen stellt die Mittagssonne einen Gefahrenfaktor dar. Sie sollen meinem gutgemeinten Rat folgen und die „Mittags-Sonnen-Pause" einhalten.

Dafür spricht auch noch ein zweiter einleuchtender Grund. Ist das Essen eingenommen, der Magen voll, beginnen die Verdauungsarbeiten. Das Blut ergießt sich in den Verdau-

IV. Haut als Gesamtheit gesehen

ungstrakt, Magen und Darm. Dabei muß der Kopf kühl, der Bauch aber warm sein.

Setzt man sich zu dieser Zeit der Sonnenbestrahlung aus, dann geht das Blut in den Kopf und entgeht dem Magen. (Vergleiche dazu Seite 81–83.)

Kopfschmerzen, Schwindelgefühle, schlechte Verdauung und bei jungen Menschen Nasenbluten und Flimmern vor den Augen sind Folgeerscheinungen.

Übermäßige Sonnenbestrahlung kann die bekannten „Sonnenschäden" hervorrufen.

Schlaflosigkeit, Arbeitsunlust, erhöhte nervöse Reizbarkeit und Appetitmangel.

Kopfschmerzen. Entzündung der Augenlider. Augenflimmern. Herzklopfen.

Schwere Schädigungen der Haut durch Blasenbildung und Brandwunden sind durchaus möglich. Müssen auf jeden Fall vermieden werden.

● **Unreinheit.** Entsteht durch Mangel an Säuberung am eigenen Körper. Worunter nicht nur Gesicht, Hände und Füße zu verstehen sind, sondern vor allem die faltenreichen Teile und Schleimhäute.

Unsauberkeit schließt also alle Teile unserer Körperoberfläche ein, auch die mit Haare bewachsenen. Unter diese Bezeichnung fallen nicht nur die „in den Blick fallenden" Hautteile, die normalerweise nicht mit Kleidern bedeckt sind. Dazu zählen auch Hautfalten, Nägel, Achselhöhlen, die Aftergegend und die Hautteile im genitalen Intimbereich sowie um die Brüste.

Jede Unsauberkeit der Haut verstopft die Poren, behindert die Hautatmung, stört die Funktion als Wärme- und Kälteregulator.

Dadurch wird die Haut oft langfristig geschwächt, ihre Abwehrkraft vermindert und die Möglichkeit für ungünstige Einflüsse gestärkt.

Nie werden alle Menschen die gleichen Ansichten haben.

Eines aber will ich in diesem Buch unentwegt in den Vordergrund stellen, daß wir keine absoluten Herren über uns selbst sind. Sondern vom Schöpfer zu seiner Verherrlichung geschaffen. Damit wir selber glücklich werden.

Die Sünden gegen die Haut sind keine Ansichten mehr. Sind traurige Wirklichkeit.

Ihre Vermeidung wird zur Pflicht.

Essig und Öl – ohne Wurst

„Das hält ja kein Gummiband aus!"
Der „Lösch-Großvater" war ein sehr hagerer, „trockener" Mann. Bis ins hohe Alter hinein immer rüstig und arbeitsam. In den letzten Jahren seines Lebens litt er an Bronchialkatarrh und Verschleimung der Luftwege.

Das war auch der Grund, den der damalige Gemeindearzt von Weitersfeld als Todesursache angab. Des 79 Jahre und 6 Monate alten Johann Lösch, verstorben am 19. 2. 1925. Ganzlehner in Prutzendorf Nr. 9.

Aufgebahrt im Stüberl. Ich stand zwischen meinen Eltern und schaute. Die Hände gefaltet. Aber ich betete nicht. Die beiden Kerzen, die rechts und links am Kopfende aufgestellt waren, warfen ihre ganze leuchtende Kraft auf das Gesicht des Toten. Alles andere war ja abgedeckt mit einem weißen, sauberen Linnen.

Auch das Gesicht ließ man nicht gänzlich vom flackernden Kerzenlicht streicheln. Wie man überhaupt so sparsam mit dem Lichte umging. Die beiden kleinen Fenster waren verhangen. Die Tür wurde von der Großmutter gleich hinter einem zugemacht. Kaum war man im Stüberl.

Sie hatte ja recht. Meine Großmutter. Denn draußen war es „saukalt". Und der 12 km lange Weg hierher auf dem Schlitten war für mich Siebenjährigen keine Reise ins Traumland meiner Jugend.

Ich hatte an diesem Tag schulfrei bekommen. Für mich Zweitklaßler auch nicht ganz zu verachten. Obwohl ich gar nicht ungern in die Schule ging. Aber seitdem der gute alte Schubert-Lehrer verstorben war, konnte ich mich mit dem neuen Scheck-Lehrer nicht richtig anfreunden. Er schrie mir zuviel. Und wurde wegen jeder Kleinigkeit wütend. Ist eh dann kurz darauf pensioniert worden, weil er nervenkrank war. Aber das wußte ich ja nicht. Wo ich vor meinem toten Großvater stand. Meiner Mutter ihrem Vater.

„Wegen was hat denn der Großvater einen Fetzen auf'm Kopf? Tut eam denn der Kopf weh?"

So ungeschickt konnte nur ein Siebenjähriger fragen. Weil er einfach nicht verstehen wollte, was das nasse Tuch über der Stirne des Toten zu bedeuten hätte.

„Des is a Essigpauschen, ka Fetzen, daß dös Gsicht schön bleibt und nit schwarz wird. Iazt muißt aber still sei, Bui, und

IV. Haut als Gesamtheit gesehen

beten." Sagte meine Mutter erklärend und ermahnend zugleich.

Heute kenne ich die Zusammenhänge besser als damals vor 60 Jahren.

Heute weiß ich die Kraft des **Essigs** zu schätzen.

So erfuhr ich später, daß man Verstorbene mit kaltem Essigwasser abwusch. Gleich nach dem Verscheiden. Bevor man ihnen noch die „Totenkleider" anzog. Der ganze Körper wurde damit gut und gründlich gereinigt. Damit er „keinen Geruch kriegt", sagte man.

Und aus der Geschichte des 16. Jahrhunderts weiß man, daß sich die Totengräber mit Essig vor Ansteckung durch die toten Pestkranken bewahrten.

Essig hat eine streckende und bewahrende Kraft zugleich. Er erhält die Substanz durch Unterbinden der Zersetzungen.

Will man die Haut gesund und schön erhalten, muß man sie pflegen. Da die Haut lebt, muß sie in der Pflege als etwas Lebendes betrachtet und auch so behandelt werden.

Alles was lebt, ist einer Bewegung unterworfen. Einer inneren. Einer äußeren. Energien. Die da sind. Sich auswirken.

Das muß ich auch der Haut zubilligen.

Ich kann sie nicht wie ein Gummiband ausziehen. Oder zusammenpressen wie einen Strohballen.

Meine Haut pflegen.

„Pflegen".

Etwas unter meine „Ob-Hut" stellen.

Meinen „fürsorglichen Schutz" angedeihen lassen.

Bewachen. Schützen.

Einfach zusammengefaßt, besteht diese Pflege aus zwei Arten. Jede davon verleiht der Haut eine besondere Eigenschaft: *Haut strecken. Haut biegen.* – Diese Abwechslung in der Behandlung braucht sie.

„Dann wartete er noch weitere sieben Tage und ließ wieder die Taube aus der Arche. Gegen Abend kam die Taube zu ihm zurück, und siehe da: In ihrem Schnabel hatte sie einen frischen Olivenzweig. Jetzt wußte Noach, daß nur noch wenig Wasser auf der Erde stand. Er wartete weitere sieben Tage und ließ die Taube noch einmal hinaus. Nun kehrte sie nicht mehr zu ihm zurück."*

Während ich sitze und dieses Buch schreibe, hat es arktische Kältegrade. Heute ist es ja schon leichter. Aber vor eini-

---

* Gen 8,10–12

gen Tagen zeigte das Thermometer am Eingang vor dem Paracelsushaus in Karlstein −26° C. Und der Mond war voll. Heute, am 5. Tag im Abnehmen, erreichen wir kaum −10° C.

Hoffnung ist in meinem Leben immer ein Fenster, das ich so gerne aufreiße. Durch das immer Licht dringt, auch wenn's rundherum keines zu sehen gibt.

Erde. Mond. Sterne. Und wir Menschen.

Man zweifelt an. Legt Zweifel ab.

Schließlich kann man es doch nicht leugnen, daß Mond und Sterne auf unsere Erde auch heute noch, in der Zeit des Fortschrittes, einen unumstrittenen Einfluß ausüben.

Bei Vollmond im Winter herrscht eisige Kälte. Allgemeines Schönwetter. Es gibt wenig Verkühlungen, Katarrhe, Schnupfen und Heiserkeit.

Bei Neumond kommt der Wetterwechsel. Trüb und grantig. Temperaturen um Null mit Niederschlägen.

Unsere alte Sonne mit ihrer elektromagnetischen Strahlung ist, so lange es Menschen gibt, in ihrer Wirkung anerkannt worden. Ihre infraroten Strahlen erwärmen uns. Bringen uns zum Schwitzen. Ihre ultravioletten Strahlen hingegen bräunen die Haut.

Im Winter, wenn Sonnenlichtmangel herrscht . . .

Laß die Sonne in den Kochtopf scheinen!

Die ultravioletten Strahlen des Sonnenlichtes produzieren das wichtige Vitamin D direkt in der Haut. Durch das in ihr befindliche Provitamin Ergosterin. – Fehlt dieses Vitamin, dann führt dies zur Knochenentkalkung. Bei Kindern zur Rachitis, auch Englische Krankheit genannt. Der Tagesbedarf beträgt zwischen 0,17 und 0,20 Milligramm. – Vitamin D steuert auch beim erwachsenen Menschen den Kalziumhaushalt, trägt zur Knochenentwicklung und Knochenerhaltung bei. Befindet sich im hohen Maße im *Lebertran*, in der *Dorsch-* und *Thunfischleber*, in der *Hefe*, in der *Milch*. Aber auch im *Eigelb*. Und zwar in den Eiern jener Hühner, die sich im Freien bewegen dürfen. In viel geringerem Maße ist es in jenen Eiern enthalten, die aus „Legebatterien" stammen.

Läßt man Lebensmittel wie Weizenkeimlinge, alle Gemüsearten, Sauermilch und Hefe sowie auch Obst mit Schale von der Sonne bestrahlen, wird in ihnen das Vitamin D neu geweckt!*

---

* Mit Ausnahme der Kartoffel.

IV. Haut als Gesamtheit gesehen

> *Salate*, mit *kaltgepreßtem Olivenöl* angerichtet und ½ Stunde in die Sonne gestellt, werden zum starken Vitamin-D-Träger. Mit Ausnahme des Kartoffelsalates.
> Nach einem alten Rezept zerdrückt man 1 *Banane*, vermischt sie mit 1 Teelöffel *kaltgepreßtem Olivenöl*. Stellt sie ebenfalls ½ Stunde in die Sonne. Dann rachitischen Kindern zu essen geben oder auch Erwachsenen, die an Kalkmangel leiden. Bringt gute Erfolge.

Zweige eines Olivenbaumes.
Taube des Noach.
Die Sintflut ist zu Ende.
Das Sterben in der Natur vorbei.
Eine Zeit der Ruhe und des Friedens kehrt auf die hart geprüfte Erde hernieder.
Olivenöl ist mit dem Prinzip der Ruhe, des Friedens und des wiederhergestellten Gleichgewichtes in engste Relation zu bringen.

> Haut strecken!
> Haut biegen!
> Zwei Prinzipien in der Hautpflege.
> Zwei Volksmittel erfüllen diese Aufgabe, die wir von einem zweckdienlichen und gesunden Hautpflegemittel erwarten.
> *Essig streckt und kaltgepreßtes Olivenöl biegt.*
> So daß man im Grunde genommen schon mit diesen beiden Mitteln auskommen könnte.

Olivenöl, auf die Haut aufgetragen und gut einmassiert, erzielt die Wirkung „Ruhe nach dem Sturm". Wenn Körper, Seele, Geist erschöpft sind. Wenn alle Kräfte aufgebraucht. – Vor allem am Abend tut eine Einreibung mit kaltgepreßtem Olivenöl nach einem Kräuterbad gut.

Olivenöl ist für unsere Haut das, was Brennmaterial für einen „ausgebrannten Ofen" bedeutet.

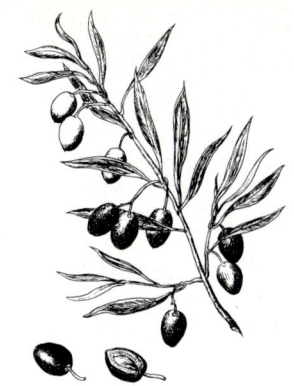

Hält warm und biegsam.
Geschmeidig – beruhigend.
Essig und Öl. Für die Körperpflege.
Nicht vergessen werden darf die Wirkung des **Wassers**.
Das Wasser ist nicht nur zum Waschen da. Wasser übt auf die Haut und über die Haut einen tiefgehenden gesunderhaltenden und heilenden Einfluß aus. Hängt in seiner Spezifität von seiner Temperatur ab. Ob heiß, warm oder kalt. Darüber aber in einem eigenen Kapitel. Hier zunächst doch: Wasser ist zum Waschen da.
Seife und **Wasser** reinigen die Haut. Entfernen Fett und Schweiß und die unangenehmen körpereigenen Gerüche.
Die Seife muß so natürlich wie möglich sein.
Chemische Reinigungsmittel schädigen die Haut.
Schön der Reihefolge nach, bitte.
Zuerst reinigen.
Deswegen. Wasser hat Vorrang.
Dann erst oder, oder.
Obstessig.
Kaltgepreßtes Olivenöl.
Auf die Wurst kann man verzichten.
Bei der Hauptpflege. Wenigstens.

Sterben und Werden

Mentha piperitae aetheroleum, im Europäischen Arzneibuch III besonders empfohlen. Ist derzeit im Handel kaum zu bekommen. – Wird durch das ebenfalls im Arzneibuch angeführte *Minzöl Mentha arvensis aetheroleum*, dem ein Teil seines ursprünglich hohen Menthol-Gehaltes entfernt wurde und das nicht so aromatisch wie echtes Pfefferminzöl riecht, ersetzt. Dieses relativ billige Öl, das von der in Japan, China und Brasilien angebauten Mentha arvensis stammt, sorgt von Zeit zu Zeit in den Zeitungen für Schlagzeilen. Unter der Bezeichnung „Japanisches oder Chinesisches Heilpflanzenöl" wird ihm eine Art „Wunderwirkung" für eine Vielzahl von Beschwerden zugestanden. Daß dabei „dick aufgetragen" wird, steht außer Diskussion. – Ob in der Werbung alles erlaubt ist?

IV. Haut als Gesamtheit gesehen

Durch den Mentholgehalt wirkt jedes Pfefferminzöl spasmolytisch, cholagogisch und antiseptisch. Was nichts anderes heißt, als krampflösend, gallentreibend und keimtötend. Weiters erregt das Pfefferminzöl durch den Mentholgehalt an Haut und Schleimhäuten die Kälterezeptoren und erzeugt dadurch Kälte- oder Kühlungsgefühl. Wir nennen es „Erfrischung".

Unsere Haut.
Was sie ist. Und was sie alles kann.

Wir bekommen nicht einfach „ein Stück Haut" an unserem Geburtstag mitgeliefert. Tragen sie bis zum Friedhofstor am Sterbetag und lassen sie in unser Grab legen. – Nein! Unsere Haut stirbt beständig und wird aufs neue.

In der Oberhaut liegen 20 Zellschichten übereinander, mikroskopisch klein, die Hornhaut, die keine Adern enthält.

Arbeiten wir schwer oder reinigen wir stark beschmutzte Haut mit Sand, Sandseife oder Bimsstein – was durchaus meiner Hautqualität nicht schadet, weil sie dadurch robuster und abgehärteter wird – *dann reiben wir mit dem Waschen Zellschichten ab.* Wir entfernen stark anhaftenden oder öligen Schmutz gemeinsam mit Hautzellen.

Haben wir am nächsten Tag, beim Wachwerden, eine dünnere Haut?

Keine Angst. Vor „Verdünnerung" unseres „Außen-Ich".

Über Nacht wachsen diese Hornhautzellen wieder nach.

Nachtsüber passiert aber noch etwas anderes: Wir werfen unter der Schlafkleidung abgestorbene Hautzellen ab. Diese mit dem abgegebenen und eingetrockneten Schweiß vereint, erzeugen den schlechten Geruch gebrauchter Körperwäsche.

Wozu wundern – nein, es ist dies doch etwas ganz Natürliches – klopft man die Körperwäsche eines Menschen aus, der diese längere Zeit hindurch nicht gewechselt hat, so bleibt es nicht allein beim schlechten Geruch, es fallen dann Millionen abgestorbener Hautzellen zu Boden. Sie haben sich in den Poren des Stoffgewebes abgelagert. Durch die Klopfbewegung werden sie frei.

Diese Wahrnehmung führt zu einer ganz eindeutigen Folgerung. Die da heißt. Regelmäßiges Wechseln der Kleidung, besonders der körpernahen Unterwäsche, ist nicht nur sinnvoll, sondern notwendig.

Als die Henne über den Hof lief, um rechtzeitig vor die

Kammertür zu kommen, wo die alte Großmutter bereits dabei war, Hühnerfutter in großzügigem Wurfbogen in den Hof hineinzustreuen, schrie die neben ihr stehende kleine Michaela entsetzt auf.

„Omi, Bibi nackerbazzi."

Die alte Bruthenne hatte ihre junge Brut gut aufgezogen. Und soweit gebracht, daß sie sich selbständig machen konnte. Jetzt ging sie in die „Mauser". In den Federwechsel.

Auch die Vögel erneuern ihr Kleid. Regelmäßig. Jährlich.

Die ausgewachsenen Federn fallen aus. In der entsprechenden Federanlage der Haut wachsen neue nach.

Die Mauser vollzieht sich grundsätzlich nach bestimmten Regeln. Bei heimischen Vögeln zu bestimmten Jahreszeiten. Normal nach der Brutzeit. Oder im Frühjahr. Bei Greifvögeln dauert die Mauser bis zu sechs Monate. Weil sie auch während dieser Zeit voll flugfähig sein müssen, um genügend Beute zu schlagen.

Interessant ist die Beobachtung, daß bei allen Vögeln die Mauser in einer erblich fixierten Reihenfolge vor sich geht.

Die auffallendste Mauser ist der Federwechsel vom Jugendkleid in das Altersgefieder.

Die Mauser der Vögel entspricht bei den Säugetieren dem Haarwechsel. Er ist jahreszeitlich bedingt. Führt zum „Sommerhaar" und zum „Winterpelz". Dabei ändern sich Farbe, Dichte und Länge des Haares, besonders der Unterwolle. Es geht hier um Kälte-Wärme-Ausgleich einerseits, aber auch um Tarnmöglichkeit im Wechsel der Landschaft.

Im Frühjahr erscheint das Wild „ruppig", wenn das Winterhaar büschelweise ausfällt. Das kommt wieder der Vogelwelt zugute. Vögel verwenden diese „Wildhaare" gerne als Nistmaterial in ihren Nestern.

„Weißer Hornung stärkt die Felder", hofft der Bauer und befürchtet gleichzeitig: „Wenn im Hornung die Mucken geigen, müssen sie im Märzen schweigen."

Hornung sagt der Bauer. Und meint damit den Februar.

Wenn der Bauer „Hornung" sagt, denkt er sicher kaum mehr an Kaiser Karl den Großen. Denn der „hornunc", der Februar, ist der einzige Monatsname aus Kaiser Karls Liste, der sich erhalten hat. Und war schon damals, zu dieser Zeit, alt.

Der „Hornung" ist die „Abwurfzeit". Jene Jahreszeit, in der Geweihträger ihr Geweih abwerfen. Obwohl sie je nach

IV. Haut als Gesamtheit gesehen

Wildart individuell verschieden ist. Von Oktober bis April gehen kann. Im Februar aber ihren Höhepunkt erreicht.

Das „Abwerfen" ist ein physiologischer Vorgang im jährlichen Zyklus der Geweihbildung. Der Gleichschritt mit einer Neubildung hält.

Ein Sterben und Werden in der Tierwelt. An Federkleid, Pelz und Geweih. Ein kleiner, unvollständiger Hinweis nur. – Denke dabei ordnungshalber an das „Abhäuten" der Schlangen.

Wie verhält es sich mit dem Sterben und Werden der Haut?

In der untersten Schicht unserer Epidermis geht die beständige Verjüngerung unserer Haut vor sich. Dort, in der sogenannten *Keimschicht (Stratum germinativum)*, erneuern sich die Hautzellen. Von dort aus erfolgt der Zellnachschub. Innerhalb von 30 Tagen dringen diese Neuzellen bis an die Oberfläche vor. Unterwegs härten sie, verhornen sie. Haben dann nicht mehr die Fähigkeit, sich zu teilen. Also aufbauend auf das Hautgebilde einzuwirken, was sie auch nicht mehr zu tun brauchen, weil sie ihre Aufgabe des Nachschubes erfüllt haben. Würden jetzt als nutzloser Mitläufer die Haut nur mehr belasten. Deswegen sterben sie ab. Und werden abgestoßen.

Dieses Sterben und Werden erleben wir eigentlich Tag für Tag.

Aber wer achtet schon darauf?

Wenn er bei seiner Morgentoilette Hautschüppchen und Haare in seinem Kamm findet. Ärgert er sich höchstens und wird unruhig. Dabei bitte bedenken, daß mäßiges Schuppenabstoßen eine Selbstverständlichkeit ist. Und daß einem gesunden Menschen täglich bis 50 Haare ausgehen. Weil auch diese sich beständig erneuern.

Sterben.
Werden.
Sterben ist Werden.
Sichtbar an Haut und Haaren.
Spürbar im geistig-seelischen Sinne.

Hier, an Seele und Geist, geht es nicht um „Abhäuten" und „Haarelassen". Hier geht es um „Ablegen und Annehmen". Sichtbar in der Persönlichkeitsbildung. Spür- und fühlbar in der Ausstrahlung.

Herr,
von einem Tag zum andern
laß mich mehr
sterben.
Nur so allein erreich' ich
mein Werden
über die Erden
zu Dir.

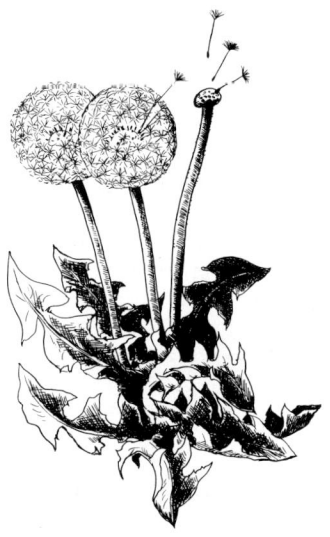

Samen sind Träger des Lebens

Des V. Teiles ganzer Sinn
von Seite 136 bis Seite 196

Kenne ich meine eigene Haut?

Alle Wege werden 136
Die normale Haut 141
Die trockene, empfindliche Haut 151
Die fette, unreine Haut 172
Die Mischhaut 185
Ums Hineinwachsen geht's 194

Alle Wege werden

Unser Leben ist kein Zustand.
Ist Entwicklung.
Kein Sein, das unbeweglich, stabil ist.
Sondern ein Werden.
Ein Sein im Werden.
Sind wir doch unterwegs.
Auf Erden.
Im Werden.
Alle.
Und alles.

Nur von diesem Standpunkt der Wirklichkeit her kann ich erkennen, richtig behandeln. So vieles im Leben. Auch mein ganzes Ich-Selbst. Mit allem, was drum und dran ist. Meinen Charakter. Meinen Typ. Mein Inneres. Und mein Äußeres. Das Momentane. Und das Dauerhafte. Das Vorübergehende. Und das Bleibende.

„Wer verzagt ist in der Jugend, der verzweifelt im Alter."
Eine alte Spruchweisheit, die vieles an sich hat. Die vom Wachsen des Negativen kündet. Vom Augenblick, der folgeträchtig wird. Dem man nur Mut und Hoffnung entgegenstellen kann. Verzagtheit oder gar Verzweiflung zeitigen nichts Positives.

Verzagen oder gar verzweifeln?
Warum?
Wozu?
Und kommt es noch so „dick" auf uns zu.
Was Niedergeschlagenheit alles anrichtet.
Wie eine schwere, unbekannte Wolke senkt sie sich auf den Menschen herab.
Drängt ihn zur Seite.
Hinein in eine Ecke.
Isoliert ihn.
Schneidet alle Wege ab.
Verdammt ihn zur Inaktivität.
Läßt ihn nur mehr seine Insuffizienz sehen.
Sperrt ihn im eigenen Hause ein.
Läßt die Jalousien, die Rolläden, an den Fenstern der Seele herunter.
Macht das eigene Haus zum Kerker. Sich seiner selbst zum Gefangenen.

V. Kenne ich meine eigene Haut?

Düstere Schwermut lastet über einem. Melancholie. Schwarzgalligkeit.

Zustände, die jeder kennt. Keinem fremd sind. Gleich dem Feuer, das reinigt und stählt.

Erst als immer wiederkehrender Zustand einen traurigen, depressiven Typ aus uns machen.

Ein Leiden, von dem nicht wenige Menschen geplagt werden. Unabhängig von Alter und Geschlecht.

Endogen, heißt „im Haus geboren".

Bedeutet ein seelisches Tief, „im eigenen Hause geboren". Das im eigenen Körper entsteht. Von innen kommt. Bei mir daheim ist.

Wir sprechen dann von *endogener Depression*.

Niedergeschlagenheit. Seelische Verstimmung. Traurige Stimmung. Die immer wiederkehrt. Krankheitscharakter annimmt. Einem Menschen aber einen Stempel aufprägt. Sein Wesen bestimmt.

Aus ihm einen depressiven Typ macht.

Depressionen kommen nicht allein. Haben eine große Gefolgschaft.

Schlafstörungen.

Kopfschmerzen.

Appetitlosigkeit.

Verstopfung, die im Handumdrehen in Durchfall überwechseln kann.

Gewichtsverlust. Ohne ersichtliche Ursache. Auch ein ins Auge springendes Zeichen von Depression.

Depressive Seelenzustände mit allem Drum und Dran können nicht ohne negative Auswirkung auf die Haut bleiben. Müssen auf unser „äußeres Ich" einen Einfluß ausüben. Sich bemerkbar machen. Den Typ meiner Haut beeinflussen.

Die Frage „Kenne ich meine eigene Haut?" ist durchaus berechtigt.

Weiß ich, daß es bestimmte Typen, Erscheinungsarten der Haut gibt?

Welcher Hauttyp ist der meine?

Bei der Pflege der Haut ist es nicht damit abgetan, die ungünstige, negativ auffallende „Hautsprache" zum Verstummen zu bringen, sondern ich muß bei der Behandlung tiefer gehen. Muß mittels „Pflegemittel" den „internen" Zustand erfassen. Beeinflussen. Heilen.

Die wichtigsten vier Hauttypen sind:

Die normale Haut.
Die trockene, empfindliche Haut.
Die fette, unreine Haut.
Die Mischhaut.

Es stimmt wohl, daß keiner „aus seiner eigenen Haut schlüpfen kann". Daß er auch einem bestimmten Hauttyp angehört.

Es stimmt jedoch nicht, daß man dagegen „nichts" unternehmen kann.

Unseren eigenen Hauttyp kennen und richtig behandeln, hilft uns sicher ein Stück weiter auf dem Weg zu uns selbst.
Wege werden.
Alle Wege werden.
Auch der Weg zu dir selbst.
Manchmal auf Umwegen über die Mutlosigkeit.
Oder über Depressionen.
Hin zu deinem Typ.

Erhebender Morgentrunk:

Eine Tasse Tee richtiger Zusammenstellung kann in ihrer Gesamtheitswirkung unsere innere Disposition merklich beeinflussen. Dies besonders, wenn am Morgen nüchtern getrunken.

Johanniskraut 4 Teile, *Andorn* 3 Teile, *Pfefferminze* 3 Teile, *Dost* 2 Teile und *Salbei* 1 Teil.

2 Teelöffel der Mischung mit ¼ l kochendem Wasser abbrühen. 15 Minuten ziehen lassen.

Bei seelischem Tiefstand:

Melisse 4 Teile, *Weißdorn* 4 Teile, *Quendel* 3 Teile, *Schafgarbe* 3 Teile, *Taubnessel* 3 Teile, *Birkenblätter* 2 Teile und *Brennessel* 1 Teil.

Im Aufguß zubereiten. 2 Teelöffel für ¼ l kochendes Wasser. 15 Minuten zugedeckt ziehen lassen. – Gelegentlich langsam und schluckweise einnehmen, um ein seelisches Tief leichter zu überwinden.

V. Kenne ich meine eigene Haut?

> **Angstnehmender, beruhigender Abendtrunk:**
>
> *Heil-Ziest* 4 Teile, *Waldmeister* 4 Teile, *Herzgespann* 3 Teile, *Anis* 2 Teile, *Fenchel* 2 Teile, *Kümmel* 2 Teile und *Kamille* 1 Teil.
>
> 2 Teelöffel für ¼ l kochendes Wasser, 15 Minuten ziehen lassen, abseihen. 10 Tropfen *Baldriantinktur* hinzufügen, ½ Stunde vor dem Schlafengehen trinken.

Nach Dr. Edward Bach* ist *Schwarzer Senf (Brassica nigra)* für jene Menschentypen sehr wirksam, die „zeitweise schwermütig werden und sogar in Verzweiflung fallen. Es ist, als ob eine kalte, dunkle Wolke ihr Gemüt überschatten und alles Licht und alle Freude auslöschen würde. Dabei scheint es unmöglich zu sein, irgendeinen Grund oder eine Erklärung für diese Anfälle zu finden. Unter diesen Umständen ist es fast nicht möglich, glücklich oder fröhlich zu sein."

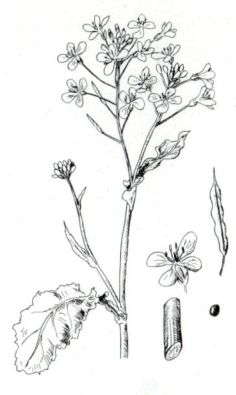

Depressive Typen können als „Mustard- oder Senftypen" charakterisiert werden.

Der Kreuzblütler *Senf* ist in jeder Art und Weise ein Bewältiger der Erdenverhältnisse.

Dort, wo seelisch-geistige Vorspiegelungen im Menschen die Oberhand gewinnen. Wo wirklichkeitsnahe Denkweisen den festen Boden der Realität verlassen und den Menschen in eine gefährliche Unwirklichkeit hineinmanövrieren. – Was letzten Endes krank macht. Weil es selbst schon ein krankhafter Zustand ist. – Dort wird das Heilkraut Senf richtig eingesetzt.

---

* Dr. Edward Bach. 1886–1936. Erfolgreicher englischer Bakteriologe und Homöopath. Entdecker der Blumenmedizin und ihrer Herstellung durch die „Sonnen-Methode".

Was kann man Zielführendes gegen Depressionen tun?

Senfteig-Fußsohlen-Auflage:

Farina Sinapis, frisch gemahlenes *Senfmehl,* am besten selbst herstellen. Vorher Körner vom *Schwarzen Senf, Brassica nigra,* einkaufen. – 2 Eßlöffel voll gemahlener Samenkörner mit ebensoviel *Roggenmehl* vermengen. Unter ständigem Rühren mit *lauwarmem Wasser* einen streichfähigen Teig herstellen. Wobei darauf zu achten ist, daß das Wasser Körpertemperatur aufweist. Wasser über 40° C zerstört die Wirkstoffe. Fermente.

Diesen Teig streicht man nun auf zwei saubere Leinenfleckchen, welche der Größe der eigenen Fußsohle entsprechen. Legt sie über Nacht auf die Fußsohlen auf und befestigt sie mit einem Verband. – Morgens herunternehmen. Die Fußsohlen abwaschen. Abtrocknen und mit *Johanniskrautöl* massieren.

Es ist ratsam, diese Kur 3 Wochen lang durchzuführen und später je nach Bedarf die Auflage 1- bis 2mal pro Woche anzuwenden. – Bei eventuellem Entstehen von Hautbläschen sind die Fußsohlen vorher mit *Schweinefett* einzureiben.

Senfteig-Auflagen erweisen sich deswegen als so hilfreich, weil sie eine intensive Steigerung der Durchblutung hervorrufen. Durch die Hautdurchblutung wird eine Tiefenwirkung erzielt und der Stoffwechsel stark angeregt.

Man kann auch *Senfmehl* im Mischverhältnis 1:4 in *kaltgepreßtem Olivenöl* 14 Tage lang ansetzen. Bekommt dann ein sehr wirksames *Senf-Heilöl.* Das aber der Wirkung nach dem Senfteig zurücksteht.

Senf-Heilöl wird am Abend zum Einreiben verwendet. Hilft auch bei Entzündungen der Gelenke und Nerven. Ist stark krampflösend und rasch schmerzlindernd.

Dieses Heilöl, eine Handbreit entlang der Wirbelsäule am Abend eingerieben, nimmt Jammerzustände und Trostlosigkeit. Der Effekt wird verstärkt, wenn man eine Schale *Kräutertee* im Aufguß zubereitet und trinkt: *Melisse* 70 g, *Hopfen* 50 g und *Gelber Steinklee* 30 g.

Den Tee – 2 Teelöffel für 1/4 l kochendes Wasser – 15 Minuten ziehen lassen. Abseihen, 10 Tropfen *Baldriantinktur* beigeben.

V. Kenne ich meine eigene Haut? 141

Es ist notwendig, sich selbst zu erkennen. Danach zu handeln. Eine positive Lebenseinstellung anzustreben. Das Negative links zu überholen. Durch bewußtes Suchen erfreulicher Anregungen. Und durch erlernbare Konzentrationsübungen. Wobei ich mir immer wieder gut überlegte sinntreffende Merksatz-Blöcke vorsage. Solange, bis sie sich in meinem Unterbewußtsein behaupten.

An die Situation angepaßte Vorschläge:

„Ich habe allen Grund zur Freude."
„Der Herr ist mit mir, was kann mir schaden?"

„Jeder Schmerz hat einen tiefen Sinn."
„Jede schwere Stunde für leidende Menschen."

„Mein Herr und mein Gott. Ich bin dein."
„Du hast mich zur Freude erschaffen. Du bist mein."

Die normale Haut

Wir beurteilen einen Menschen – vor allem, wenn wir ihn zum ersten Mal treffen – nach seinem äußeren Erscheinungsbild. Dabei kommt der Haut eine sehr große Bedeutung zu.

Was erwartet man von einer gesunden Haut?

Von einer gesunden Haut erwarten wir uns, daß sie gut durchblutet, „gesund" gefärbt ist, die richtige Spannung aufweist und daß sie nicht zuletzt elastisch ist.

Eine normale Haut zeigt sich nicht zu fett und nicht zu trocken. Fühlt sich samtig und seidenweich an. Ist straff und rosig. Man sieht ihr die gute Durchblutung an. Kann an ihr keine auffallenden Porenöffnungen feststellen.

Um die Haut normal und gesund zu erhalten, muß auf die *regelmäßige Reinigung* großer Wert gelegt werden. Falsche Hautreinigung und falsche Hautpflege können auch eine natürliche, normale und gesunde Haut schädigen. Ja sogar zerstören.

Die *Elastizität* der Haut hängt von der Wasserbindungsfähigkeit der Hornschicht ab. Der Aufenthalt in klimatisierten und zentralgeheizten Räumen trocknet unsere Haut aus. Kann auf die Dauer auch eine normale Haut schädigen. – Die tägliche Lüftung solcher Wohnungen und Arbeitsräume ist unerläßlich. *Überdies soll man auch im Winter täglich wenigstens eine Stunde im Freien verbringen.*

Der *Fett- und Feuchtigkeitsgehalt* der normalen Haut ist gleichmäßig verteilt. – Zur Durchführung einer *Hautprobe* drückt man ein Stück Seidenpapier oder einen Spiegel leicht gegen die Haut. Bleibt nur eine schwache Andeutung des Hautbildes zurück, dann ist der Hauttyp normal. – Preßt man mit der Daumenkuppe gegen den Handrücken, bleibt keine sichtbare Druckstelle zurück. Bei der ausgetrockneten Haut hingegen ist dies der Fall. Normale Haut kann nach längerem Aufenthalt in geschlossenen, zentralgeheizten Räumen dieses Merkmal aufweisen. *Dann ist es an der Zeit, zu lüften oder an die frische Luft zu gehen.*

Eine Ganzkörperwaschung oder eine Dusche kann den *Hautfettgehalt* um 20% verringern. – Werden synthetische Reinigungsmittel verwendet und der Gesamtkörper damit gründlich gereinigt, gehen bis zu 80% der Fettsubstanzen verloren. Und die Haut kann so zur trockenen, empfindlichen Haut degradiert werden.

Deswegen zur Reinigung nur *Naturseifen* einsetzen, die kein Alkali, sondern Fettsäureester mit neutraler Reaktion enthalten. *Medizinische Seifen* entsprechen diesen Anforderungen. Haben eine gute Waschwirkung. Schonen den Säureschutzmantel der Haut.

Um seine Haut normal und gesund zu erhalten, darf das *Trockenbürsten* oder die *Bürstenmassage* nicht unterschätzt werden. Nach einem Vollbad oder einer Dusche durchgeführt, fördert es eine bessere Durchblutung der Haut. Macht sie aktiv. Regelt so von selbst ihren Wasser-Fettgehalt. – Man verwendet dazu Badebürsten, deren Borsten in Büscheln nicht zu dicht nebeneinander stehen dürfen,

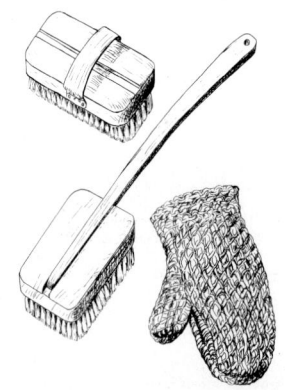

V. Kenne ich meine eigene Haut?

elastisch und 20 mm lang sind. Anstelle der Bürste aus Naturborsten können auch Massagehandschuhe aus Sisal genommen werden.

> ### Trockenbürsten richtig durchgeführt:*
>
> Hautbürsten ist die beste und ausgezeichnetste Hautpflege. Fördert die Durchblutung des gesamten Körpers. Beschleunigt die Entschlackung. Hebt das Gemüt. Führt hin zur Opferfreudigkeit und Opferbereitschaft. Nimmt die Wehleidigkeit.
>
> Bei offenem Fenster, gleich nach dem Aufstehen, ohne Luftzug durchführen.
>
> Am besten eignet sich zur Anwendung ein *Sisal-Massage-Handschuh*.
>
> Den ganzen Körper von unten nach oben abreiben. Beginnend am rechten Bein. Dann das linke. Leib, Rücken. Rechter Arm. Linker Arm. Zuletzt die Brust. Die Striche immer von unten nach oben, dem Herzen zu. – Am Leib von außen nach innen, im Uhrzeigersinn.
>
> **Achtung:** Nie mit Wucht oder Druck bürsten. – **Es darf nur zur leichten Hautrötung kommen.**
>
> Das Hautbürsten geht ohne Wasser vor sich. **Ist eine Trocken-Hautbehandlung.**
>
> *Dauer der Bürstenmassage:* Bis 5 Minuten.

Als Selbstkontrolle einer zielführenden Trockenbürstung gilt eine sichtbare Rötung der Haut. Und als Zeichen der Durchblutungssteigerung eine spürbare Durchwärmung des Gesamtorganismus. Verschwinden der Müdigkeit. Steigerung der Körperfrische und der Leistungsfreude.

So wertvoll das Trockenbürsten für die richtige Hautfunktion ist, soll es nicht länger als 3 Wochen lang durchgeführt werden. Nach einwöchigem Aussetzen erst wieder beginnen.

Hier gilt das gleiche Verhalten wie beim Kräutertee-Genuß: Durch Gewohnheit fehlt der Anreiz auf Haut, Nerven und Blutgefäße. Die Empfindungen werden abgestumpft und die Wirkung vermindert.

---

* Nach Pfarrer Kneipp

Gegen Hautfunktionsschwäche:

Dazu empfehle ich *Echinacea-Salbe*, in der Apotheke erhältlich. Damit wird am Abend vor dem Schlafengehen der Gesamtkörper nach Bad und Trockenmassage eingerieben. Morgens nach dem Aufstehen mit verdünnter *Arnikatinktur* nachbehandeln. – Das macht man am besten so: Den Waschlappen unter das fließende kalte Wasser halten. Leicht ausdrücken, 1 Eßlöffel voll Arnikatinktur daraufgießen. Vom Kopf angefangen, hinunter abreiben.

Eine Schale Kräutertee am Morgen:

Thymian 4 Teile, *Birkenblätter* 3 Teile, *Brennessel* 2 Teile, *Weiße Taubnessel* 2 Teile und *Odermennig* 1 Teil.

Zubereitung: Im Aufguß, 2 Teelöffel für $1/4$ l kochendes Wasser. 15 Minuten Ziehdauer.

Warum ich Echinacea-Salbe empfehle? – Weil sie ein Naturprodukt ist. Aus der Wurzel des *Schmalblättrigen Sonnenhutes (Echinacea angustifolia)* nach wissenschaftlichen Erkenntnissen erzeugt. Der Sonnenhut stand von jeher bei den Indianern Nordamerikas wegen seiner heilenden Kraft im höchsten Ansehen. – Es ist nicht zu widerlegen, daß Gesamtauszüge aus Heilpflanzen eine sehr ausgedehnte Breitenwirkung erzielen. Das trifft bei der Echinacea-Salbe zu.

Zur weiteren indirekten Pflege der Haut nimmt man mehrere Wochen hindurch täglich 3mal 20 Tropfen des Homöopathikums *Echinacea D4–D6* ein. Es stärkt die allgemeine Abwehrfähigkeit des Gesamtorganismus. Besonders was die Anfälligkeit auf Allgemein-Infektionen betrifft. Wie bei Erkältungserkrankungen und zur Unterstützung verschiedener Hautkrankheiten, beispielsweise der Schuppenflechte. „Echinacea" fördert die Widerstandskraft der Haut und wirkt stark vorbeugend.

Uns muß immer eines bewußt sein, daß wir eine Verantwortung tragen. Die Haut pflegen müssen, welchen Hauttyp wir auch besitzen. Ist es eine normale, gesunde Haut, die nicht zu trocken und nicht zu fett ist, können wir glücklich sein. Die Haut- und Schönheitspflege wird uns nicht viel Kummer bereiten und keine Sorgen verursachen.

Die Haut stellt ein Organ unseres Körpers dar, das sehr vielen Einflüssen ausgesetzt ist. Die von innen kommen können, von Verdauung, Stoffwechsel- und Drüsenstörungen,

… aber ebenso von den Nerven. Die Haut ist auch von außen her nicht immer geschützt und beschützt. Z. B. bei Wetterschwankungen, durch Umweltverschmutzung und Einfluß an der Arbeitsstätte. – Darüber hinaus erwarten wir von unserer normalen Haut, daß sie gut atmet, Schweiß und Talg im richtigen Ausmaß und zur richtigen Zeit bildet und absondert. Die Ausscheidung des Körpers nach außen hin weitergibt. Und temperaturausgleichend wirkt.

Die Beziehungen einer gesunden Haut zum Nerven- und Gefäßsystem, zu den hormonellen Regulationsorganen, den Abwehr- und Immunisierungsvorgängen und somit zum Gesamtstoffwechsel, können und dürfen nicht übersehen werden.

Auch unser Gefühlsleben, betätigt durch Empfindungen, wird durch Berührung über die Haut zum Großteil eingeleitet und in Bewegung gesetzt. Angefangen vom Händedruck.

Die Funktion der Haut ist von größter Bedeutung.

Auf eine gesunde Funktionsstärke der Haut soll man unbedingt achten.

Nicht wenige Gesundheitsstörungen können dadurch leicht und billig vermieden werden: Erkältungskrankheiten. – Infektionskrankheiten. – Entzündungsbereitschaft. – Zirkulationsstörungen. – Stoffwechselstörungen.

Leber-, Darm- und Nierentätigkeit geregelt und in Ordnung gehalten, trägt sehr viel dazu bei, daß die Hautfunktion gesteigert wird. – Umgekehrt aber übt eine geregelte Hautfunktion auf den gesamten Oberbauch und auf die Nieren einen günstigen Einfluß aus. – Also eine sehr wertvolle Wechselwirkung.

Zur Steigerung der Hautfunktion:

Acker-Schachtelhalm 30 g, *Andornkraut* 20 g, *Löwenzahnwurzel* 20 g, *Meisterwurz* 20 g, *Queckenwurzel* 20 g, *Eichenrinde* 10 g, *Faulbaumrinde* 10 g, *Ringelblumen-Blüten* 10 g und *Salbeiblätter* 10 g.

1 Eßlöffel voll mit ¼ l kaltem Wasser übergießen. Über Nacht stehen lassen. Morgens aufkochen, abseihen. Mäßig warm auf nüchternen Magen trinken. – 3 Wochen hindurch. Dann 6 Wochen lang aussetzen. So abwechselnd die Kur öfters wiederholen.

Wir können nicht genug Wert auf eine gute Hauttätigkeit legen. Sie zielbewußt anstreben.

Die naturgemäße Pflege der Haut wird viel zuwenig gewürdigt und durchgeführt.

Merksätze zur Pflege normaler Haut:

Zum täglichen Waschen und für Bäder darf *Seife* verwendet werden. Sie soll fetthaltig und sehr milde sein.

Alle *Haut- oder Gesichtswässer* dürfen nur einen niedrigen Alkoholgehalt aufweisen.

An *Hautcremes* leichte und schwach fetthaltige Cremes verwenden.

Trockenbürstungen, von Zeit zu Zeit durchgeführt, sorgen für eine gute Durchblutung und verhindern das zu rasche Altwerden der Haut.

Bäder mit Kräutertee-Zusätzen halten die Haut frisch. Wirkungsvoll gegen frühzeitige Faltenbildung.

Mein Erfahrungsschatz in punkto normaler Haut:

Goldmelissentee zur Gesichtshautpflege:

Am Abend, 1 Stunde vor dem Schlafengehen, 1 Tasse *Goldmelissentee (Monarda didyma)* im Aufguß zubereiten und trinken. Entspannt und verleiht dem Gesicht am nächsten Morgen ein frisches, ausgeruhtes Aussehen. – 2 Teelöffel für $1/4$ l kochendes Wasser. 15 Minuten ziehen lassen.

Die Wirkung wird dadurch verstärkt, indem man ein doppeltes Quantum Blütentee zubereitet, die eine Hälfte einnimmt, mit der anderen das Gesicht langsam und gründlich, ohne Verwendung von Seife, nachwäscht. Nicht abtrocknen, sondern im warmen Raum von selbst eintrocknen lassen. Aber nicht mit der nassen Gesichtshaut zu Bette gehen.

Gesichtswasser mit Arnika:

Ein *Gesichtswasser* mit der Heilpflanze *Arnika (Arnica montana)* selbst hergestellt, gilt als vorzügliches Nachreinigungsmittel bei normaler Haut. Auf einen Wattebausch gegeben, reibt man damit das Gesicht und den Hals sanft ab. Wobei man neben dem Vorteil des Wohlgeruches auch die heilende, straffende Wirkung der Arnika und den hautnährenden, beruhigenden Einfluß des Bienenhonigs verspürt.

So wird dieses Gesichtswasser zubereitet: *Rosenwasser* und *Orangenblütenwasser* sind Nebenprodukte bei der Erzeugung von ätherischen Ölen und in Apotheken erhältlich. Beide Kosmetikwässer besitzen einen anregenden Duft. Wirken beruhigend, hautverschönernd und hautfreundlich. Man nimmt von beiden je 50 g, vermischt sie in einem feuerfesten Gefäß, erwärmt auf Hauttemperatur, ca. 36° bis 37° C, gibt einen Kaffeelöffel voll echten *Bienenhonig* hinein und löst diesen darin. Dann von der Feuerquelle wegnehmen, abkühlen und 10 g 70%ige *Arnikatinktur* hinzufügen. In ein dunkles Fläschchen füllen, gut durchschütteln. Dunkel und kühl lagern.

Einreibemittel zur Reinigung und Pflege der Haut:

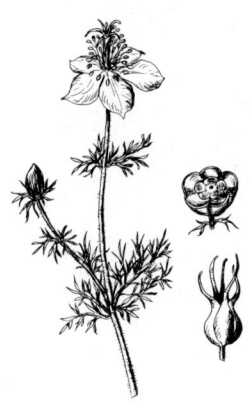

In ¹⁄₂ l 75%igen *Alkohol* werden 150 g zerstoßene *Schwarzkümmel-Früchte (Nigella sativa)* gegeben. Das ganze in einer weithalsigen, gut verschließbaren Flasche durchmischen, ins Wohnzimmerfenster stellen. Täglich schütteln. Nach 2 Wochen abseihen und mit *destilliertem Wasser* auf 20% abstimmen.

Als *Einreibemittel* verwendet, leistet diese Tinktur nicht nur bei Kieferschmerzen und Rheuma gute Dienste, sondern ist auch ein vorzügliches Körperpflegemittel. Hilft mit, die Gesichtshaut rein und gepflegt zu erhalten. Eignet sich zu Teil- oder Gesamteinreibungen. – In 20%iger alkoholischer Lösung besonders für *normale Haut* empfehlenswert.

Zur allgemeinen Belebung der Haut:

Mit *Arnikablütenöl* massiert man den Körper, womöglich abends, gründlich und vorsichtig. Morgens als Nachbehandlung verdünnte *Arnikatinktur* verwenden. – Das macht die Haut widerstandsfähig und belebt im allgemeinen sehr gut.

Zubereitung von Arnikaöl: 60 g getrocknete *Arnika-Blütenblätter (Arnica montana)*, ohne Blütenkorb, werden in 1 l *kaltgepreßtem Olivenöl* 14 Tage lang in der Wärme oder an der Sonne im geschlossenen Glasgefäß angesetzt. Dann abseihen, auspressen. Dunkel und kühl lagern.

Hautpflege von innen heraus:

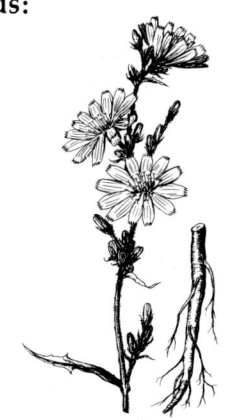

10 g *Wegwarte-Blüten-Blätter-Gemisch (Cichorium intybus)* mit 1 l kochendem Wasser übergießen, 15 Minuten ziehen lassen, abseihen. In eine Thermosflasche füllen. Nicht süßen. Während des Tages dieses Quantum trinken. Fördert von innen heraus die Hautpflege.

Anstatt des Tees kann man auch frischen *Preßsaft in Milch* einnehmen. Täglich 3mal 1 Eßlöffel voll.

Die lange „kosmische" Wurzel der Wegwarte bohrt sich tief in den Boden und sorgt für eine gesunde Bodenständigkeit und Erdhaftigkeit. Die Blüten hingegen, zartblau, sind immer nach Osten hin orientiert. Öffnen sich mit der morgendlichen Sonne und verwelken, nachdem diese den Höhepunkt erreicht hat. Dieses „frisch-sonnenhafte Ausgerichtet-Sein" sagt viel über die Wirkungskraft der Pflanze aus. Eine Wirkungskraft, die via Magen-Darm-Leber-Haut geht.

Frauenmantelöl als Hautreinigungsmittel:

Setzt man *Frauenmantel-Kraut (Alchemilla vulgaris)* in *kaltgepreßtem Olivenöl* im Verhältnis 1:4 14 Tage lang in einem warmen Raum an oder läßt man es in der Sonne stehen – am besten am Fenster – so bekommt man nach dem Abseihen und Auspressen ein hervorragendes Pflegemittel für die Haut. Das besonders für den normalen Hauttyp geeignet ist.

Hier gibt es zwei Komponenten, die zusammenhelfen: Das Heilkraut *Frauenmantel* und die Heilkraft des *Olivenöls*. Der Frauenmantel wirkt entzündungshemmend, zusammenziehend, wundheilend gleichzeitig auch blutreinigend. Und das Olivenöl sorgt für ein glattes Aussehen der Haut. – So daß man Frauenmantelöl zur Nachbehandlung von Operationswunden und zur Vernarbung mit Erfolg anwendet.

Als Abwechslungs-Behandlung:

Aus *Frauenmantel-Kraut* kann man einen alkoholischen Auszug zubereiten, der die gleiche Heilwirkung wie *Frauenmantelöl* besitzt, aber mit dem einen Unterschied, daß er die Haut nicht „biegt", so wie das *Olivenöl*, sondern straff macht. – Verwendet man *Frauenmantelöl* am Abend, dann ist es günstig, am nächsten Morgen *Frauenmantel-Alkohol*, *Frauenmantel-Auszug* oder *Frauenmantel-Tinktur*, wie man es nennen kann, einzusetzen.

Zubereitung der Tinktur: 250 g frisches, blühendes *Frauenmantel-Kraut* zerkleinern. In 1 l 96%igem *Alkohol* ansetzen. In einem verschlossenen Glasgefäß 14 Tage lang in die Sonne stellen, täglich schütteln. Dann abseihen. Den Rückstand mit 1 l destilliertem oder abgekochtem und ausgekühltem Wasser 3 Stunden lang stehen lassen. Abseihen. Filtrieren. Beide Flüssigkeiten zusammenmischen. Noch einmal 14 Tage in die Sonne stellen. Schließlich dunkel und kühl lagern.

Diese alkoholische Lösung von ca. 30% eignet sich bestens zur Pflege normaler Haut. Besonders in der Früh nach der Rasur oder nach der Körperpflege die Haut straff hält.

Hautpflege von innen und außen:

Es ist für eine gesunde Haut nicht unbedeutend, ob man von Zeit zu Zeit eine oder einige Tassen *Goldrutentee (Solidago virgaurea)* während des Tages trinkt oder nicht. Dazu kommt noch die äußere Behandlung, die aus *Waschungen* und *Bädern* besteht.

Für *Hand- und Fußwaschungen* nehmen wir für 1 l Goldruten-Abkochung 25 g getrockneter Blüten. Diese Menge reicht als Beigabe für 3 bis 5 l Badewasser. – Für ein *Vollbad* benötigt man 120 bis 150 g *Goldrutenblüten*. Diese werden im getrockneten Zustand klein geschnitten, dem kalten Wasser zugefügt, kurz aufgekocht und 15 Minuten ziehen gelassen. – Zur *Körperabreibung* hingegen genügt 1 l Abkochung mit 30 bis 40 g Blütendroge.

Gesichts- und Körper-Hautpflegemittel:

Monarden- oder Goldmelissenöl (Monarda didyma) ist ein ausgezeichnetes Hautpflegemittel. Für das Gesicht, aber auch für die Körperhaut, wirkt dieses Kräuteröl reinigend, erfrischend und stärkend.

Man sammelt die oberen blühenden Zweigspitzen der Pflanze, zerkleinert sie. 125 g Pflanzenteile für $1/2$ l *kaltgepreßtes Olivenöl*. 14 Tage lang verschlossen ins Fenster stellen. Abseihen, den Rückstand gut auspressen. Das so gewonnene Öl in Fläschchen füllen, dunkel und kühl lagern.

Fenchel-Hautwasser zur allgemeinen Beruhigung:

150 g frisch gegrabener und gereinigter *Fenchelwurzeln (Foeniculum vulgare)* werden zerkleinert. $3/4$ l kaltes Wasser darübergeben, 1 Stunde zugedeckt stehen lassen. Auf die Platte stellen. Kurz aufkochen. Nach $1/2$ Stunde langem Ziehen abseihen. $1/4$ l 70%igen *Alkohol* hinzufügen. In dunkle Fläschchen füllen. Kühl lagern.

Eignet sich zum *Einreiben* normaler Haut. Bei Nervenschwäche. Zur allgemeinen Beruhigung. Als Vorbereitung für größere geistig-seelische Belastbarkeit.

Kamillentee tut immer gut:

Kleine Sonnenscheiben mit weißen Strahlenblüten. Das allseits benutzte Heilkraut *Kamille (Matricaria chamomilla)*.

Wo hilft Kamillentee nicht? Könnte man sich fragen. – Weil die Wirkung in die Breite geht, tut Kamillentee immer gut. 2 Teelöffel getrockneter Blüten mit $1/4$ l kochendem Wasser übergießen, 15 Minuten zugedeckt ziehen lassen, abseihen, langsam und schluckweise trinken. Beruhigt, gleicht aus und fördert das Wohlbefinden.

Mit der gleichen Menge Tee Gesicht und Hände gewaschen, bildet einen wertvollen Übergang von der Hetze des Tages zum gemütlichen Feierabend.

Fügt man diesem Tee 3 Eßlöffel hochprozentigen *Alkohol* bei, hat man ein gutes *Gesichtswasser* zur Hand, das lagerfähig ist und, in geringem Quantum verwendet, seinen Zweck erfüllt.

Als *Badezusatz* kann Kamillentee jederzeit für die normale Haut eingesetzt werden: 100 g Blüten mit 2 l kochendem Wasser überbrühen. 15 Minuten ziehen lassen. Abseihen. –

Solch ein Bad ist von beruhigender, regenerierender und krampflösender Wirkung. Gilt als großartiger Geruchsschlucker. Vertreibt Kopfschmerzen und verhilft zu gutem Schlaf. Vor allem dann, wenn das Bad abends vor dem Schlafengehen genommen wird.

Die trockene, empfindliche Haut

Die trockene Haut *leidet Mangel.*
Mangel an *Wasser.*
Mangel an *Fett.*
Die *Talgdrüsen* sind träge.
Eine trockene Haut bringt Vorteile, aber auch Nachteile mit sich.

Der **Vorteil** besteht darin, daß die Haut *feinkörnig und dicht gewebt* ist. Der **Nachteil** sind *Steifheit, große Empfindsamkeit mit starker Verletzbarkeit und Neigung zur frühzeitigen Fältchenbildung.*

Beim „Trockenen-Haut-Typ" ist der *Fett-Feuchtigkeitsgehalt* der Haut vermindert. – Beim *Hauttest* bleibt weder auf dem Spiegel noch auf dem Seidenpapier ein sichtbarer Abdruck zurück. Beim *Fingerkuppendruck* auf dem Handrücken verstreicht einige Zeit, bis die sichtbare Druckstelle wieder verschwunden ist.

> Trockene Haut muß nicht angeboren oder vererbt sein. Sie kann ursprünglich „normal" oder auch „fett" gewesen sein, ist aber falsch behandelt worden. Durch äußere *Säure- und Alkoholanwendung.*

Die trockene Haut ist eine empfindliche Haut. Da die toten Zellen der oberen Schicht rasch abgestoßen werden, noch bevor die neue Schicht darunter richtig entwickelt ist, entstehen beim Scheuern grober Gegenstände leicht Verletzungen. Einer solchen Haut muß man behilflich sein, sich selbst helfen zu können. Muß sie schonen und richtig behandeln.

Ganz im Vordergrund einer „Hautsanierung" muß die richtige *Ernährung* stehen. Und da kann ich nichts Besseres als eine **Weizenkeim-Kur** empfehlen, um dem Körper Vitamine und Mineralsalze zuzuführen.

Weizenkeime sind natürliche Vitaminspender. Enthalten reichlich Vitamine. Darunter die für die Hautfunktion so wichtigen essentiellen Fettsäuren Linol- und Linolensäuren. Früher nicht selten als Vitamin F bezeichnet. Ist nicht nur von kosmetischer Bedeutung, sondern hat eine lebenswichtige Schutz- und Regulierfunktion auszuführen.

Als Mangelerscheinung gelten der Fettmangel der Haut, brüchige Nägel und übermäßiger Haarausfall. Die Ursache ist meist in falscher Ernährung zu suchen.

> Das Wunder im Kleinen tritt uns immer wieder in der Natur entgegen.
> Alles Lebende ist eine Welt für sich. – Nicht isoliert. Nein. In sich zwar abgeschlossen, aber so gestaltet, daß es anderes Leben beeinflussen, fördern und kräftigen kann. Alles um uns herum ist ein Teil des Ganzen.
> Überlegende Gedanken sind es, die unser Leben gestalten. Reich machen. Und wenn es nur um eine *Weizenkeim-Kur* geht. Wo wir bei der näheren Betrachtung eines ausgereiften Weizenkornes beginnen.

Das *Weizenkorn* besteht aus einem stärkehältigen Mehlkern und fünf darüberlagernden Schichten: Der dreischichtigen unverdaulichen Holzfaserhülle, als Hülsenkleie bezeichnet, der Samenhaut und der eiweiß- und ölhaltigen Aleuronzellenschicht, auch Fruchtzellenkleie genannt.

Aleuron, griechischer Herkunft, heißt „Weizenmehl", ist das Reserveeiweiß der Pflanze. Dient dem Keimling als Energiereserve.

Am abgeflachten Ende des Weizenkornes befindet sich der wertvollste Bestandteil, der Weizenkeim.

Weizenkeime werden bei der Vermahlung des gereinigten Weizens als unverändertes Naturprodukt gewonnen.

Im Fachgeschäft angebotene Weizenkeime sind reine Weizenkeime, besonders präpariert. Deren natürliche Zusammensetzung jedoch unverändert geblieben ist. Sie besitzen durch ihre Vielfalt an hochkonzentrierten Aufbau- und heilsamen Inhaltsstoffen eine einmalige Heilkraft.

Diese Heilkraft der Weizenkeime erstreckt sich sowohl auf körperliche als auch auf seelische Leiden.

Weizenkeime wirken in uns vorbeugend.

Führen dem Gesamtorganismus, besonders bei Überbeanspruchung, die so lebensnotwendigen und funktionsfördernden Stoffe zu. So daß sich der Körper durch das rechtzeitige Aufbringen wichtiger Abwehrkräfte selber helfen kann.

Der Einfluß der Weizenkeime auf unseren Organismus ist sehr breit gestreut.

Bei Wachstumsstörungen von Kindern habe ich damit die beste Erfahrung gemacht. Die Eltern waren über die Erfolge sichtlich überrascht: „Nach einer dreimonatigen Zusatzkost mit Weizenkeimen ist der ‚Niegl‘ in die Höhe gewachsen ‚wie losgeschossen‘. Man konnte es nicht übersehen."

Ein siebzehnjähriges Mädchen litt seelisch sehr, weil die Brustentwicklung stark zurückblieb und sie dadurch besonders bei der Sportbetätigung insgeheim, wenn nicht offen, verlacht wurde. Hier hat eine Weizenkeim-Kur geholfen.

Bei sexuellen Störungen, bei Nervenschwäche sowie bei Funktionsstörungen des Herzens und des Magen-Darm-Traktes ist eine sichtbare Besserung zu erwarten.

Weizen im allgemeinen, Weizenkeime aber im besonderen, gelten als Spezialhelfer der Haut.

Durch ihre Vitamine B^1, B^2 und B^6 regeln sie die Nerventätigkeit und leisten so einen wertvollen Beitrag zur richtigen Empfindsamkeit der Haut. Bewahren vor Überempfindlichkeit. – Durch das blutbildende Antiskorbut-Vitamin C, das antirachitische Vitamin D, das Fruchtbarkeits-Vitamin E, wird der Gesamtstoffwechsel gefördert, die Durchblutung beschleunigt, die Wirkungskraft des Blutes gestärkt und so von innen heraus manche Krankheit im Entstehen verhindert oder ihre Entwicklung abgebaut. Deutlich kommt das bei *Hautunreinheiten* zur Geltung. Bei *Ausschlägen*, bei *Flechten* sowie bei allen anderen Folgeerscheinungen *unreinen Blutes*, nicht ausgenommen die *Furunkulose*. Auch die Bildung frühzeitiger Falten und Fältchen wird verlangsamt. Vorzeitige Übermüdung hintangehalten. Kreislaufstörungen eingeschränkt.

Weizenkeime als Zusatz zur Normalkost:

Beim Einkauf von Weizenkeim-Präparaten auf das Aufbrauchsdatum achten. Ältere Lagerware hat nur mehr stark verminderte Wirkungskraft.

Die kleinen, gelben, unscheinbaren Flöckchen von wunderbarem Nähr- und Heilwert sind auch geschmacklich ausgezeichnet. Sie werden als *Zusatzkost* bis zu 2 Eßlöffeln pro Tag über das Essen gestreut. Dazu eignet sich vorzüglich jede

Art von Müsli. Auf Butterbrot oder Marmeladebrot gegeben, munden sie zweifellos gut.

Nach 3 Wochen täglichen Genusses abbrechen und vor der Wiederholung einige Zeit aussetzen.

In den Weizenkeimen befinden sich neben hochwertigem Eiweiß und Fett auch sehr feine Phosphate, die zur Erhaltung unserer Nervenzellen lebensnotwendig sind. Wirken so gegen die Vergeßlichkeit. Fördern aber vor allem die geistige Entwicklung heranwachsender Menschen. Können in den Entwicklungsjahren nicht hoch genug eingeschätzt und zur regelmäßigen Anwendung empfohlen werden. – Bei geschlechtlicher Selbstbefriedigung, Onanie oder Masturbation, die als unterbewußte Triebhandlung schon im Kindesalter vorkommt, während der Pubertätszeit vorübergehend sehr verbreitet sein kann, ist die Verwendung von Weizenkeimen als häufiger Zusatz zur Normalkost sehr anzuraten.

Weizenkeime, wichtig zur Ernährungsreform:

Weizenkeime sind ein hochwertiges, konzentriertes Nahrungsmittel und vor allem dort sehr wichtig, wo man begonnen hat, eine energische *Ernährungsreform* in der Familie durchzuführen. Hier verwendet man Weizenkeime regelmäßig als Zusatz zur Normalkost. Weil durch die denaturierte, unterwertige Nahrung – oft in Konservendosen – der „verzivilisierte" Mensch an Mangelerscheinungen leidet.

Nach erfolgter Ernährungsreform und nach funktionierender natürlicher Vollwertnahrung sind Weizenkeime nur mehr gelegentlich nötig.

Welcher Unterschied besteht zwischen Weizenkeimen und Weizenkeimlingen?

Weizenkeime im allgemeinen sind der wertvollste Bestandteil eines Weizenkornes in Trockensubstanz. – Als *Weizenkeimlinge* hingegen bezeichnet man gesproßten Weizen. Die Keimlinge vermitteln einen hohen Anteil an Nähr- und Mineralstoffen. Besonders wertvoll für Menschen mit Problemhaut.

Weizenkörner kann man selbst zum Keimen bringen. Auf großer flacher Schale wird abgewogenen Körnern, in dünner Schicht ausgebreitet, die doppelte Gewichtsmenge frisches Wasser zugesetzt. Bei einer Temperatur von 15° C ist innerhalb von 36 Stunden das gesamte Wasser aufgesogen. – Jetzt folgt Arbeitsgang 2: Man legt eine Schicht, mit nicht mehr als höchstens 2 bis 3 Körnern übereinander, auf einen mit Mull bespannten Rahmen und läßt das Korn bei 17° C 2 bis 3 Tage keimen. Diese Keimlinge werden roh gegessen.*

Es geht auch anders: Anstatt Schalen kann man gewöhnliche, angefeuchtete Sackleinwand verwenden. Die Keimungszeit beträgt 4 bis 5 Tage. So sollen die Sprießlinge am schmackhaftesten sein.**

Erprobte Rezepte mit Weizenkeimlingen als Zusatz- oder Ergänzungskost:

1. *Gesproßter Weizen* mit *Haferflocken*, einigen Fäden gerissenem *Kren* und 1 Eßlöffel voll *Apfelmarmelade* vermischt, ergibt ein ausgezeichnetes leichtes Frühstück.
2. *Gesproßte Erbsen:* ,,Trockenerbsen läßt man auf 2½ cm auskeimen. Die Keimzeit beträgt 10 Tage. Dabei nehmen sie an Gewichtsvolumen fast das Doppelte zu und geben infolge dessen auf dem Tisch und zur Sättigung im Vergleich zu nur eingeweichten und gekochten Erbsen beinahe doppelt so gut aus."*** – Gesproßte Erbsen mit der gleichen Gewichtsmenge *Weizenkeimlingen*, mit *kaltgepreßtem Olivenöl* und *Zitronensaft* zubereiten. ½ Stunde in die Sonne stellen. Das ergibt einen wertvollen Mischsalat im Winter und kann zu jeder Hauptmahlzeit als Beilage, aber auch als Vorspeise genossen werden.
3. 2 Eßlöffel *Weizenkeimlinge;* getrocknete *Schafgarben-Blätter, Thymiankraut, Brennessel-Blätter* zu gleichen Teilen pulverisieren und 1 vollen Eßlöffel davon hinzugeben. Mit ¼ l *Sauermilch* übergießen, 1 Stunde bei normaler Zimmerwärme stehen lassen. Mit einem Stück *Vollkornbrot* oder zwei gebratenen *Kartoffeln* verzehren. Stellt ein gesundes, kräftiges Abendessen dar.
4. 5 getrocknete und entkernte *Aprikosen* und ebenso viele *Zwetschken* werden abends mit ½ l kaltem Wasser übergossen. Morgens abseihen und das Wasser nüchtern trinken. – Die eingeweichten Trockenfrüchte fein zerhacken, 2 Eßlöffel *Weizenkeimlinge*, 1 Eßlöffel voll echten *Bienen-*

---

* Nach Dr. Will Kraft
** Nach Dr. Ralph Bircher, in ,,Der Wendepunkt", 1. Dezember 1946
*** Werner Kollath

> *honig* und 1 Eßlöffel gemahlener *Walnüsse* hinzufügen, gut abmischen. Das ganze wird ½ Stunde später mit 2 Stück *Zwieback* zum Frühstück gegessen. – Fördert den Stuhlgang. Belastet den Magen nicht. Für „geistige Schwerarbeiter" bestens zu empfehlen.

Öle und Fette sind unsere kalorienreichsten Lebensmittel. Je 1 Gramm Eiweiß und Kohlenhydrate liefern 4,1 Kalorien oder 17 Joule. Hingegen ergeben 1 Gramm Öl oder Fett 9,3 Kalorien oder 39 Joule.

Braucht der Mensch überhaupt Fette? Und wieviel benötigt er davon wirklich?

Ja, der Körper braucht Fette. Man kann aber verhältnismäßig geraume Zeit auch mit wenig Fett auskommen. Viele Lebensmittel enthalten Fettstoffe, die wir nicht eigens registrieren und wahrnehmen können. Dieses miteingeschlossen, mit „Kochfett" und eventuellem „Streichfett", wie Butter, Brotaufstrich, Ölbeigabe zu Müsli oder Salaten und Marinaden, ist ein Tagesquantum von ca. 50 g für den erwachsenen Menschen als „normalgünstig" zu bezeichnen.

Zu bedenken ist, daß wir bei 22 Minusgraden im Winter mehr Fett für unseren Körper brauchen, als im Sommer bei 34° C im Schatten. Unser Körper benötigt dreimal soviel Energieaufwand für den Wärmeausgleich des Körpers wie zur Erfüllung seines Arbeitspensums. Das Verhältnis steht 75:25.

Akrolein schwächt das Abwehrsystem im Körper und wirkt krebsfördernd:

Akrolein ist eine sehr reaktionsfähige Gruppe chemischer Verbindungen. Es verursacht den beißenden Geruch von Angebranntem, der die Schleimhäute sehr stark reizt. Kann Entzündungen von Bronchien und Lunge hervorrufen.

Akrolein wird durch rauchendes Fett gebildet, also dort, wo man dieses zu hoch erhitzt.

Dunkelbraune Schnitzel und dunkelbraune Einbrenn sind *krebsfördernd*.

Die Feinausmahlung des Weißmehles liefert als „Nebenprodukt" Kleie und Keime. Keime enthalten viele Fett-Eiweißstoffe. Fett aber wird bei der Lagerung leicht ranzig. Blieben also die Keime im Mehl, würde dieses durch die Zersetzung des Öles stark bitter schmecken. Der Konsument mag jedoch kein „bitteres Mehl". – Im Vollkornbrot hingegen sind die Keime mitvermahlen enthalten. Das ist auch die Grundlage für die hohe Qualität dieses Brotes.

Man hat den großen Wert der „Keim-Öle" erkannt. Sie für arzneiliche und diätetische Zwecke isoliert und ausgewertet. – Keime sind schließlich die Wiege der Lebensorganisation der werdenden Pflanzen.

Neben den Weizenkeimen hat das *Weizenkeimöl* eine hochwertige, nicht zu übersehende Bedeutung. Die „Vitamin-Chemie" stuft die Keimöle als reich an Substanzen ein. Wobei besonders unter den ungesättigten Fettsäuren der Hautfunktionsstoff F nicht vergessen werden darf. Weiters können Weizenkeimöle an Nähr- und Wirkstoffen nur von wenigen Nahrungsmitteln übertroffen werden. Von den Patienten wegen ihrer Nähr- und Heilwerte in Flüssigkeitsform nicht selten den Weizenkeimen vorgezogen.

Einkauf von Weizenkeimöl Vertrauenssache:

Weizenkeimöl besorgt man sich nur in Apotheken, Drogerien und Reformhäusern oder bei hochqualifizierten Herstellungsfirmen, die schon beim Einkauf des Weizens für strenge Kontrolle sorgen. Er soll nämlich nur von gesunden Ackerböden stammen, biologisch, ohne Spritzmittel, gezogen werden. – Eigene Institute für biologische Forschung führen laufend die „Biotest-Kontrollen" durch. So daß wir bei Markenware keine Angst zu haben brauchen, schädliche Giftstoffe mitgeliefert zu bekommen.

Weizenkeimöl kann anstatt Weizenkeimen eingenommen werden. 1 Teelöffel voll 2mal täglich. – Als Nachtrunk und zur Ergänzung eignen sich großartig: *Apfelsaft, Schwarzer Johannisbeer-, Kirschen- und Weichselsaft, Joghurt, Buttermilch und Sauermilch.*

Neben der Hautbehandlung „von innen heraus", über die Ernährung, muß der trockenen Haut vor allem genügend *Fett von außen her* zugeführt werden. – Der wirksamste und gesündeste Grundfettstoff ist neben *Weizenkeimöl* kaltgepreßtes *Olivenöl.* – *Süßmandelöl* und *Rahm* sind nicht zu verachten.

Heilpflanzen können als die „*stillen Helfer der Haut*" bezeichnet werden. Fleißige, nicht übersehbare Helfer.

Ich stehe immer wieder voll Bewunderung da und erfreue mich an ihrer Hilfe. Die soweit geht, daß mir bereits das Einsammeln der Heilpflanzen, ihr Umwenden bei der Trocknung, das Zerschneiden und Teezubereiten genügt, um durch die Haut ihre Wirkung günstig zu verspüren.

Das ist aber kein Einzelfall. Viele andere Heilkräuterfreunde machen immer wieder die gleiche Erfahrung.

Heilpflanzen wirken zweifach: von innen nach außen und von außen nach innen.

Diesen bilateralen Effekt erreicht man durch ihre vielseitige Anwendung. Von *Kräutertees, Pflanzensäften, Wurzel- und Rindenpulver, Gemüse und Gewürzen.*

Eine gewissenhafte Köchin und Hausmutter darf dies nicht ignorieren oder übersehen. Muß sich der Konsequenz bewußt sein, daß sie es ist, die für ein gesundes Leben viel beitragen kann. Wobei eine gesunde Haut als Folge einer gesunden Ernährung und Lebensweise anzusehen ist.

Heilkräuter und Heilpflanzen, richtig angewandt, wirken ausgleichend. Verstärken vor allem die natürliche Abwehrkraft im eigenen Organismus. Fördern den Stoffwechsel. Regeln den Kreislauf. Verleihen der Haut ein gesundes Aussehen.

Trockene Haut muß tiefer erschaut werden:

Sie hüllt Menschen ein, die im Innersten ihres Wesens *ängstlich* und *furchtsam* sind. Deswegen allzuleicht vom Leben enttäuscht werden oder worden sind. – Die *Leber* funktioniert nicht ganz. Dies kann verschiedene Gründe haben: Angeboren-Sein, erzogen durch Alkohol-, Medikamente- oder Zuckermißbrauch oder auch durch übermäßigen Ärger verursacht. – Meistens neigen solche Menschentypen leicht zu *Darmträgheit.* – Mitmenschliche Beziehungsstörungen und Ängste können sich auf die *Nieren* schlagen, und sie erfüllen ihre Aufgabe als „Flüssigkeitsregulator" nicht mehr. Und das Erscheinungsmerkmal: trockene Haut. Was nichts anderes ist, als *Mangel an Fett oder Wasser.*

Positiv denken. Ängste abbauen! Das muß als Grundtherapie jeder weiteren Behandlung vorausgehen.

Eine rein äußerliche Behandlung der Haut wäre kaum zielführend. Ohne gesunde Ernährung, Pflege der Leber, des Darmtraktes und der Nieren.

V. Kenne ich meine eigene Haut?

So daß trockene Haut, die gleichzeitig auch empfindlich ist, immer von ihrer psychosomatischen Seite her gesehen werden muß.

Die eigene Haut ist wie ein wertvolles Stückchen Erde. Aus der jeder das Beste herauszuholen hat.

Merksätze zur Pflege trockener Haut:

Wann beginnt man trockene Haut als solche zu erkennen und zu pflegen?

Da trockene Haut empfindsam ist und frühzeitig zur Fältchenbildung neigt, müssen die Eltern schon rechtzeitig die Beschaffenheit der *Haut ihres Kindes* erkennen. Ihm lehren, diese regelmäßig und richtig zu pflegen.

Wobei als Hautpflege Nummer eins bei trockener Haut die *Ernährung* unbedingt miteinzubeziehen ist.

Richtlinien für die Ernährung bei trockener Haut:

Äußerste Vorsicht und Sparsamkeit mit *Konservenkost*.

Alle *chemisch präparierten Lebensmittel* ausschalten. Sowie auch *Weißzucker und Weißmehl*.

Um keine Abhängigkeit von *chemischen Medikamenten* zu schaffen, ist großer Wert auf Heilkräuter- und Heilpflanzen-Anwendung zu legen.

Wie wird trockene Haut richtig gepflegt?

In trockene, empfindliche Gesichtshaut gehört nach Möglichkeit *kein Seifenschaum*.

Extreme Wassertemperaturen meiden. Nicht zu heiß. Nicht zu kalt. Waschungen früh und abends mit *lauwarmem Wasser* durchführen.

Dampfbäder unterlassen. Hingegen öfters *Kompressen* auflegen.

Alkoholfreie Gesichtswässer verwenden. Tinkturen auf Alkoholbasis von der Gesamthaut fernhalten. – *Einreibungen mit Pflanzensäften* sind empfehlenswert. *Kräutertee-Abreibungen* sehr vorteilhaft.

Pflanzenöle und Cremes auf Kräuterbasis zur täglichen Pflege einsetzen. Aber *keine ätherischen Öle* direkt auf die Haut auftragen.

Worauf ist noch besonders zu achten?

Direkte Sonnenbestrahlung bringt trockene Haut leicht zum Welken.

Kalter, trockener Wind direkt mit der Haut in Berührung gekommen, schadet ihr.
Regenwetter, Nebelschwaden, Schneien und *feuchte Luft* im allgemeinen sind die richtige Zeit für Spaziergänge. Pflegen und verschönern die trockene Haut.

Mein Erfahrungsschatz in punkto trockener, empfindlicher Haut:

Waschungen mit Erdrauchkraut-Tee:

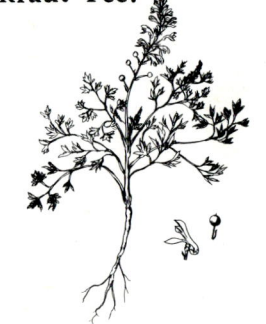

Als typisches Beispiel der Wirkung von außen nach innen sind *Waschungen* mit Tee vom blühenden *Erdrauchkraut* (Fumaria officinalis)* anzusehen. – 4 Eßlöffel voll zerkleinertes, blühendes, frisches oder getrocknetes Kraut wird mit 1 l kochendem Wasser übergossen, 15 Minuten zugedeckt ziehen gelassen. Abseihen. – Mittels eines Waschlappens, den man häufig in den Tee eintaucht, den gesamten Körper, oder je nach Bedarf auch nur bestimmte Körperteile, mehrmals hintereinander abwaschen. Nicht abtrocknen. Bei warmer Zimmertemperatur eintrocknen lassen.

Erdrauch wirkt auf die trockene Haut durch seine „lösende" Kraft. Diese kommt durch das Zusammenspiel von Bitterstoffen, Harzen, Kalisalzen und Alkaloiden zustande.

Neueste Forschungen haben ergeben, daß Erdrauch in ganz außerordentlich günstiger Weise die Gallenproduktion und den Gallenfluß reguliert und so Funktionsstörungen des Gallensystems krampfhafter und schlaffer Art behebt. Das erweist sich sowohl von innen heraus als auch von außen hinein als günstig. Wir nennen diese gegenseitige Wirkung *amphotrop*.

---

* Rezeptpflichtig. Bei Einkauf nur auf Verschreibung des Arztes erhältlich.

Das Seifenkraut, ein wertvolles „Waschkraut":

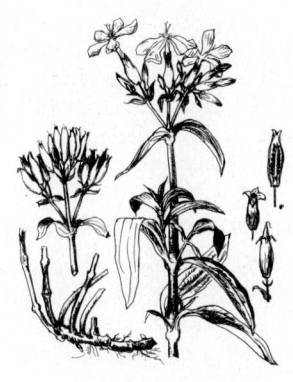

Das *Seifenkraut (Saponaria officinalis)* enthält reichlich Saponine. Das sind Glykosid-Verbindungen, die im Wasser seifenähnlich schäumen. Wegen dieser Eigenschaft und der hautreinigenden Wirkung wurde es von altersher „Seifenkraut" oder „Waschkraut" genannt. Dient heute noch bei trockener oder empfindlicher Gesichtshaut für ein *Reinigungswasser* wie folgt:

Man kann sowohl die Wurzel als auch das blühende Kraut verwenden. Die Wurzel wird im Frühjahr vor der Blüte gegraben. Gereinigt und getrocknet. – 1 Teelöffel zerkleinerter *Wurzel* in ¼ l kaltem Wasser über Nacht ansetzen. Morgens kurz erwärmen. Nicht kochen. Abseihen. Leicht temperieren lassen und das Gesicht damit waschen.

Anstatt der Wurzeldroge können Sie ebenso 2 Teelöffel getrockneten und zerkleinerten blühenden *Krautes* heranziehen. In ¼ l kochendem Wasser 15 Minuten zugedeckt ziehen lassen. Abseihen.

Seifenkrauttee mit Honigzusatz:

Seifenkrauttee wie oben aus der Wurzel oder dem blühenden Kraut zubereiten. Temperieren lassen. Pro ¼ l Tee 1 Teelöfferl echten *Bienenhonig* eingerührt und das Gesicht abends damit gewaschen, stärkt die empfindliche Haut.

Eintrocknen lassen. Dann so ins Bett gehen. Morgens lauwarm abspülen.

Trinkkur mit Seifenkrauttee:

Eine 3wöchige *Trinkkur* mit *Seifenkrauttee* und *Honigzusatz* (Zubereitung siehe oben) kann ich bei empfindlicher Haut aufs wärmste empfehlen.

Man nimmt morgens nüchtern gleich nach dem Aufstehen und abends 1 Stunde vor dem Schlafengehen je 1 Tasse ein.

Diese Tee-Trinkkur bringt noch einen sehr großen Vorteil mit sich. Sie fördert nämlich bei Katarrhen der Luftwege das Abhusten des Schleimes. Erweist sich gleichzeitig als harntreibend, schmerzlindernd bei Gicht, Rheuma, Wassersucht und Nierenleiden. Alles Erkrankungen, die sich ungünstig auf die Haut auswirken.

Saponinhältige Pflanzen, wertvolle Helfer:

Saponinhältige Pflanzen ergeben im Wasser einen haltbaren Schaum. Üben auf die Haut einen sehr günstigen Einfluß aus. Sie können sowohl als *Tee* als auch für *Waschungen* verwendet werden.

Hier die wertvollsten unter ihnen:

Roßkastanien-Blüten *(Aesculus hippocastanum):* Gute Wirkung bei Venenleiden, Krampfadern, Hämorrhoiden, Erkrankungen der Lymphgefäße. Hautschonend und hautstärkend.

Im Aufguß zubereiten. 2 Teelöffel für 1/4 l Wasser.

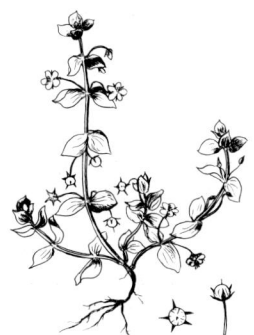

Roter Gauchheil *(Anagallis arvensis):* Im Sommer das Kraut zur Blütezeit ernten.

Nur Frischanwendung. Im Aufguß wie oben zubereitet. – Nur äußerlich für Waschungen gebrauchen: bei Hautausschlägen, Geschwüren. Zur Abhärtung und Stärkung der Haut.

Weißbirke *(Betula alba):* Birkenblätter-Tees sind nicht nur harntreibend, die Gallenabsonderung fördernd, die Nieren reinigend und Gelenkschmerzen lindernd, sondern sie können auch gegen trockene, empfindliche Haut sehr angeraten werden. Als Trinkkur und für Waschungen.

Im Aufguß: 2 Eßlöffel für 1/2 l Wasser.

V. Kenne ich meine eigene Haut?

Heildolde oder Sanikel *(Sanicula europaea):* Die Blätter werden im Mai und Juni vor der Blüte gesammelt, getrocknet und im Aufguß als Tee zubereitet. 2 Teelöffel für ¼ l Wasser. – Die Wurzel ebenfalls vor der Blütezeit graben und als Abkochung verwenden. Vor allem äußerlich für Hautwaschungen.

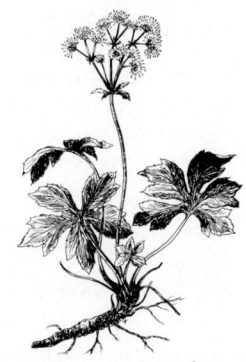

Königskerze *(Verbascum thapsiforme):* Königskerzen-Blüten-Tee, im Aufguß hergestellt und filtriert, ist nicht nur allein ein wertvoller Gurgeltee und Brusttee, sondern wirkt in jeder Weise erweichend, auf die Haut und das Gemüt. Hilfreich bei Muskelkrämpfen, Augenentzündungen, schwer heilenden Wunden, aber ebenso bei seelischen Verkrampfungen und bei Nichtbewältigung von schwierigen Situationen.

Teekur und Körperabwaschungen sollen Hand in Hand gehen.

Wohlriechendes Veilchen *(Viola odorata):* Blüten und Blätter als Aufguß, den Wurzelstock als Abkochung verwenden. 2 Teelöffel für ¼ l Wasser. – Alle Teile der Pflanze sind von beruhigender Eigenschaft auf den Gesamtorganismus.

Teekuren lindern Ohrenschmerzen und Hustenreiz. Abwaschungen machen die Haut natürlich geschmeidig. – Vorsicht aber, Abkochungen des Wurzelstockes wirken bei Einnahme brecherregend und werden nicht selten bei Trunkenheit zum Nüchtern-Werden verabreicht.

Vogelmiere oder Hühnerdarm *(Stellaria media):* Die frische Pflanze kann das ganze Jahr über gesammelt und im Aufguß als Tee getrunken werden. Für Teekuren und zu Waschungen.

Erweist sich als schmerzlindernd und reinigend. Sehr empfohlen bei Rheumatismus, Gelenkschmerzen und Schuppenflechte.

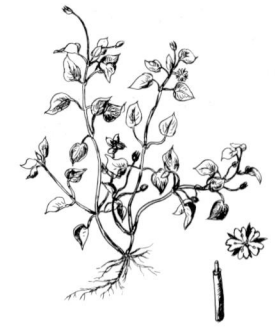

Heilendes Parfüm:

Das Parfüm „*Russisch Leder*" wird in der Kosmetikindustrie aus *Birkenteer* hergestellt. Das gleiche Teer ist ein wichtiger Bestandteil bei der Lederverarbeitung.

Dieses Parfüm, mäßig angewandt, stärkt empfindliche Haut.

Wildes Stiefmütterchen, erfolgreich bei Hauterkrankungen:

Viola tricolor, das *Wilde Stiefmütterchen*, kommt in zwei Abarten vor: „*Arvensis*", das *Acker-Stiefmütterchen*, hat kleine, weiß-gelbliche Blüten; das „*vulgaris*", das *Wiesen-Stiefmütterchen*, ist größer und blüht violett. Beide Unterarten werden medizinisch gebraucht und als *Herba Violae tricoloris* bezeichnet, um Verwechslungen mit dem *Wohlriechenden Veilchen*, *Viola odorata*, zu vermeiden.

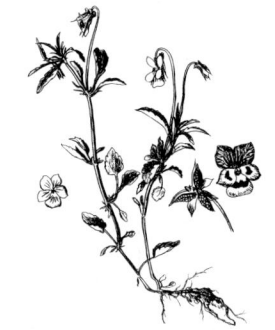

Auch die amtliche Medizin registriert den erfolgreichen Einsatz von Stiefmütterchen-Tee bei Hauterkrankungen. Hautschorf und Ekzeme können vorteilhaft behandelt werden, indem man Stiefmütterchen-Tee trinkt und äußerlich Umschläge mit dem Teeaufguß anbringt. Kuren müssen jedoch langzeitig fortgesetzt werden.

Zubereitung für *Trinkkuren:* 2 Teelöffel für $1/4$ l kochendes Wasser, im Aufguß. Täglich morgens und abends je 1 Tasse einnehmen. Kann mit *Honig* gesüßt werden. Die Tagesdosis nicht erhöhen, ansonsten provoziert man Erbrechen. – Umschläge alle 5 bis 6 Stunden erneuern.

Abreibungen mit Stiefmütterchen-Tee festigen die Haut. Können auch bei trockener und empfindlicher Haut mit Vorteil und Erfolg durchgeführt werden.

2 Eßlöffel der zerkleinerten und getrockneten Droge abends mit $1/2$ l heißem Wasser übergießen, zugedeckt über Nacht stehen lassen. Morgens abseihen und den Gesamtkörper damit abreiben. Mehrere Wochen hindurch anwenden.

V. Kenne ich meine eigene Haut?

Einreibungen mit Acker-Stiefmütterchen-Öl:

Blühendes *Acker-Stiefmütterchen-Kraut (Viola tricolor)*, frisch oder getrocknet, wird im Verhältnis 1:4 vierzehn Tage lang in *kaltgepreßtem Olivenöl* angesetzt. Abseihen, auspressen, dunkel und kühl lagern.
Eines der wertvollsten Einreibemittel bei trockener Haut.
Abends anwenden. Morgens mit lauwarmem, stark verdünntem *Weinessig-Wasser* nachwaschen.

Hautpflege am Abend:

Bei trockener und empfindlicher Haut *Sauerrahm* mit etwas *Honig* und ein wenig *Karottensaft* vermischen. Die Hautstellen einreiben und nachtsüber oben lassen. Das stärkt und pflegt zugleich. Besonders für Gesichts-, Hand- und Fußpflege zu empfehlen. Morgens lauwarm waschen.

Buttermilch als Badezusatz:

Gelegentlich kann man dem Badewasser einige Liter *Buttermilch* beifügen. Ausgiebig lang darin baden. Abtrocknen. Anschließend das *Gelb eines Eies* mit 1 Eßlöffel voll *Weizenkeimöl* gut abmischen und den Gesamtkörper einreiben. Eintrocknen lassen. – Lauwarm nachwaschen.
Einige Male während des Jahres diese Kur durchgeführt, stärkt und pflegt trockene und empfindliche Haut.

Trockene Haut schreit nach Lindenblütentee:

Tee aus frischen *Lindenblüten (Tilia platyphyllos)* besitzt einen herrlich aromatischen Geruch und Geschmack. *Honig* zum Süßen mundet dazu bestens. – Im Aufguß zubereiten. 2 Teelöffel für 1/4 l Wasser.
Lindenblütentee, lauwarm zur *Gesamtkörper-Abreibung* verwendet, *schützt* empfindliche Haut vor *Infektionskrankheiten!* Übt auf den Gesamtorganismus einen stark beruhigenden Einfluß aus. Heilt Brandwunden, alte Narben, Abszesse, Furunkel und bringt Entzündungen zum Abklingen.
Am Abend den Körper mit Lindenblütentee abgerieben und 1 Tasse *Tee mit Honig* gesüßt getrunken, verhilft zu einer *ruhigen Nacht und läßt morgens entspannt aufstehen. Denn Lindenblütentee wirkt stark krampflösend.*

Die Nacht soll trockener Haut Gutes tun. – Wie?

Man nehme 1½ Teelöffel voll getrockneter und zerkleinerter *Lindenblüten (Tilia platyphyllos)*. Füge ½ Teelöfferl zerkleinerter *Hagebutten-Früchte*, ein kleines Stückchen *Zimtrinde* hinzu. Reibe ganz wenig *Bittermandeln*, gebe diese mit 1 Narbe *Safran* bei und übergieße schließlich alles mit ¼ l kochendem Wasser. Läßt 20 Minuten zugedeckt ziehen. Seiht ab und löst darin 1 festen Teelöffel voll echten *Bienenhonig* auf.

Man trinkt es ruhig und schluckweise nach Feierabend.

Dann frage man sich, *wo wohnt das Glück?* Trotz trockener Haut.

Altes Hausmittel gegen empfindliche und trockene Haut:

„*Lindenblüten* gesammelt, im Schatten gedörrt, am Abend mit siedendem Wasser abgebrüht, über Nacht stehen gelassen und am Morgen noch ein wenig gesotten, bekommt der Tee eine schöne rote Farbe und ist auch kräftiger. Mit *Honig* gesüßt. 1 *Wacholderbeere* zerdrückt und dazugegeben. Einen Guß *Obers* hinzugefügt. Kann man diesen Tee als tägliches Frühstück mit Brot genießen." – Ich brauche nicht hinzuzufügen: „Auf das Abseihen nicht vergessen!"

Arnika-Massageöl gegen müde und trockene Haut:

Ein guter Rat: Bereiten Sie sich Ihr *Massageöl* selber zu. Bringen Sie es mit, wenn Sie zur Massage gehen. Dann wissen Sie, was verwendet wird.

Wir Menschen von heute haben den Wert der Hautmassage erkannt. Dabei spielt nicht nur das Können des Masseurs eine große Rolle, sondern auch das Massageöl.

Massageöle aus heilkräftigen Pflanzen sind hochwertige und unentbehrliche Körperpflegemittel. Weil die organischen Pflanzenöle hautverträglich sind, rasch eindringen, sich mit dem natürlichen Hautfett verbinden. Von der Haut aufgenommen und resorbiert werden.

Arnika-Massageöl glättet und nährt die Haut. Wirkt durchblutungsfördernd, belebend und verjüngend. – Zur Zubereitung benötigt man 25 g getrockneter *Arnika-Blütenblät-*

ter *(Arnica montana)* und 100 g *kaltgepreßtes Olivenöl*. 14 Tage lang in einem verschlossenen, weithalsigen Glasgefäß ansetzen. In die Sonne stellen. Täglich schütteln. Dann abseihen. Gut auspressen und durch Mull filtrieren, damit das Öl sauber ist. Dem gelb leuchtenden Öl werden 100 g *süßes Mandelöl* beigefügt. Miteinander vermischen. In dunkle Fläschchen füllen. Gut durchschütteln. Dann kühl und dunkel lagern.

Der Haut ein rosiges Aussehen verleihen:

Will man seiner müden und trockenen Haut in kurzer Zeit ein rosiges, gesättigtes Aussehen verleihen, dann bereite man folgende *Gesichtspackung* vor: 2 Eßlöffel voll zimmerwarmes *Arnikaöl* wird tropfenweise in ein *Eigelb* eingerührt. Schließlich gibt man noch entsprechend *Zitronensaft* hinzu und rührt es ebenfalls gut darunter, so daß aus dem ganzen eine gebundene, flüssigzähe Einheit entsteht.

Diese trägt man mit einem breiten, weichen Haarpinsel auf das gut gereinigte Gesicht auf und läßt sie ½ Stunde lang einwirken. Dann erst gründlich mit lauwarmem Wasser abspülen. – So erzielt man eine durchblutungssteigernde und klärende Heilkraft.

Waschungen bei trockener, spröder und entzündungsbereiter Haut:

3 volle Eßlöffel grobe *Weizenkleie* werden in ein Waschbecken gegeben, 15 Tropfen 70%ige *Arnikatinktur* darübergeträufelt und 1½ l warmes *Wasser* hineingegossen. Das ganze gut abrühren und dann Gesicht und Hals einige Minuten lang mit leicht kreisenden Bewegungen abwaschen. Dabei soll man sich aber Zeit lassen, denn bei dieser Anwendung werden auf sanfte Weise abgestorbene Hautzellen abgestoßen, und die *Weizenkleie-Arnika-Hautwäsche* wirkt klärend und stimulierend auf die Haut ein.

Kann auch längere Zeit hindurch einmal pro Woche, vor allem am Abend, durchgeführt werden.

Die Haut erhält ihre Frische wieder zurück:

50 g *Bohnenkraut*, 40 g *Lindenblüten*, 30 g *Malven-Blüten-Blätter-Gemisch*, 30 g *Thymiankraut* und 10 g *Estragonkraut* gut abmischen und lagern. – 2 Teelöffel davon mit ¼ l

kochendem Wasser abbrühen. 15 Minuten ziehen lassen. Morgens und abends je 1 Tasse davon getrunken, gibt der empfindlichen und ausgetrockneten Haut wieder ihre volle Frische zurück. – Kurdauer: 3 bis 6 Wochen.

Diese Teemischung eignet sich auch für eine *Körperabreibung* am Abend, kurz vor dem Schlafengehen.

Erhöhung der Spannkraft der Haut:

2 Teelöffel frisches oder getrocknetes blühendes *Bohnenkraut (Satureja montana)* mit ¼ l kochendem Wasser abbrühen, 15 Minuten ziehen lassen, abseihen. Nach dem Abkühlen fein über die Haut gesprüht, erhöht es deren Spannkraft.

Gegen verkrampfte Gesichtszüge:

Bohnenkraut-Tee (so wie oben zubereitet) als lauwarme *Kompresse* 20 Minuten lang aufgelegt, entspannt die durch Müdigkeit verkrampften Gesichtszüge.

Brennessel-Kompressen:

Empfindliche und trockene Haut pflegt man am besten mit kalten *Brennessel-Kompressen*, die am Abend vor dem Schlafengehen aufgelegt werden.

2 Eßlöffel junger *Brennessel-Spitzen (Urtica dioica)* in ½ l Wasser kurz kochen. Abkühlen lassen. Abseihen. Kompressen anbringen.

Nach einer schlaflosen Nacht:

Nach einer schlaflosen Nacht übermüdete Gesichtszüge können leicht entspannt werden, wenn man 4 Eßlöffel voll junge *Brennessel-Spitzen (Urtica dioica)* kurz in 1 l Wasser kochen läßt. Abseiht. Davon ¼ l langsam und schluckweise trinkt. – Mit dem Rest Gesicht und Hände lauwarm abwaschen.

Zur Zeit der Walderdbeeren-Reife:

Einige an der Sonne gut ausgereifte *Walderdbeeren* werden in 1 Teelöffel *Mandelöl* zerdrückt und eingerührt. Dann mit der Handfläche auf ausgetrockneter, dünner oder empfindlicher Gesichtshaut gut verreiben. Nach 20 Minuten langem Einwirken das Gesicht mit *Rosenwasser* abwaschen.

Es dürfen nur *Walderdbeeren* und keine *Gartenerdbeeren* verwendet werden.

Ausgetrocknete Haut wird wieder frisch:

Frische oder getrocknete *Stockrosen-Blütenblätter (Althaea rosea)* zerkleinern. 2 Teelöffel davon mit ¼ l kochendem Wasser übergießen, 15 Minuten ziehen lassen. Abseihen. Mit *Honig* süßen.

3 Wochen lang früh und abends je 1 Tasse davon eingenommen, beugt gegen das Austrocknen der Haut vor. – Dank der milden Stockrosen-Wirkung kann ausgetrocknete Haut ihre Frische wiedererlangen.

Rosmarin, Käsepappel und Lindenblüten:

75 g *Rosmarin*, 50 g *Käsepappel* und 25 g *Lindenblüten* mischen lassen und aufbewahren. – 2 Teelöffel voll mit ¼ l kochendem Wasser abbrühen. Ziehdauer 15 Minuten. Abseihen. Täglich abends davon 1 Tasse trinken. Besonders nach einem arbeitsreichen Tag zu empfehlen. Damit verschwinden die Spuren der Müdigkeit aus dem Gesicht. – Sehr wertvoll bei empfindlicher und ausgetrockneter Haut. Die Gesichtshaut bekommt ihre natürliche Frische wieder zurück.

Diese Teemischung ist auch anzuraten, wenn man abends noch gesellschaftliche Verpflichtungen zu erfüllen hat, der Tag aber sehr anstrengend war.

Der Tee soll jedoch nicht kurz vor dem Zubettgehen genossen werden, da er in diesem Fall Einschlafschwierigkeiten verursachen könnte.

Thymiantee belebt die Blutzirkulation:

5 Eßlöffel voll zerkleinerter getrockneter *Thymian-Blütenspitzen (Thymus vulgaris)* werden mit 1 l kochendem Wasser übergossen. Zugedeckt so lange ziehen lassen, bis eine lauwarme Temperatur erreicht ist. Abseihen. Das Gesicht damit gründlich waschen. Nicht abtrocknen. Einziehen lassen.

Belebt die Blutzirkulation. Vertreibt die Spuren der Müdigkeit aus dem Gesicht.

Eisenkraut und Thymian:

Eisenkraut (Verbena officinalis) und *Thymian (Thymus vulgaris)* werden zu gleichen Teilen gemischt. – 2 Teelöffel davon mit ¼ l Wasser überbrühen, 15 Minuten ziehen lassen, abseihen.

Damit die Haut abreiben oder abwaschen, macht trockene oder ausgetrocknete Oberhaut wieder samtig weich.

Bei empfindlicher Gesichtshaut:

1 Eßlöffel *Lilienöl*, 2 Teelöffel *Zwiebelsaft*, 1 Teelöffel *Honig* in wenig Wasser auflösen, mit 1 *Eigelb* alles gut abmischen und vor dem Schlafengehen die gesamte Gesichtshaut damit einreiben.

Nach dem Aufstehen mit leicht warmem *Obstessig-Wasser*, in das 3 Tropfen *ätherisches Lavendelöl* zur Geruchsverbesserung gegeben wurde, abwaschen.

Reinigung empfindlicher Haut:

Empfindliche Haut öfters mit *lauwarmem Wasser* gut anfeuchten. Dann mit *Heilerde* gründlich und langsam einreiben. Einige Zeit einwirken lassen. Mit lauwarmem *Kamillentee* nachwaschen. – Mit *frischem Rahm* oder *fetter Milch* behandeln.

Empfindliche und ausgetrocknete Haut:

Um eine empfindliche und ausgetrocknete Haut wieder frisch zu bekommen, trinkt man 3 Wochen hindurch abends 1 Stunde vor dem Schlafengehen und morgens nüchtern, gleich nach dem Aufstehen, ¼ l folgender *Teemischung: Bohnenkraut* 4 Teile, *Salbeiblätter* 3 Teile, *Thymian* 3 Teile, *Königskerzen-Blüten* 2 Teile und *Käsepappel* 1 Teil.

Heiß abbrühen. 15 Minuten ziehen lassen, abseihen.

Vollbad mit Stockrosenblüten-Zusatz:

Bei leicht entzündlicher und unreiner Haut empfiehlt es sich, von Zeit zu Zeit ein *Vollbad* zu nehmen, dem *Stockrosenblüten-Tee (Althaea rosea)* beigegeben wurde.

50 g getrocknete rote Stockrosenblüten mit 1 l kochendem Wasser übergießen, 15 Minuten ziehen lassen und abseihen.

Eibischwurzel-Tee macht geschmeidig:

Um das Austrocknen der Haut zu vermeiden, reibt man vor allem jene Körperteile, die dem Luftzug während des Tages oft und viel ausgesetzt sind, bereits morgens mit *Eibisch-*

V. Kenne ich meine eigene Haut?

wurzel-Tee ein. Läßt einziehen, nicht abtrocknen. – Das im Heilkraut Eibisch enthaltene ätherische Öl, Gerbstoff und Pflanzenschleim bewirken, daß die Haut geschmeidig bleibt.

1 Eßlöffel voll *Eibischwurzel (Althaea officinalis)* wird 3 Stunden lang mit ¼ l kaltem Wasser angesetzt. Kurz erwärmen, ohne zu kochen. Abseihen.

Süßmandelöl fettet trockenen Teint:

Naturreines *Süßmandelöl* wird aus den reifen Samen der Süßmandelfrüchte durch Kaltpreßung gewonnen. Ist geruchlos, klar, gelblich. Zählt zu den vorzüglichsten Pflanzenölen für die Hautpflege im allgemeinen und für trockene, empfindliche Haut im speziellen. Reizt die Haut nicht.

Zur Reinigung empfindlicher Haut und zum Fetten von trockenem Teint verwenden. Süßes Mandelöl ist zwar sehr teuer, wird aber von jedem Hauttyp gut vertragen. Eignet sich hervorragend zur Pflege der Augenpartie und des Halses. – Wegen seiner glättenden Wirkung auch für die Babypflege bestens einzusetzen.

Gesichts-Ölpackung:

Bei trockener und empfindlicher Haut sollte man sich der Mühe unterziehen, alle 2 Wochen an einem Abend eine *Gesichts-Ölpackung* anzubringen.

Zu diesem Zwecke schneidet man in ein gesichtsgroßes Stück *Watte* Löcher, die den Augen-, Mund- und Nasenöffnungen entsprechen und tränkt das ganze mit angewärmtem *süßen Mandelöl*.

Man bleibt im warmen Zimmer ½ Stunde ruhig sitzen und läßt das Süßmandelöl auf die Haut einwirken. Dann nimmt man ein Papiertuch und tupft das überschüssige Öl von der Gesichtshaut ab.

Die geeignetste Zeit für diese gelegentliche Gesichtshautpflege ist der Abend vor dem Schlafengehen.

Ölmischung zur Pflege trockener Haut:

Eine günstige Mischung eines *Pflegeöls* für die gesamte trockene Körperhaut ergeben *Süßmandelöl* und *Weizenkeimöl*. Im Mischverhältnis 2:1. – Das heißt, 2 Teile Mandelöl, 1 Teil Weizenkeimöl.

Beide Öle werden gut miteinander vermischt, in eine dunkle Flasche gefüllt und kühl aufbewahrt.

Süßrahm, ein natürliches Hautpflegemittel:

Wegen des Fettgehaltes und der Mineralstoffe ist *Süßrahm* oder *Sahne* ein natürliches und wertvolles Pflegemittel für trockene und empfindliche Haut. Vor allem für solche Hautpartien, die gerne rissig werden und schmerzen.

Nach einem *Bad mit Kamille (Matricaria chamomilla)* den Gesamtkörper gründlich damit behandeln und gut einreiben, spürt man nach einigen Tagen die wohltuende Wirkung.
– Der geeignetste Zeitpunkt der Anwendung ist am Abend vor dem Schlafengehen.

Die fette, unreine Haut

Die fette Haut erhält sich diese ihre Eigenschaft durch eigene *übermäßige Talgabsonderungen.*

Dadurch glänzt sie mehr als erwünscht, was oft sehr unangenehm auffällt.

Ihre Krankheitsanfälligkeit durch Infektion ist äußerst groß.

Besonders Frauen mit fetter Haut werden versucht, oft mehr als nötig Schminke zu verwenden.

Die Behandlung der fetten Haut muß zum Ziel haben, den „Fettüberschuß" zu entfernen. Das wirksamste Mittel: *reines, warmes Wasser mit guter Naturseife* und anschließendes Einreiben mit leicht *verdünntem Wein- oder Apfelessig.*

Das beste Abschminkmittel ist und bleibt reine, lauwarme *Kuhmilch,* mit der das Gesicht am Abend gewaschen werden soll. Dieser können zur Erhöhung der Wirksamkeit noch einige Tropfen reiner *Erdbeersaft* beigefügt werden.

Wie erkennt man fette Haut auf Anhieb?

Fette Haut besitzt *große Poren, graue Farbe,* ein Zeichen schlechter Durchblutung, und nicht zuletzt häufig *Hautunreinheiten.*

Der *Spiegel-Seidenpapier-Test,* eine Stunde nach der Gesichtsreinigung, zeigt deutlich einen *fettigen Abdruck.*

Wie wird man zum „Fett-Haut-Menschen"?

Nicht nur der Mensch sagt über den Menschen aus.
Auch die *Hautbeschaffenheit* weist nach innen. Weiß viel

V. Kenne ich meine eigene Haut? 173

auszusagen. Über den Menschen, dem diese Haut gehört. – Es geht hier nämlich nicht nur um eine Beschreibung. Um eine Beschaffenheit der Hautoberfläche.

Die Haut ist ein Herold.

Ein Künder.

Es liegt am Besitzer der Haut, zu lernen, diese Botschaft zu verstehen.

Der **„Fett-Hauttyp-Mensch"** sorgt für einen Schutzfilm. Legt diesen an der obersten Hautschicht an. Lagert ihn dort ab. Er hat es ja, das Fett. Weil seine Haut übermäßig viel davon abgibt. Dadurch wirkt die Haut sehr dick.

Als Ursache spielt sicher zum Teil eine erblich bedingte Veranlagung eine Rolle. Wobei ich aber aus Erfahrung sagen kann, daß sich durch Charaktererziehung, Lebensauffassung, Lebenseinstellung und Lebensbewältigung persönlich sehr viel beitragen oder ändern läßt.

Ich wage es, soweit zu gehen und zu behaupten: **„Jeder hat die Haut, die er verdient."**

Eine fette, dicke Haut ist ein Schutzwall nach außen.

Bei einem Menschen, der sehr gutmütig ist. Immer wieder aber von den Ärgernissen dieser Welt angefeindet und überfallen wird. Von äußeren Einflüssen beeinträchtigt, von Kummer und Sorgen belastet, nicht in Frieden leben kann. – *So meint er wenigstens.*

In Wirklichkeit aber geht er den wichtigen Entscheidungen aus dem Wege. Ist zu feige, einen Kampf, einen Streit auszutragen.

Aufgeschobene Entscheidungen verursachen Zurückhalten und Stauungen der Energie. Und dies löst eine ganze Menge innerer Mangel- und Fehlaktivitäten aus.

Die Flimmerbewegungen des Darms, Peristaltik, verlangsamen sich. Folglich: Kein geregelter Stuhlgang. Es kommt zur Verstopfung. Stoffwechsel-Abfallprodukte fallen an. Häufen sich. Sind letztlich zu viele für den normalen Abgangweg. Durch den sie ausgeschieden werden sollten. Was bleibt übrig? – *Sich einen Kanal über die Haut zu suchen.*

Eine fette, unreine Haut ist eine Ableitung nach außen. Körperlich und seelisch.

Weil „Fett-Haut-Typen" das Angenehme suchen, lieben sie auch Weißmehl und Weißzucker. Und das *verstärkt das Problem noch gewaltig!*

> **Merksätze zur Pflege fetter Haut:**
>
> Von Natur aus fette Haut darf *nicht gänzlich entfettet* werden. – Die Talgdrüsen würden sonst sofort reagieren und noch mehr Talg produzieren.
>
> Zur täglichen Reinigung werden *Wasser und mild entfettende Seifen* verwendet. Mit *Apfelessig-Verdünnung* nachwaschen.
>
> *Königsborax* in das Waschwasser gegeben und von Zeit zu Zeit eingesetzt, wirkt leicht entfettend.
>
> Gelegentlich vor dem Waschen das Gesicht mit *Pflanzenölen* reinigen.
>
> *Alkoholische Extrakte* und *Hautwässer* dürfen verwendet werden. Der Alkoholgehalt soll aber nicht über 35 bis 40% hinausgehen. Weil ansonsten die Haut zur Fettabsonderung gereizt wird.
>
> *Mild entfettende Cremes* können zur Hautpflege herangezogen werden. Eine öftere Abwechslung ist zielführend.

Wie kann man seine fette Haut abwerfen?

Das *„Aussteigen"* beginnt mit der *Entkrampfung*. Auf zweifache Weise. Geistig und körperlich. Psychisch und physisch.

Das Umdenken läßt sich nicht über Nacht merklich durchführen.

Denkstrukturen müssen auf physischer, körperlicher Ebene gut vorbereitet werden. – Durch die Öffnung einer Pforte nach außen. Durch *Entschlackungskuren* und *Entgiftungskuren* mit *Kräutertees*.

Diese bewirken fast automatisch eine *Lockerung* in psychischer, geistiger Richtung.

Wie das Gefühl der Unreinheit loswerden?

Fette Haut vermindert das Selbstbewußtsein. Wo immer sie sich an unserem Körper unangenehm bemerkbar macht. Vor allem aber eine glänzende Nase und eine widerstrahlende, fettige Stirne. Öffnen Minderwertigkeitskomplexen den Eingang und können sogar seelisch krank machen.

Dazu kommen noch die *Pickel*. Sie entstehen verstärkt dort, wo die Hautschicht dünn ist. Nur schwach unterpolstert. – Das ist auf der Stirnmitte. Um die Nasengegend. Und auf dem Kinn.

In diesen Fällen soll man nicht übersehen, die Ursachen eventuell in *Ernährungsmängeln* zu suchen.

Den Wert des *Heilfastens* wieder aufwerten. Und wenigstens ein *Teilfasten* praktizieren.

Man darf den *Pickelchen* nicht übermäßig viel Beachtung beimessen. Sich *nicht fixieren!* Sich selbst nicht negativ beeinflussen.

Mein Erfahrungsschatz in punkto fetter, unreiner Haut:

Gegen fette, unreine, großporige Haut:

Unreine Hautstellen kann man mit *Alantsalbe* behandeln. Diese läßt sich leicht selber herstellen: 150 g gereinigte, feingeschnittene Wurzeln *(Inula helenium)* werden mit mäßig *Wasser* zugestellt und unter ständigem Umrühren zu Brei gekocht. Dann ½ kg *Schweineschmalz*, am besten *Darmfett*, 75 g *Schaftalg* und 25 g *Bienenwachs* beifügen. Gut verrühren, bis eine einheitliche Masse entstanden ist. Man nimmt das ganze vom Herd. Preßt die noch warme Mischung durch ein Tuch. Gibt sparsam echten *Bienenhonig* hinzu. Füllt in Tiegel ab. Nach dem Erkalten verschließen. Kühl und dunkel lagern.

Abends die Haut zuerst entfetten. Mit *Apfelessig-Verdünnung*, *Zitronenwasser* oder *alkoholischer Lösung.* – Dann vor der Nachtruhe *Alantsalbe* auftragen. Morgens mit *heißem Wasser* nachwaschen.

Die Bedeutung der Zitrone für die Hautpflege:

Nicht nur *Zitronensaft*, sondern auch *ätherisches Zitronenöl* kommen in der Haut- und Schönheitspflege immer wieder zur Anwendung. Beide werden unter „*trocknende* und *entfettende*" Hilfsmittel eingereiht. – Man muß bei ihrem Einsatz aber beachten, daß sie stark wirken und nicht ununterbrochen gebraucht werden dürfen.

Zitronenmasken am Abend anlegen:

2 *Zitronen*, aus biologischem Anbau, werden in Scheiben geschnitten und mit ¼ l 70%igem *Alkohol* übergossen. In einem verschlossenen Glasgefäß 14 Tage ins Fenster stellen. Täglich einmal schütteln. Abseihen. Den Rückstand mit ¼ l abgekochtem und ausgekühltem Wasser übergießen. 3 Stunden stehen lassen. Abseihen. Filtrieren. Der ersten Flüssigkeit beifügen. Nochmals 14 Tage ins Fenster stellen. Dann in kleine Fläschchen füllen. Dunkel und kühl lagern.

Mit diesem ca. 30%igem *Zitronenwasser* hat man lange Zeit einen wertvollen Vorrat, um fette und unreine Haut zu pflegen.

Abends tränkt man ein Stück Watte entsprechender Größe mit Zitronenwasser. Legt die *Maske* 15 Minuten auf das Gesicht auf. Wobei man vor allem die glänzenden Stellen besonders berücksichtigen soll. – Dann mit *heißem Wasser* gut nachspülen. Abtrocknen. Zu Bette gehen.

Zitronensaft, einer unserer wertvollsten Heilsäfte:

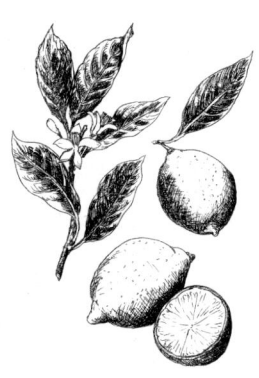

Wegen ihres hohen Vitamin-C-Gehaltes ist die *Zitrone (Citrus limonia)* eine unserer kostbarsten Früchte. – Zitronensaft sorgt für eine gute Verdauung. Dabei wird der gesamte Magen-Darm-Trakt aktiviert und in Bewegung gesetzt. Was gerade für die dikke-fette Haut von grundlegender Bedeutung ist.

Hier gilt die alte Regel: *„Das Weniger ist mehr."*

Das heißt: Um die Verdauung zu erleichtern, genügen einige Tropfen Zitronensaft zu Soßen, fettem Fleisch und Fischen.

Der Zitronensaft hat drei gute Wirkungen: Reinigt den Organismus, indem er gleichzeitig auch Fett abbaut. – Ist ein erprobtes Vorbeugungsmittel gegen Krankheitsanfälligkeit. – Behebt Verdauungsstörungen und schützt so den Körper vor Selbstvergiftung.

V. Kenne ich meine eigene Haut? 177

Deswegen gehört von Zeit zu Zeit Zitronensaft als Tagesgetränk in unsere gesunde Lebensführungs-Planung miteinbezogen.

Bei Intensiv-Kuren mit Zitronensaft den Arzt befragen. Übermaß schadet den Nieren.

Drei-Wochen-Kur gegen Fettleibigkeit:

3 Wochen hindurch, ohne Unterbrechung, täglich morgens, gleich nach dem Aufstehen, den Saft von *2 Zitronen* in eine ¼ l Tasse geben. Mit *lauwarmem Wasser* anfüllen. 1 Eßlöffel echten *Bienenhonig* hinzufügen. Gut aufrühren. Langsam trinken. Das Frühstück streichen. Erst mittags wieder essen.

Ist von Zeit zu Zeit unerläßlich, will man etwas gegen den „Fett-Haut-Typ" tun.

Es gibt noch manch Erstaunliches:

Man könnte es als *Kuriosum* bezeichnen, oder wenigstens als etwas *Erstaunliches*, Zitronensaft öfters genossen, so löst die im Saft enthaltene Zitronensäure die sich im Körper befindliche *Harnsäure* auf. Das wieder ruft eine harntreibende Wirkung hervor. – Damit haben wir Rheuma und Gicht den Kampf angesagt. Leiden, die uns Schmerzen verursachen. Uns „grantig", „gallig" machen.

Mit dem Sauren im Mund schwindet das Saure aus dem Leib.

Ob da nicht die Weisheit eines Paracelsus dahintersteckt? – „Gleiches durch Gleiches heilen."

Was kann uns in der Natur noch erstaunen lassen? Da wir inmitten der „Wunder" leben.

Würden wir es doch sehen!

Versetze deinem Körper im Winter einen Stoß:

In 0,4 l *Zitronensaft* 0,6 l *Rohzucker* gut einrühren. 14 Tage gut verschlossen ins Fenster stellen. Auf das tägliche Schütteln nicht vergessen. Dann vom Fenster weggeben. Dunkel und kühl lagern.

In den Wintermonaten, in der vitaminarmen Zeit, täglich 2mal je 1 Eßlöffel voll dieses *Zitronensirups* einnehmen.

Gehört zu jenen Grundsätzen bei „Fetthaut-Trägern", wo in der *Ernährung* mit der Therapie begonnen werden muß.

Bei der Leber fängt die Gesundheit an:

Bei Leberstauung, Leberträgheit oder zur Stärkung dieses so wichtigen Drüsenorgans kann ich in der Sorge um die fette Haut folgendes raten: 1 *Zitrone* wird abends in Scheiben geschnitten. ¼ l kochendes Wasser darübergeben. Über Nacht stehen lassen. Am nächsten Morgen abseihen und nüchtern trinken.

Zur Aufhellung der Gesichtszüge:

Um bei öliger Gesichtshaut die Gesichtszüge am Morgen aufzuhellen, trägt man etwas *Zitronensaft* mit einem Wattebauschen sachte auf. Dadurch wird die Haut wirkungsvoll entfettet und auch gestärkt. Nicht als Daueranwendung.

Mühe und Geld sind nicht vergeudet ...

... wenn man gelegentlich den *Saft von 10 Zitronen* dem Badewasser beifügt. – Schon einige Stunden vorher legt man die 10 ganzen Früchte in einen Topf, gießt soviel heißes Wasser darüber, daß sie damit abgedeckt sind. Nach einigen Stunden herausnehmen. Auspressen. Die Gesamtflüssigkeit beifügen. – Bevor man ins Bad steigt, reibt man sich den ganzen Körper gründlich mit den aufgeweichten Zitronenhälften ein.

So ein „*Zitronen-Vollbad*" einmal im Monat genommen, ist eine wertvolle *Strategie im Kampf gegen die ölige, fette und unreine Haut.*

Da ist auch das Geld für 10 Zitronen nicht vergeudet.

Kräuterbäder, die sich für die fettige und unreine Haut empfehlen:

Nach streß- und spannungsgeladenen Situationen wirkt fette-unreine Haut besonders unschön. – Kein Wunder. Es handelt sich um eine psychosomatische Reaktion. Wobei gerade hier Hautpickel richtig zum Vorschein kommen. Unrichtig wäre ein Herumkratzen. Wobei die Gefahr einer Infektion nicht auszuschließen ist.

Kräuterbäder schaffen einschneidende Wendepunkte. – Ich selber würde empfehlen, wer den „Fett-Hauttyp-Menschen" ablegen will, muß eine gezielte Reform seiner selbst in die Hand nehmen. **Dazu gehört auch wöchentlich einmal ein Kräuterbad.**

125 bis 150 g frische oder getrocknete Kräuter werden mit 1 l kochendem Wasser übergossen, ½ Stunde zugedeckt stehen lassen. Abseihen. Den Rückstand nochmals mit 1 l heißem Wasser überbrühen, umrühren, auspressen. Und gemeinsam mit dem ersten Aufguß dem Badewasser beifügen.

Anis-Bad *(Pimpinella anisum)*: Vor dem Übergießen mit kochendem Wasser unbedingt die Körner im Mörser leicht anstoßen. Nur so kommt das wertvolle ätherische Anisöl zur Wirkung.

Anisbäder erweisen sich nicht nur für „ewigraunzende" Babys als beruhigend, sondern gleichen auch bei Erwachsenen ungemein stark aus. Lösen Fette in der Haut, Krämpfe im Gewebe und in den Muskeln, reinigen Poren und glätten. *Besonders nach Ärger und Streß sehr zu empfehlen!*

Kerbel-Bad *(Anthriscus cerefolium)*: Verwendet wird das blühende frische oder getrocknete und zerkleinerte Kraut des *Gartenkerbels*. In den Monaten Mai bis August sammeln.

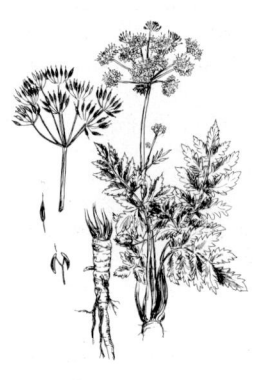

Besonders vorteilhaft ist ein Kerbelbad für die Haut, weil es Juckreiz beseitigt und Spannungen abbaut. – Durch die Haut vermittelt dieses Bad weiters aufgrund seiner harntreibenden Kraft auf die inneren Organe eine wasserabstoßende Wirkung, was besonders „dicken" Menschen Erleichterung schafft. *Gilt als Basisbad bei Fett-Haut-Behandlungen.*

Petersilien-Bad *(Petroselinum hortense)*: Besonders bei erhöhter Schweißabsonderung und verunreinigter Haut immer wieder empfohlen. Pickel gehen nach einer solchen Anwendung rapid zurück.

Für Bäder wird frisches oder getrocknetes Kraut genommen.

Wildmajoran-Bad *(Origanum vulgare):* Dost oder Origano genannt, ist während der Blütezeit von Juli bis Oktober zu sammeln.

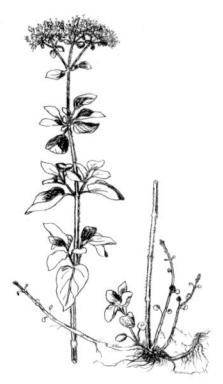

Wegen seiner starken antiseptischen Kraft, seiner Leberwirksamkeit, seiner krampflösenden Eigenschaft, aber auch wegen seines wertvollen ätherischen Ölgehaltes als *Beruhigungsbad* sehr beliebt und geschätzt. – Dost steht in der Parfümerie und Kosmetik hoch im Kurs.

Rosmarin-Bad *(Rosmarinus officinalis):* Gilt als *stärkendes Duftbad.* Besonders genesenden, überanstrengten und niedergeschlagenen Personen zu empfehlen. Wirkt nervenanregend, herzstärkend, gallenblasenfreundlich, erfrischend und innere Spannungen, die sich an der Haut bemerkbar machen, abbauend, ausgleichend. – *Darf jedoch nicht kurz vor dem Schlafengehen genommen werden!*

Salbei-Bad *(Salvia officinalis):* Stark wundheilend und antiseptisch. Löst Fett und Schweiß. Besonders porenreinigend und geruchsschluckend. Baut entzündliche Prozesse rasch ab. Beseitigt Hautreizung und Hautentzündungen. Sehr wertvoll bei starkem Pickelbefall. Besonders dann, wenn diese aufgekratzt worden sind. *Die zusammenziehende Kraft der Salbeibäder darf nicht vergessen werden.*

Besonders Frauen in den Wechseljahren zu empfehlen, die Probleme mit unreiner, fetter Haut haben.

Eine angenehm erfrischende Gesichtswaschung:

1 Eßlöffel voll getrocknete blühende *Thymianspitzen (Thymus vulgaris)* und ebensoviel *Rosmarinspitzen (Rosmarinus officinalis)* mit ½ l kochendem Wasser übergießen und 20 Minuten zugedeckt ziehen lassen. Abseihen. Damit das Gesicht waschen.

Wirkt angenehm erfrischend. – Wertvoll zur Verbesserung grober, fettiger Haut mit großen Poren.

Besonders vor öffentlichen Auftritten zu empfehlen.

Ringelblumen-Tinktur pflegt auch fette Haut:

In der Schönheitspflege spielt die *Ringelblume (Calendula officinalis)* eine nicht unbedeutende Rolle. Pflanzlicher Schleim, ätherische Öle, Eiweißstoffe und verschiedene pflanzliche Säuren sind bei äußerlicher Anwendung hautpflegend, hautverfeinernd und hautklärend. Deswegen nimmt die Ringelblume in der Dermatologie eine wichtige Stelle ein.

Ringelblumen-Tinktur, von goldbrauner Farbe, regt den Kreislauf an. Von stark krampflösender Eigenschaft.

Zubereitung: 250 g getrocknete *Blütenblätter* werden mit 1 l 96%igem *Alkohol* in einer Flasche verschlossen 14 Tage in die Sonne gestellt. Täglich schütteln. Dann abseihen. Den Rückstand mit 1¼ l abgekochtem und ausgekühltem Wasser 3 Stunden lang ansetzen. Auspressen, abseihen. Filtrieren. Der ersten Flüssigkeit beigeben. Nochmals 14 Tage stehen lassen. In kleine Fläschchen füllen. Dunkel und kühl lagern.

Ringelblumen-Tinktur eignet sich vorzüglich zur Hautabreibung am Morgen. Weil sie auch fette Haut ausgezeichnet pflegt.

Ringelblumen-Tee zur Körperabreibung:

1 voller Eßlöffel getrocknete *Ringelblumen-Blütenblätter* werden mit ½ l kochendem Wasser abgebrüht. 20 Minuten ziehen lassen. Abseihen. Einen Waschlappen tränken und den gesamten Körper damit abreiben.

Schenkt zum Tagesabschluß ein Wohlgefühl bei fettiger Haut. Fördert die Schlaffreudigkeit.

Eibisch, ein Helfer bei großporiger Haut:

Vom *Eibisch (Althaea officinalis)* können sowohl Wurzeln, als auch Blätter und Blüten verwendet werden. Dürfen aber nie mit heißem Wasser in Berührung kommen, weil dadurch der wertvolle Pflanzenschleim zerstört werden würde. Deshalb über Nacht in kaltem Wasser ansetzen. 5 Eßlöffel voll oder 50 g des Gemisches auf 1 l Wasser. Nur in kaltem Wasser entwickelt Eibischdroge ihren hochwertigen pflanzlichen Schleim.

Mit dem Tee kann man fetter, unreiner, großporiger Haut durch Abwaschungen und Abreibungen helfen. Selbst Entzündungen gehen rapid zurück.

Rautenblätter gegen Hautunreinheiten:

2 Teelöffel getrocknete *Rautenblätter (Ruta graveolens)* werden mit ¼ l kochendem Wasser abgebrüht. 15 Minuten ziehen lassen, abseihen. Dann mischt man etwas *Alaun* hinzu. Dabei kommt die zusammenziehende Kraft und Wirkung des Alauns zur Geltung. – Mit diesem *Raute-Alaun-Gemisch* kann man die Haut bei Unreinheiten abreiben. –

Vorsicht ist jedoch bei empfindlichen Hauttypen geboten! **Haut, die leicht allergisch reagiert, sollte mit Raute nicht behandelt werden.** Oder wenn schon, dann nur in stark verdünnter Form.

Gelber Enzian-Tee und fette Haut:

Gelbe Enzian-Wurzel (Gentiana lutea) erweist sich als ganz wertvoll für Waschungen bei fetter Haut. – Der im Enzian enthaltene Bitterstoff baut die Fettstoffe in der Haut ab und macht sie widerstandsfähig. –

Zu diesem Zweck bereitet man Enziantee auf folgende Weise vor: 1 Eßlöffel voll zerkleinerte Enzianwurzel mit 1 l kochendem Wasser übergießen und 3 Stunden lang ausziehen lassen. Damit dann die Haut gründlich abwaschen. Nicht abtrocknen.

Fette Haut wird wieder ausgeglichen:

Um fette Haut wieder als Normalhaut ansprechen zu können, verwendet man dazu zur Pflege frischen *Gartenkerbel (Anthriscus cerefolium).* – 1 Eßlöffel voll getrocknetes und zerkleinertes, blühendes Kraut mit ¼ l kochendem Wasser übergießen. Ziehdauer: 15 Minuten. Dann abseihen.

Die Abwaschung mit *Kerbelwasser* soll mäßig heiß sein. Hintendrein aber kalt nachwaschen. – Diese Behandlung muß einige Wochen hindurch täglich durchgeführt werden.

Schwarzer Tee, ein Hautpflegemittel:

Russischen Tee zubereiten, 1 Tasse davon. ½ Stunde ziehen lassen. Abseihen. Einige Zeit hindurch früh und abends die Haut mit diesem kalten *Schwarzen Tee* abreiben.

Dies trägt viel zur Verengung der Poren bei fetter Haut und zur Förderung der Spannkraft empfindlicher und erschlaffter Haut bei.

V. Kenne ich meine eigene Haut? 183

Kalter Schwarzer Tee, Russischer Tee, hat wegen seines hohen Gerbstoffgehaltes eine stark zusammenziehende Kraft. Eignet sich zum Mundausspülen und zu öfteren Gesichtswaschungen bei Fett-Haut-Typen.

Gereizte und fette Haut:

1 Eßlöffel voll *Wacholderbeeren (Juniperus communis)* leicht anstampfen, mit 1 l kochendem Wasser übergießen und zugedeckt ganz kurze Zeit aufwallen lassen. Vom Herd nehmen. Nach 15 Minuten langem Stehen abseihen. Noch warm zum Waschen der Haut verwenden.

Wirkt ganz besonders gut bei gereizter und fetter Haut. Beseitigt Akne und säubert unreine Haut.

Empfindliche Haut wird widerstandsfähiger:

Reife *Walderdbeeren* zerdrücken, die Hautteile damit einreiben und diesen Brei 10 Minuten lang oben lassen. – Mit *Rosenblüten-Tinktur* nachbehandeln.

Rosenblüten-Tinktur, ein gutes Hautwasser:

250 g frische *rote Rosen-Blütenblätter (Rosa gallica)* werden mit 1 l 96%igem *Alkohol* übergossen. 14 Tage lang in einem verschlossenen Gefäß in der Sonne ziehen lassen. Täglich schütteln. Dann abseihen. Den Rückstand mit 1¼ l abgekochtem, ausgekühltem Wasser auswaschen, abfiltrieren und zur ersten Flüssigkeit dazugießen. In Fläschchen füllen und kühl und dunkel lagern.

Man erhält so ein *natürliches Hautwasser*, das man vor allem *nach der Rasur* oder *nach der Morgenwaschung* verwenden kann. *Günstig für Herren und Damen.*

Hautreinigungsmittel:

Ein Absud aus dem getrockneten *Dostkraut (Origanum vulgare)*, man nennt es auch ,,*Dostwasser*", kann zur Reinigung der Haut eingesetzt werden. Damit wäscht man Gesicht und Hände.

Zubereitung: 1 Handvoll Kraut samt Blüten mit 1 l kochendem Wasser übergießen, 15 Minuten ziehen lassen, abseihen und diesen Aufguß dem Waschwasser beifügen.

Zur Hautreinigung und gegen Ekzeme:

150 g zerstoßene, frische *Klettenwurzeln (Arctium lappa)* werden in einem Gemisch von 800 g *Wasser* und ebensoviel *Rohzucker* 3 Stunden angesetzt und stehen gelassen. Solange kochen, bis eine sirupähnliche Masse zustande kommt.

Beim Mittagessen ein Gläschen davon getrunken, hilft es zur Hautreinigung und zur Bekämpfung von Ekzemen mit.

Zur Festigung des Hautgewebes:

Kalten *Pfefferminztee* zum Abwaschen des Gesichtes und des Halses, aber auch der Hände und Füße, ja des ganzen Körpers verwendet, festigt das Hautgewebe, baut Fettstoffe ab und macht die Haut widerstandsfähiger.

1 1/2 Eßlöffel voll getrocknete und zerkleinerte *Pfefferminz-Blätter (Mentha piperita)* mit 1/2 l kochendem Wasser abbrühen. Zugedeckt ziehen lassen. Abseihen.

Erfrischendes Gesichtswasser:

250 g getrocknete und zerkleinerte *Pfefferminz-Blätter* werden 24 Stunden lang in 1 l kaltem Wasser angesetzt. Wobei der Topf zugedeckt bleiben muß. Hernach abseihen, 3 Eßlöffel hochprozentigen *Alkohol* beimischen. In Fläschchen abfüllen. Verschließen. Dunkel und kühl lagern.

Eignet sich vor allem bei fetten Hauttypen zur morgendlichen Einreibung vor dem Verlassen des Hauses. – Hält frisch und beschwingt.

Einreibemittel bei Hautentzündungen:

125 g getrocknete *Arnika-Blütenblätter (Arnica montana)* werden 24 Stunden lang in 1/2 l kaltem Wasser angesetzt. Abseihen. 5 Eßlöffel 96%igen *Alkohol* beifügen. Gut abmischen. In kleine Fläschchen füllen. Dunkel und kühl lagern.

Eignet sich bei Hautentzündungen vorzüglich für Einreibungen. Dieses *Arnikawasser* ist auch wertvoll für Körperabwaschungen bei fetter Haut. Regt zusätzlich den Kreislauf an und fördert die Durchblutung.

Straffe Haut ist schön und praktisch:

Eine straffe, gut zusammengezogene Haut ist nicht nur schön, sondern auch praktisch. Vor allem während des Tages, wenn man sich viel unter Menschen aufhält. – Um das zu erreichen, kann man aus *Birkenblättern* einen *Essig* zubereiten. Der noch dazu den Vorteil bringt, daß er angenehm duftet.

Man nimmt 25 g getrocknete *Birkenblätter*, 25 g *Lavendelblüten*, gießt 1 l naturreinen *Obstessig* darüber. In gut verschlossener Flasche 8 Tage lang in die Sonne stellen und ausziehen lassen. Täglich einmal gründlich durchschütteln. Dann abseihen und klar filtrieren. Jetzt erst fügt man 25 Tropfen *ätherisches Lavendelöl* hinzu. – Dunkel, gut verschlossen und kühl aufbewahren.

Bevor man morgens aus dem Haus geht, kann man Gesicht und Hände damit einreiben. Es belebt, fördert die Durchblutung der Haut. Über das Haar gesprüht, macht es dieses frisurtreu und stärkt zusätzlich die Kopfhaut.

Die Mischhaut

Eine „*Widerspruchs-Haut*".
Ein Plus und ein Negativ in einem.
Ein Zuviel und ein Zuwenig.
Das ist die Mischhaut.
Was ist eine Mischhaut?
Was wird bei der Mischhaut gemischt?
Langsam.

Unter *Mischhaut* versteht man eine normal trockene Haut, die sich aber auf *Stirn, Nase* und *Kinn fettig* zeigt.

Mischhaut-Test: Dabei erkennt man im Spiegel oder am Seidenpapier fette und trockene Hautzonen.

Wie pflegt man Mischhaut richtig?

Bei der Pflege der Mischhaut muß man vor allem achten, das Zuviel an Talg in die trockenen Gesichtspartien zu verlagern und zu verteilen. Das geschieht durch die Auswahl der geeigneten Mittel. Dazu gehören an erster Stelle Heilkräuter.

Als vorzügliche natürliche Behandlungsmittel gelten *Pfefferminze, Kamillenblüten, blühendes Buchweizenkraut, Hamamelis-Extrakte, Bierwaschungen* und *Obstessig-Waschungen*.

Was sollen alle Behandlungen der Mischhaut bezwecken?
Sie müssen alle das gleiche bewerkstelligen. *Beleben. Die Aktivität des Herzens fördern. Kreislauf und Durchblutung anregen.*

Mischhaut kommt nicht von ungefähr:

Spannungen prägen immer. Irgendwie. Negativ. Verdrängen auf der einen Seite. Aufstauen auf der anderen Seite.

Mischhaut kündet von diesem Verdrängen, Aufstauen. Nicht-sofort-Bewältigen. Wieder hinausschieben. Auf später vertagen. Nicht wissen, wie.

Nach dem Grundsatz leben: „Kommt Zeit, kommt Rat." Dies aber nicht aus Klugheit, sondern aus Schwäche, Unentschlossenheit und Bequemlichkeit.

In diesem Menschen herrscht das Feucht-Kühle-Prinzip vor. Es fehlt das Anregend-Durchwärmende.

Daraus ergeben sich Verdauungsstockungen, Krämpfe verschiedener Art. Blähungen. Unregelmäßige Monatsregel. Nicht selten Frigidität. Potenzstörungen. Herzunruhe und Herzklopfen. Störungen im Stoffwechsel und in der Flüssigkeits-Organisation. Aber auch in der Wärmeorganisation.

Das alles kann auf der Haut nicht verborgen bleiben. Glänzende fette Stellen werden sichtbar, überall dort an „gesehener" Stelle, also im Gesicht. Dort, wo unter der Oberhaut kaum Fettpolster vorhanden sind. Auf Stirn. Nase. Und Kinn.

Wo muß die Umkehr beginnen?
Im Stoffwechselorgan *Leber*.

In jenem Organ unseres Körpers, wo sich der Sitz befindet, an dem sowohl Flüssigkeitsregelung als auch Wärmeorganisation stattfindet.

Was ist gegen die Mischhaut zu tun?

Das ideale Kraut für Mischhaut ist die Pfefferminze.

Heilkraut und „Pflegekraut" Nummer eins bei Mischhaut ist jener Lippenblütler, wo sich das Wärmeprinzip mit dem feuchtkühlen Prinzip vereint. Und das ist die *Pfefferminze (Mentha piperita)*.

Im Vordergrund stehen die Wirkstoffe ätherisches Öl mit Menthol und Menthon, weiters Gerbstoff, Bitterstoffe, Niko-

V. Kenne ich meine eigene Haut?

tinsäure, Kaffeesäure und Chlorogensäure, Carotinoide und Flavonglykoside.

Inhaltsstoffe, die etwas wahrhaft *„Kämpferisches"*, etwas *„Anregendes"* in sich tragen und somit auch das herbeiführen können, was für eine Mischhaut nötig ist, *einen durchwärmenden frischen Ausgleich.* Einen Umbruch.

Pfefferminze wirkt sehr rasch auf die *Schleimhäute* ein. Diese sind die „empfindsamsten" Hautteile des Körpers. Sie geben Eindrücke und Impulse sofort weiter und reagieren selbst in ihrer obersten Schicht, indem sie weicher oder härter, feuchter oder trockener werden.

Der Einfluß der Pfefferminze auf die Schleimhäute, oder besser gesagt über die Schleimhäute, ist vorerst einmal spürbar schmerzlindernd. Löst Krämpfe. Setzt den Gallenfluß in Bewegung. Kurbelt die Tätigkeit der Leber sehr günstig, positiv an. Und dort, im „Stoffwechselorgan", sitzt die „Schaltstelle" zur Beeinflussung der Hautqualität. Alle weiteren wohltuenden Eigenschaften sind eine Folgerung der Leberaktivitäten. So wie: Die Beseitigung von Blähungen. Das Abklingen der Katarrhe der Atemwege. Das Schwinden von Übelkeit und Erbrechen.

Bei Magengeschwüren Pfefferminztee nicht trinken. Wegen der reizenden Wirkung des Pfefferminzkampfers.
Äußerlich jedoch kann dessen ungeachtet *Pfefferminzöl oder Pfefferminztee* zu Einreibungen bei *Rheuma*, *Gicht*, *Nervenschmerzen* und *Migräne* angewandt werden.

Pfefferminz-Kraut wird während der Blüte gesammelt. 2 Teelöffel zerkleinerten, frischen oder getrockneten Krautes mit ¼ l kochendem Wasser übergießen, 15 Minuten zugedeckt ziehen lassen. Abseihen. Täglich 1 bis 3 Tassen langsam und schluckweise trinken.

Menschen mit niedrigem Blutdruck müssen Pfefferminztee meiden. Mehr als 1 Tasse täglich würde ich ihnen nicht raten. – **Bei Bluthochdruck hingegen zur Senkung desselben sehr zu empfehlen.**
Daueranwendungen absolut meiden. Nach Möglichkeit nur 1 Woche lang kurmäßig nehmen, dann wieder 1 Woche aussetzen. **In der Abwechslung liegt die Dauerwirkung!**

Ein *Kräuterkissen* ins Bett gelegt, übt einen sehr günstigen Einfluß auf die Mischhaut aus. Man benötigt dazu 350 bis 500 g ca. 5 cm lang geschnittenes, getrocknetes, blühendes *Pfefferminz-Kraut*. Füllt es in ein Kissen, bestehend aus Inlett und Überzug, und legt dieses ins Bett. Nach 3 Monaten wechseln. – Die alte Füllung verbrennen. Nicht an Tiere verfüttern, da diese davon krank werden könnten!

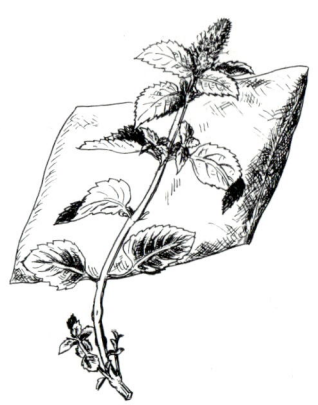

Mein Erfahrungsschatz in punkto Mischhaut:

Erfrischende Mundwässer:

Über die Mundschleimhaut kann man für die eigene Gesundheit und das persönliche Wohlbefinden viel tun. *Mundwässer* hemmen die Vermehrung der Bakterien, nehmen und entfernen unangenehmen Mundgeruch und halten die Mundhöhle rein. Sie vermitteln allgemeines Wohlbehagen und üben auch einen geringen Einfluß auf die Gesamthaut des Körpers aus. Ganz besonders auf Mischhaut, weil sie entspannend wirken. Können auch zu Einreibungen als Hautwässer verwendet werden.

Käsepappel, Thymian und Rosmarin: *Käsepappel* 3 Teile, *Thymian* 2 Teile und *Rosmarin* 1 Teil. – Von dieser Mischung 2 volle Eßlöffel nehmen, mit $^1/_2$ l Wasser abbrühen, $^1/_2$ Stunde ziehen lassen, dann abseihen. Abkühlen lassen. 3 Eßlöffel 96%igen *Alkohol* beifügen. Gut abmischen. In Fläschchen verschlossen, dunkel und kühl lagern.

3 Eßlöffel voll davon in ein kleines Glas mit lauwarmem Wasser geben und den Mund damit ausspülen. Erfrischt, reinigt und gibt einen guten Atem.

Lavendelwasser: 100 g 96%igen *Alkohol* mit 50 g *Laven-*

V. Kenne ich meine eigene Haut?

delblüten (Lavandula officinalis) vermengen. In einer verschlossenen Flasche 14 Tage in die Sonne stellen. Täglich schütteln. Dann abseihen. Den Rückstand mit 150 g abgekochtem und ausgekühltem Wasser übergießen. Gut auswaschen. Filtrieren und dem Ansatz beifügen. Nun fügt man 15 Tropfen *ätherisches Lavendelöl* hinzu. Stellt es nochmals 14 Tage in die Sonne. Dann dunkel und kühl lagern.

Von diesem Mundwasser gibt man 2 Eßlöffel voll in ein Glas lauwarmes Wasser. Hat eine stark reinigende Wirkung, ohne die natürliche Mundflora zu zerstören. Gut für Gesamtkörper-Abreibungen.

Eukalyptuswasser: Günstig zum Abtupfen der fetten Hautstellen. – 100 g 96%iger *Alkohol* wird mit 25 Tropfen *ätherischem Eukalyptusöl* vermengt. Gut durchschütteln und 14 Tage ins Fenster stellen. Mit 150 g destilliertem Wasser verdünnen, 5 Tropfen *Pfefferminzöl* dazugeben und in gut verschlossenem Fläschchen lagern.

Eignet sich besonders zum Abtupfen der fetten Hautstellen. 2 Eßlöffel davon in einem Glas lauwarmem Wasser auflösen und zum Mundausspülen einsetzen.

Wacholderbeeren- oder Wacholdernadel-Wasser: 3 Eßlöffel reife *Wacholderbeeren* gut zerdrücken, 3 Eßlöffel frische, kleingeschnittene *Zweigspitzen* beifügen, mit 1 l Wasser 24 Stunden lang kalt ansetzen. Abseihen. Den Rückstand auspressen und zusammengießen. 5 Eßlöffel voll hochprozentigen *Alkohol* hinzugeben. Gut verschlossen und kühl lagern.

3 Eßlöffel dieser Lösung in ein kleines Glas mit lauwarmem Wasser geben. Den Mund damit ausspülen. – Einen Waschlappen mit kaltem Wasser gut angefeuchtet, leicht ausgepreßt, 3 Eßlöffel dieses *Wacholderwassers* darübergegossen, damit den Gesamtkörper abgerieben, erfrischt und gleicht Mischhaut aus.

Schwarze Johannisbeer-Saftkur:

Täglich früh und abends jeweils $1/8$ l reinen *Schwarzen Johannisbeer-Saft* 6 Wochen lang getrunken, bringt eine spürbare Besserung bei glänzender Stirne und Nase.

Es gibt nichts günstigeres, wenn es darum geht, Gleichgewicht, Spannkraft und gleichmäßigen Glanz der Haut wiederzuerlangen.

Bad zum Ausgleich:

75 g *Pfefferminz-Blätter*, 50 g *Salbeiblätter* und 25 g *Rosmarin-Blüten-Blätter-Gemisch* werden vermengt.

4 Eßlöffel voll mit 1 l kochendem Wasser übergießen, 20 Minuten ziehen lassen. Abseihen. Dem Badewasser beifügen.

Bei hartnäckiger Mischhaut:

In diesem Falle ist die Haut um die Augen und auf den Wangen trocken wie jede normale Haut. Auf Stirn, Nase und Kinn fettig und glänzend. Am ganzen Körper aber sind trockene und fette Stellen unterschiedlich verteilt.

In solchen Fällen folgende *Kräutermischung* zubereiten: *Eisenkraut* 50 g, *Pfefferminze* 25 g, *Stockrosen-Blüten* 25 g, *Salbei* 20 g, *Thymian* 20 g und *Isländische Moosflechte* 10 g.

5 Eßlöffel davon mit 1 l kaltem Wasser übergießen, 24 Stunden lang ansetzen. Dann abseihen. Auspressen. 5 Eßlöffel hochprozentigen *Alkohol* dazugeben und 20 Tropfen *ätherisches Wacholderöl*. Gut abmischen. Verschlossen und dunkel-kühl lagern.

Mit dieser Mazeration den Gesamtkörper nach dem „Bad zum Ausgleich der Mischhaut" gut abreiben.

Erfolgreiche Teekur:

So wie man mit Schwarzem Johannisbeer-Saft etwas gegen die Mischhaut unternehmen kann, erreicht man auch mit folgender *Teekur* manches in dieser Hinsicht.

2 Teelöffel *Aniskörner (Pimpinella anisum)* leicht anstoßen, mit ¼ l Wasser übergießen, 15 Minuten ziehen lassen, abseihen. Abends 1 Stunde vor dem Schlafengehen trinken.

Morgens hingegen nimmt man nüchtern 1 Tasse *folgender Zusammensetzung* ein: *Rosmarin* 3 Teile, *Orangenknospen* 2 Teile, *Kornblume* 1 Teil, *Kümmel* 1 Teil und *Lindenblüten* 1 Teil. – Ebenfalls wie oben im Aufguß zubereitet.

3 Wochen lang anwenden. 1 Woche aussetzen und wiederholen.

Packungen, Masken zur Mischhautpflege.

Sowohl mit *Masken* als auch mit *Packungen* kann man bei öfterer Anwendung die Haut straffen und glätten und so den Talgüberschuß von fetten Stellen auf die trockenen ausgleichend übertragen.

Maske und Packung wirken am besten, wenn die Haut vorher durch *Waschung, Bad* oder *Dampfeinwirkung* aufnahmefähig gemacht wurde: Erst wenn die Poren geöffnet sind, können Maske und Packung richtig zum Erfolg führen.

Welcher Unterschied besteht zwischen Maske und Packung?
Die *Maske* wird auf der Haut hart. Sie erstarrt dort. Wird zur *Larve*. Zum *zweiten Gesicht*. Sie ist mehr oder weniger *luftundurchlässig*, je nach den verwendeten Bestandteilen. Bleibt 5 bis 15 Minuten und nicht länger oben.
Die *Packung* ist weich und *luftdurchlässig*. Wird vor allem bei Mischhaut oder Problemhaut, aber auch bei trockener und empfindlicher Haut als schonende Behandlung angewandt. Sie soll entsprechend lange Zeit auf der Haut bleiben können, um einen spürbaren Effekt zu erzielen. Als Durchschnittszeitdauer gilt $1/2$ Stunde.

Was muß man bei Maske und Packung besonders beachten?
Man darf sie nie in Eile anlegen. Muß sich Zeit lassen. Schon bei der Zubereitung und auch während dem Auflegen oder Anbringen. Während der Einwirkungszeit soll man sich entspannt hinlegen. An nichts denken oder Musik hören. –
Beim Entfernen von Maske oder Packung keine Gewalt anwenden. Weder reiben, noch zerren. Das Gesicht reichlich mit Wasser abspülen. Vorsichtig abtrocknen. Am besten ist ein Abtupfen.

Reinigungspackung:

35 g schalenlose *Sonnenblumenkerne* werden in der Kaffeemühle zu Pulver gerieben. Vorsichtshalber durch ein weitmaschiges Küchensieb schütteln.
2 *Kartoffeln* mittlerer Größe reiben, auspressen und mit der gleichen Menge lauwarmem *Wasser* vermischen.
In diese Flüssigkeit werden 15 g echter *Bienenhonig* und 10 g *kaltgepreßtes Olivenöl* gegeben, das *Sonnenblumenkern-Pulver* dazugemischt und alles gut abgerührt.
Nun das pasteförmige Gemisch gleichmäßig auf das vorher gut mit warmem *Kamillentee* gereinigte Gesicht und den Hals auftragen. $1/2$ Stunde oben lassen und dann mit viel lauwarmem Wasser behutsam abwaschen.

Diese Packung fördert die Durchblutung, reinigt gleichzeitig, glättet, wirkt ausgleichend zwischen den trockenen und fetten Hautstellen. Der Erfolg ist aber erst dann dauerhaft, wenn man diese Packung einige Zeit hindurch täglich abends, vor dem Schlafengehen, anwendet.

Sonnenblumenkerne, Bienenhonig, Olivenöl und Kartoffeln bilden hier eine sehr wertvolle hautpflegende Wirkstoffkombination für die Mischhaut.

Die Mischhaut und die Bier-Trinkkur:

Alles hängt vom Maßhalten ab. Auch beim Maß *Bier*. Daß das Bier belebend wirkt, die Nieren reinigt und stärkt, daß es gesund ist, das ist medizinisch erwiesen. – So kann das Bier tatsächlich unter die *"Kosmetika"* eingereiht werden. Ein Schönheitspflegemittel, das von innen heraus und von außen hinein wirkt.

Bier fördert die Verdauung. Regt die Nieren zu intensiver Tätigkeit an. Stützt den Stoffwechsel. – Dies macht sich auch äußerlich bemerkbar. Das Aussehen der Haut scheint nicht nur besser zu sein, sondern sie ist das geworden, was sie anzeigt: *ausgeglichener und gesünder.*

Das gilt besonders bei der Mischhaut. *Einige Schlucke Bier nach dem Essen macht sie ein bißchen schöner.*

So eine *Bier-Trinkkur* soll man von Zeit zu Zeit immer bewußt 3 Wochen lang durchführen. Daraufhin aber wieder einige Zeit aussetzen.

Bierschaum verbessert den Teint:

Wie sieht es mit der äußerlichen Anwendung des „Hopfensaftes" *Bier* aus?

Schon im ersten nachchristlichen Jahrhundert schreibt der römische Schriftsteller Plinius[*]: „Die ägyptischen Frauen benutzen den Schaum des Bieres, um die Frische ihres Teints zu verbessern."

Gesichts- und Halswaschungen am Abend mit frischem, *schäumendem Bier* durchführen. Nicht abtrocknen. Im warmen Zimmer bleiben. Abspannen. Anschließend ins Bett gehen. Am Morgen Gesicht und Hals gründlich mit lauwarmem Wasser abwaschen.

---

[*] Gajus Plinius Secundus, 23 oder 24 bis 79. Römischer Historiker und Schriftsteller.

Bringt einen Ausgleich fetter und glänzender Hautstellen zustande.
Dafür wird helles Lagerbier verwendet. – Reserveflaschen zu diesem Zwecke zu besorgen und längere Zeit selber im Keller zu lagern, ist sehr vorteilhaft.

Gesamtkörper-Waschung mit Bier:

Bier ist fettfrei und nahezu kochsalzfrei und eignet sich deswegen vorzüglich zu Gesamtkörper-Waschungen bei Mischhaut.

Abends vor dem Schlafengehen 1-Liter-Flasche mit Schwung in ein größeres Waschbecken schütten. Damit es richtig aufschäumen kann. Dann mit dem schäumenden Bier den ganzen Körper gründlich abwaschen. Eintrocknen lassen. Schlafengehen. Morgens warm duschen.

Ist nicht nur für die Haut sehr wertvoll, sondern beruhigt und gleicht aus. Je mehr Schaum, desto besser die Wirkung. Keine Angst vor Biergeruch. Er verflüchtigt sehr rasch.

Hamameliswasser für die Gesichtspflege:

Aus den Blättern und der Rinde der *Virginischen Zaubernuß (Hamamelis virginiana)* wird das *Hamameliswasser* hergestellt. In Apotheken erhältlich. Ist farblos und von angenehmem Geruch.

Gilt als ideales Gesichtswasser für Mischhaut. Wird nach Masken, Packungen oder nach der Gesichtsreinigung eingerieben. Besitzt zusammenziehende Kraft.

Kann aber auch für entzündete, fette und unreine Haut verwendet werden. – Für normale und trockene Haut mit etwas destilliertem Wasser verdünnt anwenden.

Obstessig, ein wertvoller Badezusatz:

$^1/_2$ l reinen, unverdünnten *Obstessig* knapp vor dem Hineinsteigen in das Badewasser schütten. Nach dem Bad gut abtrocknen. – Wirkt zusammenziehend und trocknend.

Obstessig-Abreibungen:

Die einfachste Behandlung, um die Haut straff zu ziehen und zu spannen, ist das Abreiben mit *Obstessig-Wasser*.

In $^1/_4$ l lauwarmes Wasser werden 3 Eßlöffel reiner *Obstessig* gegeben. – Mit einem Waschlappen die gesamte Körperhaut, oben beginnend nach unten hin bis zu den Zehen, abreiben.

Regenerationskraft der Kamille:

100 g getrocknete *Kamillenblüten (Matricaria chamomilla)* mit 1 l kochendem Wasser übergießen. 20 Minuten zugedeckt ziehen lassen. Abseihen und dem Badewasser beifügen.
– Man kann aber auch die gleiche Menge Kamille in einen Gazebeutel füllen. Verschließen. In das heiße Badewasser legen. Etwas später durch Kaltwassernachguß temperieren. Während des Bades den Beutel drinnen lassen.

Bekannt ist die beruhigende Wirkung auf die Haut. Ebenso die Heil- und Reinigungskraft sowie die Regenerationseigenschaften eines Kamillenbades auf den Gesamtorganismus, speziell aber auf die Haut.

Kamillentee, Gesichtsmasken und Packungen:

Kamillentee gilt als beliebtes Hautwaschmittel vor oder nach dem Anbringen von Gesichtsmasken oder Packungen.

Blühendes Buchweizenkraut beruhigt und glättet:

Blühendes *Buchweizenkraut (Fagopyrum esculentum)*, frisch oder getrocknet, fein schneiden. 2 Teelöffel davon mit ¼ l Wasser abbrühen, 15 Minuten ziehen lassen, dann abseihen.

Eignet sich vorzüglich für Hautwaschungen. Besonders zu empfehlen bei Mischhaut-Problemen.

Ums Hineinwachsen geht's

Ansonsten ist er ja nicht zu klein.
Für sein Alter.
Obwohl 1 m und 12 cm vom Fuß bis zum Scheitel gemessen keine Länge für einen Mann ist.
Für Hannes Piér aber schon etwas bedeutet. In seinem Vorschulalter.
Wie ich da durch den großen Torbogen schreite und quer über den Hof zur Wohnung der Familie Gessenbauer will, muß ich vorerst einmal abrupt stehen bleiben. Um nicht etwas niederzurennen.

V. Kenne ich meine eigene Haut?

Von dem ich in der ersten Überraschung nur wußte, daß es sich bewegte.
Dann auf mich zukam. Um schließlich Halt zu machen.
Vor mir. Der unterdessen eine abwartende Stellung eingenommen hatte.
So laut und so herzerquickend wie damals hatte ich schon lange nicht mehr gelacht.
Und der Grund meines Lachens?
War der kaum sechsjährige Sohn des Hauses.
Hannes Piér.
Der Janker seines Vaters kleidete ihn von oben bis unten. Ersparte ihm Hose, Strümpfe und Schuhe. – Der Jägerhut? Fand erst an den Schultern des Kleinen Halt. Dabei darf nicht übersehen werden, daß der Vater – Jäger, Gemeinderat und Bauer – immerhin eine beachtliche Größe von 1,88 m zur Schau trug.
Erst als ich dem Kleinen den Hut vom Kopfe nahm, konnten wir uns in die Augen blicken.
Das war vor Jahren.
Heute ist Hannes, der bereits im vierten Semester auf die Uni geht, in sein Gewand hineingewachsen und ein stattlicher junger Mann geworden. Der auch dem Vaterland seinen Dienst erwiesen hat.
Er ist hineingewachsen. In „seine Kleider". Ist selber erwachsen geworden.
Ja! Ums Hineinwachsen geht's im Leben.
„Was langsam wächst, hält lange."
„Was wächst, macht keinen Lärm."
Das und noch vieles sagt das Volk durch das Sprichwort.
Hineinwachsen. Ist eine Lebenserfüllung.
Hineinwachsen. Heißt, etwas Positives für das „Heil"-Sein tun.
Hineinwachsen hat viele Gesichter.
Das Hineinwachsen.
In seinen Beruf.
In seine Familie.
In seine Gemeinschaft.
In seine Aufgaben.
Hineinwachsen in den Freundeskreis.
Aber auch hineinwachsen in jene Gruppen, die mich nicht mögen. Nicht akzeptieren. Ja, mich sogar ablehnen. – Und gerade das ist ein Herauswachsen aus mir. Ein Hineinwachsen in die Wirklichkeit des Lebens.

Wer das nicht zustande bringt, wächst verkehrt.
Wächst nicht aus sich hinaus. Sondern herein. In sich selber. Entfaltet sich nicht.
Und das In-sich-selbst-Hineinwachsen macht krank.
Das daraus entstehende Krank-Sein kann nicht übersehen werden.
Vor allem an und auf der Haut.
Beeinflußt den Hauttyp.
Prägt ihn.
Fixiert ihn.
Weil gerade das „In-sich-Hineinwachsen" das gesunde innerliche Wachstum hemmt. Es verhindert. Nicht vorwärts schreiten läßt. Isoliert. Die Gemeinschaft stört. Zum Egoisten macht.
Deswegen?
Ein sinnerfülltes Leben leben.
Die Bewältigung des Lebens anstreben.
Sich klare Aufgaben stellen. Sie erfüllen.
So wächst man aus sich selber heraus. In einem „innerlichen Wachsen".
In einem sinnvollen Leben.
In einem erfüllten Leben.
In einem lebenswerten Leben.

Des VI. Teiles ganzer Sinn
von Seite 198 bis Seite 279

Blut hat viele Farben

Liebst du deine Haut,
tu etwas für dein Blut 198

Einer geht unsere Wege mit 201

Pflanzensaft ist Pflanzenblut 204

Intermezzo, das Zwischenspiel 207

Mineralsalze und Vitamine
bestimmen die Richtung 212

Frisch gepreßte Pflanzensäfte:
was und wie? 214

Wähle zwischen 50 Säften 221

Mein Säfte-Führer 223

Wenn Saft zum Klang wird 276

Liebst du deine Haut, tu etwas für dein Blut

„Mir brechen die Haare ab." Klagt eine Studentin.

„Und die Fingernägel sind spröde und reißen sehr leicht ein." Gebe ich als Antwort zurück.

Es war so.

Auch ihr Appetit lasse zusehends nach. Erklärte sie mir dann.

Müde sei sie auch „immer so".

Ich gab ihr einen Rat.

Sie befolgte ihn.

Denn hier ging es darum, rasch eine grundlegende Änderung des Zustandes herbeizuführen, um dann darauf aufbauen zu können.

Nach wenigen Wochen, es war noch während der Ferien, bekam ich eine Karte aus einem Kurort mit Eisenquelle.

Die junge Dame, die offensichtlich an Blutmangel litt, ließ sich nach ärztlicher Untersuchung in ein Bad zur Kur einweisen. In das richtige für sie. Das dem Körper über die Haut das fehlende Eisen zur Blutbildung zuführen sollte.

In den kommenden Semestern ging es ihr bedeutend besser. Die früher bekannte Leistungsverminderung war wie weggeblasen. Kopfschmerzen und Schwindel kaum mehr spürbar. Die Haare wurden weicher und ihre Fingernägel rissen nicht mehr bei jeder Gelegenheit ein. Die Blässe war bald aus dem Gesicht verschwunden. Kalte Hände und kalte Füße kannte sie kaum mehr.

Blutarmut entsteht durch die Verminderung des Blutfarbstoffgehaltes. Die Zahl der roten Blutkörperchen geht zurück. – Schuld daran kann eine rasche körperliche Entwicklung bei Jugendlichen sein. Chronische Blutverluste bei zu starker Menstruation. Eine schlechte Auswertung der Nahrung infolge von Magenkrankheiten. Aber auch eine falsche Ernährung kann die Ursache sein.

Selbstverständlich ist eine Untersuchung durch den Fachmann notwendig. Dann aber muß die Ernährung zur Basisbehandlung werden.

Eisenquellen enthalten verschiedene Eisensalze. Diese regen die Blutbildung an und können in unglaublich kurzer

VI. Blut hat viele Farben

Zeit das Blutbild gewaltig verbessern. Rapid steigt die Zahl der roten Blutkörperchen an. Der Blutfarbstoff vermehrt sich. Und alle aufgezeigten Folgen der Anämie können fast über Nacht wie weggeblasen sein.

Auch der Aufenthalt in einem Land mit mittlerem Reizklima wird zur deutlichen Verbesserung des Blutbildes führen. Am günstigsten erweist sich eine gebirgige Gegend mit einer Seehöhe von 700 bis 800 m.

Das Erkennen der Krankheit – *Diagnose* genannt – ist die Voraussetzung einer sachgemäßen und zielführenden Behandlung.

Keine unbedeutende Rolle spielt dabei die *Anamnese*, die Vorgeschichte der Krankheit.

Der berufene *Diagnostiker*, jener Fachmann, der die Art der Krankheit festzustellen hat, ist einzig und allein der Mediziner, der Arzt.

> Ich muß selbstverständlich zuerst genau wissen, welche Krankheit ich habe. Wieweit diese schon fortgeschritten ist. Welche Kuren oder eventuelle chirurgische Eingriffe angebracht oder sogar unumgänglich notwendig sind. Nur auf eine gewissenhafte Diagnose kann man behandelnd aufbauen. Kräuter, Pflanzen oder andere Naturheilmittel verwenden. In bezug auf erforderliche oder nützliche *Kuraufenthalte* soll man sich rechtzeitig und gelegentlich mit dem Arzt besprechen. – **Vorbeugen ist die sicherste Heilung!**

Ohne ein Hypochonder, ein eingebildeter Kranker, zu sein, soll man sich immer beobachten. Sich bemühen, die Anzeichen, die man selbst bei der Entstehung seiner Krankheit bemerkt hat, möglichst präzise und in zeitlich geordneter Reihenfolge zu schildern.

Man muß Wert darauf legen, seine Krankheitsgeschichte so genau und so sachlich wie möglich zu erzählen. Wichtig ist dabei auch, entsprechende Fragen des Arztes gewissenhaft zu beantworten. Falsch ist es, der Meinung zu sein, daß der Arzt „das sowieso alles weiß" oder „wissen müßte". Oder daß es ihn „nicht interessiere".

Das, was der Patient durch monatelanges Erleben als selbstverständlich hinnimmt, muß der Arzt nicht wissen. Es kann ihm eine wichtige Quelle der Information sein, nach der er die Therapie, die Behandlung, ausrichtet.

Jeder Mensch ist einzig in seiner Art.
Eine Welt für sich.
Habe Vertrauen zu deinem Arzt.
Informiere ihn genau.
Dann kann er die richtige Diagnose stellen.
Von seiner Beurteilung hängt so manches ab.
Für dich.
Luftveränderungen, Kuren und der Rat deines Arztes bringen ohne eine vernünftige Ernährung mit viel Rohkost kaum einen Dauererfolg.

> Die Pflege des Blutes geht hauptsächlich durch den Mund. Und das Blut und seine Qualität schaut durch das Fenster unserer Haut heraus.
> Die Pflanze ist es, die unseren ganzen Körper über das Blut merklich anspricht. Der Mineralstoffgehalt des Pflanzensaftes wirkt blutbildend. Hält den wertvollen Lebenssaft unseres Körpers gesund. Entgiftet ihn. Stärkt ihn.

Pflanzensaft und Blut stehen einander so nahe.
Haben sie doch die gleichen Aufgaben zu erfüllen.
Der eine verteilt die Nähr- und Wirkstoffe im Pflanzenleib. Der andere tut das gleiche für den menschlichen Körper. Daraus ergibt sich die logische Erkenntnis, daß frische Pflanzen zur Erhaltung des menschlichen Lebens unbedingt wertvoll sind. In Form von Gemüse, Gewürzen oder Obst. Besonders wirksam sind die frischen *Natursäfte*, aus Kräutern, Früchten und Gemüse gepreßt.
Das Blut wieder dringt durch die hauchdünnen Kapillargefäße bis in die Haut vor.
Nährt sie.
Verleiht ihr ein gesundes, frisches Aussehen.
Beeinflußt die Farbe. Die richtige Spannung.
Gipfelt in natürlicher Schönheit. Schönheit, die von innen kommt.
Blut und Haut stehen einander so nahe.
Wer seine Haut liebt, somit sich selbst, tut etwas für sein Blut. Planmäßig. Zielstrebig.
Liebst du deine Haut?
Wer liebt sie nicht?
Dann tu etwas für sie.
Über das Blut zur Haut.

Einer geht unsere Wege mit

Eine neue Welle ist hereingebrochen.
Wir alle sterben den „süßen Tod".
Schmerzlos?
Langsam?
So langsam, daß unsere raschlebige Zeit unser Sterben kaum bemerkt.
Bis die Zeit niemand mehr mißt.
Weil der letzte Mensch gestorben ist.
Verwechseln Sie mich nicht mit einem Schwarzmaler. Aber glauben Sie mir, daß ich es todernst meine.
Dieses „süße" Sterben.
Das recht bitter wird.
Und schmerzhaft dazu.
Der Mensch freut sich über jeden Fortschritt. Greift danach. Vergißt aber, wie so oft, den Zusammenhang zu überblicken.
Und auch die Nachteile, die daraus resultieren, zu erkennen. Mit ihnen fertig zu werden.
Besser noch wäre, sich zu fragen, ob „Fortschritt" in allem immer ein vorteilhaftes Vorwärtskommen ist.

So greift der Mensch mit seinen Errungenschaften der Technik und der Chemie in den Entwicklungsrhythmus der Pflanzen und Kräuter ein.

Die Masse wird dadurch vermehrt. Der für den Gaumen trügerische Geschmack verbessert und angenehmer gemacht. Der innere Reichtum der Pflanze aber, der in ihrem „heilen" Wert begründet ist, nimmt beachtlich und erschreckend zugleich ab.

Beim Genuß dieser Pflanzen wird das leiblich-seelische Gleichgewicht im Körper gestört. Das macht sich auf die verschiedenste Form im menschlichen Leiden bemerkbar.

Dies führt zwar nicht gleich zum allgemeinen Sterben. Aber die Mangelerscheinungen sind da. Können nicht weggeleugnet werden. Weil sie dem Betroffenen zu schaffen machen. Er muß wieder schauen, *wie er davon loskommt.*

Sich ihrer Sendung bewußte Wissenschaftler erheben die Stimme. In Fachzeitschriften lassen sie Zahlen zu Worte kommen. Sprechen vom Schaden, der auf die Erbmasse übergeht. Kindern schon mit in die Wiege gelegt wird.

Da und dort horcht einer auf. Wird unruhig.
Wie von Schwingungen geleitet, finden sich Gleichgesinnte zusammen.
Vereine entstehen. Mit eigenem Programm für „gesundes" und „natürliches" Leben. Dabei rücken Heilkräuter in den Vordergrund.
Man entdeckt, daß früher schon „der" oder „jener" das gleiche gesagt hat. Und „Naturapostel von damals" werden „Pioniere für das Heute".
Eine neue Welle ist hereingebrochen.
Durchaus positiv.
Die Antwort? Erfolgt. Läßt nicht lange auf sich warten.
Es widerhallt von allen Seiten.
„Erneuerung des Lebensstils."
Aber nicht als frustrierte Verlegenheitshandlung.
Sondern als sinnvolle „Lebensauffassung", aus der eine „Lebensbewältigung" entspringt.
Die Medien wittern „Sensation". Schreiben und filmen. Drucken und senden.
Der engagierte Mensch steht da. Im Flutlicht der Öffentlichkeit.
Die Masse aber bleibt anonym.
Was zählt die Person schon?
Was ist denn der einzelne?
Um ihn geht es mir gerade. Denn er bildet die „Masse".
Er muß erfaßt werden. Der einzelne.
Motiviert werden.
Aktiv werden.
Er muß mithelfen, „Strategien zur Entgiftung unserer Welt" zu entwickeln.
Muß lernen zu erkennen, daß der Glorienschein der Chemie stark vom Rost der Erkenntnis angefressen wird. „Daß nicht alles Gold ist, was Chemie heißt." Und daß es in nicht wenigen Fällen auch „ohne" geht.
Er muß erkennen, daß in vielen modernen Schönheitsmitteln und Kosmetika eine gefährliche Fußangel verpackt ist, die dem „Ahnungslosen" tief ins Fleisch gehen kann.
Er muß lernen, daß wir die Augen vor zahlreichen Alternativen nicht schließen dürfen.
Er muß ... Der einzelne. Erkennen. Lernen. Mithelfen.
So werden langsam aber sicher die schändlichen Ketten fallen.
Die süße Giftwolke, die uns alle bedroht, wird wenigstens

VI. Blut hat viele Farben

„entschärft", wenn schon nicht gänzlich unschädlich gemacht.

Unterdessen tut sich, „Gott sei's gedankt", bereits manches in dieser Richtung um uns herum.

Kranke verweigern die „bitteren Pillen" der Allopathie. Der herkömmlichen Art der Medizin. Ein Heilverfahren, das Krankheiten mit entgegengesetzt wirkenden Mitteln zu behandeln sucht.

Bereits 52% der Bevölkerung nutzen die Naturheilkunde.

Die Nachfrage nach „Homöopathie" und auch nach „Hausmitteln" wird in der ärztlichen Praxis und in Apotheken immer stärker. – Ein wichtiger Grund, daß sich Ärzte und Apotheker mit diesem „alternativen" Weg der medizinischen Behandlung rechtzeitig und intensiv beschäftigen.

Bei all dem, was über uns hereinbricht, ist viel, sehr viel durchaus Positives dabei. Das sich dem „süßen Sterben" entgegengestellt.

Dabei dürfen wir nicht vergessen, daß in uns, die wir die Situation ändern wollen, eine „Energiereserve" liegt.

Das Wirken Gottes in uns.

Seine Gnade.

Gottes Kraft geht unsere Wege mit.

Er, der die Welt erschaffen hat, will sie auch bewahrt und geschützt wissen. Durch uns. Über uns.

Er gibt uns seine Kraft dazu. Gibt sie uns weiter.

Wir sind es, jeder einzelne unter uns ist es, der Ordnung in der Natur anstrebt, der aus dieser Kraft heraus agiert.

Sie ist in ihrer Auswirkung vielfältig.

Gott teilt sich unaufhaltsam seinen Geschöpfen mit.

Auch durch die heilende Kraft.

Die er uns gibt.

„Heilen" heißt helfen.

Aufbauen, und nicht töten.

Vorbeugen.

Gesunden.

Loskommen vom Fluch des Eingefahrenen.

Und nicht den „süßen Tod" sterben.

Pflanzensaft ist Pflanzenblut

Loskommen.
Wie geht das?
Das geht nur „vom Saft zum Blut".
Vom Pflanzenblutsaft zum Menschenblut.
Pflanzenblut hat viele Farben.

„Eine Ringelblume* mit der Mitgliedsnummer 31385 möchte sich vorstellen. Mein Name ist Elfriede A., wohnhaft in Salzburg ...

Ich kann dem Herrn des Himmels und der Erde nicht genug danken, daß es Sie gibt, verehrter Herr Pfarrer, und Ihr herrliches Buch ‚Ich bin eine Ringelblume'!

Der Herr möge Sie der Menschheit noch recht lange erhalten und beschützen durch seine Engel.

Mein Zwölffingerdarmgeschwür, welches sich zum zweiten Mal bemerkbar machte, veranlaßte mich zum Kauf Ihres Buches. Vom 27. Juli bis 27. August 1984 machte ich Ihre Saftkur, ‚Ringelblumen-Saftkur', wie es im genannten Buche auf Seite 132–133 empfohlen wird, und in entsprechendem Abstand auch die ‚Schwarze-Johannisbeer-Kur', Seite 180–181. Bin in der glücklichen Lage, einen noch dazu großen Garten mein eigen nennen zu dürfen, in dem es Heilkräuter in Fülle gibt und auch 15 Schwarze-Ribisel-Sträucher. Die ganzen Jahre wagte ich keine Beere zu essen. Doch Sie schreiben in Ihrem Buche, daß gerade diese Beere das Blut entsäuert. Ich las, glaubte und vertraute, jetzt aß ich täglich bei dieser Kur meine Portion Beeren. Ich vertrug sie wunderbar. Es gab überhaupt keine Schwierigkeiten.

Herr Pfarrer, ich bin schmerzfrei. Einfach wie zu neuem Leben erweckt. Mit der Gnade Gottes darf ich wieder hoffen und neu beginnen!

‚Nie kann o Herr ich danken Dir genug,
es soll Dir danken jeder Atemzug.
Es soll Dir danken jeder Herzensschlag,
bis zu dem letzten Schlag am letzten Tag.
Es soll Dir danken jeglicher Gedanke,
nichts will ich denken als nur danke, danke, danke!

In diesem Sinne, Ihnen Gnade und Segen in Fülle. Herzlich grüßt Sie Ihre Ringelblume Elfriede A."

---

* Als „Ringelblume" bezeichnen sich nicht selten die Mitglieder des Vereines Freunde der Heilkräuter, weil die Quartalszeitschrift dieses Vereines „Ringelblume" heißt.

VI. Blut hat viele Farben

Eine von den vielen Erfolgsmeldungen, die täglich ins Paracelsushaus geflattert kommen. Ich nahm sie deswegen auf, weil sie mit Pflanzen- und Beerensäften zu tun hat. Und weil ich die verborgene Kraft der Natursäfte hoch einschätze.

Der Leiter der Buchhaltung eines Krankenhauses erzählte mir über seine gute Erfahrung mit Knoblauchsaft zur Herabsetzung des Blutdruckes.

Und genau eine Woche vorher hörte ich das gleiche aus dem Munde eines Tontechnikers, der mit seinen Kollegen bei mir im Pfarrhof Fernsehaufnahmen über „Hautpflege richtig verstanden" drehte.

Wenn ich bereits sechs Monate nach meinem furchtbaren Verkehrsunfall, wobei ein Betrunkener in einer Kurve frontal in meinen Wagen fuhr und dieser schrottreif wurde, wieder hoffnungsvoll am Tische saß und Bücher schrieb, dann hatten die „guten Geister", die in den Pflanzensäften wohnen, auch ihren ehrlichen Anteil daran.

Es war der Kunst und dem Einsatz der Ärzte in erster Linie zu verdanken. Aber ohne eine richtige Lebensweise mit gut überlegter Ernährung wäre ich nicht so rasch auf die Beine gekommen.

Ich esse normalerweise nur mittags eine gekochte Mahlzeit mit einer kleinen Portion Rohgemüse und Obst. Trinke morgens und tagsüber Frischsäfte oder Kräutertees und nehme abends reichlich Obst mit ein wenig Käse und einer Schnitte Brot zu mir.

Himbeer-, Kirschen-, Weichsel-, Apfel-, Orangen-, Heidelbeer- und Schwarzer Holunderbeer-Saft wurden und werden je nach Verfügbarkeit getrunken. – Himbeeren, Kirschen, Weichseln, Schwarze und Rote Johannisbeeren, Stachelbeeren, Heidelbeeren, Erdbeeren, Äpfel, Kürbisse, Pflaumen und Pfirsiche, je nachdem, was Garten und Wald gerade bieten, wurden und werden heute noch frisch und mit Genuß in Menge verzehrt.* Die Folge davon: Trotz meiner vielen sitzenden Arbeit verlief die Heilung der Wunden am Brustkorb nach drei Operationen innerhalb von vier Monaten großartig. Ich halte mein Normalgewicht. – Ein geregelter, gesunder Stuhlgang ist von großer Wichtigkeit. – Trotz der großen Wetterfühligkeit, der ich mich ein Leben lang schon unterworfen fühle, kann ich jederzeit völlig unbeschwert denken, schreiben und mit meinem Rat tagtäglich helfen.

---

* Siehe Bildtafel V und VI

Wenn man den Wert einer Heilmethode gerne am Arzt selbst mißt, mit der Redensart: „Arzt, heile dich selbst", dann – ohne mir einen Berufstitel beizulegen, der mir nicht zusteht, weil ich ihn nicht erworben habe – kann ich von mir sagen: Ja, ich tat es und tue es noch immer. Tag für Tag.

Blutspenden, Bluttransfusionen, Eigenblutinjektionen. Das alles sind Wörter, hinter denen Taten mit Erfahrung stecken. Und den Wert des Blutes erkennen. Ihn auch achten und nützen.

Wir 7,56 Millionen Österreicher, haben gemeinsam ca. 35 Millionen Liter Blut. Das sind 35.000 Behälter mit einem Meter Höhe, Breite und Länge.

Wieviel versickert davon täglich am Straßenrand? Vor allem zu den Feiertagen und an den Wochenenden. Wieder wird gespendet und angewendet.

Danke allen, die dabei mittun.

Aber wieviel „Obstblut" wird von den Gärbakterien aufgefressen, „um geadelt als Wein salonfähig zu sein"?

Ich kenne auch die heilende Kraft, die im Wein steckt. Die heilige Hildegard von Bingen verschwieg sie nicht und empfahl Wein als Medizin.

Ich rate Wein mit Maß! Weiß aber auch vom Fluch, der auf dem übermäßigen Alkoholgenuß lastet. Ihm auf Schritt und Tritt folgt. Elend, Jammer, Kummer und Leid zurückläßt. Nicht selten Verzweiflung.

Ich selbst meide seit Jahren bewußt alkoholische Getränke. Bin überzeugt davon. Bereue es nicht. Pflanzensäfte, Obstsäfte und Kräutertees sind für mich kein Ersatz, sondern der Genuß, den mir Wein, Bier und Schnäpse nicht geben können. Vor allem schon deswegen nicht, weil ich mich dabei gesund fühle und ganz Herr meines Geistes und meiner selbst bin.

Roter Holunderbeeren-Saft aus schwarzen Beeren.

Goldgelber Orangensaft der Apfelsine.

Rosaroter bis tief-fleischroter Tomatensaft.

Giftig scheinender dunkelgrüner Löwenzahnsaft. . . .

Blut hat viele Farben.

Wenn es von den Pflanzen kommt.

Findet es beim Menschen Zugang, hält es ihn gesund.

Intermezzo, das Zwischenspiel

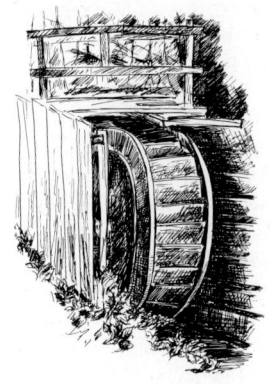

Mineralsalze und *Vitamine* geben die Richtung an. Sind das, was ein Angler einmal für mich war.

Längst wollte ich die alte Mühle unten am Fluß kennenlernen. Sie war noch in Betrieb. Und der alte Müllermeister konnte so gut erzählen.

Von Wilddieben und von im Wald verirrten Großstadtleuten.

Von Lebensmüden, die vor dem Knarren der Stämme bei aufsteigendem und jäh einbrechendem Sturm Angst bekamen, heimliefen. Ihren Plan verwarfen und als Uralte in ihrem Bette erst 50 Jahre später starben.

Von Soldaten fremder Länder, die den Weinkeller in seiner „weltverlassenen und gottvergessenen" Mühle aufspüren wollten und dabei dem alten Ziegenbock „Muffl" in die Hörner rannten.

Vom Angler unten an der Wehr, der meinte, einen „mords Karpfen" an der Schnur zu haben und anstatt dessen die Leiche eines Mädchens barg, das aus Liebeskummer „ins Wasser gegangen war".

Von der Lehrerin, die mit einer ganzen Kinderschar ein altes morsches Boot, am Flußufer verankert, loslöste und mit ihrer Klasse darin flußabwärts fuhr. Dort, wo der Mühlbach abzweigt, in den Strudel geriet, acht ihrer zwölfjährigen Schutzbefohlenen in den Wellen verlor.

Der alte Müllermeister konnte aber noch mehr erzählen: Von den vielen Waldblumen, worunter nicht wenige Orchideenarten zu finden sind.

Von den wilden Bienenstöcken in den hohlen Bäumen.

Vom weißen Rehbock, dessen Abschuß einem Afrikaforscher vorbehalten war. Und den dann ein Jagdgast aus der Großstadt widerrechtlich erlegte.

Vom Einbrechen der Wildschweine in seine am Waldrand verstreuten kargen Felder, unweit der einschichtigen Mühle. – Wie er sich dann eines Nachts, bei Vollmond, mit Hilfe zweier alter Leintücher zum Geist verwandelte. Dem Schwarzwild damit Schreck einjagen wollte. Letzten Endes aber froh war, in seiner Kinderzeit Schwimmen gelernt zu haben. Weil sie auf ihn zukam, „die ganze wilde Rotte Sauen". Und er heute noch nicht wüßte, wie rasch man Leintücher, die kunstgerecht um den Leib gewickelt sind und im Winde „wacheln", vom Leibe bringen, wegwerfen, zum Fluß laufen und hineinspringen könne. Von da an er die Wildschweine, wenn sie gelegentlich einbrachen, in Ruhe ließ. Sind ja auch Gottes Geschöpfe, und er ginge deswegen nicht betteln.

Diese Geschichten mußte ich aus „erstem Munde" und nicht nacherzählt hören. So war ich zum alten Florian Forsthuber auf dem Weg.

Bog von der Straße ab. Ging quer durch den Wald. Nachdem ich vorher schon ein schönes Stück mit der Eisenbahn gefahren war. Hatte mir alles aufgeschrieben und skizziert. Konnte also nicht fehlgehen. Wäre auch schade gewesen. So ein weiter Weg und dann gar nicht ans Ziel kommen.

Als ich mich schon müde vom langen Dahinstolpern – denn der Weg verlor sich bald im wirren Dickicht –, die steile „Leiten" mit Kopf, Händen und Füßen hinunterarbeite, dabei achtgeben muß, nicht unten im „Flußnaß" ungewollt zu landen, kann ich den Schwung meines Geschwindigkeitsrekordes im „Bergablauf" gerade noch an einem hervorstehenden Felsblock am Ufer bremsen. Mir den Schweiß und die herabhängenden nassen Haare aus der Stirne wischen.

Da fällt mir der Strohhut hinunter. Und weg ist er. Ich ihm nach. Dem Strohhut.

Dabei hätte ich fast einen Mann niedergestoßen, der vom Fluß heraufkam. Der große Steinklotz hatte mir bis jetzt dessen Anwesenheit geheim gehalten. Er, der Mann, lächelte mich an. Hielt in seiner Rechten meinen Strohhut, um ihn mir zu überreichen.

Ich war einfach sprachlos. – Suche den alten Müller Florian und treffe einen um die Hälfte jüngeren Mann, der meinen alten Strohhut vor der Wasserfahrt gerettet hat. Und da Wasser einem Strohhut niemals gut tut, meinem Kopfe die Sonne aber schadet, der Strohhut es hingegen gut meint mit ihm, nehme ich das Angebotene dankbar an. Und setze es wieder dorthin, wo es hingehört und vor kurzem noch war.

So ein Stein in der Sonne. Mitten im Sommer. Am Rande des Wassers. Ist etwas Kostbares. Zum Sitzen. Wenn man müde ist.

VI. Blut hat viele Farben

Aber Hochsommer muß es sein. Im Frühjahr und Herbst soll man sich nie auf einen Stein setzen. Schon aus reiner Schadenfreude nicht. Weil kalte Steine die Hämorrhoiden so gern haben. Da wachsen sie dort, wo sie nicht hingehören. Dafür aber umso mehr schmerzen, wenn man sie hat und kaum mehr losbringt. *Die Hämorrhoiden*. Die Quälgeister.

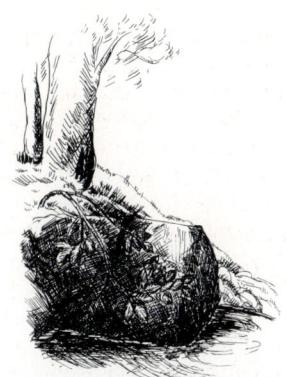

Eine Erweiterung der Mastdarmvenen. Bilden oft große Knoten. Ähnlich wie Kirschen. Können im After bleiben. Aber auch austreten und bluten. So die Ursache von Blutarmut werden.

Jucken und Brennen sind die ersten Anzeichen.

Entzündungen und Schmerzen die Folge.

Bald aber kommt die Angst vor dem schmerzhaften Stuhlgang hinzu. Diese Angst bringt es zustande, daß es folglich zur chronischen Stuhlverstopfung kommt. Und die unerwünschten Hämorrhoiden seßhaft werden.

Hämorrhoiden-Behandlungen sollen immer vom Fachmann überwacht werden.

Regelmäßiges Einnehmen von 1 Eßlöffel voll *grober Weizenkleie* am Abend. 1 Eßlöffel *Apfelmarmelade* nachnehmen und 1 Glas *saure Milch* nachtrinken. – Das hält den Stuhl weich. Erleichtert den Abgang. Nimmt die Angst, und damit ist der erste Schritt zur Heilung gesetzt.

Nach dem Stuhlgang ist es unbedingt notwendig, den After gut zu reinigen. Am besten eignet sich dazu *Kamillentee*, im Aufguß zubereitet: 4 Teelöffel für ½ l kochendes Wasser. 15 Minuten ziehen lassen. Abseihen. In einer Thermosflasche immer bereit halten. – Ein weicher Baumwoll-Waschlappen wird mit dem Kamillentee gut benetzt und damit die Reinigung vollzogen. Anschließend gleich im heißen Leitungswasser den Lappen säubern. Mit einem zweiten ebensolchen Lappen, wieder in Kamillentee getränkt, wäscht man den After nach. Läßt die Kraft der Kamille zur Wirkung kommen, indem man nicht nachtrocknet. Mit gegrätschten Beinen eine Zeitlang zuwarten.

> Daraus ergibt sich, der an Hämorrhoiden leidende Mensch muß sich Zeit nehmen, den Stuhl abzugeben. Tut er das nicht, kann er kaum mit einer Heilung durch Hausmittel rechnen. – Kalkuliert er aber diese Zeit ein und „pflegt seinen After und Mastdarmausgang", wird er erleben, wie rasch man diese auch wieder loswerden kann.

Dem Kamillentee, hier spreche ich aus Erfahrung mit leidenden Menschen, ziehe ich *Zinnkrauttee (Equisetum arvense)* vor. Weil Zinnkraut viel Kieselsäure enthält. Diese die Gewebe und den Zellenaufbau stärkt und so rascher eine Heilung herbeiführt. Weil sich dadurch die ausgedehnten Venenzellwände zusammenziehen. Straff werden. Ihre ursprüngliche Form annehmen. Dann ist „das Kanalnetz" wieder intakt, und die Knoten verschwinden.

> Man muß nämlich die Wirkung genau kennen, um das richtige Kräutlein zu treffen.
> *Kamille* ist weich und mild. Tötet Keime. Nimmt Spannungen und Schmerzen. Gleicht aus. Baut ab.
> *Zinnkraut* hingegen ist hart. Strafft. Zieht zusammen. Festigt. Baut auf. Grenzt ab.

Wer es ganz genau machen will, soll *untertags Kamillentee* verwenden, *abends vor dem Schlafengehen Zinnkrauttee*, will er Hämorrhoiden behandeln.

Wichtig ist noch das Einreiben der Hämorrhoidenstellen mit *Hamamelissalbe*, aus der Apotheke. Wobei man mit dem sauberen Finger soweit wie möglich vordringen soll. Vorsichtshalber überwickelt man den dabei verwendeten Finger mit einem Gazestreifen. Daß der Finger dann wieder gut zu reinigen ist, mit warmem Seifenwasser und mit Körper-Alkohol nachgewaschen wird, braucht nicht erwähnt werden.

Es gibt heute die wertvolle Hamamelispflanze auch in Zäpfchenform in den Apotheken. Diese sind natürlich leichter und umstandsloser anzuwenden.

Zusätzlich zur äußeren Hämorrhoiden-Behandlung darf die innere nicht vergessen werden. Und da hat sich *Wermuttee (Artemisia absinthium)* in vielen Fällen als das einfachste und nicht minder wirksame Mittel erwiesen. Durch seine Ein-

VI. Blut hat viele Farben

wirkung auf Gallenblase, Leber und Magen fördert er die Verdauung, die ja erst mit dem Stuhlgang abgeschlossen wird.

Schlechter Stuhlgang ist immer ein Zeichen, daß der Oberbauch mit Gallenblase, Leber, Milz, Magen und den Gedärmen nicht richtig funktioniert.

Für $^1/_2$ l kaltes Wasser nimmt man 1 Teelöfferl voll zerschnittene Wermutdroge, läßt alles zugedeckt über Nacht stehen. Erwärmt morgens und seiht anschließend ab. Tagsüber, ohne wieder erwärmen zu müssen, schluckweise und zimmerwarm trinken.

> Das zusätzliche Einnehmen von 3mal täglich $^1/_2$ Teelöffel voll *Knoblauch-Frischsaftes* oder das Essen von einem zerdrückten „Zeherl" auf einem Stückchen Brot, früh und abends, und einen *Apfel* nachessen, fördert das Ausheilen von Hämorrhoiden.

Den Apfel deshalb verzehren, damit der Knoblauchgeruch schwindet. Den gleichen Zweck erfüllt das Kauen eines frischen oder getrockneten *Salbeiblattes*. – Einen Apfel nachessen empfehle ich auch deswegen sehr, weil Äpfel gleichzeitig zur Regulierung des Kreislaufes wertvoll sind und Herzinfarkt-vorbeugenden Charakter haben.

> Anstatt *Hamamelissalbe* hat sich in meiner Praxis auch *Ringelblumensalbe* bestens bewährt. Ich füge ebenso dem *Wermuttee-Ansatz* einige *Ringelblumen-Blütenblätter (Calendula officinalis)* bei.
>
> Ringelblume ist – und davon bin ich überzeugt – von wirksamer krebsfeindlicher Heilkraft. Und Vorbeugen ist ja bekanntlich besser als . . . Heulen!

Lange genug bin ich auf dem warmen Stein gesessen und habe mit dem Mann geplaudert, der meinen Strohhut vor einer Flußabwärtsfahrt rettete.

Er war Fischer. Kannte den alten Müller Forsthuber. Kannte aber auch alle Wege dieser Einschicht. – Ich war die entgegengesetzte Richtung gegangen. Es gab keinen anderen Weg als den, den ich gekommen war. Ich mußte ihn wieder zurückgehen und draußen am Waldrand, wo sich die beiden Wege kreuzten, den anderen nehmen.

Das tat ich auch. Die „Leiten" hinauf. Schwitzen dabei. Einige Male Stehenbleiben. Schweiß abwischen. Schnaufen.

Weitergehen. Endlich wieder dort, wo ich vor Stunden schon gewesen war. Am Anfang meiner Fußwanderung. Weil ich die verkehrte Richtung eingeschlagen hatte.

Dann stimmte die Richtung.

Ich fand den alten Müller und seine noch ältere Mühle. Weil sie sein Urgroßvater schon gebaut hatte.

Habe lange mit ihm geplaudert.

Ja! Die Richtung muß stimmen.

Denn alles ist Zusammenspiel. Harmonisierung. Übereinstimmung.

Im Körper auch.

Mineralsalze und Vitamine bestimmen die Richtung

Unser Körper braucht Energie. Kraft, um arbeiten, sich bewegen zu können.

Diese Möglichkeit verschaffen wir ihm durch die tägliche Nahrungszufuhr. Um diese richtig zu verarbeiten und verwerten zu können, benötigt er *„richtungweisende Hilfsstoffe"*. Damit jedes Organ klaglos funktioniert. Oft genügt schon ihre Anwesenheit. Nicht selten müssen sie Verbindungen eingehen. Andere wieder produzieren neue für die Funktion wichtige Stoffe.

Heute kreuzt eine überentwickelte Industrie auf. Wirft Kapseln und Tabletten eingepackt auf den Markt. Liefert Gebrauchsanweisungen dazu. Wir brauchen nur mehr zur richtigen Zeit täglich soundso oft den Mund aufzumachen, mit einem Schluck Wasser das Hinunterdrücken beschleunigen und erleichtern.

Und die Krankenversicherungen helfen uns dabei.

„Schein genügt."

Wozu haben wir Gärten und Felder? Wiesen und Wälder?

Wozu kämpfen wir für die Erhaltung des Kosmos, der geordneten Umwelt?

Warum wollen wir nicht den „süßen Tod" sterben?

Wozu läßt der Herrgott Jahr für Jahr wieder etwas wachsen und reifen?

VI. Blut hat viele Farben

> Wozu beten wir an den Bitt-Tagen vor dem Fest Christi Himmelfahrt, daß der Herr die sprießende Saat segnen und erhalten wolle?
> Wozu kennt die Liturgie einen eigenen Flursegen und erteilt ihn auch?
> Wozu wird Jahr für Jahr nach Herbstbeginn kirchlicher Erntedank gefeiert?

Frischobst, Frischgemüse und frische Wildkräuter enthalten *Vitamine*, *Mineralstoffe* wie Eisen, Kalk und viele andere, aber auch *Spurenelemente*.

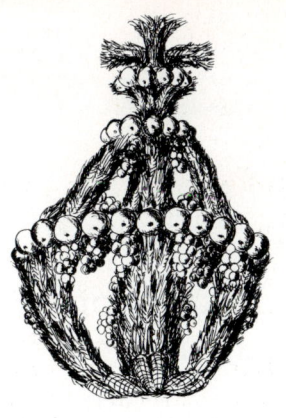

Mineralsalze spielen für viele Lebensvorgänge eine ganz große Rolle. Sie gleichen den Druck im Innern der Zellen aus.

Um diese Mineralsalze bilden zu können, braucht unser Körper verschiedene Elemente.

Für den Wasserhaushalt ist Natrium nötig. Für die Herzarbeit Kalium.

Die richtige Blutgerinnung kann ohne Kalzium nicht vonstatten gehen. Kalzium ist auch für die Muskel- und Nervenfunktion unerläßlich.

Ohne Spurenelemente geht es nicht. Anteile von Chlor, Brom, Jod, Magnesium, Kupfer, Eisen, Mangan, Kobalt, Zink, Fluor und Silizium. Unterscheiden sich von den Salzen, daß sie nur in Bruchteilen von Milligramm täglich benötigt werden.

So sind Vitamine, Mineralstoffe, Spurenelemente und Ballaststoffe keine Hauptnahrungsstoffe, sondern lebens- und gesundheitserhaltende Ergänzungsstoffe.

Der schwedische Ernährungsforscher Ragnar Berg sagt: „Der Anteil von Obst, Gemüse und Kartoffeln soll fünf- bis siebenmal höher liegen als der Anteil an anderen Nahrungsstoffen... Ein Teil der pflanzlichen Nahrung muß als Rohkost genossen werden."

Süßmoste, Beeren- und Pflanzensäfte führen dem Körper Mineralsalze, Spurenelemente und Vitamine zu.

Ballaststoffe, wichtig für die Kotformung, vermitteln uns Kleie, Leinsamen, Vollkornbrot, Frischobst, Dörrobst und Gemüse. Reichlich aber Kartoffeln und Kohlgemüse. Gehören zu einer vernünftigen Ernährung genauso wie Säfte. Nur so bekommt unser Körper Tag für Tag das, was er braucht.

Zum gesunden Leben zählt jeder einzelne Tag. So wie zum Krankwerden oft nur wenige Stunden genügen. Es muß gar nicht eine ganze Mahlzeit die Ursache sein. Oft genügen schon einige Bissen oder ein Schluck.

Flüssiges Obst.
Flüssiges Gemüse.
Flüssige Heilkräuter.
Das alles tut unserem Blut, unserer Haut, unserem ganzen Körper gut.

Frisch gepreßte Pflanzensäfte: was und wie?

Obst, Gemüse und Heilkräuter, in flüssiger Form eingenommen, bringen viele Vorteile.

Sie sind konzentriert. Haben in verhältnismäßig kleiner Menge die größtmögliche Wirkung.

Da sie frischgepreßt gewonnen und konsumiert werden, ist weder durch Hitze noch durch Vergärung etwas von ihren Inhaltsstoffen verloren gegangen oder verändert worden.

Ein Großteil der unverdaulichen Zellulose ist im Preßstock zurückgeblieben. – Ballaststoffe also. Der Magen wird damit nicht belastet.

Säfte sind leicht verdaulich und der Blutbahn rasch zuführbar.

Die Verdauung beansprucht so nur kurze Zeit. Der Effekt ist bald spürbar: Müdigkeit, Unbehagen, Kopfschmerzen, Depressionen und Zerfahrenheit können in Kürze schwinden.

Leistungsfähigkeit, Konzentration, Entscheidungsfähigkeit und Lebensfreude kehren zurück.

Trinken geht rascher als Essen. Macht weniger Umstände.

VI. Blut hat viele Farben

Möglichkeiten oder Wege, Pflanzensäfte einzunehmen, gibt es mehrere:

Der Durstlöscher:
Ich bestreite meinen Flüssigkeitsbedarf täglich durch Säfte. Hier kommen dann hauptsächlich Obstsäfte in Frage, die den Durst löschen und meist mit Wasser verdünnt getrunken werden.

Bekannt ist die Bezeichnung *„Süßmoste"*. Sie werden aus Früchten gewonnen, die auch zur Schnaps- oder Weinbereitung dienen könnten, würden sie dem Gärungsprozeß unterzogen.

Von den *Steinfrüchten* wie Marillen, Pfirsiche, Pflaumen, Zwetschken, Kriecherl, Kirschen, Weichseln und Schattenmorellen – Früchte, die „Steinkerne" enthalten – wird zuerst der Kern entfernt, dann das „Obstfleisch" gepreßt. Das herunterfließende Produkt wird Obstsaft oder Frischmost, auch Süßmost genannt.

Kernobst – Äpfel, Holzäpfel, Birnen, Wildbirnen, Quitten, Mispeln – wird nicht entkernt, sondern zerkleinert, meistens mittels einer Obstquetsche oder eines Musers, und dann ausgepreßt. Der Süßmost ist auch hier fertig.

Alle genießbaren *Beerenfrüchte*, Erdbeeren, Himbeeren, Stachelbeeren, Brombeeren, Johannisbeeren, Heidelbeeren, Preiselbeeren, Vogelbeeren oder Ebereschen, Sauerdorn, Weißdorn, Berberitze, Wacholder und ähnliche – die Weinbeere nicht zu vergessen – die zum Teil echte Beeren, Früchte mit nur einem Kern, oder Scheinbeeren, Früchte mit zwei oder mehreren Kernen, sind, brauchen beim Pressen nicht entkernt werden.

Kern- und Beerenobst sind die zwei Hauptelemente bei der *Weinerzeugung*.

Den Artnamen „Apfelwein" oder „Obstwein", auch „Most" genannt, nimmt das fertige Produkt des Kernobstes an.

Zum guten Most werden zwei Drittel Äpfel und ein Drittel Birnen verwendet. Beim Beerenobst gibt das jeweilige Grundprodukt den Namen an. So wird „Ribiselwein", aus Johannisbeeren hergestellt, „Heidelbeerwein" aus der Heidelbeere, „Holunderwein" aus Holunderbeeren, oder „Wein" schlechthin, aus der Traube der Weinrebe erzeugt.

Bei der Weinbereitung beginnt zuerst der alkoholfreie Most oder Fruchtsaft den enthaltenen Traubenzucker durch

Vergärung in Alkohol umzusetzen. Dieser Vorgang kommt einer „Verbrennung" gleich. Wobei selbstverständlich Sauerstoff notwendig ist. *Kohlendioxid* frei wird.

> Dieses Giftgas ist es, das jährlich in Weinbaugebieten nicht wenige „Kelleropfer" fordert. – Die Ursache: Unvorsichtigkeit. Die bekannte brennende Kerze, mit welcher der Winzer in den Keller gehen soll, hätte bei ihrem Verlöschen als Signal dienen können.

So beginnt der „Alkohol" schon seine Opfer zu fordern, noch bevor „Sankt Martin"* gelobt worden ist, dessen Gedächtnistag, 11. November, das Ende der Vergärung anzeigt. Und der Traubensaft über seine Stationen Most, Sturm zum Wein geworden ist.

> Bei der *Süßmosterzeugung* soll der frisch gewonnene Saft eine Nacht lang stehen bleiben. Abseihen und jetzt erst trinken. – Nur durch das Stehen oder „Ruhen" kommen die wertvollen *Natursalze* und *Vitamine* richtig zur Geltung.

Frisch heruntergepreßter Obstsaft soll nur dann gleich getrunken werden, wenn man an *chronischer Verstopfung* leidet. Er wirkt oft überraschend und hat nicht wenige schon in arge Verlegenheit gebracht. Helfer bei der Weinlese, die keine Erfahrung hatten, können darüber manches Lied singen. – Tags darauf wird der frisch gewonnene Obst- oder Beerensaft durch Erhitzen oder auf kaltem Wege durch Filtrierung haltbar gemacht. Flaschen durch Alkohol sterilisieren. Der „abgezogene" Saft ist gut verkorkt, dunkel und kühl gelagert, unbegrenzt haltbar. Dennoch sollte man ihn bis vor der nächsten Obsternte Jahr für Jahr aufbrauchen. So ist eine Garantie gegeben, daß Geschmacks-, Nähr- und Heilwerte in vollem Umfang erhalten bleiben.

Ich muß ausdrücklich warnen, „Süßmoste" durch Beigabe chemischer Mittel in Tabletten- oder in irgendeiner anderen Form haltbar zu machen.

„Durch Fehler lernt man." Lautet eine bekannte Redeweise.

Auch ich mußte mein Lehrgeld zahlen.

---
* Hl. Martin, Bischof von Tours. 316/317–397.

VI. Blut hat viele Farben 217

Vor fünfzehn Jahren hörte ich einmal in einem Geschäft für Kellereiartikel im nö. Weinland davon reden, daß man durch Zugabe von „Pulver" den Traubensaft rascher zur Vergärung bringen könne. Was für Traubensaft gilt, müßte auch für Beerenfrüchte gut sein, wenn man diese „einmaischt" und „brennen" will, so dachte ich.

Der Chef des Hauses, dem ich meine Absicht kundtat, schickte mir einen jungen Lehrling, dem erklärte ich meine Wünsche.

Er brachte mir ein „Pulverpackerl" für 200 l.

Heimgekommen. Im warmen Wasser aufgelöst und der Maische beigegeben. In der Hoffnung, meine Ribisel in drei Wochen in Schnaps umgewandelt zu haben. Nach dem Brennen der „reifen" Maische natürlich.

Das war Ende August.

Nach Michaeli*, 29. September, ging ich kosten, denn alle festen Teile waren untergetaucht, die klare, saubere Flüssigkeit oben zu sehen. – Reiner, guter Süßsaft. Keine Spur einer Vergärung.

Ich warte bis Weihnachten und warte bis Ostern. Jetzt fangen die 200 l Beerenmaische wieder an, trüb zu werden. Blasen steigen auf. Zeichen der Gärung. Drei Wochen später kann ich brennen.

Vorher aber gehe ich der Sache nach. Erkundige mich im Geschäft und dann in einer Kellereischule.

Hier erfahre ich des Rätsels Lösung: Der Lehrbub hatte mir in seiner Unerfahrenheit ein „Süßmost-Konservierungs-Pulver" verkauft. So wurden daheim die abgelagerten Beeren in ihrer Gärung unterbrochen. Erst nach einem halben Jahr war die Kraft des Pulvers geschwunden. Der Gärungsprozeß konnte ungehindert ablaufen.

Kurz darauf stellte ich mich ganz auf rein biologischen Gartenbau in meinem Pfarrgarten um. Heute kann mir so etwas nicht mehr passieren.

Wenn ich darüber rede, dann nicht zu meiner Schande, sondern deswegen, damit andere aus meinen Fehlern lernen können. Denn „kein Meister ist vom Himmel gefallen". Ich auch nicht.

Bei der *Schnapserzeugung* werden die reifen Früchte zuerst eingemaischt. Fruchtstärke verwandelt sich in Fruchtzuk-

---

* Früher 29. September, Fest des hl. Erzengel Michael. Heute gleichzeitig Festtag des hl. Erzengel Gabriel, ursprünglich 24. März. Und des hl. Erzengel Raphael, früher 24. Oktober.

ker und dieser wieder durch Vergärung in Alkohol. Mittels Destillation oder „Brennen" wird in einer eigenen Vorrichtung durch Erhitzen und Abkühlen Alkoholdampf zu Schnaps. Der Ankauf solcher Apparate ist bei der Bezirks-Finanzbehörde meldepflichtig, und die Lizenzen werden dort für Gartenbesitzer oder für Gewerbebetriebe erteilt. Diese Brennapparate werden kontrolliert. Das „Brennen" oder Destillieren ist meldepflichtig und abgabenbelastet. Auch wenn das fertige Produkt nur für den Eigenbedarf verwendet wird.

1 Liter Apfelsaft entspricht dem Nährwert von fast 2 kg Äpfeln. Obwohl ich ein starker Verfechter des „Apfelessens" bin, übersehe ich aus den bereits angegebenen Gründen den unübertrefflichen Wert der Säfte nicht und kann deren regelmäßigen Gebrauch nicht genug unterstreichen.

Ich habe durch meinen bereits erwähnten schweren Unfall innerhalb von vier Monaten 16 kg abgenommen. Kam so beachtlich unter mein Normalgewicht. – Als Träger der Dritten Zähne mußte ich diese „unterlegen" lassen. Trotz allem geht es beim „Apfelessen" nicht gut her. Und die Folge? Hintendrein drückt mich der Magen. – 2 kg Äpfel sind bei solchen mittlerer Größe immerhin acht bis zehn Stück. Das würde ich kaum an einem Tag schaffen, ohne sie mir vorher „reiben" oder „musen" zu lassen. Hingegen habe ich keine Schwierigkeit, einen Liter Apfelsaft pro Tag zu trinken.

Obst-Saftkuren:

Als Tagesration gilt 1 Liter Saft. Den trinkt man auf den ganzen Tag verteilt. Das erste Glas jedoch schon am Morgen.

Eine Saftkur muß von der richtigen Ernährung unterstützt werden. Wobei das *Kochsalz als Feind der Gesundheit* betrachtet wird, ebenso wie der *Weißzucker*. *Fettes Fleisch*, vor allem *Schweinefleisch meiden*. Auch *tierische Fette*.

Saftkuren sind der einfachste und natürlichste Weg, neue Kräfte zu sammeln, den Körper von Giftstoffen und Schlacken zu befreien. – Diese sich immer mehr ablagernden gefährlichen Stoffe „vergiften" uns stillschweigend. Stoffwechsel und Verdauung arbeiten daraufhin langsam und träge. Arbeitsfreude schwindet. Die Spannkraft ist dahin und frühzeitige Alterserscheinungen mit überdurchschnittlicher Vergeßlichkeit, Zittern und unentschlossenem Zappeligwerden sind die konsequenten Folgen davon.

VI. Blut hat viele Farben

> Saftkuren regen den Stoffwechsel an. Fördern die Entschlackung. Machen das Blut reiner. Die Haut schöner. Und das „leichtflüssig" gewordene Blut hebt das gesamte Wohlbefinden des Menschen.

Wenn ich das schreibe, dann denke ich dabei an mich selber. Und dies mit Dankbarkeit. Der Kraft der Pflanzen- und Obstsäfte gegenüber.

Ein Wort noch. – Wie lange soll man solche Obst-Saftkuren durchführen, wobei man, wie gesagt, täglich 1 l davon konsumiert? Wenn man die Säfte-Art wechselt, gibt es keine Begrenzung. Für mich ist die Saftkur zur Dauereinrichtung geworden. Halte mich nach dem zur Zeit Verfügbaren, und so tritt von selbst ein Wechsel im Laufe der Jahreszeit ein.

> *Säfte mit Fruchtmark* sind ebenfalls handelsüblich. Können aber auch selbst durch Musen ohne Auspressen erzeugt werden. Enthalten zusätzlich alle Ballaststoffe in leicht verdaulicherer Form als bei Rohkost-Genuß.

Heilkräuter- und Gemüse-Saftkuren:

Diese sind anders beschaffen. Hier geht es nicht um Liter-Konsum pro Tag, sondern um „Eßlöffelmaße". Auch der Geschmack ist nicht so „erbauend-angenehm" wie bei Fruchtsäften. Nicht so „aufrüttelnd" wie bei Tinkturen, Essenzen und alkoholischen Extrakten. – Die Wirkung muß sich nicht sofort im Mund bemerkbar machen. Dies ist wichtig zu wissen.

> Im Fachhandel eingekaufte Kräuter- und Gemüsesäfte sind mit einem Aufbrauchstermin gekennzeichnet, der einzuhalten ist. **Tägliche Einnahme-Angaben strikt beachten.** Fehlen diese, richte man sich wie folgt:

Man nimmt 3mal täglich 1 Eßlöffel voll Saft ein. Am günstigsten ist es $^1\!/_2$ Stunde vor dem Essen. Einen Schluck Wasser nachtrinken, will man den Geschmack loswerden. Da dieser aber die Eigenart der Pflanze zum Ausdruck bringt, rate ich, soweit es geht, vom Wasser-Nachtrinken ab.

Ich möchte dabei zu überlegen geben: Die ganze Heilkraft ist in diesem bißchen Saft enthalten. Alles, was die Pflanze in sich hat, gibt sie mir. Will sich mit mir vereinen. Will mir helfen. – Weil sie mir zu bitter oder zu scharf oder zu eigenartig süßlich schmeckt, möchte ich ihr „Ich" für meinen Gaumen unerkennbar machen?

> Mein Bekenntnis zur ganzen Eigenart der Pflanze scheint mir ein „Einswerden" mit ihr. Dadurch bin ich innerlich aufgeschlossener. Zugangsfähiger. Das ist mein „innerer Arzt". Und der muß den ersten Schritt zur Heilung tun.

Vieles an einer Pflanze, alle inneren Zusammenhänge, der Gesamtaufbau der Zellen, die Zusammensetzung aller Wirkstoffe und vieles andere bleibt mir verborgen. Auch wenn ich Wurzel, Stamm, Blätter, Blüten und Samen beschreiben kann, kenne ich lange noch nicht alles von diesem bestimmten Heilkraut. – Ist es dann zuviel verlangt, daß ich Geruch und Geschmack von ihm kenne?

Vertragen Sie jedoch den unverdünnten Pflanzensaft nicht, dann mischen Sie ihn mit etwas Wasser oder trinken Sie einen Schluck davon nach.

Läßt mir unlängst ein Gast im Pfarrhof Löwenzahnsaft kosten. Ich kenne die Pflanze seit Jahren. Liebe sie. Habe auch schon viel darüber geschrieben. Habe die Blätter als Gemüse gegessen. Tee davon getrunken. Aber reinen Löwenzahnsaft, einen Eßlöffel voll, nahm ich eben zum ersten Mal.

Jetzt kenne ich die Pflanze wieder ein wenig besser. Jetzt hat sie mir alles, was sie hat, in einem gegeben.

Das ist eine wichtige Überlegung, wollen Sie eine Pflanzen-Saftkur durchführen.

Den ausgezeichneten Mineralsalz- und Vitaminspender Kräutersaft, das beste der Pflanze, ihr Alles, ihr Bestes, ihr Blut, kaufen Sie am besten als fertiges Markenprodukt ein. Vergessen Sie nicht, kühl zu lagern und, einmal die Flasche geöffnet, den Aufbrauchstermin einzuhalten.

Wollen Sie Pflanzensaft selber herstellen, dann steht dem nichts im Wege. Wichtig ist, daß Sie frische, gesunde Pflanzen zur Hand haben. Am sichersten sind solche aus dem eigenen Garten. Eigenanbau.

Nun die frischen Pflanzen, je nach der Menge, auf einen oder mehreren Tellern flach ausbreiten. Mit kaltem Wasser fein übersprühen. Nicht mehr, als die Pflanze innerhalb von 3 Stunden einsaugen kann. Dann erst zerschneiden und quetschen. Anschließend auspressen. – Einfacher ist die Arbeit, wenn Sie die zerkleinerten Pflanzen durch den Fleischwolf oder durch die Fleischmaschine drehen und dann erst auspressen. Es gibt heute auch schon eine Kombination beider Geräte, wo als Endprodukt bereits der fertige Trinksaft herunterläuft. – Den Preßsaft müssen Sie aber sofort verbrauchen. Er ist nur wenige Stunden im Kühlschrank haltbar. Beginnt er einmal zu gären, kann und darf er nicht mehr verwendet werden.

Süßmoste, Beerensäfte, Kräuter- und Gemüsesäfte. Wirken rasch und durchgreifend.

Verborgene Kräfte im Innern der Pflanze werden frei.
Stellen sich uns zur Verfügung.
Wir brauchen nur danach zu greifen.
Gesundheit wächst in unserem eigenen Garten.
Liegt in unserem Keller.
Pflanzensaft wird Menschenblut.
Geheimnis verborgener Kräfte in der Natur.

Wähle zwischen 50 Säften

1) **Apfel-Saft:** Reinigt das Blut, stärkt die Nerven.
2) **Artischocken-Saft:** Beeinflußt den Cholesterinspiegel des Blutes günstig.
3) **Baldrian-Saft:** Von starker schlaffördernder Wirkung.
4) **Bärlauch-Saft:** Zur Bekämpfung der Arteriosklerose.
5) **Berberitzen-Saft:** Senkt den Blutdruck.
6) **Beten-Saft:** Stärkt die Abwehrkräfte.
7) **Birken-Saft:** Fördert die Ausscheidung der Harnsäure aus dem Blut.
8) **Birnen-Saft:** Bei wassersüchtigen Anschwellungen.
9) **Bohnen-Saft:** Zuckerkranken sehr zu empfehlen.
10) **Borretsch-Saft:** Gegen seelische Störungen und nervöse Herzschwäche.
11) **Brennessel-Saft:** Reinigt und bildet das Blut.
12) **Brombeer-Saft:** Schenkt erquickenden Schlaf.
13) **Brunnenkressen-Saft:** Regt die Drüsentätigkeit an.
14) **Ebereschen-Saft:** Mindert den intraokularen Druck bei Grünem Star.
15) **Erdbeerfrüchte-Saft:** Gegen Gedächtnisschwäche.
16) **Gänsefingerkraut-Saft:** Bei Muskel- und Wadenkrämpfen.
17) **Gurken-Saft:** Von harnsäurelösender Eigenschaft.

18) **Hafer-Saft:** Ein wertvolles Kräftigungs- und Ausgleichsmittel bei nervösen Erschöpfungen.
19) **Hagebutten-Saft:** Erhöht die allgemeine Widerstandsfähigkeit.
20) **Heidelbeer-Saft:** Lindert den Schmerz.
21) **Holunderbeer-Saft:** Regt die Hormondrüsen an.
22) **Huflattich-Saft:** Reinigt die Atemwege.
23) **Johanniskraut-Saft:** Ein gutes Nervenaufbaumittel.
24) **Kamillen-Saft:** Hat eine hohe entzündungshemmende Wirkung.
25) **Karotten-Saft:** Ein vorzügliches Aufbau- und Kräftigungsmittel.
26) **Knoblauch-Saft:** Normalisiert den altersbedingten erhöhten Blutdruck.
27) **Kren-Saft:** Ein natürliches Antibiotikum.
28) **Kürbis-Saft:** Regt Nieren- und Harnsystem an.
29) **Löwenzahn-Saft:** Verbessert die gesamte Stoffwechsellage und reinigt das Blut.
30) **Mispel-Saft:** Reguliert die Darmtätigkeit.
31) **Petersilien-Saft:** Hilft bei schwacher Monatsregel.
32) **Rettich-Saft:** Bei Erkrankungen der Gallenwege.
33) **Salbei-Saft:** Baut Entzündungen ab.
34) **Sanddorn-Saft:** Ein unentbehrliches Naturheilmittel im Winter.
35) **Sauerkraut-Saft:** Reguliert die gestörte Darmflora.
36) **Schafgarben-Saft:** Günstig für das Blutsystem und die Unterleibsorgane.
37) **Sellerie-Saft:** Regt die Nierenfunktion an.
38) **Spinat-Saft:** Nervennahrung für Geistesarbeiter und Helfer in der Schwangerschaft.
39) **Spitzwegerich-Saft:** Gut für die Atemwege.
40) **Thymian-Saft:** Hoch wirksam bei allen Erkrankungen der Bronchien.
41) **Tomaten-Saft:** Eine wertvolle Hilfe gegen Wachstumsstillstand der Zellen.
42) **Un sorriso:** Ein Lächeln, das vom Herzen kommt und zum Herzen geht.
43) **Wacholderbeeren-Saft:** Zur biologischen Verjüngung des Gesamtorganismus.
44) **Weichsel-Saft:** Vermindert und verhindert Wasseransammlungen im Körper.
45) **Weißdorn-Saft:** Zur Regulierung der Herztätigkeit.
46) **Weißkohl-Saft:** Wertvoller Schutzstoff für Magen- und Darmwand.

47) **Wermut-Saft:** Reich an Bitterstoffen, günstig bei nervösem Magen.
48) **Wolfstrapp-Saft:** Bei Schilddrüsenüberfunktion.
49) **Zinnkraut-Saft:** Wirkt gewebestärkend.
50) **Zwiebel-Saft:** Durchblutet die Schleimhäute.

Mein Säfte-Führer

1) Apfel
(Pirus Malus):

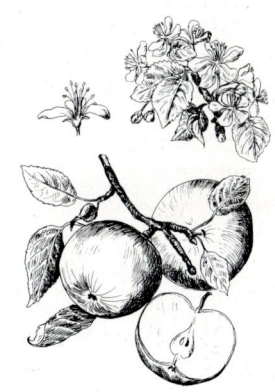

Apfel-Saft reinigt das Blut, stärkt die Nerven.

Der Wildapfelbaum gehört zur europäischen Pflanzengemeinschaft des Waldes und der Heide. Liebt die lichten Laub- und Föhrenwälder. Kommt gerne an Waldrändern vor. – Seine Früchte, die „Holzäpfel", werden erst im Spätherbst gesammelt, einige Zeit gelagert und dann gepreßt. Sie ergeben den wertvollsten und vitaminreichsten Apfelsaft.

Der Kulturapfelbaum ist veredelt. Unzählig sind die Sorten. Zur Saftgewinnung kann man grundsätzlich jede Sorte verwenden. Am pektinreichsten aber sind die weniger feinen, weniger würzig- und süßschmeckenden Arten. – Der ideale Apfel zur Entsaftung ist der „Mostapfel". Auch von ihm gibt es verschiedene Sorten. Gartenbaumschulen wissen darüber den richtigen Rat zu geben.

Mostapfelbäume sind langsam wachsend, können 100 Jahre alt werden. Fruchten oft erst nach 10 bis 15 Jahren. Brauchen viel Platz zur Entwicklung.

In der Apfelschale ist sechs- bis achtmal soviel Vitamin C enthalten wie im Fruchtfleisch. – *Äpfel immer mit der Schale pressen!*

Apfelsaft weist ausreichend Vitamine, Eisen und Fruchtsäuren auf.

Alkoholfreier Apfelsaft wirkt erfrischend, nervenstärkend, gesundheitsfördernd, darmreinigend und durststillend. *Regt den Körperstoffwechsel an.* – Dieser Saft hat nur einen Nachteil: Er wird viel zu wenig geschätzt und angewandt.

Im Kleingarten wird man Spalier- oder Buschbäume verwenden müssen, die aber nur in beschränkter Sortenauswahl zu erwerben sind.

Aufruf an alle Hausfrauen! Zur Zeit der Apfelernte sind in Obstgegenden vom Obstbauern oder auch auf dem Markt Äpfel billig zu erwerben. Zur Saftbereitung eignen sich auch Falläpfel oder Äpfel zweiter oder dritter Größenqualität gut. Die Saftqualität hat mit der Größe des Apfels nichts zu tun. – Haben Sie selber einen Obstgarten, dann lassen Sie keinen noch so ,,minderwertigen'' Apfel liegen. Reinigen. Ausschneiden. Zerkleinern und pressen.

Zur Zeit der Apfelernte gehört frischer Apfelsaft täglich auf den Tisch!

Später keimfrei machen. Erhitzen. Lagern. Auch aus dem Keller kann man im Winter Äpfel holen und zu Saft pressen. Durch die Lagerung der Äpfel im Keller – nicht neben Kartoffeln, sondern getrennt – wird die Saftqualität gehoben.

2) Artischocke
(Cynara scolymus):

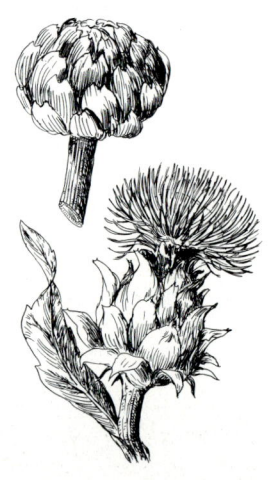

Artischocken-Saft beeinflußt den Cholesterinspiegel des Blutes günstig.

Die Artischocke ist ein Korbblütler und wird als die ,,schönste Distel'' bezeichnet. Braucht Weinklima, tiefgründigen, humusreichen Boden mit vollsonnigem Standort. Im Handel sind drei Sorten erhältlich. – Zur Saftbereitung werden Knospen und Blätter ab Juni vor dem Aufblühen geschnitten und verarbeitet. Die Pflanze ist vierjährig.

Artischockensaft enthält Inulin, Zucker, Gerbstoffe, die Fermente Inulase, Invertase und Labenzym sowie die Vitamine A, B_1, B_2 und C. – Der Mineralstoffgehalt ist relativ hoch an Kalium, Kalzium, Magnesium und vor allem an Mangan, 20 mg%, ein Prozentsatz, den keine andere Obst- oder Gemüseart erreicht. Mangan ist für den Menschen lebenswichtig, weil für eine Reihe von Fermentreaktionen unentbehrlich. Es aktiviert und läßt vor allem das Vitamin B_1 zur Wirkung und Auswertung kommen.

> 3mal täglich je 1 Eßlöffel des Vollextraktes. – Regt Leber- und Gallenblasenfunktionen an. Übt eine starke Entgiftung auf die Leber aus. Beeinflußt den Cholesterinspiegel des Blutes sehr günstig. *Gilt als Schutzfaktor für alternde Menschen.* Behebt Verdauungsbeschwerden. Leistet Beachtliches bei Stoffwechselstörungen, verursacht durch schwache Nierenfunktion.

3) **Baldrian**
(Valeriana officinalis):

Baldrian-Saft, von starker **schlaffördernder Wirkung.**

Baldriansaft wird aus der frischen Wurzel gewonnen, die man in den Monaten September und Oktober erntet oder sammelt. Zu finden auf feuchten Wiesen, an Gräben, Hecken, in Wäldern. Häufig kultiviert. – Vorsicht! Nur aus

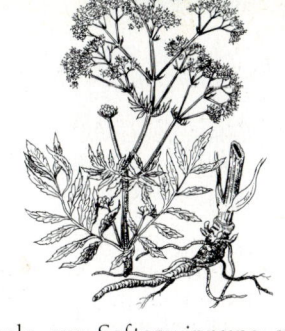

rein biologischem Anbau Wurzeln zur Saftgewinnung gebrauchen.

Der berühmte deutsche Naturarzt Hufeland bezeichnete Baldrian als eines der besten Nervenmittel.

> *Baldriansaft, in kleinen und öfteren Gaben, gilt durch das enthaltene Baldrianöl als ein wirksames Naturheilmittel gegen krankhafte Ängstlichkeit.*

Kann gleichfalls bei nervösen, unruhigen Kindern angewandt werden. 3mal täglich verabreicht man $^1/_2$ Teelöfferl voll. Honigwasser-Beigabe ist möglich. Beruhigt ebenso Darmkoliken der Kinder. – Erwachsene nehmen täglich 3- bis 4mal 1 Teelöffel voll ein. Regen damit die Tätigkeit des Nervensystems, des Kreislaufes, des Herzens und der gesamten Muskulatur an. In größerer Menge verabreicht, täglich 3mal 1 Eßlöffel voll, wirkt es nervenberuhigend bei Einschlafverzögerungen nach nervöser Erschöpfung und geistiger Überarbeitung. In diesen Fällen nicht erst vor dem Schlafengehen verabreichen, sondern auf den ganzen Tag aufgeteilt. Den letzten Löffel voll kurz vor dem Zubettgehen. Hilft auch bei Magenbeschwerden, verursacht durch vegetative Dystonie, und bei Kopfschmerzen. – Zum Abgewöhnen des Rauchens und Alkoholmißbrauches kann täglich 4- bis 5mal 1 Eßlöffel voll eingenommen werden.

> Baldriansaft hat in allen seinen Anwendungsgebieten gegenüber den handelsüblichen Baldriantropfen den Vorteil, daß er absolut alkoholfrei ist und so auch Kindern und Süchtigen ohne Bedenken verabreicht werden kann.

4) Bärlauch
(Allium ursinum):

Bärlauch-Saft, zur wirksamen Bekämpfung der Arteriosklerose.

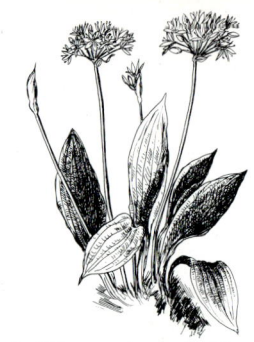

Bärlauchsaft wird aus dem wildwachsenden Heilkraut gewonnen. Auf meist kalkhaltigem Boden feuchter und schattiger Laubwälder vorzufinden. Besonders in Buchenwäldern. Gesammelt wird die ganze blühende Pflanze, je nach Gegend, von Ende April bis Ende Mai. Dabei schneidet man am besten zuerst die oberirdischen Teile ab. Gräbt dann die Knolle aus, die nicht tief sitzt, bewahrt sie in einem Sammelgefäß getrennt auf. Daheim wird sie gut gereinigt und gemeinsam mit den anderen Teilen zerschnitten und sofort zu Saft verarbeitet. Nicht über Nacht liegen lassen! Im warmen Raum verdunstet sehr viel an wertvollen Pflanzen-Inhaltsstoffen.

Das Sammeln und Zubereiten ist eine sehr zeitaufwendige und mühevolle Angelegenheit. Markenprodukte sind jedoch im Handel erhältlich.

> Bärlauchsaft ist von besonders keimtötender Eigenschaft bei bakteriell verursachten Magen- und Darmerkrankungen, bei Ruhr. Lindert die großen Schmerzen bei Koliken. Beseitigt krampfartige Zustände im Unterleib. Die spezifische Wirkung des Bärlauchsaftes besteht in der Reinigung des Blutes, in der Erweiterung der Gefäße und im Senken des Blutdruckes. Gilt zugleich als vorbeugendes und heilendes Hausmittel

VI. Blut hat viele Farben

zur Bekämpfung der Arteriosklerose. – *Nötig ist eine Langzeit-Behandlung.* Man rechnet mit wenigstens 6 Monaten und mit einer ebensolangen Wiederholung nach 1 Monat Ruhepause. Kleine Gaben genügen. Täglich 3mal 1 Teelöffel voll.

5) Berberitze
(Berberis vulgaris):

Berberitzen-Saft senkt erheblich den Blutdruck.

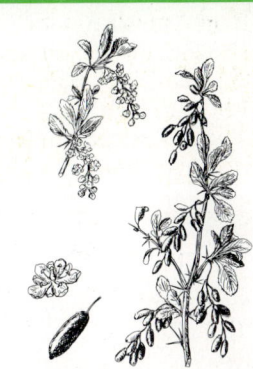

Berberitzensaft stellt man aus den reifen Früchten, „Weinscharln" genannt, her und ist von säuerlich angenehmem Geschmack. Nur bei völliger Reife im August und September sammeln. – Die unreifen Beeren sind leicht giftig und dürfen nicht verwendet werden! Die reifen hingegen vollkommen alkaloidfrei, ungiftig. Man kann sie bedenkenlos pressen. Sie enthalten Fruchtsäure, Pectose und Gummi. – Der Saft ist von bräunlich-gelber bis blaßgelber Farbe.

3mal täglich 1 Eßlöffel voll des Saftes eingenommen, senkt das Fieber, ebenso den Blutdruck und erleichtert die Schmerzen bei Leberleiden. – Berberitzensaft mit Zucker eingekocht, je nach Bedarf 1 Eßlöffel voll davon verabreicht, gilt in der Volksheilkunde als Heilmittel bei Schwangerschaftserbrechen.

6) Bete, Rote; Rote Rübe
(Beta vulgaris):

Beten-Saft stärkt die Abwehrkräfte und die Funktion der Lymphgefäße.

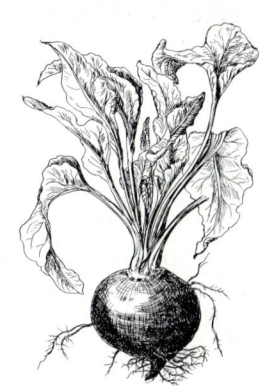

Roter-Rüben-Saft oder Betensaft wird ausschließlich aus den Wurzelknollen der im September geernteten Kulturpflanzen, Beta vulgaris, gewonnen. – Achtung! Unbedingt auf die Herkunft aus biologischem Anbau achten. Haben Sie ein Stückchen Garten, dann reservieren Sie ein bescheidenes Plätzchen für deren Anbau. Im Hauskeller auf Lehmboden gelagert, halten sie sich bis zur nächsten Ernte.

An wertvollsten Inhaltsstoffen – sie besitzt über 40 verschiedene nachgewiesene – für die Gesunderhaltung des Blutes und die Vermehrung der Abwehrstoffe kommt ihr keine andere Pflanze an Vielfalt und Reichtum gleich. Wie Kalium, Kalzium, Phosphor, Schwefel, Jod, Eisen, Kupfer und alle wichtigen Spurenelemente, die unser Körper nötig hat. Neben einer ganzen Reihe von Vitaminen. Darunter das P-Vitamin, dessen Mangel bestimmte Blutkrankheiten auslöst.

Die Signaturlehre hat die Rote Rübe wegen ihrer Ähnlichkeit mit dem Blute von jeher als blutbildend und blutverbessernd betrachtet. Aber erst die wissenschaftlichen Forschungen von Dr. med. Alexander Ferenczi haben dieser „vulgären" Pflanze den Weg zu medizinischer Anwendung geebnet und diese Aussage der „Zeichenlehre" bestätigt.

Heute kennen wir die Eigenschaften des Betensaftes: Funktionssteigerung des Lymphgefäßsystems. Deswegen besonders Frauen in den Wechseljahren zu empfehlen. Weiters ist er aufbauwirksam für Genesungsfälle nach schwerer Krankheit und bei allgemeinen Schwächezuständen. Vor allem aber blutbildend. Ganz wertvoll die Stärkung der Abwehrkräfte nach Fieber und Grippe und bei chronischen Schwächezuständen. Roter-Rüben-Saft erleichtert und verbessert die Aufnahme des Speisebreis durch den Darm, ohne den Magensaft zu schädigen. *Eine „Rote-Rüben-Saftkur" ist die billigste und unübertroffenste „Verjüngerungskur".*

1 kg frisch geerntete Rote Rüben liefert als Höchstquantum $3/4$ l Trinksaft. Länger gelagerte Früchte, je nach der Dauer der Lagerung, immer weniger.

Nur regelrecht durchgeführte Saftkuren, verbunden mit einem der Krankheit entsprechenden Ernährungs-Diät-Plan, führen zum Ziel. Solche Kuren dauern 6 bis 10 Wochen, je nach der Schwere der Krankheit und dem zu erzielenden Erfolg. Ansonsten kurz aussetzen und wieder von neuem beginnen. Nach meiner Erfahrung genügt es, während dieser Kur täglich $3/8$ l Rohsaft zu trinken. Morgens auf nüchternen Magen. Mittags $1/2$ Stunde vor dem Essen und abends $1/2$ Stunde vor dem Schlafengehen.

VI. Blut hat viele Farben

Die Rote Bete sei soviel wert wie eine ganze Apotheke, meinte schon Paracelsus.

Menschen mit schwachem Magen oder solchen, die nur wenig Flüssigkeit täglich zu sich nehmen dürfen, kann ich den „Anthozym-Petrasch-Saft" empfehlen, welcher als Hauptbestandteil die Inhaltsstoffe der Beta vulgaris in hochkonzentrierter Form aufweist. Diese erweisen sich unter anderem für die Zellatmung, die Kapillardurchlässigkeit und die Entgiftungsprozesse im Organismus als günstig. Wirkt den bei bösartigen Erkrankungen häufigen Störungen der Darmflora entgegen.

100 ml des Präparates enthalten die Substanz von 1 kg Roter Rüben. Der gute Geschmack und die ausgezeichnete Verträglichkeit ermöglichen es dem Patienten, dieses in Apotheken erhältliche Präparat längere Zeit hindurch ohne Widerwillen einzunehmen. Kann mit Wasser, Tee oder Fruchtsaft verabreicht werden. Darüber aber ist der behandelnde Arzt zu befragen. Die tägliche Ration beträgt bei Kuren einen der Packung beigegebenen Meßbecher voll. Das entspricht der Menge von 33 ml.

7) Birke
(Betula alba):

Birken-Saft fördert die Ausscheidung der Harnsäure, kräftigt die Nieren.

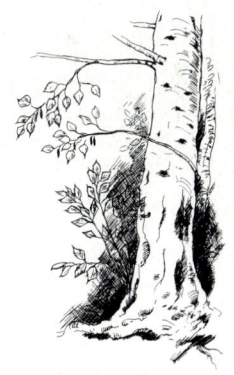

Der farblose „Birken-Blutungssaft", oder gewöhnlich Birkensaft genannt, wird durch „Anzapfen" der Stämme und Auspressen junger Blätter gewonnen. – *Ein Konzentrat organisch gebundener Mineralien und Wuchsstoffe.* Von entzündungshemmender Wirkung im ganzen Harnkanal. Zur Kräftigung und Hebung der Nierenleistung. Reinigt das Blut durch die Ausscheidung der Harnsäure. Bei Rheuma, Arthritis und Blasenentzündungen ebenso erfolgsverheißend.

Eine Trinkkur mit täglich 3mal 1 Eßlöffel voll Birkensaft regt den Haarwuchs an. Nur darf sie nicht erst angewandt

> werden, „wenn Vatis kahles Haupt der Familie den Spiegel ersetzen kann".

Der Erfolg ist am besten, wenn frühzeitig damit begonnen wird. Spätestens aber, wenn ein überdurchschnittlicher Haarausfall zu bemerken ist.

> Eine Birken-Saftkur kann die Ausscheidung des Harns verdreifachen. Das bedeutet eine Entlastung des Herzens und des Kreislaufes.

Frau Anna stand vor der Dialyse. Rechtzeitig konnte ich ihr eine Birken-Saftkur raten. Sie führte sie durch. Nach 6 Wochen fuhr sie zur Untersuchung, und die Dialyse war nicht mehr notwendig.

> Macht man 6 Wochen hindurch eine Birken-Saftkur, dann darf nicht vergessen werden, daß Kochsalz Gift für die Nieren ist.

Viele Lebensmittel, besonders die konservierten, enthalten dieses im Übermaß! – Salz fordert Wasser an. Also wird viel getrunken. Wasser muß der Körper abgeben. Deshalb überbeanspruchen wir die Nieren. Dies geht einige Zeit gut. Dann... Streiken sie.

„Eine 100-Watt-Birne muß her. Wer kann mit diesem Funzerl von Laterne leben?"

Die 100-Watt-Birne kam.

Das „Funzerl von 40 Watt" wanderte einstweilen in die Besenkammer.

„Hebt man den Kopf, blendet's einem."

Die Lösung kam.

Mutters Schleier, ein Überbleibsel von Tante Genovevas Begräbnis, schaffte spürbare Abhilfe. – Nur hatte Herr Bösenmeier Pech. Der Schleier war endlich oben befestigt. Beim Heruntersteigen vom Sessel kippte aber dieser um, und das rechte Schienbein war ab.

Bei der Rückkehr vom Krankenhausaufenthalt war alles wieder in Ordnung. – Mutter Bösenmeier hatte die 100-Watt-Birne ausgewechselt, durch eine 60er ersetzt. Und der Schleier lag wieder im Kasten? Nein! Im Ofen. Denn er war halb angebrannt.

Solche Bösenmeier sind wir alle. Fleißig Wurst, Schinken, Pommes frites, Salzheringe und Salzstangerl essen. Und

gleichzeitig eine Birken-Saftkur halten!
Na ja. So etwas soll es auch geben.

8) Birne
(Pirus communis):

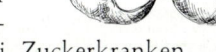

Birnen-Saft entwässert sehr stark bei wassersüchtigen Anschwellungen.

Der Heilwert der Birnen im allgemeinen bleibt unumstritten. Infolge des hohen Kaliumgehaltes und des wertvollen Fruchtzuckers.

Doch ist beim Genuß der Früchte und des Saftes Vorsicht geboten. – Nicht nur bei Zuckerkranken.

Die heilige Hildegard von Bingen spricht von Blähungen und Beklemmungen in der Brust bei Herzkranken. Dies ist jedoch von Sorte zu Sorte, aber auch von Standort zu Standort verschieden.

Durch biochemische Kalkverbindungen entstehen bisweilen in manchen Birnen harte Zellen, die nicht für jeden Magen bekömmlich sind. – Magen- und Darmkranke belasten zwar ihren Magen durch Rohbirnengenuß, Birnenkompotte jedoch sind unbedenklich anwendbar. Gelten als vorzügliche Diätspeise.

Birnensaft im Mischverhältnis 1:3 mit Apfelsaft ergibt einen hervorragenden Frischtrinksaft. Der alle Vorteile des reinen Apfelsaftes besitzt, jedoch milder und angenehmer schmeckt.

Reiner Frischbirnensaft fördert wegen seines hohen Kaliumgehaltes die Ausschwemmung von wassersüchtigen Anschwellungen im Körper. Im Vergleich zu reinem Apfelsaft ist reiner Birnensaft noch stärker harntreibend und rascher wirksam.

In Hinblick auf die rasante Wirkung darf Birnensaft nicht zu lange genommen werden. Nach 3 Tagen einen Tag aussetzen. Ansonsten könnten Schmerzen in der Nierengegend auftreten.

9) Bohne
(Phaseolus vulgaris):

Bohnen-Saft, Zuckerkranken aufs wärmste zu empfehlen.

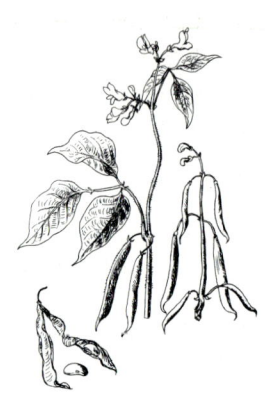

Aus dem Gemüse „Weiße Gartenbohne", von den grünen Früchten und Schoten, wird durch Zerkleinern, Pressen und Erhitzen der Bohnensaft gewonnen. Alles an den grünen Bohnen darf man nur nach Abdunsten oder Abbrühen genießen. Im grünen Zustand können schwere Vergiftungen wegen der darin enthaltenen Alkaloide auftreten.

> Bohnensaft ist reich an aktiven Substanzen, die den Stoffwechsel korrigieren und die Gewebe der Leber und des Herzens stärken.

Unter den zahlreichen Inhaltsstoffen seien erwähnt: Aminosäuren, alle Vitamine B, ferner A, C und E, Mineralsalze, Spurenelemente, Eiweißkörper und Betain mit seiner günstigen Wirkung auf den Leberstoffwechsel. Diese gemeinsam rufen eine starke Wasserableitung durch den Harn bei gleichzeitiger Stärkung und Entlastung des gesamten Kreislaufes hervor.

> Da im Bohnensaft auch die Wirkstoffe des grünen Bohnenkerns enthalten sind, eignet er sich zur Diabetes-Therapie. Nämlich Glukokinine, die im Stoffwechsel den Zuckerumsatz begünstigen, wodurch die Bauchspeicheldrüse entlastet wird. *Bohnen-Saftkuren kann ich Diabetikern aufs wärmste empfehlen.*

Der erste Heiler ist und bleibt der Körper selbst. Der Arzt kann dabei nur richtungweisend und ratend mithelfen.

> Bohnen-Saftkuren sind einzig und allein dann sinnvoll, wenn sie mit einer kalorienarmen Ernährung Hand in Hand gehen.

Die Tagesration beträgt 2 Eßlöffel voll. Bloß mit klarem Einverständnis des Arztes darf die Menge erhöht werden.

VI. Blut hat viele Farben

10) Borretsch
(Borago officinalis):

Borretsch-Saft, gegen seelische Störungen und nervöse Herzschwäche.

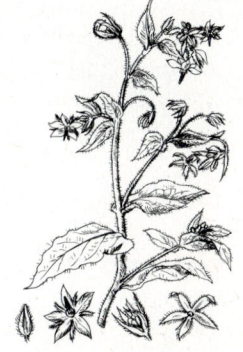

Der rotbraune Borretschsaft wird aus der blühenden Pflanze ohne Wurzel gewonnen. Sie soll aus biologischem Anbau stammen.

Borretsch-Saftkuren steigern die Leistung, erhöhen die Lebensfreude, muntern auf, beheben nervöse Herzschwäche, wirken sichtlich befreiend bei Depressionen, Hypochondrie, bei imaginären Krankheiten, bei Schwermut und Weinkrämpfen.

> Körperlich gesunde Menschen sind viel weniger der Gefahr seelischer Leiden ausgesetzt als schwächliche Personen. – Alle psychischen Störungen müssen bei der Gesundung des Gesamtorganismus ihren Heilungsanfang nehmen.

So kann eine schlechte Versorgung des Körpers mit der Vitamin-B-Kette zum geistig-seelischen Verfall führen. – Eine schwache Durchblutung der Nervengefäße depressive Zustände verursachen. – Stark übersäuertes Blut löst Gereiztheit, Erregbarkeit und unerwarteten Stimmungswechsel aus.

Kieselsäure erweitert die feinen Blutäderchen in der Haut, Kapillaren genannt. Ist in hohem Prozentsatz im Borretsch enthalten. – Seine verschiedenen Mineralsalze wirken blutreinigend, das Herz, den Kreislauf und den Stoffwechsel anregend.

> So ist Borretsch ein beredtes Beispiel dafür, daß Naturheilmittel viel breitgefächerter auf den menschlichen Organismus einwirken als chemische Pharmazeutika. Borretsch-Saftkuren beheben zuerst körperliche Mängel, dadurch kommt als Folge auch das seelisch-geistige Gleichgewicht wieder in Ordnung.

Jeder Frischsaft, fachmännisch hergestellt, enthält die gesamte Wirkungskraft einer Pflanze.

> *Borretschsaft ersetzt voll und ganz Beruhigungsmittel chemischer Herkunft. Hellt das Gemüt auf.* – Prüfungsangst, Verstimmungen, seelisch-geistige Zerrüttungszustände können mit einer gewissenhaft durchgeführten Kur behoben werden.

Auf den Tag verteilt 3 bis 4 Likörgläschen, 6 Wochen lang. Vor einer Wiederholung soll man 3 bis 4 Wochen aussetzen.

Die Nahrung muß Vitamin-B-reich sein. Vollkornbrot, kernweiche Eier, Karotten, Haferflocken, Vollreis, Weizenkeimlinge, Hefe, Sauerkraut, frische Leber und alle Kohlarten als Kochgemüse. $^1/_3$ l Bier oder $^1/_8$ l naturbelassenen Wein täglich als Durchschnittsmaß.

11) Brennessel
(Urtica dioica):

Brennessel-Saft reinigt und bildet das Blut.

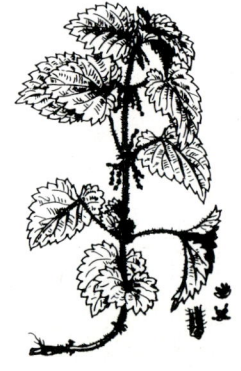

Werden Brennesseln an einem einwandfreien Standort regelmäßig abgeerntet, kann man von April bis Ende September aus den frischen Pflanzen, die noch nicht blühen, Brennesselsaft gewinnen.

Wichtig ist, daß frische Triebe und Blätter sofort zerkleinert und ausgepreßt werden, noch bevor sie verwelken.

> Brennessel-Saftkuren dauern erfahrungsgemäß 6 Wochen lang, bei täglicher Einnahme von 3 Eßlöffeln, zu gleichen Teilen mit Wasser verdünnt.

Brennesselsaft enthält das hormonähnliche Histamin von gefäßerweiternder Wirkung, Gerbstoffe, Kieselsäure, Lecithin, Mineralstoffe und die Vitamine A, B und C. – Dieser Saft erweist sich als stoffwechselanregend, stuhlfördernd, auswurffördernd und schleimlösend. Ganz besonders kommt in der Brennessel die blutbildende und blutreinigende Eigenschaft zur Entfaltung und die Erhöhung des Grundumsatzes.

VI. Blut hat viele Farben

> *Durch die Aktivierung des Stoffwechsels wird Brennesselsaft zum erprobten Schlankheitsmittel.*

Will man mit Erfolg die Frühjahrsmüdigkeit loswerden, darf man die Brennessel dabei nicht übersehen. – Bei Gelenkschmerzen, Rheuma und Gicht rate ich ebenfalls zur Brennessel-Saftkur. Das gleiche bei Akne und Hautunreinheiten.

12) Brombeerstrauch
(Rubus fruticosus):

Brombeer-Saft schenkt erquickenden Schlaf.

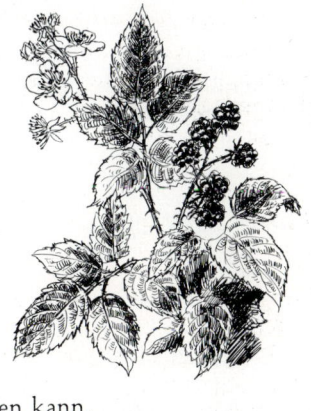

Der Waldbrombeerstrauch mit seinen ab August reifen, süßen, sehr aromatischen und wohlschmeckenden Beeren ist auf Waldschlägen, an Waldrändern, entlang lichter Waldwege anzutreffen. Überflügelt den in Gärten kultivierten an Qualität der Beeren bei weitem. Obwohl auch dieser zur Safterzeugung verwendet werden kann.

An Inhaltsstoffen besitzen Brombeeren beachtlich viel Vitamin C, ätherische Öle, Gerbstoff, Pektin, Bernstein-, Apfel-, Oxal-, Milch- und Salicylsäure.

> Brombeer-Fruchtsaft, $1/8$ bis $1/4$ l, am Feierabend getrunken, wirkt beruhigend. Läßt die Last des Tages vergessen. Besänftigt ganz sichtlich und spürbar die Nerven und schenkt einen erquickenden Schlaf. – *Für die Hektik unserer Zeit ist eine Brombeer-Saftkur echter Nervenbalsam.*

Über den ganzen Tag verteilt trinkt man 3 Wochen lang täglich $1/2$ l Saft. – Diese Kur ist auch nervösen Kindern zu empfehlen. Je nach Alter verabreicht man pro Tag bis $1/4$ l oder darüber. Wichtig ist es, langsam und schluckweise einnehmen.

13) Brunnenkresse
(Nasturtium officinale):

Brunnenkressen-Saft regt die Drüsentätigkeit an.

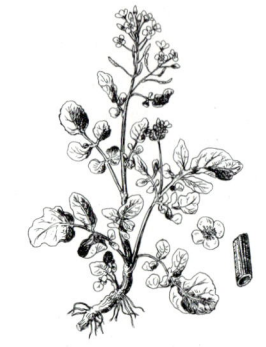

Brunnenkressen-Saftkur: wird 4 bis 6 Wochen lang durchgeführt. Teelöffelweise täglich 3mal diesen Saft, vermischt mit etwas Wasser, einnehmen.

Der Effekt einer solchen Kur wird beachtlich verstärkt, wenn man Kochsalzanwendung einschränkt oder gänzlich ausschaltet. Gleichzeitig aber auch auf denaturierte Nahrungsmittel wie Weißbrot, Nudeln und Konservenkost verzichtet. Hingegen fördert der Konsum von Vollkornbrot, Kartoffeln und Vollreis die Wirkung.

> Namhafte Kräuterväter des Mittelalters warnten davor, Brunnenkressensaft schwangeren Frauen als Diuretikum zu verabreichen. Die stark treibende Wirkung könnte der Leibesfrucht schaden.

> Als Blutreinigungsmittel, zur Anregung der Milztätigkeit, zur Förderung der Gallenabsonderung, des Nierenstoffwechsels und der Drüsenleistungen.

Erwiesen ist auch seine anregende Wirkung bei Appetitlosigkeit und mangelhaftem Arbeiten des Verdauungstraktes.

Hervorgerufen werden diese positiven Eigenschaften durch den hohen Mineralstoffgehalt und den gleichzeitigen Basenüberschuß. Bemerkenswert sind dabei Kalk, Mangan, Kalium, Natrium, Fluor, Phosphor, Schwefel, Aluminium, Eisen. Jod in Spuren. Das Senfölglykosid Nasturtin. Die Vitamine A, C, D. Gerbstoff und Bitterstoff.

Die anregende Wirkung auf die Drüsen beruht auf dem Gehalt an Rhodanwasserstoff im Kresseöl.

Brunnenkresse liebt als Standort das fließende Wasser sauberer Quellen und Bäche. Wird während der Blütezeit von Juni bis August gesammelt.

> Zur Bekämpfung hartnäckiger Hautausschläge kann ich nichts Besseres als eine Brunnenkressen-Saftkur raten.

14) Eberesche
(Sorbus aucuparia):

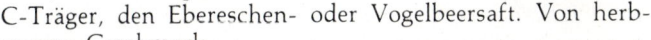

Ebereschen-Saft oder Vogelbeer-Saft mindert den intraokularen Druck bei Grünem Star.

Die im September und Oktober reifenden, erbsengroßen, kugeligrunden und leuchtendroten Früchte stehen in einer oft handbreiten Traubendolde vereint. Ergeben, im frischen Zustand gepreßt und konserviert, den wichtigen Vitamin-C-Träger, den Ebereschen- oder Vogelbeersaft. Von herbsaurem Geschmack.

Er ist reich an Gerbstoff, Sorbitansäure, Zitronen-, Apfel-, Bernstein- und Weinsteinsäure. Das in der Frucht enthaltene Sorbit dient als Ausgangspunkt für seine Verwendung als Hautstärker und Hautspanner in der Kosmetik.

> **Ebereschensaft, mit etwas Alkohol verdünnt und durch die Beigabe von Wasser gestreckt, gilt als gutes Hauteinreibemittel.**

Innerlich angewandt, nimmt man täglich 3 Wochen hindurch je 1 Eßlöffel voll ein.

Überall dort, wo Vitamin-C-Mangel nachgewiesen wird, besonders im Winter, ist diese Saftkur angezeigt. Auch Zuckerkranken sehr zu empfehlen. – Bei Heiserkeit Ebereschensaft verdünnen und damit täglich gurgeln, bringt Erfolg.

> **Bei Stauungen im Pfortadergebiet, bei Hämorrhoiden, ist Ebereschensaft dringendst zu empfehlen. Zusätzlich zu grober – das heißt, reich an Ballaststoffen – und vorzugsweise vegetarischer Ernährung: Vollkornbrot, Pflanzenöle, Feigen, Nüsse, reichlich Gemüse, Salate, rohe Karotten, Gurken, Tomaten, Radieschen und viel gekochtes Dörrobst.**

Die Vogelbeere gilt als „Gesundheitswächter" im Haushalt: Die Züchtung „Mährische Eberesche" mit ihren großen Früchten ist der Wildform in jeder Hinsicht überlegen.

15) Erdbeere, Wald-
(Fragaria vesca):

Walderdbeerfrüchte-Saft gegen Gedächtnisschwäche.

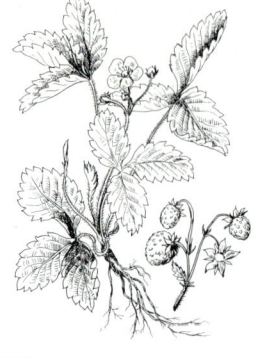

„Erdbeerfrüchte-Saft" schlechthin genannt, wird aus reifen Walderdbeeren gewonnen, die je nach Standort von anfangs Juni bis Ende September und länger gesammelt werden können. Lieben sonnige Böschungen, Waldlichtungen, Kahlschläge und Jungbepflanzungen.

Die Walderdbeeren enthalten verschiedene organische Säuren, Zucker und Vitamin C.

Der Saft wirkt kühlend, beruhigend und kräftigend. Saftkuren, die wenigstens 3 bis 4 Wochen andauern sollen, wobei man täglich bis zu $^1\!/_2$ l aufgeteilt auf den ganzen Tag nimmt, sind angebracht bei Grieß- und Steinleiden, Gedächtnisschwäche, bei unreinem Blut, besonders geeignet bei vollblütigen Menschen und bei Rheumatismus. – *Bei schwachem Magen ist Vorsicht geboten!* Erdbeersaft ist von kühlender Eigenschaft, und ein schwacher Magen braucht Wärme.

Die vielen Gartenformen der Erdbeeren gelten zwar „als köstliches Beerenobst", eignen sich aber nicht zur Saftbereitung für Heilkuren.

16) Gänsefingerkraut
(Potentilla anserina):

Gänsefingerkraut- oder Potentilla-Saft, bei Muskel- und Wadenkrämpfen.

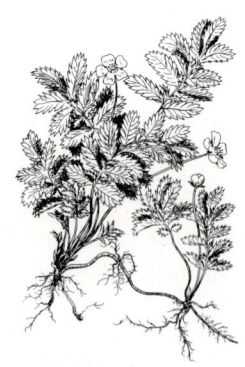

Als Blutreinigungsmittel, zur Behandlung von Rheumatismus und Gichtleiden. Bei Diabetes. Bei nässenden oder trockenen Ekzemen, bei Flechten, Entzündungen und Geschwürbildungen der Haut unterstützt die Saftkur die äußere Behandlung.

VI. Blut hat viele Farben

> Fingerkraut- oder Potentillasaft, täglich 2mal je 1 Teelöffel voll in warme Milch gegeben und 6 Wochen lang getrunken, zeigt eine vielseitige Heilwirkung.

Der Saft wird aus dem blühenden Kraut hergestellt, ist von eigenartigem Geruch und bitter-schleimigem Geschmack. – Wadenkrämpfe werden durch Einnehmen und Einreiben behandelt. Wobei man 1 Eßlöffel voll Saft 1 Eßlöffel Sauerrahm beimischt. Dies vor der Einreibung stets frisch zubereiten. – Fingerkraut-Saft mildert und schwächt zu starke und schmerzhafte Monatsregel ab. Mindert auch die dabei auftretenden Unterleibs- und Gebärmutterkrämpfe.

> *Anserinesaft, Gänsefingerkrautsaft, hat wegen seiner krampflösenden und schmerzlindernden Wirkung in Frauenkliniken Eingang gefunden.*

Als Hauptinhaltsstoffe gelten Gerbsäure, ätherisches Öl, verschiedene Säuren, Gummi, Stärke, Harz, Flavone und Kalziumoxalat.

> Bei Hustenkrämpfen mischt man 2 Eßlöffel Fingerkrautsaft mit 2 Eßlöffel Honig. Nimmt davon öfters während des Tages je 1 Teelöffel voll ein.

Diese gleiche Mischung kann auch Kindern und Jugendlichen, die an epileptischen Anfällen leiden, mit Erfolg eingegeben werden.

17) Gurke
(Cucumis sativus):

Gurken-Saft, mit seiner harnsäurelösenden Eigenschaft.

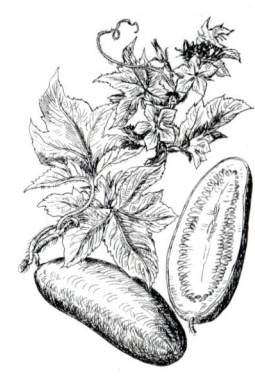

Das Wirksamste an der Gurke ist ihr Saft. Es ist einfach „sündhaft", gehachelte Gurken auszudrücken und ihren Saft wegzuschütten.

Gerade der Saft enthält das Vitamin A, B_1 und C, neben einer Reihe von Nährsalzen, inulinartigen Stoffen, Vitalstoffe, die wir in keinem Mineralwasser finden. – Gurkenpreßsaft vermag sogar chronische Stuhlverstopfung (Obstipation) wieder in Ordnung zu bringen. Desgleichen schwinden die Schmerzen beim Stuhlgang. Langfristige Darmträgheit wird behoben.

Der Gurkensaft-Einfluß auf den Darm ist sehr wohltuend, ebenso auf Nieren, Lunge und Haut. Weil der Gurkensaft entfettet, entsäuert, entgiftet, eignet er sich vortrefflich für Schlankheitskuren.

Reinigt stark übersäuertes Blut. Entschlackt, entgiftet und normalisiert. Die harnsäurelösende Eigenschaft wirkt sich bei Nieren- und Blasensteinen als lösend aus. *Gurken-Saftkuren sind Zuckerkranken sehr zu empfehlen.*

Nicht übersehen: Bei der Saftgewinnung muß die Schale mitverarbeitet werden.

Reiner Gurkensaft schmeckt schal, ist aber das gesündeste Abmagerungsmittel. Zur Hälfte gemischt mit Apfelsaft, wird der Geschmack aufgebessert und zusätzlich die nervenstärkende Kraft vermehrt. – Gurken-Saftkuren können 1 Monat lang angewandt werden. ½ l bis 1 l Gurken-Apfelsaft-Mischung täglich.

18) Hafer
(Avena sativa):

Hafer-Saft, ein wertvolles Kräftigungsmittel bei nervösen Erschöpfungen.

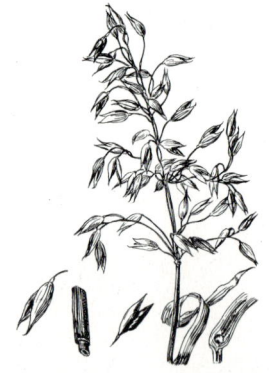

Haferpreßsaft wird aus frischem grünen Hafer – biologischen Ursprungs, im Mai geerntet – hergestellt. Mit gutem Erfolg angewandt bei Schlafstörungen, bei Appetitlosigkeit, nach Grippe und Erkältungskrankheiten.

Eine Wirkstoffanalyse zeigt, daß Phosphor, Kalium, Magnesium und Kalzium der Reihe nach an vorderster Stelle rangieren. Und Natrium, Kochsalz, nur zu 3,1 mg; also ganz gering enthalten. – Kalium sorgt für reines, gesundes Blut.

VI. Blut hat viele Farben

Nur ein solches Blut kann den Körper entgiften und vor Gewebeaufschwemmung schützen.

Kalium schenkt Vitalität und Nervenkraft bis ins hohe Alter hinein.

Pflanzliche Lecithine, die Vitamine B und E, sowie Spurenelemente verleihen Ausdauer, ruhige Nerven und normalisieren die Herztätigkeit. – Haferschleim tut dem Magen wohl, lindert Reiz und Schmerz bei Magengeschwüren.

„20 Jahre lang hat mein Vater durchgehalten ohne Operation, trotz seiner Magengeschwüre. Aber er war zu bewundern. Lebte fast nur von Haferflocken und ist 75 Jahre alt geworden." – So erzählte mir ein junger Mann von seinem Vater, den ich kannte und achtete.

Hafer-Saftkuren müssen längere Zeit, bis 3 Monate, mit der Einnahme von täglich 3 Eßlöffel Saft – Kinder 1 Teelöffel voll und Wasser nachtrinken – durchgeführt werden.

19) Hagebutte
(Rosa canina):

Hagebutten-Saft erhöht die allgemeine Widerstandskraft.

An Feldrainen, Waldrändern, in Hecken und Gebüschen ganz Europas wächst sie. Die Hundsrose. Korallenrot färben sich ihre vielsamigen Hagebuttenfrüchte im Herbst.

Aus den vollreifen Früchten wird von Markenfirmen der Hagebuttensaft erzeugt,

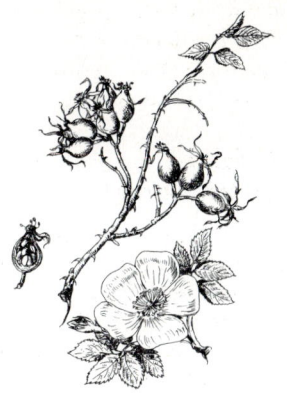

der diese hochgeschätzte Wildfrucht in einer dem Körper leicht zuführbaren Form liefert.

Mittelohrentzündungen, eitrige Mandeln, Bronchitis und viele andere von Bakterien verursachte Erkrankungen werden damit ausgeheilt. Der hochwertige Vitamin-C-Träger schützt vor zu rascher Ermüdung und übt einen anregenden Einfluß auf die gesamte Gehirntätigkeit aus. – Parodontose, eine weitverbreitete Zivilisationskrankheit, die wie ein Bumerang auf uns zurückkehrt, weil wir „zu fein" essen, kann mit einer einfachen Hagebutten-Saftkur hintangehalten werden.

> 4 bis 6 Wochen lang nimmt man bloß 1 Eßlöffel voll morgens und 1 abends ein, und wir haben unseren täglichen Vitamin-C-Bedarf gedeckt. Das sind 70 bis 80 mg.

Diese Vitaminart kann aber nur dann richtig arbeiten, wenn auch noch andere Vitamine und Mineralsalze vorhanden sind. Dafür sorgt Hagebutten-Rohsaft mit seinen Vitaminen A, K, E, B und PP-Faktor.

Interessant ist eine Statistik, wobei 9 wertvolle Vitamin-C-Träger unserer täglichen Nahrungsmittel, jeweils mit 100 g berechnet, zusammen 118 Vitamin-C-Einheiten erreichen. Es sind dies Spinat (52 mg), Tomate (25 mg), Kartoffel (10 mg), Kopfsalat (8 mg), Endivie (7 mg), Ei (6 mg), Vollmilch (5 mg), Brot (2 mg) und Fleisch (1–3 mg). Und 100 g Hagebutten enthalten allein 700 mg Vitamin C.

> Kindern, die in der Schule überfordert werden, kann man nichts Besseres tun, als ihnen eine Hagebutten-Saftkur durchführen zu lassen. Je nach Alter genügen 1 bis 2 Teelöffel pro Tag. – *Chronische Müdigkeit, häufig auftretende Ohrenschmerzen bei Kindern einfach mit Hagebuttensaft loswerden.* Dieser Trank wirkt indirekt durch die Steigerung des körpereigenen Abwehrsystems.

20) Heidelbeere
(Vaccinium myrtillus):

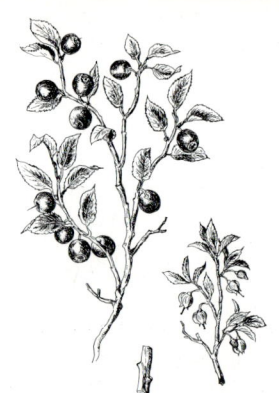

Heidelbeer-Saft wirkt schmerzstillend.

Heidelbeer-Saftkuren treiben Spulwürmer ab, wenn tagsüber alle 2 Stunden 1 kleines Stamperl eingenommen wird. Beheben leichte Verdauungsstörungen, wie sie bei Hämorrhoidenleidenden oft festzustellen sind. Nehmen auch den üblen Geruch des Stuhles.

Bei Zahnfleischentzündungen nimmt man öfters einen Mund voll, läßt den Saft längere Zeit einwirken und spuckt schließlich aus. – Bei hartnäckigen Rachen-Kehlkopf- und

VI. Blut hat viele Farben

Halskatarrhen dient Heidelbeersaft als Gurgelmittel. Wobei auch hier ausgespuckt werden muß.

> Ist bei einem der feste Wille vorhanden, sich das Rauchen abzugewöhnen, dann kann ihm eine Heidelbeer-Saftkur dabei behilflich sein. Zu diesem Zwecke wird oftmals während des Tages ein kleiner Schluck genommen und längere Zeit im Munde belassen.

Der säuerlich-süße, dunkelrote Heidelbeersaft ist ein köstlicher Trank von frisch-herbem Aroma. Er enthält Gerbstoff, Bernstein-, Oxal-, Apfel- und Zitronensäure, Pektin, Fruchtzucker und Vitamin C.

Die Früchte werden von Juli bis Ende September gesammelt. Die Heidelbeere ist Kalkflüchter und kommt auf feuchten, humusreichen Standorten und frischen Wald- und Heideböden oft in großen Kolonien vor.

21) Holunder, Schwarzer
(Sambucus nigra):

Holunderbeer-Saft regt die Hormondrüsen an.

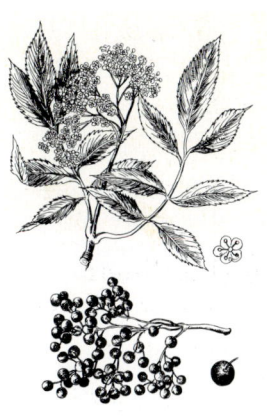

Holunderbeersaft wird aus den im September an sonnigen Waldschlägen, an Waldrändern, in Gräben und Gärten reifenden Beeren des Schwarzen Holunders gewonnen. Die Beeren, roh ungenießbar, sind schwarze, glänzende, dreisamige Scheinfrüchte mit schwarzrotem Saft.

Holunderbeersaft enthält in sehr hohem Ausmaße Vitamin C, ferner Vitamine aus der B-Gruppe und reichlich Mineralsalze. Dies alles wirkt sich sehr vorteilhaft auf die natürliche Stärkung des Herzens, der Nerven, des Kreislaufes und der Gefäße aus. Nicht zu vergessen die besonders vorbeugende Kraft gegen Lungenentzündung. – Der Kalium-Anteil fördert die Entwässerung und Entsäuerung des Körpers. Verleiht Jugendfrische, Spannkraft und Gesundheit. – Die Mineralsalze Eisen, Kalzium und Phosphor haben blutbildende und sauerstoffaktivierende Eigenschaft.

> Der schwarze Farbstoff und der „liebliche" Geschmack sind für unseren Organismus nicht ohne heilsame Bedeutung. Bei einer Holunderbeer-Saftkur morgens nüchtern, mittags $^1/_2$ Stunde vor dem Essen und abends $^1/_2$ Stunde vor dem Schlafengehen je $^1/_8$ l langsam und zimmerwarm trinken, 6 Wochen lang.

Zusammengefaßt kann über die Heilkraft des Holunderbeersaftes gesagt werden: *Revitalisierung des Gesamtorganismus*. Durch umstimmende, blutreinigende Eigenschaft. Durch Anregung der Hormondrüsen.

> Bei Gesichtsneuralgien, wie bei der äußerst schmerzhaften Entzündung des Trigeminusnerves, wirkt er schmerzstillend, ebenso bei Phantomschmerzen.

Wegen der schweißtreibenden Kraft hat er sich bei Fieber und Grippeerkrankungen bestens bewährt.

22) Huflattich
(Tussilago farfara):

Huflattich-Saft reinigt die Atemwege.

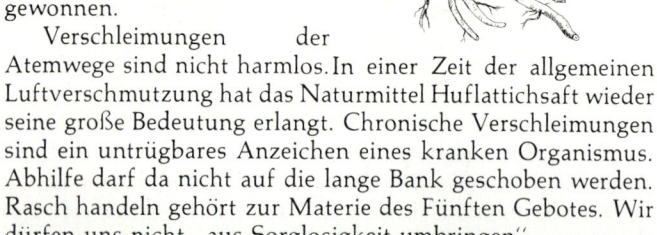

Huflattichsaft wird aus den im Mai und Juni gesammelten frischen Blättern der auf tonigen, feuchten, sonnigen Böschungen und Uferböschungen wachsenden Pflanze gewonnen.

Verschleimungen der Atemwege sind nicht harmlos. In einer Zeit der allgemeinen Luftverschmutzung hat das Naturmittel Huflattichsaft wieder seine große Bedeutung erlangt. Chronische Verschleimungen sind ein untrügbares Anzeichen eines kranken Organismus. Abhilfe darf da nicht auf die lange Bank geschoben werden. Rasch handeln gehört zur Materie des Fünften Gebotes. Wir dürfen uns nicht „aus Sorglosigkeit umbringen".

> Huflattich-Saftkuren werden 6 Wochen lang mit der täglich 3maligen Einnahme von je 1 Eßlöffel Saft durchgeführt. Mit echtem Bienenhonig abrühren, schmeckt nicht nur angenehm, sondern ist auch förderlich für die Gesundheit.

Ansonsten ist das Aroma des reinen Saftes zusammenziehend, etwas bitter und schleimig. Die Farbe braungelb und der Geruch eigenartig.

Huflattichsaft kann auch mit Erfolg bei Asthma eingesetzt werden. Die lebenswichtigen Mineralsalze Kalium, Natrium, Kalzium, Magnesium, ferner Inulin, ein bitteres Glykosid, Gallussäure, Phytosterine und salpetersaure Salze bestimmen die schleimlösende, auswurffördernde, entzündungshemmende Eigenschaft des Huflattichsaftes.

23) Johanniskraut
(Hypericum perforatum):

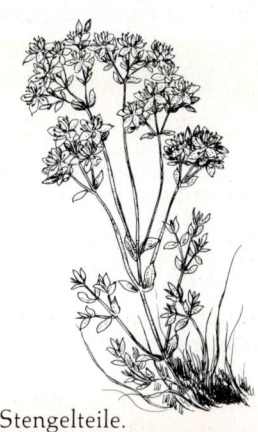

Johanniskraut-Saft, ein gutes Nervenaufbaumittel.

Johanniskrautsaft ist von leicht rötlicher Farbe. Von schwach balsamischem Duft. Etwas zusammenziehendem, bitter-harzigem Geschmack. Wird von den ersten blühenden Pflanzen, Ende Juni bis Ende Juli gesammelt, gewonnen. Aus dem ganzen blühenden Kraut ohne die harten unteren Stengelteile.

Johanniskraut-Saftkuren stärken die Nerven, fördern die seelisch-geistige Überlegenheit über den Leib. Ist ein hervorragendes pflanzliches Nervenaufbaumittel. – Niedergeschlagenheit, Erschöpfungszustände, depressive Stimmungen, Trigeminus-Neuralgien, Gicht und Rheumaschmerzen, Migräne, Kopfschmerzen und Wetterfühligkeit, für all das gibt es Johanniskrautsaft.

Bei Schlaflosigkeit mischt man den Saft halb und halb mit Baldriansaft, insgesamt 1 Eßlöffel voll, gibt 1 Teelöffel voll echten Bienenhonig hinzu und verabreicht es kurz vor dem Zubettegehen.

Kuren werden mit der täglichen Einnahme von 3mal 1 Eßlöffel voll 6 Wochen lang durchgeführt. – Johanniskrautsaft verträgt sich auch, in der Tagesration einem Fruchtsaftgetränk beigemischt zu werden.

> Bei der Anwendung von Johanniskraut in irgendeiner Form muß man vorsichtig sein und darf nie ohne Kopfbedeckung in die Sonne gehen. Wegen der Gefahr eines Sonnenstiches.

Johanniskraut-Saftkuren kann ich Jugendlichen in den Entwicklungsjahren nur aufs wärmste empfehlen. Sie fördern nämlich die „Gleichschritt-Entwicklung" zwischen Körper, Seele und Geist. Bekanntlich ist heute ersteres den beiden anderen um vieles zeitmäßig voraus.

24) Kamille
(Matricaria chamomilla):

Kamillen-Saft, von hoher entzündungshemmender Wirkung.

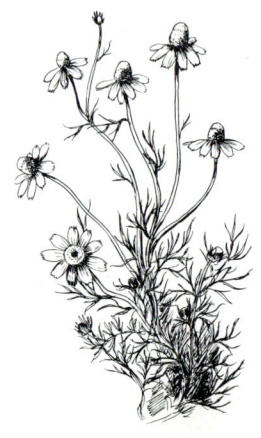

Blau ist der Preßsaft der gelbblühenden, im Juli und August zur Zeit der Hochblüte gesammelten Pflanze. Er wird aus dem ganzen frischen blühenden Kraut ohne Wurzel hergestellt.

Inhaltsstoffe: Ätherisches Öl in beachtlichem Ausmaße, Harz, Gummi, Bitterstoff, Wachs, Fett, phosphorsaure Salze, organische Säuren und Azulen, das dem Preßsaft die tiefblaue Farbe verleiht und die entzündungswidrige Heilkraft beherbergt.

> Kamillen-Saftkuren dauern 3 Wochen und können nach 1 Woche Pausieren wiederholt werden. Erwachsene nehmen täglich 3mal 1 Eßlöffel, Kinder ebensoviele Teelöffel voll.

Nervenschwäche bei Kindern und Erwachsenen, Frauen mit hysterischen Anwandlungen; launenhafte, schreiende, störrische, mürrische und reizbare Kinder; bei Krämpfen aller Art, Ohnmachten, Kopfschmerzen, Schlaflosigkeit, bei schweren Träumen, Alpdruck, abnormer Schmerzempfindlichkeit, heftigen neuralgischen Schmerzen, Magendruck, Magenkrämpfen und nach heftigen Gemütsbewegungen.

VI. Blut hat viele Farben

> In allen diesen Fällen kann als „Sofortbehandlung" einen Tag lang Kamillensaft eingenommen werden. Sind diese Zustände von „Dauereinrichtung", dann unbedingt eine Kur beginnen.

> *Die entzündungswidrige Wirkung auf Haut und Schleimhäute spricht für die Anwendung des Kamillensaftes. Der auch äußerlich nach Bädern oder Waschungen auf die Haut aufgetragen, wegen seines Azulengehaltes für Hautkosmetik verwendet wird. Die blaue Farbe schwindet in Kürze.*

Die krampflösende Eigenschaft des Saftes gibt der Kamille Möglichkeit, bei so vielen erwähnten Krankheiten eingesetzt zu werden. Hilft auch bei Magensäureüberschuß, der sich im Sodbrennen äußert.

25) Karotte
(Daucus carota):

Karotten-Saft, ein vorzügliches Aufbau- und Kräftigungsmittel.

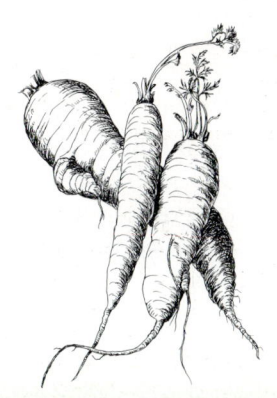

Wenn „hausgemacht", ist zu beachten: Erntezeit von August bis Oktober. Kühlfrostsicher lagern. So halten sie sich bis in den Sommer hinein, bis zu Beginn der Neuernte. Die Möhren werden gemust und gepreßt.

> Saftkuren bringen nur auf Langzeitdauer, am besten 6 Monate durchgeführt, Erfolg. Dann erst kann man eine durchschlagende Wirkung bei „Sehstörungen" oder bei „Sehschwäche" feststellen. Tagesration: Für Kinder früh und abends je 1 Teelöffel, Erwachsene täglich 3 Eßlöffel voll.

Möhrensaft ist bei der Anwendung für den menschlichen Organismus gleichzeitig von durchgreifender Breitenwirkung. Bei Frostbeulen, Abszessen, bei Geschwüren, zur Pflege der Schönheit der Haut, zur Behebung der Folgen von Verbrennungen und bei unschöner Narbenausheilung.

> Bei Altersjucken am ganzen Körper, vor allem auch bei lästigem Afterjuckreiz, zu empfehlen.

Als Frühjahrskur bei Blutarmut und bei durch Vitaminmangel bedingten Krankheiten. Bei Sehschwäche, Bronchitis, Darmparasiten, Leber- und Magenbeschwerden. Bei Verstopfung, Wachstumsmangel. Stillenden Müttern zur Förderung des Milchflusses anzuraten.

Das in der Pflanze enthaltene Karotin setzt der menschliche Organismus in Vitamin A um. Die Vitaminkette geht im Möhrensaft weiter zu B_1, B_2, B_6, PP, D und E. – Der Anteil an wertvollen Spurenelementen ist sehr beachtlich. Dadurch wird die Karotte zu einem unersetzlichen Aufbau- und Kräftigungsmittel, das sich besonders für Säuglinge als Breikost eignet. Fäulnisvorgänge werden im Darm verhindert und beseitigt. Nach schweren Krankheiten, bei Schwächezuständen verbunden mit Appetitlosigkeit, kann ich nur eines raten: die Möhren-Saftkur.

> Karotten-Saftkuren, während der Schwangerschaft sehr zu empfehlen.

26) Knoblauch
(Allium sativum):

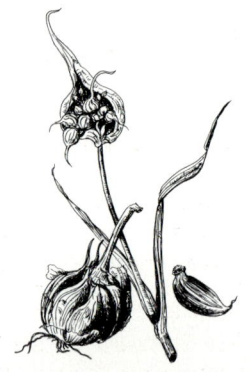

Knoblauch-Saft normalisiert den altersbedingten erhöhten Blutdruck.

Knoblauchsaft wird aus den im September geernteten Zwiebeln, aus biologischem Anbau, gewonnen. Zählt zu den wichtigsten Heilsäften von universaler Wirkung. Enthält phosphorreiches Phytin, Rhodanwasserstoffverbindungen, ein schwefelreiches ätherisches Öl, das den charakteristischen Geruch vermittelt, in reichlicher Menge eine pflanzliche Jodverbindung und in geringem, aber notwendigem Ausmaß organische Kieselsäure.

> Diese Inhaltsstoffe sind mengenmäßig so angeballt vorhanden, daß die Einnahme von täglich 3mal 12 bis 18 Trop-

fen, 3 Wochen hindurch, genügt, um eine spürbare Besserung feststellen zu können. Nach jeder Kur 3 bis 4 Wochen Zwischenpause einschalten.

Die Wirkung auf das Blutgefäßsystem und besonders die Durchblutungsförderung bei Arteriosklerose ist einmalig beachtenswert.

Die Normalisierung der so notwendigen Darmflora darf nicht vergessen werden. Ebenso wie die krebshemmende und vorbeugende Eigenschaft. – Bei Anfälligkeit zu Blähungen und übermäßiger Gasansammlung im Darm nehme man vorübergehend nach dem Essen 3 bis 5 Tropfen Knoblauchsaft auf 1 Eßlöffel Wasser ein.

Noch eines. Darauf möchte ich nicht zuletzt hingewiesen haben: Knoblauchsaft versorgt das Gehirn bei übermäßiger Vergeßlichkeit mit Blut. – Kurz gesagt: Knoblauch-Saftkur ist ein erprobtes Hilfsmittel, Alterserscheinungen bei Herz und Kreislauf abzuschmälern.

27) Kren, Meerrettich
(Armoracia lapathifolia):

Kren-Saft, ein rasch wirkendes natürliches Antibiotikum.

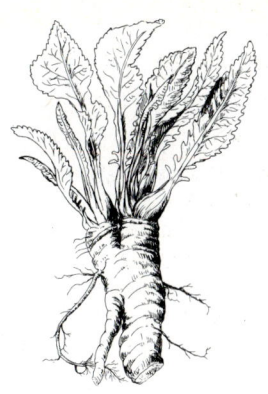

Die durch Meerrettich-Anwendung ausgelöste antibiotische Wirkung hat den großen Vorteil, daß sie keine Nachteile bringt und keine Allergie hervorruft. – Ferner übt die fettlösende Eigenschaft im Blut eine Cholesterinspiegel-Senkung aus.

Krensaft wird aus der frischen Wurzel durch Zerkleinern und Auspressen hergestellt. – Erntezeit: September bis Feber.

Dieser Saft übt eine günstige Reizung auf die Schleimhäute des Magens, des Darms und der Verdauungsdrüse aus.

Außer seinem wichtigsten Heilstoff, dem Sinigrin, auch im Senf enthalten, sind zu erwähnen: Kräftige ätherische Öle, die zum Augentränen und Niesen reizen, ferner Asparagin, Schwefel, organische Schwefelverbindungen, Rhodanwasserstoff, Kaliumverbindungen, und sehr nennenswert ist der Anteil an Vitamin C.

> Kren-Saftkuren werden nach Tropfen gezählt. Täglich 3mal 10 Tropfen zwischen den Mahlzeiten und nicht auf nüchternen Magen einnehmen. – Außer den bereits erwähnten Vorteilen einer Saftkur erfährt man noch bei Blähsucht, bei Verstopfung, aber auch bei Durchfällen, bei träger Darmtätigkeit, bei Vitamin-C-Mangel, bei Rheuma- und Gichtleiden und bei Diabetes besondere Hilfe.

> **Nierenleidende müssen bei Krenanwendung sehr vorsichtig sein!**
> Bei Auftreten starker Durchfälle oder Nachtschweißausbrüche während der Kur muß diese abgebrochen werden.

Krensaft mit Honig vermischt, mildert Asthmaanfälle.

Bei starken Kopfschmerzen findet man Erleichterung, wenn man den Nacken 2- bis 3mal täglich mit Krensaft einreibt. Menschen mit empfindlicher Haut sollen diesem Saft einige Tropfen Olivenöl beigeben und gut durchrühren. – Meerrettichsaft abends auf die betreffenden Stellen aufgetragen, hat sich als sehr wirksam gegen hartnäckigen Fußpilz erwiesen.

28) Kürbis
(Cucurbita Pepo):

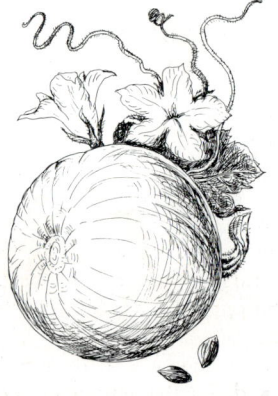

Kürbis-Saft regt Nieren- und Harnsystem an.

Zur Erzeugung von Kürbissaft werden die im September geernteten und ausgereiften Früchte mit Schale und Kernen verwendet. Wichtig ist auch hier die nachweisbare biologische Herkunft.

Zahlreiche Spurenelemente, Salicylsäure, reichlich fettes Öl, Phytosterin, Eiweiß, Globulin, Edestin, Lecithin, Rohrzucker, Phytin, Harz, Enzyme,

Diastase, Urease und Emulsin bestimmen den Heilwert einer Kürbis-Saftkur. Wobei täglich 3 bis 4 kleine Stamperl 3 Wochen hindurch eingenommen werden. Erst nach 1 Woche „Saft-Rast" wieder erneut beginnen. Dadurch kommt die anregende und reinigende Wirkung auf das Nieren- und Harnsystem richtig zur Entfaltung.

Diese Kuren sollen bei Prostatabeschwerden jährlich einige Male durchgeführt werden.

Weil dadurch die Harnausscheidung und die Entwässerung des Gesamtorganismus erleichtert wird. Nierenleidende schützen sich bei rechtzeitiger Durchführung der Kürbis-Saftkur vor Ödemen, da zuerst eine Steigerung der flüssigen und festen Harnbestandteile erfolgt und letztlich durch die stark treibende Kraft des Kürbisses abgegeben werden.

Kaum andere Obst- und Gemüsesäfte lassen sich in Minutenschnelle selbst herstellen wie es bei der Eigen-Kürbissaft-Erzeugung der Fall ist. Man kauft eine große reife Frucht ein, lagert sie und bereitet sich täglich die nötige Menge zu, was mit den heutigen gut entwickelten Entsaftern leicht möglich ist. Auf das Mitzerkleinern der Kerne achten.

Ein Versuch mit einer Kürbis-Saftkur lohnt sich, wenn der Leistungswille durch Müdigkeit und Nervenschwäche gelähmt wird. Wenn Sie bei jeder kleinen Anstrengung schon unter Schweißausbruch stehen. Wenn mit einem Wort Ihre Gesundheit stark zu wünschen übrig läßt.

29) Löwenzahn
(Taraxacum officinale):

Löwenzahn-Saft verbessert die gesamte Stoffwechsellage und reinigt das Blut.

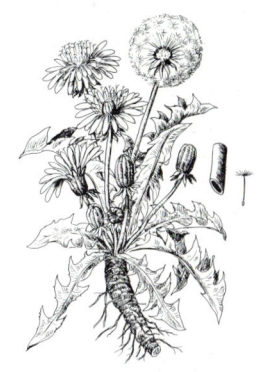

Extractum Taraxaci, Löwenzahn-Extrakt oder Löwenzahnsaft, kauft man trotz des häufigen Auftretens dieser Heilpflanze in der Apotheke, in der Drogerie oder im Reformhaus. Da die Inhaltsstoffe in den Pflanzenteilen mit der Jahreszeit wechseln und diese verschiedene Wirkungen haben, bei der Saftbereitung sowohl Blüten als auch Wurzeln, Stengel und Blätter verwendet werden, ist von der Selbsterzeugung abzusehen.

> Löwenzahn-Saftkuren tragen sehr viel zum Reinhalten des inneren Menschen bei. Über die Stärkung der Leber im Kampf gegen die chronische Selbstvergiftung des Körpers. Dadurch wird das ganze Wohlbefinden gehoben. Unsere geistige Beweglichkeit und Frische gestärkt. *Und das vorzeitige Altern der Haut unterbunden.*

Die ganze Pflanze enthält Cholin, Bitterstoffe, Stärke, Saponin, Fett, Enzym, ätherisches Öl in Spuren, Wachs, Schleim, Kautschuk, Zuckerstoff, Eiweiß, Lävulin, Taraxacin, Inulin, Kalium, Kalzium, Mangan, Natrium, Kieselsäure, Schwefel und viel Vitamin C. Daraus allein ergibt sich die auflösende, erfrischende, reinigende, eröffnende, schweißtreibende und stärkende Kraft einer Löwenzahn-Saftkur. Dauer: 4 Wochen. Dosis: 3 Eßlöffel pro Tag pur oder auch mit Fruchtsäften oder Milch gemischt.

> *Die tonische Wirkung des Löwenzahnsaftes entfernt die ermüdend wirkenden Giftstoffe aus dem Körper.* Behebt Stockungen, Verlagerungen und Verschleimungen. Belebt und kräftigt.

30) Mispelbaum
(Mespilus germanica):
Mispel-Saft wirkt regulierend auf die Darmtätigkeit.

Die Mispeln sind kleine apfel- oder birnenförmige Früchte, die im Spätherbst nach dem ersten Reif geerntet werden. Erst nach einigen Wochen, auf Stroh im Keller gelagert, von angenehmem Geschmack.

Jetzt ist die Zeit der Vermostung gekommen. – Mispelsaft muß sofort nach dem Pressen haltbar gemacht und in Flaschen gefüllt werden. Wegen des hohen Pektingehaltes geliert er sehr rasch. Außerdem enthält er viel Gerbstoff – daher die zusammenziehende Eigenschaft bei Durchfällen – Apfel-, Wein- und Zitronensäure.

> *Übt auf die Darmschleimhäute eine zusammenziehende (adstringierende) und kräftigende (tonische) Wirkung aus.* Sehr zu empfehlen bei chronischen Durchfällen und Verdauungsstörungen (Dispepsien). – Anwendung nach Bedarf.

> *Aufruf an Gartenbesitzer:* Pflanzt Mispelbäume wieder in eurem Garten! Baum und Frucht verdienen es.

31) Petersilie
(Petroselinum hortense):

Petersilien-Saft hilft bei schwacher Monatsregel, schwächt Hautflecken ab.

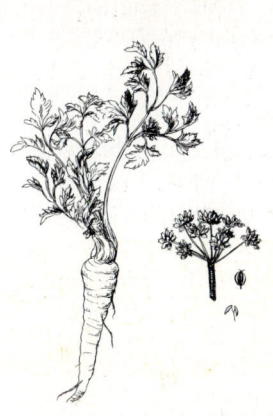

Petersiliensaft ist ein gärungswidriges und krampfstillendes Hausmittel. Regt die Verdauungsvorgänge an. Leitet wassersüchtige Ansammlungen in der Bauchhöhle, in der Brust, im Herzbeutel und in den Beinen ab und steigert die Blutungen der monatlichen Regel.

> *Petersiliensaft zählt zu den eröffnenden Naturheilmitteln.*

> Kurze Kuren, die nicht länger als 3 Wochen dauern dürfen, genügen. Wobei man früh und abends täglich je 1 Teelöffel voll mit etwas Wasser verdünnt einnimmt.

Ist von grüner Farbe und hat einen aromatisch riechenden und aromatisch schmeckenden Charakter.

Bei plötzlich auftretendem Harndrang und bei Schmerzen im Harnleiter und der Blase genügt oft schon die Einnahme 1 Teelöffel volls, um die Schmerzen loszuwerden. – Äußerlich zur Hauteinreibung verwendet, ist Petersiliensaft bei Waldspaziergängen ein gutes vorbeugendes Schutzmittel gegen den lästigen Zeckenbefall und gegen Gelsen- und Fliegenstiche. – Einreibungen der Kopfhaut bekämpfen nicht nur die

Entwicklung von Läusen, sondern fördern auch den Haarwuchs.

> Leberflecken und Sommersprossen längere Zeit mit Petersiliensaft bestrichen, verschwinden diese.

> **Hat der Arzt entzündliche Prozesse in den Nieren festgestellt, darf Petersiliensaft ohne seine Erlaubnis nicht eingenommen werden. – Schwangeren Frauen muß von der Verwendung dieses Saftes abgeraten werden.**

Man geht am sichersten, bei Petersilien Saftkuren nur fertige Marken-Präparate aus dem Fachhandel zu beziehen. Die in gut abgestimmtem Verhältnis aus der Wurzel, dem frischen Kraut und dem Samen hergestellt sind.

32) Rettich, Schwarzer
(Raphanus sativus):

Rettich-Saft bei Erkrankungen der Gallenwege.

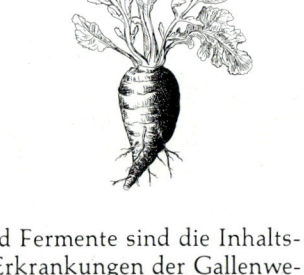

Zur Saftbereitung die im Spätherbst geernteten Wurzeln des Rettichs verwenden. Dafür bestimmte Exemplare müssen rechtzeitig, noch vor der Blüte, eingebracht und ihrer Stengel entledigt werden.

Das schwefelhaltige Öl Raphanol, eine Reihe von Senfölverbindungen, Mineralstoffe, Magnesium, Vitamine und Fermente sind die Inhaltsstoffe des Rettichsaftes, der bei Erkrankungen der Gallenwege, bei Bildung von Gallengrieß, Gallensteinen und bei Entzündungen der Gallenblase Heilung verschafft.

> *Eine Rettich-Saftkur muß mit Plan durchgeführt werden:*
> Man beginnt mit 100 g, täglich morgens nüchtern getrunken. Das ist ein schwacher $1/8$ l. Nimmt in der zweiten Woche 200 g täglich. In der dritten Woche steigert man auf 300 g. Bis man in der vierten Woche 400 g erreicht. Dann geht man den gleichen Weg Woche für Woche wieder zurück, bis man mit 100 g endet.

VI. Blut hat viele Farben

> Dabei ist strengstens zu achten: *Rettichsaft darf nie gesalzen werden.*
> **Diese Saftkur bei Magen- und Darmentzündungen nicht anwenden!**

Rettichsaft, mit Honig vermischt, dient zur Behandlung von Bronchialleiden und Keuchhusten.

33) Salbei
(Salvia officinalis):

Salbei-Saft baut Entzündungen ab.

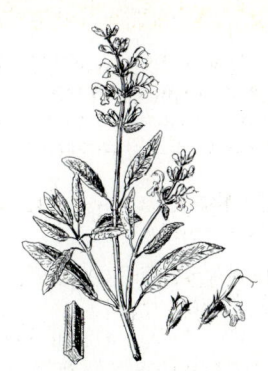

Salbeisaft wird aus den frischen Blättern vor der Blüte oder aus den rechtzeitig ausgeschnittenen Blütenansätzen – von Juni bis September geerntet – gewonnen.

Ätherisches Öl mit Thujon, Gerbstoffe und Bitterstoffe bestimmen die Wirkung.

> Salbei-Saftkuren sollen kurzfristig, 3 Wochen lang mit täglich 2 bis höchstens 3 Eßlöffeln, und nicht länger, durchgeführt werden. Eine ebensolange Wartefrist ist einzuschieben, dann kann man wiederholen.

Die Eigenschaften sind vielseitig: Bei Magen- und Darmstörungen, bei Durchfall, bei Katarrhen der oberen Luftwege, bei Nachtschweiß, Nervenschwäche und bei Zittern, wenn altersbedingt.

> *Stillende Mütter nicht übersehen: Nach dem Abstillen ist Salbeisaft zum Versiegen des Milchflusses zu raten.*

Zur Stärkung des Zahnfleischgewebes, gegen Parodontose und üblen Mundgeruch ist eine täglich mehrmalige Spülung mit verdünntem Salbeisaft, neben einer gleichzeitigen internen Kur, zu empfehlen. Das ersetzt natürlich nicht die tägliche Zahnhygiene.

34) Sanddorn
(Hippophaë rhamnoides):

Sanddorn-Saft, ein unentbehrliches, stärkendes Naturheilmittel im Winter.

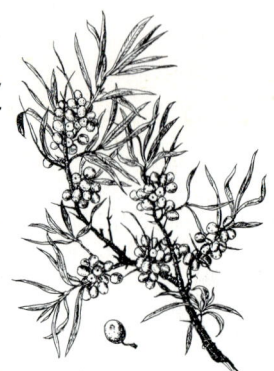

Sanddornsaft hat seine Saison in der vitaminarmen Zeit des Winters und des beginnenden Frühjahrs.

Sanddornsträucher locken zur Zeit der Reife Fasane an, die mit Vorliebe die Beeren fressen. Diese Gehölze sollten in jedem Garten zu finden sein. Sie werden bereits im Spätsommer gruppenweise von 3 bis 5 Pflanzen ausgepflanzt, weil jede Pflanze eingeschlechtig ist. Männlich oder weiblich. Lieben sandigen, sonnigen Boden.

> Hier sind 6-Wochen-Kuren mit 2 Wochen Pause und Wiederholung angebracht. 3mal täglich 1 Eßlöffel voll vor den Mahlzeiten einnehmen, und der Vitamin-Tagesbedarf ist gedeckt.

In Apotheken, Drogerien und Reformhäusern erhältlich.

Sanddornsträucher in den Gärten gezogen, liefern die 8 mm langen und 5 mm breiten leuchtend korallenroten Beeren, die in den Monaten September und Oktober geerntet und verarbeitet werden.

> Der Saft eignet sich auch als Zusatz zu Milchgetränken und Kräutertees. Man mischt je 1 Eßlöffel voll $1/4$ l Milch bei. Die Tagesration soll bei 3 Tassen bleiben.

Sanddornsaft enthält alle nötigen Vitamine und Vitamin-Verbindungen. Sein Vitamin-C-Gehalt übertrifft alle Obst- und Gemüsearten. – Das vorkommende Vitamin E ist an vielen Stoffwechselprozessen maßgeblich beteiligt. Schützt die Leber vor Umweltgiften. Ist für die Fruchtbarkeit wichtig. – Das Vitamin P verstärkt die Wirkung des Vitamins C zur Bildung der roten Blutkörperchen, der Zwischenzellensubstanz, der Aktivierung des Zellstoffwechsels und der Abwehrregulation. Ist sehr wichtig für die Nebennierenhormone. – Der Vitamin-A-Gehalt des Sanddornsaftes erhöht die Widerstandskraft der Schleimhäute der Augen, der Atemwege und der Harnorgane.

> Vitamin A fördert die Bildung des Sehpurpurs. *Schützt die Haut, behebt Nachtblindheit, Wachstumsstörungen, erhöht die Abwehrkräfte, vermindert die Anfälligkeit auf Zahnkaries und die Verhornung der Schleimhäute.*

Sanddornsaft wirkt vorbeugend gegen Zahnfleischbluten, Bleichsucht. Behebt körperliche Schwäche, Kopfschmerzen, Unlustgefühle, körperliche und geistige Müdigkeit, den Mangel an Konzentrationsvermögen, deswegen sehr wichtig für Kinder, die zerfahren und unaufmerksam sind. Regt den Appetit an.

> Unruhe, Hast, Überforderung und nicht zuletzt die Ernährung durch konservierte Lebensmittel, „die Dosen-Kost", verbraucht in unserem Körper mehr Vitamine und Mineralsalze als wir durch die Nahrung zuführen.

An Kalzium gebundene Apfelsäure, Wein- und Buttersäure, Quercetin, Mannit und fettes Öl vervollständigen die Inhaltsstoffpalette der Wirkstoffe im Sanddornsaft.

Einmal im Jahr müßte man eine Sanddorn-Saftkur machen.

35) Sauerkraut
(Brassica oleracea):

Sauerkraut-Saft reguliert die gestörte Darmflora.

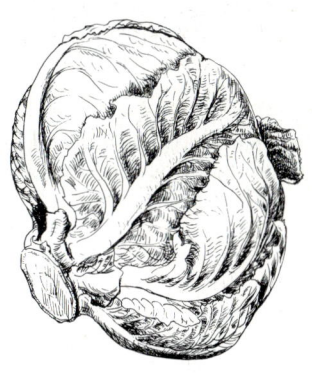

Sauerkrautsaft wird aus Sauerkraut in häuslicher Herstellung ohne große Schwierigkeiten gewonnen. Wobei zu achten ist, daß gut gelagertes und vergorenes „Sauerkraut" ausgepreßt wird und nicht das sich im Gebinde befindliche Wasser als „Sauerkrautsaft" zu verstehen ist. Industriemäßig aus frischem und anschließend vergorenem Weißkohl – wobei eine Milchsäuregärung wie bei der Herstellung des Sauerkrautes stattfindet – erzeugt.

> Mit Sauerkrautsaft kann man, täglich 3mal genommen, ein Gesamt-Tagesquantum von ¹/₂ l erreichen. Solche Kuren sind ebenfalls kurzfristig angewandt, 1 Woche lang mit 1 Woche Pause, nach Bedarf wiederholt, am wirksamsten.

Zur Darmentgiftung und Regelung der Verdauungsbeschwerden. Günstig zur Vermehrung der Darmflora. *Sauerkrautsaft ist bei Diabetikern sehr beliebt.* – Dort wo die Gedärme zu wenig effizient arbeiten, rate ich immer Sauerkraut-Saftkuren oder das Essen von frischem, rohem Sauerkraut morgens auf nüchternen Magen. Regelt gleichzeitig auch die so notwendige Darmentleerung.

> Es gibt kaum ein geeigneteres Beispiel dafür, wie sich Volkserfahrung und wissenschaftliche Erkenntnis decken können, als den Sauerkrautsaft.

Sauerkrautsaft ist deswegen so eindringlich zu empfehlen, weil er einerseits die normale Koliflora im Darm schont, andererseits aber die krankmachenden, unerwünschten Bakterien tötet. Das in diesem Saft reichlich enthaltene Acetylcholin wirkt sehr günstig zur Aufhebung der gefürchteten Darmlähmung.

36) Schafgarbe
(Achillea millefolium):

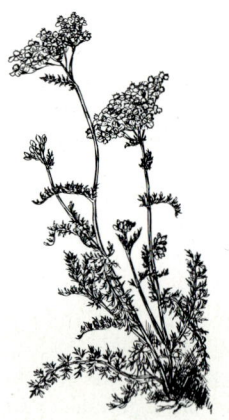

Schafgarben-Saft wirkt günstig auf das Blutsystem und die Unterleibsorgane.

Schafgarbensaft wird aus der ganzen blühenden Pflanze, gesammelt in den Monaten Juli/August, hergestellt.

Als Hauptwirkstoffe gelten ätherisches Öl, mit Cineol und Blauöl, Bitterstoff und Gerbstoff. Der Saft ist von stark wechselnder blauer bis grünlich-blauer Farbe, von eigenartig feinem, würzigem Geruch und herbem, zusammenziehendem, würzigem Geschmack. – Medizinisch wird die Schafgarbe in allen ihren Anwendungsformen als „Aromaticum amarum", „aromatische Bitterdroge", eingereiht.

VI. Blut hat viele Farben

> *Schafgarbensaft leistet Wertvolles zur Verbesserung der Blutzirkulation, besonders wichtig in den Wechseljahren. Stärkt die Unterleibsorgane von Mann und Frau.*

Ist gleichzeitig stoffwechselfördernd, blutreinigend und venenwirksam. Erleichtert die Herzarbeit. Hilft bei Herzklopfen, bei beschleunigtem Puls und bei übermäßigem Blutandrang zum Kopf. Bei Schwindel. Zur Normalisierung der Monatsregel. Bei Krampfadern und Hämorrhoiden.

> Man nimmt bei einer 4-Wochen-Kur täglich 2 bis höchstens 3 Eßlöffel voll als Beimischung zu einem Glas warmer Milch.

Die Wirkung des Schafgarbensaftes besteht in der Reinigungskraft und der Hebung der gesamten, dem Körper eigenen Widerstandskraft.

37) Sellerie
(Apium graveolens):

Sellerie-Saft regt die Nierenfunktion an.

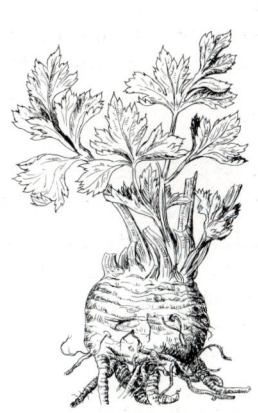

Sellerieknollen im August und September aus biologischem Anbau geerntet, liefern mit ihren Wurzeln und Blättern den Selleriesaft.

Der Geruch des Saftes, eigenartig würzig, ist nicht jedermanns Sache. Man kann sich aber bald daran gewöhnen. Der Geschmack hingegen ist gewürzig und scharf.

> Von wasserableitender, schlackenausscheidender und kreislauffördernder Heilkraft eignet er sich für kurzfristige Kuren von 1 Woche mit 3 Wochen „Karenzzeit" am besten. Man kann sie während eines Jahres je nach Bedarf 3- bis 4mal auf diese Weise durchführen.

Als Wirkstoffe kommen vor allem Glykoside, Mineralsalze und Vitamine in Frage. Sehr bemerkenswert ist der Kaliumgehalt.

Selleriesaft bewährt sich durch seine wassertreibende Kraft für Schlankheitskuren bestens.

Stellt man den Saft selbst her, dann soll man dabei mehr Knollen- als Blätteranteile nehmen, weil letztere den Saft sehr bitter machen.

Verabreicht wird davon 3mal täglich 1 Stunde vor Frühstück, Mittag- und Abendessen je 1 Eßlöffel voll. Obwohl die Mischung mit Obst- oder anderen Preßsäften möglich ist, schlage ich eine „Pur-Einnahme" vor, weil so die Behandlung klarer und zielstrebiger wirkt.

Hingegen finde ich es sehr gut, in der „Karenzzeit" von einer Kur zur anderen eine zweite Saftkur als Zwischeneinschaltung zu wählen und durchzuführen. Kurzfristig begrenzte Sellerie-Saftkuren als „Kettenkur", wie beschrieben, sind als „Plan-Therapie" von größter Bedeutung für alle jene Menschen, die ihre Gesundheit bewußt als wertvollen Schatz betrachten und pflegen wollen.

Selleriesaft ist ein Mittel breitester Wirkungsspannung. – Bei Wassersucht in den verschiedensten Erscheinungsformen. Bei Neigung zu Rheumatismus und Gicht. Bei übermäßigem Fettansatz sowie bei Zellulitis.

Bei chronischem Lungenkatarrh mit Auswurfschwierigkeiten. Vorbeugend gegen Altersasthma. Bei Brustkrämpfen, verbunden mit Angstgefühlen, die so weit führen können, daß man meint, die letzte Stunde sei gekommen. Bei Blähungen, auftretender Magenschwäche, Appetitlosigkeit, manchmal verbunden mit Ekel vor allen Speisen. – *Mangelkrankheiten* werden behoben. Unter dieser Bezeichnung versteht man vor allem alle jene Krankheiten, die durch Ernährungsfehler oder durch ungenügende Nahrung entstehen. Das vor allem zu Kriegs- und in Krisenzeiten, besonders aber heute in der Dritten Welt. In erster Linie zählt dazu der Mangel an Ergänzungsstoffen wie Vitamine, Mineralsalze und Spurenelemente. Im weitesten Sinne werden auch Bewegungs-, Licht- und Frischluft-Mangel dazugerechnet. Ja sogar der Mangel an sozialen Kontakten.

Selleriesaft fördert die Menstruation. **– In der Schwangerschaft muß man jedoch mit diesem Saft vorsichtig umgehen**

VI. Blut hat viele Farben

> **und vor dessen Anwendung unbedingt den Arzt befragen. –**
> *Zuckerkranke* ebenfalls bei Verabreichung vorsichtig sein, wegen des im Safte enthaltenen Zuckers. Sie sollen diese Kuren unterlassen, den Saft hingegen in die Suppe geben.

Die nerven- und sexualkraftstärkende Wirkung darf nicht übersehen werden.

38) Spinat
(Spinacia oleracea):

Spinat-Saft ist Nervennahrung für Geistesarbeiter und Helfer in der Schwangerschaft.

Der Spinat zählt zu jenen Gemüsepflanzen, die in ganz Europa kultiviert werden. Zur Herstellung des Saftes die Blätter pressen. Günstige Erntezeit dafür sind die Monate August und September.

Der Saft enthält Saponin, das positiven Einfluß auf die Verdauung ausübt. – Jod, Eisen, Chlorophyll, Flavonoide und viel Kalzium, Vitamin C und K_1, Folsäure und Provitamin A. – Der hohe Gehalt an Eisen, Chlorophyll und Vitaminen macht den Spinatsaft zum „Blutsaft" für die eisenmangelbedingte Blutbildung.

So wird er zum Aufbaumittel für Kinder. Vor allem dort, wo sich Wachstumsstörungen bemerkbar machen. Aber auch zur Wiedergenesung nach schweren Krankheiten. – Geistesarbeiter finden in ihm die richtige „Geistesnahrung". Ebenso Menschen mit neurasthenischer Veranlagung.

Die sich im Saft befindliche Folsäure, auch Folinsäure genannt, zeigt ihre Wirkung gegen Anämie. Indem sie die Bildung und Ausreifung der roten Blutkörperchen unterstützt.

Spinat-Saftkuren kann ich allen jenen empfehlen, die immer über Gliederkälte klagen.

> Spinatsaft in unserer Zeit regelmäßig genommen, will heißen, die „Zeit in den Griff zu bekommen" und „über" der

Zeit zu stehen. – Erfolgsmeldungen bei Asthmaleiden, bei Darmschwäche, bei Gelbsucht und bei Mangel an Muttermilch liegen nicht wenige auf.

Wichtig ist, daß geerntete Spinatblätter innerhalb von 2 Stunden nach der Ernte gepreßt werden müssen. Jede Stunde der Lagerung bedeutet Verminderung des Heilwertes, und nach 48 Stunden ist kaum mehr etwas zu verzeichnen.

Spinat-Saftkuren soll man 3 bis 4 Wochen lang durchführen. Erwachsene täglich 3 Eßlöffel voll. Kinder im Teelöffelmaß das gleiche. – Pur einnehmen. Mit Honig vermischen. Oder vor dem Servieren in die Suppe geben. Anschließend eine 1- bis 2wöchige Pause einschalten, bevor man wiederholt.

39) Spitzwegerich
(*Plantago lanceolata*):
Spitzwegerich-Saft wirkt günstig auf die Atemwege.

Spitzwegerichsaft wird aus den von Juni bis Juli geernteten, frischen Blättern der vor der Blüte stehenden Pflanzen gewonnen. Die entweder aus biologischem Anbau stammen, oder auf ihrem Standort gesammelt werden. Das sind Wiesen, Gärten, Raine und Gräben.

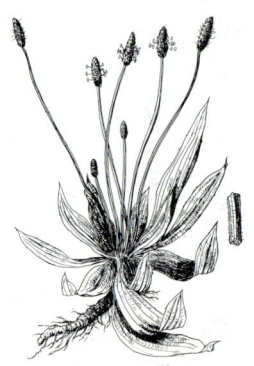

Der Spitzwegerichsaft stärkt das Abwehrsystem der Atemwege und schützt somit vor Erkältungskrankheiten.

Hoher Gehalt an Kieselsäure und andere wertvolle Wirkstoffe bestimmen seine günstige Kraft auf die Atmungsorgane. In besonderer Weise aber sind es seine entzündungswidrigen und schleimlösenden Einwirkungen auf die Schleimhäute bei Bronchien- und Rachenkatarrh.

Man nimmt 3 Wochen lang täglich 3 Eßlöffel voll davon ein. Kindern kann man mit Beimischung von etwas Wasser und ziemlich viel Honig einen Hustensaft herstellen, den man ihnen teelöffelweise alle 2 Stunden während des Tages eingibt.

VI. Blut hat viele Farben

Für Erwachsene eignet sich Spitzwegerichsaft, abwechselnd mit Brennessel-, Löwenzahn- und Selleriesaft, 6 Wochen lang angewandt, als wertvolle Frühjahrskur. Dabei nimmt man früh und abends je 1 Eßlöffel voll Spitzwegerichsaft ein, mittags aber 1 Eßlöffel von einem der 3 genannten Säfte, jeweils 1 Woche lang.

40) Thymian
(Thymus vulgaris):

Thymian-Saft, hoch wirksam bei allen Erkrankungen der Bronchien.

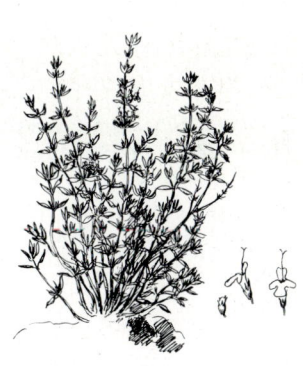

Im Thymiansaft enthaltene Wirkstoffe, ätherisches Öl, Thymol, Gerbstoff, Bitterstoff und Flavon, sind vielseitig wirksam. Hustenlösend, krampfstillend, keimtötend, nervenstärkend, fäulniswidrig, blutreinigend, harntreibend, anregend, belebend und krampflösend. – Geruch und Geschmack sind kräftig-aromatisch. Bei Magenschwäche, Magenkrampf, bei allgemeiner Apathie, verbunden mit Traurigkeit, bei Kopfweh, Unterleibsschwäche und Leibschmerzen mit Erfolg verwendet. Haupteinsatz-Gebiet aber sind die Atemwege: Husten, Keuchhusten, Asthma.

3 Eßlöffel für Erwachsene und 3 Teelöffel für Kinder gelten als Tagesration. 3 Wochen lang. Dann setzt man 1 Woche aus, um wieder neu zu beginnen, falls notwendig. – Bei Schlaflosigkeit der Kinder mischt man abends 1 Teelöffel Honig mit 1 Teelöffel Thymiansaft und verabreicht es ihnen vor dem Schlafengehen.

Das gleiche können auch Erwachsene tun, nur ist ihr Maß der Eßlöffel. – Bei Migräneanfällen, Schwindelgefühlen oder argen Kopfschmerzen: In diesen Fällen kann man ein Leinenfleckchen mit Thymiansaft tränken, auf die Stirne legen, eventuell festbinden.

Die Medizin zählt Thymian zu den „aromatischen Heilkräutern", „Species aromaticae".

> *Thymiansaft zu gleichen Teilen mit Alkohol verdünnt und damit den Körper eingerieben, nimmt schlechte Gerüche. Diese Anwendung erweist sich gleichzeitig auch als nervenberuhigend und nervenstärkend.*

Besonders abends, vor dem Schlafengehen, nach einem aufregenden Tag oder nach großen Enttäuschungen zu empfehlen.

41) Tomate
(Solanum lycopersicum):

Tomaten-Saft, eine wertvolle Hilfe gegen Wachstumsstillstand der Zellen.

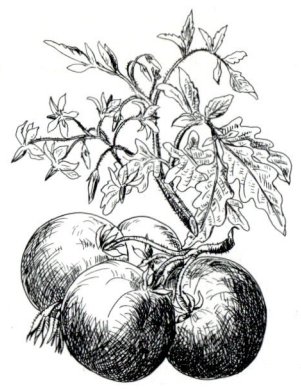

Spricht man vom Wachstumsstillstand, dann meint man nicht das „Erreichthaben der eigenen Körpergröße", sondern den Stillstand des Zellenwachstums und der Erneuerung der Zellen. Erfolgt hier, unabhängig vom Alter, keine Regeneration und kommt es zum Stillstand dieses „Wieder-Werdens", bedeutet das langsames Siechtum und letzten Endes Zellentod, was soviel wie Sterben heißt.

Tomatensaft, aus vollreifen Freilandfrüchten hergestellt, ist ein wertvolles Aufbaumittel für jung und alt. Besonders aber für Kinder, werdende Mütter und Rekonvaleszenten.

Eine Tomaten-Saftkur ist unentbehrlich bei Schwäche- und Mangelzuständen verschiedenster Art.

Eine 3-Wochen-Kur, mit täglich ³⁄₈ l Tomatensaft, vor den Hauptmahlzeiten aufgeteilt getrunken, wobei dem „Frühstücksachterl" größte Bedeutung zukommt, sollte besonders nach dem fünfzigsten Lebensjahr jährlich im Herbst durchgeführt werden.

Dadurch bleibt nicht nur die Jugendfrische des Körpers erhalten, sondern der Alterungsprozeß verzögert sich, und auch die Widerstandskraft gegen „Saisonwechsel-Krankheiten" verstärkt sich bedeutend. Heiserkeit, Grippe, Brustbeschwerden finden keinen günstigen Nährboden.

VI. Blut hat viele Farben

> Der Tomatensaft beinhaltet ein großartig abgestimmtes Zusammenspiel von Mineralstoffen und Vitaminfaktoren.

In ihm ist auch Kupfer in reichem Ausmaße vorhanden, welches zur Blutbildung unentbehrlich ist. Bleiche Gesichter werden wieder „blühend" durch das im Tomatensaft enthaltene Lycopin, mit dem roten Blutfarbstoff chemisch verwandt, und von ihm als Ergänzung akzeptiert.

> Kranke mit Nierendiät dürfen keine Tomaten-Saftkur ohne Erlaubnis des Arztes durchführen.

42) Un sorriso

Ein Lächeln, das vom Herzen kommt und wieder zum Herzen zurückgeht.

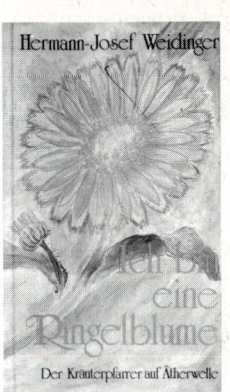

„Der Neid hat viele Gesichter." Sagt der Beamte und begleitet mich zur Tür. „Und danke vielmals für das Buch ‚Ich bin eine Ringelblume'."

„Man weiß nie, was wohin fällt", sage ich mir, die Stiegen hinunter im großen Amtsgebäude.

„Das hat mich einfach beeindruckt. Wie Sie da im Rundfunk einmal gesagt haben, man soll sich nie schämen, woher man kommt. Wissen Sie, auch ich bin in einem kleinen Ort aufgewachsen und komme von kleinen Leuten, so wie Sie, Herr Pfarrer. Früher hat mich das irgendwie niedergedrückt und ich hab' mich fast meiner Herkunft geschämt. Nachdem ich Sie gehört habe, denke ich anders." So hat mir der Mann erzählt. Um die Dreißig herum. Aufgeschlossen und interessiert.

„Ja, wissen S', ich wundere mich gar nicht . . .", gab ich zur Antwort, nachdem ich „rechtsmittelbelehrt" worden war. Weil es der Standesvertretung einer Berufsgruppe nicht gefiel, daß ich mich um die Bedürfnisse der kranken Leute annehme. – Zur Ehre der Ärzte muß ich sagen, daß es ihre Interessenvertretung nicht war. – „. . . habens den Kräuterpfarrer Kneipp und den Kräuterpfarrer Künzle eing'sperrt, warum sollens denn beim Kräuterpfarrer Weidinger eine Ausnahme machen? Eines tröst' mich, daß s' alle zwei wieder heraus'lassen haben und daß s' auch mich, wenn s' mich einkasteln, nicht ewig behalten werden."

„Schau'n S', Herr Pfarrer, Sie sind in ganz Österreich und darüber hinaus bekannt und da frißt halt viele der Neid. Alles steigt auf Kräuter um. Und da ärgern sich halt die . . ."

Ob das eine „Rechts-Belehrung" war? Was in dieser Stunde zwischen zwei Männern gesprochen wurde? In einem Amtsgebäude. Ja! Wenn Beamte menschlich sein sollen, und Priester es auch sind, dann war es richtig. Denn mir passiert ja immer das gleiche. In welche Kanzlei ich auch komme, jedes Amtsgespräch endet in einem Gesundheitsgespräch mit vielen lebensphilosophischen Einlagen.

„Warum schreiben S' denn nicht ein Buch über China?" Fragte mich da unlängst einer. „Wäre doch interessant, wenn S' solange dort waren. Und schreiben können S' auch. Wissen doch soviel."

„Versteh'n S', Herr Direktor, ums Wissen wär's ja nicht. Im Hirnkastl hätt' ich's ja, aber ums Herausbringen ist's."

Den Gurt angelegt. Den Zündschlüssel in der Hand. Denke ich nochmals zurück an die „vielen Gesichter des Neides". Und muß hellauf lachen. Denn auch das Lächeln hat viele Gesichter. – Und da steht er vor mir. Vor über 25 Jahren gestorben. Sehe ich ihn wieder lebendig werden.

Pfarrer Geismann hatte eine Leidenschaft. Ob's gut oder schlecht war, das muß er wissen. Heute. Da er schon in der Ewigkeit ist und alles überblickt. Alle Zusammenhänge durchschaut.

Alle sieben Jahre wechselte er seine Pfarre. Dabei war er recht leutselig. Gesprächig. Und sehr interessiert an der Vergangenheit. Und dieses „Lüften des Schleiers" wurde zu seiner Leidenschaft. Interessiert für Lokalgeschichte, schrieb er in jeder Pfarre während seines Aufenthaltes ihre Pfarrgeschichte und veröffentlichte sie auch im Eigenverlag. Dieser konnte am Ende seines Lebens mit einem kleinen Verlag an Stückzahl der aufgelegten Werke konkurrieren.

Pfarrer Geismann war aber nicht der einzige, der an jenen Orten, wo er „amtstätig" war, den „Schleier der Vergangenheit lüftete". Vor ihm taten dies oft schon andere. Ebenso in seiner vorletzten Pfarre, wo ich ihn kennengelernt habe.

Ein anderer Verlag klagte den „geistlich-rätlichen" Autor auf Schadenersatz wegen „unerlaubter Quellenbenützung"

VI. Blut hat viele Farben

ohne deren Ursprungsangabe in der „Pfarrgeschichte Burg-Seinitz".

Der Tag der Verhandlung beim Bezirksgericht war angesetzt. Die Amtsverhandlung lief.

Alles beendet, kommt Pfarrer Geismann strahlend aus dem Gerichtszimmer heraus. Trifft einen Bekannten. – „Wie ist es denn gegangen, Herr Rat?" Fragt dieser.

Und der Pfarrer, ein bisserl bärenbeißig wie er immer war, wenn er sich über etwas recht freute und alles gut gelaufen war: „Blöde Frag'. Wie hätt's denn gehen sollen? So wie bei den drei anderen dummen Verhandlungen, die i weg'n meiner Büch'ln g'habt hab'. Der Richter hat mir heute auch wieder ein Bücherl über Burg-Seinitz abg'kauft. Freig'sprochen bin ich word'n. Wegen was i da hab' herhatschen müssen? – Damit ich halt wieder ein Bücherl verkauf'."

So war Pfarrer Geismann. An ihn denke ich, nachdem auch ich „amtsgehandelt" worden bin. Und denke an mehr.

Denke an die Heilpflanze „Sorriso". Die so gut ist für das Blut. – Ja. Haben wir doch alle soviel saures Blut in unseren Venen.

> Ein wenig Lächeln, das vom Herzen kommt und wieder zu den Herzen findet, wirkt Wunder der Bluterneuerung, Blutauffrischung und Blutbelebung. Weil Lächeln auch der Leber gut tut.

Deswegen ist „Sorriso", das Lächeln, für mich eine Pflanze, die zu den „Saftkuren" zählt.

> *Das Lächeln ist wie ein Spurenelement.* Fehlt es, dann wirkt unser ganzes Wissen nicht.
> Dann sind alle Heilversuche vergebene Mühe.
> Dann sind wir zum „sauren Boden" geworden. Der nur „saure Gräser und Schilfgras" hervorbringt. Das niemand mag. Weil es scharf, kantig und nährwertlos ist.
> „Sorriso", ein Lächeln, das nicht Vernissage ist, zählt zu den wertvollen saftstrotzenden „Süß-Gräsern".
> Heilt auch die Umgebung.

Gestern abend schrieb ich in mein Tagebuch. Knapp vor dem Zubettegehen: „Wo ist das Reich Gottes? – In mir. Wenn ich mich abends auf den nächsten Tag freue, obwohl ich vor ihm mich fürchte."

Un sorriso. Ein Lächeln.

„Du Kleingläubiger, warum hast du gezweifelt?"*
Mineralsalze und Vitamine sind richtungweisend.
Und was ist das Lächeln?
Es zeigt auch die Richtung an.
Ohne Furcht und Bangen. Gehe ich meinen Weg.
Die Pflanzen, Gottesgeschöpfe, gehen mit mir.
Helfen mir dabei.
Und Er selber geht mit.

43) Wacholder
(Juniperus communis):

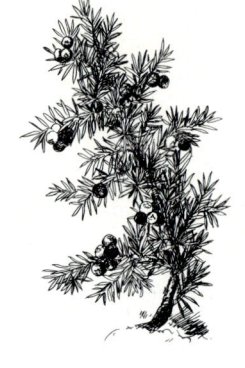

Wacholderbeeren-Saft, zur biologischen Verjüngung des Gesamtorganismus.

Wacholderbeerensaft verströmt einen eigentümlichen, fein-aromatisch-würzigen Geruch und schmeckt bitterlich süß, würzig und harzig zugleich.

Der Gehalt an ätherischem Öl, hauptsächlich aus Terpenen bestehend, ist sehr hoch. Gerbstoff und Harz, der Bitterstoff Juniperin, ein wachsähnliches Fett, Pentosane, Pektin, ein Gerbstoffglykosid, Traubenzucker, Ameisen- und Essigsäure, Inosit, Kalzium, Kalium und essigsaures Mangan, bilden die Inhaltsstoffe.

„Succus Juniperi", Wacholderbeerensaft, wird aus den reifen Beeren hergestellt.

Die Inhaltsstoffe bestimmen die Breitenwirkung. – Ätherisches Öl schränkt die übermäßige Ausscheidung der Lungenschleimhaut ein und heilt Bronchitis aus. – Bei Zersetzung des Lungengewebes, bei Lungenbrand und Lungentuberkulose zeigt sich die keimtötende Kraft des Wacholderbeerensaftes. Durch die Hebung der körpereigenen Abwehrstoffe wird die Ausbreitung verhindert, der Auswurf gefördert, die Giftstoffe entfernt und eine Stärkung der Lunge eingeleitet. – Bei Magen- und Darmkrankheiten werden Fäulnis- und Gä-

---
* Mt 14,31b

rungsprozesse von dem im Saft enthaltenen Wacholderöl aufgehalten. Eine erhöhte Tätigkeit setzt ein. – Ebenso kommen Harnsäureablagerungen im Körper zum Verschwinden. Rheuma- und Gichtschmerzen lassen nach. – *Nervöse Störungen als Folge schlechten Stoffwechsels werden behoben.* Wie Kopfschmerzen, Hinterhauptschmerzen, allgemeine Gereiztheit, Mangel an Konzentrationsvermögen, nervöse Herzbeschwerden und Migräne.

Die erhöhte Durchblutung des Unterleibes beeinflußt die Menstruation günstig.
Wacholderbeeren-Saftkuren während der Schwangerschaft nicht durchführen!

Bei Nierenbeckenentzündungen und chronischen Nierenleiden eine Wacholderbeeren-Saftkur meiden! Sie soll auch nicht öfter als einmal im Jahr gemacht werden.

Pfarrer Kneipp, ein großer Befürworter der Wacholderbeeren im Einsatz für unsere Gesundheit, warnte eindringlich vor Überdosis und Langzeitanwendung.

44) Weichsel
(Prunus cerasus):

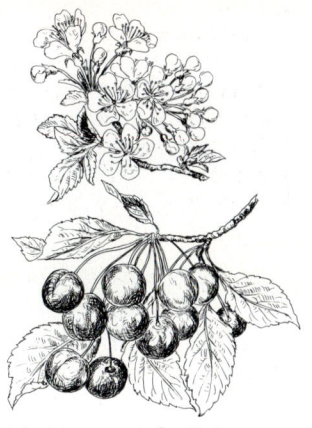

Weichsel-Saft vermindert und verhindert Wasseransammlungen im Körper.

Weichselsaft ist ein ausgezeichnetes kühlendes Getränk. Fiebererkrankten sehr zu empfehlen. Tagesration bis zu 2 l für Erwachsene, für Kinder $\frac{1}{2}$ l, aufgeteilt auf den ganzen Tag. Nach schwerer Krankheit Genesende, vor allem nach Operationen, finden in einer Weichsel- oder Sauerkirschen-Saftkur eine große Stütze zur Wiedererlangung ihrer früheren Kräfte.

Unter den wertvollen Inhaltsstoffen des Sauerkirschensaftes sind dies besonders Eisen und Kalzium.

Gute Erfolge konnte ich bei Wachstumsverzögerungen von Kindern und Jugendlichen verzeichnen.

Die harntreibende Wirkung ist sehr bedeutend. Bei Wasseransammlungen im Körper, aber auch um diese zu verhindern, kann jährlich eine solche Kur nur empfohlen werden.

Weichselsaft strafft die Haut. Hilft bei Zellulitis, der „elephantiastischen Hautverdickung". – Weichsel-Saftkuren können geraten werden: bei Anämie, Fettleibigkeit, Steinerkrankungen, bei rheumatischen Beschwerden und bei Schwierigkeiten mit dem Stuhlgang.

Sauerkirschen-Bäumchen gibt es heute auch in Buschform, sogar als Fächerbäumchen. Diese eignen sich großartig zur Wandverkleidung. Beim Pflücken der Früchte achtgeben, daß diese nicht verletzt werden. Denn verarbeitet man bei häuslicher Saftbereitung diese Früchte nicht sofort, dann besteht die Gefahr, daß bei vorübergehender Lagerung bereits ein Gärungsprozeß eingeleitet wird, der den Wert des Sauerkirschensaftes in Frage stellt.

Sauerkirschen-Stiele bei der Entsaftung zu haben, stellt keinen Nachteil dar. Sie sind nämlich für die Bauchspeicheldrüse und zur milden Wasserabtreibung sehr wertvoll. Können aber auch getrennt gesammelt, getrocknet, geschnitten, gelagert und im Aufguß – 2 Teelöffel für $1/4$ l kochendes Wasser – bei Wasseransammlungen, Bauchspeicheldrüsen-Beschwerden und bei zu hohem Cholesterinspiegel verwendet werden. Tagesration 3 Tassen. Kurdauer 3 Wochen.

Im Hause selbst zubereiteter Weichselsaft setzt eine Kenntnis der heilkräftigen Pflanzenteile dieser Obstart, die in keinem Garten fehlen soll, voraus. Auch Weichselkerne gehören dazu. Deshalb werden bei der Herstellung zuerst die Kerne ausgelöst, zerstoßen und mit dem Fruchtfleisch gemeinsam gepreßt. Dann nimmt man für 1 Teil Saft 2 Teile Rohzucker. Überkocht leicht. Füllt in Flaschen und sterilisiert.

45) Weißdorn
(Crataegus):

Weißdorn-Saft zur Regulierung der Herztätigkeit.

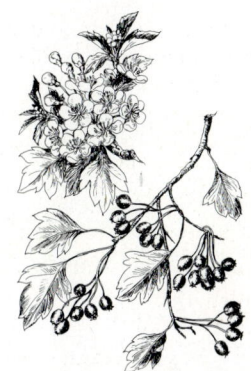

Weißdornsaft-Anwendung birgt keine Gefahr einer Überdosierung in sich. Ist ein unübertroffenes und ausgezeichnetes Kur- und Pflegemittel des Herzens und des Kreislaufes. Von brauner Farbe, ohne besonderen Geruch und Geschmack. Wirkt bei zu hohem und zu niedrigem Blutdruck ausgleichend. Ist sowohl von heilender, als auch von vorbeugender Eigenschaft. Besonders in Zeiten zu starker geistig-seelischer Belastung.

Der Preßsaft wird aus einem gut abgestimmten Gemisch von Blättern, Blüten und Beeren, sowohl vom *Zweikern-Weißdorn (Crataegus oxyacantha)* als auch vom *Einkern-Weißdorn (Crataegus monogyna)*, von dazu spezialisierten Firmen hergestellt und ist im Fachhandel erhältlich. Die Früchte nennt man auch „Mehlbeeren".

Als Normaldosis täglich 3mal je 1 Eßlöffel voll des Saftes vor den Mahlzeiten einnehmen.

Saftkuren sollen nicht zu kurz anberaumt werden. 6 Wochen lang, gerade zur Zeit des Überganges der Jahreszeiten, im Frühjahr und Herbst, besonders wetterfühligen Menschen, die in schwerer geistiger Berufsarbeit stehen, ans Herz zu legen. Nicht erst, aber auch – natürlich in diesem Falle mit dem Einverständnis des Arztes – nach dem ersten Herzinfarkt damit beginnen.

Der unübertreffliche Wert einer Weißdorn-Saftkur beruht hauptsächlich auf der Wirkung von Fructose und Crataegussäure und auf dem beachtlichen Anteil von Aluminium und phosphorsauren Salzen. – Die Regulierung der Herztätigkeit erfolgt durch bessere Sauerstoffzufuhr des Herzens, indem die Herzkranzgefäße erweitert werden. Dadurch tritt eine Verbesserung und Stärkung des Blutdruckes ein.

Im zunehmenden Alter ist Weißdornsaft das wertvollste Herzpflegemittel mit beruhigender Wirkung.

Schützt das Herz vor übermäßigem „Verschleiß" und Überanstrengung, um den „altersmüden" Körper ordnungsgemäß mit dem kostbaren „Blutsaft" zu versorgen. Bis in die Finger- und Zehenspitzen. So kann das „Einschlafen" von Händen und Füßen vermieden werden.

46) Weißkohl
(Brassica oleracea subsp. capitata):

Weißkohl-Saft, ein wertvoller Schutzstoff für Magen- und Darmwand.

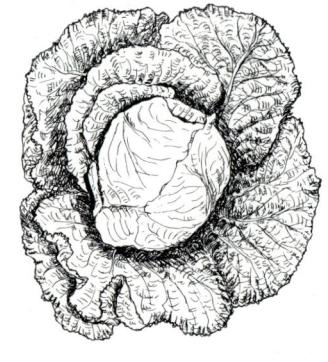

„Kraut" ist gut für Bauern. Glauben manche und meinen damit ein „ordinäres Gemüse". – Der Krautkopf wird zu Herbstbeginn geerntet. Durch Lagerung im kühlen, vor Frost gesicherten Keller hat man den ganzen Winter über einen wertvollen Vitamin- und Mineralsalzspender zur Verfügung.

Weißkohlsaft kann auch zur Winterszeit durch Auspressen des zerkleinerten Krautes gewonnen werden. Als Tagesgabe 3 Wochen hindurch 3mal je 1 Eßlöffel voll vor dem Essen einnehmen.

Nur frisch gepreßten Saft verwenden. – Ist von eigenartigem, fast fadem Geschmack, woran man sich gewöhnen muß.

Hilft bei nervösen Magenbeschwerden und mangelnder Magenschleimhautdurchblutung. Weil er den Magen- und Darmwänden den nötigen Schutzstoff vermittelt und die Durchblutung der Schleimhäute fördert.

Solche Kuren 2mal jährlich, im Herbst und im Frühjahr, durchgeführt, sind neben einer vernünftigen Ernährung und Meiden von Hektik die beste Vorbeugung gegen Magen- und Darmgeschwüren.

47) Wermut
(Artemisia absinthium):
Wermut-Saft, reich an Bitterstoffen, günstig bei nervösem Magen.

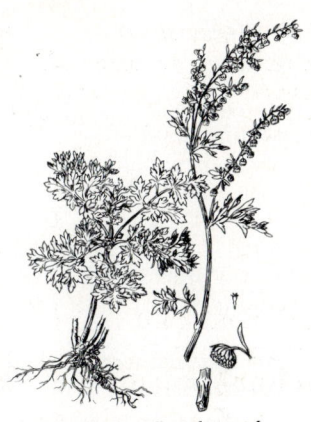

Wermut wächst an trockenen, warmen Plätzen. Mit Vorliebe in den Weinbergen. Wird auch im biologischen Anbau gezogen. Im Monat Juli wird das frische Kraut vor der Blüte gesammelt und der Wermutsaft gewonnen. Dieser ist von gewürzhaftem, starkem Geruch und von sehr bitterem, herb-würzigem Geschmack.

Neben Harz, Gerbstoffen, Mangan, Kalk, Kali, Phosphaten, Schwefelsalzen, Eisen, Chloriden, Glucose und organischen Säuren ist die Bittersubstanz Absinthin in charakteristischem Gemisch mit den ätherischen Ölen Hauptträger der Wirkung des grünlich-braunen Wermutsaftes: Ein anerkanntes Magen- und Darmmittel, das neben der Magensaftabsonderung auch den Stuhlgang fördert. Einen günstigen Ausgleich zwischen zuviel und zuwenig Magensäure schafft, und deswegen auch beim lästigen ,,Sodbrennen" eingesetzt werden kann. Übermäßige Gasbildung, übler Mundgeruch und Darmfäulnis werden hintangehalten.

> Bei persönlicher Erfahrung am eigenen Körper *fand ich unter den vielen Heilkräutern, die ich kenne, kein besseres zur Regulierung der Magentätigkeit.* – Wird mir Arbeit und Ärger zu viel, dann ist es der Wermutsaft, der über Leber und Galle meinen Magen wieder in Ordnung bringt.

Tagesration nicht mehr als 2 bis 3 Teelöffel. – Übermaß wirkt sich bei manchen Menschen ungünstig auf das Nervensystem aus.

> **Wermutsaft darf von schwangeren Frauen nicht genommen werden! Darauf ist besonders zu achten.**

48) Wolfstrapp
(Lycopus europaeus):

Wolfstrapp-Saft, bei Schilddrüsenüberfunktion.

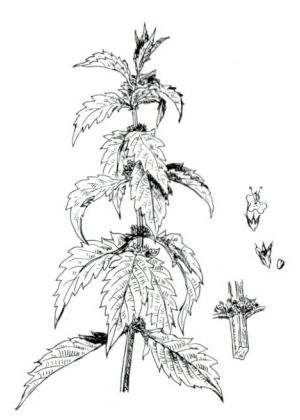

Der Lippenblütler Sumpf-Andorn, das Zigeunerkraut oder der Wolfstrapp ist in feuchten Gräben und an Ufern daheim. Wird bis 80 cm hoch und blüht von Juli bis September.

Aus dem blühenden Kraut, im August geerntet, wird der Wolfstrappsaft gewonnen.

Seit dem Mittelalter war diese Heilpflanze sehr geschätzt. Ihr ätherisches Öl, Gerbstoff, der Bitterstoff Lycopin und langjährige Erfahrung machen den Wolfstrappsaft zur wirksamen Hilfe gegen die Überfunktion der Schilddrüse.

Eine im Wolfstrappsaft enthaltene phenolische Substanz stoppt die Übererregbarkeit der Schilddrüse. Gleichzeitig soll die Bildung überschüssigen Schilddrüsenhormons verhindert werden.

Wolfstrapp-Saftkuren müssen 3 Monate hindurch bei Einnahme von täglich 3mal 1 Eßlöffel voll gehalten werden. Nach einem Monat Unterbrechung die Kur, wenn nötig, wiederholen.

Gleichzeitig ist eine Umstellung in der Ernährung, zur Rohkost, mit viel Obst, Gemüse, Obst- und Beerensäften notwendig. Wenig Fleisch und keine tierischen Fette.

Bei Herzjagen, Herzklopfen und chronischer Magerkeit ist Wolfstrappsaft ebenfalls zu empfehlen.

Waschungen mit verdünntem Wolfstrappsaft, wenn längere Zeit täglich durchgeführt, verleihen eine saubere, lichte Haut.

Besonders bei dunklen Hautflecken anzuraten. Diese Stellen über Nacht mit reinem Wolfstrappsaft einreiben.

Wolfstrapp-Kuren haben sich bei seelischen Verspannungen als wirksam erwiesen.

49) Zinnkraut
(Equisetum arvense):

Zinnkraut-Saft stärkt das Gewebe und verhindert Blutungen.

Ein lästiges, schwer auszurottendes Unkraut, das der Bauer als wertlos bezeichnet und als Lehmanzeiger gilt, wird zur wertvollen Heilpflanze. Das Zinnkraut oder der Acker-Schachtelhalm. Zinnkrautsaft besitzt eine gute harntreibende und entwässernde Wirkung. – Durch den hohen Gehalt an Kieselsäure erweist er sich für Lunge, Nieren und Blase als gewebestärkend. Hat sich bei Blutungen im Magen oder im Harnapparat bestens bewährt. Nicht zuletzt schätzt man auch seine blutreinigende Eigenschaft.

Mastdarmfisteln, krebsartige Geschwülste, auch Tumore genannt, und Unterschenkelgeschwüre sind schon oft zum Abheilen gebracht worden.

Zinnkrautsaft, ein Spezialist für die „Zellengewebekonstruktion".

Als Tagesration: 2 bis 3 Eßlöffel, 4 Wochen hindurch. Nach Bedarf wiederholen.

50) Zwiebel
(Allium cepa):

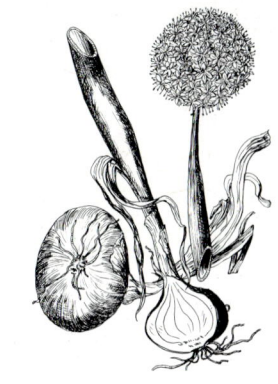

Zwiebel-Saft durchblutet die Schleimhäute.

Zwiebel gilt in den südlichen Ländern seit dem Altertum als vielbewährte Heilpflanze.

Der Saft wirkt vielfältig: blutreinigend, verdauungsfördernd, windtreibend, krampflösend, wurmtreibend, entgiftend, appetitanregend, nervenstärkend, harntreibend, schleimlösend, herzstärkend und zur Wiedererlangung sexueller Leistungsfähigkeit, wenn diese durch physische Schwäche oder nervenmäßig bedingt verlorengegangen ist.

Brüchige Fingernägel mit Zwiebelsaft öfters bestrichen, erhalten ihre Elastizität bald wieder. Gleichzeitig verbindet man diese äußerliche Behandlung mit einer innerlichen Zwiebel-Saftkur. Täglich 2 Eßlöffel voll einnehmen. Anschließend empfiehlt es sich, 2 bis 3 Wacholderbeeren gut zu kauen.

In handelsüblicher Saftform ist der Zwiebelgeruch nicht so stechend scharf und zu Tränen reizend wie beim „Zwiebel-Schneiden" selbst. Der Geschmack: süßlich, aromatisch und weniger scharf.

Das Trinken des Zwiebelsaftes ist durchaus problemlos und kann sogar auf Reisen oder im Büro ohne „Nachbarbelästigung" durchgeführt werden.

Durch eine solche Kur erlangen die Schleimhäute mehr Widerstandsfähigkeit, die Durchblutung der Gefäße erfolgt durchgreifender. Giftstoffe werden durch Kot und Harn abgegeben.

Ätherische Öle, gut resorbierbare Aminosäuren, Vitamine und ein ganzes Paket wertvoller Spurenelemente machen Zwiebelsaft zum „Lebensverlängerer". – Die Anregung des Verdauungsapparates, die Förderung des Wachstums in den Entwicklungsjahren, Zellenerneuerung und die Blutbildung sind alles Vorzüge einer Zwiebel-Saftkur. Zusätzlich beeinflußt ein im Saft enthaltener Eiweißstoff das Funktionieren der Bauchspeicheldrüse günstig.

Wenn Saft zum Klang wird

„Mein Säfte-Führer" kann mit Recht als Krönung des Kapitels „Blut hat viele Farben" angesehen werden. Saftkuren sind eine bewußte „Lebenskraft-Erneuerung". – Ja, ich wage es zu sagen, eine „zweite gewollte Geburt" meines Körpers und meiner ganzen Persönlichkeit.

Die Beschaffenheit des menschlichen Seins ist eben eine Einheit, und die Wirkungen sind „hin- und zurückgehend".

VI. Blut hat viele Farben

Einerseits kann ich mit meiner „geistigen Haltung" das Befinden des Körpers regeln und lenken, andererseits aber kommen vom Körper die nötigen Lebenssäfte zur „Erhaltung der Funktionsfähigkeit der geistigen Kräfte" in mir.

Milch und Spinat sind es, die als die wertvollsten Säfte von weißer und grüner Farbe auf Blutbildung, Blutqualität und Bluterneuerung so großen, fast „magischen" Einfluß ausüben. Unter „magisch" verstehe ich „meine Erwartungen übertreffend" und als „höhere Macht", die „auf mich zukommt".

Die Wissenschaft hat schon vieles begründet. Als „Funktion" oder „Wirkung" erklärt. Heute. Den Menschen früherer Jahrhunderte aber blieben viele Erkenntnisse und Zusammenhänge verborgen. Sie konnten nur nach den „Auswirkungen" urteilen. Ihr „unverdorbener Spürsinn" hat dabei eine große Rolle gespielt. Was mir wieder beweist, daß von allem Geschaffenen eine „Ausstrahlung" ausgeht. Die auch wir Menschen von heute nicht einfach ignorieren dürfen.

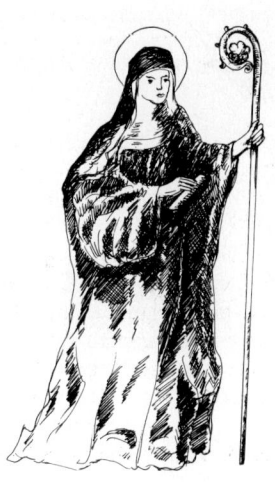

Der Schöpfer hat in uns eine „Antenne" eingebaut, die Seine Meldungen wahrnimmt. Uns zum Heil und zur Heilung. Was nichts anderes bedeutet als „Entfaltung der Gesamt-Persönlichkeit".

Und da teilen sich die Meinungen.

Immer mehr Menschen aber lernen wieder die Zusammenhänge erkennen. Befassen sich damit. Errungene Erfolge formen ihren Erfahrungsschatz. So war es einst. So ist es heute.

Heute, da ich das schreibe, am 17. September 1985, sind es 806 Jahre, daß die große „Schauerin und Hörerin", die heilige Hildegard von Bingen, gestorben ist. Sie hatte die Gabe der „Antennen-Funktion". Sie hat den Menschen als Einheit mit Gott und dem Kosmos gesehen und betrachtet.

„Ihr" Geist lebt wieder auf. „Gottes Geist". Der dem Leblosen „Leben und Geist" verleiht. Der ohne Unterbrechung vom Anfang aller Dinge an als „Schöpfer und Erhalter" unablässig tätig ist. Erfährt eine Neubelebung.

So steht der Mensch mitten drinnen zwischen Gott und Kosmos. Und an ihm wird Gottes Kraft sichtbar und spürbar. In der Erhaltung und Entwicklung. Die mit dem Tode nicht beendet ist, sondern erst vollendet wird. Nicht im Erahnen. Sondern im Schauen. Im Wissen und im Besitzen.

Blut hat so viele Farben.
Lebenssaft ist Lebensblut. Auch in den Pflanzen. Dem Menschen geschenkt zu seiner Ganzheitentwicklung. So ist und bleibt er ungeteilt im Dreierverband zwischen Gott und Kosmos gestellt. Er, der die wunderschöne, hehre Aufgabe hat, Zeugnis von der Allmacht Gottes zu geben. Ein überzeugtes „Ja" auszusprechen. Sich dazu zu bekennen.

So wird Körperpflege nicht zu „einem Ritus" falsch verstandener Selbsteinschätzung, sondern zu einer bewußten, das Leben erhaltenden und aktivierenden Aufgabe. Schönheitspflege, die tief, bis in das Innerste des Charakters geht, dessen Bildung nicht unterschätzt oder gar übersieht, wird ebenfalls zu einem „Amen", „So sei es".

Milch und Spinat – heute dem Menschen in ihrer Zusammensetzung bekannt – zeigen sich in ihrer Struktur zur Bluterneuerung unentbehrlich. Beide ähneln einander so sehr. In ihren Inhaltsstoffen. Kalium: Spinat 17,05% und Milch 17%. – Natrium: Spinat 36,30% und Milch 7,0%. – Kalzium: Spinat 12,25%, Milch 17,30%. – Magnesium: Spinat 3,45%, Milch 1,90%. – Eisen: Spinat 3,46%, Milch 0,33%. – Phosphat: Spinat 10,58%, Milch 26,0%. – Sulfat: 7,11% Spinat, 0,05% Milch. – Und schließlich Chlor: Spinat 5,39% und Milch 15,60%.

Spinat übertrifft die Milch vor allem durch seinen hohen Natrium- und Eisenanteil. Das Natrium spielt beim Ausstoß des Kohlendioxides aus der Lunge eine sehr wichtige Rolle. Eisen wieder ist zur Bluterneuerung unumgänglich.

Wenn wir so anhand „zweier Säfte" auch alle anderen in diesem Buche beschriebenen und zur Verwendung vorgeschlagenen Pflanzen- und Fruchtsäfte sehen, dann nimmt auch unsere Lebens- und Ernährungsweise ganz andere Dimensionen der „Eigenverantwortlichkeit" an. Sie wird nicht zur „Handlung am Rande", sondern bekommt in meinem „Einheits-Sein" eine Aufgabe zugewiesen, die zwar in erster Linie auf den Menschen „Ich" bezogen und in „Ihm" tätig wird, aber die „Verbindungsfunktion" zu Gott darstellt.

So wird jeder menschlich-zeitliche Akt zur „Ewigen Tat". Zum Gottesdienst. Gleichzeitig trägt sie aber auch zur Erhaltung der geschaffenen Ordnung bei. Schützt und erhält den Kosmos.

Sprich mit deiner Haut. Und du wirst einen Partner finden, der gesprächig ist. Dir Antwort gibt. Aktiv wird. Deine „Worte" in die Tat umsetzt. Tat, die eine Breitenwirkung erfährt, die du nur erahnen kannst. Weil es um dein „ganzes Ich" geht.

Dein Sprechen darf nicht in Worten enden, sondern muß zu „Taten" drängen. Pflanzen- und Obstsäfte werden zu Vokalen und Konsonanten. Daraus entstehen mannigfaltigste Wörter, die Handlungen, Verwandlungen in deinem Körper auslösen. So wird „fremdes Blut aus der Natur", verschieden in den Farben, zu deinem Blut. Von roter Farbe. Zum Lebenssaft. Für dich.

Dann kommt die Wirkung.
Du verspürst sie.
Saft wird zum Klang.
In deinem „Wunder"-Leib.
Es singt und klingt im Blut.

Des VII. Teiles ganzer Sinn
von Seite 282 bis Seite 312

Honig hält Haut und Leib gesund

Außen und innen künden von Dingen	282
Bienenlob erschallt	284
Wenn der Wald honigt, dann summt er	289
Ein Blick genügt	293
Honig mit Name	294
Mein Sortenhonig-Führer	295
Heilender Honig	305

Außen und innen künden von Dingen

Nur 3 bis 5 mm groß.

Schwarz oder grün.

Kann einem Gartenfreund zum ständigen Ärgernis werden. Die Freude am Pflanzen verderben.

Wenn es um Blattläuse geht.

Von diesen weichhäutigen Insekten gibt es in Mitteleuropa allein 850 Arten. Sie befallen zur Zeit der Vegetationsperiode Nutz- und Zierpflanzen.

Stechen die zartesten und saftreichsten Pflanzenteile an. Entziehen ihnen eine Reihe von Nährstoffen. Die von den Wurzeln aufgenommen, über den Stamm und die Äste bis in die Blätter, Blüten und Früchte vordringen. Überall gebraucht werden. Oder würden.

Da kommt die Blattlaus.

Beansprucht ihr Recht zu leben.

Zweigt ab.

„Schmarotzt".

Lebt auf Kosten der andern.

Anzapfen. Absaugen. Allein genügt nicht.

Die Blattläuse infizieren mit ihrem Speichel die Einstichstelle. Von dort gelangen Giftstoffe in den Saftkreislauf und somit in das Innere. Bedrohen die Funktion. Schwächen die Pflanze. Machen sie krank.

Alle Blattlausarten vermehren sich ungeheuer rasch.

Ein einziges Blattlausweibchen kann je nach der Art, durch Eiablage oder durch Geburt lebender Nachkommen, im Jahr bis zu 10 Generationen von Blattläusen Stamm-Mutter sein.

Zuweilen findet man dicke Läusekolonien an Pflanzenteilen vor. Die Blättern und Stengeln ihre eigene Farbe aufzwängen. Und die stationsartigen Folgen? – Langsameres Wachstum. Mißformbildung. Deformierung. Verwelkung. Und Verfärbung.

So haben gut sichtbare krankhafte Kräuselungen der Blätter ihren Ursprung in der wasserklaren, süßlich-klebrigen Ausscheidung der Blattläuse.

Auf einem auf diese Art verunreinigten, leicht eingekräuselten Blatte beobachte ich eines Tages einen „Insektenkampf".

VII. Honig hält Haut und Leib gesund

Kampf zwischen Marienkäfer und Ameisen.
Eins gegen fünf.
Ein Marienkäfer und fünf Ameisen.
Der Marienkäfer taucht auf dem Blatte auf. Ist hungrig. Will die Schmarotzer-Blattläuse fressen.

Die Blattläuse waren zuerst da. Dann kamen die Ameisen. Hielten ihre Mahlzeit. Am „Honigtau". Der süßen, zähflüssigen, wasserklaren Ausscheidung der Blattläuse.

Eifrig sogen die Ameisen das Süße ein.

Da taucht ein „riesiges Ungetier", breitspurig und halbrund, auf. Will ihre Gastgeber auffressen. Die Blattläuse.

Eine Ameise erfaßt als erste die Situation.
Bäumt sich gegen den Eindringling auf.
Eine zweite kommt der Kameradin zu Hilfe.
Der Marienkäfer behauptet sein Feld.
Die zwei Ameisen scheinen schon vergeblich zu kämpfen. Denn der Feind ist wie ein Panzer. Der sie zu überrollen droht.

Da kommen noch drei weitere Ameisen hinzu. – Ein Aufbäumen und Niedergehen. Alle Kämpfenden dürften schon Erfahrung haben. Bis letztlich vier der Schwächeren fliehen. Eine Ameise bleibt tot zurück.

Der Marienkäfer, die Ruhe in Person, hat sich durchgesetzt. Sein Jagdrevier erobert.

Was ist der Honigtau?
Honigtau ist ein von den Blattläusen nicht vollständig verdauter und wieder ausgeschiedener, zuckerhaltiger Pflanzensaft. So. Unter „einem" Gesichtspunkt gesehen.

Honigtau ist aber auch ein durchscheinender, klebrigsüßer Ausscheidungssaft der Blätter und Nadeln der Pflanzen.

Die Bienen verarbeiten diese Sekrete zu Honigtau-Honig.

Wie schaut die Arbeit der Blattläuse aus?
Sie bohren die saftführenden Gefäße der Wirtspflanze an. Saugen sich voll. Verlassen die Einstichstelle. Ein Teil des Saftes tritt nach beendetem Schmarotzen von der Pflanze weiterhin nach außen.

Die Blattläuse können die abgezapften und aufgenommenen zuckerreichen Pflanzensäfte nicht völlig auswerten. Sie holen sich nur die Eiweißstoffe heraus. Scheiden dann einen beachtlichen Rest des Süßen aus. Dieses enthält aber noch wertvolle Nährstoffe. Davon profitieren wieder die Ameisen.

Eine Mini-Welt. Im Reich der Pflanzen. Ein Weltspiegel im Kleinen. Wenn man sich Zeit dazu nimmt. Beobachtet. Schaut. Erschaut.

Schadet der Honigtau der Pflanze?
Der Honigtau schadet zwar der Pflanze nicht direkt. Ist jedoch ein Zeichen dafür, daß sie verletzt worden ist. Angestochen. Verwundet. Besiedelt. „Beschlagnahmt."

Der Honigtau, der glasklare, kann aber die Pflanze auch indirekt schädigen. Weil er zum Wirtsboden einer Reihe von Pilzen wird. Die alle schwarze Farbe aufweisen und deswegen „Schwärzepilze" heißen. Besser bekannt unter dem Namen „Rußtau". Weil unter seiner Besetzung und raschen Vermehrung die Pflanzen ihr Aussehen ändern. Sie schauen aus, als wären sie mit Ruß überstäubt worden.

Diese „Schwarzfärbung" ist aber lebendiges Leben. Auch sie ist aktiv. Verstopft die Poren der Blätter. Das muß die Pflanze einfach hinnehmen. Kann sich nicht wehren. – Es geht um ihre Existenz. Um Sein oder Nicht-Sein. Kommt nicht rechtzeitig ein hilfreicher Regen und wäscht den restlichen „Honig-Tau-Ruß" ab, ergibt es ernsthafte Störungen im Pflanzenwuchs.

Ja. Das Außen. Das Innen. Beide sind Künder von Dingen. Von Zuständen.

So ist es bei der Pflanze.

Nicht anders beim Menschen.

Bienenlob erschallt

Geschichte und Legenden weben sich um die Biene.

„Iß Honig, mein Sohn. Denn er ist gut, nicht nur zum Essen, sondern auch ein sehr nützliches Mittel gegen mancherlei Krankheiten."

So soll Abul Kasim Muhammed Ibn Abd Allah, geboren um 570 in Mekka, gestorben am 8. Juni 632, der Stifter des Islam, gesagt haben. Er verbot den Anhängern seiner Religionsgemeinschaft das Trinken des Weines. Empfahl ihnen aber eindringlich den Genuß des Honigs.

Von Byzanz aus, einem politisch-kulturell-religiösen Mittelpunkt, verbreitete sich gegen Ende des 3. Jahrhunderts der Neuplatonismus. Dabei spielte die Seele eine große Rolle. Die

VII. Honig hält Haut und Leib gesund

> Biene*, das Symbol der Seele. So wie diese immer wieder dorthin zurückfindet, von woher sie gekommen, muß auch die Seele „himmelsorientiert sein".

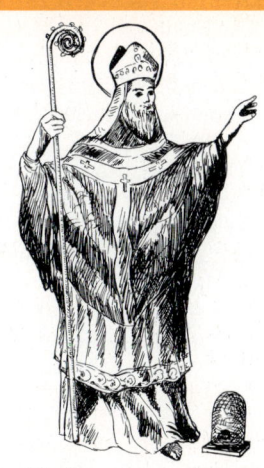

Der heilige Kirchenlehrer und Bischof von Mailand, Ambrosius, zuerst Staatsmann und Konsul, gestorben am 4. April 397, dessen Fest am 7. Dezember begangen wird, hat als Attribut und Kennzeichen den Bienenkorb. Dies ist auf eine Legende begründet, die erzählt, daß er als Bub im Hofe des väterlichen Palastes mit offenem Munde schlief, ein Bienenschwarm sich auf seinem Gesicht niederließ und in seinem Munde ein- und ausschwärmte.

Der Bienenkorb, ein Sinnbild des Fleißes, der Gelehrsamkeit und der Beredsamkeit. Einst und jetzt.

Für die Juden war Honig ein Gottesgeschenk und Gottessegen. Der Talmud, der viele ihrer Überlieferungen festgehalten hat, bestätigt, daß dieses Volk von altersher die Heilkraft des Honigs kannte. Milch und Honig galten als ausgezeichnetes Nahrungsmittel für die Kleinkinder. Wurden gern gesehenen Gästen als Willkommensgruß angeboten.

> **Für Heilzwecke** verwendeten die Juden im Alten Testament den Honig: Gegen Herzleiden, Gicht und Angina pectoris, auch Herzbräune genannt. Bei Wunden von Mensch und Tier wurden Honigpflaster aufgelegt und so rasche Verheilung herbeigeführt.

Vom kommenden „Retter der Welt", dem Messias, hoffte man, daß er in seinem Reich „die Seinen mit Milch und Honig speisen" werde.

> Die Kerze im liturgischen Gebrauch wird aus Bienenwachs hergestellt und gesegnet. Der Kerzenleib, Symbolleib Jesu Christi.

---

* Symbol der Seele, Biene – Bildtafel VII

Man glaubte schon in frühchristlicher Zeit, daß die Biene Adam und Eva beim Auszug aus dem Paradies begleitete. Sie aber nicht der Fluch Gottes traf, so wie unsere Stammeltern, sondern ihr ein Segen zuteil wurde.

Die Biene galt als „Magd des Herrn". Und wurde somit an die Seite Marias, der Mutter des Herrn, plaziert. Ja, mit ihr gleichgestellt. Mutter und Jungfrau zugleich.

Dabei spielt sicher die „Jungfräulichkeit" der Arbeitsbiene eine Rolle.

Ich sehe in dieser Würdigung aber auch einen Hinweis auf die Wirkungskraft des Honigs.

So wie der Leib Christi und Mariens nicht der „Verweslichkeit preisgegeben" wurde, so schützt der Honig den menschlichen Körper vor frühzeitigem „Zerfall".

Diese Annahme, auf die Wirkungskraft des Honigs bezogen, ist durchaus berechtigt.

> Betrachtenden Menschen sind eben so viele Brückenpfeiler gegeben, so daß sie darüber ihre Verbindung vom Vergänglichen aufs andere Ufer des Unvergänglichen herstellen können. – **Betrachten bereichert unser Leben. Macht es auch gesünder.**

Obwohl die Hausbienenzucht bis auf das 7. Jahrhundert v. Chr. zurückgeht, war die Nutzung der Waldbienen bis hinauf ins Mittelalter und darüber im Gange. Der „Zeidler", der Honigwaben aus hohlen Bäumen schnitt, wurde zu einer Art Berufsstand mit eigener Gerichtsbarkeit.

Honig wurde zu einem wertvollen, gefragten und wichtigen Handelsartikel. Und ist es bis heute geblieben. Berufs-Imkereien nahmen auf der Lüneburger Heide ihren Anfang. Heute finden wir sie in allen Teilen der Erde.

Bis in das 3. Jahrhundert n. Chr. blieb der Honig der einzige Süßstoff.

Damals lernten die Inder das Zuckerrohr verwenden. Begannen dessen Saft einzudicken und zu schleudern. Brachten diesen als transportfähige Masse in den Handel.

Die ersten Zucker-Raffinerien entstanden. Und zwar unter den Persern.

Raffinierter Rohrzucker in Zuckerhutform gegossen, Ägypten, der Mittelpunkt der Rohrzucker-Erzeugung. Wurden zum Begriff.

VII. Honig hält Haut und Leib gesund

Die Araber verbreiteten den Zucker in den Ländern des europäischen Westens. Der Zuckerrohranbau kam nach Mesopotamien und Spanien, nach Madeira, Sizilien und auf die Kanarischen Inseln. Columbus brachte das Zuckerrohr nach Amerika. Der Weg aus seiner ostindischen Heimat in die Neue Welt war geschafft. Das war 1493.

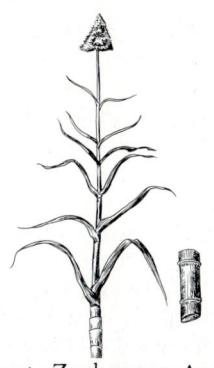

22 Jahre später, 1515, gelangte der erste Zucker von Amerika nach Europa. Und die teure Ware wurde billiger.

Zahlte man früher nach unserer heutigen Währung in England pro Kilo Rohrzucker 160 Schilling, so kostete er später nur mehr 45 Schilling.

In aller Welt schossen Rohrzuckerfabriken förmlich aus dem Boden.

1821 setzte die große Wende ein. Der Siegeszug der *Zuckerrübe (Beta vulgaris L. subsp. esculenta)* begann.

Zu Cunern in Schlesien entstand die erste Zuckerrüben-Fabrik. Franz Carl Achard hatte sie gegründet. Seinem Lehrer, dem Berliner Chemiker Andreas Sigismund Marggraf, war es bereits 1747 gelungen, aus Mangold, Süßwurzel und Runkelrüben Zucker zu gewinnen.

In systematischer Sortenzucht wurde die Qualität der Zuckerrübe verbessert. – Brauchte man 1821 zur fabriksmäßigen Herstellung von 1 Zentner Zucker noch 25 Zentner Rüben, waren es 1910 nur mehr 6 Zentner.

Das 20. Jahrhundert kann als das „süße Zeitalter" bezeichnet werden. Die Weltzucker-Erzeugung lag 1855 bei 5 Millionen Tonnen. 100 Jahre später konsumierte die Welt nahezu 40 Millionen Tonnen Weißzucker pro Jahr.

Heute verbraucht im deutschsprachigen Raum jeder Einwohner jährlich 50 kg Zucker und kaum 1 kg Honig.

Der raffinierte Weißzucker, wie er im Handel ist und allgemein verwendet wird, kann bei weitem nicht mehr als „Naturnahrungsmittel" angesprochen werden. Er darf sich bei der Ergründung vieler Krankheitsursachen „nicht in das Winkerl drücken". Auch raffinierter Rohrzucker ist keineswegs besser oder gesünder.

Die ursprünglich im Rübensaft enthaltenen Nährsalze und Vitamine – übrigens Zuckerrübensaft hat je nach Standort 12 bis 21% Rohzucker – werden durch das Einkochen, Reinigen, Raffinieren und Bleichen vollständig zerstört. – Und so kaufen und verwenden wir den Staubzukker, den Kristallzucker und den Würfelzucker, bei dem zusätzlich noch formgebende Substanzen hinzukommen, die vom Körper nicht aufgenommen werden können.

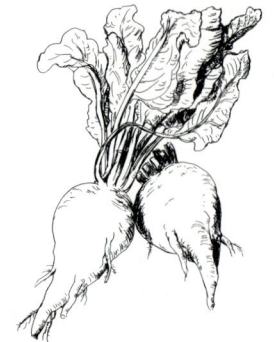

Schokolade und Bonbons bringen Weißzucker in Fülle mit in unseren Mund und somit in den Darm. Kuchen, Marmelade und Gelees tun das gleiche, wenn sie nicht naturbelassen sind.

Der Weißzucker-Konsum ist und bleibt für den menschlichen Körper schädlich. Besonders für die Drüsenfunktion. Er stellt nämlich einen *Kalk- und Vitamin-B-Räuber* dar.

Darüber braucht man gar nicht streiten, das ist eine Selbstverständlichkeit, daß unser Körper Zucker nötig hat.

Trauben, die verschiedensten Beerenfrüchte, Birnen, Pflaumen, Zwetschken, Pfirsiche, Feigen und viele andere Früchte enthalten genug Zucker. Den Traubenzucker.

Und nicht zuletzt haben wir auch den Honig.

Wir suchen heute „Ursprüngliches", Gesundes. Experimentieren hin und her. Die einen predigen „Rohkörnerkost", die anderen das oder jenes.

Menschen probieren aus. Lassen es wieder. Leben dann durchschnittlich schlechter und gefährlicher als früher.

Auf die Richtung kommt es an. Auch hier. Ganz besonders hier.

Das „Urnahrungsmittel" Honig ist uns noch geblieben. Vieles andere wurde uns schon genommen.

Honig ist rein. Vollmilch ebenfalls. Vollkornbrot aus biologischem Anbau auch. – Also? Hier bietet sich eine Alternative an.

Honig und Weisheit? – Es gibt Autoren, die einen Bezug herstellen.

VII. Honig hält Haut und Leib gesund 289

Die heilige Kleine Theresia von Lisieux*, die Karmelitin, hielt so viel auf die „kleinen Dinge". Auch auf den „einfachen Weg", den sie selber ging. Den Weg der „kindlichen Einfalt". Sie spürte es, daß ihr Gemüt, ihre Empfindungen, ihre seelisch-geistige Verfassung von der eingenommenen Mahlzeit abhingen. Sie lebte aus der Klosterküche. Die für alle das gleiche servierte. Theresia mußte also nehmen, was ihr gereicht wurde.

Abhängigkeit von der speziellen Wirkung jeder Speise. In uns. Für alle gültig.

Honig führt zur Besinnung. Beruhigt und stärkt die Nerven. Löst Verkrampfungen.

Nervöse, hektische Menschen leben vom Impuls. Die Weisheit steht aber über dem Augenblick. Handelt aus der Überlegung heraus. Was mit der Zeit zur Selbstverständlichkeit werden kann.

Deswegen sage auch ich: Ja, Honig macht weise.

Danke der Biene, die uns Honig schenkt. Aus dem Nektar der Blütenpflanzen.

Honig ist nicht nur konzentriertes „Süß". Er ist mehr.

In jeder Hinsicht gesund für den Körper.

Ein Bienenlob erschallt.

Mit Recht.

Wozu Honig gut ist?

Lies weiter!

„Heilender Honig".

Wenn der Wald honigt, dann summt er

„Besonders wertvoll, schwer, dicht, dauerhaft, unter Wasser fast unverwüstlich." Das sind die Eigenschaften des Eichenholzes.

„Die Bienen, Quelle der Jugend und der Lebenskraft." So lautet ein französischer Buchtitel. – Das gleiche gilt auch für den Wald.

Aus den Siebröhren der Eiche fließt ein Lebenselixier, das

---
* Theresia vom Kinde Jesu. Geboren am 2. Jänner 1873 in Alençon in der Normandie. Gestorben am 30. September 1897 in Lisieux. Fest: 1. Oktober. – Patronin der Weltmission.

die Nerven stärkt und Kraft, Lebenswillen und Leistung steigert. Es ist dies die gleiche Kraft, die wir im Waldhonig der Eiche wiederfinden. In ihrem *Honigtau*. Der Blattläuse, Ameisen und Bienen geschäftig macht. Zu gewaltigen Leistungen anspornt.

Der Wald wird lebendig. Eingehüllt in ein Summen, das von Flinkheit in der Orientierung, von Wachsamkeit und Überlegung kündet.

Vom Menschen nur gehört. Kaum gesehen. Aber dennoch ergründet.

So stehen sie da, die hundertjährigen Eichen. Trotzen den Stürmen. Lassen an ihrer starken Rinde alle Umweltangriffe abprallen.

Aber jetzt honigen sie. Die Eichen.

Was geschieht, wenn die Eiche honigt?

Blattläuse werden aktiv. Ihr Rüssel besteht aus zwei zentralen Stechborsten. Die, aneinandergelegt, eine achtförmige Doppelröhre bilden.

Nun stechen die Blattläuse die Siebröhren der Eiche an unterschiedlichen Teilen an. An Blättern und Rinde. Die äußere Hülle der Pflanze. Ihre Haut. Sozusagen.

Durch den Druck des Saftes im Baum und durch zusätzliches Saugen wird der Siebröhrensaft aufgenommen. Die eine Röhre der Doppelleitung dieses Nahrungskanals der Blattlaus sondert eine Art Speichel ab. Dieser wird zur Lösung und Verdünnung des Siebröhrensaftes in die gestochene „Wunde" injiziert.

So werden Blattläuse durch ihre Tätigkeit zum „Honigtau-Erzeuger".

Die angezapfte Eiche kommt in Fluß. Der Lebenssaft quillt den Schmarotzern in Überfülle entgegen. Sie sitzen da im „Bade des Wohlgenusses".

Um in der Zuckerbrühe des Überflusses nicht zu „ersticken" und zu verkleben, müssen die Blattläuse diese mit viel Kraftaufwand und Anstrengung von sich schleudern und wegspritzen.

Diese Mühe nehmen ihnen die Ameisen gerne ab. Die sie betreuen und „melken". Sich davon nähren.

So stehe ich da.

Unter dem Schattendach des Eichenwaldes.

Umhüllt von wohltuender Ruhe.

Im summenden Walde.

VII. Honig hält Haut und Leib gesund

Es gibt so viele Parallelen im Leben. Für den, der sie sieht. Findet. Als solche erkennt. Schlüsse daraus zieht.

Eine davon ist die *Haut* von Tier und Mensch. Sind *Blatt* und *Rinde* von Kraut und Pflanze. Ist der fruchtende *Boden*, der unsere Erde bedeckt. Aus dem die Kraft kommt, die alles Leben erhält.

All das ist äußere Grenze inneren Seins.

Jetzt faszinieren mich Blatt und Rinde.

Für den Augenblick.

Das Bienenvolk ist ausgerückt. „Angetreten". Zur Waldhonig-Ernte. Die emsigen, unermüdlichen Flugbewegungen der Bienen, nicht nur im Hin- und Rückflug, sondern auch während der Saugtätigkeit, die hören wir. Nennen es Summen.

„Summt es im Wald, dann honigt er."

Das Summen hebt mich empor zur Quelle aller Energie. Zur Sonne. Gebrochen fällt ein Schimmer nur von ihr in das Waldesdunkel. Das meine Gedanken hin- und herwiegt.

Sonnenenergie, dieses kleine „Riesenwunder".

Umwandlungsprozeß, der sich im Blattgrün vollzieht. Aus Bestandteilen irdischer Atmosphäre wird einfach Zucker. Aus Sauerstoff, Kohlenstoff und Wasserstoff. Über Kohlendioxid und Wasser.

Unter Mitwirkung von Blattläusen wird *Honigtau*.

Aus dem die Biene Honig erzeugt.

Im Zuckerspiegel des Honigtaus sind Frucht- und Traubenzucker enthalten. Fructose und Glucose. Auch Anteile von Rohrzucker, Saccharose.

Wunderbare Ordnung. Im Kleinen.

Ameisen beschützen Blattläuse. Leben von ihrer Arbeit. Die Ameisen wieder überlassen ein überreiches Angebot an Honigtau den Bienen. Diese benützen ihn als Rohstoff für den köstlichen Waldhonig.

Dann kommt der Mensch. Erfreut sich am Honig. Schätzt ihn. Stärkt damit seine Gesundheit.

Honigtau-Quellen von Bedeutung sind neben Eichen und Linden vor allem die Nadelhölzer.

Durch die Intensivierung der Landwirtschaft werden die honigspendenden Wildpflanzen in Mitteleuropa immer weniger. Als Honigquelle rückt der Honigtau und somit der Wald immer mehr in den Vordergrund.

Honig kann von Bienen aus zweifacher Quelle geschöpft werden. Vom Blütennektar oder von pflanzlicher Absonderung.

Beide, *Nektar* und *Honigtau*, haben als gemeinsamen Ursprung den Siebröhrensaft höherer Pflanzen. Und dennoch besteht ein Unterschied. Der Nektar und die Blütenpollen werden direkt von den Bienen aufgenommen. Wobei letztere zum Teil zur Selbsterhaltung und zum Wabenbau dienen.

Beim Honigtau gibt es zwei Möglichkeiten.

Die Bienen nehmen direkt von der Oberfläche der Pflanzen den zuckerhaltigen Saft auf, oder die Blattläuse dienen als „Zwischenvermittler".

Außerdem spenden alle blühenden Waldbäume auch Nektarhonig.

Die wichtigsten Honigtau-Quellen unter den Nadelhölzern: die Weißtanne, die Fichte, die Gemeine Kiefer, die Schwarzkiefer, die Bergkiefer und die Zierbelkiefer.

Honigtau-Honige sind je nach ihrer Herkunft hellbraun bis dunkelbraun. Schmecken gewürzhaft und harzig. Am dunkelsten von allen ist der Weißtannen-Honig. Er zeigt einen grünlichen Schimmer.

Bei der Ernte kann der Imker schwer Waldnektar-Honig vom Honigtau-Honig trennen. So daß unter dem Sammelnamen „Waldhonig" ein Mischhonig beider Arten zu verstehen ist.

Honigtau liefern auch Laubbäume. Allem voran die Obstgehölze Pflaume und Zwetschke. Nicht zuletzt Eiche und Lärche.

Waldhonig wirkt sich über den Leib besonders auf Seele-Geist des Menschen aus.
Spricht seine Gefühle und Empfindungen an.
Macht ihn aufgeschlossener. Ansprechbarer. Schweigender. Und hörender.

Es lohnt sich, den Weg in den Wald zu finden. Für dich. Aber auch für die Biene.

Waldhonig übt einen stark heilenden Einfluß auf die Atmungsorgane aus.

Summender Wald. Segenspendendes Summen.

VII. Honig hält Haut und Leib gesund

Wenn der Wald honigt. Dann werde still.
Rieche die Stille des summenden Waldes.
Und seine gesunde Kraft.
Nimm sie entgegen.

Ein Blick genügt

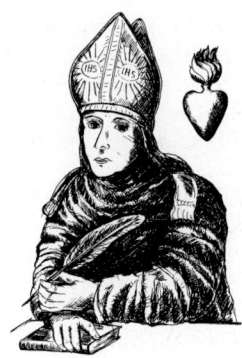

„Dank sei dir, o Herr! Wir sehen den Himmel und die Erde, mögen wir darunter nun den höheren und niederen Teil der körperlichen Welt oder die geistige oder körperliche Schöpfung verstehen, wir sehen sie in der schönen Ordnung der Teile, ..." So schreibt der heilige Kirchenlehrer Augustinus* in seinen Bekenntnissen.

Der Teil führt zum Ganzen.

Einen Blick für die Welt haben. In der wir leben. Die unsere Welt ist.

Leber und Zunge stehen miteinander in enger direkter Verbindung. – Die Leber, der Herr. Die Zunge, der Knecht.

In der Leber liegt unser Geschmackszentrum. Dort wird entschieden, was unser Körper braucht.

Die Zunge ist der Sprecher. Gibt die Meldung von der Leber weiter. Teilt uns mit, wonach uns gelüstet.

Ein *unverdorbenes* Verlangegefühl ist des Körpers Selbstverteidigung. – Positiv. Er braucht. Schreit danach.

Die *Abneigung* gilt als Warnungszeichen. Halt! Vorsicht!

Damit stelle ich der Verdorbenheit des Empfindens keinen Freibrief aus. Doch auch das ist zu überprüfen. Warum will ich das? Und jenes nicht?

„Oh, wie süß. Herrlich angenehm." Sagt Brauer, dem ich meinen Honig kosten lasse. – Hier spricht nur der Verstand.

„Welch' Lebenskraft! Wie man sie spürt!" Meint Trauner. – Er schätzt Honig.

---

*Hl. Augustinus. Bischof, Kirchenlehrer, Regelvater. Geboren am 13. November 354 in Tagaste in Nordafrika. Gestorben am 28. August 430 in Hippo.

Es gibt beim echten Bienenhonig, nur von dem ist hier die Rede, verschiedene Arten. Jeder einzelnen wird eine bestimmte vorherrschende Wirkung zugeschrieben. Spezifische Arten. Von spezifischer Eigenschaft.

Was braucht der Honig, um einer bestimmten Pflanzenart zugeteilt zu werden?

Es findet sich kaum ein Honig aus dem Nektar einer bestimmten Blütenart oder aus dem Honigtau ein- und derselben Baumart. – Soll Honig nach einer speziellen Pflanzenart etikettiert werden, muß er davon wenigstens 51% Nektar oder Honigtau enthalten.

Das ist *„Sortenhonig"* oder *„artenreiner"* Honig.

Honig mit Name

1) **Heide-Honig:** Enthält viel assimilierbares Eisen. Kräftigt das Herz.
2) **Blüten-Honig:** Sehr abwechslungsreich. Von gutem Geschmack. Wertvoller Frühstückshonig.
3) **Wald-Honig:** Besonders wirksam bei gestörten Verhaltensweisen.
4) **Berg-Honig:** Hat sich bei allen Erkältungskrankheiten bewährt.
5) **Linden-Honig:** Entspannt, macht beschaulich. Von geistig produktiven Menschen sehr geschätzt.
6) **Buchweizen-Honig:** Beinhaltet viele Spurenelemente. Für Verdauung, Darm und Stoffwechsel gut.
7) **Klee-Honig:** Ist sehr beruhigend. Eignet sich besonders für Kleinkinder und Griesgrämige.
8) **Obstblüten-Honig:** Von körperkräftigender Eigenschaft. Aktivert die physische Qualität. Günstig für Sportler.
9) **Robinien-Honig:** Wirkt entspannend auf das ganze Nervensystem. Stärkt nach schweren Strapazen.
10) **Roßkastanien-Honig:** Regt die Blutzirkulation an. Einsatz bei infektiösen Darmerkrankungen.
11) **Edelkastanien-Honig:** Als kurmäßige Anwendung bei nervösen Darmstörungen, Wetterfühligkeit und Migräne sehr zu empfehlen.
12) **Raps-Honig:** Eignet sich an Wochenenden, an Urlaubstagen vorzüglich zur Unterstützung geistig-seelischer Entspannung.

VII. Honig hält Haut und Leib gesund

13) **Goldruten-Honig:** Wegen seiner entzündungshemmenden Wirkung vielseitig einsetzbar.
14) **Sonnenblumen-Honig:** Als Beigabe zu Kräutertees, um die Abwehrkraft des Körpers zu stärken.

Mein Sortenhonig-Führer

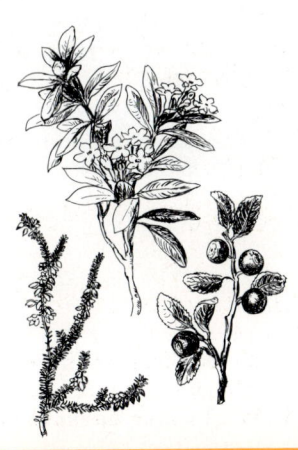

1) Heide-Honig:

Stammt von den Heidekrautgewächsen. Dazu gehören vor allem die Besenheide, verschiedene Erika-Arten wie Schneeheide, Glockenheide, dann die Alpenrosen, die Heidelbeeren, Preiselbeeren und Moosbeeren.

> Heidehonig ist *gallertartig*, von *rostiger Farbe* und *charakteristischem Geschmack. Kristallisiert sehr rasch.*

Stürzt man das offene volle Glas um, fließt kein Tropfen heraus. Jedes Umrühren mit einem Metallöffel aber macht ihn vorübergehend wieder flüssig.

Interessant ist die Gewinnung des Heidehonigs. Er kann wegen seiner Festigkeit nicht geschleudert werden. Die Waben drückt man auf einen Metallrost, dessen Eisenzäpfchen die Wabendeckel durchbrechen und in die Zellen eindringen. Durch die Berührung mit dem Metall schwindet die Härte, und der Heidehonig fließt aus.

> Günstig für Menschen, die ihre Tatkraft entfalten wollen. Enthält viel assimilierbares Eisen. Gilt als unmittelbarer Energiespender. Kräftigt das Herz. Treibt den Harn.

Besonders zerfahrenen, unaufmerksamen Kindern zu empfehlen, die Schwierigkeiten haben, ihre Energien auf bestimmte Aufgaben hin zu konzentrieren.

2) Blüten-Honig:

Da ich in meinem ¾ ha großen Pfarrgarten viele Heilkräuter und -pflanzen habe, die vom zeitigen Frühjahr bis spät in den Herbst hinein blühen, decke ich mir einen Teil meines Honigbedarfes bei den Imkern im Ort. – Früher war ich selber Imker. – So weiß ich, daß auch meine Pflanzen an der Zusammensetzung des Honigs beteiligt sind.

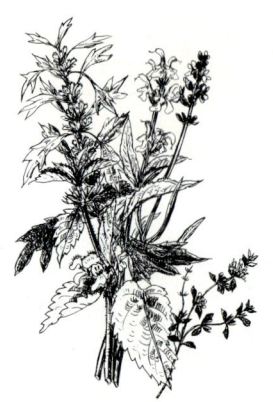

Blütenhonig stammt aus dem unmittelbaren Stammplatz der Bienenvölker. Wie das Fleckchen Erde in nächster Umgebung eines Bienenstandes bepflanzt ist, so wird auch der eingetragene Honig sein.

Dieser Blütenhonig ist für meine Gesundheit sicherlich am erträglichsten. Denn gerade der Beweggrund, warum ich dieses oder jenes Kraut gepflanzt oder in größerer Anzahl in meinem Garten habe, ist doch sehr eng mit meinem Denken verbunden.

Der Blütenhonig vom fixen Standplatzimker ist meistens ein Durchschnitts-Mischhonig. Sehr abwechslungsreich. Von gutem Geschmack. *Zum Frühstück ausgezeichnet aufs Butterbrot.*

3) Wald-Honig:

Echter Waldhonig, längere Zeit hindurch regelmäßig eingenommen, bewirkt, daß der Charakter des Menschen geprägter, typisch erkennbarer wird. – Ich darf dabei auf die *„Kräutertee-Honig-Kur"* hinweisen. Wofür ich in diesem Falle Waldhonig zur Verwendung empfehlen würde.

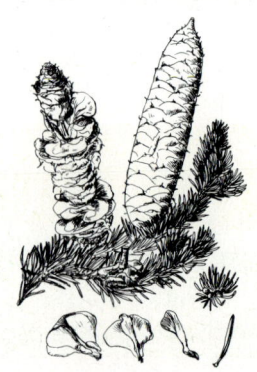

VII. Honig hält Haut und Leib gesund

Waldhonig, manchmal auch *Tannenhonig* genannt, ist von *dunkler Farbe, fast schwärzlich*, von *grünblauem Schimmer*, wenn man das volle Gefäß schräg gegen das einfallende Licht hält. Von *harzigem Geschmack*. Bleibt nach der Ernte *lange Zeit flüssig*.

Waldhonig ist zum Großteil „*Honigtau-Honig*".

Ein bewährtes Mittel für alle Beschwerden, die im Bereich der Atmungsorgane auftreten, besonders Bronchitis. Ferner sehr wirksam bei gestörten Verhaltensweisen, die durch Spannungen oder Disharmonie entstanden sind.

4) Berg-Honig:

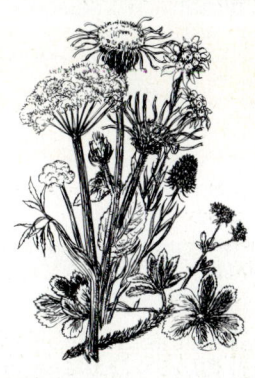

„Bei meinen Bergwanderungen las ich an einem Gebirgsbauernhaus die Ankündigung ‚Echter Edelweißhonig'. Herr Pfarrer, gibt es so etwas?" – „So etwas wird es kaum geben können. Aus mehreren Gründen: Erstens findet man das Edelweiß in keinem Fachbuch als ‚Bienentrachtpflanze'. Woher sollen die Bienen dann den Edelweißhonig nehmen? – Zweitens steht das Edelweiß unter Naturschutz. Ja sicher, die Bienen wissen das nicht und würden sich auch gar nicht daran halten. Aber wenn diese geschützte Pflanze so selten ist, woher nehmen dann die Bienen die Mengen von Edelweißblüten her?"

Ich erklärte noch, daß man darunter höchstwahrscheinlich „Berghonig" versteht. Denn diesen gibt es.

Berghonig ist Blüten-Mischhonig von Hochgebirgskräutern. In *Farbe und Geschmack unterschiedlich*, abhängig von der jeweiligen Flora. Wird auch als „Alpenhonig" angeboten.

Da der Heilwert der Pflanzen mit der Höhe des Standortes steigt, ist dieser Honig sehr wertvoll.
Bei allen Erkältungskrankheiten besonders bewährt.

5) Linden-Honig:

Die Lindenblüten werden erst am späten Nachmittag oder in den frühen Abendstunden beflogen. Ausschließlich bei schönem, warmem Wetter an Hochsommertagen im Juni/Juli „duftet" und honigt die Linde.

Vom Gesundheitsstandpunkt aus gesehen ist Lindenhonig vor allem beruhigend, krampflösend und entspannend. Hilft bei Kopfschmerzen. Beeinflußt den Verdauungsapparat günstig.

> Lindenhonig ist von *heller Farbe*, ausgesprochen *aromatisch* und *köstlich*.

Lindenhonig wurde seit eh und jeh von geistig produktiven Personen sehr geschätzt. Menschen, die eine reiche Phantasie entwickeln und brauchen. Wie Maler, Dichter und Musiker.

> 1 Löffel Lindenhonig nach den Strapazen des Tages in Ruhe genossen, entspannt, macht beschaulich.

Die Linde gibt in ihrem Blütennektar das weiter, was zu ihrem Pflanzencharakter gehört: Gemeinschaftlichkeit, Geselligkeit, verbindende und nicht trennende Liebe, Sangeslust und Fabulierfreude.

6) Buchweizen-Honig:

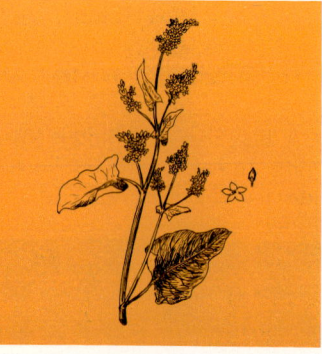

Eine *dunkelbraune, sehr harzige* Honigart von *starkem Aroma. Charakteristisch etwas bitter* schmeckend. Mit *eigentümlichem Duft,* der etwas vom „Stallgeruch" an sich hat.

Aussehen und Geschmack sagt nicht jedem zu. Beim Stehen *geleeartig,* wird Buchweizenhonig beim Umrühren wieder flüssig.

VII. Honig hält Haut und Leib gesund

Menschen, die an den Folgen des Wohlstandes leiden, sollen einige Zeit hindurch das Nachtmahl lassen. Dafür einige Löffel Buchweizenhonig und hintendrein einen Apfel essen.

> Buchweizenhonig enthält viele Spurenelemente, deswegen von besonderer Kraft und äußerst nahrhaft.
> Das Buchweizenhonig-Anwendungsgebiet liegt vor allem in der Verdauung. Besonders aber im Darmbereich und in allen Stoffwechselprozessen.

Dieser Honig wirkt sich aber auch auf den Menschentyp aus. – Solche, die „wenig brauchen, um viel zu sein", und das bewußt, sind „Buchweizen-Typen". Denen wird es auch nicht schwerfallen, mit Buchweizenhonig-Geschmack handelseins zu werden.

7) Klee-Honig:

Ein Sammelname verschiedener Kleeartenhonige: Luzerne, Rotklee, Esparsette, Hornklee, Steinklee, Weißklee und Inkarnatklee. Nicht selten mit Kornblume, Linde, Bärenklau, Senf und Hederich vermischt.

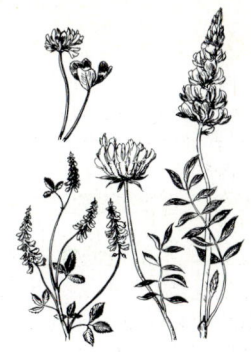

Kleehonig fördert die Geschmacksreizempfindung der Zunge und Mundschleimhaut. Hilft, zum Frühstück 1 Löffel voll täglich genommen, den Tag mit mehr Freude zu beginnen. *Das Griesgrämige im Nachtdunkel zurückzulassen.*

> Wirkt sehr beruhigend. Eignet sich besonders für Kleinkinder. Und für solche Menschen, die eine Lebensreform ernstlich ansteuern.

Diese sollen nicht mit Buchweizenhonig beginnen, da dazu eine bestimmte Selbstbeherrschung notwendig ist und Überwindung dazugehört. Sie sollen den Weg gehen, den sie vor Jahren begonnen haben, als sie noch ein Kleinkind waren. Den Kleehonig nehmen. Denn vom Klee kommt auch die Kuhmilch. Der Kinder Nahrung.

> *Von heller Bernsteinfarbe. Salbenartig leicht. Süß und sanft im Aroma. Im kandierten Zustand beinahe weiß.*

8) Obstblüten-Honig:

Streng genommen ein „Frühjahrs-Mischhonig" mit hohem Obstblütenanteil. Weil man kaum Weiden-, Raps- und Löwenzahnblüten-Honig davon trennen kann. Von Imkern meist nach Beendigung der Blütezeit der verschiedensten Obstarten miteinander verschnitten.

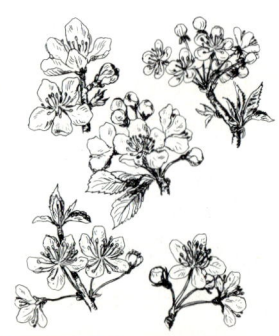

Obstblütenhonig ist im flüssigen Zustand *leicht gelblich*, im kandierten aber *hellgelb*. *Kristallisiert feinkörnig-weich*. *Mild im Geschmack*, *fast neutral*.

Meine Empfehlung: Täglich vor jeder Mahlzeit 1 Eßlöffel voll Obstblütenhonig einnehmen und ein kleines Glas Apfelsaft nachtrinken oder einen Apfel essen.

Von körperkräftigender Wirkung. Aktiviert die physische Qualität. Ist der richtige Honig für Menschen, die sich sportlich aktiv betätigen, körperlich anstrengen.

Auch jenen, die an Vitamin- und Mineralstoffmangel leiden, zu empfehlen. Weil diese Art Honig den Organismus anregt, aus der ihm zugeführten Nahrung Vitamine und Mineralstoffe zu selektieren, und die Aufnahmebereitschaft fördert. Bei Pigmentflecken und Nagelbrüchigkeit sehr anzuraten.

9) Robinien-Honig:

Besonders in Weinbaugegenden ist die „Akazie", wie die Robinie fälschlicherweise genannt wird, ein ausgiebiger Honiglieferant. Wanderimker von weit und breit suchen zur Blütezeit die Robinienhaine auf. Der starke Duft des in den Blüten enthaltenen ätherischen Öles geht auch auf den Honig über. Reiner Robinien-Sortenhonig kommt aus dem

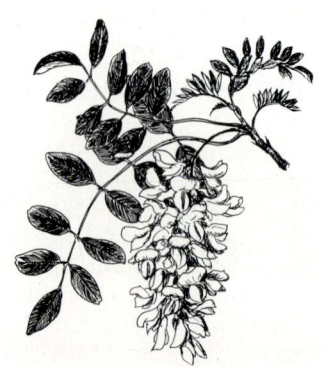

Burgenland, der Südschweiz und der Rheinpfalz.

> Robinienhonig ist von *goldiger Farbe, flüssig* und von *sehr angenehmem Duft*, der sich weit ausbreitet.

Von ausgezeichneter stärkender Kraft nach Übermüdung oder schweren Strapazen. Wirkt entspannend auf das ganze Nervensystem.

> „Akazien"-Honig leitet so richtig den Übergang vom geleisteten Pensum der Arbeit zum Feierabend ein.

10) Roßkastanien-Honig:

In Gegenden mit Roßkastanien-Alleen ist es nicht schwer, diesen Spezialhonig mit hoher Sortenreinheit zu bekommen. Diese Reinheit kann bis 63% betragen. Ansonsten sind Roßkastanien sehr stark an der Zusammensetzung des „Obstblütenhonigs" oder „Frühlingshonigs" beteiligt.

Roßkastanien liefern den Bienen eine beachtliche Menge an Kittharz, das besonders im Spätsommer und Herbst an den Winterknospen gesammelt wird.

> Roßkastanienhonig ist von dunkler *bernsteinähnlicher Farbe* und von *strengem Aroma.*

Blüten mit gelber Saftmalfarbe, d. h. mit gelbem Fleck, sondern mehr Nektar ab, als Blüten mit rotem Saftmal. – Jede Blüte kann in 24 Stunden bis 5 mg Nektar absondern. Mit einem Zuckergehalt von durchschnittlich 60%.

> Roßkastanienhonig fördert die regelmäßige Durchblutung durch eine rege Blutzirkulation und hat sich besonders bei infektiösen Darmerkrankungen bestens bewährt.

Menschen, die Schwierigkeiten mit dem Darm haben, kann ich nur raten, eine „Kräutertee-Honig-Kur" mit Roßkastanienhonig durchzuführen.

11) Edelkastanien-Honig:

Die Edelkastanie ist in Südeuropa daheim. Mit ihren meist linksgedrehten, starken Stämmen, sparrig verästelten Zweigen und einem langen Leben, 200 bis 500 Jahre. Blüht im Juni. In der Südsteiermark, in Kärnten, im schweizerischen Tessin, in der Rheinpfalz und in Rheinhessen nicht selten anzutreffen. Die Nektarabsonderung ist sehr üppig, daher werden Edelkastanien-Bestände von Bienen fleißig beflogen. Die Pollentracht verteilt sich von 7 Uhr morgens bis 19 Uhr abends ziemlich gleichmäßig.

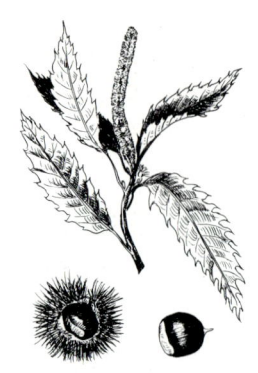

Edelkastanienhonig besitzt ausgeprägte äußere Merkmale. – *Farbe:* Im flüssigen Zustand *hell- bis dunkelbraun*, oft *rotbraun*. Im kandierten Zustand *braun*. – Wegen seines hohen Fruchtzuckergehaltes bleibt er längere Zeit *zähflüssig, kristallisiert weich und feinkörnig*. – *Aroma: herb*. Erinnert an den starken Duft blühender Edelkastanienbäume. – *Geschmack: kräftig*, oft *unangenehm bitter*.

Edelkastanienhonig hat einen hohen Gehalt an Maltose, von 11 bis 12%, und der Stickstoffgehalt der Pollen beträgt über 4%. Gehört somit zu den stickstoffreichsten Pollen- und Honigsorten.

Dieser Honig besitzt einen hohen Fermentgehalt und hohe Werte elektrischer Leitfähigkeit. Eignet sich besonders gut bei nervösen Darmstörungen, bei Wetterfühligkeit, Migräne-Anfälligkeit, Schlaflosigkeit, Rheuma, Gichtbeschwerden und Unfruchtbarkeit der Frauen.

All jenen, deren Leiden im Zusammenhang mit Nervenschwäche und Strahleneinflüssen steht, ist eine Edelkastanienhonig-Kur zu empfehlen.

12) Raps-Honig:

Da Raps großflächig angebaut wird, lohnt sich für den Imker eine Bienenwanderung zur Zeit der Rapsblüte. Bienenvölker, direkt an den Rand eines Rapsfeldes gestellt, tragen reinen Raps-Sortenhonig ein. Mit einem Raps-Pollenanteil von durchschnittlich 95%.

Reiner Rapshonig enthält 40% Fruchtzucker, 50% Traubenzucker, Rohrzucker bis 2,5% und Malzzucker bis 8%.

Raps-Pollentrachten fördern die Frühjahrsentwicklung der Bienenvölker.

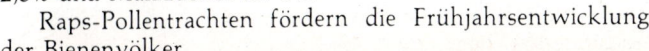

Raps-Sortenhonig ist im flüssigen Zustand *zart gelblich. Kandiert fast weiß* und kristallisiert sehr rasch. – *Geschmack: mild-frisch. Aroma: charakteristisch bis fast aromalos, kann sich aber auch zu kräftigem Aroma steigern.*

Je nach Bodenbeschaffenheit des Rapsfeldes kann reiner Rapshonig sogar unangenehm schmecken und an Kohl oder Senf erinnern.

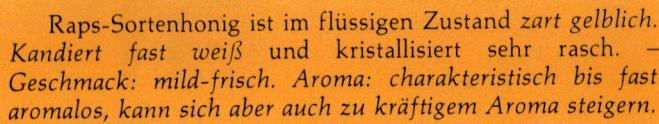

Rapshonig besitzt wertvolle entspannende Eigenschaften. Gleicht aus, stellt das geistige Gleichgewicht her.

13) Goldruten-Honig:

Goldrute, hauptsächlich in Au- und Ufergebieten in größerer Ausbreitung anzutreffen, zählt zu den wichtigen Spättrachtpflanzen. Findet sich aber auch an Böschungen und Almen vor. Alle Goldrutenarten gelten als gute Pollen- und Nektarspender. Der Honigwert wird auf rund 150 kg pro Hektar geschätzt.

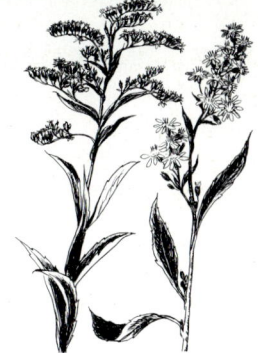

Goldrutenhonig paßt typenmäßig zum gefühlsbetonten Menschen.

> Goldrutenhonig ist *gelb* bis *bräunlich* und von *stark aromatischem, etwas scharfem Geschmack*. Kristallisiert schnell.

> Wirkt entzündungshemmend. Regt die Nierentätigkeit an. Hilft bei Infektionen der Atemwege.

14) Sonnenblumen-Honig:

Da intensiver Bienenbeflug den Samenertrag steigert, sind Wanderungen mit Bienenvölkern zu Sonnenblumenfeldern von den Besitzern erwünscht. Die Bestzeit der Nektarabgabe liegt zwischen 10 und 14 Uhr. Die Blühdauer der Pflanze erstreckt sich auf zirka 9 Tage.

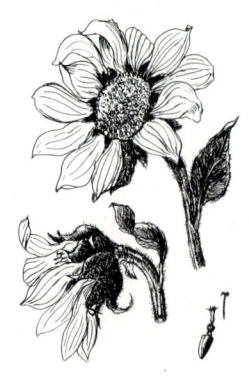

Der Großteil des Sonnenblumenhonigs kommt aus Spanien, Rußland, Rumänien, Jugoslawien, Ungarn und Nordamerika.

> Sonnenblumenhonig ist ausgesprochen *dottergelb* und *schmeckt* typisch *stark aromatisch*.

Sonnenblumenhonig ähnelt reinem Löwenzahnhonig.

> Besonders bakterientötend. Eignet sich gut zum Süßen von Kräutertees, um die Abwehrkraft des Körpers zu stärken.

* * *

„Johannes trug ein Gewand aus Kamelhaaren und einen ledernen Gürtel um seine Hüften; Heuschrecken und *wilder Honig* waren seine Nahrung."[*]

Das energiereiche Nahrungs- und Heilmittel Honig. Gut für Körper und Geist.

Fördert das Funktionieren des gesamten Organismus.

---

* Mt 3,4

VII. Honig hält Haut und Leib gesund

Ist Honig Honig?
Natürlich reiner Honig ist immer guter Honig.
Verschiedene Honigarten. Verschieden auch ihre speziellen Eigenschaften.
Diese kennen, ist mehr als bloß Wissensbereicherung.

Heilender Honig

Viermal Honig

„Süß der Wohlgeschmack und heilsam die Wirkung."
So kann man mit vollem Recht vom Honig reden.
Der im Honig enthaltene *Invertzucker*, bestehend aus Trauben- und Fruchtzucker, wird direkt von unserem Blut aufgenommen. Wir brauchen auf die Wirkung nicht erst den vollbrachten Verdauungsprozeß abwarten. Der bei manchen Speisen, wie beim Selchfleisch zum Beispiel, 4 bis 5 Stunden beanspruchen kann.
Wir belasten damit auch nicht die Gallenblase wie bei tierischen Fetten und bei fettem Schweinefleisch. – Haben kein Völlegefühl, keine Verdauungsschwierigkeiten.

Kurz zusammengefaßt, kann die Wirkung des echten Bienenhonigs in vier Eigenschaften ausgedrückt werden:
1. Löst körperliche und seelisch-geistige Verkrampfungen.
2. Reinigt das Blut und die Haut.
3. Heilt Wunden des Körpers und der Seele.
4. Stärkt Herz, Gehirn, Nerven, Muskel. Den gesamten Organismus.

Die Kräutertee-Honig-Kur

Diese Kuren haben sich außer zur Stärkung des Gesamtorganismus bei folgenden Krankheiten bewährt: Bei Bleichsucht, Blutarmut, zur Verbesserung der Blutqualität, bei zu niedrigem Blutdruck, Kreislaufstörungen und Kreislaufschwäche, häufigen Schwindelanfällen, zu rascher geistiger Ermüdung, Konzentrationsschwierigkeiten, Gedächtnisschwäche, in den Wechseljahren, bei Lungenschwäche, starken Depressionen, Platzangst, Hysterie, Nervenschwäche, Mangelkrankheiten, Lymphdrüsen-Erkrankungen und übermäßiger Magerkeit.

Kräutertee-Honig-Kuren zu beginnen, hat nur dann einen Sinn, wenn man fest entschlossen ist, sie gewissenhaft täglich durchzuführen und bis zur Beendigung auszuharren.

Wie lange dauert eine Kräutertee-Honig-Kur?

Eine solche Kur währt insgesamt 12 Wochen. Sie besteht aus einer *Vorkur*, einer *Hauptkur* und einer *Nachkur*. Vor- und Nachkur dauern je 3 Wochen. Die Hauptkur allein 6 Wochen.

Welche Kräutertees werden während der Gesamtkur getrunken?

Kräuterteemischung, Vorkur – 1., 2., 3. Woche:
Brennessel 4 Teile, *Kamille* 3 Teile, *Goldrute* 2 Teile, *Kornblumen-Blüten* 2 Teile und *Ringelblumen-Blüten* 1 Teil.

2 Teelöffel der Mischung werden mit ¼ l kochendem Wasser überbrüht. 15 Minuten ziehen lassen, abseihen. – 1 Stunde vor dem Frühstück, 1 Stunde vor dem Mittagessen und 1 Stunde nach dem Abendessen *Honig* einnehmen, im Munde zergehen lassen, etwas zuwarten und dann erst den Kräutertee langsam, warm und schluckweise nachtrinken. – Je nach Bedürfnis und Möglichkeit kann eine der betreffenden Honigsorten angewandt werden.

Wieviel Honig wird jeweils eingenommen?

In der 1. Woche vor jeder Tasse Kräutertee je ½ Teelöffel.
In der 2. Woche je 1 voller Teelöffel.
In der 3. Woche je 1½ Teelöffel.
In der 4. bis einschließlich 9. Woche je 2 volle Teelöffel.
In der 10. Woche je 1½ Teelöffel.
In der 11. Woche je 1 voller Teeloffel.
In der 12. Woche je ½ Teelöffel.

Zur leichteren Einprägung: vier verschiedene Teemischungen besorgen. Honig ist progressiv und regressiv zu nehmen.

Kräuterteemischung I, Hauptkur – 4., 5., 6. Woche:
Melisse 4 Teile, *Schafgarbe* 4 Teile, *Pfefferminze* 3 Teile, *Basilikum* 2 Teile und *Rosmarin* 1 Teil. – Zubereitung, Quantum und Einnahme wie in der Vorkur.

VII. Honig hält Haut und Leib gesund

Kräuterteemischung II, Hauptkur – 7., 8., 9. Woche:
Salbei 4 Teile, *Beifuß* 3 Teile, *Königskerzen-Blüten* 3 Teile, *Dost* 2 Teile und *Erdbeerblätter* 1 Teil. – Zubereitung, Quantum und Einnahme wie in der Vorkur.

Kräuterteemischung, Nachkur – 10., 11., 12. Woche:
Thymian 4 Teile, *Lavendel* 3 Teile, *Spitzwegerich* 3 Teile, *Johanniskraut* 2 Teile und *Schwarze Johannisbeer-Blätter* 1 Teil. – Zubereitung, Quantum und Einnahme wie zuvor.

Die Erfahrung lehrt, daß Kräutertee-Honig-Kuren auch öfters hintereinander durchgeführt werden können. Jedoch mit 1 Monat Zwischenpause. In dieser Zeit rate ich, morgens 1 Glas *warme Milch* mit 1 Eßlöffel aufgelöstem *Honig* zu trinken. Abends 1 Glas *Sauermilch*, ebenfalls mit 1 Eßlöffel eingerührtem *Honig*. Und jedesmal 1 Stück *Schwarzbrot* oder *Vollkornbrot* dazuessen.

Während dieser Kur sind jede Art Alkohol und Russischer Tee zu meiden. Ebenso Sodawasser. – Täglich kurz vor jeder Mahlzeit 2 *Wacholderbeeren* in den Mund nehmen, gut kauen, um sie dann zu schlucken. – Alle scharfen Gewürze sowie Schweinefleisch und Schweinefett weglassen. Anstatt dessen Pflanzenöle nehmen. – Mageres Fleisch sparsam. Hingegen viel Rohkost, Frischgemüse, Obst, Topfenspeisen, Milchspeisen, besonders Buttermilch, Käse, weichgekochte Eier, Fisch und Leber. – Weißzucker ist ebenfalls abzuraten. – Das tägliche Apfel-Essen kann ich nicht genug empfehlen.

Mit dem Hausmittel Honig in den Alltag:

Geschwüre zum Abheilen bringen:

In jedem Bauernhaus hatte die Hausmutter früher das *Honigpflaster* zur Hand, wenn hartnäckige Geschwüre nicht abheilen wollten.

,,Und wenn sich der Arzt nicht mehr zu helfen weiß, dann weiß ich immer noch etwas", sagte eine betagte Bäuerin. Kam mit einem sauberen Leinenfleckerl, strich *Honig* darüber, glättete es mit dem Messer und brachte das Pflaster auf einer alten Wunde des Knechtes an, die nicht heilen wollte, wie ein Vulkankrater aussah und einem schon Angst wurde, wenn man nur hinblickte. – In wenigen Tagen war alles verändert.

Honigpflaster legt man 8 Stunden lang auf. Wäscht dann mit lauwarmem *Kamillenblüten-* oder *Ringelblumen-Blüten-Tee* vorsichtig ab. Ohne abzutrocknen. Man läßt die mildernde Teeflüssigkeit an der Luft „einziehen" und wirken.

Abszesse und Furunkel ausreifen lassen:

Hartnäckige Abszesse und Furunkel reifen aus, wenn man *Honigpflaster* verwendet. Nach der gleichen Art wie vorher geschildert.

Gichtfinger-Schmerz loswerden:

Angeschwollene „Gichtfinger" werden mit *Kartoffel-Kleie-Brei* eingerieben. – Man kocht 3 besonders stärkehältige Kartoffeln, seiht das Wasser ab, fügt den Kartoffeln samt Schale 2 bis 3 Eßlöffel grobe Weizenkleie hinzu. Drückt alles gut mit den Fingern ab. Streicht den Brei dann über die schmerzende Stelle. Reibt wie beim „Einseifen". Bevor das ganze erkaltet, wischt man es mit der Hand wieder weg. Gibt warmen Brei darüber.

Diese Behandlung dauert zirka 10 Minuten lang. Danach wäscht man mit lauwarmem Wasser ab. Trocknet nach. Legt ein *Honigpflaster* darauf und läßt es über Nacht oben. Morgens noch einmal erneuern.

Gurgelmittel bei Halsschmerzen:

Bei länger andauernden oder hartnäckigen Halsschmerzen kocht man ¼ l Wasser. Stellt es von der Herdplatte weg. Gibt 2 Teelöffel *Salbeiblätter (Salvia officinalis)* hinein und läßt 15 Minuten ziehen. Seiht ab.

Erst wenn der Salbeitee Körpertemperatur erreicht hat, löst man darin 1 vollen Eßlöffel *Honig* auf und gurgelt damit mehrere Male gründlich und tüchtig. Wenigstens 2mal täglich, wenn möglich 3- bis 4mal durchgeführt, stellt sich bald eine sichtbare Besserung ein.

Reinigendes und stärkendes Augenwasser:

Man erhält dieses, indem man 2 Teelöffel *Fenchelfrüchte (Foeniculum vulgare)* im Mörser oder mittels eines Nudelwalkers leicht anschlägt oder anpreßt, in ¼ l kochendes Wasser gibt, zugedeckt 20 Minuten ziehen läßt und abseiht.

VII. Honig hält Haut und Leib gesund

Bei Körpertemperatur des Fencheltees 2 Eßlöffel voll *Honig* darin auflösen und 3mal täglich die Augen langsam und gründlich auswaschen.

Bei jeder Waschung ist das „Augenwasser" eigens zuzubereiten. – Wird bei müden Augen, bei Augenliderentzündung, bei Sehschwäche und bei Augenschmerzen angewandt.

Honigwasser wirkt kräftigend:

Bei der Zubereitung von „*Honigwasser*" darauf achten, daß das Wasser vorerst einmal gründlich abgekocht werden muß, vor allem bei Leitungswasser unbedingt notwendig. Dann von der Herdplatte wegnehmen und solange stehen lassen, bis es 40° C erreicht hat, ansonsten schwindet alle Heilkraft und es bleibt nur mehr der Süßgeschmack des Honigs zurück. – 1 voller Eßlöffel Honig für ¼ l Wasser.

1 Glas Honigwasser täglich früh und abends getrunken, ist von besonders kräftigender Wirkung auf den Herzmuskel und seine Kranzgefäße. Älteren Leuten aufs wärmste zu empfehlen.

Honigmilch, ein wertvolles Nahrungsmittel:

Anstatt des Wassers *Milch* nehmen, erwärmen, aber nicht kochen, und reichlich *Honig* darin auflösen, ergibt die so geschätzte „*Honigmilch*". Die als sehr stärkendes Nahrungsmittel gilt. Gut ist es, wenn man 1 Stück *Zwieback* dazuißt.

Das Sprichwort: „Honig und Milch hält gesund, macht alt und frisch", hat seine Bedeutung nicht verloren.

Honigmilch stärkt das Selbstbewußtsein:

In ¼ l warmer *Milch*, unter 40° C, wird 1 Eßlöffel voll *Honig* aufgelöst und langsam getrunken.

Macht versöhnlicher. Man kann leichter verzeihen. Kommt über Beleidigungen rascher hinweg. Trägt nicht alles unendlich lange nach. Hebt das Selbstbewußtsein, verbessert unsere gegenwärtige Stimmung. Und macht das Zusammenleben problemloser.

Honigmilch – ausgezeichnetes Schönheitsmittel:

Mit *Honigmilch* Körperteile, vor allem das Gesicht, oder den ganzen Körper abgewaschen, macht trockene Haut geschmeidig. Nimmt Hautunreinheiten.

Honigmilch muß aber längere Zeit auf der Haut bleiben und soll nicht sofort abgewaschen werden. Dann kommt diese Anwendung gänzlich zur Geltung.

Entzündete Mandeln mit Honig einpinseln:
Bei Mandelentzündung der Kinder „nicht sofort zum Messer greifen".

Honig im Wasserbad flüssig machen und damit die Mandeln einpinseln. Ist von überraschend schneller Wirkung. Führt zum Abflauen der Entzündung. Die bakterientötende Kraft des Honigs kommt hier zum Durchbruch.

Honig und die Fingernägel:
Fingernägel bereiten nicht wenigen Leuten große Sorgen. Der eine hat spröde Nägel. Der andere leidet an den Nagelwurzeln, am Nagelbett. Pilzerkrankungen der Nägel, zwischen Fingern und Zehen, machen nicht wenigen zu schaffen.

Viel Erfolg hatte ich mit einem sehr einfachen Mittel: Die betroffenen Stellen mit einem Gemisch von *Zimtpulver* und *Honig* bestreichen. Dann abdecken und über Nacht oben lassen. Morgens mit *Kamillentee* nachwaschen. Abtrocknen und mit *Arnikatinktur* einreiben. Längere Zeit hindurch täglich wiederholen.

Gesichtsreinigung:
Um die Haut straff und geschmeidig zu halten. Nützt gleichzeitig der Schönheit und der Gesundheit.

Mit *kaltgepreßtem Olivenöl*, das auf Watte aufgetragen wird, reinige man zuerst die Haut gründlich. So daß alle Unreinheiten aus den Poren entfernt werden. Dann mit *mildem Seifenwasser* ziemlich warm abwaschen. Abtrocknen. *Honig* im gesamten Gesicht gut einreiben. 20 Minuten lang einziehen lassen. Lauwarm nachspülen und einen kalten *Gesichtsguß* durchführen.

Beim Gesichtsguß mittels eines Schlauches rechts unter der Schläfe das Wasser fließen lassen. Dann umkreist der Strahl langsam das Gesicht. Anschließend führt man ihn in Querstrichen über die Stirn. Schließlich gießt man von rechts nach links in Längsstrichen von der Stirn zum Kinn und endet mit einem ovalen Guß um das Gesicht. – Der kalte *Gesichtsguß* als Abschluß der genannten Gesichtsreinigung *regt die Durchblutung der Haut gewaltig an.*

Wie kann Honig bei der Wundheilung helfen?

Schon zur Zeit des Hippokrates hat man schwere, verschmutzte und eiternde Wunden einfach mit *Honig* bedeckt. Ärzte unserer Zeit verwendeten ebenfalls Honig. Bestrichen die Wunden damit. Legten einen Verband darüber. Und hatten die besten Erfolge zu verzeichnen.

> Wie und warum kommt die Heilung von Wunden durch *Honigauflage* zustande?

Der Honig hat die Fähigkeit, Flüssigkeit anzuziehen. Lymphe herbeizulocken, welche die Wunde ausspült. Gleichzeitig nehmen die weißen Blutkörperchen den Kampf gegen die schädlichen Stoffe auf. Ist die Wunde rein von Fremdkörpern, wird die Bildung neuer Gewebe nicht mehr behindert. Das heilkräftige *Glutathion* entsteht und regt durch günsige Wechselwirkungen die Bildung neuer Zellen an. Tötet aber auch gleichzeitig durch seine Desinfektionskraft die gefährlichen, den Sanierungsprozeß verzögernden Bakterien.

> Darüber einmal nachgedacht, wird uns klar, *daß wir im Honig ein natürliches Wundheilmittel ersten Ranges haben.*

Honig hilft der Leber:

Die Leber ist fast an allen Tätigkeiten unseres Organismus beteiligt. Sie ist die wertvolle und vielbeschäftigte „chemische Fabrik" unseres Körpers. Ohne Leber kann der Mensch nicht leben. Er kann auf Gallenblase und Milz verzichten, aber auf die Leber nicht. – Honig ist für die Leber sehr wertvoll. Hilft sie auf dreifache Weise.

> 1) Fördert die Glykogenbildung. Das ist die Ablagerung von Reservekohlehydraten. Wobei dem Körper mehr Möglichkeit gegeben wird, im Falle von vorübergehender Überbe-

> lastung keinen Schaden zu nehmen. Und Reservekräfte zur Verfügung zu haben.
> 2) Steht der Leber bei, ihre Aufgabe als Entgiftungsanstalt des Körpers erfüllen zu können.
> 3) Und gibt ihr schließlich mehr Widerstandskraft bei ihrer eigenen Erkrankung, besonders als Vorbeugung, aber auch als Heilung bei jeder Art von Gelbsucht.

Die Leber kann ihren Entgiftungsprozeß im Körper nur dann durchführen, wenn der Körper genügend Traubenzucker zur Verfügung hat. Honig wirkt mit seiner Mischung von Traubenzucker und Fruchtzucker. Bringt aber außerdem noch viele für den Körper nützliche Bestandteile mit.

* * *

In der Blüte liegt der Hang zum Leben.
Zum Weiterleben.
Zum Weitergeben des Lebens.
Durch das Samenkorn.
Über die Blüte.

Von der Blüte holt die Biene den Nektar.
Dringt intim tief in den edelsten Teil der Pflanze ein.
Erntet und befruchtet.
Gleichzeitig.

Aus der Natur kommt der Honig.
Von Pflanze und Biene.
Der Mensch greift nach dem Honig.
Geht den Weg zur Gesundheit.
Dankt Biene und Pflanze.

*Des VIII. Teiles ganzer Sinn
von Seite 314 bis Seite 367*

Ätherische Öle und ihre „Heil"-Kraft

Teil eines Ganzen
sind die Pflanzen 314
Düfte sind nicht ohne Wirkung 317
Ätherische Öle –
Duftstoff-Führer 319
Reiz- und Reflexzonen
innerer Organe 321
Reiz-Reflexzonen-Massage und
der Gesamtorganismus............. 353
Ätherische Öle breitfächrig
angewandt 355

Teil eines Ganzen
sind die Pflanzen

Unsichtbare Mächte umgeben uns.
Werden wirksam.
Nehmen Form an.
Der Mensch kennt sie. Diese Kräfte.
Seit Urzeiten.
Unsichtbare, lebensspendende Energien.
Und der Mensch stellt sie in seinen Dienst.
In gesunden und in kranken Tagen.

Der Monat August geht seinem Ende zu.
Immer noch bin ich in diesem Jahr nicht dazugekommen, im Kräuterbeet zu ernten. Oft ging ich vorbei. Blieb kurz stehen. Freute mich am Wachsen. Am Blühen. Mit den Augen, aber auch mit der Nase. Durchs Sehen und Riechen.
Heute aber will ich endlich Salbei ernten.
Die Blütenkelche sind leer. Die dunkel-blauvioletten Blüten abgefallen. Zur Samenbildung kam es nicht. So stehen die Stengel mit ihren Spreiten nackt und leer da. Aber die Seitentriebe sind umso üppiger geworden. 30 bis 60 cm sind sie lang. – Ich schneide sie ganz kurz neben dem „alten Holze" ab. Stecke sie in einen Kübel.
Drinnen in der Stube werden alte verdorrte oder heurige vergilbte Blätter herausgelesen. Sie kommen ins Feuer. Und nun blättere ich die einzelnen Stengel ab. Schon gebildete Seitenreihen fallen dabei mit herunter. Den Endzweig zwicke ich mit den Fingernägeln ab.
Die Stengel werden mit der Baumschere in kurze Stücke geschnitten. Sie schütte ich in das große Faß, in dem ich meinen „Kräuterschnaps" ansetze. Zuerst abwiegen. Dann aufschreiben. Letztlich hineingeben.

Alkoholische Kräuterauszüge kann man nicht x-beliebig einfach zusammenmischen. Auch hier muß ich nach einem Rezept vorgehen.
Schrittweise, je nach der Ernte, kommt zum Alten wieder Neues hinzu. Deswegen braucht so ein guter Kräuteransatz bei mir drei Jahre, bis er „reif" ist.
Das erste Jahr wird „angesetzt".

VIII. Ätherische Öle und ihre „Heil"-Kraft

> Das zweite Jahr wird filtriert. Auf den gewünschten „Alkoholgrad" abgestimmt.
> Das dritte Jahr „ruht" er. „Reift" im Dunklen und Kühlen aus. Dabei wird öfter umgerührt, damit sich alles gut vereint in ihm. Zur Einheit wird.

Die Blätter des Salbeis werden im Halbschatten getrocknet. Als Tee oder Badezusatz verwendet.

> *Salbei (Salvia officinalis)* hemmt bei jeder Anwendungsweise die übermäßige Schweißbildung und Schweißabsonderung der Haut. Schränkt so den „Körpergeruch", der ja auch lästig werden kann, ein.

Lange warte ich an diesem Abend zu, bevor ich mir die Hände wasche. Absichtlich. Bewußt.
Sie kleben fast. So „ölig" sind sie. Riechen kampferartig. Angenehm herb.
Man spürt direkt die vermählte Einheit zwischen Sonnenwärme und Erdenkraft.
Deswegen arbeite ich nie mit Handschuhen. Wenn ich mit meinen Kräutern zu tun habe. Der „ätherischen Öle" wegen schon nicht.
Ätherische Öle aus Pflanzen gewonnen, unterscheiden sich von denen aus der Retorte und dem Laboratorium kaum an Farbe, Geruch und Geschmack. – Ganz wesentlich aber in ihrer Wirkung.
Wenn ich von „ätherischen Ölen" spreche, dann meine ich immer natürliche Pflanzenöle.
Die leicht verdunsten.
Dabei ihren geheimnisvollen zauberhaften Geruch zurücklassen. Verbreiten.
Und dem Menschen wertvolle Heilenergien vermitteln.
So wie ich die Haut nicht vom Menschen lostrennen kann, kann ich auch keines seiner Organe wegnehmen und sagen, „jetzt agiere du allein". Ich würde die Gesamtheit stören. Die Funktionen der Teile in bezug auf das Ganze frustrieren. Den Einzelteil der Vernichtung preisgeben.
Genausowenig kann ich die Pflanzen aus der Gesamtschöpfung herausreißen.
Sie haben eine Teilaufgabe zu erfüllen. Die unschätzbar wertvoll ist.

> Gerade in den aus Pflanzen gewonnenen ätherischen Ölen widerspiegelt sich die Zusammenarbeit. Irdische und kosmische Kraft vereinen sich. Geben ihre Heilwerte in einer neuen Form gemeinsam weiter.
> Das erklärt die oft ans Wunderbare grenzende Wirkung. An sich selbst. Am eigenen Körper. Oder an anderen Menschen, denen man helfen will.
> **Pflanzliche ätherische Öle sind die höchste Potenz pflanzlicher Stoffe.**

Teil eines Ganzen sind die Pflanzen.

Das nicht nur als Bausteine im Palast des Erdenlebens, sondern auch in bezug auf unser eigenes Leben. Mein Ich-Sein-Wohnhaus.

Die Wichtigkeit der Pflanze als Nahrungsmittel möchte ich an dieser Stelle übergehen. Daß die Kuh Gras, Kräuter und Körner frißt, damit Milch produziert, ich diese trinke oder in Form von Käse esse, ist nur ein Gesichtspunkt. Daß ich letzten Endes auch Rindfleisch esse, ist wieder ein anderer. – Daß Pflanzen, Kräuter, Körner, Gemüse, Gewürze und Obst für mich nicht nur ein notwendiger, sondern auch ein sehr gesundheitsfördernder Bestandteil meiner täglichen Nahrung sind oder sein sollten, dürfte eine Selbstverständlichkeit sein.

> „Teil und Ganzheit der Pflanzen" ist für mich noch nicht beendet.
> **Mit Pflanzenölen kann ich über meine Haut direkt mit meinem Körper sprechen.** Kann ihm durch „Einreibung", durch „Riechen" und „Einatmung" Wohlempfinden, Entfaltung, Linderung von Schmerzen und Heilung von Krankheiten verschaffen.
> Ist das wenig?
> Nein!

So werden die Pflanzen an meinem Körper, in ihm, zum Teil eines Ganzen.

Zu meinem Vorteil.

Im Dienst an mir.

In der Einheit verbirgt sich die Vielfalt.

VIII. Ätherische Öle und ihre „Heil"-Kraft

Düfte sind nicht ohne Wirkung

Der menschliche Körper ist eine wunderbare Einheit.
Mein Körper ist das.
Diese Einheit.
Von der ich das Wundern lernen kann.
Im Körper wirken die Organe.
Wirken die Sinne.
Auch der Geruchssinn.
Er warnt mich. Wenn es stinkt. Wenn es gefährlich werden kann. Wenn mir Gefahr durch gasförmige Stoffe droht. Veranlaßt mich sogar zur Flucht, wenn es sein muß.

Schlechte Düfte nehmen die Lebensfreude.
Gute Düfte und Gerüche hingegen heben sie.
Krankheit ist Gestank.
Gesundheit ist Duft.
Eine konsequente Folgerung.
Düfte sind heilsam.
Können uns helfen.

Rede ich von Gesundheit und Duft, dann meine ich *ätherische Öle*. Sie werden auch Essenzen genannt. In ihnen steckt die Kraft und das Wesen der Pflanze, die dem Öl den Namen gibt und dem Duft die Note. Die Duftnote. Einmalig. Unverkennbar.

Düfte sind Signale.
Düfte setzen Signale.
Die anziehen.
Abstoßen.
Werben.
Beruhigen.

Wie wirken Düfte auf uns ein?

Auf die subtilste Art und Weise beeinflussen sie die feinstofflichen Teile unseres Organismus. Übermitteln ihm und wecken in ihm heilende Kräfte.

Psychische, geistige Zustände werden gelenkt. Düfte heben und verbessern so das allgemeine Wohlbefinden auf beachtliche Weise.

Gemütszustände, die aus dem Lot geraten sind, können wieder ins Gleichgewicht zurückgeführt werden.

Ein Zuviel auf der einen Seite, ein Zuwenig auf der anderen, wird auf den Weg der Mitte hin ausgeglichen.

Wie kann man ätherische Öle anwenden?
Auf dreifache Weise.
Über die Nase.
Über die Haut.
Über den Mund.

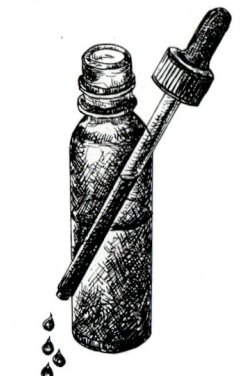

Bei der *innerlichen Anwendung* ätherischer Öle ist zu beachten: Man darf nicht willkürlich handeln, sondern muß sich nach bestimmten Erfahrungswerten orientieren. So wie es auch hier in diesem Buch angegeben ist. *Man nimmt Tropfen in mäßiger Zahl laut Angabe sparsam ein.*

Die Darmschleimhäute resorbieren das verabreichte ätherische Öl sofort. Führen es über die Lymphdrüsen und den Blutstrom den schwachen oder erkrankten Organen und Körperteilen zu.

Einreibungen der Haut wirken vorzüglich über die Reizzonen des Körpers. – Weil ätherische Öle von der Haut leicht aufgenommen und über die Gewebe verteilt werden. Als Hautmassageöle mischt man sie im Verhältnis 1:2. 1 Tropfen ätherisches Öl, 2 Tropfen Pflanzenöle.

Kein Pro ohne Kontra:
Unverdünnt sind ätherische Öle zwar rasch und stark wirksam, aber trocknen die Haut aus und können bei Personen, die leicht allergisch reagieren, zu Hautreizungen führen.

Beim *Aufschnupfen* durch die Nasenlöcher wird vor allem die Aktivität der Lunge gefördert. Dadurch bekommt der Körper mehr Sauerstoff. Die Qualität des Blutes wird verbessert. Blut wieder trägt Heilkraft an die erkrankten Körperteile heran und schafft Schad- und Giftstoffe weg.

So oder so, beides fördert die Gesundheit und das Wohlbefinden.

Inhalierungen erreichen den gleichen Zweck: In einen Topf kochendes Wasser, das von der Feuerstelle weggenommen wurde, 8 bis 10 Tropfen ätherisches Öl geben. Man kann dies frei im Zimmer bei geschlossenem Fenster ausströmen lassen.

Kann es aber auch gezielt zuführen, indem man den Kopf darüberbeugt. Zur Verstärkung der Wirkung wird ein Frot-

VIII. Ätherische Öle und ihre „Heil"-Kraft 319

tierhandtuch über den Kopf gestülpt.
Dem *Badewasser* sparsam beigefügt, erreicht man ebenfalls heilende Effekte.
Bei all den erwähnten Anwendungsarten darf nicht vergessen werden, daß ...
   ... ätherische Öle unser Gemüt rasch beeinflussen.
   ... ätherische Öle zur Hebung der Stimmung beitragen.
   ... gute Stimmung heilend wirkt.

* * *

Ätherische Öle sind gute Geister.
Bereichern mein Inneres.
Nämlich mit Ruhe, Freude und Lebensmut.
Mit Ausgeglichenheit und Einssein mit mir selbst.
Vertreiben Rachegedanken, Groll und Feindseligkeit.
Schwermut, Depressionen und seelische Tiefs.
Brechen Minderwertigkeitskomplexe.
Der Mensch findet wieder leichter zu sich selbst.
Zu seiner *Person*. Der eigenen.

Ätherische Öle – Duftstoff-Führer

1) **Angelika-Öl:** Lockert Magen- und Darmverschleimung.
2) **Anis-Öl:** Hat sich bei Magen- und Darmkrämpfen bewährt.
3) **Arnika-Öl:** Regt den Kreislauf an, löst Krämpfe der Herzkranzgefäße.
4) **Baldrian-Öl:** Ein erprobtes Mittel bei Gliederzittern.
5) **Basilikum-Öl:** Beseitigt Verstopfungen der Hautporen.
6) **Bergbohnenkraut-Öl:** Von keimtötender und entzündungshemmender Wirkung.
7) **Birkenknospen-Öl:** Bei aller Art von Harnblasenbeschwerden.
8) **Eisenkraut-Öl:** Regt Leber-, Nieren- und Gallenblasen-Tätigkeit an.
9) **Estragon-Öl:** Mit Vorliebe bei Arthrose im Greisenalter angewandt.
10) **Eukalyptus-Öl:** Entlastet das Nervensystem, beruhigt Migräne und Kopfschmerzen.

11) **Fenchel-Öl:** Vermindert unerwünschte störende Gasansammlung, trägt zur inneren Entspannung bei.
12) **Fichtennadel-Öl:** Bei Gliederschmerzen nach Erfrierungen, erleichtert Muskelkater.
13) **Geranien-Öl:** Hemmt Entzündungen, öffnet die Poren der Haut.
14) **Hopfen-Öl:** Hilft bei Schilddrüsenüberfunktion.
15) **Johanniskraut-Öl:** Fördert den Kreislauf, beugt Herzinfarkt vor.
16) **Kamillen-Öl:** Macht uns aufnahmebereiter für neue Eindrücke.
17) **Kampfer-Öl:** Nur äußerlich; günstige Beeinflussung der Herzmuskel.
18) **Kiefernnadel-Öl:** Wirkt sich günstig auf die gesamten Atemwege aus.
19) **Koriander-Öl:** Vertreibt anomale Luftansammlungen im Darm, lindert Gebärmutterschmerzen.
20) **Kümmel-Öl:** Erweist sich als stark krampflösend und kreislauffördernd.
21) **Latschenkiefern-Öl:** Von sehr bronchienfreundlicher Eigenschaft.
22) **Lavendel-Öl:** Bei Schwindelzuständen, Ohrensausen und Benommenheit unentbehrlich.
23) **Majoran-Öl:** Löst Krämpfe, beruhigt und erwärmt.
24) **Melissen-Öl:** Zur Wiedergewinnung des Gleichgewichtes.
25) **Muskat-Öl:** Hebt den Allgemeinzustand und das Wohlbefinden.
26) **Petersilien-Öl:** Bei Gallenkoliken und Gallenschmerzen von spürbarer Wirkung.
27) **Pfefferminz-Öl:** Beseitigt Verdauungsschwierigkeiten, undefinierbare Magenschmerzen und Schluckauf.
28) **Pomeranzen-Öl:** Stärkt den Geruchssinn.
29) **Rosmarin-Öl:** Regelt die Leistung des Herzens.
30) **Sadebaum-Öl:** Hilft bei Unterleibsschmerzen, nimmt das Brennen beim Harnen.
31) **Salbei-Öl:** Bei übermäßiger Schweißabsonderung rasch wirksam.
32) **Sandelholz-Öl:** Bei Venenstauungen im Unterschenkel.
33) **Sanikel-Öl:** Bei Asthmaleiden vielfach erprobt. Gilt als ausgezeichnetes Gurgelmittel.
34) **Schafgarben-Öl:** Senkt den Blutdruck, leitet die Funktionen des Organismus in die richtigen Bahnen.

35) **Thymian-Öl:** Übt günstigen Einfluß auf das gesamte Nervensystem aus.
36) **Wacholderbeeren-Öl:** Bei Gelenkschmerzen und Regelschmerzen, zur Entwässerung und bei Darmträgheit.
37) **Weihrauch-Öl:** Nur äußerlich; bewirkt frischen, faltenlosen Teint, hilft bei Muskelschwund.
38) **Zimt-Öl:** Ist von stark keimtötender Kraft. Bei Nagel-, Fuß- und Zehenpilz.
39) **Zitronen-Öl:** Tilgt Juckreiz, wirkt stark alkalisierend.
40) **Zypressen-Öl:** Bei Keuchhusten und Bronchialasthma.

Reiz- und Reflexzonen innerer Organe

Das Fläschchen ist geöffnet.

Den Verschluß habe ich vorsichtig zur Seite gelegt. Damit er mir nicht verlorengeht.

Bei der Handhabung mit ätherischem Öl ist nach jeder Verwendung das Fläschchen sofort zu schließen, weil ansonsten durch die rasche Verdunstung die Wirkungskraft geschmälert wird.

Behutsam neige ich das Fläschchen.

Wenige Tropfen seines Inhaltes genügen. Auf einem flachen Tellerchen. Doppelt soviele Tropfen guten Pflanzenöles hinzugefügt. Weizenkeimöl zum Beispiel. Mit dem Daumenballen meiner rechten Hand reibe ich damit ganz bestimmte Körperstellen an der Hautoberfläche ein.

Es sind dies die sogenannten Reiz- oder Reflexzonen innerer Organe.

Früh und abends tue ich das.

Täglich.

Bis die Kur beendet ist. – Drei Wochen. Normalerweise.

Bestimmte Stellen an der Haut lassen mich mittels meines Daumenballens mit einem bestimmten Körperteil sprechen.

Die Reflexzone ist nicht immer jener Körperteil, der mich schmerzt. Wo ich merklich leide.

Lehre und Erfahrungen haben uns diese Stellen gezeigt.

Akupressur und Akupunktur, die Druck- und Nadelstichmethode sind im Orient, besonders in China, altes Volksgut geworden. Heute werden diese Methoden auf der ganzen Welt angewandt.

Mein Wissen um die „Akupressur" habe ich im Ursprungsland dieser zielführenden Behandlungsweise selbst erworben. In jahrelanger Praxis dort ausgeübt. Erprobt. Vielen Menschen während des japanisch-chinesischen Krieges damit geholfen. Viel Leid gemildert. Manchem wieder Hoffnung gegeben.

Die chinesische Medizin betrachtet den Menschen nicht als isoliertes Sein, das sich selbst genügt, sondern als Teil eines Ganzen.
Teil der Natur ist der Mensch.

Energieströme übertragen sich auf ihn.
Stellen den Menschen unter ihren Einfluß.
Machen ihn abhängig davon.
So sieht der chinesische Arzt in der Krankheit eine Störung, die man normalisieren kann. Durch eine vom menschlichen Körper selbst erzeugte Gegenenergie. Oder durch das Herbeiholen der Energie von außen und ihr richtiges Lenken.
Diese Energie kann aber auch schon bei der Geburt mitvererbt worden sein und liegt momentan unausgenützt, brach da.
In einem System von Energiemeridianen fließt diese durch den Körper, kann reguliert, aber ebenso ausgeleitet werden.

Dies kurz vorausgeschickt, wenn wir von Reiz- oder Reflexzonen innerer Organe reden. Auf die besonders die Anwendung ätherischer Öle heilenden oder gesundheitsfestigenden Einfluß ausüben kann.

Welche Störbereiche innerer Organe können über die Reiz- und Reflexzonen günstig beeinflußt werden?

Kreislaufsystem.
Verdauungstrakt.
Leber und Gallenfluß.
Unterleib und Blase.
Atemwege.
Kopfbereich.

VIII. Ätherische Öle und ihre „Heil"-Kraft

● Kreislaufstörungen:

Zur Anregung des gesamten Blutkreislaufes sowie bei Herzschwäche, bei zu niedrigem wie auch bei zu hohem Blutdruck, zusammengefaßt unter „Kreislaufstörungen", haben sich folgende ätherische Kräuteröle besonders bewährt: **Arnika-, Kampfer-, Johanniskraut-** und **Schafgarbenöl.**

Hilft bei großer Müdigkeit. Einschlafen der Hände und Füße. Kältegefühl. Schwindelanfälligkeit.

Arnika-Öl
(Aetheroleum Arnicae):
Arnikaöl regt den Kreislauf an, wirkt krampflösend auf die Herzkranzgefäße.

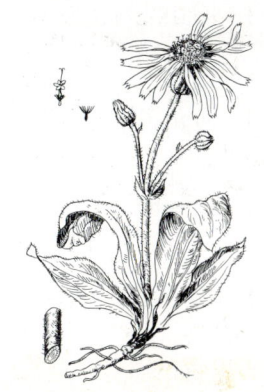

Eine Pflanze der Berge. Ihre Heilkraft steigt mit der Höhe ihres Standortes. Zu ihrer vollen Entfaltung braucht sie Freiheit im unbeschränkten Lebensraum und die mächtigen Ströme des Lichtes der Höhensonne. Benötigt von untenher Feuchte, Urgestein und kieseligen Boden. Kalk und Kunstdünger bringen ihr den sicheren Tod.

Die Blätter entwickeln sich zuerst rosettenähnlich am Boden. Werden dann gegenständig. Den Stengel entlang. Der Wurzelstock treibt waagrechte unterirdische Ausläufer, aus denen Jahr für Jahr neue Pflanzen entstehen.

Arnikaöl: Aromatischer Geruch und schwach bitterer Geschmack.

Das Zusammenwirken von Arnikaflavon mit einem karotinartigen Farbstoff, Gerbstoffen, Bitterstoffen, ätherischen Ölen und Kieselsäure bestimmt die kreislaufanregende Eigenschaft und die krampflösende Kraft auf die Herzkranzgefäße bei äußerer Anwendung. Das macht die Arnika zur universalen Heilpflanze.

Kampferöl

(Aetheroleum Cinnamomi):
Kampferöl, nur äußerlich, günstige Beeinflussung der Herzmuskel.

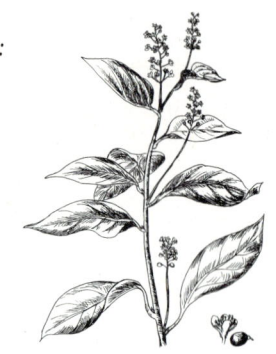

Arzneilich werden das ätherische Öl und der sich daraus ausscheidende Kampfer eingesetzt.

Der knorrig verzweigte, bis 40 m hohe und 5 m dicke Kampferbaum ist in Südchina, Südjapan und auf der Insel Formosa daheim. Die dreinervigen, länglich-elliptischen Blätter erreichen eine Länge bis 13 cm, und die unscheinbaren Blüten von grünlich-gelber Färbung sind in bescheidenen Rispen angeordnet.

Alte Kampferbäume werden gefällt. Das Holz zerkleinert, zerstampft und durch Wasserdestillation aus den Ölzellen des Holzes das Kampferöl gewonnen. Dieses ist das erste Produkt. Durch Ausscheidung des Öles trennt man die Kampfer-Kristalle. Die zusätzlich noch gereinigt werden müssen.

Kampferöl darf während der Schwangerschaft nicht angewendet werden.

Kampferöl: Von durchdringendem Geruch und von scharf brennendem, später kühlendem Geschmack.

Wirkt sich bei äußerlicher Anwendung über die Haut günstig auf die Herzmuskel aus. – *Bei empfindlicher Haut aber kann es unter Umständen zu Brennen und Entzündungen führen.* **In diesen Fällen muß vom Gebrauch abgeraten werden. Ansonsten ist die äußerliche Verwendung unbedenklich.**

Johanniskraut-Öl

(Aetheroleum Hyperici):
Johanniskrautöl fördert den Kreislauf, beugt Herzinfarkt vor.

Bei jeder Behandlung mit Produkten des Johanniskrautes, sei es als Tee zum Trinken, als Badezusatz oder als Öl zum

Einreiben, muß danach eine direkte Sonnenbestrahlung vermieden werden. Wegen ihrer Photosensibilisierung, welche die Haut gegen Strahlung von außen empfindlich macht. Es kann ansonsten leicht zum Sonnenbrand oder Sonnenstich kommen. Beim Außer-Haus-Gehen immer eine Kopfbedeckung tragen.

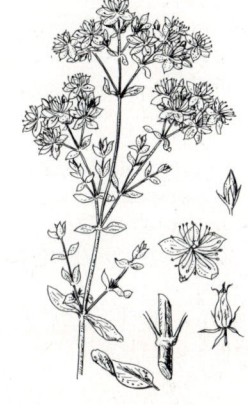

Johanniskrautöl: Von schwachem, eigenartig würzigem Geruch und würzig-bitterem Geschmack.

Kann auch eingenommen werden: 4 Tropfen früh und abends auf 1 Teelöffel voll *Honig*. Einen Schluck Kräutertee oder lauwarme Milch nachtrinken. – Das Anwendungsgebiet sind nervöse Störungen, Gereiztheit, Ruhelosigkeit, depressive Verstimmungen und Angstzustände.

Die Wirkung gleicht dem Valium. Es besteht aber keine Gefahr der Gewöhnung oder Abstumpfung.

Johanniskraut ist von aufhellender Wirkung auf die Stimmungslage.

Johanniskrautöl innerlich verabreicht, unterstreicht die äußere Anwendung durch Einreibung zur Förderung des Kreislaufes. Beugt gleichzeitig dem Herzinfarkt vor.

Schafgarben-Öl
(Aetheroleum Millefolii):
Schafgarbenöl senkt den Blutdruck, leitet die Funktionen des Organismus in die richtigen Bahnen.

"Bitter im Mund, macht's Herz gesund." So urteilt heute noch der Volksmund.

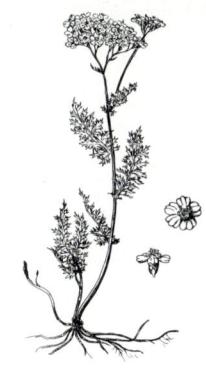

Schafgarbe schmeckt bitter. Drückt den Blutdruck herab. Normalisiert ihn. Das ist eine erwiesene Tatsache.

Der Mensch öffnet sich eher dem Süßen. Weil er sich dadurch im Lustempfinden verliert. Sich über das Unangenehme, das jeden Augenblick über ihn hereinbrechen kann, hinwegtäuscht.

Alles Süße wird bereits durch den Speichel im Mund aufgelöst und in Energie umgewandelt. Geht so leichter oder rascher in den Blutkreislauf über. Zucker zur Kraft.

Wir empfinden Süßes bereits an der Zungenspitze, am Gaumen und im Munde. Je weiter das eingenommene Süße in das Innere des Körpers vordringt, umso weniger nehmen wir es wahr.

Alles, was uns die Sinne des Körpers als wohlgefällig signalisieren, dämpft unser Bewußtsein. Malt uns die Gegenwart rosig aus. Täuscht über die Wirklichkeit hinweg.

Ganz anders verhält es sich beim Herben, Bitteren.

Wir verspüren es zwar schon auf den Lippen und im Munde. Die Wirkung aber geht erst über den Magen. Weil dort der Umwandlungsprozeß in Energie stattfindet. Dazu braucht es aber die Leber mit ihren Säfteabsonderungen. Das wieder wirkt sich auf die Blutbildung aus. Steigt in den Kreislauf ein. Dringt bis zum Herzen vor. Regelt seine Tätigkeit.

Betrachtet man das Fiedrige, Luftdurchlässige in Blatt und Blüte und das Harte im Stengel der Schafgarbe, wird man zur Erkenntnis ihrer Heilwirkung geführt. – Eine Pflanze, die im menschlichen Körper das Gleichgewicht wiederherstellt. Wo Nahrung zur Energie wird. Diese aber regelmäßig über das Kreislaufsystem verteilt, dem ganzen Körper zugute kommt.

So gesehen, erweisen sich Behandlungen mit diesem Öl über die Haut als gleichgewichtsverteilend. Im richtigen Verhältnis proportioniert auf alle Funktionen des Organismus.

Schafgarbenöl: Fast geruchlos und von leicht bitter-würzigem Geschmack.

Praktische Einreibung bei Kreislaufstörungen:
Eingerieben werden **die beiden Fußsohlen.** Man beginnt zuerst an der rechten und endet an der linken Fußsohle.

Mit einer Massagebürste aus Schweineborsten, auf keinen Fall aus Kunststoff, werden 10 *Massagestriche* von der Ferse beginnend Richtung Zehenspitzen geführt. Wobei man

VIII. Ätherische Öle und ihre „Heil"-Kraft

einen spürbaren Druck empfinden darf. Ja sogar soll. Dadurch werden nämlich die Poren der Haut geöffnet. – Als wirksamer erweist es sich noch, wenn man vorher ein ziemlich *heißes Fußbad* nimmt. Dem Wasser 2 Eßlöffel *Salz* zusetzen und gut auflösen. Hernach die Füße kurz kalt abschrecken. Abtrocknen und dann erst bürsten.

Eine der angegebenen Ölarten in die Haut der Fußsohle gut einreiben.

Die Anregung des Kreislaufes wird verstärkt, wenn ich zusätzlich noch „fettes" *Johanniskrautöl* in die Ellenbeugen beider Arme einmassiere.

● Störungen im Verdauungstrakt:

Unter Störungen im Verdauungstrakt versteht man im allgemeinen Verdauungsschwierigkeiten.

Es ist dies ein Sammelbegriff für Aufstoßen, Magendrükken, Durchfall, Verstopfung, Übelkeit und Erbrechen.

Die Ursachen hiefür sind mannigfaltig: Ernährungsfehler, Magen- und Darmkrankheiten, Infektionen, Vergiftungen, Enzymstörungen. Aber auch Alkoholmißbrauch.

Chronische und stärkere Beschwerden dürfen nie selbst behandelt werden. Bedürfen vorerst einer fachärztlichen Diagnose und einer fachmännischen ärztlichen Therapie. – In einfachen Fällen hilft oft schon ein *Fasttag mit Kräutertees.* Wobei sich *Wermut* besonders bewährt hat.

Seelische Konflikte können ebenfalls zu diesen Störungen führen. Ein Grund, der in unserer Zeit nicht selten ist.

Praktische Einreibung bei Störungen im Verdauungstrakt:

Magen- und Darmstörungen haben ihre Reiz- und Reflexzonen zwischen den **Schulterblättern**, an der **Bauchgegend** ab eine Handbreit unterhalb des Brustbeines, in den **Kniekehlen** und im **Genick**.

Bei einer Normalbehandlung reibt man täglich früh und abends in folgender Reihenfolge je einmal ein: Kniekehlen, Schulterblätter, Genick und zuletzt die Bauchgegend.

Bei starken Schmerzen oder bei einer Spezialbehandlung, etwa an einem arbeitsfreien Tag, befolgt man zwar auch die gleiche Reihenfolge, schaltet aber von der Einreibung einer Reizzone zur anderen eine Pause von 2 Stunden ein.

> Bei Störungen im Verdauungstrakt haben die ätherischen Kräuteröle des **Fenchels**, der **Kamille,** der **Pfefferminze** und der **Melisse** als Anwendung beste Erfolge erzielt.

Fenchel-Öl
(Aetheroleum Foeniculi):
Fenchelöl vermindert unerwünschte störende Gasansammlung, trägt zur inneren Entspannung bei.

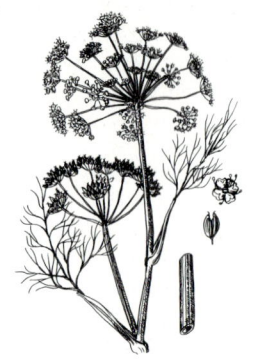

„In China sind Medikamente Nahrungsmittel", schreibt Ming Wong 1978 in seinem Handbuch der Chinesischen Pflanzenheilkunde. Dazu gehört auch der „Offenbarer alles Luftigen", der Fenchel. Dort als Gemüse, Gewürz und Heilpflanze verwendet.

Im Verdauungstrakt unseres Körpers wird durch die flammenlose, aber wärmeentwickelnde Verbrennung rein materieller Stoff in Energie umgewandelt, die alle Organe unseres Körpers belebt, aktiv macht. Mobilisiert.

Die Sprache „äußerer Zeichen innerer Zusammenhänge und Wirkung", die Signaturlehre, sieht im Fenchelblatt Organe „an der Luft für die Luft". Schon sein sattes Grün an Farbe ist Ausdruck sich energisch-intensiv entfaltender Lichtkräfte.

> Typisch ist im Fenchel das zielstrebige „hin zur Wärme". Und „weg von der Kälte".
>
> Als „wärmendes Kraut" setzen wir es auch in Ölform, über die Haut wirkend, für Darm und Magen ein. Zur „Entkrampfung" und „inneren Entspannung" bei Darmträgheit und unerwünschter störender Gasansammlung. Eignet sich mit Pflanzenöl verdünnt zum Einreiben des Bäuchleins bei Kindern, wenn sie von solchen Beschwerden geplagt werden.

Fenchelöl: Riecht würzig und schmeckt zuerst süß, dann aber bitter und kampferartig.

VIII. Ätherische Öle und ihre „Heil"-Kraft 329

> Die heilige Hildegard von Bingen* schreibt den Fenchelkörnern, roh gegessen und gut gekaut, wenige Körner pro Tag genügen, folgende Kraft zu: „Macht den Menschen fröhlich und vermittelt ihm angenehme Wärme und guten Schweiß und verursacht gute Verdauung."

Kamillen-Öl
(Aetheroleum Chamomillae):
Kamillenöl macht uns aufnahmebereiter für neue Eindrücke.

„Tu etwas für deine Haut, nimm Kamill' und du tust schon viel."

So wage ich die Zaghaften anzueifern.

Die Fleißigen zu bestärken.

Dabei habe ich gar keine großen Sprüche gemacht, denn Kamille als Tee, als Badezusatz und als Massageöl, sowie auch Kamillencreme kann nicht genug empfohlen werden.

Die Kraft der Kamille ist wahrhaftig universal. Als Geruchsschlucker, als Hautmildmacher und als Verdauungshelfer. Ihre Wirkung von innen heraus und von außen hinein ist wechselseitig. Die psychosomatische Beeinflussung vollzieht sich auf beide Richtungen. Von der Seele zum Leib und vom Leib zur Seele.

Hebt den Menschen heraus aus seiner Hilflosigkeit gegenüber dem gegenwärtigen Status. Den er viel zu leicht als „hoffnungslos" sieht. Keinen Ausweg findet. Sich als Opfer eines unabwendbaren „Schicksales" betrachtet. Dabei aber vergißt, daß in unserem Leben „Hoffnung alles ist". Daß uns nichts „aufgesetzt" ist. Alles mit Gotteshilfe abwendbar ist. Dieses Menschsein, immer der „aufgehenden" Sonne entgegengehend, auch wenn sie sich soeben im Westen von unserem Blick verabschiedet und verbirgt, das ist jedes Menschen „Tor", das er selber aufreißen muß.

---

* Hl. Hildegard von Bingen. Deutsche Mystikerin. 1098 geboren. Am 17. September 1179 im Kloster Rupertsberg bei Bingen gestorben. Ihr Fest: 17. September.

> Die Kamille schiebt dabei an. Wenn des Torfflügels Gewicht die Kraft unserer Hände bei weitem übersteigt.

Keiner von jenen, die von Zeit zu Zeit halbwegs einen Blick auf „sich selbst" werfen – das sollen wir ja alle tun, wenn wir uns lieben – kann die Brücke des Zusammenhanges zwischen seelischer Verfassung und Oberbauchtätigkeit übersehen. Vor allem sind es der Magen und die Gedärme, die daran beteiligt sind. Sie wieder hängen vom vegetativen Nervensystem ab.

> Der Mensch schreit oft nach „Panoramawechsel". Mit Recht. Er will etwas anderes sehen und erleben. Erfahren. Kamille verleiht unserem Körper „neue Eindrücke". Hier sitzt das Geheimnis ihrer Wirksamkeit.

Kamillenöl: Das dunkelblaue, dickflüssige Öl hat einen angenehmen, charakteristischen Geruch. Der Geschmack ist schwach bitter.

Pfefferminz-Öl
(Aetheroleum Menthae piperitae):

Pfefferminzöl behebt Verdauungsschwierigkeiten, undefinierbare Magenschmerzen und Schluckauf.

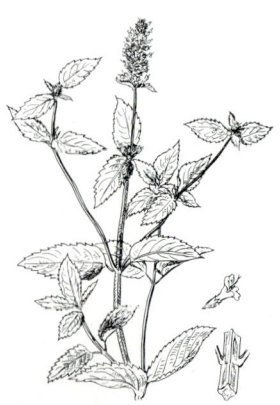

Pfefferminzöl, innerlich oder äußerlich angewandt, hat keimtötende Eigenschaft, entspannt die Muskeln, mildert und verringert Schmerzen. Diese letztgenannte Wirkung wird fachmännisch als „oberflächen-anästhesierend" bezeichnet. Heißt „Ausschaltung der Schmerzempfindung", ähnlich wie bei der Narkose. Selbstverständlich nicht so tiefwirkend. Aber ohne nachteilige Folgen.

Es heißt aber auch das Gegenteil: „Fehlen der Schmerzempfindung", wie es sich nach Nervenschädigungen zeigen kann. Hier führt Pfefferminzöl gerade durch die „Hauteinrei-

VIII. Ätherische Öle und ihre „Heil"-Kraft

be-Behandlung" die verschwundene Gefühlsempfindung sukzessive, Schritt für Schritt, wieder zurück.

Ein junger Mann kommt nach einem Unfall, wobei er Giftgase durch die Nase einatmen mußte, zu mir: „Mein Geruchssinn ist weg."

Es ging freilich nicht über Nacht. Mit Vertrauen, Hartnäckigkeit in der Behandlung, sprich Beharrlichkeit und Ausdauer, hat ihm Pfefferminze den Geruchssinn wieder zurückgegeben.

Durch Einreibung im Genick. Durch Beimischung von Minzeblättern zu den Speisen, besonders zu Salaten und zum täglichen abendlichen Sauermilchtrunk. Und Tag für Tag durch das mehrmalige Aufschnupfen ätherischen Pfefferminzöles durch die Nase.

Der Erfolg blieb nicht aus.

Ich werde den Anruf nicht vergessen: „Es hat hing'haut, Herr Pfarrer, ich kann wieder riechen."

Es müßte einer ein noch viel größerer Eisblock sein, als jene, die vom Nordpol sich loslösend selbst Schiffe auf hoher See in Not bringen, würde man einem solchen Erfolg gleichgültig oder kühl-kalt gegenüberstehen. Das hat mit Selbstgefälligkeit nichts zu tun.

Ein Heimkehrer aus Stalingrad, wo er sein rechtes Bein lassen mußte, ein schönes Stück über das Knie herauf, litt unsäglich unter Phantomschmerzen. Besonders in der Nacht und vor jedem Wetterwechsel. – Hier half allein die beharrliche Einreibung des Stumpens mit Pfefferminzöl. Wenigstens soviel, daß er die quälenden Schmerzen loswurde. Ohne Tabletten.

Das Bein ist nicht nachgewachsen! Klar. Falls Sie meinen sollten, ... Aber auch dieser Teilerfolg war ein Haupterfolg für den leidenden Mann.

Dies hat zwar nichts mit Verdauungsstörungen zu tun. Was ich hier erzählt habe. Aber doch zeigt es klar die schmerzlindernde Wirkung des Pfefferminzöles auf. Erfolge anderer Menschen eifern an, die Kräuter nicht am Rande liegen zu lassen und links zu überholen.

Wo immer Sie an Ihrem Leibe der Schuh drückt, vergessen Sie, lieber Leser, das erfrischende, schmerzlindernde Kräutlein nicht. Das kleine Heinzelmännchen, das für Sie arbeitet. An und in Ihrem Leib.

Pfefferminzöl: Charakteristischer Geruch und Geschmack. Mit einem erfrischenden Kältegefühl.

> Das Spezialgebiet des Minzeöles für Reiz- und Reflexzonen-Massage und -Einreibungen ist und bleibt der Magen, Schläfrigkeit nach dem Essen, Verdauungsschwierigkeiten, undefinierbare Magenschmerzen, Schluckauf, Luftschlucken und Brechreiz.

Melissen-Öl

(Aetheroleum Melissae):
Melissenöl, zur Wiedergewinnung des Gleichgewichtes.

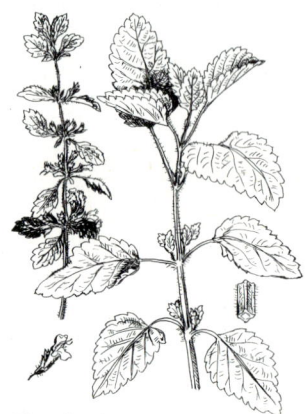

„Rein ätherisches Melissenöl" und „Melissen-Ölauszug" sind zweierlei.

Unter ersterem versteht man rein ätherisches Öl, aus blühendem Melissenkraut gewonnen und in Apotheken erhältlich. Es hat bei der Anwendung am Körper den Vorteil, daß es von der Haut zum Teil eingezogen wird und der an der Oberfläche zurückbleibende Rest an der Luft verdunstet, ohne bleibende Ölspuren auf Kleidern und Bettwäsche zu hinterlassen. Die Handhabung ist also ohne „nachwirkende Verschmutzung".

Die belebende, nervenberuhigende, magenstärkende und krampfstillende Eigenschaft des ätherischen Melissenöles ist kurze Zeit nach der Anwendung bereits spürbar. Aber nicht so „dauerwirksam und nachhaltig" wie beim Melissen-Ölauszug.

Diesen öligen Auszug aus der blühenden frischen Pflanze erhält man normalerweise im Handel nicht, kann aber selbst hergestellt werden.

> ## Zubereitung des Melissen-Ölauszuges:
> 125 g *Melissen-Blätter (Melissa officinalis)* mit ½ l *pflanzlichem Öl* 14 Tage in die Sonne stellen. Danach abseihen, auspressen und in dunkle Fläschchen füllen. Der Melissen-Ölauszug ist gebrauchsfertig. Dunkel und kühl lagern.

Ein Nachteil ist nicht auszuschließen. Nämlich, daß dieses Mittel als Träger des ätherischen Öles ein pflanzliches Öl be-

VIII. Ätherische Öle und ihre „Heil"-Kraft

nötigt. Wie Weizenkeimöl oder kaltgepreßtes Olivenöl. Beide Ölarten sind selbst schon sehr hautfreundlich, schönheitsfördernd und von nicht unbedeutender Heilwirkung auf einzelne Organe über die Haut.

Die pflanzlichen Ölauszüge sind fettig. Vermitteln Ölflecken auf Kleidern und Bettwäsche. Machen trotz guter Einreibung längere Zeit hindurch ölig, was sich bei trockener Haut wieder als sehr günstig erweist.

Ätherische Öle hingegen verdunsten sehr rasch. Lassen keine bleibenden störenden Flecken zurück. Manche von ihnen verfärben die Haut vorübergehend, was später wieder verschwindet. Wie zum Beispiel das ätherische Kamillenöl.

Jetzt, nach der Charakterisierung von „fetten Kräuter-Ölen" und „ätherischen Ölen", bleibt es jedem selbst überlassen, die richtige Mischung für sich und seine Haut zu finden.

Bei der Reiz- und Reflexzonen-Therapie geht es vorwiegend um ätherische Öle und um ihre „Heil"-Kraft.

Ätherisches Melissenöl ist von aromatischem und schwach würzigem, zitronenartigem Geruch und Geschmack.

Das Hauptgewicht in der Behandlung mit Melissenöl liegt in der Wiedergewinnung des seelisch-geistigen Gleichgewichtes. Und somit in der Behebung vegetativer Störungen im Verdauungstrakt.

● Leber- und Gallenbeschwerden:

„Sie waren auch schon ‚leberreicher'." Sagte ich zu einem Kriminalbeamten, der vor mir saß und sich über seine „schwache" Leber Luft machte.

Die Antwort war ein scharfer Blick. Stillschweigen. – Dabei kam es über mich. Die Erkenntnis nämlich, daß der Blick eines Menschen sehr viel sagen kann. Aussagen. Er kann unter anderem „fragwürdig", aber auch „fragend" sein. „Kriminell" oder „kriminalistisch". Negativ das eine. Gesellschaftsschützend das andere.

Hic et nunc, hier und in diesem Augenblick war es ein „zwittriger" Blick: eine „Kreuzung" zwischen „Fragen" und „Forschen".

„Na ja, Herr Exeneder, ich will Sie nicht auf die Folter spannen. Dann hör'n S' halt...

Ein erwachsener Mann trägt in seinem Oberbauch 1½ kg Leber herum. Seine Frau aber um ¼ kg mehr. Weil die Leber einer Frau um zirka 15% mehr wiegt als die eines Mannes.

Als Kleinkind füllte dieses Organ ⅖ des Bäuchleins aus. Verständlich. Der große „Blutspeicher" Leber, ⅔ seines Gewichtes sind Blut, wird an der Entwicklung des menschlichen Körpers aktivstens beteiligt. Und da gerade im frühesten Alter die Gesamtwerdung des Kindes rasant voranschreitet, ist die „Leber als Sitz des Blutes" so relativ groß. Von den 6 Litern Gesamtblut eines Erwachsenen sind in der Körperruhe ¼ davon in Reservestellung in die Leber zurückgedrängt. Es ergießt sich dann, wenn der Mensch aktiv wird, in die Muskeln.

„Jetzt wissen S', Herr Inspektor, warum S' einmal, als Kind nämlich" – ich unterbrach mich selbst, wechselte in seine Rolle von vorher über, schaute ihn aufmerksam an und fuhr fort – „das war vor vierzig Jahren herum, jetzt dürften S' zweiundvierzig sein...", hier unterbrach er mich, indem er erstaunt einschob: „Werd' ich in drei Monaten", und ich weiter: „leberreicher waren als Sie jetzt sind".

Eine weitere lebenswichtige Funktion der Leber stellt ihre Entgiftungseigenschaft dar. Die es uns erlaubt, in einer verhältnismäßig verschmutzten Welt ohne größeren Schaden zu leben.

Die Leber hat zwei große Feinde. In der Hand eines jeden „Leberbesitzers" aber liegt es, diese in einem gewissen „Respektabstand" von ihr fernzuhalten. – Feind Nummer eins ist übermäßiger Alkoholgenuß. Als Leberfeind Nummer zwei gilt die Virusinfektion. Diese kommt erst sechs Wochen nach der Kontaktnahme zum Durchbruch und zeigt sich vor allem in der infektiösen Gelbsucht. Im dunklen Harn, in der Gelbfärbung des „Weißen im Auge", im Anschwellen der entzündeten Leber und in einer „elenden" Müdigkeit. – Und die Ursache? Ist häufig ein Urlaubsaufenthalt am Mittelmeer oder in Rußland. Verbunden mit Austern-, Muschel- oder Kaviarkonsum.

Ist die Rede von der „Galle", dann meinen wir die „Gallenblase". Sie dient als „Vorratsstelle" des Verdauungssekretes, der Galle, die kein Organ, sondern eine Flüssigkeit ist.

Der Mensch braucht zur Verdauung der Fettstoffe – in seinen Lebensmitteln enthalten – Gallensaft. Damit der Speisebrei angeregt und verarbeitet werden kann. Ist die Galle zu

VIII. Ätherische Öle und ihre „Heil"-Kraft

stark eingedickt, zuwenig flüssig oder bilden sich Gallensteine, dann kommt es zur Einengung des Gallenganges. Sogar zur gänzlichen Verstopfung. Und „der Ofen bricht zusammen". Die Gallenkolik ist da. Der Betroffene schreit vor Schmerzen auf. Krümmt und wälzt sich.

Der Gallenstein hat ja männlichen Artikel. Scheint Frauen besonders zu lieben. Denn nur jeder zehnte Mann, dafür aber jede vierte Frau leiden darunter. Sind „gallensteinreich".

Wie kommt man zu Gallensteinen?
Recht einfach: Die Füße in Pension schicken. Fleißig bei jeder möglichen Arbeit sitzen und beständig mit dem Auto fahren. Das Fahrrad den Kindern überlassen. Und sich zusätzlich fest ärgern. Wenig echte Freude suchen.

Zum Großteil liegt es am Menschen, zwischen 20 und 80, selbst zu wählen.

Konservennahrung. Viel fettes Fleisch. Wenig Gemüse und Obst. Vor allem Obst- und Gemüsesäfte meiden. – Das haben die Gallensteine gerne. Da wachsen sie wie die echten Perlen in den Muscheln der Karibik. Mit dem Unterschied, daß diese weit weg ist, die Gallensteine aber in deiner Gallenblase daheim sind.

Praktische Einreibung bei Leber- und Gallenbeschwerden:
Zur Gesunderhaltung der Leber- und der Gallenblasen-Funktion weist jeder menschliche Körper Reizzonen auf. Auch der deine. – Sie liegen **links und rechts scharf unter den Rippenbögen.** Man beginnt von der Mitte aus und reibt nach außen. Weiters zuerst die Stelle **zwischen den Schulterblättern** und dann den **gesamten Rücken** behandeln. Von oben nach unten massieren. Schließlich die **Innenseite der Handgelenke** dicht über dem Puls, einschließlich der **Handflächen.**

Geeignete ätherische Öle zur Einreibung bei Leber- und Gallenbeschwerden, zur Heilung, aber auch als Vorbeugung, sind: **Wacholderbeeren-, Petersilien-** und **Eisenkrautöl.**

Beide jungen Damen sind im gleichen Rehabilitationszentrum des Versicherungsinstitutes beschäftigt. Als Therapeutinnen.

Die eine ist Vorarlbergerin. Die andere Wienerin. Sie haben auch miteinander studiert.

„Sie tun mir eigentlich leid. Aber hinten nachweinen kann bald einer. Wenn's g'schehn ist, kann jeder weise Ratschläge geben, was man hätte tun können, um nicht..."

Ich komme mit dem Satz nicht mehr zu Ende, da sagt die eine, die sich betroffen fühlt: „Gallenblasen-operiert zu werden. Meinen Sie, Herr Pfarrer. – Ja. Aber die Schmerzen damals. Was tun? Rettung rufen. Ins Spital kommen. Operiert werden. War eines. Jetzt bin ich einundzwanzig und ohne Gallenblase. Mein restliches Leben lang. Die Operation war erst vor drei Monaten."

Soweit die vor kurzem noch „Steinreiche".

Es wäre zu einfach, zu meinen, mit Öleinreibung hätte man diese Operation in so jungen Jahren verhindern können. Um jeden Preis. Auf alle Fälle. – Nein. Eine absolute Sicherheit gibt es auch in der Pflanzenheilkunde nicht. Garantie gibt es keine. – Aussicht ja. Auch die Möglichkeit. Und Hoffnung.

Wacholderbeeren-Öl
(Aetheroleum Juniperi):
Wacholderbeerenöl, bei Gelenkschmerzen und Regelschmerzen, zur Entwässerung und bei Darmträgheit.

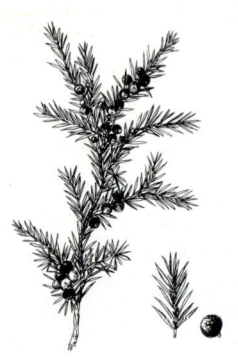

Das Wacholderbeerenöl ist von vielseitiger Wirkung. In erster Linie keimtötend. In sehr hohem Maße. Auch bei mäßiger Anwendung.

Äußerlich als Massageöl an der Haut eingesetzt, löst es die hier abgelagerten Fette gänzlich auf und dringt sehr tief in die Hautschichten ein. Nicht nur das. – In erheblichen Mengen stößt es in den Organismus vor. Dies ist die Ursache, warum dadurch tiefliegende Krankheitsherde erfaßt werden und es zur Abheilung kommt.

Bei der Behandlung gelangt das ätherische Öl zur Verdunstung. Die eingeatmeten Dämpfe wirken sich durch ihre Berührung mit der Lungenschleimhaut auch auf die Atmung sehr günstig aus. Das wiederum beeinflußt die Blutzirkulation.

Es gibt kaum ein anderes ätherisches Pflanzenöl, das von so großer Wirkungsbreite auf den menschlichen Körper wäre,

> wie das Wacholderbeerenöl. – Gelenkschmerzen, Regelkrämpfe bei Frauen, Entwässerung praller, geschwollener Gliederteile, Bronchial- und Lungenleiden, Darmträgheit, Leberinfektionen, Gallensteinbildung. – Man könnte das Loblied über den „Kranewitt" noch fortsetzen.

Das alles hat dazu beigetragen, den Nadelstrauch karger Heidegebiete und Moorlandschaften, aber auch vegetationsarmer Bergwiesen und steiniger Hänge zum Volksliebling zu machen.

In einem alten Weihnachtsspiel wird der als „Muttergotteskraut" angesehene „Karwendel" als Gegenstück zum Apfelbaum, dem „Baum der Erkenntnis", auf die Bühne getragen. Mit Bändern reichlich verziert, schließlich auf die Krippe gestellt. Um die sich in friedlicher Gemeinschaft Tiere und Pflanzen versammeln. Das verlorene Paradies wird wieder erreichbar durch Christus. Und der Wacholder ist zum „Neuen Lebensbaum" geworden.

Der wie die Dornenkrone sticht. Dessen Früchte nicht rotwangig weithin sichtbar einladen, sondern bescheiden und verborgen im Nadelwerk auf das Zugreifen warten. Dabei aber einen Zoll verlangen: Mut und keine Überempfindlichkeit gegen Hautkratzer. Wacholderbeeren, einmal „erobert", schmecken nicht „wohlmundig", sondern herb und die Mundschleimhäute „zusammenziehend". – Stärken aber den Magen. Im krassen Gegensatz zum Genuß der „süßen Sinnesslaben". Die Magen und Geist ruinieren.

Besser kann man den „Kranewitt", den „Karwendel" – heißt alles Wacholder – nicht charakterisieren und zur Anwendung empfehlen.

> Ein „Strauchbaum", an lebensfeindlicher Stätte daheim, steht da in Würde. Verschenkt seine Heilkraft und will dabei nicht „hoch hinaus".
> Für mich ist der Wacholder „meine Pflanze", die mir zeigt, daß man auch „aus wenig etwas machen kann", wenn man das, was man ist, ganz ist.

Wacholderbeerenöl: Riecht stark aromatisch und schmeckt süßlich und herb würzig.

> Bei Leber- und Gallenbeschwerden laß den Wacholder über deine Haut sprechen!

Petersilien-Öl
(Aetheroleum Petroselini foliorum):
Petersilienöl, bei Gallenkoliken und Gallenschmerzen rasch wirksam.

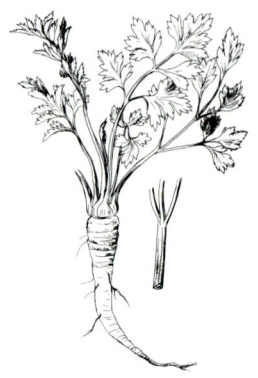

Petersilie ist ein „Steinbrecher". In allen ihren Anwendungsformen. Auch als Gewürz zu Suppen, Salaten, Kartoffeln. – Wer kennt sie nicht, die „Heurigen mit Petersilie"? – Zu Rohkost-Zubereitungen. Darf jedoch erst kurz vor dem Servieren den warmen Speisen zugefügt werden. Ansonsten werden die wertvollen Vitamine zerstört. – Fast überall gebraucht man in der Küche die Blätter der Petersilie. In manchen Gegenden aber auch die Wurzel.

Petersilienblätteröl darf in der Schwangerschaft nicht angewandt werden! Könnte, in Überdosis gebraucht, Fehlgeburten herbeiführen.

Obwohl bei Leberleiden und Gelbsucht eingesetzt, ausgezeichnete Erfolge zu verzeichnen sind. Wirkt gleichzeitig harntreibend und verdauungsfördernd.

Petersilienöl: Mit balsamartigem, herbwürzigem Geruch und ein wenig scharf-bitterem Geschmack.

Petersilienöl ist ein hervorragendes Einreibemittel. Spricht die Reizzonen des Körpers rasch an. Wirkungen sind oft schon in Kürze verspürbar. Deswegen bei Gallenkoliken als Erste Hilfe gut einsetzbar. Natürlich auch zur Weiterbehandlung.

Ein *wertvoller Hinweis:* „Kräuselpetersilien-Blätter" als Garnierung für Kalte Platten, ja in Ordnung. Aber nicht mehr. – Heilkräftig ist nur die übliche, altbekannte flache Petersilie. Natürlich kann man Kräuselpetersilien-Wurzel auch als Gemüse verwenden. Wirkt erfrischend.

Der Mensch hat durch die Gartenkultur im Laufe der Jahre viele Formen der Pflanzen herangezogen. Die „Urpflanze" aber ist in der Naturheilkunde bei allen Arten immer noch die verläßlichste und wertvollste.

VIII. Ätherische Öle und ihre „Heil"-Kraft

Für mich ist eben Pflanzenheilkunde keine Meinung, sondern ein Wissen. Das man sich durch zähes, ausdauerndes Studium durchaus erwerben kann. Wichtig ist ... Was? Die Liebe. Zur Pflanze. Zum Menschen.

„Petersilienblätter in die Suppe und zu Erdäpfeln. Ja, das verstehe ich. – Aber fein zerschnitten, mit Schweineschmalz abgerührt, über Nacht am Rücken aufgelegt und Kreuzschmerzen damit vertreiben, das war mir neu."

Sie ist eine Mutter von vier erwachsenen Kindern. Halbtägig nebenberuflich beschäftigt. Immer gewillt, da und dort in Familien auszuhelfen. Eine einfache Frau, hilfsbereit. Mit einem Paar helfender Hände. Erzählt mir aus ihrer Erfahrung.

Ein junges Wiener Ehepaar, das die Ferien und das Wochenende regelmäßig im Waldviertel verbringt. Der Mann litt an starken Kreuzschmerzen. Mit *Petersilienblätter-Auflage* einige Zeit behandelt, schwanden dieselben.

„Wie weggeblasen waren sie."

Die Petersilie gehört zur Familie der Doldenblütler. Beim Zerreiben der Blätter erst entwickelt die unscheinbar grüngelb blühende Pflanze ihren typischen Geruch.

Die „Schauerin von Bingen", die heilige Hildegard, sagt: „Die Petersilie ist von kräftiger Natur und hat mehr Wärme als Kälte in sich, und sie wächst vom Wind und von der Feuchtigkeit. Und sie ist für den Menschen nützlicher roh als gekocht zu essen ... Im Geist des Menschen erzeugt sie Ernst."

Die moderne „Esoterik" findet die Zusammenhänge zwischen Inhaltsstoffen, Familienzugehörigkeit und Heilwirkung der Petersilie in der „Entlastung der Nerven von zu starker Astraltätigkeit".

Grundlegend für diese Auslegung ist der „dem irdischen Leib innewohnende Zweitkörper". Und beruht auf der Auffassung, Gestirne und Seelen bestünden aus derselben Quintessenz, nämlich Äther, die mit der aristotelischen Lehre vom Äther und der platonischen Weltseele zusammengefaßt worden sind.

Auch die „hildegardische Auffassung" bestätigt das gleiche. – Einfacher aber die Erklärung, wie ich sie immer wieder gebrauche: Daß das Leibliche im Menschen, sei es Krankheit oder Gesundheit, stark vom Seelisch-Geistigen abhängig ist. Und daß der „innere Arzt" immer vor dem hilfreichen „äußeren Arzt" zu agieren hat.

Eisenkraut-Öl
(Aetheroleum Verbenae):
Eisenkrautöl regt Leber-, Nieren- und Gallenblasentätigkeit an.

„In einer Handschrift der k.k. Hofbibliothek in Wien steht folgende merkwürdige Stelle von der Verbena"*:

„Ein krut heißit Verbena, zu dutc Yseren.
Daß ist zu maningen dingen gut.
Der dise wurc mit dem crute nimt und geit zu dem sichen, so daß der siche die wurc nicht inne werde, und spreche zu im:
Wie gehast du dich?
sprichet der siche: Ich gehabe mich wol,
so genest er,
sprichet er aber, Ich gehabe mich übele
so inkumit er des sichtumes nimmer uf."

Eine in Europa heimische Heilpflanze. Bis 80 cm hoch. Deren vierkantiger Stengel aufrecht emporstrebt, gezähnte, gegenüberstehende Blätter trägt, am Rande und an den Blattnerven behaart. Mit fast unscheinbaren blaßlila-rötlichen Zwergblüten, in kleinen Ähren zusammengefaßt. – „Es kann nicht leicht eine Pflanze von mehr Unscheinbarkeit und größerem Ruf geben, als die Verbena." Schrieb vor 120 Jahren ein Autor.

Steht gerne am Wege, an Zäunen und Mauern, auf Wiesen. Meist in Dorfnähe. Als wollte sie bei den Menschen bleiben. Teilnehmen an ihren Wechselfällen des Lebens. – Neugierig sein. Alles wissen wollen. Hineingucken in Angelegenheiten anderer. Ein Reicher, der in Bettlerkleidung unter die Menschen geht. Dem man aus Mitleid gerne eine Brotrinde anbietet. Der aber als Antwort darauf zum Gastmahl einlädt.

Reichlich beschenkt wird der leidende Mensch, wenn er zum Eisenkraut greift. Und es anwendet. Einreibungen der

---
* Nach alter Überlieferung 1864 von Ritter von Perger aufgeschrieben, Professor und Scriptor der k.k. Hofbibliothek in Wien.

VIII. Ätherische Öle und ihre „Heil"-Kraft

> Reizzonen mit ätherischem Öl vermitteln diesen Reichtum. – In vorderster Reihe steht die Anregung der Körperfunktionen. Von Leber, Gallenblasensekretion und Nieren.
> Bei Leberleiden, Gelbsucht, Verdauungsstörungen, Gallen- und Nierensteinen sowie bei Rheuma aufs wärmste zu empfehlen.

Eisenkraut, als amtliches Heilkraut anerkannt, hat verschiedene Namen. Wie: Hexenkraut, Heiligkraut, Zauberkraut, Yserie, Verbena.

Deutsche Botaniker des 16. Jahrhunderts nannten es „Isenkraut", Eisenkraut. Weil sie damals der Meinung waren, daß der Saft dieses Krautes das Eisen härten würde. Abgeleitet von „is", heißt es hart, zähe. Steht im Zusammenhang mit Eis und Eisen. Das entspricht durchaus der biologischen Beschaffenheit des Krautes, dessen Zweige sehr hart und zähe sind.

Eisenkraut galt als eine der heiligen Pflanzen bei den Galliern. War aber auch den Germanen bekannt. Viele „magische" Bräuche rankten sich bald um dieses bescheidene Heilkraut. So sollte es nur dem Kranken helfen, dem es nach eigener Aussage gut erginge. Dabei aber krank im Bette lag. So wie eingangs geschildert.

Vor Kriegszügen losten die Gallier mit diesem Heilkraut und weissagten über den Verlauf und Vorgang derselben. – Die Germanen hingegen brachten das Eisenkraut zu Beginn des Krieges und bei Friedensschlüssen als Opfer dar.

Auch für das Sammeln des „Isenkrautes" war ein bestimmtes Ritual vorgeschrieben. So durfte es nur mit einem goldenen oder silbernen Werkzeug aus der Erde gehoben werden. Und zwar einzig und allein beim Aufgang des Hundssternes. Wobei es dabei weder von der Sonne noch vom Mond beschienen wurde.

Wer sich mit „Isenkrautöl" salbe, würde alles erlangen, was er sich wünsche. Beim Sammeln des Krautes aber mußte es solange liegen bleiben, bis der Morgentau auf dasselbe herabfiel. Dabei mußte der Sammler stehenbleiben. Durfte den Ort nicht verlassen.

> Für mich ist es immer interessant, in die Volksseele hineinzuhorchen. Mich in die Vergangenheit zurückzuversetzen. Mich hineinzudenken, in die Gedankengänge der Menschen

von damals. Die unter anderen Umständen lebten wie ich heute. Wie du.

Tue ich das, dann wächst in mir die Überzeugung, daß der Schöpfer „Großes an mir getan hat", wie es Maria beim Besuch zu Elisabeth von ihr selber sagte. – Das gilt uneingeschränkt auch von mir. Von uns allen.

Dann lerne ich wieder eine Pflanze mehr lieben. Kann auch eindringen in ihre Wirksamkeit. In ihr Sein. Und erlebe ihre Heilkraft.

Auch Eisenkraut ist ein Gotteslob. Für sich selbst. Und für den, der es voll Vertrauen benützt.

● Unterleibs- und Blasenstörungen:

Praktische Einreibung bei Unterleibs- und Blasenstörungen:

Für alle Störungen, die den Unterleib betreffen – bei der Frau Eierstock, Eileiter, Gebärmutter und Scheide, beim Mann Hoden, Hodensack und Penis; sowie Harnleiter, Blase, und beim Mann zusätzlich die Vorsteherdrüse oder Prostata – sind wieder eigene Einreibestellen zuständig: Eine Handbreit über den inneren Knöcheln angefangen. Die **Innenseite der Unterschenkel**, die **Waden**, die **Kniekehlen** und schließlich die **Innenseite der Oberschenkel**, bis drei Fingerbreit von der Leistengegend entfernt.

Als bewährte Einreibemittel hiefür gelten **Birkenknospenöl** und **Rosmarinöl**. Wobei vor allem bei Frauenleiden erstgenanntes unübertrefflich ist.

Birkenknospen-Öl
(Aetheroleum Betulae):
Birkenknospenöl, bei aller Art von Harnblasenbeschwerden.

Ich spreche. Das funktioniert nicht ohne Lungentätigkeit. Einfach deswegen nicht, weil es nicht ohne Luft geht. Das Sprechen. – Hier nimmt sie, die Luft, die edelste Gestalt an. Die Form des Wortes. Und konsequent dazu die Form der Sprache.

Wenn ich rede, den Mund auftue, dann vereint sich mein Denken mit atmosphärischer Strömung, mit der Luft, und nimmt Gestalt an. – Andere hören mich. Verstehen mich. Nachdem Ohr und Hirn sich zur gemeinsamen Tätigkeit vereint haben, für einen Bruchteil einer Sekunde nur. Und geben mir ihre Antwort zurück.

Die Birke gilt als wahre „Bewegungskünstlerin" unter den Bäumen. Steht aber auch als „Lebenskünstlerin" nicht hinten nach. Vom sanften Lufthauch, über den heulenden Wind, bis zum tobenden Sturm tut sie immer das gleiche. Sinngemäß. Verleiht der Luft Ausdruck. Wird zu ihrer Sprecherin.

Bleib doch einmal stehen vor einer Birke. Betrachte die Bewegungen ihrer biegsamen Zweigarme. Du siehst, wie Luft plastische Gestalt annimmt. Mit Hilfe all dessen, was zur Birke gehört. Blätter, Zweige, Äste. Ja selbst der Stamm, ihr Birkenstamm, schwingt mit. Und spricht. Durch die Bewegung der Luft. Hauch wird zum Laut.

Wo und wie meistert sie ihr Leben? Läuft es ab? Dahin? – Nicht in tropischer Hitze. Auf humusreichem, stickstoffhältigem Boden? Nein! Das kühle Wasser der Berge, das mit Hilfe der Wärme der Höhensonne Gletschereis als Ursprung hat, fördert ihr Gedeihen. Auf Urgestein und Granit. Weil sie den Lichtstoff Kiesel in sich tragen.

Von der Feuchte sterbender Pflanzen, begraben im wäßrigen Moor, lebt die Birke ebensogut in der Senke wie in der Höhe. Ändert ein wenig die Form. In der Substanz aber bleibt sie immer die gleiche. Auch auf der trockenen Heide, wo sie noch tief unten das köstliche lebensnotwendige Naß aufzuspüren versteht. Sie bleibt. Sie ist und bleibt die „Schimmernde". Die „im Lichte Prangende"! Die „Berchta". „Bircha". „Björk". Nach alter skandinavischer Sprache. Für uns das gleiche. Nur „Birke" geheißen. Im Grunde genommen aus weichem Holze bestehend, nimmt sie dank ihrer wasserundurchlässigen, steinharten Rinde den Kampf mit Klima, Jahreszeiten und Naturgewalten auf. Weicht vor ihnen nicht zurück, indem sie im Absterben einen Ausweg sucht. Sie harrt aus. Bleibt. Wächst und gedeiht.

Der erste Blick zur Birke hin trügt. Er könnte uns von einer „Weichen" oder wenigstens „Verweichlichten" künden. Das Gegenteil ist der Fall. Sie affrontiert die Herausforderung des Lebens. Stellt sich ihr entgegen. Bewältigt das Leben.

Reich an Sprache ist die Natur.
Wie glücklich bin ich. Nicht genug kann ich dafür danken. Daß ich langsam, zaghaft zuerst, dann Schritt für Schritt schon mutiger, beginne, diese Sprache zu verstehen. Mein Herz wird weit dabei. Unendlich glücklich werde ich.

Jetzt verstehe ich erst. „So sollt ihr beten: Vater unser!" Und sehe Ihn. Den Meister. Wie er durch die Natur geht. Da ist. Für mich. Mir allüberall begegnet. Mit mir spricht. Durch die „Bircha". Die Birke. Jetzt.

Erst seitdem ich gelernt habe, Augen und Ohren zu öffnen, sehe und höre ich wirklich. Richtig. Lerne aufs neue wieder reden. Vergesse dabei meine Krankheiten. Obwohl ich sie spüre. Aber sie hindern mich kaum mehr.

Ich darf meine Begeisterung leben. Fliegen lernen. Tue es auch. In die unendlichen Sphären mich erheben. Wo der Erdengeruch zu bezauberndem Dufte sich verwandelt. Mir kein Zweifel mehr aufkommen kann, daß es ein Paradies gibt. Weil ich es bereits spüre. Ahne. Erahne. Nach menschlichen Begriffen. Denn solange noch Form mich zieret oder verunzieret, belastet, bin ich zu mehr nicht fähig. Bin mit diesem „Himmel auf Erden", erhoben nach oben, schon zufrieden.

In meinem „Menschengeistigen" gestärkt, lebe ich von unten nach oben. So sehe ich auch die Wirkungskraft des Birkenknospenöles. Der Unterleib des Menschen ist doch jener fruchtbare, arterhaltende Teil des Körpers, der einer smaragdenen Schale gleicht, in der das Leben in sichtbarer Ausdrucksform eifersüchtig bewahrt und erhalten bleibt. Ich kann es weitergeben oder es in einer richtig verstandenen As-

> kese, streng enthaltsamen und entsagenden Lebensweise, sublimieren. Zurückführen zu den geistigen Potenzen meines Herzens und meines Denkens. Daraus ein dienendes lebenserhaltendes Element schaffen, das in der erhabenen, feinsinnigen Hingabe im Dienst am Nächsten seine Ausdrucksform und somit verständliche Sprache findet.

Die Beschwerden im Unterleib sind ein Sträuben der Natur. Sind ein Bremsen nach oben. Sind ein Verkörperlichen des Geistigen, das verhindert wird, sich durchzusetzen. Und sich so zur Wehr setzt. Als Antwort.

Öl mildert. Macht weich. Biegsam. Anpassungsfähig. Die Kraft der Birkenknospe vereint mit der Kraft des Öles wirkt vor allem entwässernd. Nimmt uns das, was dem Geistig-Luftigen in uns entgegenwirkt. Uns zur Erde zwingt. Uns hindert, frei zu sein. Nach oben, durch innere Erwärmung emporgehoben, zum Lichte zu gelangen.

Die Blase erfüllt ihre Aufgabe als Letztbehälter dessen, was sich im Nierenbecken ansammelt. Abgegeben durch die Nierentätigkeit. Ein gut funktionierender Verschluß, gelenkt durch das Zentralnervensystem, gehorcht unter normalen Umständen auf Befehl. Bewahrt den Leib vor unerwünschtem Harnaustritt.

Allem Wäßrigen muß sich Wärme zum Ausgleich entgegenstellen. Daraus ergibt sich von selbst die Forderung:

> „Halte deine Harnblase warm. Schütze sie vor Kältezutritt. Ansonsten wirst du es früher oder später zu spüren bekommen!"

Zur Blase gehen von beiden Seiten der Nierenbecken die Harnleiter. Von dort zur Harnöffnung, zum oberen Scheidenteil der Frau oder zum Penis des Mannes. Mann und Frau sind sich hier in bezug auf Zu- und Ableitung des Harns mit Unterschied der Geschlechtsverschiedenheit gleich.

Die essentielle Differenz besteht darin, daß die Lebenskeime der Frau eigene Leitungen zur Verfügung haben: Eierstock, Eileiter, Gebärmutter und Scheide. Getrennt vom Harnweg. – Beim Mann aber benützen Harn und Samen die gleiche Bahn.

> Für beide, für Mann und Frau, ist wieder der Ruf nach Wärme, den der Lebenskeim und seine Wege brauchen, gleich. – Birkenknospenöl-Massagen entsprechen diesem Bedürfnis.

Birkenknospenöl: Balsamisch riechend und von leicht herbem Geschmack.

Rosmarin-Öl
(Aetheroleum Rosmarini):
Rosmarinöl regelt die Leistung des Herzens.

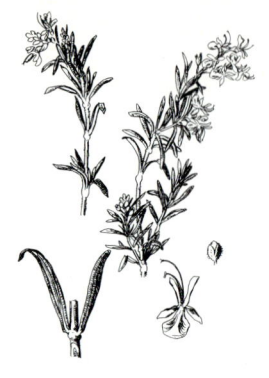

Aus dem blühenden Rosmarinkraut wird das Rosmarinöl erzeugt. Dieses wieder verarbeitet man in der pharmazeutischen Industrie zur Rosmarinsalbe (Unguentum Rosmarini compositum).

Rosmarinöl: Geruch charakteristisch. Geschmack aromatisch, bitter und kühlend.

> Im Vordergrund des Wirkungsfeldes der „Rosmarinkräfte" stehen Schwäche- und Erschlaffungszustände. Über die Anregung zur besseren Blutzirkulation werden Leber-Gallen- und Magen-Darm-Funktion verstärkt und geregelt und so der Körper zu einer höheren Gesamtleistung aktiviert. Schwacher Kreislauf und niedriger Blutdruck normalisiert. Dadurch wird auch eine Herzstärkung ausgelöst.

Pfarrer Kneipp faßt die Wirkung des Rosmarins in folgendem Urteil zusammen: „Rosmarin hat sich als vortreffliches Mittel bewährt; ich stelle Rosmarin unter die ersten Heilpflanzen als wahren Herzstärker."

> **Rosmarinöl darf jedoch während der Schwangerschaft nicht angewandt werden.**

Will man mit einem Menschen sprechen, von ihm nicht nur „ja" und „nein" hören, sondern in ihn eindringen, dann kann man das nicht im Vorbeilaufen tun. Ich muß mir Zeit für ihn nehmen.

VIII. Ätherische Öle und ihre „Heil"-Kraft

> **Will man mit seiner Haut sprechen, dann muß man vorerst zur Ruhe kommen.** Sich selber Zeit lassen. Die Zusammenhänge in seinem Körper richtig verstehen.
>
> Dann lernt man, wie unrichtig es ist, „‚Krankheiten' heilen" zu wollen. – Dem Menschen muß man helfen, damit sein Körper sich selber hilft.
>
> Um das zu erreichen, müssen wir oft an einer ganz anderen Seite anfangen. Nicht dort, „wo es weh tut".
>
> So haben wir bei Unterleibs- und Blasenbeschwerden vor allem die Normalität und Leistung des Herzens im Auge zu behalten. Und das wollen ja unsere Ölmassagen und Einreibungen auch erzielen.

Ich spreche in diesem Zusammenhang der Heilung am Menschen gerne von einem *„Zangensystem"* oder von einer *„Zangenwirkung"*.

Wenn mir des Nachbars Gänse in den Garten kommen, nützt mir das Schimpfen über Gänse nicht viel. Ich kann den Nachbarn überreden, daß er sein Federvieh anderswo laufen läßt. Auf eigenem Grunde. Eingesperrt. Oder ich errichte einen Zaun.

Don Bosco* sprach in seinem modernen Erziehungssystem vom „zuvorkommenden Effekt". Das heißt, den Weg zur bösen Tat umlenken. Dann kann diese gar nicht mehr geboren werden. Er hielt seine Buben in den Entwicklungsjahren in der Seele rein, indem er sie immer beschäftigte.

So habe auch ich gelernt, anstatt das Böse in mir zu bekämpfen, meine kostbare Zeit dazu zu verwenden, mich in wertvoller Aktivität zu ergießen und so alle meine Kräfte sinnvoll einzusetzen.

Mit meinem „Zangensystem" aber will ich noch mehr erreichen. Ich will im Körper die Abwehrkräfte so aktiv machen – durch die Stärkung des Herzens und des Kreislaufes, verbunden mit geregeltem Stoffwechsel –, daß sich der „Schaden" von selbst indirekt behebt. Von außen her im Bogen, wie die zwei Backen der Zange, gehe ich an das Übel heran.

---

* Giovanni Bosco, genannt Don Bosco. Heiliger. Geboren am 16. August 1815 in Becchi bei Turin. Priester und Sozialpädagoge. Gründete 1861 in Turin die Kongregation der Salesianer zur Ausbildung und Erziehung gefährdeter Jugendlicher. – Gestorben am 31. Jänner 1888 in Turin. Sein Fest: 31. Jänner.

● Katarrhe, Verschleimungen der Atemwege, Husten und Asthma:

Bei allen Leiden, die mit den Atem- und Luftwegen am menschlichen Körper zusammenhängen, haben sich **Thymianöl, Latschenkieferöl, Kiefernadelöl** und **Fenchelöl** als Einreibung bestens bewährt.

Praktische Einreibung bei Erkrankungen der Atemwege:
Als Einreibestellen eignen sich die Reizzonen der **beiden Fußsohlen** und die **Innenseite der Oberarme,** von der Innenseite des Ellbogengelenkes nach außen, bis zur Oberarmkugel inklusive. Die Achselhöhlen aber müssen frei bleiben. – Hilfreich sind auch Öleinreibungen des **Brustkorbes** und des **Rückens zwischen den Schulterblättern.**

Was versteht man unter Atemwegen? – Sie beginnen am Naseneingang. Verlaufen durch die Nasenhöhle. Gehen über Kehlkopf, Luftröhre und Bronchien zur Lunge. – Luftkanal und Verdauungskanal, um beim „Kanalsystem" zu bleiben, haben ihren Kreuzungspunkt im Rachen. Die Atemwege dienen der Zuführung von frischer Atemluft und der Ableitung der verbrauchten Ausatmungsluft.

Atmen ist lebensnotwendig für den Körper. Gesunde Atemwege nur erlauben einen störungsfreien Austausch von sauerstoffreicher Luft beim Einatmen mit kohlendioxidreicher Luft beim Ausatmen. – Sind die Atemwege entzündet oder verschleimt, dann schmerzt uns dieser unbewußt durchgeführte Vorgang im Körper.

Ätherische Öle trocknen. Stoßen Wasser ab. Mildern Reibungen. Bringen Schleimmassen zum Abgang. Lindern Reize. Dämmen so den Husten ein. Wirken vor allem keimtötend.

Thymian-Öl
(Aetheroleum Thymi):
Thymianöl übt günstigen Einfluß auf das gesamte Nervensystem aus.

Der Lippenblütler Gartenthymian, der in jedem Hausgärtlein seinen würdigen Platz haben sollte, gehört zu den wirksamsten pflanzlichen Desinfektionsmitteln bei Entzündungen im Mund-Rachen-Bereich. Er hat anderen Kräutern gegenüber den Vorteil, daß er einen sehr starken günstigen Einfluß auf das gesamte Nervensystem ausübt und viel zum Abbau von Nervosität beiträgt.

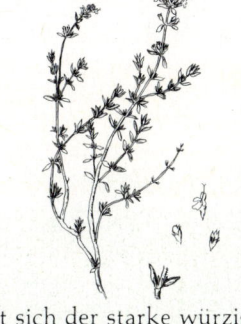

Thymian braucht Sonne. Viel Sonne und wenig Wasser. Licht und Wärme. Daraus entwickelt sich der starke würzigbrennende Geschmack. Und der erwärmende, leicht pfeffrige, ausstrahlende Duft.

Überall dort, wo im Körper Wärme fehlt, die Durchwässerung überhand nimmt, ist Thymian-Anwendung am Platze. Thymian wird zu den „feurigen" Kräutern gezählt.

Bei Schilddrüsenüberfunktion muß Thymian jedoch sparsam verwendet werden, weil dieses Kraut eine die Schilddrüse anregende Wirkung besitzt.

Latschenkiefer-Öl
(Aetheroleum Pini pumilionis):
Latschenkieferöl, von sehr bronchienfreundlicher Eigenschaft.

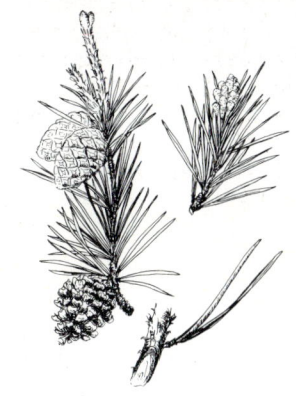

Latschenkieferöl kommt nur dann gut zur Entfaltung, wenn es echt und unverfälscht ist. Seiner Wirkung nach der Kraft der Waldkiefern-Nadelöle stark überlegen. Eine große Rolle spielt dabei der Standort. Oben auf den Bergen, am Ende der Waldgrenze, bis 2200 m Höhe, ist der niederliegende Strauch mit paarweise stehenden Nadeln und kurzen, sitzenden Zapfen daheim. Gerade der hohe Standort ist es, der die Kraft der Bergsonne im Nadelöl zur Wirkung gelangen läßt.

Das Öl wird durch Destillierung gewonnen. Es bedeutet eine schwere Arbeit, das Zu-Tal-Schaffen der gesammelten Latschenzweige, und kann nur im Sommer durchgeführt werden. Man ist gut beraten, Latschenkieferöl in der Apotheke oder Drogerie einzukaufen. Weil hier für die Echtheit garantiert wird und keine billigen Ersatzmittel angeboten werden, die in der Wirkung weit zurückliegen.

Um die Heilkraft der Latschenkieferöl-Einreibung zu verstärken, gibt man echte Latschenkiefer-Essenz im Wohn- und Schlafzimmer auf einen Teller, stellt es auf und läßt es verdunsten. Man ruft dadurch eine auswurffördernde Eigenschaft hervor, und das Atmen wird erleichtert.

Kiefernnadel-Öl
(Aetheroleum Pini silvestris):
Kiefernnadelöl wirkt sich günstig auf die gesamten Atemwege aus.

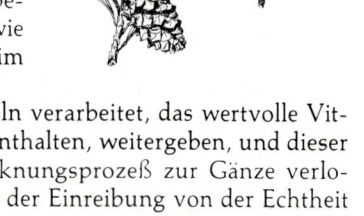

Beschafft man sich Kiefernnadelöl, dann darauf achten, daß es „gereinigt" ist und man nicht mit „Terpentinöl" für handwerkliche Zwecke bedient wird. Auch hier ist wie beim Latschenkieferöl beim Einkauf Vorsicht geboten.

Da nur die grünen Nadeln verarbeitet, das wertvolle Vitamin C im ätherischen Öle enthalten, weitergeben, und dieser Bestandteil durch den Trocknungsprozeß zur Gänze verlorengeht, hängt die Wirkung der Einreibung von der Echtheit des Öles ab.

Kiefernnadelöl: Von eigenartigem Terpentingeruch und scharfem, kratzendem Geschmack.

Bei Kiefernnadelöl-Extrakten bleibt bei der Behandlung auf der Haut ein firnisartiger Überzug zurück. Diesen läßt man über Nacht oben und wäscht ihn erst tags darauf mit warmem Naturseifenwasser ab. Um abends die Einreibung zu erneuern.

Fenchel-Öl *(Aetheroleum Foeniculi)*:

Fenchelöl vermindert unerwünschte störende Gasansammlung, trägt zur inneren Entspannung bei.

Ätherisches Fenchelöl* gilt als sehr wirksames Einreibemittel bei Katarrhen, Verschleimungen der Atemwege, bei Husten und Asthma.

● Kopfschmerzen:

Immer wieder weise ich bei meinen Vorträgen und in meinen Büchern darauf hin, daß Kopfschmerzen keine Krankheit sind, sondern Symptome. Anzeichen eines Leidens, das nicht im Kopf sitzen muß. – Bei länger anhaltenden Kopfschmerzen, wo diese zum Dauerzustand werden oder auch nur gelegentlich immer wieder sehr akut auftreten, ist unbedingt der Arzt zu Rate zu ziehen und die Ursache fachmännisch zu ergründen.

Kopfschmerzen können seelischen Ursprunges sein. – Sitzt einer da und zerbricht sich über ein Problem, das schier unlösbar scheint, den Kopf. Dabei steht er Ängste über die Folgen einer Unlösbarkeit aus. Starke Kopfschmerzen treten auf. In diesem Falle scheint es aber eher eine „Überanstrengung des Kopfes", des Gehirns zu sein! Ich kann da aus eigener Erfahrung nur einen wohlgemeinten Rat geben: „Darüber schlafen." Aufhören. Schluß machen. Ausspannen. Ausruhen.

Praktische Einreibung bei Kopfschmerzen:
Als Einreibestellen bei Kopfschmerzen im allgemeinen gelten zuerst die **Schläfengegend,** dann der **„Ohrenknochen",** ein **spürbarer Vorsprung hinter den Ohrmuscheln.** Ganz besondere Bedeutung ist dem **Genick** beizumessen. Mit den **Schultermuskeln** wird abgeschlossen.

Angst vor Kopfschmerzen begünstigt ein lästiges periodenmäßiges Auftreten derselben.

Bei Kopfschmerzen haben sich Einreibungen mit **Eukalyptusöl**, **Kümmelöl** und **Johanniskrautöl** bewährt.

---

* Siehe unter „Störungen im Verdauungstrakt", Seite 328–329.

Eukalyptus-Öl

(Aetheroleum Eucalypti):
Eukalyptusöl entlastet das Nervensystem, beruhigt Migräne und Kopfschmerzen.

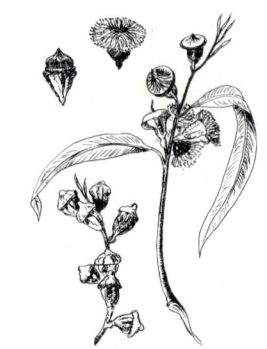

Der aus Australien stammende Eukalyptusbaum ist der größte Vertreter der Myrtengewächse und erreicht eine Höhe von 30 bis 100 m. In der Heilkunde werden die Blätter verwendet.

Eukalyptusöl: Von aromatischem, kampferartigem Geruch und brennendem, ebenfalls kampferartigem, später kühlendem Geschmack.

Der Hauptwirkstoff der Pflanze ist das leicht flüchtende und verdunstende Eukalyptusöl, das sowohl innerlich, zwar sparsam, aber auch äußerlich angewandt werden kann. – Ist antiseptisch, zieht die peripheren Blutgefäße zusammen. Eignet sich bei allen Bronchialbeschwerden. Entlastet das Nervensystem. Beruhigt Migräne und Kopfschmerzen.

Die Wirkung wird erhöht, wenn man zusätzlich täglich 1 bis höchstens 2 Tropfen davon auf 1 Teelöffel Honig gibt und einnimmt.

Manche Menschen reagieren sehr empfindsam auf Eukalyptusöl-Einreibung durch Übelkeit und Schwindelgefühle. Sie sollen nach den ersten Erfahrungen Abstand davon nehmen.

Kümmel-Öl

(Aetheroleum Carvi):
Kümmelöl erweist sich als stark krampflösend und kreislauffördernd.

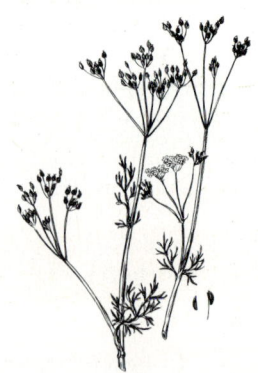

Der Doldenblütler Kümmel wächst massenhaft auf Wiesen, besonders zur Zeit des Grummets. Der Hauptbestandteil und Geruchsträger der Inhalts- und Wirkstoffe ist das ätherische Öl mit Carvon und einigen Cumarinderivaten.

VIII. Ätherische Öle und ihre „Heil"-Kraft

Kümmelöl: Geruch und Geschmack sind würzig.

> Dieses Öl regt auch bei Einreibungen über die Haut die Tätigkeit der Verdauungsdrüsen an. Wirkt vor allem aber stark krampflösend, kreislauffördernd und hautreizend. Die Folge davon ist die spürbare Hilfe bei Kopfschmerzen.

Johanniskraut-Öl
(Aetheroleum Hyperici):

Johanniskrautöl fördert den Kreislauf, beugt Herzinfarkt vor.

> Beim Johanniskrautöl beruhen Wirkung und günstiger Einfluß bei allen nervösen und depressiven Zuständen, die nicht selten mit starken Kopfschmerzen verbunden sind, auf dem Gehalt des photosensibilisierenden Hypericin.

Die große Beliebtheit des Johanniskrautöls kommt schon durch seine breite Anwendungsmöglichkeit zum Ausdruck.*

Reiz-Reflexzonen-Massage und der Gesamtorganismus

Einfluß auf den Gesamtorganismus.
Durch die Reiz-Reflexzonen-Massage.
Die hier aufgezeigten Anwendungsmöglichkeiten zeitigen nicht nur einen allein organbezogenen Effekt, sondern die Einreibung mit den aufgezählten ätherischen Pflanzenölen wirkt sich äußerst positiv auf den Gesamtorganismus aus.

Ein typisches Beispiel dafür, wie man durch seine Haut mit dem Gesamtkörper sprechen kann.

> **Was die Reiz-Reflexzonen-Massage kann?**
> Regt den Blutkreislauf an und fördert die Gesamtdurchblutung erheblich.
> Stärkt die Abwehr- und Widerstandskraft des Körpers.
> Intensiviert die Zellatmung und den Zellstoffwechsel des Gesamtorganismus.
> Leitet schädliche Schlackenrückstände ab.
> Der Mensch fühlt sich wohl, gestärkt und belebt.

---
* Siehe unter „Kreislaufstörungen", Seite 324–325.

Wer sich mit der Reiz-Reflexzonen-Behandlung mittels ätherischer Öle auseinandersetzt, wird bald eine bestimmte Sicherheit darin erlangen und diese Anwendungsweise nicht mehr missen wollen.

So werden die ätherischen Öle zu gesundheitsspendenden und gesundheitserhaltenden Heilmitteln, die ihre „Heil"-Kraft unter Beweis stellen. Durch die Kräftigung des leiblichen Wohles. Von dem nicht selten das seelische Wohl abhängig ist. Aber auch durch die Hebung der Stimmung, die wieder die körperliche Gesundung festigt und erhält.

Man kann so von einem „glücklichen Kreis" sprechen.

Ätherische Öle in der Apotheke besorgen. Wobei darauf zu achten ist, daß man nicht zu großen Vorrat anlegt. Hingegen öfter nach Bedarf die Öle wieder anschaffen.

Mein Einsatz und die Befürwortung dieser Art von Behandlung resultiert aus meiner langjährigen Erfahrung und Praxis in China. Wo ich vielen Menschen helfen konnte.

Heilen mit ätherischen Ölen:

Pflanzliche Düfte sind heilsam.

Ätherische Pflanzenöle, ein grundlegendes Mittel der Therapie von tiefgreifender Wirkung auf seelisch-gefühlsmäßiger Ebene.

Der ganzheitliche Effekt, der Geist und Körper betrifft, kann kaum mit einer anderen Kräuteranwendungsform erreicht werden.

Ätherische Öle steigern die natürliche Abwehr des Körpers und schützen bis zu einem hohen Maße vor Infektionen.

Man muß jedoch gewissenhaft umgehen.

Ätherische Öle nicht unkontrolliert auf Dauer verwenden.

Allzu häufige Inhalationen und zu häufiges Aufschnupfen wirken sich ungünstig auf die Schleimhäute aus. – Besondere Vorsicht ist dabei bei Kleinkindern geboten.

Bei innerlicher Anwendung: Nur sparsam tropfenweise mit Honig oder Wasser einnehmen.

Die Augen damit nicht berühren.

Verschlossen aufbewahren, so daß ätherische Öle von Kinderhänden nicht erreicht werden können.

Ätherische Öle unverdünnt auf die Haut aufgetragen, trocknen diese leicht aus, und es könnten allergische Reaktio-

VIII. Ätherische Öle und ihre „Heil"-Kraft

nen auftreten. Mit Pflanzenölen 1:2 vermischen, ist ratsam.
  Da eine breite Palette an ätherischen Ölen zur Verfügung steht, ist eine gelegentliche Abwechslung vorteilhaft.
  Ätherische Öle finden als Badezusatz und als Beifügung zu den verschiedenen hausgemachten Kosmetika hinreichend Verwendung.

Trotz allem gut beraten, wenn ...

Mit Maß und Ziel.
Und Abwechslung.
Das sind Grundregeln, die allgemeine Gültigkeit haben. Bei der Anwendung ätherischer Öle aber von besonderer Bedeutung sind.

Ätherische Öle breitfächrig angewandt

Außer der Reiz-Reflexzonen-Massage gibt es noch *weitere wertvolle Anwendungsmöglichkeiten* ätherischer Öle. Die in der täglichen Sorge um unsere Gesundheit zum Einsatz kommen können.
  Im folgenden in ihrer Wirkungs- und Anwendungsweise gestrafft, aber doch verständlich dargestellt.
  Wobei zu beachten ist, daß *Diabetiker* bei der Einnahme der Tropfen anstatt Honig etwas *Wasser* verwenden können.

  Angelika-Öl *(Aetheroleum Angelicae)* lockert Magen- und Darmverschleimung und wirkt günstig auf Brustkatarrhe ein.

Anwendungsweise: 3 bis 5 Tropfen auf 1 Eßlöffel *Honig* früh und abends einnehmen. Einen Schluck angewärmten *Schwarzen Johannisbeer-Saft* nachtrinken. Nicht länger als 3 Wochen durchführen. Vor Wiederholung 1 Woche pausieren.

  Anis-Öl *(Aetheroleum Anisi)* hat sich bestens bei Magen- und Darmkrämpfen bewährt. Gegen Husten. Bei hartnäckiger Lungenverschleimung. Aber auch bei Migräne. Verringert

Kopfschmerzen. – Nicht zu vergessen, als wirksames Zahnpflegemittel.

Anisöl erstarrt bei Minusgraden zur weißen Kristallmasse. Geruch würzig, Geschmack süßlich aromatisch.

Anwendungsweise: Vor allem Einnahme von 2 bis 4 Tropfen auf 1 Eßlöffel voll warmen Wassers gleich am Morgen nach dem Aufstehen zur Erleichterung des Abhustens und zur Verbesserung des Atems. – Mit dieser Lösung die Zähne geputzt, gilt gleichzeitig als Mundpflege. Mit warmem Wasser nachgurgeln.

Arnika-Öl *(Aetheroleum Arnicae)* fördert die Durchblutung der Haut. Baut Muskelkater ab. Hilft gegen Ablagerungen im Adernsystem und die daraus resultierende Arterienverkalkung. Behebt die Gedächtnisschwäche älterer Menschen. Verringert Schwächezustände, die durch Überanstrengung entstanden sind. Verbessert den Blutkreislauf und wirkt sich so günstig auf das gesamte Kreislaufsystem aus.

Anwendungsweise: Als Gesamt- oder Teileinreibung des Körpers nach einem Bad am Abend. Tags darauf am Morgen Nachreiben mit verdünnter *Arnikatinktur.* – Zusätzlich 2mal täglich 2 bis 3 Tropfen auf 1 Eßlöffel *Honig* einnehmen.

Baldrian-Öl *(Aetheroleum Valerianae)* nimmt die Nervosität. Behebt Schlaflosigkeit. Ist ein vielfach erprobtes Mittel bei Gliederzittern. Weil es die Nerven stärkt.

Anwendungsweise: Am Abend vor dem Schlafengehen gibt man einige Tropfen Baldrianöl in die rechte Handmuschel und reibt damit den Bauch 1 Handbreit oberhalb des Nabels gut ein. Hier befindet sich nämlich das „Sonnengeflecht" (Plexus solaris), ein Nervenknotenpunkt des vegetativen Nervensystems. Volkstümlich „Lebensnerven" genannt. – Behebt allgemeine Nervosität.
Speziell bei Gliederzittern nimmt man früh und abends davon 2 Tropfen zu 1 Kaffeelöffel *Honig* gemischt ein. Gleichzeitig die Fußsohlen mit dem Baldrianöl gründlich abreiben. Nach 3 Wochen Behandlung 1 Woche aussetzen.

Basilikum-Öl *(Aetheroleum Basilici)* baut Darmblähungen ab. Beruhigt Nierenkoliken und Blasenschmerzen, hervorgerufen durch Blasenkatarrh. – Das ist aber nur die eine

VIII. Ätherische Öle und ihre „Heil"-Kraft

Seite der heilsamen Wirkung des Basilikumöls. Die andere Seite ist die Haut. Es löst Verstopfungen der Poren. Erfrischt und glättet die Haut.

Anwendungsweise: 5 Tropfen früh und abends mit etwas *Honig* vermischt eingenommen, vertreibt Darmblähungen, lindert Blasenschmerzen. Wirkt sich günstig bei Nierensteinen und auf die dadurch entstandenen Schmerzen aus. – Zur Pflege der Haut aber führt man nach einem *warmen Bad* Einreibungen durch. Wobei es günstig ist, tags darauf mit einer *Kräutertinktur-Lösung* oder mit *Obstessig-Wasser* nachzumassieren.

Bergbohnenkraut-Öl *(Aetheroleum Saturejae)* von vorzüglicher und anerkannter keimtötender und entzündungshemmender Eigenschaft. – Längere Zeit eingenommen, erweist sich Bergbohnenkrautöl als potenzfördernd.

Anwendungsweise: Bei unreiner Haut, bei Anfälligkeit auf Haut- oder Nagelpilzbefall und bei alter Narbenbildung hat sich eine gründliche Einreibung nach einem *heißen Bad* bestens bewährt. – Bei Potenzstörungen nimmt man abends vor dem Schlafengehen 5 Tropfen mit *Honig* vermischt ein und trinkt ⅛ l *Rotwein* nach. Ist 6 Wochen lang bis 3 Monate durchzuführen.

Birkenknospen-Öl *(Aetheroleum Betulae)* lindert Rheumaschmerzen. Festigt die Kopfhaut. Bringt Hautausschläge zum Abheilen. Verringert Schmerzen bei Nieren-, Blasen- und Unterleibsleiden.

Anwendungsweise: Bei starken Rheumaschmerzen kocht man 3 mehlige *Kartoffeln* mit der Schale, seiht das Kochwasser ab, mischt 2 bis 3 Eßlöffel *Weizenkleie* dazu, knetet es mit den Händen gut ab und trägt dies auf die schmerzenden Stellen auf. Reibt gründlich damit ein, solange der Brei warm bleibt. Wischt das Erkaltete herunter und wiederholt das gleiche einige Male, zirka 10 Minuten lang. Dann die betroffene Stelle warm abwaschen. Abtrocknen. Gut mit Birkenknospenöl einreiben. Täglich abends anwenden. 3 Wochen lang. – Das gleiche kann auch bei Hautausschlägen, bei Nieren-, Unterleibs- und Blasenleiden gemacht werden.
 Das Einreiben der Kopfhaut mit Birkenknospenöl fördert den Haarwuchs.

Eisenkraut-Öl *(Aetheroleum Verbenae)* trägt zur Bildung der Geschlechtshormone bei. – Hilft aber auch bei Leberleiden, Gelbsucht, Verdauungsstörungen, Gallenblasenbeschwerden, Nierensteinen und Rheuma.

Anwendungsweise: Vor allem bei Mädchen, die an Entwicklungs-Verzögerungen leiden, bei zu langsamer normaler Bildung der Brüste, sind Einreibungen an den Fußsohlen, an der Innenseite der Oberschenkel und in der Brustgegend selbst sehr wertvoll. Sollen täglich abends durchgeführt werden. 6 Wochen lang. Dann ebensolange aussetzen. Morgens die gleichen Körperstellen mit verdünnter *Arnikatinktur* nachreiben. – Früh und abends je 2 Tropfen auf 1 Teelöffel *Honig* eingenommen, 3 Wochen lang, bringt Erleichterung bei Leberleiden, Gelbsucht, Verdauungsstörungen, Gallenblasenleiden, Nierensteinen und Rheuma.

Estragon-Öl *(Aetheroleum Dracunculi)* wirkt durchblutungsfördernd und wird deswegen mit Vorliebe bei Arthrose im Greisenalter eingesetzt. Nimmt Zahnschmerzen. Fördert den Zyklus der Frauen.

Anwendungsweise: Vor dem Schlafengehen werden die schmerzenden Stellen des Körpers gründlich und ebenso vorsichtig mit Estragonöl einmassiert. Tags darauf mit verdünnter *Arnikatinktur* nachbehandelt. – Bei Zahnschmerzen die Wange einreiben. – Ist der Zyklus der Frau durcheinandergeraten, dann die Fußsohlen, die Innenseiten der Oberschenkel und den gesamten Bauch abends mit Estragonöl einmassieren. 3 bis 4 Wochen lang.

Fichtennadel-Öl *(Aetheroleum Pini silvestris)* nimmt Schmerzen der Glieder nach Erfrierungen. Hilft bei Quetschungen. Schafft Erleichterung bei Muskelkater.

Anwendungsweise: Frostballen werden abends in *Kartoffelabsudwasser* ziemlich heiß gebadet. Abtrocknen. Anschließend mit Fichtennadelöl einreiben. Morgens aber mit *Pfefferminzöl* nachbehandeln. – Bei Muskelkater wird ein heißes *Essigwasserbad* vor der abendlichen Einreibung genommen. Morgens mit verdünnter *Arnikatinktur* nachreiben.
Diese Nachbehandlung gilt auch bei Quetschungen, nachdem man abends vorher *Estragonöl* einmassiert hat.

VIII. Ätherische Öle und ihre „Heil"-Kraft

Geranien-Öl *(Aetheroleum Geranii)* wirkt allgemein kräftigend und stärkend. Hemmt Entzündungen. Ist von starker adstringierender und reinigender Kraft. Eignet sich gut für jeden Hauttyp. Vor allem aber für fette Haut.

Anwendungsweise: Nach einem *warmen Bad* wird sparsam, aber gründlich damit eingerieben. Am nächsten Morgen mit *Apfelessigwasser* nachbehandeln.

Hopfen-Öl *(Aetheroleum Lupuli)* gilt nicht nur als erprobtes Schlaf- und Beruhigungsmittel, sondern leistet auch vorzügliche Dienste bei Schilddrüsenüberfunktion.

Anwendungsweise: Zur Förderung des Schlafes und zur Beruhigung am Abend nimmt man 1 Stunde vor dem Schlafengehen 5 Tropfen, aufgelöst in 1 Gläschen *lauwarmem Wasser* oder 1 Eßlöffel voll *Honig* ein. – Bei Schilddrüsenüberfunktion bei abnehmendem Mond früh und abends je 3 Tropfen.

Kamillen-Öl *(Aetheroleum Chamomillae)* zieht man bei Überempfindlichkeit des Nervensystems, Hautgeschwüren und Mittelohrentzündung heran. Bei überempfindlicher Haut und Akne. – Kamillenöl ist ein hervorragendes Mittel gegen Allergien, ein Antiallergikum, und ein ausgezeichnetes Desodorant.

Anwendungsweise: Die zweckmäßigste Anwendung des Kamillenöls ist die Verdampfung. Auf eine Elektroplatte auf dem Tisch stellt man ein Gefäß mit *kochendem Wasser*. Die Platte selbst ist auf Sparflamme eingeschaltet. Nun gibt man in das Gefäß 5 Tropfen Kamillenöl. Nach Bedarf gießt man sukzessive einige Tropfen nach. Atmet den Dampf ein oder läßt ihn auf die Haut bzw. in das Ohr einwirken. Durch das Inhalieren erzielt man einen günstigen Einfluß auf das Nervensystem, gegen Allergien, aber auch gegen Akne.

Koriander-Öl *(Aetheroleum Coriandri)* regt nicht nur die Verdauung an, sondern vertreibt anomale Luftansammlungen im Darm. Wirkt beruhigend bei Krämpfen und nervösen Erregungen. Dient zur Linderung von Gebärmutterschmerzen. – Auch zur Mundpflege und als Geruchsschlucker empfehlenswert.

Anwendungsweise: Einige Tropfen in *lauwarmes Wasser* gegeben und morgens getrunken, behebt Schwierigkeiten in Darm und Magen. Beruhigt Krämpfe und nervöse Erregungen. – Aber auch Einreibungen der Bauchgegend sind wirksam. Das gleiche gilt für die Gebärmuttergegend. – Zur Mundpflege mit *lauwarmer Lösung* den Mund spülen. – Körperabreibungen mit Korianderöl und anschließend gutes Nachfrottieren bringen unangenehme Gerüche auf natürliche und gesunde Weise zum Verschwinden.

Lavendel-Öl *(Aetheroleum Lavandulae)* eignet sich für alle Hauttypen. Wirkt lindernd bei Hauterkrankungen mit starkem Juckreiz. Gilt als allgemein anerkanntes Beruhigungsmittel. Ist schmerzlindernd, harntreibend. Hilft bei Schwindelzuständen, bei Ohrensausen und Migräne.

Der Geruch dieses Öles ist charakteristisch und der Geschmack aromatisch, brennend und schwach bitter.

Anwendungsweise: Kann intern mit etwas *Wasser* vermengt im Quantum von 3 bis 5 Tropfen 2mal täglich eingenommen werden. – Extern sind Einreibungen bei Juckreiz angebracht. Auch vorbeugend gegen Insekten- und Zeckenstiche einzusetzen. – Bei Schwindelanfällen und Ohrensausen reibt man sich hinter beiden Ohren ein. Bei Migräne am Rücken entlang der Wirbelsäule, von unten nach oben.

Majoran-Öl *(Aetheroleum Majoranae)* beruhigt und erwärmt. Löst Krämpfe. Eignet sich besonders gut zur Körpermassage. Stärkt die Nerven. Lockert den Schleim bei Bronchialkatarrh. Bringt Fieber zum Abklingen.

Anwendungsweise: Zur Stärkung der Nerven massiert man mit dem Öl abends vor dem Schlafengehen entlang der Wirbelsäule. Um hartnäckigen Schleim in der Brust zu lösen, zwischen den Schulterblättern und die gesamte Brustfläche. – Bei anhaltendem Fieber wird über dem „Sonnengeflecht", der Bauch 1 Handbreit oberhalb des Nabels, eingerieben.

Muskat-Öl *(Aetheroleum Myristicae)* dient der allgemeinen Stärkung. Kräftigt die Nerven. Hebt den Allgemeinzustand und das Wohlbefinden.

Anwendungsweise: Gesamtkörper-Einreibungen werden am besten abends nach einem *Fichtennadelbad* durchgeführt.

VIII. Ätherische Öle und ihre „Heil"-Kraft

Gut geeignet nach längerem Krankenhausaufenthalt oder nach geistiger oder körperlicher Überanstrengung. Morgens nach dem Aufstehen ist eine Nachreibung mit verdünnter *Arnikatinktur* sehr wünschenswert.

Petersilien-Öl *(Aetheroleum Petroselini foliorum)* löst Blasenkrämpfe. Bringt Blasen-Entzündungen zum Abklingen. Behebt Magenschwäche, Leber- und Milzleiden. Hilft bei Gelbsucht. Fördert die Verdauung. – Hautflecken und Sommersprossen verbleichen.

Petersilienöl darf in der Schwangerschaft nicht benützt werden!

Anwendungsweise: 3 bis 5 Tropfen morgens und abends 3 Wochen lang täglich auf 1 Löffel *Honig* einnehmen und etwas *Schwarzen Johannisbeer-Saft* nachtrinken. 1 Woche aussetzen und nach Bedarf wiederholen. Gleichzeitig abends den Bauch damit einreiben. – Dunkle Hautflecken, wie Altersflecken und Sommersprossen, abends mit Petersilienöl betupft, verbleichen und verschwinden mit der Zeit.

Pomeranzen-Öl *(Aetheroleum Aurantii corticis amari)*, auch Bitterorangenöl genannt, gilt als appetitanregendes und verdauungsförderndes ätherisches Öl. Das man aber auch zur Stärkung des Geruchssinnes einsetzen kann.

Anwendungsweise: Einige Tropfen in *lauwarmes Wasser* gegeben, damit den Mund ausgespült, beeinflußt die Tätigkeit der Speicheldrüsen günstig. – 2 bis 3 Tropfen mit *Honig* vermengt, ½ Stunde vor den Mahlzeiten eingenommen, regt den Appetit an und ist gleichzeitig verdauungsfördernd. – Früh und abends ein wenig davon aufgeschnupft, dient zur Stärkung des Geruchssinnes, wenn dieser irgendwie geschädigt oder verringert worden ist.

Rosmarin-Öl *(Aetheroleum Rosmarini)* regt die Hautdurchblutung an und erwärmt gleichzeitig kalte Hände und Füße. Strafft die Haut, wirkt der Faltenbildung entgegen. Vermindert Haarausfall und Schuppenbildung. Bringt Gelenkentzündungen zum Abklingen. Erleichtert Regelbeschwerden und Unterleibsleiden, die nicht selten die Ursache von

Kopfschmerzen sind. – Ganz vorzüglich bei Schwäche- und Erschlaffungszuständen. Aber auch zu empfehlen bei Leber-Gallen- und Magen-Darm-Leiden. Nicht zu vergessen auf niedrigen Blutdruck. Die herzstärkende Wirkung ist nicht unbekannt.

Rosmarinöl darf während der Schwangerschaft nicht eingesetzt werden.

Anwendungsweise: Zur Anregung der Hautdurchblutung, bei Schwächezuständen und bei niedrigem Blutdruck zur Erwärmung von Händen und Füßen werden zuerst *heiße Fuß- und Handbäder* mit *Obstessig-Beigabe* genommen. Anschließend diese Glieder nur 2 Sekunden lang in *kaltes Wasser* geben, im Sinne der Schocktherapie. Abtrocknen und mit *Rosmarinöl* einreiben. – Zur Hautstraffung und gegen Faltenbildung zuerst *Heiß-Kalt-Wechselwaschung* durchführen, abtrocknen und mit dem Öl einreiben. – Bei Gelenkentzündung die schmerzenden Stellen zuvor mit *Essigwasser* abreiben und dann mit Rosmarinöl massieren. – Gegen Haarausfall und Schuppenbildung die Kopfhaut, nach einer *Kaltwaschung mit Salbeitee* und Abtrocknung, mit Rosmarinöl einreiben. – Bei Regelbeschwerden, Unterleibsleiden und Leber-Gallen- und Magen-Darm-Beschwerden täglich früh und abends 2 bis 4 Tropfen mit *Honig* vermischt einnehmen.

Sadebaum-Öl *(Aetheroleum Sabinae)* verringert Kreuzschmerzen, hilft bei Harnverhaltung, bei Unterleibsstauungen und nimmt das Brennen beim Harnen.

Während der Schwangerschaft darf Sadebaumöl nicht angewandt werden.

Anwendungsweise: Die ätherischen Öle des Sadebaumes sind giftig und dürfen nur mit Vorsicht intern eingesetzt werden. Bei Unterleibsstauungen und Harnbeschwerden beginnt man mit täglich je 1 Tropfen. Früh und abends in etwas *lauwarmem Wasser* verdünnt einnehmen. Steigert tags darauf auf je 2 Tropfen und am 3. Tag auf je 3 Tropfen. Geht dann wieder auf 2mal 1 Tropfen zurück und setzt mit der 5-Tage-Kur aus. – Bei Kreuzschmerzen kann man diese gleiche „Tropfen-Kur" durchführen, legt aber zusätzlich noch Wert auf die abendliche Einreibung der schmerzenden Stellen am

Kreuz. – Einreibungen des Unterleibes, besonders über der Blase, helfen bei den bereits genannten Unterleibs- und Harnbeschwerden.

Salbei-Öl *(Aetheroleum Salviae)* ist entzündungswidrig, durchblutungsfördernd, bei übermäßiger Schweißabsonderung hilfreich. Wirkt leicht östrogenartig. – Leistet vorzügliche Dienste bei Zahnfleisch- und Mandelentzündung.

Darf während der Schwangerschaft und Stillzeit nicht eingesetzt werden.

Würziger Geruch und schwach bitterer, würziger Geschmack.

Anwendungsweise: Salbeiöl wird 2 bis 3 Wochen lang früh und abends in 2 bis 4 Tropfen auf 1 Eßlöffel voll *warmen Wassers* oder mit *Honig* vermischt eingenommen, um Entzündungen im Körper abzubauen und die allgemeine Durchblutung zu fördern. – Frauen, die keinen Eisprung haben oder deren Menstruation unregelmäßig ist, sollten dieses Öl einnehmen. Hilft auch frigiden Frauen. – Bei übermäßigem Schweißausbruch ist neben der kurmäßigen Einnahme von Salbeiöl auch auf eine morgendliche und abendliche Abreibung des Körpers zu achten. – Bei Mandelentzündungen wird mit in *lauwarmem Wasser* aufgelöstem Salbeiöl gegurgelt und bei Zahnfleischentzündung damit eingepinselt.

Sandelholz-Öl *(Aetheroleum Santali)* bei Venenstauungen am Unterschenkel. Bei Akne und chronisch entzündlicher trockener Haut, aber auch bei fetter Haut anzuwenden.

Anwendungsweise: Erfolgverheißende Durchführung einer Kur: Am Morgen 1 bis 2 Tropfen Öl in etwas *lauwarmem Wasser* einnehmen. Am Abend Einreibungen durchführen. Besonders wirksam ist die Behandlung bei Akne und chronisch entzündlicher tockener Haut. Zur Entfettung der Haut muß man dies 2- bis 3mal täglich wiederholen. – Bei Venenstauungen am Unterschenkel hat sich ein täglich mehrmaliges Einreiben als sehr hilfreich erwiesen. Hier ist aber auf eines zu achten, daß es sehr wertvoll ist, danach wieder mit verdünnter *Arnikatinktur* nachzubehandeln. Sandelholzöl und Arnikatinktur sollen sich in der Anwendung abwechseln.

Sanikel-Öl *(Aetheroleum Saniculae)*, auch Heildolde genannt, wird bei Asthma und bei Erkrankungen der Atemwege verwendet. Gilt als ausgezeichnetes Gurgelmittel bei Hals- und Mundentzündungen.

Anwendungsweise: Eignet sich vorzüglich zum Inhalieren. 8 bis 10 Tropfen werden in ein Gefäß mit ½ l *kochendem Wasser* gegeben. Durch das Darüberhalten vom offenen Mund und der Nase den Dampf einziehen. Stülpt man ein Frottierhandtuch über den Kopf, wird der Effekt verstärkt. – Als Gurgelmittel 3 bis 4 Tropfen davon dem *lauwarmen Wasser* beifügen. – Bei Asthma zusätzlich während des Tages einige Male je 2 Tropfen pro Nasenloch aufschnupfen.

Thymian-Öl *(Aetheroleum Thymi)* fördert erheblich die Durchblutung. Wirkt stark antiseptisch. Besonders für fette Haut geeignet. – Hat sich bei Bronchialkatarrh, bei Lungenverschleimung, bei Magen- und Darmleiden gut bewährt. Bringt Erleichterung, wenn man von Kopfschmerzen geplagt wird.

Anwendungsweise: Auch hier gilt die zweifache Verwendung: intern und extern. Um Thymianöl von innen heraus wirksam zu machen, nimmt man früh und abends je 3 bis 5 Tropfen davon mit etwas *Honig* oder in *lauwarmem Wasser* ein. Trinkt einen Schluck Saft nach. *Himbeersaft, Schwarzer Johannisbeer-Saft, Heidelbeersaft,* aber auch *Apfelsaft* oder *Traubensaft* eignen sich vorzüglich als Nachtrunk bei Einnahme von Kräuterölen und Kräuterpulvern. – Zusätzlich zur innerlichen Anwendung des Thymianöles ist ein äußerer Gebrauch im Sinne lokaler Einreibung notwendig oder wenigstens zu empfehlen: bei schlechter Durchblutung der Hände und Füße, bei Hautjucken, bei Pilzbefall der Haut, bei fetter, glänzender Haut. – Bei Bronchialkatarrh werden Brust und Rücken zwischen den Schulterblättern am Abend eingerieben. Ebenso bei Lungenverschleimung. In diesen beiden Fällen sind die behandelten Körperteile über Nacht warmzuhalten. – Bei Magen- und Darmleiden die Bauchgegend einmassieren. Bei Kopfschmerzen Nacken und Stirn.

Wacholderbeeren-Öl *(Aetheroleum Juniperi)* ist von zusammenziehender und keimtötender Kraft. – Innerlich angewandt, zur Reinigung des Blutes bei Hauterkrankungen, besonders bei Akne. Zur Entfettung und Reinigung der Haut.

Bestens bei wäßriger, schwammiger Haut geeignet. – Zur Zahnpflege verwendbar, auch zum Einlegen der Zahnprothese über Nacht. – Ebenso hilfreich bei Gicht, Rheuma, Hexenschuß, bei Gelenkschmerzen, Regelkrämpfen, Bronchial- und Lungenleiden und bei Darmträgheit.

Wacholderbeerenöl darf in der Schwangerschaft nicht benützt werden.

Anwendungsweise: Auch hier gilt bei innerlicher Anwendung „sparsam, mäßig, aber regelmäßig". Das heißt, morgens und abends genügt es schon, wenn man 1 oder 2 Tropfen in etwas *Wasser* einnimmt. Aber dies einige Zeit hindurch. – Hauteinreibungen in den genannten Fällen am Morgen durchführen. – Zur Mundpflege spült man mit einer starken Verdünnung gründlich aus. – Es genügen 2 bis 3 Tropfen in 1 Glas *Wasser* zur Reinigung der Zahnprothese.

Weihrauch-Öl *(Aetheroleum Olibani)*, stark zusammenziehendes Öl. Eignet sich ausgezeichnet zur Hautpflege, weil es einen frischen, faltenlosen Teint bewirkt. Auch bei Muskelschwund einsetzbar.

Anwendungsweise: Weihrauchöl wird nur äußerlich für Einreibungen der Haut herangezogen. Günstig ist es, abends die Haut mit einem Gemisch von *Karottenbrei*, aus frischen geriebenen Karotten und etwas *Honig*, abzureiben. ½ Stunde lang oben lassen, dann warm abwaschen und kalt nachspülen. Morgens zuerst heiß, dann kalt waschen. Abtrocknen und mit Weihrauchöl gut einmassieren.

Zimt-Öl *(Aetheroleum Cinnamomi)* wendet man bei Nervenschwäche, Magenübersäuerung und bei Muskelkrämpfen an. Ist von starker keimtötender und zusammenziehender Kraft. Eignet sich auch bei Nagel-, Fuß- und Zehenpilz.

Charakteristischer aromatischer Geruch und brennender, süß-würziger Geschmack.

Anwendungsweise: Bei Magenübersäuerung und Muskelkrämpfen nimmt man 2 Tropfen davon mit etwas *Honig* abgemischt ein. – Das gleiche auch bei Nervenschwäche. In diesem Falle ist es aber ratsam, früh und abends je 2 Tropfen zu verabreichen. – Um die Haut straff und widerstandsfähig zu erhalten, reibt man nach *warmen Bädern* oder *Waschungen* gründlich damit ein. – Bei Nagel-, Fuß- und Zehenpilz wird die befallene Stelle am Abend gut mit Zimtöl abgetupft und morgens mit verdünnter *Arnikatinktur* nachgewaschen.

Zitronen-Öl (*Aetheroleum Citri*) entfettet die Haut, zieht sie zusammen, macht sie widerstandsfähig und straff. Tilgt den Juckreiz, tötet Keime, erfrischt, wirkt stark alkalisierend. Kräftiger, reiner Zitronengeruch. Milder, später bitterer Geschmack.

Anwendungsweise: Ätherisches Zitronenöl wird vor allem zu Einreibungen der Haut verwendet. Die besten Zeiten dazu sind am Abend vor dem Schlafengehen und morgens nach dem Aufstehen. – Wertvoll ist es auch, je 1 Tropfen auf die Daumenspitze zu geben und in jedes Nasenloch aufzuschnupfen. Stärkt die Widerstandskraft, vor allem der Atemorgane, und erfrischt an heißen Tagen erheblich.

Zypressen-Öl (*Aetheroleum Cupressi*) wirkt stark adstringierend, schweißhemmend, die Haut entfettend und hormonartig auf die weiblichen Geschlechtsorgane. Weiters glättend. – Dient zu Einreibungen bei Husten, bei Keuchhusten und Bronchialasthma. – Als „Raumspray" ein ausgezeichneter Luftverbesserer.

Anwendungsweise: Zypressenöl eignet sich sehr gut zum „Verdunsten-lassen". Dies kann auf zweifache Art geschehen: In einen Topf *kochendes Wasser* werden einige Tropfen ätherisches Zypressenöl gegeben. Dabei sind die Fenster geschlossen. Man hält sich im Zimmer auf. Die Wirkung des Öles kommt sowohl durch die Einatmung, als auch durch den Kontakt über die Haut zustande. – Oder man beträufelt einen Wattebauschen mit ätherischem Zypressenöl, legt ihn im Raum auf ein Tellerchen, und das Öl verdunstet. – Intern angewandt, 1 bis 2 Tropfen am Morgen und am Abend auf 1 Eßlöffel *Honig*, wird der äußere günstige Einfluß noch verstärkt.

* * *

VIII. Ätherische Öle und ihre „Heil"-Kraft

Von den 295 aller bekannten Pflanzenfamilien enthält zirka ein Drittel aller Arten ätherische Öle. Die verwertet werden können.
Dazu gehören auch die Gewürzkräuter. Diese werden in aromatisch, bitter und scharf schmeckende unterteilt.
Pflanzen mit ätherischen Ölen finden ferner in der Likörindustrie Verwendung.
Werden in der pharmazeutischen Industrie verarbeitet.
Sie bilden die Grundlage der Riech- und Geschmacksstoffindustrie.
Der sehr vielfältige Gebrauch in der Parfümerie zeugt von ihrer erstrangigen Bedeutung, Wertschätzung und Anwendung in der Naturkosmetik.
Die Weltjahresproduktion an ätherischen Ölen beträgt über 200.000 Tonnen.
20.000 Tonnen werden für die Körperpflege eingesetzt.
Der moderne Mensch hat den Wert der ätherischen Öle richtig erkannt.
Er sieht in ihnen hilfreiche Geister.
Deren Geruch und Geschmack bald wieder verflüchten.
Zurück bleibt aber die Wirkung.
Wohlbefinden und Gesundheit.
Und diese Wirkung ist gut.
Warum sollen wir sie nicht einladen?
Diese helfenden Geister.
Zu uns.
Daheim.
Und?
Breitfächrig einsetzen.

*Des IX. Teiles ganzer Sinn
von Seite 370 bis Seite 447*

Gesunde Kleidung – gesunde Haut

Wer der „Prellbock" ist? 370
Kleider machen Leute 373
Bekleidet, aber wie? 375
Naturfasern,
die uns Pflanzen liefern 380
Naturfasern,
die uns Tiere schenken 398
Leder, Felle und Schuhwerk 416
Augen auf beim Kleiderkauf! 422
Es geht um Fachausdrücke 435

Wer der „Prellbock" ist?

Unser Körper lebt.
Er lebt nur mit der Haut.
Bei jedem ruhigen Atemzug wird ½ l Luft aus- und ebensoviel eingeatmet. Es bleiben dabei noch 1½ l Reserveluft zurück, die wir durch tiefes Atmen austauschen können. Ebenso wäre nach normalem Einatmen zusätzlich für 1½ l Luft im Körper Platz.

Wichtig. In guter Luft tief ein- und ausatmen.

Heilatmen nicht unterschätzen. Ist äußerst gesund und empfehlenswert. Weil dabei mehr Luft als gewöhnlich durch den Mund ausgestoßen und durch die Nase eingesogen wird.

Die Atmung liefert den für das Leben der Zellen unbedingt erforderlichen Sauerstoff und dient zur Ausscheidung des verbrauchten Kohlendioxides.

Bei Körperruhe atmen Erwachsene 12- bis 20mal in der Minute ein und aus und benötigen dazu 4 bis 7 l Luft.

Jugendliche atmen hingegen pro Minute bis 25mal. Säuglinge 40- bis 50mal.

Bei mäßiger Anstrengung erfolgt die Atmung doppelt so rasch. Bei übermäßiger dreimal so schnell. Bis 60 Atemzüge. Wobei man bis 100 l Luft in der Minute benötigt. – Diese Überbeanspruchung darf nicht lange anhalten. Die Atmung muß bald wieder in den Normalzustand zurückkehren. Was leider nicht alle wissen und beachten. Und dadurch dem Körper große Schäden zufügen.

Auch die Position des Körpers spielt beim Atmen eine Rolle. So ist im Liegen die Zahl der Atemzüge niedriger als im Stehen.

Der Gesundheitszustand wirkt sich ebenso auf die Atmung aus; so ist zum Beispiel bei Fieber die Zahl der Atemzüge höher.

Da das Atemzentrum im verlängerten Mark liegt, kann es angeregt werden.

Was für die Gesundheit sehr wichtig ist.
Dies geschieht durch Hautreize.
Besonders bei kalter Dusche.
Aber auch durch die Kleidung.

Daraus ergibt sich, daß die Kleidung für die Haut von unschätzbarer Bedeutung ist.
Ihre Beschaffenheit darf uns also nicht gleichgültig sein.

IX. Gesunde Kleidung – gesunde Haut? 371

Werden die Poren der Haut gänzlich geschlossen, stirbt der Mensch in Kürze.

Kunstfasern schließen bekanntlich fast „hermetisch" nach außenhin ab. Es erfolgt kein Luftaustausch zwischen Haut und Außenwelt. Die normale Ausdünstung des Körpers durch die Haut legt sich wie ein Mantel um die von solchen Kleidungsstücken bedeckten Körperteile. Wird von innen her beständig vermehrt, findet aber keinen Ersatz durch „neue" Luft von außen.

Das wirkt sich bald auf unsere Empfindungen aus.

Kopfschmerzen.

Benommenheit.

Unklares Denken.

Ja, sogar Übelkeit.

Können die Folgen sein.

Von unsachgemäßer Bekleidung. Von solcher, die dem Körper keinen „Luftaustausch" ermöglicht.

Dazu kommt noch, daß sich länger getragene hautnahe Kleidung mit abgestorbenen Hautzellen vollpfropft. Sich zusätzlich verdichtet. Durch die Abgabe von Talg und Schweiß oder durch äußere Einflüsse „verschmutzt" wird. Ihrer Aufgabe kaum mehr zur Gänze gerecht werden kann.

Kunstfasern erzeugen durch die Berührung und Reibung mit dem Körper Elektrizität.
Diese staut sich im Körper auf.
Schafft Spannungen seelischer Art.
Baut sie nicht ab.
Das wieder belastet und überfordert das Zentralnervensystem, aber auch das vegetative Nervensystem.
Verdauungsstörungen können als logische Folge auftreten.
Die Nierentätigkeit wird oft gestört.
Was wieder Rücken- und Kreuzschmerzen bringen kann.

Menschen, die ein Drittel ihres Lebens, stundenmäßig gerechnet, in der Werkstatt, in Fabriksräumen, in Büros, im Handelshaus oder hinter dem Herd verbringen, hungern nach Sonne und Luft.

Der rhythmische Wechsel des Jahres bringt Wetterveränderungen, Temperaturwechsel und Temperaturschwankungen mit sich.

Die Körperwärme bleibt immer die gleiche.

Dies zu ermöglichen, ist Aufgabe der Haut.

Große Schwankungen finden hier ihren „Prellbock".

Die Kleidung ist unsere zweite Haut.

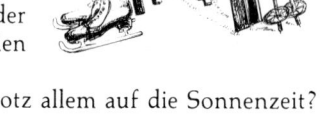

In unseren nördlichen Breiten ist die Redensart: „dreiviertel Jahr Winter und einviertel Jahr kalt", nicht nur Text zur Melodie, sondern rauhe Wirklichkeit.

Wer erwartet bei uns nicht Jahr für Jahr den ersten Schnee? Die zugefrorenen Bäche und Teiche? Sucht nach Rodel, Schi oder Schlittschuhen? Nimmt den Kampf mit der Kälte auf?

Und wer freut sich nicht trotz allem auf die Sonnenzeit?

Liebt sie.

Die Sonne.

Von manchen Altvölkern als Gott verehrt.

„Göttin der Adria".

„Göttin der Riviera".

Genannt.

Ist sie nicht. – Eine Göttin.

Sie ist der natürliche Spender von Lebenskraft und Gesundheit.

Lebenszeuger. Lebenserhalter.

Sonnenbäder, mit Vernunft und Maß genommen, sind wertvolle, unersetzliche therapeutische Mittel. – Doch das Zuviel wird immer des „Todes Gesell" oder wenigstens des „Krankenwagens Gestell".

Sonnenbrand.

Hitzschlag.

Sonnenstich.

Können schwere Folgen nach sich ziehen.

Kleidung ist Schutz.

Kleidung stellt einen Ausgleich her.

Im Winter sollen die Kleider schlechte Wärmeleiter sein, von dunkler Farbe, damit wenig Körperwärme nach außenhin verlorengeht.

Im Sommer sollen die Kleider gute Wärmeleiter sein, von heller Farbe, um Eigenwärme abgeben zu können.

IX. Gesunde Kleidung – gesunde Haut?

> Luft ist ein schlechter Wärmeleiter. Hat das Bekleidungsmaterial die Fähigkeit, in seinen Poren viel Luft aufzunehmen, dann ist es gut. Gesund. Zu empfehlen. Weil es ein neutrales Luftkissen bildet. So zu jeder Jahreszeit einen Ausgleich von außen nach innen und von innen nach außen herstellt.
> So wird die Kleidung auch zum „Prellbock".
> Unterstützt die Aufgabe der Haut.

Kleider machen Leute

Sonne. Kälte. Schnee.
Und Regenwetter.
Bewahrung der Intimsphäre.
Vermeidung von Verletzungen.

Haben im Menschen das Bedürfnis nach geeigneter *Kleidung* wachgerufen.

Sie haben eine eigene *Kultur der Bekleidung* geschaffen.

Sitten und Bräuche fanden und finden in der Kleidung ihren tieferen Ausdruck.

Die Bezeichnungen „Kleid", „Kleidung" und „Bekleidung" haben sich erst in neuester Zeit durchgesetzt.

Früher „gewandte" man sich.

Schon vor 1000 Jahren bedeutete „*Gewand*", „giwant" im Althochdeutschen, „das, was zu wenden war". „Das in Falten Gelegte". Aber auch „das Aufbewahrte".

Daraus läßt sich leicht ableiten, daß „Gewänder" geachtet, gepflegt wurden. Und etwas durchaus Wertvolles, Kostbares darstellten.

„*Kleider*", ein Wort, das wahrscheinlich aus „clioan" entstanden ist. „Anhangen" und „kleben" besagen wollte. So daß wir im Wort „Kleid" „Klette" finden. Weist auf „an Mensch und Tier haftende Blütenköpfe" hin. Bezieht sich auf die „pflanzliche Faser", den Grundstoff, aber auch auf „Arbeit", „Tätigkeit" und „Berufsausübung".

Heute „kleidet" man sich.

„Kleider machen Leute."

Allem Zweckdienlichen der Kleidung muß das Herausheben und Unterstreichen meiner Persönlichkeit, meines Typs, im Vordergrund stehen.

Die Kleidung muß zu mir passen. Muß als zweite Haut ein Spiegel meines Geistes- und Seelenlebens sein.

Sie muß typisch „Ich" sein.

Und das proportioniert auf Alter und Status.

Muß nicht ewig stur das Gleiche sein. Aber Ausdruck meiner selbst.

Dann macht das Kleid aus mir ein „Leut". Eine Person. Einen Typ.

Und die Mode sorgt dafür, daß wir nicht „altmodisch" herumlaufen.

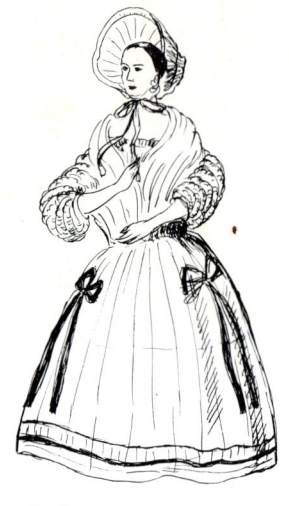

Daß wir uns **zeitgerecht kleiden** oder frisieren und dabei den „Zeitgeschmack" nicht außer acht lassen.

„Modus", Art und Weise.

Oft sehr raschen Wandlungen unterworfen.

Weil von einzelnen Produzenten oder Dienstleistungs-Unternehmen ausgenützt, um höheren Umsatz zu schaffen. Darunter fallen nicht nur Kleidung, Formen des gesellschaftlichen Verkehrs, Lebensweise und Wohnkultur, sondern auch Kunst und Literatur.

Weit davon entfernt, das Rad der Zeit rückwärts zu drehen, sondern immer bemüht, **„gesund und vernünftig"** zu leben, weil ich es einfach meinem Leben, dem einzigartigen Geschenk, aber auch dem Schöpfer aller Dinge zu verdanken habe, muß ich an die **„Königin Mode"** meine Ansprüche stellen. Muß den Mut aufbringen, sie zu affrontieren. Denn die Erzeuger produzieren, was sie massenhaft an den Mann oder an die Frau, an den Burschen oder an das Mädchen, sogar an das Kind bis hin zum Baby, bringen können.

Pflichtbewußte Autoren, Moderatoren und Produzenten können den Ätherwellen keine Sendung über Kleidung anvertrauen, ohne dabei an die Gesundheit dessen, der bekleidet werden soll, zu denken.

Daraus ergibt sich auch der Appell an die Modeschöpfer und an die einschlägige Industrie, *sinnvolle, zweckdienliche, schöne* Formen und Modelle, die **hautfreundlich** und somit **gesundheitsfördernd** sind, zu kreieren und zu produzieren.

IX. Gesunde Kleidung – gesunde Haut?

> **Was verlangen wir von einer hautfreundlichen, gesundheitsfördernden Kleidung?**
> Daß sie den Temperaturunterschied von außenher ausgleicht.
> Daß sie dem Körper das „Atmen" durch die Haut nicht verleidet oder erschwert.
> Daß sie den Schweiß gut aufsaugen kann.
> Daß sie leicht zu reinigen ist.
> Daß sie nicht strahlen- und energieaufspeichernd wirkt.
> Und nicht zuletzt, *gesunde Kleidung darf keine horrenden Preise kosten.*

Die Volksaufklärung führt heute kein **„Hinterstüberl-Dasein"** mehr.

Die Kirche **kein „Sakristeipredigertum".**

Um gesund und richtig zu leben, gehört auch die Bekleidung dazu. Ist zu einem Zentralanliegen der Medien geworden.

Wenn ich als Priester und Seelsorger vor der Kamera sitze, Sie mich auf dem Bildschirm sehen und hören, leiste ich eine Arbeit, die nicht weniger zählt, als wenn ich in der Schule unterrichte, in der Kirche Frohbotschaft verkünde oder an meinen Büchern schreibe. Weil jede Förderung der Gesundheit und jede diesbezügliche Aufklärung einfach zur Pflicht geworden ist, **„den Nächsten wie mich selbst zu lieben".**

Dieses allgemeine Engagement wird auch bis zu den Modeschöpfern vordringen und ihre Kreationen beeinflussen. Wir werden alle gemeinsam eine Lanze dafür brechen.

Gesunde Kleidung.
Die man sich leisten kann.

Bekleidet, aber wie?

Nicht frieren. Nicht schwitzen.
Mitten drinnen, da fühlen wir uns wohl.
Wie erreichen wir das durch unsere Kleidung?
Zwei Faktoren müssen dabei in den Vordergrund treten: Die Wärmeisolations-Wirkung und das Feuchtigkeits-Aufnahmevermögen des Gewebes. Wobei die Beschaffenheit des Materials eine große Rolle spielt.

Tiereiweißfasern wärmen angenehmer als Holzfaserstoffe oder synthetisches Material. – Aber auch das Wie der Verarbeitung spielt eine nicht zu unterschätzende Rolle. So können gekräuselte Fasern mehr isolierende Luft einschließen als glatte.

Damit man sich in der eigenen Kleidung „daheim" und wohl fühlt, gibt es noch einen nicht minder wichtigen Faktor, nämlich die Anzahl der Luftschichten, die zwischen der Haut und der Kleidung zustande kommen. Wobei Unterkleider und Oberkleider eine Rolle spielen.

Dabei muß aber beachtet werden: Die isolierende Luft haftet nur an der Oberfläche der Faser der einzelnen übereinandergeschichteten Wäschestücke. Bei weitmaschigen Geweben entweicht die isolierende Luft, und es bilden sich „Kältelöcher". Das ist ungesund. Möglichst viele und feine Faserhärchen müssen einen Abstand zwischen Haut und Unterkleidung herstellen, so daß die Luft gut durchzirkulieren kann und die Schweißfeuchte die Kleidung nicht klebrig macht. Denn der Schweiß, der die überschüssige Körperwärme ableitet, kann nur wirksam werden, wenn er möglichst rasch verdunstet. Ohne daß unter der Kleidung eine ungesunde „Dunstkammer" entsteht. – Deswegen keine hautnahe Unterwäsche aus Synthetics!

Denn...

Die Haut atmet.

Sie muß atmen.

Von der Hautatmung hängt unsere Gesundheit ab.

Um diese zu begünstigen, muß Unterwäsche von durchlässiger Faserqualität sein. Nicht zu hauteng.

> **Die sieben extremen Klimazonen der Erde sind nicht bedeutungslos.**
>
> Körper, Klima und Kleidung im richtigen Einklang, eine Grundbedingung für deine Gesundheit.
>
> Deswegen unterschiedliche Kleidung bei unterschiedlichem Klima.

Ein „Klima-Zonen-Führer" scheint heute, wo die „weite Welt" so nahe an uns heranrückt, gar nicht mehr „uninteressant" und „nutzlos". Er will nur „Richtlinien" aufzeigen. Und mit Nachdruck darauf hinweisen, daß vor Antritt einer Reise die „Bekleidungsratschläge" ja nicht auf die „leichte Schulter" genommen werden dürfen. Was unter Umständen tragische Folgen haben könnte. – Das gleiche gilt auch für Impfvorschriften und ärztliche Anweisungen.

Nicht jedes Klima ist für jeden Menschen zuträglich.

Im **heißtrockenen Wüstenklima** steigt das Thermometer untertags bis +50° C, nachts hingegen kann es bis –25° C sinken. Eine Schwankung also von 75 Grad. Mit einer durchschnittlichen Luftbewegung von 5 m pro Sekunde und einer Luftfeuchte von 10 mm Hg*.

Wie muß unter solchen Umständen die Kleidung beschaffen sein?

Der Araber dicker und langer Burnus gilt hier als ideale Kleidung. Tagsüber benötigt man eine Wärmeisolation und nachts Schutz vor Abkühlung. Für den Nachtschlaf kann man die Bodenwärme der Sonnenbestrahlung während des Tages ausnützen, wenn man noch vor Untergang sein Nachtquartier aufschlägt und den Boden mit einer Decke belegt.

Im **feuchtwarmen Tropenklima** beträgt die Tageswärme nur mehr die Hälfte, also +25° C. Der Wind ist viel ruhiger. Er erreicht nur 40 cm pro Sekunde. Die Luftfeuchtigkeit durchschnittlich 17 mm Hg, die sich aber während der Nacht verdoppeln kann.

Und die Kleidung hier?

Leichter Sonnenschutz. Dünne, dichte Webwaren, die weit geschnitten sind und nicht anliegen dürfen, damit die Luft gut durchzirkulieren kann. An den Füßen dünne Sokken, in Sandalen, die mit Wollsohle ausgelegt sind.

Ganz wichtig ist ein vernünftiger Insektenschutz, wobei der Wert ätherischer Öle nicht übersehen werden soll. Ein Fläschchen „Lavendelöl" wiegt nicht schwer, wirkt nicht schlecht. – Ohne Moskitonetz zu schlafen, ist unvernünftig. Ja sogar „selbstmörderisch".

Im **subtropischen Klima** erreicht die mittlere Temperatur um +15° C. Die Luftbewegung 2,5 m in der Sekunde und die Luftfeuchtigkeit 10 mm Hg.

In diesem Klima bedarf es stets einer Regenschutzbekleidung mit entsprechenden Entlüftungsöffnungen. Baumwollunterwäsche und mittlerer Wärmeisolation.

Im **feuchtkühlen Winterklima** schwankt die Temperatur von 0 bis +10° C. Zyklonartige Winde und Stürme. Die Luftfeuchte wechselt von 2 bis 9 mm Hg. Längere Regenperioden, verbunden mit häufigem Nebeleinfall.

---

* Millimeter Quecksilbersäule – Messungseinheit

Winddichte Außenbekleidung. Innenbekleidung aus Strickwaren mit ausgezeichneter Isolierfähigkeit und entsprechender Dichte. Wobei die Textiliendicke am Rumpf bedeutend stärker als an den Gliedmaßen sein soll. Im Verhältnis 20 mm zu 1 mm. Kopfbedeckung erforderlich. Die Fußsohleneinlagen von 10 mm Stärke und schweißsaugende Wollsocken sind notwendig.

Im **kalttrockenen Winterklima** liegen die Temperaturen zwischen 0 und –10° C. Die Luftbewegung reicht von Windstille bis Sturmstärke, und die Luftfeuchte beträgt weniger als 4 mm Hg. Der Niederschlag erfolgt gelegentlich als Schnee.

Die Bekleidung muß entsprechend dick sein: Rumpf bis 40 mm, Gliedmaßen bis 20 mm, Füße 25 mm, Hände 10 mm. Dicke Wollhemden und ebensolche Wollhosen werden als Unterbekleidung getragen. Hingegen muß die Außenbekleidung aus winddichtem, wasserabweisendem Gewebe bestehen. Und ohne Wollmütze mit Ohrenlappen als Kopfschutz geht es nicht. Empfehlenswert sind 2 Paar dicke, genügend große Wollsocken, die übereinander getragen werden. Die zwischen beiden Socken entstehende und gespeicherte Luftschicht isoliert gegen das Eindringen der Außenkälte und gegen Ausströmen der Körperwärme nach außen ab. Gut wärmende Handschuhe dürfen nicht vergessen werden. – Schneebrille ist notwendig.

Im **subarktischen Winterklima** bewegt man sich nur unter der Null-Grad-Grenze. Und zwar von –10 bis –20° C. Wobei die Temperatur gelegentlich bis –40° C sinken kann. Luftfeuchte existiert kaum. Schnee fällt nur mehr in feinflockiger Form.

Die Bekleidungsstärke, von 40 bis 50 mm, muß vermehrten Wärmeschutz vermitteln. Die der Beine muß wenigstens 30 mm, der Füße 40 mm und der Hände 20 mm aufweisen. Die Kopfbedeckung darf nicht unter 20 mm betragen.

Trotz der extremen Kleiderdicke die Durchlässigkeit des Stoffes nicht übersehen, damit die Verdunstung keineswegs behindert wird. Es darf über der Haut zu keiner „Dampfbildung" kommen. Was die Erfrierungsgefahr erhöhen würde.

Im **arktischen Winterklima** liegen die Temperaturen von –20° C abwärts. In diesen Zonen muß auf beständige Bewegung großer Wert gelegt werden. Ruhepausen im Freien sind sehr gefährlich. Heizquellen unerläßlich. Energiereiche Ernährung mit hohem Fettanteil ist äußerst wichtig. Ohne über eine ausgesprochen überdurchschnittliche körperliche Konstitution zu verfügen, darf man sich als „Außenstehender" dieses Klima nicht zumuten.

* * *

„Gesunde Kleidung" muß das jeweilige „Umgebungsklima" ausgleichen können, ohne daß der Körper zuviel unter den drei möglichen Arten von Schwankungen leidet.
Temperatur.
Feuchtigkeitsgrad.
Luftbewegung.
Darunter versteht man Tages- und Nachttemperatur und ihre Änderungen. – Niederschläge wie Regen, Schnee, Hagel, Tau und Rauhreif. – Windiges Wetter oder Windstille.
Dazu kommt noch, ob mit oder ohne Körperbewegung.
Das allein ist noch nicht der einzige Maßstab, wenn ich mich frage, *„wie ich bekleidet sein soll"*.
Hinzufügen muß ich noch die Überlegung, die gar nicht leichtfertig angestellt werden darf: „Was" ziehe ich an?
Die Faser spielt nämlich eine große Rolle.
Ihre Herkunft.
Ihre Beschaffenheit.

Einteilung der Textilfasern:

Naturfasern.
Kunstfasern.

Naturfasern werden in pflanzliche und tierische Fasern eingeteilt!
Zu den Pflanzenfasern zählen: *Leinen, Baumwolle, Jute, Sisal, Hanf, Kokos* und *Nessel.*
Als tierische Fasern gelten: *Wolle* und *Seide.*
Kunstfasern werden in Zellulosische Kunstfasern, Cellulosics, und in Synthetische Fasern, Synthetics, unterteilt.
Bei den *Zellulosischen Kunstfasern* ist das Grundmaterial Pflanzenfaser, die durch chemisches Verfahren in Fadenform gebracht wird.
Synthetische Fasern stammen dem Ausgangsmaterial nach aus dem Mineralreich oder fossiler Herkunft ab oder werden rein künstlich gewonnen. Sie stehen der Natur sehr ferne. **Es sind dies gänzlich neue Stoffe mit ganz neuen Eigenschaften!** *Hier beginnt die Gefahr für Haut, Körper und Gesundheit.*

Naturfasern,
die uns Pflanzen liefern

Pflanzliche Textilfasern und tierische Textilfasern stehen uns zur Verfügung.

Machen zusammen die „Naturfasern" aus.

Aus dem „Grünen der Natur" werden die pflanzlichen Fasern und Fäden genommen. 2000 verschiedene Pflanzen sind es auf unserer Mutter Erde, die Fasern liefern. Nur wenige von ihnen sind geeignet, sich für Bekleidungszwecke verarbeiten zu lassen.

Von den bedeutendsten soll hier die Rede sein.

Leinen:

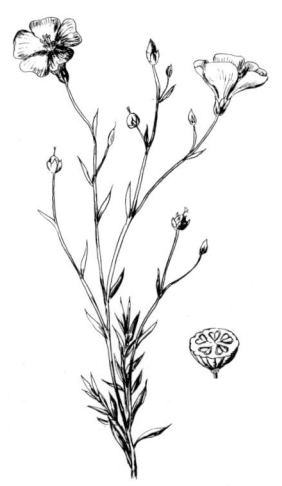

Ich bin als Bauernsohn noch über das „Faserleinfeld" gegangen. Habe erfahren, daß die Ernte dann beginnt, sobald die Farbe der Stengel von Grün auf Gelb überwechselt. Und gelernt, daß der Faserlein nicht gemäht, sondern aus dem Boden gezogen wird. Um Verluste an wertvoller Fasermasse zu vermeiden.

Dieses „Ausreißen" nennt man „Flachsraufen".

Dann wurde der „geraufte" Flachs auf dem Feld ausgebreitet. An Ort und Stelle getrocknet.

Nach dem Trocknen „geriffelt" und dabei auch die trockenen Früchte entfernt. Von denen ein Teil als Saatgut für die nächste Aussaat reserviert, der Rest zur Fütterung verwendet wurde.

Anschließend band man die Stengel in Bündel und ließ sie noch längere Zeit auf dem Felde liegen. Damit begann der erste Teil des „Röstverfahrens". Durch die Einwirkung von Tau und Sonne. Aber auch unter Mitwirkung von wertvollen Kleinlebewesen.

Langsam lösten sich auf natürlichem Wege die einzelnen Fasern unter der Stengelrinde. Dort immer in kleinen „Faserbündeln" vereint.

IX. Gesunde Kleidung – gesunde Haut?

Die „mürb gewordenen", übelriechenden Flachsbündel wurden schließlich eingefahren. In den Backofen gelegt.

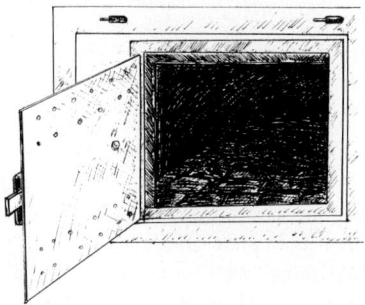

Ich, vom Vater dort hineingeschoben, hatte drinnen alles ordnungsgemäß zu „schlichten".

Und das bei warmheißem Backofen. Den die Mutter tags zuvor mit Holzscheitern aufgeheizt hatte. – Um die Wärme ging es ja hier. Dadurch wurde der Zusammenhalt der Zellen im Stengel weiter gelockert, ohne aber die Fasergruppe selbst anzugreifen.

Ich?
Wieder hinein in den Backofen.
Die Flachsbündel?
Wieder heraus.
Damit war das „Rösten" abgeschlossen.
„Rösten" beendet? Für wen?
Für beide.
Den Flachs.
Und für mich. Den kaum zehnjährigen Knirps. Der so, ohne daß es ihm damals schon bewußt geworden wäre, einer „Rheumatherapie" unterzogen wurde, scheinbar für ein Leben lang „Vorschuß" mitnahm.

Zur ehrlichen Berichterstattung damaliger häuslicher Verhältnisse sei schlicht und einfach hinzugefügt, daß dies nicht das einzige jährliche „Einschießen" war. So nannte man nämlich zu Zeiten, da noch Backöfen im Hause waren, das „Bestücken" derselben. Wozu außer dem in regelmäßigen Abständen erfolgten Brotbacken das Früchte-Dörren gehörte.

Auch da wieder ...
Warm-heißer Backofen.
„Heinrich hinein."
Zwetschken oder Birnen nach.
Kletzen heraus.
Nicht ohne Heinrich.

Heute noch ein Danke der Mutter für ihren fürsorglichen Rat, mich für diesen Prozeß mit zwei Hosen auszustaffieren.

Ich schwitzte zwar doppelt so stark, verbrannte mir jedoch die Knie nicht.

Aber jetzt wieder zurück zur Leinenfaser-Gewinnung.

Dann sah ich meinem Vater beim „Brechteln" und „Hecheln" zu.

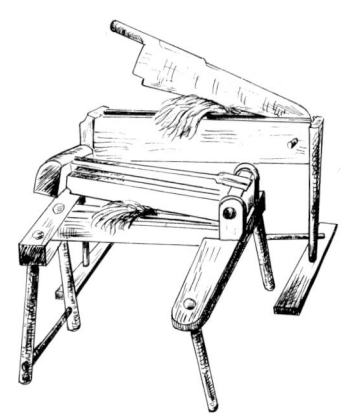

Dabei wurden die Stengel gebrochen. Die Faserstränge lösten sich vorerst von den übrigen Teilen des Stengels. Wurden dann ausgekämmt und als „Werg" zur Seite gelegt. Später Polster gefüllt und „Ei-Nester" ausgelegt.

Zurück blieb dabei die reine „Leinfaser".

An den langen Winterabenden hörte ich in der alten, warmen Bauernstube das Spinnrad surren.

Beobachtete dabei Hand- und Fußbewegungen meiner Mutter.

Begoß im Sommer die auf der Wiese ausgebreitete Leinwand, nachdem sie der Weber gebracht hatte, regelmäßig mit Wasser, um sie zu bleichen.

War stolz auf mein neues Hemd, das die erste Zeit zwar auf der Haut kratzte, dann aber angenehm zu tragen war. Und kaum „umgebracht" werden konnte. „Unverwüstlich".

Heute ist Leinenware „kratzfrei" und elegant zugleich. Auch wenn sie nur mehr selten „Handwebe" ist.

Warum ist Leinenwäsche so empfehlenswert?

Wegen seiner hohen Luftdurchlässigkeit, Saugkraft, Dauerhaftigkeit und Hautverträglichkeit erweist sich Leinen als eines der empfehlenswertesten Materialien für Wäschestücke, die dem Körper am nächsten kommen.

Weiters stehen im Haushalt die vielfältigsten Verwendungsmöglichkeiten offen. Für Bettwäsche, Tischwäsche, Spitzen. Für Blusen und Kleider.

Faserflachs, hauptsächlich in Belgien, Irland, Italien, Rußland, Indien und Argentinien angebaut, würde auch im Waldviertel qualitativ hochwertig gedeihen, wo er früher allgemein gezogen wurde.

Der Flachs gehört zu den ältesten Kulturpflanzen. Wurde bereits 4.000 Jahre v. Chr. in Ägypten gebraucht.

IX. Gesunde Kleidung – gesunde Haut?

> **„Faserflachs" darf jedoch nicht mit dem „Öllein" verwechselt werden.**
> *Öllein* liefert den so wertvollen *Leinsamen*. Reich an Öl und Ballaststoffen. Stuhlgangregelnd, verdauungsfördernd, nervenberuhigend und *Gesundheit und Schönheit der Haut begünstigend.* – Abends 1 Eßlöffel voll einnehmen, 1 Glas Butter- oder Sauermilch nachtrinken. Dies gilt als *inneres Hautpflegemittel.*

Die Leinsamen enthalten bis 40 % leicht trocknendes Öl. Die Weltproduktion beträgt gegenwärtig jährlich ca. 3,6 Millionen Tonnen.

Wird als „Firnis" in der Farben- und Lackindustrie, in der Malerei eingesetzt.

Gereinigtes Leinöl findet als Speiseöl in der Küche Verwendung.

Zur Orientierung:
Wie finde ich mich zwischen „Faserlein" und „Öllein" zurecht?* Zur Leinenerzeugung werden nur die Bastfasern des langstieligen *„Faserleines" (Linum usitatissimum)* herangezogen. Dieser erreicht eine Höhe bis 120 cm. Die Blüten sind hellblau bis weiß. Wenig verzweigt. Daher weniger Blüten und weniger Samen. – Im krassen Unterschied zum *„Öllein"*, der bedeutend kürzer bleibt, starke Verästelungen in der Krone bildet, somit mehr „Leinsamen" in den Fruchtkapseln liefert, dem Grundprodukt der Leinölgewinnung. Aber weniger geeignet und unrationell für die Faserzeugung ist.

Welcher Unterschied besteht zwischen „Flachs" und „Lein"? Ob zur Ölgewinnung, ob zur Fasergewinnung angebaut, die Pflanze heißt deutsch „Flachs", lateinisch „Linum". – Der lateinische Ausdruck wird auf Deutsch mit „Lein" wiedergegeben. So kommt es zum „Leinen" oder „Linnen". Zum „Leinöl" und zur „Leinwand". Aufgebaut auf dem lateinischen Ursprung „linum".

„Leinsaat" nennt man den Flachs selbst, solange er auf dem Felde steht. Althochdeutsch „flash". Die Herkunft von „Flachs" ist unklar. Wird aber höchstwahrscheinlich vom griechischen „plèkein" abgeleitet. Das „flechten" heißt.

---
* Faserlein und Öllein – Bildtafel XI

Flachs.
Flechten.
Faserlein.
So werden Brücken gebaut.
Die uns führen. Zum Verständnis.
Und welcher Unterschied besteht dann überhaupt zwischen „Flachs" und „Lein"?
Praktisch nur etymologisch-phonetischer.
Und doch!
Flachs. Faser.
Lein. Öl.

Wie schaut ein Flachsstengel, aus dem die Faser gewonnen wird, aus? Wir sehen nur die *Oberhaut*, die im reifen und trockenen Zustande graubraun ist. Sie dient der Pflanze als Schutzschicht, genauso wie unsere Oberhaut, die menschliche. – *Rindenschicht* mit *Faserbündeln*. Hier gehen die Atmung und die Wasserverdunstung vor sich. Hier liegt der Grundstoff für das Leinen, die *Flachsfaser*. Diese besteht aus *Bastzellenbündeln*, die den darunterliegenden *Holz- und Markschichten* den nötigen Schutz verleihen. Alle diese Schichten und *Verjüngungsgewebe* zur Wachstumsausdehnung müssen entfernt werden, wenn man die Flachsfaser gewinnen und Leinen daraus erzeugen will.

Leinen besteht aus reiner Zellulose, versehen mit einer „Kittschicht". Aus *Pektin* und *Pflanzenschleim* aufgebaut. Macht Leinen widerstandsfähig und elastisch zugleich. Gewährt ihm eine hohe Zugfestigkeit bei schwacher Eigendehnung. So daß die lange Lebensdauer von Leinenbekleidung, mit großer Waschfestigkeit verbunden, gewährleistet ist.

Ein weiterer Vorteil ist eine bestimmte Schmutzunempfindlichkeit, Geruchsabweisung und Kochfestigkeit.

Wird auf der Haut im Sommer sehr angenehm kühl empfunden.

Der „für den Gebrauch Geeignetste".
Der „Hocheingeschätzte".
Der „Empfehlenswerteste" zur praktischen Anwendung.
Der „Linum usitatissimum".
Warum nur in der Vergangenheit?
Und nicht auch heute?
Wo die „Harer" doch noch nicht ausgestorben sind.
Die Flachshändler.
Und der „Haar" ein „Herr" ist, ein „Maskulinum", grammatikalisch gesehen wenigstens. Ansonsten aber sehr be-

scheiden auf Klima und Bodenverhältnisse.
Er, der „haro". Der „hor". Der Flachs.

Baumwolle:

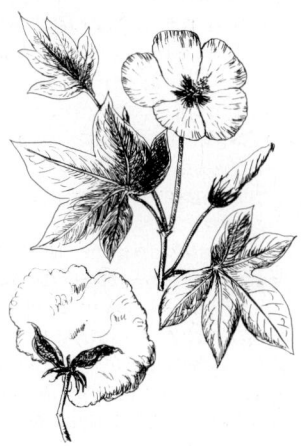

Baumwolle, preismäßig günstiger als Leinen, ist ebenfalls sehr hautfreundlich.

Sie sollte als „reine Baumwollfaser" Hauptbestandteil unserer Wäsche sein.

Nervöse Kinder, die von ihren Eltern zu mir zur Beratung gebracht wurden, hatten bald bessere Lernerfolge zu verzeichnen, nachdem mein Rat befolgt wurde: **Weg mit den Kunstfaserstoffen, reine Baumwollwäsche tragen!**

Seit wann kennt der Mensch Baumwolle?

Der griechische Geschichtsschreiber Herodot, 490–430 v. Chr., spricht vom „tatsächlich letzten Land im Osten ..., wo wilde Bäume Wolle hervorbringen, die an Schönheit und Robustheit die Schafwolle übertrifft, und die Inder machen aus ihr Gewänder".

Das Gute wird oft umwoben vom Mysterium.

Geheimnisvoll ist so vieles.

Auch, warum sich das Gute, das Wertvolle, nicht sofort durchsetzt.

Oder muß sich jede Zeit das Ihre verdienen?

Die Offenbarung des Guten?

Auch mit der Baumwolle scheint es so zu sein.

Trotz aller ihrer guten Eigenschaften und der einfachen und leichten Verarbeitung mußten Jahrtausende vergehen, bis jeder Weltbürger ein „Baumwolleibchen" tragen konnte.

Erst um die Mitte des 16. Jahrhunderts wurden in Gent und Brügge, Belgien, die ersten Stoffe aus Baumwolle erzeugt.

Nach 1772. Die Dampfmaschinen und die mechanischen Webstühle waren erfunden. Aus England kamen die ersten industriell hergestellten Stoffe aus Baumwolle.

Aber bereits im 3. Jahrtausend v. Chr. kann die Baumwollkultur in Indien nachgewiesen werden. Von dort breitete sie sich nach China und Ägypten aus. Gleichzeitig wurde Baumwolle auch in Mexiko von den Inkas angebaut.

Zur Zeit der Entdeckung Amerikas war dort der Anbau, die Gewinnung und Verarbeitung der Baumwolle bekannt.

In Rom wußte man bereits kurz vor Christi Geburt von der Baumwolle. Wurde so hoch wie Seide eingeschätzt.

Von Plinius* wissen wir, daß damals in Ägypten eine Pflanze unter den Namen „xylon" und „gossypion" angebaut worden war, deren Früchte so groß wie Quitten seien und man aus ihnen eine *wunderbar weiße, weiche Wolle* ernte.

Wenn aber später im 14. Jahrhundert die Rede vom „Schafbaum" der Tataren ist, dessen Früchte ein komplettes Schaf mit Fleisch, Blut, Knochen und Wolle enthalten sollten, und man darunter die Baumwollstaude verstand, dann war das wohl ein wenig viel zugemutet.

Märchen sollen Märchen bleiben.

Geschichte soll Geschichte machen.

So auch bei den „Baumwollgeschichten" und bei der „Geschichte der Baumwolle".

In der irakischen Stadt *Mosul*, am rechten Ufer des Tigris gelegen, wurde „feines" Baumwollgewebe hergestellt. Von Ruf und Name bis heute. Der *„Musselin"*.

Ein „leinwandbindiger" Kleiderstoff aus schwach gedrehten, feinen Garnen. Wobei man unter „Leinwandbindung" eine Grundbindungsart versteht, bei der die Kettfäden, Längsfäden, abwechselnd über und unter den Schußfäden, Querfäden, liegen.

Zuckerrohr und Baumwolle. Gingen Hand in Hand.

Von den Arabern gelenkt, kam deren Anbau zur ersten Jahrtausendwende nach Sizilien und Spanien.

Auch die Namen *„qutn"* und *„Cotone"*. *„Kattun"*. *„Kattunwolle"*.

„Kattun", ein klarer Begriff: baumwollenes Gewebe in Leinwandbindung. Mittelfein und von unterschiedlicher Dichte. – Vorsicht! „Kattun" kann aber heute auch aus Chemiefasern hergestellt werden.

Für unseren Sprachraum gilt *„poumuuolla"*, althochdeutsch. Oder seit dem 12. Jahrhundert *„boumwolle"*.

Der Name stand zunächst für die Samenwolle, dann aber auch für die Pflanze selbst.

Aus diesem Gewächs „Baumwolle" wird die für unsere Bekleidung verarbeitete Faser gewonnen. Dazu sind mehrere

---

* Plinius der Ältere (Gajus Plinius Secundus), 23–79 n. Chr. Berühmter römischer Staatsmann und Schriftsteller. Kam beim Vesuvausbruch ums Leben.

IX. Gesunde Kleidung – gesunde Haut?

Baumwollarten geeignet, die alle aus der Familie der *Malvengewächse*, *Malvaceae*, stammen. Gattung *Gossypium*.
Die Baumwollarten, die heute angebaut werden, sind hauptsächlich zwei: *Gossypium vitifolium* und *Gossypium hirsutum*.
Aufrechte Sträucher, 1 bis 2 m hoch. Mit schraubig angeordneten langgestielten und handförmig fünflappigen Blättern. Die Blüten, von weißer, gelber oder purpurroter Farbe, stehen einzeln im oberen Bereich der Blattachseln. Haben das typische Aussehen der Malvenblüten mit ihren zahlreichen röhrenförmig verwachsenen Staubblättern. – Eine rundliche, walnußgroße, ledrige Fruchtkapsel, zur Reifezeit sich öffnend. Ovale, eckige, kaffeebohnengroße Samen sind von langen, einzelligen Haaren bedeckt. Quellen aus der offenen Kapsel in Form von faustgroßen Wollbauschen heraus.*
Diese 2 bis 5 cm langen weißen, seltener gelblichen oder bräunlichen Samenhaare liefern die Baumwolle.
Die Ernte erfolgt heute vollautomatisch. Der Großteil des „Rohstoffes Baumwolle", der nach Europa kommt und hauptsächlich erst hier verarbeitet wird, stammt aus den Ursprungsländern der Vereinigten Staaten, der Sowjetunion, aus China, Peru und Indien.
Zwei Drittel des Weltbedarfes an Geweben für Bekleidungszwecke oder für die verschiedenartigsten Verwendungen im Haushalt und in der Industrie wird aus Baumwollfasern gedeckt. Die jährliche Welternte beträgt schätzungsweise 12 Millionen Tonnen.
Als Nebenprodukt bei der Aufarbeitung der Baumwollernte fällt die *„Linterwolle"* an, aus der Papier, Kunstseide, Watte, Zellstoff und Polstermaterial erzeugt wird.
Aus den geschälten Samen gewinnt man im ersten Preßverfahren das *Baumwollsaatöl*. Es fließt dunkel, meist tiefrot, aus der Presse. Ist nach der Reinigung und dem Bleichen hellgelb. Zählt zu den *halbtrocknenden Ölen*. Sein Linolsäuregehalt beträgt durchschnittlich 50%. Eignet sich deswegen bestens zur Margarine-Herstellung. Aber auch als Speiseöl.
Da Geschmack und Farbe des „Baumwollsamenöls" dem Olivenöl ähneln, wird es nicht selten zur Verfälschung des teureren „Baumöls", des Olivenöls, herangezogen.
Bei weiterem Auspressen der Samen erhält man ein Öl zweiter Qualität, das für technische Zwecke eingesetzt wird.

---
* Baumwollpflanze – Bildtafel XI

Findet auch in der Seifenerzeugung, in der Kosmetik und in der Kerzenindustrie Verwendung.

Baumwollsamen enthalten ca. 9% Wasser, 20% fette Öle, 25% Protein und 25% Kohlenhydrate.

Baumwollsamenkuchen fällt als Preßrückstand bei der Baumwollsaatöl-Erzeugung an. Der Preßkuchen ist aufgrund seines hohen Proteingehaltes ein wertvolles Viehfutter. – Darf aber nur Wiederkäuern verfüttert werden, da ansonsten in „einfachen" Mägen eine Störung des Proteinabbaus auftritt! Das gilt auch für den Menschen.

Baumwollwachs erhält man zusätzlich bei der Verarbeitung der Baumwollfaser. Sein Verwendungsgebiet: Die Konservierung von Lebensmitteln. Als Schmiermittel für Maschinen in der Lebensmittelindustrie. – *Grundlage für Cremes und Salben.*

Warum ist die Baumwollfaser die weitestverbreitete Textilfaser geworden?

Behält sowohl im trockenen als auch im nassen Zustand ihre Dehnungsfähigkeit von durchschnittlich 9%.

Läßt sich leicht färben und bedrucken.

Ändert die Farbe kaum.

Ist sehr beständig gegenüber Körperschweiß.

Von großer Saugkraft.

Sehr lichtbeständig.

Kratzt auf der Haut nicht und verursacht auch keine Allergien.

Ist mottensicher.

Baumwolle kann für viele Gewebe des täglichen Gebrauches eingesetzt werden: Für Unterwäsche, Kleider, Blusen, Mäntel, Dekorationsstoffe und Vorhänge.

Baumwollbekleidung hat heute viele Vorzüge. Ist knitterarm, pflegeleicht, schrumpffest, schmutz- und wasserabstoßend und faltentreu.

Es gibt keine elektrostatische Aufladung. Teilt keine elektrischen Schläge aus. – Kein „Funkensprühen"!

Ob Baumwollbekleidung auch unerwünschte Eigenschaften hat?

Ja. Sie geht meist beim Waschen ein. Man nennt es „Einlaufen". Das muß beim Einkauf berücksichtigt werden.

Baumwolle leitet in kalter Jahreszeit die Körperwärme

IX. Gesunde Kleidung – gesunde Haut?

rasch ab. „Hält kühl." Was in den Tropen wieder als Vorteil angesehen werden kann.

Baumwollfasern besitzen viele winzige Spalten, die den Schweiß zwar aufsaugen, nach dessen Verdunsten aber Schmutz, Hautfette, Salze, Säuren, Bakterien und Keime festhalten. **Deswegen verschwitzte Bekleidungsstücke zur Wäsche geben! Nach dem Eintrocknen nie nochmals benützen!**

Baumwolle ist anfällig auf Schimmelpilze und Sporen, die „Stockflecken" verursachen. Sie verschwinden nur durch Kochen, jedoch nicht durch „Kaltspülen"!

Jute:

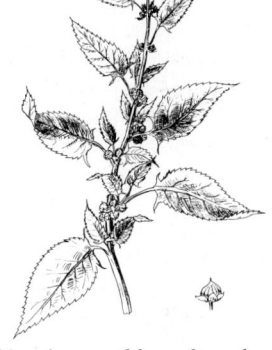

Der *Rundkapsel-Jutestrauch** *(Corchorus capsularis)* zählt zur Familie der Lindengewächse.

Unter den Naturfasern rangiert die Stengelfaser Jute nach der Baumwolle an zweiter Stelle. Vor Lein und Hanf.

Eine hohe, krautartige Dauerpflanze, der Großen Brennnessel sehr ähnlich. Mit ovalen, am Rande gesägten Blättern. Wobei die beiden unteren Zähne stark verlängert sind. Die kleinen gelben Blüten stehen in den Blattachseln. – Die Kapselfrüchte sind kugelig, ohne Schnabel.

Der Rundkapsel-Jutestrauch ist der Hauptlieferant der „Jute". Diese Gattung umfaßt 80 Arten hoher Kräuter und Sträucher, die in den tropischen Gegenden als Wucherpflanzen beheimatet sind.

Jute kam 1795 erstmalig aus Indien nach Europa.

Aber erst nach 1850 gewann sie ihre immer größer werdende Bedeutung als Faserstofflieferant. Damals, als die Jute-Verarbeitungsmaschinen erfunden wurden.

Die gesamte Weltjuteproduktion beträgt durchschnittlich 3,5 Millionen Tonnen. – Das entspricht einem Drittel der gesamten Baumwollproduktion. – An vorderster Stelle stehen die Länder Pakistan, Indien, Brasilien, die Sowjetunion, Burma und Taiwan.

---

* Jute – Bildtafel X

Jutefasern haben eine Länge von 1½ bis 2½ m und eine mittlere Dicke von 0,08 mm. Von weißer, heller, gelblicher bis bräunlicher oder silbergrauer Farbe und seidenartigem Glanz. Strömen einen eigenartigen Geruch aus.

Die verspinnbaren Jutefasern enthalten neben 63% Zellulose, 12% Lignin. Dieser hohe Lignin-Gehalt hat zur Folge: Sprödigkeit, geringe Widerstandsfähigkeit und Lichtunbeständigkeit. Denn Lignin ist der holzige Stützbaustoff, der sich aus der Gespinstfaser nicht entfernen läßt.

Jute läßt sich leicht bleichen.

Jute läßt sich gut anfärben.

Aus Jute werden großflächige Gewebe hergestellt: Säcke, Segeltücher, Seilerwaren, Teppiche, Läufer, Wandbespannungen, Tischdecken, Vorhänge und Dekorationsstoffe.

Aber auch Jutegarn für Verpackungstextilien. Gurte, Untergewebe für Linoleum und für Teppiche. Kabelumhüllungen. Dient als Isolier- und Polstermaterial und wird bei der Reifenherstellung vielfach gebraucht.

In den Erzeugerländern werden aus Jutegarn billige Kleidungsstücke genäht.

Jutepflanzen sind einjährige Gewächse, die eine Höhe von 1,50 bis 4,50 m erreichen. Werden hauptsächlich in Kleinbetrieben tropischer und subtropischer Gebiete angebaut. Die Ernte erfolgt kurz nachdem die Blüte abgeschlossen ist. Bei einer Wassertemperatur von 30° C wird „geröstet". Die Röstdauer beträgt 8 bis 10 Tage. Dann löst man in Handarbeit den Bast ab.

Jute ist ein beliebtes Material für Badewaschlappen. Weil sie sehr hautfreundlich ist, eignet sie sich durch ihr verhältnismäßig grobes Gefüge ebenfalls für „Trockenmassage" und zum „Hautabreiben".*

Jute-Lehm-Essigwasser-Auflage:

Ein *Jutelappen* entsprechender Größe wird in einen dicken, leicht erwärmten *Lehmbrei* gelegt, dem einige Eßlöffel *Apfel- oder Birnenessig* beigegeben wurden. Erst wenn der Lappen gänzlich durchtränkt ist, herausnehmen und als Verband anbringen. Bei schmerzenden Knien, brennenden Füßen und Krampfadern. Mit einem zweiten trockenen Tuch umwickeln. – Morgens herunternehmen, mit einem warmfeuchten Lappen reinigen. Mit *Roßkastanien-Tinktur* nachreiben.

* Anwendung, siehe Seiten 142–143

IX. Gesunde Kleidung – gesunde Haut?

Sisal:

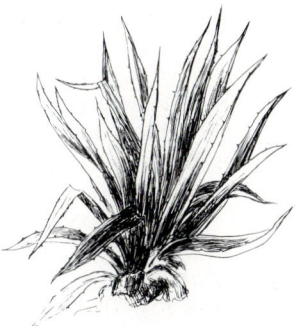

Die Hartfaser „*Sisalhanf*" wird aus den Blättern von *Agaven* (Agave sisalana)* gewonnen. Hauptsächlich in Ostafrika und Brasilien angebaut.

Die bis zu 2 m hoch werdende Agave bildet in dichter Rosette 1 bis 2 m lange Blätter aus. Sind am Grunde bis 3 cm dick und enden in einer scharfen Stachelspitze. Die unteren Blätter stehen fast waagrecht ab, die oberen hingegen aufrecht. Erst nach fünf bis zwölf Jahren treibt die Agave einen mehrere Meter hohen Blütenstand, um kurz darauf zu sterben.

Ab dem 3. Jahr kann geerntet werden. Im Laufe einer Kulturperiode erhält man je Pflanze ca. 200 Blätter.

Spätestens zwei Tage nach der Ernte muß man sie entfasern, was heute durchwegs maschinell vor sich geht. Die so erhaltenen Faserbündel werden anschließend sorgfältig gewaschen und getrocknet.

Sisalhanf findet Verwendung: für Massagebürsten, Fußbodenbeläge für Baderäume, zur Herstellung von Läufern, als beliebtes Bindegarn, zur Erzeugung von Förderseilen und von Schifftauen, für Netze, Schnüre und Hängematten.

Ursprünglich in *Sisal* in Mexiko angebaut und von dort exportiert, ist dieser Faserpflanze der Name „*Sisal*" erhalten geblieben.

„*Agave*" aber kommt aus dem Griechischen und heißt „die Edle", „die Stattliche". – Dem klingenden Namen entspricht auch die Form.

Zu den Agavengewächsen zählen 300 Arten, in unseren Breiten davon eigene zum Teil als Zierpflanzen gezogen.

Sisalleinen als Betteinlage:

Empfindsamen Menschen kann ich raten, als unterste Schicht ihrer Bettstatteinlage doppelschichtiges *Sisalleinentuch* zu verwenden. – Sisalhanf gilt als gut ableitendes Gewebe.

---

* Agave – Bildtafel X

Hanf:

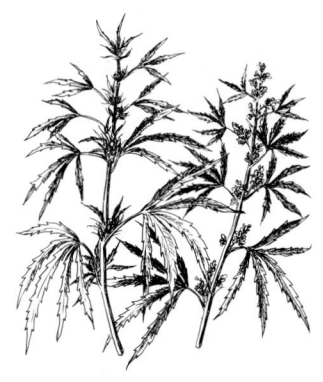

Hanffaser (Cannabis sativa)*, eine Stengelfaser. Hat die Eigenheit, bis 30% ihres Eigengewichtes an Feuchtigkeit aufzunehmen und so ihr eigenes Volumen zu vergrößern. Das macht sie fähig, mittels ihres *Wergs* zu Abdichtungen verwendet zu werden. Bei Schiffsplanken, Wasserleitungen, Holzgefäßen, Fässern und vielem anderen Zweckdienlichen. Wie bei Rohren, Pumpen und Armaturen.

Die Heimat des Hanfes ist das nördliche Zentralasien. Von dort ging sein „Siegesweg" bereits in ältester Zeit über Arabien nach Indien, Afrika und Europa. Hatte schon zur Zeit der Römer Italien erreicht.

Der Hanf stellt aber an das Klima Ansprüche: Er verlangt ein gemäßigt-feuchtes; zur Erntezeit Temperaturzunahme.

Ist einjährig. Hat tiefe Wurzeln. Einen aufrechten, rauhbehaarten, kantigen, bis 4 m hohen Sproß. Gestielte, handförmig geteilte Blätter.

Der Hanf ist zweihäusig. Die Frucht eine vielsamige.

Die Farbe der Faser geht von Weißlich über Hellgrau, Grünlich bis Gelblich, wobei unter Fachleuten aber folgende Regel gilt: „Je heller die Farbe, umso besser die Faserqualität."

Vom Hanf kann die ganze Pflanze genutzt werden.

Die Vegetationsperiode des Hanfes dauert bloß fünf Monate. Verlieren die Sprosse die Blätter, das ist Ende Juli bis anfangs August, wird geerntet. Man schneidet an der Pflanzenbasis ab. Läßt auf dem Boden oder in eigenen Anlagen trocknen.

Dann trifft man die Auswahl, die nicht schwer ist. Weil die längeren Pflanzen, die männlichen, von besserer Qualität sind. Mazeriert werden nur diese. Dabei isoliert man die Hanffasern von den anhaftenden Lignin- und Pektinsubstanzen.

---

* Hanf – Bildtafel X

Hanf wird vielfach verwendet: Als Knopfzwirn. Für grobe Küchenhandtücher. Als Pack- und Sackleinen. Als Grundgewebe für Teppiche. Für Matratzenstoffe. Weiters für Gurte. Dient als Flechtmaterial für Hüte und Borten.

Pflanzen schlechterer Qualität aber werden ohne Mazeration verarbeitet: zu Schnüren, Seilen. Und groben Waren.

Hanffasern erreichen 2 bis 3 m Länge.

Die wichtigsten Hanfanbaugebiete liegen in Italien, Jugoslawien, Ungarn, Rumänien und Spanien. Qualitätsware liefert Italien aus seinen Regionen Kampanien und Piemont.

Indischer Hanf:

Dreimal „nicht"!

Indischer Hanf. *Cannabis sativa indica.* Warum er „da" steht?

Obwohl er als Faserpflanze für unsere Bekleidung *nicht* mehr in Frage kommt.

Obwohl er als „Rauschgiftlieferant" in vielen Ländern *nicht* angebaut werden darf. Darunter die Bundesrepublik Deutschland und Österreich.*

Darf er dennoch *nicht* verschwiegen und übergangen werden, weil aus ihm das Rauschgiftmittel „*Marihuana*" gewonnen wird, das soviel Schaden anrichtet.

Deswegen „dreimal nicht".

Denn man darf nicht schweigen, wenn man reden müßte.

Darf aber auch nicht reden, wenn man zu schweigen hätte.

Herodot** berichtet im 4. Buch seiner „Historien" von den Skythen: „Die Körner von diesem Hanf nehmen also die Skythen, kriechen damit unter die Filzdecke eines Zeltes und legen die Körner auf glühende Steine. Diese fangen zu rauchen an und erzeugen einen so starken Dampf, daß kein hellenisches Schwitzbad dieses Dampfbad übertrifft. Die Skythen werden so froh dabei, daß sie laut heulen. Das sind ihre Bäder; in Wasser baden sie niemals."

---

* Indischer Hanfanbau ist in Österreich lt. „Suchtgiftgesetz" aus dem Jahr 1951 grundsätzlich verboten. Die Möglichkeit einer Ausnahmebewilligung besteht. Wird nur für ein Jahr ausgesprochen. Instituten und Anstalten gegeben, die den Anbau für wissenschaftliche Zwecke durchführen. Ansuchen beim Bundesministerium für „Gesundheit und Umweltschutz".

** Herodot, griechischer Geschichtsschreiber, 490–430 v. Chr.

Jeder Mensch trägt in sich seine eigene Welt.
Welt der Wünsche.
Der Begierden.
Der Hoffnungen.
All das pflastert den Weg zum Ich.
Das vollbewußte Ich aber muß klar vor mir liegen.
Das Objektiv-Geistige, das Echte, das Wahre, soll ich mit nüchterner Besonnenheit erleben.
Geist-Wirklichkeit muß her.
Alle Halluzinationen weg.
Sie wirken nur kräftelähmend, zeitraubend, den Weg verrammelnd. Und hindern mein wahres Ich daran, zum Durchbruch zu kommen.
Ich darf mich nicht verformen.
Muß mich formen.

Auf dem Weg zu „mir" geht es darum:
Alles Subjektive brauchbar zu machen.
Nichts Unbewußtes in mir deponieren. Ablagern.
Das Reale vom Visionären klar und deutlich trennen.
Illusionen rechtzeitig erkennen. Nicht auf sie bauen.

Der Mensch hat aus der „asiatisch-osteuropäischen Steppenpflanze Hanf" eine „Kulturpflanze Hanf" gemacht. Sie schenkte ihm wertvolle Fasern. Zum Schutz seines Leibes.
Indischer Hanf.
Hier wird ein anderer Weg gegangen.
Hanf ist im Grunde seines Wesens sehr „vital und plastisch". Diese Eigenschaft kommt besonders bei jenen Pflanzen zum Durchbruch, die südlicher Herkunft sind. Aber auch dem unter nördlicher Sonne gewachsenen Hanf, dem Faserhanf, fehlt die „narkotische Note" nicht zur Gänze. Auch hier umschwebt das blühende Hanffeld ein charakteristischer Dunst. Der „in der Luft liegt". Und die Ursache ist, daß „Hanfraffer" – im Hanffeld tätig, oder bei der Faserverarbeitung – leicht Kopfschmerzen bekommen.
Indischer Hanf.
Nur die weiblichen Blütenstände sondern nach der Blüte und zur Zeit der beginnenden Fruchtreife große Mengen Harze ab. Die in der warmen Luft rasch verdunsten. Betäubende Wirkstoffe enthalten. Aus denen durch Verarbeitung das Rauschgift *Haschisch*, auch *Bhang* oder *Marihuana* genannt, gewonnen wird.

IX. Gesunde Kleidung – gesunde Haut?

Gegessen oder geraucht, versetzt es in einen Rauschzustand. Begleitet von farbigen, optischen Halluzinationen. Führt schließlich zu sehr starkem Verfall aller psychischen Kräfte.

Ist es Zufall, daß die Italiener zu „Haschisch" „assassino", „Mörder", sagen? Angelehnt an das arabische „haschichin", „Haschisch-Raucher".

Kokos:

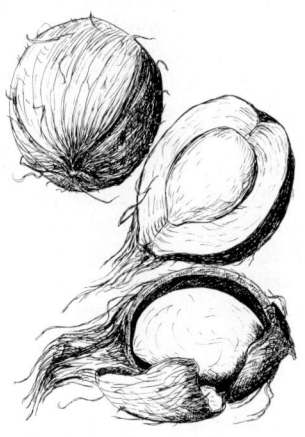

Die *Kokospalme (Cocos nicifera)* wird „Königin der Pflanzen" genannt. Gilt als die wirtschaftlich bedeutendste unter allen Palmenarten. Wird seit ca. 4000 Jahren kultiviert.

Die Kokospalme erreicht ein beachtliches Alter von 100 bis 120 Jahren. Ein stark entwickelter Wurzelapparat mit vielverzweigten Nebenwurzeln verleiht nicht nur Halt, sondern garantiert die Überlebenschance in den Tropen.

– Typisch zylindrisch, leicht konisch, der aufrechte Stamm. Vom Winde leicht geneigt. Bis 30 m hoch. Die Fiederblätter werden bis 6 m lang und 1 m breit.

Blüht ab dem sechsten Jahr. Getrenntgeschlechtige Blüten. Jeder Blütenstand weist oft nur eine weibliche, aber viele männliche Blüten auf. Windbestäubung.

Jede Palme trägt 10 bis 20 etwa kopfgroße, schwimmfähige, einsamige Steinfrüchte. Sie benötigen 9 bis 10 Monate zur Reife. Einzelgewicht rund 1 kg.

Diese wirtschaftlich bedeutendste Nutzpflanze tropischer Meeresküstengebiete hat nichts an sich, was nicht verwertet werden könnte: Die *„Kokosmilch"*, ein wertvolles, schmackhaftes, erfrischendes Getränk.

Die *Blattfiedern* dienen den Eingeborenen als Abdeckung ihrer Dächer.

Die großen *Blätter* der Kokospalme werden heute noch von den Einwohnern des Malaiischen Archipels zur Herstellung einer Art Papier verwendet. Die *Blattstengel* in Späne zerkleinert, mazeriert, ergeben eine primitive „Tinte", mit der sie darauf schreiben.

Der *Stamm* liefert sehr gutes Holz als widerstandsfähiges Baumaterial.

Die jungen endständigen *Knospen* werden als „Palmkohl-Gemüse" zubereitet.

Schneidet man die Blütenstände ab, „blutet" die Palme. Aus diesem Blutungssaft, „Toddy", eingedickt, entsteht der „Palmensirup" oder „Jaggery". — Das gleiche „Palmenblut" wird durch Gärung zu *Palmwein* und man verwendet es auch zur Essigerzeugung. Destilliert aber zu „Arrak" oder „Palmbranntwein". Hauptproduktionsgebiete sind Java, Goa, Thailand und Ceylon.

Die *Fruchtschalen* der Kokosnuß dienen zur Herstellung von *Holzkohle, Holzgas, Methylalkohol* und *Furfural*, einem Rohstoff, der zu Nylon verarbeitet wird.

Aus dem *Fleisch* der Kokosfrucht, eine bekannte, weiße, feste Masse, wird das wertvolle *Kokosöl* gewonnen. Grob zerkleinert, an der Sonne oder am Feuer getrocknet, erhält man „Kopra". Das aus rund 65% Fett, 20% Kohlenhydraten, 8% Rohprotein und 4% Wasser besteht.

Kopra liefert durch Auspressen Kokosöl.

Handelsprodukte, aus Kokosöl erzeugt:

Zur Glycerinherstellung. Und als Grundstoff für Kunstharze. — Das raffinierte Kokosfett oder die Kokosbutter wird als Speisefett, zur Herstellung von Kerzen, Seifen und Shampoos verwendet.

Raffiniertes Öl verarbeitet man weiters in der Nahrungsmittelindustrie zu Pflanzenbutter und Pflanzenmargarine, die in der chemischen Zusammensetzung der Molkereibutter sehr nahekommen. Ist ein gelblichweißes Fett von gutem Geschmack, das bei +26° C erstarrt. — Die Weltjahresproduktion übersteigt eine Million Tonnen.

Kokosfaser zählt zu den Samenfasern.

Wird aus der faserigen Schicht der Fruchthülle der Kokospalmenfrucht gewonnen. Diese Faser, von hohem Kieselgehalt, ist aufgrund ihrer Zusammensetzung sehr widerstandsfähig, leicht elastisch, bruchfest, gegen Nässe unempfindlich. Wie die Erfahrung zeigt, macht sie Feuchtigkeit noch zäher und fester. Deswegen sehr beliebt zur Herstellung von Seilen, Netzen, Matten, Teppichen, Bürsten, Körben, Säcken und Polstermaterial.

IX. Gesunde Kleidung – gesunde Haut?

Nessel:

Große Brennessel* (Urtica dioica).
Ihre Bastfasern des Stengels wurden früher zu grobem Nesseltuch verarbeitet. Ein leinwandähnlicher Stoff. – Schon Albertus Magnus** hat dies in seinen Schriften erwähnt.

Bei Leipzig gab es eine Nesselmanufaktur. Und in den mitteleuropäischen Ländern wurden aus Nesseltuch Kleidung, Bettwäsche und Netze hergestellt. In Süddeutschland und in der Schweiz erzeugte man daraus Gewebe, die dem Müllereigewerbe dienten.

Zu Kriegs- und Nachkriegszeiten hat man immer wieder zur Nesselfaser gegriffen.

Heute nicht mehr in Verwendung, kann uns dies nachdenklich stimmen.

Geht es uns zu gut?

Muß man so viele die Gesundheit nicht förderliche Kunststoffe verwenden?

Muß das verachtet werden, was dem Menschen auf Schritt und Tritt folgt?

Es sind noch Reserven vorhanden.

Hoffentlich greift der Mensch nicht erst dann danach, wenn es bereits zu spät ist.

Für Initiativen steht der Jugend der Weg offen.

Grünlicht frei.

Für sie.

> **Ein Lichtblick nach vorne:**
> In neuester Zeit werden eigene Zuchtformen der Großen Brennessel unter dem Namen *Fasernessel* entwickelt.
>
> Sie dienen zur gewerblichen Gewinnung von Fasern, Nesselfasern, die für Nesseltuch und verschiedene Garne Verwendung finden.
>
> Fasernessel wird kulturmäßig angebaut. Vor allem in China unter den Namen *Ramie*, *Chinagras* oder *Chinesische Brennessel*.
>
> Ramie läßt sich gut bleichen und färben. Dient als Einlage für Hutborten.

---

* Brennessel – Bildtafel X
** Albert der Große, 1200–1280. Dominikaner-Ordensmann. Kirchenlehrer, Bischof von Regensburg, Gründer der Kölner Universität. Unvergänglicher Naturforscher. Kannte Pflanzen und Tiere wie kaum ein zweiter. Fest: 15. November. Patron der Naturwissenschaften. 1931 heiliggesprochen.

Naturfasern,
die uns Tiere schenken

Wolle.
Seide.
Wolle und Seide.
Sind die am meisten verwendeten Textilfasern für Bekleidungszwecke.
Wolle wächst auf Tieren.
Weil sie eine Tierfaser ist.
Ihr Baustoff ist Eiweiß. Fachmännisch „*Proteine*" genannt.
Deswegen ist Wolle eine „*Eiweißfaser*".
Auch Seide hat die gleiche Grundsubstanz.
Die gleiche Gerüstsubstanz.
Unter den vielen Vorstufen des Eiweißes sind es vor allem die „*Keratine*", welche die Eiweiß-Gerüstsubstanz der tierischen Faserstoffe bilden. **Sie zeichnen sich besonders durch ihre Zähigkeit und Widerstandskraft aus.**
Keratine bauen nicht nur den Wollfaden der Schafe und die Seide auf, sondern alle Haare von Tier und Mensch.
Auch Nägel, Klauen, Hufe. Und die Federn der Vögel.

Schafwolle:

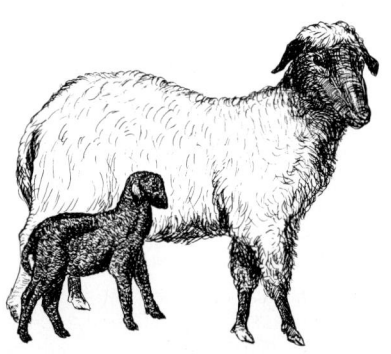

Schafwolle ist heute wieder im Vormarsch. Leider aber allgemein noch zuwenig bekannt. Und zuwenig benützt.
Sie kann nicht hoch genug eingeschätzt werden, wenn es um Bekleidungsmaterialien geht.
Kleider und Teppiche aus dem Orient?
Seide und Schafwolle werden dabei verarbeitet.
Prinzipiell. Klar darf man nicht mit verschlossenen Augen auf einen Werbeschrei hin kaufen.
Warum wirken „echte Teppiche" so wohltuend auf die nackten Füße?

IX. Gesunde Kleidung – gesunde Haut?

Weil sie aus natürlicher, tierischer Faser erzeugt werden.

Das Schaf wird nicht nur als „geduldig" gepriesen, sondern es vermittelt in seinem Milchprodukt, dem „Schafkäse", im Fleisch, in seiner Wolle und im Fell eine unsichtbare Kraft. Wir empfinden sie als strahlenabwehrend, nervenberuhigend und versöhnlich.

> **Vom Schaf kommt soviel Gutes.**
> Alle Produkte vom Schaf sind zuverlässige „Ruhespender". Ohne Aufreizung, Reizung und „Ladung". Psychisch und physisch gesehen.
> Westen. Winterwäsche. Sportbekleidung. Fußbekleidung. Überall ist Schafwolle willkommen. Nützlich und gesund.

Was versteht man unter „Wolle"?

Unter Wolle kann man verschiedene Haarfasern tierischer Herkunft verstehen. Nach deutschem Recht aber bezeichnet man als *„Wolle"* **Haare vom Fell des Schafes, welcher Rasse und Qualität auch immer.**

Lange bevor man das Spinnrad und den Webstuhl kannte, erzeugte man schon die älteste aller Stoffarten, den *„Wollfilz"*. Der auch heute seine Bedeutung nicht verloren hat.

Das war vor 7000 Jahren.

Hüte, Matten, Boote, Schutzschilder und die Kleidung der alten Chinesen bestanden aus Wollfilz.

Wo ist die Urheimat der Wolle?

Die Urheimat der Wolle konnte nur dort sein, wo die Lieferanten der Wolle, die Schafe, frei leben konnten. Und das war in den großräumigen Weideflächen des Hochlandes zwischen Tigris und Ganges der Fall. Im Quellenland von Mesopotamien. Wo die Wiege der Menschheit stand. So daß Mensch, Schaf und Weidegras schon seit langer Zeit unzertrennbar zusammengehören.

Wolle ist aus 50 % Kohlenstoff, 25 % Sauerstoff, 15 % Stickstoff, 7 % Wasserstoff und 3 % Schwefel aufgebaut.

Jedes Wollhaar besitzt eine *Haarwurzel* mit einer *Haartalgdrüse*. Diese sorgt für Geschmeidigkeit, Glanz und Duft des Haares.

Das Haar selbst besteht aus drei Schichten: der äußeren „Kutikula", *Schuppenschicht*, der mittleren „Kortex", der *Haarrinde*, und bei groben Haaren aus der inneren „Medulla", dem *Haarmark*.

In der Haarrinde ist der Haarfarbstoff *Melanin* eingelagert. Von dessen Stärke hängt die *Pigmentierung*, die Haarfarbe, ab. So erscheint uns die Wolle weißblond, braun, schwarz oder silbergrau.

Es gehört zur Eigenart der Schafwollhaare, daß sie alle mehr oder weniger „gekräuselt" sind. Das birgt einen sehr großen Vorteil in sich: **eine hohe Bauschkraft.** Das ist eine *natürliche Neigung zur Bildung stark lufthaltiger Flocken.* Daraus resultiert eine **große Wärmehaltigkeit.**

Feine Wollarten sind stärker gekräuselt als grobe. Also, je feiner die Wollbekleidung, umso größer das Warmhaltevermögen.

Schafwolle-Feinheitsgrade:

Merino-Wolle gilt als besonders fein und sehr stark gekräuselt.

Crossbred-Wolle ist mittelfein, mittellang und normal gekräuselt.

Cheviot-Wolle wird allgemein als grob, lang und wenig gekräuselt beurteilt.

Schafwolle, fachmännische Benennungen:

Schur- oder Natur-Wolle gewinnt man durch das Scheren lebender, gesunder Schafe.

Lamm-Wolle kommt von der ersten Schur der zur Aufzucht bestimmten Jungtiere. Sie ist zwar sehr fein, liefert aber beim Spinnen einen ungleich dicken Faden.

Haut- oder Schlacht-Wolle stammt vom Fell geschlachteter Tiere.

Gerber-, Schwitz- oder Schwöde-Wolle fällt bei der Lederherstellung an. Gilt als minderwertig. Weil durch die Vorbehandlung in Griff, Festigkeit, Glanz und Geschmeidigkeit geschädigt.

Sterblings-Wolle besteht aus Haaren geringer Qualität, die „untreu", im Durchmesser ungleichmäßig, sind und von Tieren anfällt, die infolge von Krankheit oder Hunger verendeten.

Streich-Wolle, das sind feine, meist kurze und stark filzende, gekräuselte Qualitäten, aus denen „Streichgarn" hergestellt wird. Ein schwachgedrehtes Garn, wegen der geringen Drehung sehr füllig. Zeigt eine rauhe Oberfläche.

Kamm-Wolle heißt mittelgrobe und grobe Wolle, nicht zu kurzfädig, die zu Kammgarnen verarbeitet wird. Diese unterscheiden sich von Streichgarnen durch größere Gleichmäßig-

IX. Gesunde Kleidung – gesunde Haut?

keit und glatte Oberfläche infolge des Parallelisierens beim Kämmen. Enthalten kein kurzes Fasermaterial.

Teppich-Wolle, aus besonders grober und langer Wolle. Damit werden Teppiche geknüpft und gewirkt.

Eigenschaften der Schafwolle:

Die Wolle ist eine *hygroskopische* Faser. Sie nimmt aus der Luft Feuchtigkeit auf und gibt sie in trockener Umgebung wieder ab.

Wolle ist durch Wasser nur schwer benetzbar, da sie eine *hydrophobe* Faseroberfläche besitzt. Ist zunächst wasserabweisend. Wasserabstoßend.

Wolle ist *elastisch?* Als Elastizität der Wolle wird jene Fähigkeit bezeichnet, sich von Deformations-Beanspruchungen wieder „zu erholen". Das heißt jedoch nicht, daß Wolle „knitterfest" wäre. Im Gegenteil. Sie kann durch von außen einwirkende Kraft eine andere, unerwünschte Form annehmen. Dies aber nur vorübergehend. Nach einiger Zeit hebt sich durch das Aufrichten der einzelnen Wollfäden die „Deformierung", die „Verformung", wieder auf. Und das „Wollstück" nimmt seine ursprüngliche Form wieder an.

Wolle reagiert unterschiedlich auf Heißwasser oder Wasserdampf. Bei kurzfristigem Einwirken von heißem Wasser *schrumpft sie stark*, bis 30%. – Bei längerer Einwirkung von Wasserdampf kann sie *formbeständig gestreckt werden*.

„*Dekatieren*" nennt man die Behandlung von Wollstoffen mittels Wasser und Dampf. Wobei man „nadelfertige" Stoffe erhält, die beim Bügeln nicht mehr einlaufen und auf denen keine Wasserflecken zurückbleiben.

Wolle-Vokabular:

Wollfett oder **Wollwachs** ist eine fett- bis wachsartige, in der Schafrohwolle enthaltene Masse. Der Anteil beträgt bei groben Wollen 3 bis 10 %, bei feinen Wollen 14 bis 20 %. – Das Wollfett umgibt die Haare und schützt sie vor äußeren Einflüssen. Besteht aus 95 % Fettsäureestern höherer aliphatischer Alkohole und der Steroidalkohole. Wird von den Talgdrüsen des Schafes ausgeschieden.

Lanolin stammt in seiner jetzigen sprachlichen Zusammensetzung aus „*lana*", Wolle, und „*oleum*", Öl, und ist gereinigtes Wollfett. – In der Kosmetik als Salbengrundlage verwendet. Enthält wertvolle biologische Aufbaustoffe. Besitzt die Fähigkeit der Wasserbindung und erweist sich als wertvolles Mittel zur Regulierung des Wasserhaushaltes der

Haut. Seit altersher ein beliebtes natürliches Pflegemittel.

Wollvlies, diese Bezeichnung stammt aus dem Niederländischen und bedeutet die zusammenhängende Haarmasse der Wollschafe. – Erfahrene „Schafscherer" verstehen es, so zu arbeiten, daß das ganze „Vlies" eines Schafes nach der Schur zusammenhängend daliegt. Geschulte „Wollsortierer" können daraus ohne weiteres „Wollqualitäten" erkennen, aussortieren und der richtigen Preisklasse zuordnen.

Wollqualitätsfelder bezeichnen die Feinheit und Güte der Wolle, aufgeteilt am ganzen Schafkörper. – Es sind dies acht Qualitäten. Wobei der Güte- und Feinheitsgrad bei Feld 1 den höchsten Wert erreicht und die Zahl 8 die minderwertigste Qualität darstellt. Interessant ist dabei zu wissen, daß die „bessere" Wolle „in der Mitte" liegt.

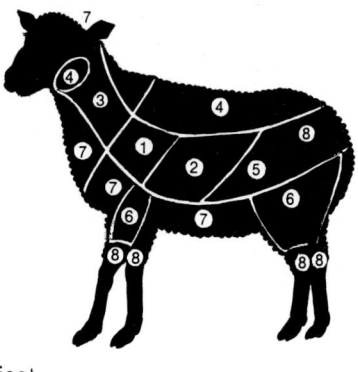

Filzvermögen der Wolle. Wird durch die schuppige Oberflächenstruktur der einzelnen Wollhaare bedingt und bildet die Grundlage von „*Filz*" und „*Tuch*". Wobei sich die Wollhaare unter Einwirkung von Druck, Feuchtigkeit und Wärme zu einer „unentwirrbaren" Fasermasse formen lassen.

Walken heißt in der Textilbranche soviel wie mechanisches Bearbeiten von Wollstoffen unter Druck, Wärme und Feuchtigkeit, wobei es zum „Verfilzen" der Gewebe kommt. Durch den Walkvorgang erhalten sie ein geschlossenes Aussehen und erhöhte Festigkeit.

Die „**Weltwollproduktion**" beträgt jährlich durchschnittlich 1½ Millionen Tonnen. An vorderster Spitze rangieren: Australien, die Sowjetunion, Neuseeland, Argentinien, Südafrika und China.

Einteilung der Schafrassen in vier Gruppen:

„**Wollrassen**" werden hauptsächlich der Wolle wegen gezüchtet. Das *Karakulschaf** steht zusätzlich als Pelzlieferant hoch im Kurs. – Vor allem die *Merino-Wollschafe* liefern fei-

---

* Karakulschaf – Bildtafel XII

ne, schön gekräuselte und weiche Wolle mit höchsten Preisen.

„Fleischrassen" sind schwarzweiße Kreuzungsgruppen. Mit kräftigem, leicht gekräuseltem Wollhaar zweiter Güteklasse.

„Milchschafe", hauptsächlich der wertvollen Milch wegen gezüchtet. Aus welcher der beliebte und gesunde Schafkäse hergestellt wird.

„Landschafrassen" liefern 25 % des Weltwollaufkommens. Diese Rassen werden in ärmeren Gegenden gehalten und machen immerhin 50 % des gesamten Weltbestandes aus.

Was schützt mich beim „Wolle-Einkauf"?

Die Europäische Gemeinschaft hat im *„Textil-Kennzeichnungs-Gesetz"*, abgekürzt „TKG", die Normen zusammengefaßt, unter denen Tierhaare und Tierwollen angeboten werden dürfen. – Im Vordergrund steht der Schutz des Käufers und das Gebot, Textilien inhaltsmäßig *„durchsichtig"* anzubieten: **„Nur Wolle vom Schaf darf sich ‚Wolle' nennen."** Nur „die Fasern vom Fell des Schafes *(Ovis)"*, ohne irgendeinen Zusatz.

Alle anderen Haare von Felltieren dürfen nicht *„nur"* als *„Wolle"* oder *„Haar"* angeboten werden, sondern müssen *immer* mit einer Zusatzbezeichnung der Tierart oder Herkunft versehen sein.

Kaschmirwolle:

Wird meistens unter der Bezeichnung *„Cashmere"* gehandelt.

Die *Kaschmirziege** erreicht eine Schulterhöhe von 60 cm. Ist eine Hausziegenart weißer, brauner oder schwarzer Färbung. Mit sehr feinem, weichem, flaumigartigem Haar. Dieses wird zur Herstellung sehr feiner Gewebe verwendet.

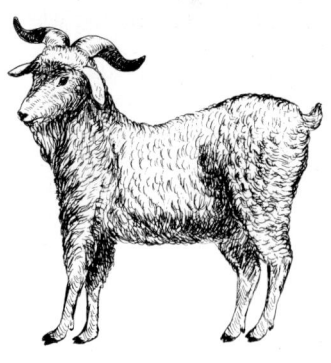

Vor allem in Tibet, in Bengalen und in der Kirgisischen Steppe wird die Kaschmirziege gezüchtet.

---

* Kaschmirziege – Bildtafel XII

Weltruhm erlangten Modestoffe, Schals und Talare aus „echtem Kaschmir".

Kaschmir ist ein aus feinfädigem Kammgarn hergestelltes, dichtes Köpergewebe.

Kaschmir-Wollstoffe können an Elastizität nicht übertroffen werden. Sind jedoch empfindlicher als Schafwolle in bezug auf Säuren und Bakterien.

Kamelhaar:

Kamele und *Schafkamele* liefern dem Menschen das *Kamelhaar*.

Unter *„aus Kamelhaar"* versteht man Gewebe aus Woll- und Deckhaaren von Tieren, die man unter dem Sammelnamen „Kamele" zusammenfaßt. – Ihre Wollhaare werden in der Naturfarbe zu „Kamelhaardecken" und „Kamelhaarmänteln" verarbeitet. Die Deckhaare hingegen zu Garnen für Teppiche und Pferdedecken.

Das Lama* *(Lama lama)* ist ein Schafkamel. Liefert bis zu 3 kg Wolle pro Jahr. Diese ist von gröbster Faserung, langstappelig und mäßig lang. Gelbbraun bis schwarzbraun, weiß oder auch scheckig.

Die domestizierte Schafkamelart wird etwa 120 cm hoch und ist in den Anden Südamerikas beheimatet. Gleichzeitig Milch- und Wollieferant. Das Männchen wird als Lasttier eingesetzt. „Lama-Wolle" gilt als weniger wertvoll gegenüber der des Alpakas.

Lamahaar wird in Europa meist zu Decken verarbeitet. In Peru und Bolivien aber heute noch zur Anfertigung handgewobener Kleiderstoffe und Teppiche benützt.

Alpaka-Wolle oder Quechua-Wolle stammt vom *Alpaka (Lama pacos)*, einem Schafkamel, das als Haustier von den Guanakos in den Hochanden Südamerikas oft in großen Herden vor allem zur Wollgewinnung gehalten wird.

---

* Lama – Bildtafel XIII

Die „Alpaka-Wolle" ist einfärbig weiß, schwarz oder schwarzbraun. Die feinere, wertvollere, seidig glänzende und leicht gewellte Unterwolle von 5 bis 15 cm Länge wird vor allem als Spinnmaterial sehr geschätzt und gerne zu Garnen, Geweben und Handarbeiten verwendet. Die 30 cm langen Grannen- oder Deckhaare sind gröber und nicht so elastisch, von minderwertiger Qualität und werden kaum ins Ausland exportiert, sondern an Ort und Stelle zu Teppichen und Sackwaren verarbeitet.

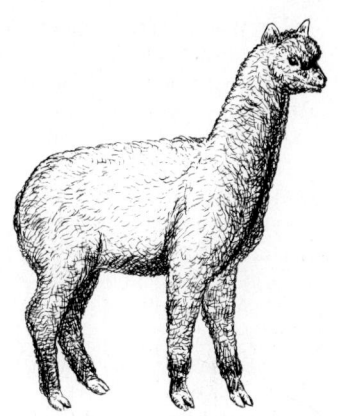

Kamele *(Camelidae)*, als allgemeine Bezeichnung, werden in *Dromedare, einhöckerige Kamele (Camelus dromedarius)* und in *Trampeltiere, zweihöckerige Kamele (Camelus bactrianus)* eingeteilt.

Das Dromedar*, Höhe 2 bis 3 m, Länge von der Schnauzenspitze bis zum Schwanzende 3 bis 3,3 m, ist im Osten beheimatet. China, Sowjetunion, aber auch in Vorderasien und Afrika. Gehört zum „Inventar" des arabischen Kulturraumes. Liebt das Flachland.

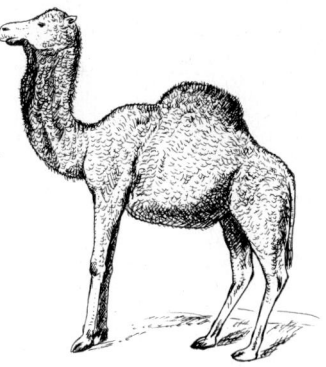

Das Trampeltier** hat eine schwerfällige, plumpe Gestalt und eine massivere Körpermasse als das Dromedar. Ist in allen Steppenländern Mittelasiens zwischen den Breitengraden 40 bis 50 vorzufinden. Beliebtes Lasttier. Beim Warenhandel zwischen China und Südsibirien eingesetzt, aber auch zwischen China und Turkestan. Auf der legendären alten Seidenstraße. Trampeltiere sind gutmütiger als Dromedare.

* Dromedar – Bildtafel XIII
** Trampeltier – Bildtafel XIII

Dromedar-Haar wird als weichwollig bezeichnet. Am Scheitel, im Nacken, unter der Kehle, an den Schultern und auf dem Höcker gegenüber den übrigen Teilen auffallend verlängert, am Schwanzende aber verdickt. Die Haarfarbe unbeständig. Überwiegend sind Lichtsandfarben; aber auch Grau, Braun und Schwarz kann man nicht selten antreffen.

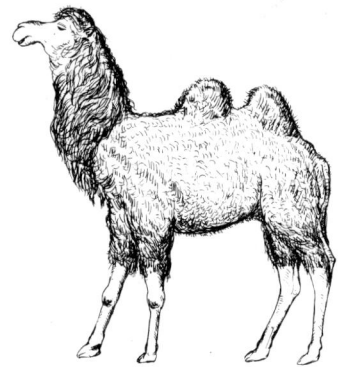

Trampeltier-Haar zeigt regelmäßige Färbung. Dunkel- bis tiefbraun. Wobei letzteres vorherrscht. Ändert sich im Sommer ins Rötliche gehend. Wird wertvoller als Dromedar-Haar eingestuft.

Camelidae liefern 3 bis 4 kg *Kamel-Haare*, auch *Kamel-Wolle* genannt, pro Jahr. Sie besitzen einen großen Vorteil, die Verfilzungsgefahr ist sehr gering und die Wolle fast „knitterfest". Kamelhaar aus China hat Name und Ruf. – „Kamelhaar" wurde zum Stoff-Artbegriff. Auch hier gibt die Warenmarke „Schurwolle" Garantie für echtes Kamel-Tier-Haar, das „schurfrisch" ist.

Die 4 bis 6 cm langen, leicht welligen Grund- oder Flaumhaare der Dromedare und Trampeltiere werden zu Kammgarn verarbeitet oder zu Handstickgarn, zu feineren Schlafdecken, Schuhstoffen und Loden herangezogen.

Die gröberen, bis 15 cm langen Deck- oder Grannenhaare dienen zur Erzeugung von Wollfilzen, groben Decken, warmhaltenden Hausschuhen, als Industriestoffe für Maschinen- und Treibriemen-Erzeugung.

Kamelhaarmäntel und Kamelhaardecken wurden ein Weltbegriff. Wiegen wenig, halten warm und filzen nicht.

Wenn vom „Kamelhaar" die Rede ist:

Alpakawolle ist weniger weich und glänzend als *Mohairwolle*. Lüster und Kamelhaarloden werden fast ausschließlich aus Alpakawolle erzeugt. – *Lamawolle* ist zwar fein und glänzend, aber nicht sehr elastisch. Wird in Modeartikeln als leichteste Wolle angeboten.

Roßhaare:

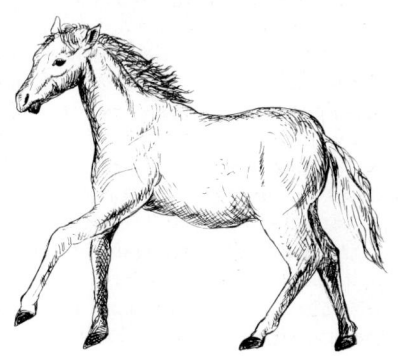

Sind Mähnen- und Schweifhaare von *Pferden**. Da sie eine sehr hohe Elastizität besitzen, werden sie gern als gesundheitsförderndes Polsterfüllmaterial, zur Kissenfüllung und zum Versteifen von Einlagefutterstoffen verwendet.
Roßhaar ist außergewöhnlich stark und drahtig.

Kaninchen- und Hasenhaare:

Stammen vom *Hauskaninchen*, aber auch vom *Wildkaninchen* und vom *Feldhasen*. Werden hauptsächlich durch biologisches Enthaarungsverfahren gewonnen. – Die Flaumhaare sind dünn, fein, seidig, leicht und geschmeidig. Die Grannen- oder Deckhaare hingegen steif und länger.

Beide Arten, ob Flaum- oder Grannenhaare, werden ausschließlich zu Filzen verarbeitet und zur Huterzeugung, aber auch für Polsterungen herangezogen.

„Echte" Filzhüte aus Kaninchen- oder Hasenhaaren sind strapazfähig und gesund.

Die Wolle der Angorakaninchen wird *nicht* dazugezählt, gilt als eigene „Wollart".

Angora-Wolle:

Ist geschmeidig wie Naturseide. Sehr fein und leicht. Besitzt ein sehr hohes Spreizvermögen. Wird unter dem Namen *„Mohair"* gehandelt.

Angora-Wolle steht namensmäßig mit Ankara, der Hauptstadt der Türkei, in Verbindung, deren früherer Name „Angora" lautete.

Ursprünglich als Bestimmungswort von Zusammensetzungen mit der Bedeutung *„mit feinen, langen Haaren"* gebraucht, galt es später im Rauchwarenhandel als Bezeichnung

---

* Pferd – Bildtafel XII

für *„Felle und Wolle von Angoraziegen und Angorakaninchen"*.

Garne und Stoffe aus Angora-Wolle sind ausgesprochen lufthaltig. Besitzen somit ein hohes, nicht hitzendes Wärmerückhaltevermögen. Das wieder wirkt bei rheumatischen Erkrankungen schmerzlindernd und wohltuend. Nicht zuletzt auch wegen der elektromagnetischen Eigenschaften. – Dies alles trug viel zum Ruhm der *„Angorawäsche"* bei.

Angorakaninchen* sind als Zuchtrasse seit dem Jahr 1723 weltbekannt. Wurden vermutlich durch Seeleute von England nach Frankreich gebracht. – Diese Kaninchen, meist Albinos, wiegen bis zu 4,5 kg. Liefern pro ausgewachsenem Tier 0,75 bis 1,30 kg Wolle pro Jahr. Was als äußerst viel betrachtet werden muß. Verglichen mit der Jahreslieferung eines Kameles kann man nur staunen.

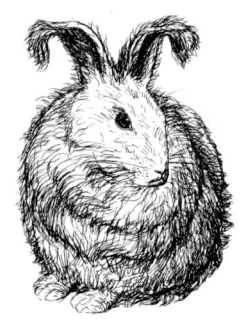

Die Tschechoslowakei exportiert beachtliche Mengen Angora-Wolle.

Angoraziege: Gehört zu den langhaarigen Ziegenrassen. Wird in Vorderasien gezüchtet. Ist kleiner als die Hausziege. Erreicht höchstens eine Schulterhöhe von 65 cm. Sowohl das Männchen als auch das Weibchen tragen Hörner. Die Wollfarbe ist schwarz, gelb oder grau.

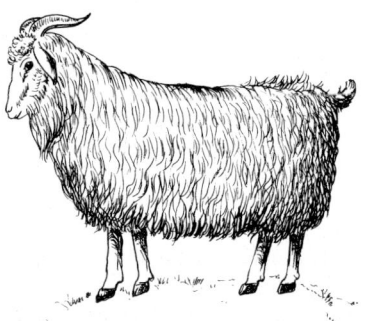

Von einer Angoraziege erhält man jährlich bis 6 kg Wolle.

In China allein werden über 4 Millionen Angoraziegen gehalten, die jährlich 20.000 Tonnen Wolle liefern.

Die Wolle der *Mohairziege* oder *Angoraziege* ist reinweiß, stark glänzend, steif und schwach gewellt. Wird wegen des Glanzes zu Effektgarnen verwendet.

---

* Angorakaninchen – Bildtafel XII

IX. Gesunde Kleidung – gesunde Haut?

Seide:

Die Chinesen waren die ersten, welche die Zucht der *Seidenraupe* und den komplizierten Prozeß der Seidengewinnung kannten. Ihr Wissen stammte aus der Naturbetrachtung.

Die Legende schreibt der Kaiserin Si ling-chi die Ehre zu, als erste „hinter den seidenen Faden" gekommen zu sein. Und das um das Jahr 2600 v. Chr., also vor mehr als 4500 Jahren.

Viele Jahrhunderte hindurch wußten es einzig und allein die Chinesen, wie man den Wilden Seidenraupenspinner zum „Haustier" mache. Den gesamten Lebenszyklus der „Seidenraupen" überwache. Sie mit den Blättern des Weißen Maulbeerbaumes füttere und töte, bevor sie die Kokons sprengen.

Die Chinesen kannten auch die „heikle" Technik, den langen, feinen Faden abzuhaspeln, ohne ihn zu zerreißen. Und zu widerstandsfähigem Garn zu verarbeiten.

Logischerweise wußten die Chinesen auch über die Maulbeerbaumzucht Bescheid und betrieben sie.

Von China breitete sich die Seidenraupenzucht über Korea nach Japan und später über Indien nach Persien und Vorderasien aus. Seit dem 2. Jahrhundert n. Chr. wurden Rohseide und fertige Gewebe über die Seidenstraße, einer benützten Karawanenstraße, nach dem Westen transportiert.

Die historische Seidenstraße führte von China über Zentralasien bis nach Indien und in das Gebiet des Römischen Reiches, nach Syrien.

Byzantinische Mönche machten die Seidenraupenzucht in Europa bekannt. Vor allem wurde sie in Italien gepflegt.

Es waren auch die alten Chinesen, die Webstühle entwickelten, auf denen das Seidengarn zu reich ornamentiertem Damast verwoben wurde.

Das Wort „China" hat sich ursprünglich aus „Tschung" und „Wah" entwickelt. „Mitte" und „Reich". Für uns das „Reich der Mitte". – So empfanden es die alten Chinesen. So nennen sie es heute noch. Ihr China.

Anders aber sahen es die Nachbarvölker.

Spricht man von „chinesischer" Kunst, Seide zu verarbeiten, darf eben nicht vergessen werden, daß im Mittelalter das Wort für „Chinesisch" in vielen asiatischen Sprachen *„überlegen"* bedeutete.

Und das war und ist vielsagend.

Ein bekannter arabischer Autor des 9. Jahrhunderts

n. Chr., mit Namen Jahiz von Basra, nannte die Türken die tapfersten Soldaten – die Perser die besten Könige – **die Chinesen die besten Kunsthandwerker.**
Ob er damit Unrecht hatte?
Nein!
Denn die kunstsinnigen Chinesen wissen mit ihren Naturprodukten etwas anzufangen.
Seide wächst nicht auf den Bäumen.
Seide ist eine Naturfaser aus dem Tierreich. Die aus Proteinen besteht und als Textilrohstoff verwendet wird.
Das Wort „Seide" stammt von den Römern, die den „Faden" als „seta" bezeichneten. Dieses Wort wieder bedeutet soviel wie „Tierhaar".

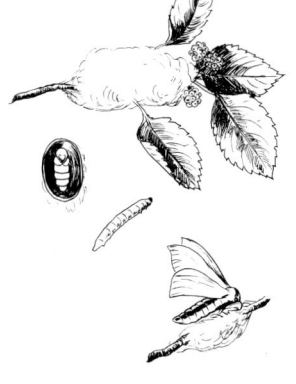

Seide wird vom **Seiden-** oder **Maulbeerspinner*** *(Bombyx mori),* – der zu den Echten Spinnern, den *Bombycidae,* zählt – beim Spinnen des Puppenkokons** erzeugt.

Der Seidenspinner selbst, ein Schmetterling mit weißlichen Flügeln, ist nicht fähig, zu fliegen. Das Weibchen legt von Juni bis August ca. 500 Eier. Diese Seidenraupeneier nennt man „*Seidensamen".* Sie sind mohnkorngroß, und erst 1300 bis 1400 Stück wiegen 1 g. Die Seidenraupeneier werden gleich nachdem sie gelegt worden sind, gesammelt und in eigenen Räumen aufbewahrt. In diesen herrscht anfangs eine konstante Temperatur von 24 bis 30° C. Langsam läßt man die Temperatur sinken. Im September bis 22° C. Im Spätherbst bis 10° C und im Winter bis +3° C. 100 Tage lang muß diese niedrige Temperatur beibehalten werden. Ansonsten könnte sich die Embryonalentwicklung nicht vollenden. Einen Monat vor dem Schlüpfen wird die Umgebungstemperatur wieder sukzessive und stufenweise auf 22° C erhöht.

Bei dieser Temperatur beginnen nun die jungen Seidenraupen zu schlüpfen.

---

* Seiden- oder Maulbeerspinner – Bildtafel XIV
** Kokon der Seidenraupe – Bildtafel XIV

Nur 3 mm sind sie lang. Die schwarzbehaarten „Mini-Räupchen".

Ihr Raupenleben dauert bloß 30 Tage. Dabei erreicht die Raupe eine Länge von 7 bis 8 cm und wird schließlich freßmüde.

Während ihrer 30-Tage-Existenz macht sie vier Häutungen durch.

Seidenraupen werden während ihres Raupendaseins auf besonderen Rahmen gehalten und mit frischen Maulbeerblättern gefüttert.

„Gefräßig wie eine Seidenraupe!"

Sagt man. Sind sie auch.

Für die Aufzucht von Seidenraupen benötigt man für 1 g Eier 40 kg frischer Maulbeerblätter.

Seidenraupen müssen fünfmal täglich gefüttert werden. Jede Raupe vertilgt während ihrer Aufzucht das 8000fache ihres Eigengewichtes.

Die verpuppungsreifen Raupen klettern nun auf Zweige oder Äste, die ihnen der Züchter in die Zuchtrahmen steckt. Dort spinnen sie zuerst ein lockeres, dünnes Gespinst. Dann erst den eigentlichen Kokon, den die Raupe innerhalb von 72 bis 96 Stunden vollendet. Im Innern des Kokons verwandelt sich die Seidenraupe in eine Puppe.

Der längliche bis ovale Seidenkokon variiert in der Farbe von Weiß bis Hellgelb oder Goldgelb.

Jeder Kokon wiegt 1 g und besteht aus einem einzigen Faden, dessen Länge zwischen 3 und 4 km schwankt. Jedoch können davon nur 300 bis 800 m gewonnen werden. Grège- oder Haspelseide genannt.

Aus dem Rest des Kokons und aus beschädigten Kokons wird die Schappeseide hergestellt.

Würde man nicht vorher die Puppen dieser Zuchtkokons durch Dampf oder Heißluft abtöten, könnte man diesen ununterbrochenen Faden nicht gewinnen. Denn drei Wochen, nachdem sich im Kokon die Raupe zur Puppe verwandelt hat, ist auch die Umwandlung zum Schmetterling vollzogen. – Seine erste Tätigkeit besteht darin, von innen her die Wand des Kokons mit einer ätzenden Drüsenflüssigkeit aufzuweichen, sich so eine Öffnung zu verschaffen, um entschlüpfen zu können.

Unzertrennbar sind Seidenraupenzucht und Maulbeerbaum. Aber auch Seide und Maulbeerbaum.

Ob nicht doch die Seide auf Bäumen wächst?
Wie vieles ist eine Einheit.
Ist miteinander verbunden.
Hängt voneinander ab.
Wie herrlich ist doch der Kreis.
Der uns alle miteinschließt.
Aber wo fängt er an?
Wo hört er auf?
Und wo stehe ich da drinnen?
Schon vor 5000 Jahren kannte man den Maulbeerbaum.
Damals, als die Seidenraupenzucht begann.

Nearchos, ein Admiral Alexanders des Großen, brachte die Seide erstmals nach Europa.

Im 6. Jahrhundert schmuggelten Mönche Seidenraupeneier, in Bambusstäben verborgen, nach Konstantinopel.

Früher schon waren Maulbeerbäume von China nach Turkestan und später nach Europa gebracht worden.

Inzwischen haben zahlreiche Chemiefasern ihren Siegeszug um die gesamte Erde angetreten.

In Europa schien die Seidenraupe und somit auch der Maulbeerbaum vergessen zu sein.

Unterdessen beginnt sich das Blatt zu wenden.

Menschen kommen zur Einsicht. Erkennen Wert und Unwert vieler Dinge.

Gesunde Kleidung ist wieder gefragt.

Seide wird neu entdeckt. Wird geliebt. Gesucht.

Manch einer erinnert sich wieder des „*Morus*", des *Maulbeerbaumes**. Aus der Familie der *Moraceae*, der Maulbeergewächse. Mit runzeligem Stamm und einer schönen, klar geformten Krone. Seine breiten Blätter sind oft herzförmig, stark und unregelmäßig gezähnt. Manchmal auch tief geschlitzt.

Da erinnert sich einer, daß er während des Urlaubs im südlichen Europa die Bekanntschaft mit Maulbeerbäumen gemacht hat.

Sah sie als Hecken. Als Einfriedung von Gärten, Feldern und Sportplätzen. Als Bepflanzung von Dämmen. Zur Festigung von Böschungen. Traf sie bei Wanderungen auf brachliegenden Geländeteilen an.

Erinnert sich an die wohlschmeckenden Früchte. Als er sie zum ersten Mal aß. Eigentlich sind es zusammengesetzte

---

* Maulbeerbaum-Zweig – Bildtafel XIV

Fruchtstände vieler kleiner Einzelfrüchte. Unseren Brombeeren ähnlich.
Denkt daran.
Das Wasser läuft ihm im Munde zusammen.
Ob er in seinem Garten, an der Südseite etwa, nicht auch einen „Morus" setzen sollte?
Der Kreis schließt sich.
Er erkennt den Wert von Seidenstoff als Bekleidung.
Und denkt dabei an echte Seide.

Wissenswertes über Rohseide:

Zusammensetzung des Seidenfadens: Der Seidenfaden wird in den beiden Labialdrüsen der Raupe gebildet, deren Ausführgänge sich vereinigen und bei der Unterlippe nach außen münden. Vor dem Austreten passiert das klebrige Sekret eine Art Düse, so daß ein einziger, zäher, dünner Faden entsteht, der an der Luft sogleich verhärtet.

Ein roher Seidenfaden besteht aus rund 75 % Fibroin, 23 % leimiger Substanz, dem Sericin, 0,5 % Fett und 1,5 % mineralischen Substanzen und Farbstoffen.

Fibroin ist die eigentliche Seidensubstanz und wird vom Sericin, dem Seidenbein oder Seidenbast, umhüllt.

Feinheit eines Einzelfadens: Er hat eine Stärke von 1,5 bis 4 „den".

„**den**" bedeutet in der Fachsprache die Abkürzung für „Denier", das ist der Feinheitsgrad. Wobei 1 „den" 1 g Rohseide entspricht, von 9000 m Länge.

Abhaspeln und Zwirnen: Um weiterverarbeiten zu können, werden 5 bis 7 Kokonfäden über die Spinnmaschine abgehaspelt und zusammengezwirnt. So entsteht der „*Rohseiden-Zwirn*". – Um 1 kg davon herstellen zu können, benötigt man 4 kg roher Kokons.

Internationale Einheit des Welt-Rohseiden-Handels: 1 „*Strang*" zusammengedrehter Rohseidenfäden hat das branchenübliche einheitliche Gewicht von 130 g. – 1 „*Buch*" besteht aus 16 Strängen. – 1 „*Ballen*" umfaßt 29 Bücher und wiegt 60 kg.

Eigenschaften der Seidenfaser:
Seidenglanz ist typisch.
Von Natur aus sehr *reißfest*.
Knirscht beim Zusammendrücken.
Besitzt eine *elastische und plastische Dehnung*.

> Ist weitgehend *knitterfrei.*
> *Kein elektrischer Leiter.* Hat gute Isoliereigenschaften.
> Besitzt eine *normale Feuchtigkeit* von 11 %; kann 30 % *Wasser aufnehmen.*
> *Auf Mottenfraß nicht anfällig.*
> *Gegen Säureeinwirkung weitgehend beständig.*
> **Was die Seidenfaser nicht mag:** Starke und lange *Sonnenbestrahlung.* Dabei verliert sie an Festigkeit.

Woher Seide kommt?

Von den ca. 55.000 Tonnen jährlicher Welterzeugung reiner Naturseide stammen 20.000 Tonnen aus China, 15.000 aus Japan, 5000 aus Südkorea, 4000 aus der Sowjetunion, 2500 Tonnen je aus Indien und Nordkorea. Der Rest verteilt sich auf weitere 15 Nationen, darunter Brasilien, Bulgarien, Iran, Rumänien, Griechenland, Italien und Türkei.

Historisch erwähnenswert ist im Zusammenhang mit Seidenproduktion Frankreich. Welches im 17. Jahrhundert größere Seidenmanufakturen besaß und damals zum führenden Seidenhersteller Europas wurde.

Seide rangiert unter den Textilfasern an vorderster Stelle:

Die Länge ihrer Faser ändert sich nicht, ob naß oder trocken. Seide ist immer reißfest. – Isoliert gleich gut gegen Wärme und Kälte. Wirkt im heißen Sommer besonders wohltuend kühl. – Ist hautverträglich und gesund.

Nicht übersehen: Seidenkleider müssen auch seidengefüttert sein. Nur so behalten sie ihre Form und Wirkung.

Reine, echte Seidenkleider sind zwar teuer. Heute aber erschwinglich.

Ihren Gesundheitswert nur einmal richtig erkannt, würde es sich lohnen, auch auf etwas anderes zu verzichten.

> **Vielfältig sind die Verwendungsmöglichkeiten von Seidengewebe.**
> **Die Eiweißfaser Seide paßt zum menschlichen Körper. Fügt sich harmonisch ein. Ohne einen Zwiespalt zu verursachen, was gerade bei empfindsamen Menschen sehr wichtig ist.**

Seide in Farbtönen: Mittels basischer Farbstoffe lassen sich die lebhaftesten und klarsten Farbtöne auf Seide erzielen.

Seidenstoffe, vielseitig verwendbar: Für Tages-, Nachmit-

IX. Gesunde Kleidung – gesunde Haut? 415

tags- und Abendkleider. – Für Anzüge, Blusen, Hemden, Westen, Tücher, Krawatten, Schals. – Schuhe und Handtaschen gibt es ebenfalls aus Seide. – Nicht zu vergessen auf Kopftücher und Schirme. – Für Vorhänge, Möbelstoffe. – Zur Wandbespannung und als Malstoffe.

Seide, Faden, Wolle und Haare.
Nicht nur in der Kleidung. Sondern auch sprachlich im täglichen Leben sind Seide, Faden, Wolle und Haare gegenwärtig. In Redewendung und Sprichwort.

Wer eine feine und sorgfältige Arbeit tut, ist beim *Seide-Spinnen*.

So stellte man schon 1560 in Frage, ob einer immer ,,schöne, weise Klugreden" führen kann. – *Wer kann allzeit seiden spinnen?*

Und wenn Menschen sich nicht miteinander vertrugen: *Die beiden spinnen keine gute Seide.*

War einer in höchster Gefahr und ein guter Ausgang der Sache höchst zweifelhaft: *Sein Schicksal hing am seidenen Faden.* – Oder man sprach in der gleichen Richtung deutend von einem *Mühlstein am seidenen Faden*.

Ist nicht eine Parallele da, vom *wo nichts ist, hat der Kaiser sein Recht verloren*, und *aus grober Wolle wird nie ein feines Tuch?*

Den Dummen trifft's Glück, denn dem Schaf wächst die Wolle im Schlaf.

Was immer man tut, ein Motiv muß vorhanden sein. *Der Wolle wegen schert man die Schafe.*

Was man sich selber schafft, ist am meisten wert. *Eigene Wolle wärmt am besten.*

In der Wolle gefärbt, gilt als echt, treu, zuverlässig und unverfälscht. – Ursprünglich im Zusammenhang mit einem farbigen Stoff gesehen. Der nicht erst als Tuch, sondern schon als unverarbeitete Wolle gefärbt wurde. So völlig durchdrungen, die Farbe besser behielt.

Nicht selten wurden dort, wo sich Mangel an Material ergab, Hundehaare unter die Wolle-Haare gemischt. Dann war es nicht schwer, *ein Haar in etwas zu finden*. – So sagte Luther in seinen Tischreden 479 *allerley Hundhaare mit hineinhacken*. – Ein schweizerisches Sprichwort: *Es ist Haar unter der Woll'*.

Wenn es darum ging, *bei etwas Haare lassen*, dann war das im gleichen Sinne wie ,,gerupft werden". Oder bei einer

Sache Geld verlieren. Und wurde entlehnt von Raufereien unter Männern, bei denen man vielfach dem Gegner die Haare, die Zierde der Männlichkeit, „ausraufen" wollte.

Aus der Heiligen Schrift, dem Buch Ijob 4,15*, kommt der Ausdruck: *Die Haare steigen mir zu Berge.* – Das heißt, die Haare sträuben sich vor Entsetzen, Ärger, Neid und Haß. Das kann man bei manchen Tieren, wie Hunden und Truthähnen, beobachten. Denn leidenschaftliche Instinkte bewirken das Zusammenschrumpfen der Haut. Dadurch sträuben sich die Haare. Aber nicht nur sie. Auch die Federn.

Ich möchte nicht *etwas an den Haaren herbeiziehen.* „Capillus trahere"**. Die Logik vergewaltigen. Mit einem Argument kommen, das nicht zur Sache gehört. Obwohl man beim altdeutschen Gericht nicht gleicher Meinung war und deshalb die Zeugen oft bei den Haaren herbeigezogen hatte. So daß sie kommen mußten, ohne es zu wollen.

Leder, Felle und Schuhwerk

Auch Tiere tragen Kleider.
Vom „Meister" angepaßt.
Von der Natur mitgegeben.
Wer trägt ein Fell?
Die Säugetiere.

Das *Fell* ist eine mit Haaren besetzte Haut der Säugetiere. Ursprünglich „Haut" von Mensch und Tier. Verwandt mit dem lateinischen „*pellis*", wurde es zum „*Fell*", „*Pelz*". Und nicht zuletzt über „*pella*" zum „*Leder*".

In der Jägersprache wird das Fell *Balg, Decke* oder *Schwarte* genannt.

Wobei man unter *Schwarte* ein dickeres und zäheres Fell versteht als unter Decke und Balg anderer Wildarten. Man unterscheidet zwischen Sommer- und Winterschwarte. Das gleiche auch bei Balg und Decke.

Dachs und Wildschwein tragen eine *Schwarte*.

Von allen Paarhufern, Hirschen, Rehen, Rindern, Schafen und Ziegen wird die behaarte Haut *Decke* geheißen. – Von allen anderen Wildarten *Balg* genannt. Wie Hase, Fuchs.

---

* Wortwörtlich heißt es bei Ijob 4,15: „Ein Geist schwebt an meinem Gesicht vorüber, die Haare meines Leibes sträuben sich."
** 1649 bei Gerlingius unter Nr. 63

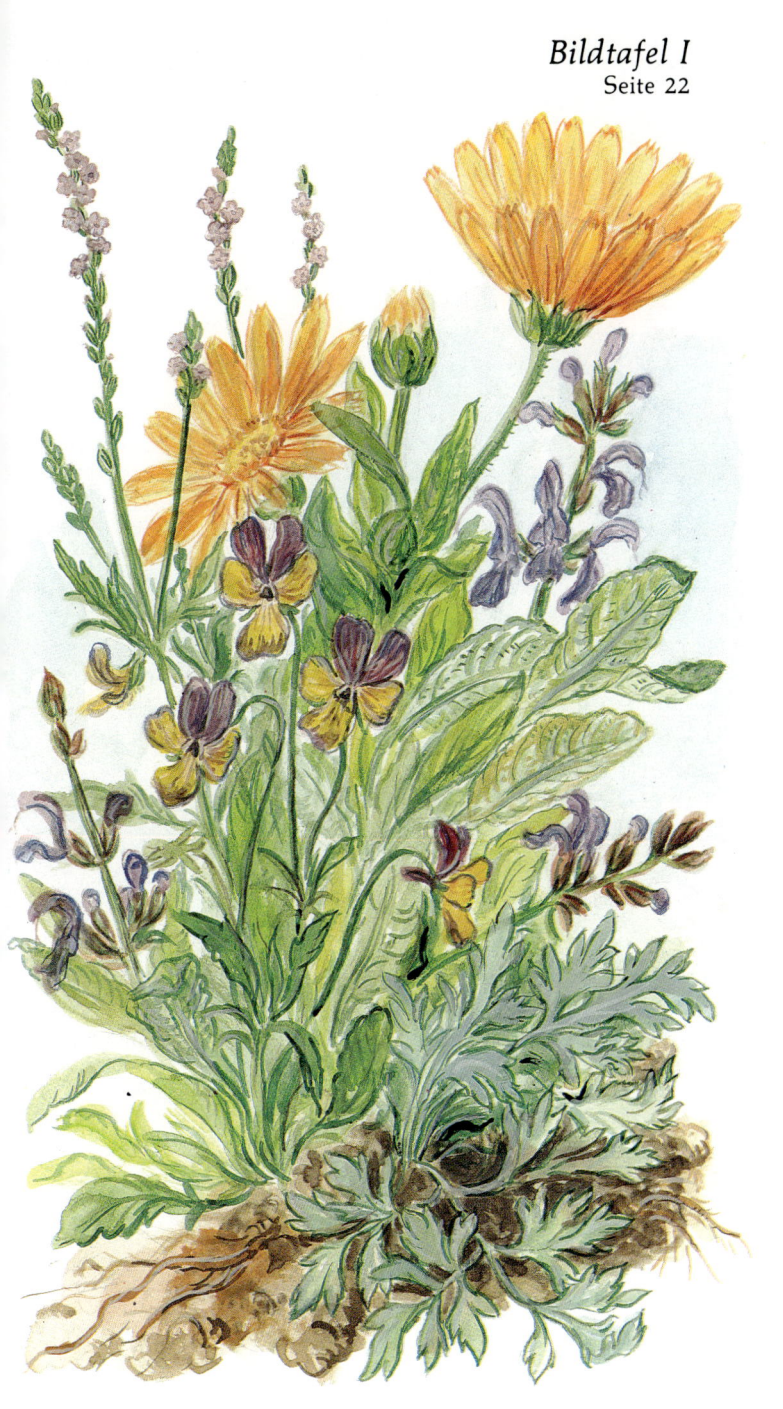

Bildtafel I
Seite 22

Bildtafel II
Seite 30

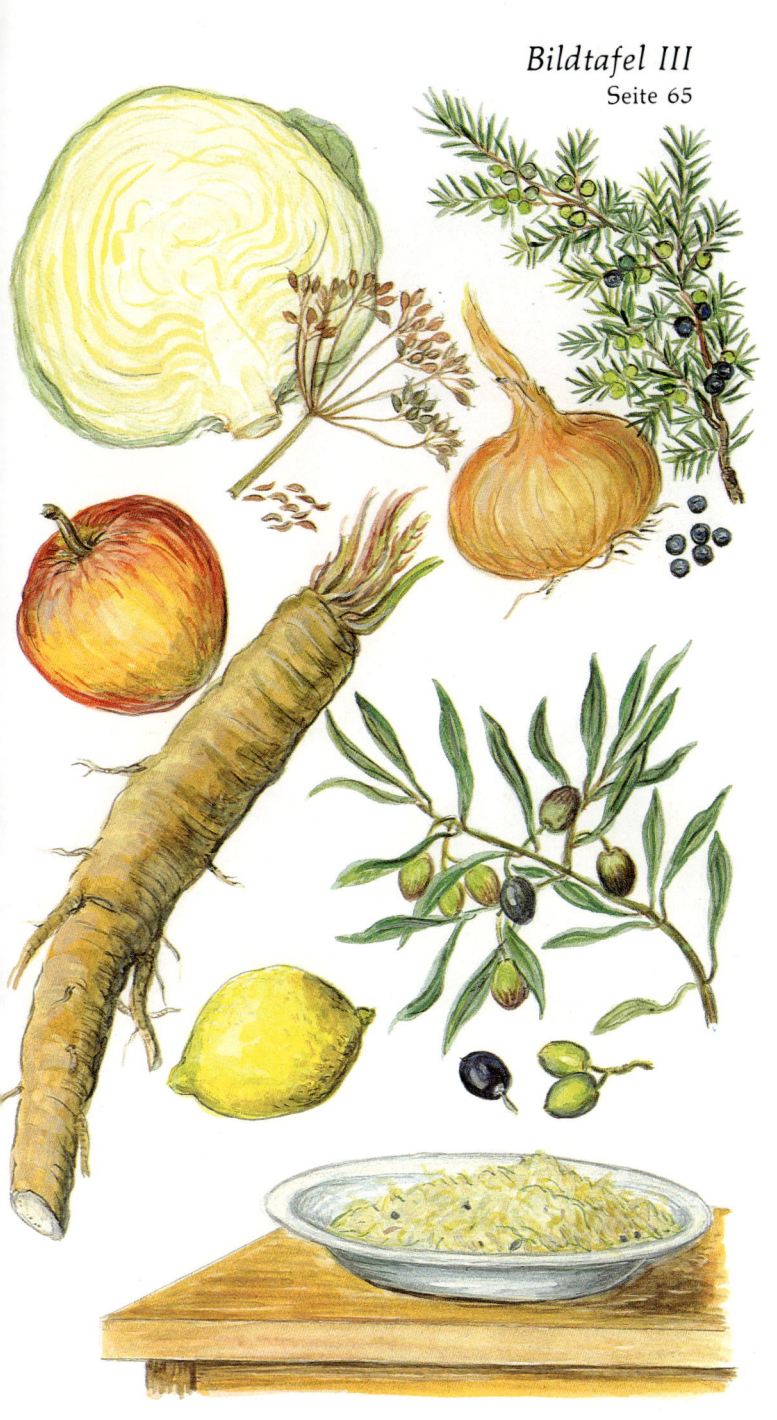

Bildtafel III
Seite 65

Bildtafel IV
Seite 106

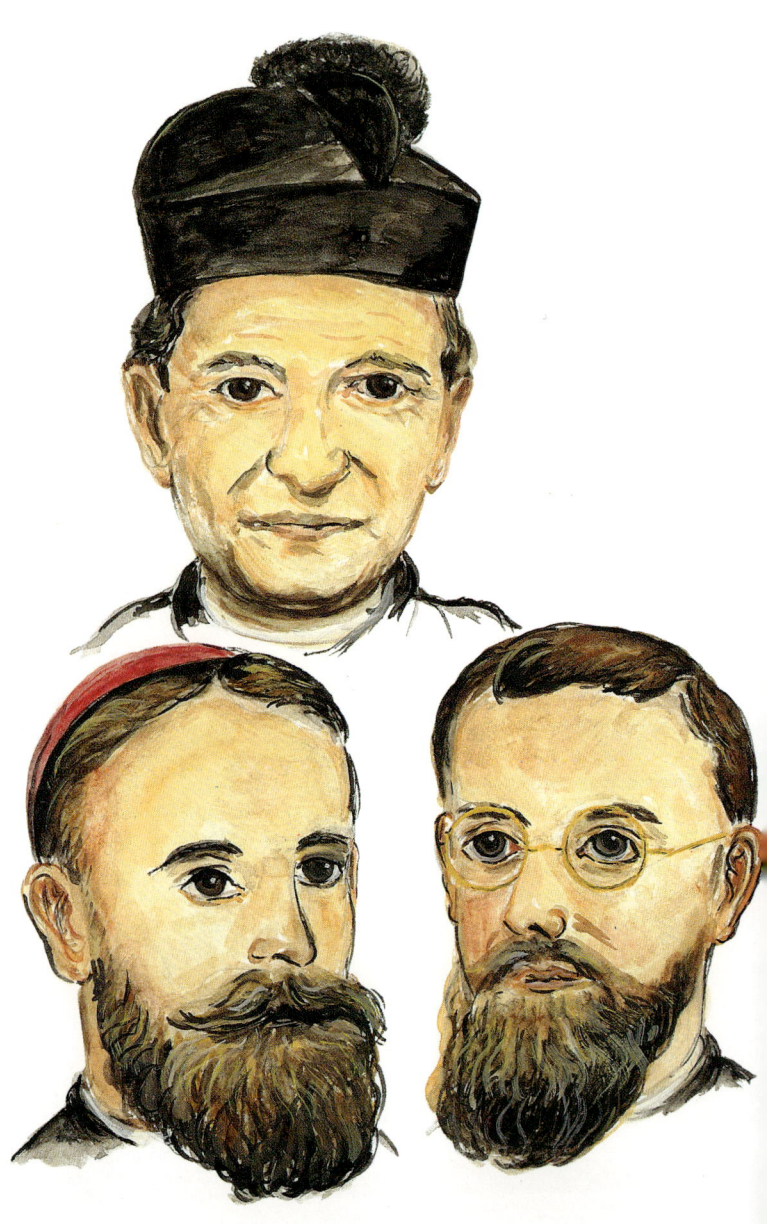

Bildtafel V
Seite 205

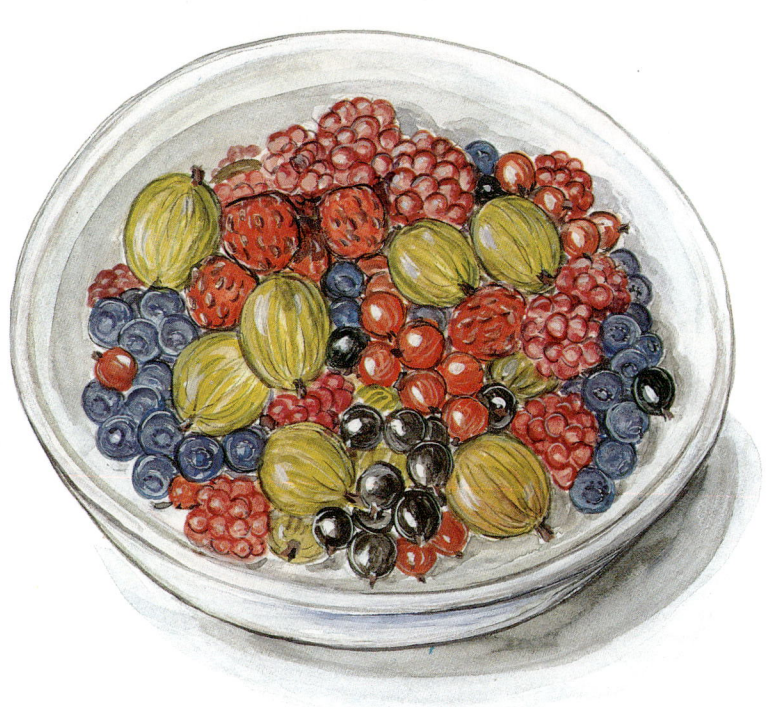

Bildtafel VI
Seite 205

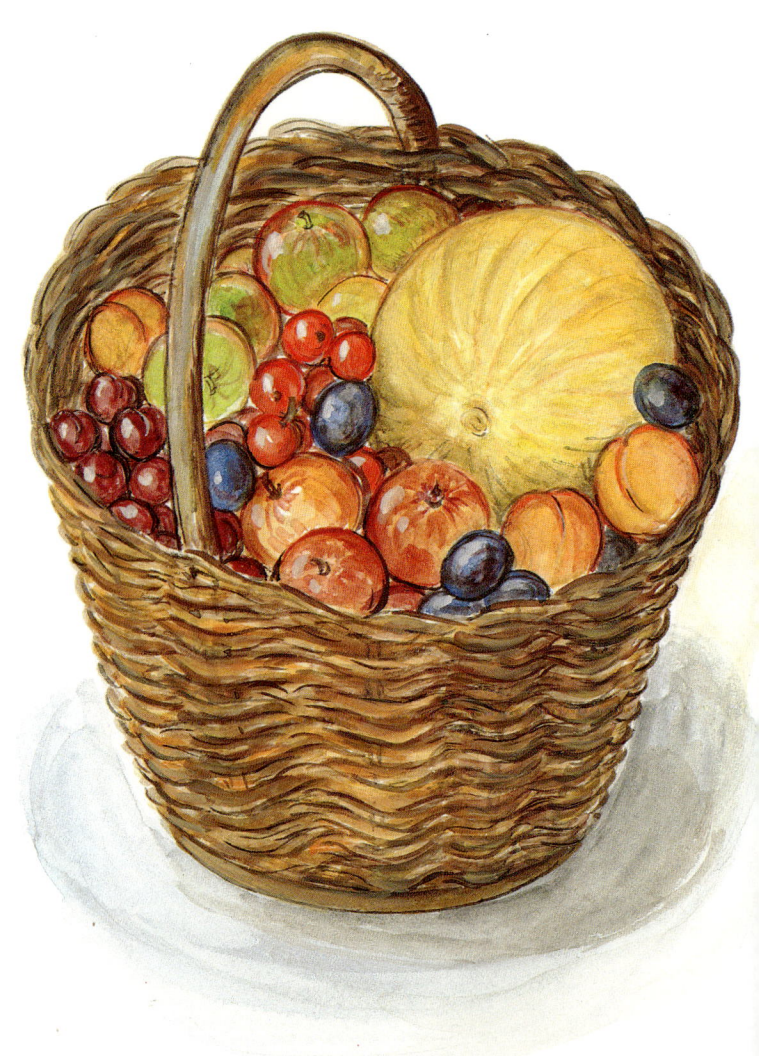

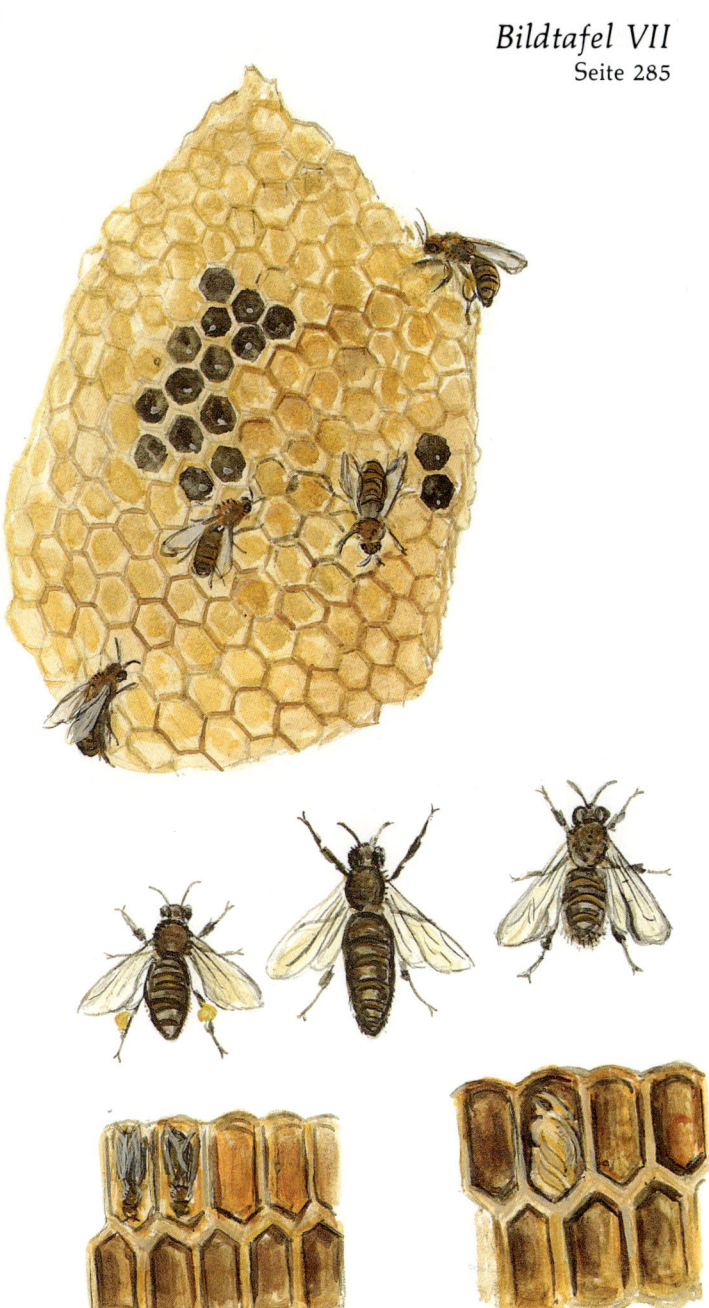

Bildtafel VII
Seite 285

Bildtafel VIII

Schön wird die Haut

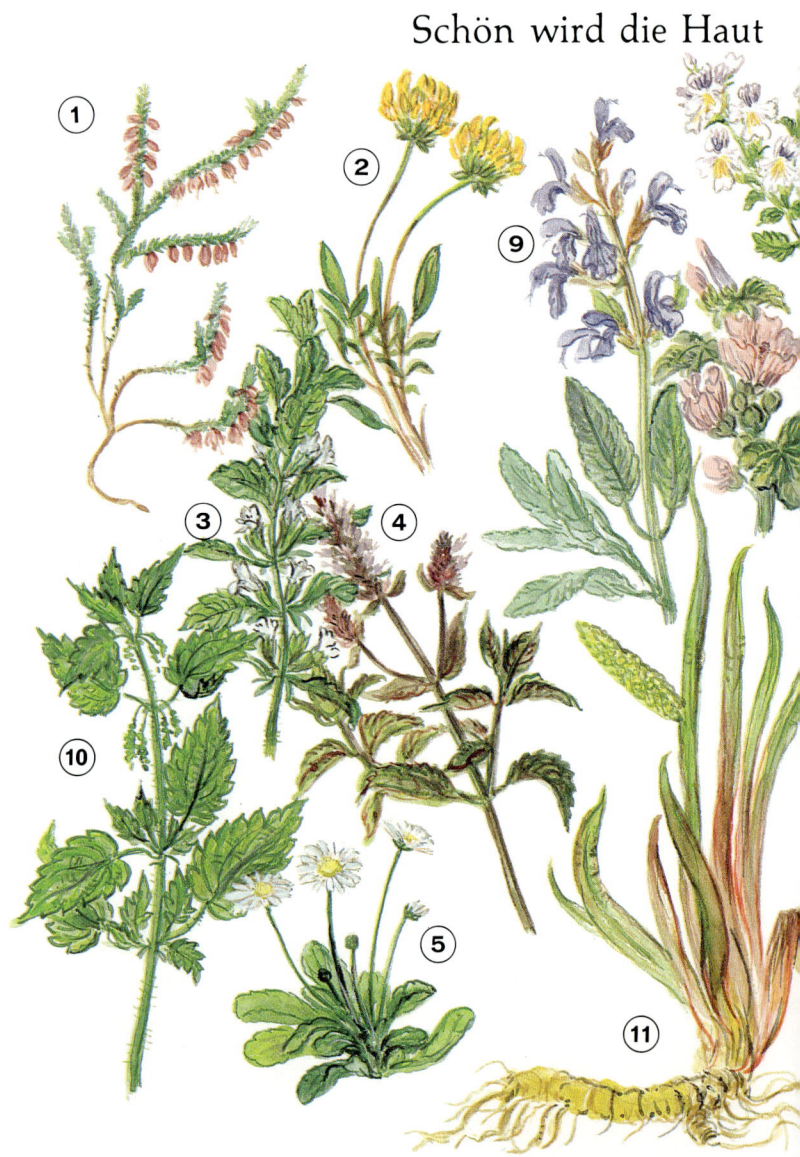

Wie wirken die einzelnen Fastenkräuter?

1 Heidekraut erhebend
2 Wundklee lindernd
3 Melisse beruhigend
4 Pfefferminze entspannen
5 Gänseblümchen erweich
6 Augentrost stärkend

Bildtafel IX

durch helfendes Fasten*

Österreichische Caritaszentrale
A-1010 Wien, Nibelungengasse 1
PSK 7,010.000

Diakonisches Werk für Österreich (DWÖ)
A-1170 Wien, Steinergasse 3
PSK 23 96 444

Deutscher Caritasverband
Lorenz-Werthmann-Haus
D-7800 Freiburg/Br., Karlstraße 40
Postgirokonto Karlsruhe 202

Diakonisches Werk der Evangelischen
Kirche in Deutschland (DW/EKD)
D-7000 Stuttgart 1, Stafflenbergstr. 76
Girokasse Stuttgart, Konto-Nr. 2 001 351

Schweizerischer Caritasverband
Ch-6000 Luzern, Löwenstraße 3
PSK 60-7000

Hilfswerk der Evangelischen Kirchen
der Schweiz (HEKS)
Ch-8006 Zürich, Stampfenbachstr. 123
PSK 80-1115 (auch für Liechtenstein)

Caritas Luxemburg
23 Boulevard du Prince, Case postal 138
Luxembourg
PSK 85-40

Caritas Bozen-Brixen
I-39100 Bozen, Talfergasse 1/A
PSK 14/7985

Diözesancaritas
F-67082 Straßbourg, 5 rue Saint Léon
C.C.P. 5620-09 K Paris

Service Oecumenique d'Entraide (CIMADE)
F-75007 Paris, 176 rue de Grenelle

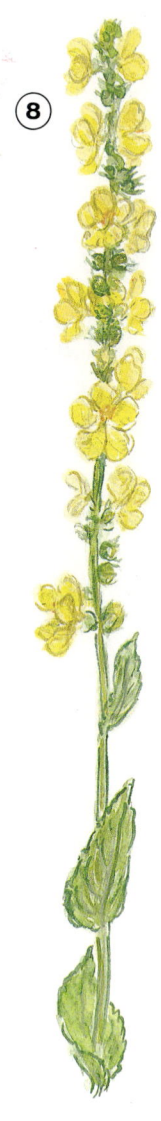
(8)

Malve lösend
Königskerze versöhnend
Salbei konkretisierend
Brennessel befreiend
Kalmus aufbrechend

* Siehe Seite 118–121: Überernährung
  Wähle selbst die Adresse deiner
  Fastenspende

Bildtafel X
Seiten 389, 391, 392, 397

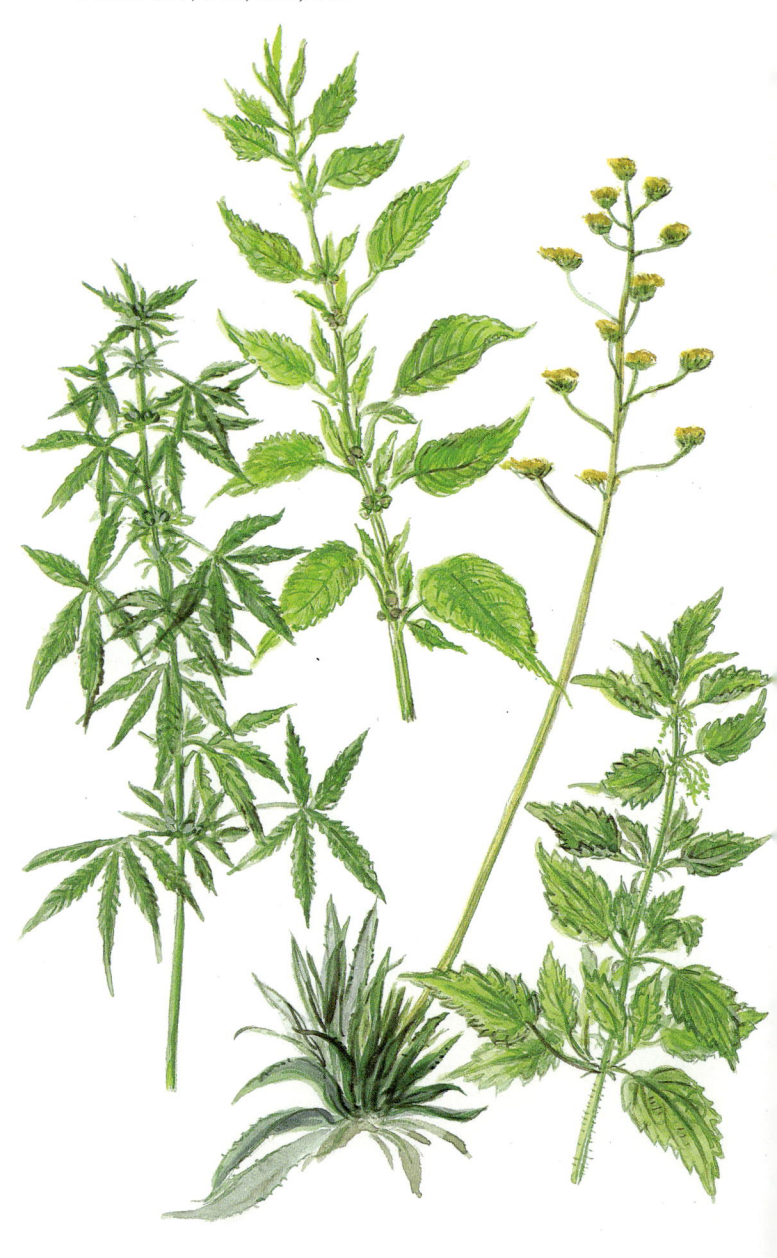

Bildtafel XI
Seiten 383, 387

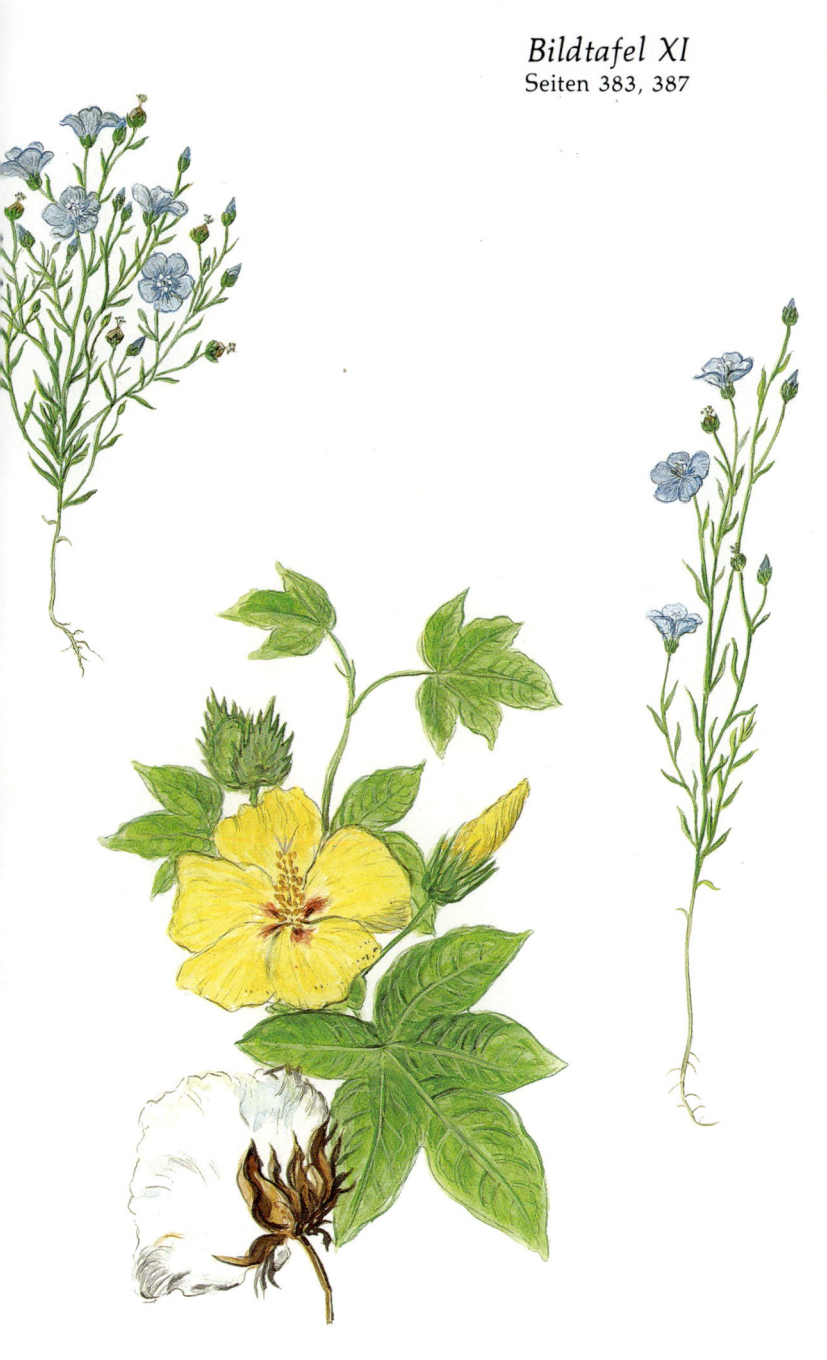

Bildtafel XII
Seiten 402, 403, 407, 408

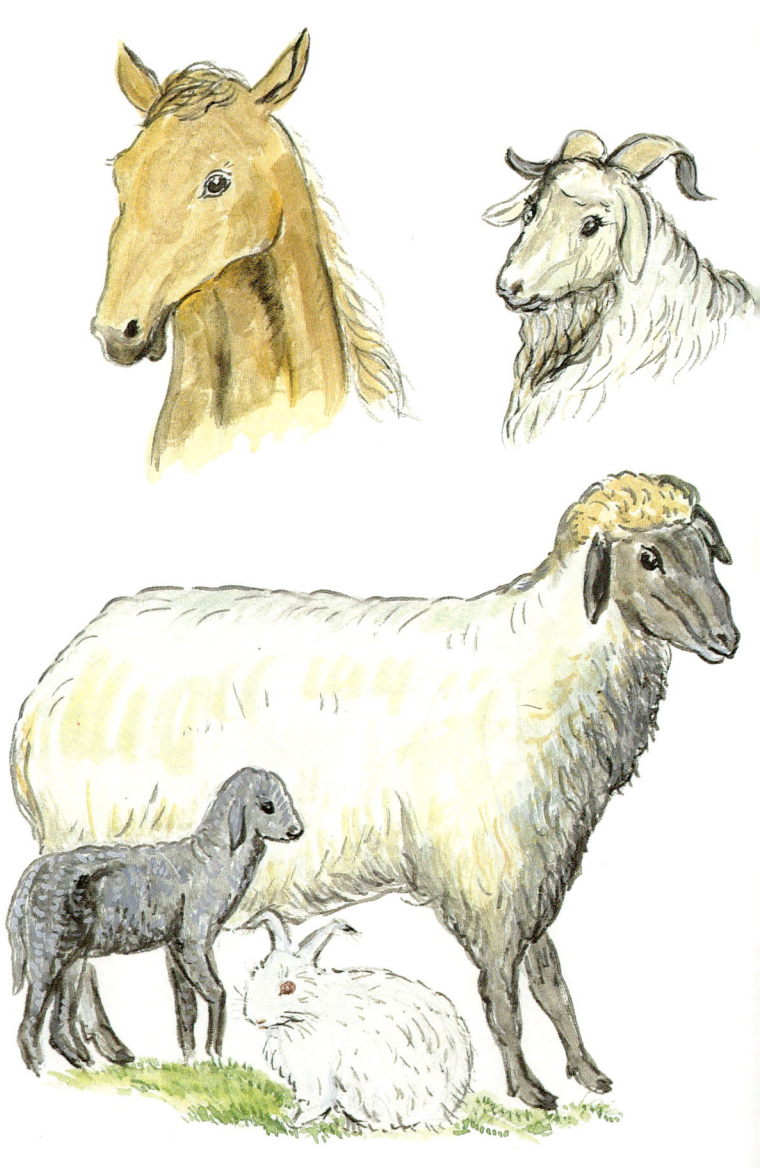

Bildtafel XIII
Seiten 404, 405

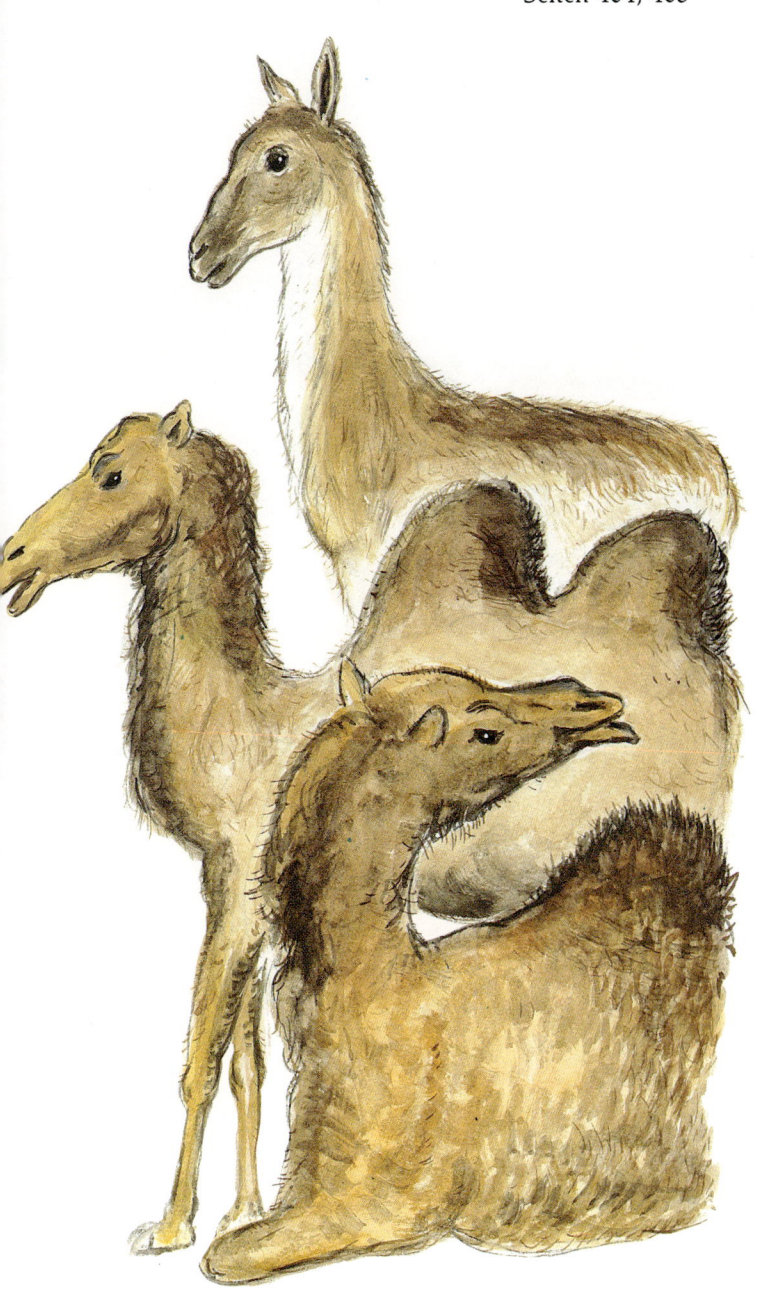

Bildtafel XIV
Seiten 410, 412

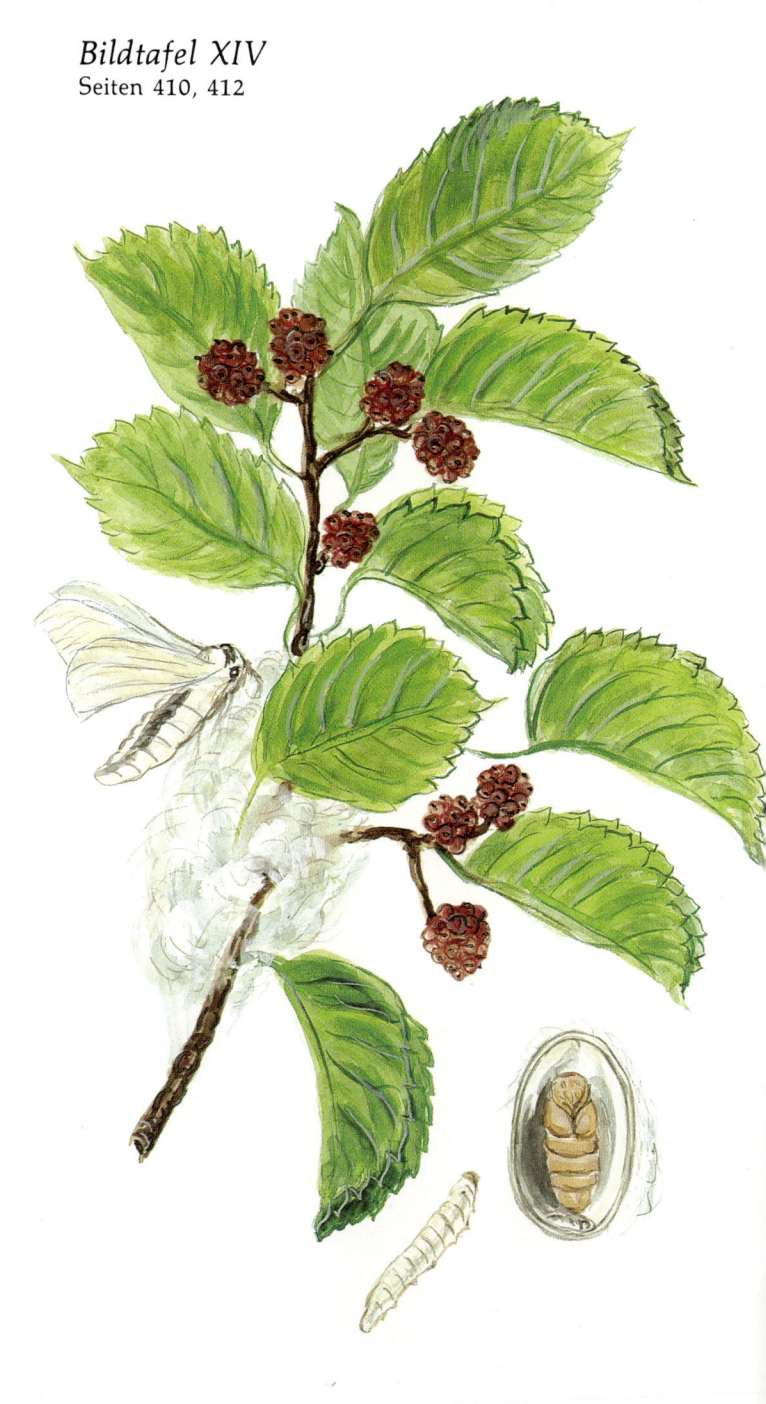

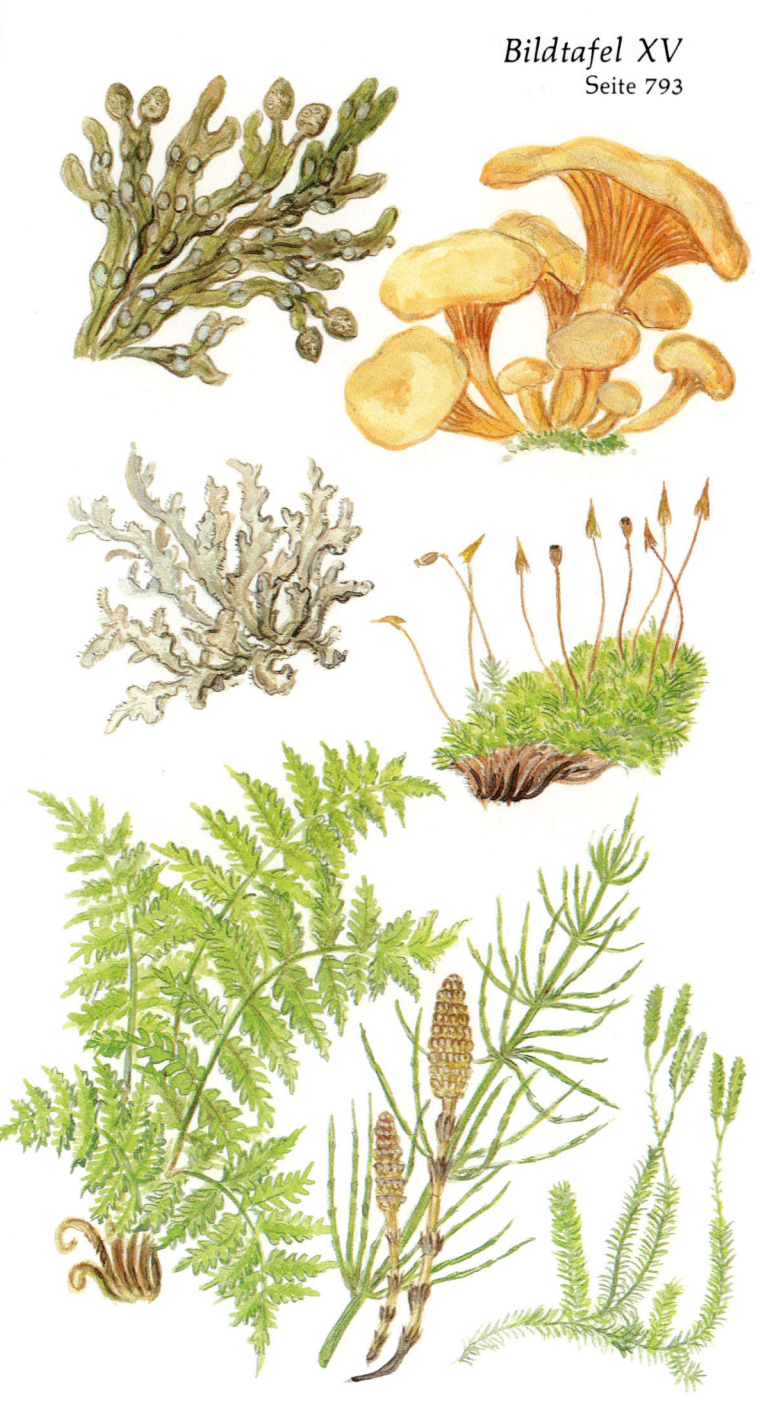

Bildtafel XV
Seite 793

Bildtafel XVI
Seite 793

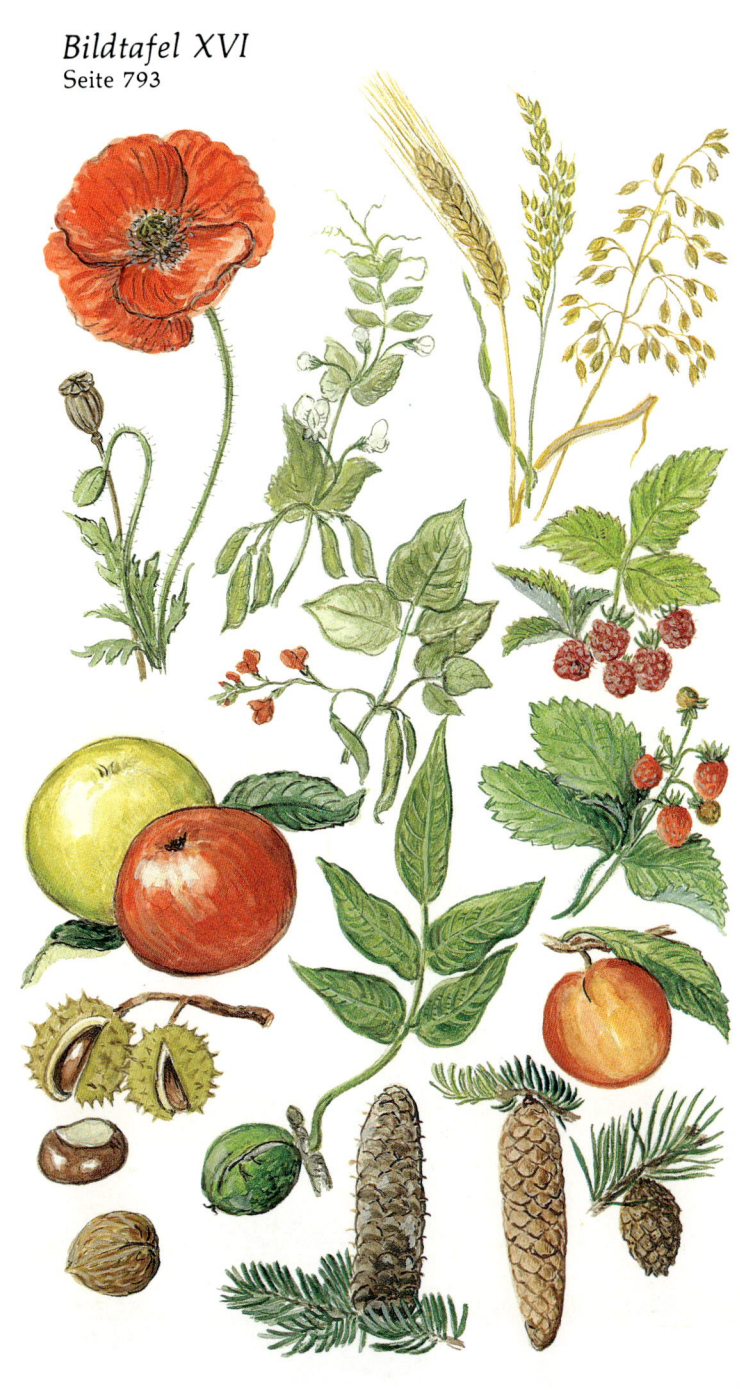

IX. Gesunde Kleidung – gesunde Haut?

Tierhäute können gegerbt mit Haar als Pelz und Vorlage oder ohne Haar als Leder verwendet werden.

Als *Vorlage* sind nur Winterdecken wertvoll. Sommerdecken verlieren die Haare. Mit Ausnahme aller im Wasser lebenden Arten: Bisamratten, Biber, Otter.

Zum natürlichen Selbstgerben werden Eichenrinden-Absud, Kochsalz, Alaun und Ameisensäure herangezogen.

Die abgezogene Haut vom Federwild samt Federn ist der *Federbalg*. Der präpariert werden kann.

Tierhäute, Pelze, sind nachweisbar die ältesten Kleidungsstücke des Menschen.

Im Buche Genesis, Kapitel 3, Vers 21, heißt es – nach dem Sündenfall der Stammeltern: ,,Gott, der Herr, machte Adam und seiner Frau Röcke aus Fellen und bekleidete sie damit."

Felle und Leder. Im Leben von heute.

Die Gerberei und Ledererzeugung hat ihre eigenen Benennungen:

,,Fell" ist die behaarte Oberhaut von Kalb, Ziege, Schaf.

,,Haut", darunter versteht man die Oberhaut von Pferd, Fohlen, Rind, Schwein, Schlange, Eidechse, Krokodil.

,,Kleintierfelle" stammen von Kleinsäugern. Das sind Säugetiere mit der Höchstgröße eines Wildkaninchens.

,,Wildfelle" liefern alle jene Wildarten, die dem Jagdrecht unterliegen.

,,Leder" ist ein aus tierischer Haut durch Gerben hergestelltes Produkt.

Vorgang bei der Ledererzeugung:

Oberhaut, *Epidermis*, und *Unterhautzellgewebe*, *Subcutis*, müssen bei der Ledererzeugung von der *Lederhaut*, *Korium*, getrennt werden. Es lagern sich Gerbstoffe in die kollagenen Fasern der Lederhaut-Substanz ein und bewirken eine Vernetzung der Hautfasermoleküle. Dies festigt die Hautsubstanz. Das Quellvermögen tritt stark zurück.

Die günstigen Eigenschaften des Leders:

Weichheit und *Schmiegsamkeit* der Tierhaut bleiben erhalten.

Dehnbarkeit und *,,Zügigkeit"*.

Porosität und *starke Wärmeisolation*. Trotz Durchlässigkeit für Luft und Luftfeuchtigkeit.

Alles Prädikate, die vor allem bei der Fußbekleidung von großer gesundheitlicher Bedeutung sind.

Welche Lederarten gibt es?
Leder unterscheidet sich nach der Art der Tierhäute.
Ziegenleder wird hauptsächlich als Futterleder verwendet und steht somit der Haut näher. – Als Lieferanten gelten die verschiedenen Hausziegenarten. Dient auch zum Herstellen von leichten Schuhen, Taschen und Handschuhen.
Schweinsleder wird aus Häuten der Hausschweine gewonnen. Hauptsächlich als Handschuhleder.
Rind- oder *Rindsleder*. Von Häuten des Hausrindes. Aus qualitativ unterschiedlichen Teilen der Rindshaut werden „Rindsfeinleder" oder „Rindspaltleder" erzeugt. Beide Arten kommen in der Taschenerzeugung zur Verarbeitung.
Sämischleder wird durch Fettgerbung mittels Tranen von Dorsch, Hai und Wal, wobei die ungesättigten Fette als Gerbemittel dienen, aus den Fellen von *Ziegen*, *Schafen* und *Rotwild* hergestellt. Gilt als besonders weiches Leder, das vor allem als Bekleidungsleder herangezogen wird.
Wildleder. Ursprünglich Leder aus echten Wildfellen, wie Rehen und Gemsen, heute auch von Ziegen und Schafen durch Sämischgerbung hergestelltes Leder mit samtartiger Oberfläche.
Velourleder wird als Schuhobermaterial, als Polster- und Taschnerleder und für Bekleidungszwecke eingesetzt. Die Zubereitung erfolgt durch feines Schleifen auf der Fleischseite. Verwendung hiefür finden vor allem zugerichtetes Kalbs- und Rindsleder.
Maroquinleder. Nach dem afrikanischen Staat Marokko benannt. Feines, genarbtes Leder aus Fellen von Kapziegen oder nordafrikanischen Ziegen. In der Buchbinderei gerne für wertvolle Bucheinbände benützt.
Die Tierhaut hat eine ihr von der Natur vorgezeichnete Aufgabe zu erfüllen: Den Körper des lebenden Tieres einhüllen, vor Wettereinflüssen, Verletzungen und Belastungen schützen. So gesehen, unterscheidet sie sich kaum von der menschlichen Haut. Muß so wie diese elastisch sein. Darf die Bewegungen des Tieres nicht behindern oder einschränken. Weil ansonsten dieses in seiner Existenz bedroht wäre.
In bezug auf ihre Belastung differenziert die Tierhaut an Stärke: Am Rücken fest und dick. Am Bauch hingegen weich und dünner. Wird da aber mittels Fettablagerung in ihrer Funktion zum Schutz der in der Bauchgegend befindlichen Organe erheblich unterstützt. Und durch die „Feinheit" der Lederhautschicht in der Bewegungsfreiheit gefördert.

IX. Gesunde Kleidung – gesunde Haut?

Wie können Lederqualität und Verwendungszweck beeinflußt werden?

Außer der Hautbeschaffenheit beeinflussen noch die verschiedensten Arten des *Gerbverfahrens* die Qualität und den Verwendungszweck des Leders.

Festgegerbtes Leder verwendet der Sattler für Saumzeug, Sättel, Leitseile, Halfter und Ledergeschirre von Pferden. Für die Jochverkleidung der Zugochsen. – Der Schuster und die Schuhfabrikation stellen daraus Sohlen her.

Weichgegerbtes Leder dient zur Erzeugung von Lederbekleidung, Möbelüberzügen und für Handschuhe.

Altgegerbtes Sohlenleder ist haltbar, standfest, wärmehaltend und unempfindlich gegen Nässe. Daraus werden hochwertige, schwere Strapazierschuhe und Militärschuhwerk angefertigt.

Brandsohlenleder nennt man die innere Sohle des Schuhes, das aus flexiblem, durch Eichenrindenlohe gegerbtem Spaltleder hergestellt wird. Fähig, Flüssigkeit aufzunehmen. Hat eine sehr wichtige Funktion zu erfüllen, weil wir auf ihm laufen und es die Schweißabsonderung unserer Füße aufsaugen muß. – Beim Einkauf von Schuhwerk darauf größere Achtsamkeit legen.

Unterleder stammt immer von Rindshäuten und ist eine Sammelbezeichnung allen Leders, das zur Herstellung des Schuhunterbaues verwendet wird.

Spaltsohlenleder, ein kräftiges Leder, das durch Abspalten des Narbens – oberste Schicht der Lederhaut – gewonnen wird. Als Sohlenleder für Turn- und Sportschuhe eingesetzt.

Chromsohlenleder ist Unterleder aus vollem Ledermaterial. Es ist chromgegerbt. Imprägniert. Fast wasserdicht. Hat aber einen Nachteil: Ist relativ fettig und daher nicht rutschfest. Seine Verbreitung geht stark zurück.

Zwischensohlenleder liegt zwischen Brandsohlenleder und Schuhsohle. Sollte nie zum Vorschein kommen. Bei abgelaufener Sohle rechtzeitig neu besohlen lassen.

Ist es gleichgültig, welche Beschaffenheit unser Schuhfutter hat?

Auch das „Schuhfutter" spielt für unsere Gesundheit eine wichtige Rolle.

Kalbsfutterleder ist das kräftigste. Besitzt eine hohe Feuchtigkeits-Aufnahmebereitschaft. Wird für Qualitäts-Sportschuhe, Reitstiefel und Schischuhe verwendet.

Schafleder kommt meist pflanzlich gegerbt in den Handel. Soll aber nicht gefärbt sein. Wenn ja, dann nur mit Pflanzenfarben. – Hier lohnt es sich, beim Einkauf vorher nachzufragen.

Ziegenleder eignet sich als Futterleder. Steht aber dem Schaffutterleder nach.

Rindsfutterleder, ein gespaltenes, ungefärbtes Leder, das für den Schuhfersenteil Verwendung findet.

Pelzfutterleder kann zwiedeutiger Qualität sein. Hier ist beim Einkauf ganz besondere Vorsicht geboten, wenn man Wert darauf legt, etwas Natürliches, Unverfälschtes zu erwerben. – In Winterschuhwerk befindet sich häufig synthetisches „Pelzvelour-Material" aus Kunstfaser. – Lassen Sie sich die Garantie geben, daß es sich um echtes Lamm- oder Schaffell handelt!

Schweinsfutterleder rutscht beim Angreifen meist aus den Fingern. Tritt sich bald durch. Besitzt wenig Haltbarkeit.

Woher des „Schusters Rappen" kommen?

Schuhe haben nicht nur als Kleidungsstück ihre Bedeutung, sondern auch in Redewendungen.

Wenn einer gar auf *Schusters Rappen reitet?*

Weil die schwarzen Schuhe scherzhaft *Rappen des Schusters* genannt werden.

Weil man die Schuhe gerne humoristisch mit Reitpferden vergleicht, mit denen die Schutzpatrone der Schuhmacher, die Heiligen Krispin und Krispinian, durchs Land zogen.

Beide ihrer Geburt nach edle Römer, wahrscheinlich Brüder. Sind während der Christenverfolgung nach Frankreich gekommen. In stiller Beschäftigung bei Tag und Nacht verdienten sie sich durch Ausübung des Schuhmacherhandwerks ihren Lebensunterhalt. Wobei sie unentgeltlich oder um ganz geringen Lohn für die Armen arbeiteten. Viele ihrer „Kunden" zum Christentum bekehrten. Im Jahre 287 starben sie den Martertod.

Viele Redensarten weben sich „um den Schuh".

Der Schuh spielte in der Brautwerbung eine große Rolle.

Der Brautschuh galt als Symbol der Jungfräulichkeit.

Wenn einer *schon viel Schuhe zerrissen hat*, so ist er nicht mehr jung. – Und wenn einer *in guten Schuhen steht*, dann hat er einen guten Ruf. – Und *geht er in weiten Schuhen*, dann muß er wohlhabend sein.

Einem die Schuhe austreten, heißt, einem auf Schritt und Tritt auf lästige Weise folgen.

IX. Gesunde Kleidung – gesunde Haut? 421

Seine Schuhe mit Hasenfellen füttern?
Gut leben.
Die Schuhe an jemandem abwischen?
Jemanden verachten.
Nur ein kleiner Teil der vielen gebräuchlichen Redewendungen „um den Schuh".
Eines ist wichtig: „Auf sein Schuhwerk achten!"
Da ist es keine bloße Redewendung. Ist mehr.
Kleidungsstück. Fußbekleidung.
Konkrete Wirklichkeit. Nicht mehr Poesie.
Wirklichkeit, die nach mir greift.
Nach meiner Gesundheit.
Wirklichkeit, die mir etwas beschert.
Nehmen. Geben.
Das Kranksein. Das Gesundsein.
Schuhe können Schicksal werden.
Dein Schicksal. Deine Schuhe.
Meine Schuhe. Mein Schicksal.
Deswegen ist es durchaus nicht gleichgültig, welches Schuhwerk ich trage. Welches du trägst.
Lederschuhe dem Kunststoff-Schuhwerk vorziehen!
Der Bauer, der im Schneematsch über die Felder geht. Der Holzknecht, der im Winter im Walde steht und werkt. Frauen, die nach dem Regen im Garten schaffen müssen. Sie alle können den Wert der Gummistiefel erkennen.
Gut so. – Müssen aber entschlossen sein. Weg damit, wenn sie heimkommen.
In meinem Pfarrhof stehen zwei Paare. Sie sind zwar nicht miteinander verheiratet. Aber verwandt.
Ein Paar Holzschuhe. Für den Winter.
Ein Paar Holzpantoffel. Für den Sommer.
Wenn ich in den Garten gehe. Je nach Jahreszeit.
Und daheim halte ich viel auf ein gutes Paar Hausschuhe. Im Sommer aus Filz. Im Winter aus Schaffell.
Und bequem müssen sie sein. Meine Hausschuhe. In ihnen bin ich daheim. Und fühle mich auch zu Hause.
Beim Schuheinkauf geht es um vieles.
Um deine Gesundheit.
Bei der Wahl der Schuhe muß vor allem darauf geachtet werden, daß die Zehen genügend Platz haben. Raum brauchen sie, die Zehen.
Zu enge und zu spitze Schuhe führen zur Verformung der Zehen.

Das gilt für Erwachsene.
Besonders aber für Kinder.
Und die Lederbekleidung? Wie steht es mit der?
Lederbekleidung erweist sich als gesundheitlich wertvoll.
Rehleder ist besonders günstig für Rheumatiker.
Schuhwerk.
Felle.
Leder.
Und ich. Und du.

Augen auf beim Kleiderkauf!

Ein Fotoatelier ist heute hier „etabliert".
Früher waren dort die Geschwister Grüneis daheim.
Bruder und Schwester.
Beide unverheiratet. Ledig.
Hoch betagt.
Ihr Geschäft aber hielten sie immer noch offen.

Vom Teller über das Reindl bis zum Kochlöffel in jeder Größe war alles zu haben. Was man an Geschirr für den Haushalt braucht.

Die Kunden wußten das zu schätzen. Die rege Nachfrage bewies es.

Georg Altbolt.
Kommt ins Geschäft.
Ein Reindl krieget er.
So lakonisch lautet die Bestellung.

Die alte Frau Grüneis holt die Leiter. Die Frau, die ein „Fräulein" war.

Geht damit in die tiefste Tiefe des Geschäftes. Welches eher einem Schlauch als einem Raum gleicht.

Schwerfällig, wie sie ist, klettert sie die Sprossen hinauf.
Holt ein Email-Reindl herunter. Durchschnittsgröße.
Kommt damit nach vorne.
Legt es vor dem Kunden auf die „Budl".
Atmet tief.
Atmet nochmals.

Nach der Art einer Asthmatikerin. Für die das Auf-die-Leiter-Steigen einer „Bergtour" gleichkam.

Nach Luft ringend: „Da hätten wir's. Kostet..."
Weiter kam sie nicht.

IX. Gesunde Kleidung – gesunde Haut?

Der Kunde hat unterdessen das Reindl in die Hände genommen. Kurz angeschaut. Wieder auf den Verkaufstisch gestellt, und: „Z' groß" gesagt.
Die alte Verkäuferin nimmt das Reindl. Schweigt.
Damit zurück.
Wieder hinauf. Auf die Leiter. Greift nach einem kleineren Reindl.
Wieder zurück zum Kunden.
Auf halbem Weg muß sie rasten.
Dann ist es doch soweit.
„Na, na, na. Der Kochlöffel ist eh größer. Bringens das größere von z'erst."
Ein Augenzeuge berichtete.
Georg bekam sein Reindl. Das von „z'erst". Weil die Verkäuferin geduldig war.
Heute lebt sie nicht mehr, die alte Frau Grüneis. Auch ihr Bruder ist schon gestorben. Die Geschichte aber lebt weiter.
Das passende Reindl. Die passende Kleidung.
Ich sag' „Au weh!"
Jahrelang war ich in einer Gegend, wo es keinen Winter gab. In China. Hongkong. Macao, Kanton. Taiwan.
Bin glücklich, daß ich jetzt die Jahreszeiten wieder miterleben darf.
Man muß sich auch nach Frühling, Sommer, Herbst und Winter richten. Die Kleidung danach einstellen.
Plaudere ich da mit einem jungen Mann.
Mir fällt etwas aus der Hand.
Er, höflich. Kommt mir zuvor. Bückt sich.
Ich sage: „Au weh!"
Der Mann richtet sich auf. Schaut mich an.
Auf seine stumme Frage: „Hab' ich für Sie gesagt, das ‚Au weh'. Wissen Sie, warum? – Ich hab' Angst gehabt, daß Ihnen die Nierndln auf der Seiten herauskommen!"
„Wieso?"
Die Kleidung muß ihren Zweck erfüllen.
Wenn der Leib um die Mitte herum nicht geschützt ist, wenn der Hosenbund so niedrig gehalten ist, daß gerade diese auch bei Männern wichtigen Körperteile nicht abgedeckt werden, erfüllt die Kleidung ihren Zweck nicht mehr.
Kleider wachsen nicht am Leibe.
Werden gemacht. Man muß sie erwerben.
Kleider einkaufen. Einst. Und jetzt.
Nicht immer das gleiche.

Auch früher kosteten sie Geld. So wie heute. Nur war es damals nicht so leicht, ein neues Kleidungsstück zu bekommen. Wie es vielfach heute der Fall ist. Jahrelang mußte man warten. Und sparen. Bis es soweit war. Dann freute man sich wahrhaftig darüber. Hielt das Kleidungsstück in Ehren. Und es diente nicht selten ein Leben lang.

Sicher haben sich die Zeiten geändert. Aber jeder Einkauf soll gut überlegt sein. Nie übereilt.
Dabei auf die eigenen Bedürfnisse achten und nicht so sehr auf die anderen schauen.
Jeder Kleiderkauf ist ein Jasagen zu sich selber.
Falsch eingekauft, ist mehr als das Geld nicht gut investiert. Kann unter Umständen schicksalsbestimmend sein. Entscheidend für deine Gesundheit.
Deswegen: **Augen auf beim Kleiderkauf!**

Überlegungen vor der Geschäftstür:

Bunt gemischt zum Thema Kleidereinkauf.

Wie dein Schuhwerk, so dein „Gehwerk":

Kopfschmerzen. Schäden an der Wirbelsäule. Fehlstellungen der Beine und des Beckens. Unterleibsbeschwerden wegen Fehlhaltung. Naturwidrige Muskel- und Sehnenbelastung. Gereiztes Wesen.

Hühneraugen. Unsicherer Gang. Erworbene Fußabnormitäten. Spreizfuß, Knickfuß und Senkfuß. Schwielen. Frostbeulen. Übereinandergewachsene Zehen, eingewachsene Zehennägel.

Wer würde es wagen, obige Jammer-Litanei dem *unrichtigen Schuhwerk* zuzuschreiben?

Daß... „Beim Schuheinkauf zahlt d' G'sundheit d'rauf"... es so sein kann?

Leider stimmt dies zu häufig.

So werden dem Kind schon im frühen Alter „Schuhchen" gekauft, die viel zu eng sind. „Das Kindchen wird sich schon daran gewöhnen."

Oder gleich um „zwei" Nummern zu groß. „Der Bub wird ja von Tag zu Tag größer. Wächst schon hinein."

Und dabei vergißt man, daß Kleidung das Haus der Haut ist. „Wer ein Haus hat, hat Sorgen."

Deswegen ist auch Schuheinkauf Vertrauenssache.

IX. Gesunde Kleidung – gesunde Haut?

Ansonsten geht es irrig weiter. Quer durchs Leben. – Bis ins hohe Alter. Man fühlt sich in den eigenen Schuhen nie daheim. Wenn man nicht gut überlegt.

Zehen brauchen Platz!

Absätze haben einen Sinn. Bleistifte gehören aber zum Schreiben. Und nicht als „Absatzersatz".

Barfußgehen ist kein Kindertick.

Früher ging man barfuß, um zu sparen. Und es war gesund. Heute kann man sich Schuhwerk leisten. „Erspart" sich das Barfußgehen. Ob man deswegen gesünder ist?

Wie im ganzen Leben. Den Weg der Mitte wählen.

Vom Wann und Wo wissen.

Fußbekleidung schätzen. Den Wert des Barfußgehens achten.

Schuhe ja. Aber „gesunde" Schuhe:

Sie gelten mit einer *„vernünftigen" Sohle* als Zwischenstufe von Körperwärme und Bodentemperatur. Quasi als „Vorfilter". – Schnupfen, Niesen, Heiserkeit haben ihren Ursprung zu oft in einer zu schwachen und durchlässigen Schuhsohle.

Je nach Jahreszeit: Sandalen, luftige Schuhe, gut geschlossene, mit Schafpelz gefütterte Schuhe. – Variabel. Aber zweckdienlich.

Nicht vergessen, daß *Barfußgehen* auf Wiesen, Waldböden und im Moos sehr vorteilhaft ist.

Als gesund erweist es sich auch, in der Früh nach dem Aufstehen einige Schritte barfuß durchs Zimmer zu machen. Auf den Ballen gehen. Den Zehengang üben. Die Fersenkanten nach innen und nach außen betätigen. Einfacher und verständlicher ausgedrückt: „O-Füße" und „X-Füße" im Gehen imitieren. – Bringt Schwung hinein in den „Morgenstart".

Überbekleidung:

Nicht nur im Winter, sondern auch in der Übergangszeit des Frühlings und des Herbstes hat die *Überbekleidung* eine nicht unbedeutende Aufgabe zu erfüllen. Den Unterleib zu schützen. Vor Wind. Luftzug. Und Kälte. Es ist durchaus nicht obszön, dabei auch an die Gesundheit der Geschlechtsteile und an die Wichtigkeit der Nierenfunktion zu denken. – Leider kommen manche Menschen erst beim Blasenkatarrh darauf, daß zu ihrem „Inventar" auch die Blase gehört.

Farbige Wäsche:

Kaufe ich farbige Wäschestücke ein, die direkt mit der Haut in Kontakt kommen, ist die Zusammensetzung des *Farbstoffes* nicht unwichtig. Vor allem, wenn ich an Hautallergien leide. – Hautschädliche, giftige Farben meiden.

Bewußt kaufen!

Heißt wissen, was.
Heißt wissen, wie.
Gütesiegel interpretieren lernen.
Nicht von Billigkeit sein Ja und Nein, sein Zugreifen und Liegenlassen abhängig machen. Die *Textil-Kennzeichnungsverordnung* hat ihren Sinn und ihre Bedeutung. Auch ihren Preis.

Rheumatiker und *Nierenleidende* sollen sich *Angorawäsche* als Unterbekleidung „leisten". Auch für Ischias zu empfehlen.

Kaufe ich Kleider ein, muß ich mir die Frage stellen, **wozu soll mir dieses Kleidungsstück dienen?** Denn bewußt kaufen, heißt wissen, was. Heißt wissen, wie.

Selten soll damit nur ein einziger Zweck erfüllt werden: *Umhüllung meines Körpers. – Schutz gegen Nässe. – Schutz gegen Kälte. – Schutz gegen Hitze. – Um den Wärmeverlust zu verhindern. – Um eine Temperaturregulation zu erzielen. – Um körperliche Gebrechen oder Zustände zu verhüllen oder zu berücksichtigen.* Wie beim Umstandskleid zum Beispiel.

Ausschlaggebend sind bei der Wahl der Formen auch das geltende *Klima*, die vorherrschenden *Sitten*, das *Brauchtum*, die soziale Stellung und der Berufsstand. Die *Mode* darf zwar nicht zur Tyrannin werden, aber sie hat ein Wort mitzureden.

Nicht übersehen werden darf das *Alter*.
Kleidung ist auch Schmuck. Für jedes Alter.
Kleidung kündet von der Kulturstufe eines Volkes. Trachtenkleider sind ein Bekenntnis zum Volkstum. Modekleider hingegen werden zum Spiegel der Zeit.

Jeans als Arbeits- und Freizeitkleidung:

Jeans um jeden Preis?
Der meist nur blau eingefärbte Baumwollstoff hat der Farbe nach wenig vom Erfreulich-Erhebenden an sich. Die ziem-

lich einheitliche Fasson gibt kaum Gelegenheit, rein Persönliches zum Ausdruck zu bringen.

Der enge Schnitt, vor allem die zu eng getragenen Hosen, entbehren der für die Hautatmung so notwendigen Luftschicht. Was nicht nur Hautschäden verursachen, sondern auch psychosomatische Schäden nach sich ziehen kann. Zu enge Jeans biegen unter Umständen die männlichen Samenstränge ab, was Fachleute als nicht ganz unbeteiligt an späteren Potenzstörungen ansehen.

Auf die Art des Gewebes achten:

Ob locker oder glatt gewebt. – Locker gewebte Stoffe und Pelze vor allem wirken dem Einfluß der Kälte am besten entgegen. Sie besitzen einen großen Porenreichtum. Dazu zählen die *Wollstoffe*, die *Flanelle*. Aber auch manche *Trikotarten*. – Trikot ist ein Kamm- oder Streichgarngewebe *mit feinen Rippen*, das durch eine spezielle Art der Bindung, die sogenannte Trikotbindung, eine große Elastizität erreicht, welche der Maschenware kaum nachsteht. Wird zur Herstellung von Unterwäsche und Sportbekleidung verwendet.

Zu den glattgewebten Stoffen rechnet man *Leinen*, die meisten *Baumwollstoffe*, *Natur- und Kunstseide.* – Wobei man nicht vergessen darf, daß Naturseide viel wärmer hält als Kunstseide.

Kinderbekleidung:

Die *Bekleidung der Kinder* muß vor allem praktisch und leicht zu reinigen sein. Man soll nicht zu früh „Damen und Herren" aus den Kindern machen. Die „kleinen Leute" sollen sich bewegen dürfen und können.

Die „gesündeste Kleidung" für Kleinkinder im Sommer ist *keine Kleidung*. Der Kinderkörper soll soviel wie möglich Luft und Licht genießen dürfen.

Frauenbekleidung:

Nicht nur auf Schönheit und Modetrend kommt es an, sondern auf Zweckmäßigkeit, hygienische Anforderungen und auf das „Sich-wohl-Fühlen".

Abschnürungen sind gesundheitsschädigend.

Das Material des *Büstenhalters* ist nicht unbedeutend. Vorsicht beim Einkauf. Hier mehr denn an einem anderen Körperteil können synthetische Fasern Unheil anrichten. – *Seide* und *Baumwolle* sind immer hautfreundlich und verträglich. Auch für die Brust. Hier sitzen nicht nur Reizorgane, sondern hier liegt auch die erste Nahrungsquelle eines jeden Menschen. – Büstenhalter aus irgendeinem x-beliebigen Kunstfaserstoff angefertigt, gekauft und getragen, ob das so „ohne" ist? Da ein enger intimer Kontakt mit der Haut gegeben ist, darf man eines nicht übersehen: Es geht nicht allein um die Atmung der Haut, sondern auch um die Reibung, die durch jede Bewegung verstärkt wird. Es können dadurch Störungen entstehen, die sich auf die verschiedenste Weise, nicht nur auf der Haut, sondern auch im ganzen Wesen auswirken: „Geduldverlieren" und „Nerven-Durchgehen" können nicht selten hier ihre tiefere Ursache haben.

So pflegeleicht Kunstfaser auch sein kann, Naturfaser kann sie nie ersetzen. Sie gehört nicht in den intimsten Kontakt mit meiner Haut.

Männerbekleidung:

Sie ist in letzter Zeit lockerer geworden. Der Trend zur *sportlicheren Kleidung* auf diesem Gebiet ist nicht abzulehnen. – Die herkömmliche Art des mit Kunststoff gefütterten *Straßenanzugs* kann nicht gerade als das Gesündeste bezeichnet werden. Sie verhindert den Zutritt von Licht und Luft zur Haut.

Hosenträger sind für die Leber viel gesünder als der *Gürtel* oder der *enge Hosenbund*.

Im Sommer in geeigneten Sandalen *barfuß zu gehen*, ist von hohem gesundheitlichen Wert.

Baumwoll- und Schafwollsocken haben den Vorrang. Je nach Klima und Jahreszeit.

Unterbekleidung:

Kein Kleidungsstück wird wegen seiner direkten Körpernähe so zur zweiten Haut wie die *Unterbekleidung*. Und nirgendwo ist unachtsamer Einkauf und Sparen-Wollen so fehl am Platz. Wie gerade hier.

Was direkt mit der Haut meines Körpers in Berührung kommt, soll nur Naturfaser sein.

Baumwolle bringt wegen seiner guten Eigenschaften und der Preiswürdigkeit alle Voraussetzungen einer breiten Anwendung mit sich.

Unterbekleidung soll nie zu eng oder zu kurz sein und muß eine leichte Reinigung ermöglichen.

Wer zu jeder Jahreszeit in Wind und Wetter arbeiten muß, braucht lockere, wärmende und saugfähige Unterbekleidung. – Menschen am Schreibtisch, am Kundenschalter und in der Öffentlichkeit stehend, benötigen gut sitzende Unterwäsche, die jedoch die Blutzirkulation an keiner Körperstelle behindern darf.

Es muß gesagt werden.

Ich komme einfach nicht darüber hinweg, anzuführen: Wenn man *zu kurze Unterwäsche* trägt, dann wird der wichtige Körperteil Unterleib nicht geschützt. Das gilt für die Frau genauso wie für den Mann. Oder umgekehrt. Weil Männer glauben ja, sie brauchen darauf nicht zu achten. – Dann stehen die Leute da. In noch jungen Jahren. Mit Hodenentzündung, Eileiter-, Eierstockentzündung, Blasenbeschwerden, Frigidität, Impotenz und ähnlichem. Und da ist die Kleidung in erster Linie schuld daran.

Läßt sich ein Damenhöschen auf ,,3 Striche" reduzieren, dann gehört es in den Ofen gesteckt. Das Höschen, versteht sich. Nicht die Dame.

Der Unterleib von Mann und Frau beherbergt so wichtige Organe, daß man sie nicht einfach ,,billig abdecken" oder bekleiden kann.

Seide müßte als Grundstoff für die Bekleidung der ,,Intimsphären" wieder mehr Verwendung und vor allem Verständnis finden. Weil Seide durch die Bewegung bei der Körperberührung sehr anschmiegsam und ,,seidenweich" wirkt. Vor allem aber eine große ,,Atmungs- und Durchlässigkeits-Fähigkeit" aufweist. Keine elektrostatische Auflading verursacht.

Man sollte Seide nicht als Luxusartikel ,,verkriminalisieren". Und abschieben.

Die Befestigung der Kleidung:

Auch die *Kleiderbefestigung* ist nicht ohne Belang. Sie soll die freie Bewegung des Körpers nicht behindern. Atmung, Blutkreislauf und Verdauung nicht beeinträchtigen.

> Achtung auf *Strumpf- und Socken-Befestigung.* Sie darf die Blutzirkulation nicht erschweren. – Für die Füße besonders wichtig. Weil die Durchblutung wegen der weiten Entfernung vom Herzen an und für sich schon schwach ist. Jede Abschnürung diesen Nachteil noch verstärkt. „Einschlafen" der Füße und „Kribbeln" oft zur Folge hat.

Regenschutz:

Soll auf gesunde Weise erzielt werden. Dieser Anforderung entsprechen *Lodenstoffe* oder *imprägnierte Wollstoffe*. Luftundurchlässige Bekleidung aus Gummi, Ölstoffen oder neuzeitlichen Werkstoffen ist, wenn überhaupt, dann nur vorübergehend anzulegen, als Schutz gegen lang andauernde Nässe und starken Regen. Denn sie sind nicht porös und luftdurchlässig. Ermöglichen die Verdunstung von der Haut weg nicht. Verursachen Feuchtestau. Behindern die Hautatmung. Fördern so Gelenkleiden.

> *Durchnäßte Kleider:* Sind gesundheitsschädlich. Feuchtigkeit leitet die Wärme gut. Verdunstung entzieht Wärme. Kälte entsteht. Eine rasche Abkühlung erfolgt. Verkühlung und Unterkühlung des Körpers sind da.

Handschuhe, Schals, Woll- oder Pelzhauben:

Besonders für den Winter von ganz großer Bedeutung. Weil man so oft den die Bewegung hemmenden Mantel weglassen kann. Und dennoch gegen Kälte geschützt ist. Vorausgesetzt, daß die übrige Kleidung der Jahreszeit entspricht. – Der *Schal* ist für die Atemwege sehr hilfreich. *Handschuhe*, die pulslang sind, beugen Gelenkentzündungen vor. Und gute *Hauben* bewahren im Winter die Ohren vor Erfrierungen und Entzündungen.

Kopfbedeckungen:

Leider zu oft als überflüssig betrachtet. – Je nach der Jahreszeit: *Strohhüte, Seidenkopftücher, Filzhüte, Kaschmirwolltücher, Kappen, Mützen und Hauben.* Sollen nicht von der Mode „her- oder wegdiktiert" werden, sondern den persönlichen Bedürfnissen entsprechen. – Migräne, Kopfschmerzen, depressive Störungen und Nervenleiden könnten durch die richtige Kopfbedeckung verringert, wenn nicht verhindert werden.

Bequeme Hauskleidung:

Daheim eine bequeme *Hauskleidung* anziehen. Daheim soll man daheim sein. Auch in der „zwanglosen" Kleidung.

Frei jeder Einengung sein. Ohne Zwang. Anders als beim „So-sein-Müssen". In der Gesellschaft. Im Beruf. Unter „anderen" Menschen. – Das wirkt sich nämlich alles auf Gemüt, Seele, Geist, Gesundheit aus. „Kostet" Nerven.

Das Bewußtsein, jetzt bin ich anders als sonst, setzt eine „Gesundheitsschwelle" im Tagesablauf. Das beginnt schon beim Kind, wenn es von der Schule zurückkommt.

Meiner Mutter werde ich es nie vergessen. Ihr resolutes, aber liebevolles Kommando: „Schulgwandl oba, Orbeitsgwandl aufi". – Mit Schulkleidungs- und Arbeitskleidungswechsel vollzog sich auch ein Wechsel in mir. Und ich lernte, daß das Leben viele Gesichter hat.

Hauskleidung ja.

Man kann natürlich nicht immer so herumlaufen. Wird diese Kleidung nicht zu Veranstaltungen tragen. – Aber heimgekommen, diesen Unterschied zwischen auswärts und daheim zu machen, ist unbedingt wichtig. – Weg mit den Schuhen, runter mit den Kunstfaserstoffen, -strümpfen oder -strumpfhosen und etwas Bequemes anziehen. Das ist wertvoll. Das ist Ausklang und Auftakt zugleich.

Schurwollwesten, Pullover und Strickkostüme:

Strickwaren haben viele Vorteile, auch als Oberkleider getragen, setzen sie sich immer mehr durch. Dort, wo man „gesundheitsbewußt" leben will. – Die Haut atmet. Ein Temperaturausgleich wird hergestellt. Diese Kleidung ist elastisch. Schnürt nicht ab. Hält die Nieren warm. Hat kein ungesundes Innenfutter.

Ich gehe sehr gerne mit einer Weste. Trage sie das ganze Jahr hindurch. Besitze eine Auswahl. In verschiedener Stärke. Liebe sie sehr.

Kaufe, was du kennst. – Kenne, was du kaufst!

Synthetische Kunstfasern:

Sie haben zwar eine hohe Reißfestigkeit, besitzen aber fast keine Saugfähigkeit. Der Schweiß bleibt auf der Haut liegen. Schafft **schlechtes Kleinklima an der Haut.**

Allergien können verursacht werden.

Elektrische Auflagen stattfinden. Die oft soweit gehen, daß es zum „Funkensprühen" kommt. – Introvertierte Menschen leiden nicht selten schwer darunter.

Die gesundheitsschädigenden Auswirkungen sind noch viel zu wenig bekannt, um richtig abgeschätzt zu werden. Besonders dann, wenn man *synthetische Kunstfasern* mit der Haut in enge Berührung bringt. Individuelle Unverträglichkeit ist von Person zu Person verschieden.

Mineralfaser Asbest: Wird aus Hornblende oder Serpentin produziert und dient hauptsächlich als Isoliermaterial und zur Herstellung von Asbestzement. Mit dem Abflußrohre und Druckrohre, Rinnen, Dachplatten, Tafeln, Welltafeln und Formstücke hergestellt werden. – Nicht wenige Menschen tragen Dauerhautschäden davon, wenn sie mit nackten Armen bei Haus- oder Bauarbeiten damit hantieren. – *Asbest* heißt eigentlich „unauslöschlich". Ist biegsam. Widerstandsfähig gegen Hitze. Wird von schwachen Säuren nicht angegriffen. Findet häufig Verwendung für feuerfeste Schutzkleidung. Wobei immer zu achten ist, daß dieselbe nicht direkt mit der Haut in Berührung kommt.

Asbesterkrankungen entstehen durch Einatmen von feinem Asbeststaub bei der Aufarbeitung von Asbestfasern. Man nennt sie *Asbestose* oder *Asbeststaublungenerkrankung,* die zu Lungenkrebs führen kann.

Asbestwarzen sind Wucherungen an der obersten Hautschicht. Sie sind die Folge, wenn asbesthaltiges Material mit bloßen Händen verarbeitet wird. Als Vorbeugung verwendet man beim Hantieren mit diesem Material Handschuhe.

Das silikathaltige Mineral Asbest ist nachgewiesenermaßen krebserregend und krebsfördernd! Die Bauindustrie sucht intensiv nach einem Ersatzstoff.

Chemiefaser Acetat: Ist eine durch Umsetzung von Zellulose, dem Hauptbestandteil der pflanzlichen Zellwände, Essigsäure und mit der Beihilfe des Katalysators Schwefelsäure hergestellte Verbindung. – Wird als Textilfaser für Stoffe, Futterstoffe und Stickgarn verwendet.

IX. Gesunde Kleidung – gesunde Haut? 433

Cupro: Eine im Kupferoxyd-Ammoniak-Verfahren auf Zellulosebasis angefertigte Chemiefaser. Kommt als Textilfaser für Stoffe und Futterstoffe zum Einsatz. – Ausgangsstoffe dafür sind Baumwollfasern oder Holzzellstoff. Es werden daraus Endlosfäden erzeugt.

Viskose, früher **Reyon** genannt: Eine Textilfaser, die wie Baumwolle für Stoffe weiterverarbeitet wird. Spielt auch als Autoreifeneinlage, als „Kord", eine Rolle. – Im Viskoseverfahren als dickflüssige Spinnlösung hergestellt, in ein aus Natriumsulfat und Schwefelsäure bestehendes Spinnbad gepreßt, entstehen Zelluloseregeneratfasern. – Sie besitzen gute Färbbarkeit, große Wasseraufnahmefähigkeit bei geringem Quellvermögen. Sind gut und leicht waschbar.

Polyacryl: Eine chemische Textilfaser, die besonders für Strick- und Wirkwaren Verwendung findet.

Polyamid: Ebenfalls eine chemische Textilfaser für Stoffe und Seile eingesetzt.

Polyester: Chemische Textilfaser, vor allem für Oberbekleidungsstoffe.

Polyurethan: Als Textilfaser für elastische Gewebe herangezogen. Faser chemischer Herkunft.

Anorganische Glasfaser: Produziert durch Schmelzen von Quarzsand mit Zuschlägen. – Erlangte als Isoliermaterial, Verstärkungsmaterial und Ausfüllmaterial für Kunststoffe eine Bedeutung.

Kohlenstoffaser: Zählt ebenfalls zu den anorganischen Fasern. Durch Verkohlung von Polyacryl und Viskose gewonnen. – Dient als Verstärkungsmaterial für Kunststoffe und Gläser.

Metallfaser: Durch Ziehen der Metalle, im Drahtziehverfahren, angefertigt. Bei der Erzeugung von Dekorationsstoffen, als Verstärkungsmaterial für Kunststoffe und zur Kabelherstellung angewandt.

Nicht übersehen! Die *neuen Kunststoffe Perlon, Nylon und viele andere* können zum Problem auf unserem Körper werden. Ihre Schweißaufnahmefähigkeit ist sehr gering. An der Verbesserung ihrer Eigenschaften wird fortwährend gearbeitet.

Es ist vor allem Pflicht der Hausfrau, sich beim Kauf von Unterwäsche, Hemden und ähnlichem gewissenhaft zu informieren, wieweit die Ware den gesundheitlichen Anforderungen auch gerecht wird.

Strümpfe und Socken stellen ein Hauptproblem dar. Sie fördern die Pilzentwicklung. Menschen, die zu Pilzbefall neigen, dürfen Kunstfasergewebe im allgemeinen nicht tragen. Deswegen ist für sie äußerste Vorsicht beim Einkauf geboten.

Nylon und Perlon lassen die Ultraviolettstrahlen durch und sind deswegen absolut kein Schutz vor Sonnenbestrahlung. Die für die Haut auch schädlich sein kann.

Allergische Personen seien vor Hemden mit *Non-iron-Imprägnierung* gewarnt. Für sie kann das Tragen solcher Kleidungsstücke zum Problem werden. Oft genügt es, sie vor dem ersten Gebrauch zu waschen, was aber laut Erfahrung auch nicht bei jedermann nützt.

Durch des Warenhauses Eingangstür:

So vieles geht mit dir durch des Warenhauses Eingangstür.

Kleidereinkauf ist ein Akt, dem gründliche Überlegungen vorauszugehen haben.

Überlegungen, die nicht erst im Geschäft beginnen. Die viel mehr ein konkreter Ausdruck meiner persönlichen Lebenseinstellung sind. Wobei meinem Ich die volle Möglichkeit der Entfaltung gegeben werden muß. Jede Art der „Vergewaltigung" zu meiden ist.

Was verstehe ich unter persönlicher „Vergewaltigung" beim Einkauf? Den Modetrend kritiklos akzeptieren.
Kein Kleidungsstück darf meinen Typ beleidigen.

Es genügt nicht, daß Größenmaß, Farbe und Preis stimmen. Wenn ich mich beim Einkauf eines Kleidungsstückes vom Nachahmungstrieb leiten lasse, auch wenn es nicht zu mir paßt. Und ich es eben „haben muß".

Die Wahl eines Teerezeptes.
Meine Ernährungsweise.
Der Einkauf meiner Kleider.
Eine positive Lebenseinstellung.
Unterschied zwischen Erholung und Arbeit.
Auffassung über den Sinn des Lebens.
In allen diesen Begriffen, die mich und mein Leben betreffen, finde ich kaum einen Unterschied.
Im Gegenteil. Sie alle gehören zusammen.
Alles in einem nur ergibt eine gesunde Lebensweise.
Meine bewußte Lebensweise.

Es geht um Fachausdrücke

Kleiderkauf kann zum Problem werden.
Zu einem Haufen von Problemen.
Weil man erstens nicht nur Geld braucht, um einkaufen zu können. Sondern weil man mit dem Geld, das man hat, das Beste und Geeignetste kaufen soll. Drittens, viertens und neunundneunzigstens, weil es soviel im Angebot gibt. Das nicht schlecht sein muß. Aber nicht zu Nachbars Enkel, sondern zu mir passen soll. Passen muß.

Kleiderkauf ist Vertrauenssache.
Gepaart mit der nötigen Sachkenntnis.
Unterstützt durch die Beratung des Verkaufspersonals.
Wobei auf einiges zu achten ist.
Damit man durch den Textilien-Fachausdrücke-Wald findet. Damit man sich selber in der Ware begegnet. Ein Stück kauft und heimbringt. Das man dann auch am eigenen Körper trägt. Das zu mir paßt. Mit mir eins wird. Weil es mein innerstes Ich annimmt. Akzeptiert. Ein Gleichfeld schafft. Dessen Kraftrichtung von oben nach unten geht. Positive Polung hat. Durch den menschlichen Körper fließt. **Das gesamte Kreislaufgeschehen fördert.**

Weil die Körperelektrizität in mir einem beständigen Wandel unterworfen ist: **Durch die chemische Umwandlung aus der Nahrung erzeugt.**

Aus der atmosphärischen Luft, die mich stets umgibt und ergänzt.

Durch die Kleidung beeinflußt.

Kleider sollen schützen.
Meinen Typ unterstreichen.
Mein Ich zur Geltung kommen lassen.
Hervorheben.

Kleider dürfen nicht zu „Stromspeichern" oder „Elektrizitätswerken" werden.
Die Reaktion im Körper des Menschen ist unterschiedlich. Rein persönlich.
Man kann nicht allgemein von „guten" oder „schlechten" Textilien sprechen. Man kann nur nach ihrer Wirkung am Körper des einzelnen urteilen. Die von ihrer Grundfaser, Mischfaser oder Zusammensetzung bestimmt wird.

> Man muß wissen, was man kauft. Was mir das größte Wohlbefinden in meiner „Körper-Seele-Geist-Einheit" verschafft. Damit ich mich in meiner Kleidung wie in meiner Haut wohl fühle.
> **Damit Kleidung zum Heil-Mittel wird.**

Kaufe nie die Katz' im Sack.
Pflege, schätze und vermehre dein eigenes Wissen.
Auch in punkto „Gesunde Kleidung – gesunde Haut".
Ein eigenes Kapitel soll dir dabei behilflich sein.

> Womit der Käufer täglich konfrontiert wird:
> Textilbegriffe.
> Fachausdrücke.
> Bearbeitungsarten.
> Verarbeitungswege.
> Garne, Fasern und Zwirne.
> Kette und Schuß.
> Oberfläche und Glanz.
> Färbung und Musterung.
> Umstände, Zustände und Bezeichnungen.

Affenhaut: Streichgarngewebe mit kurzer, anliegender Haardecke. Samtimitation. Beidseitig gerauht.

à-jour-Gewebe: Stoffe mit durchsichtigen Musterungen und stickereiähnlichen Durchbrüchen.

Atlas: Halbseidener, glatter Futterstoff. Auch als Damenkleiderstoff verwendet. – An der Oberseite glänzendes Gewebe in einer speziellen Bindung. In Atlasbindung. Eine der häufigsten Bindungsarten der Weberei.

Barchent: Gilt als Sammelbezeichnung von ein- oder beidseitig gerauhtem, dichtem, köper- oder atlasbindigem Gewebe aus Baumwolle oder Zellwolle. – Als Futterstoff, für Hemden, Hosen und Bettzeug.

Bastseide: Ist „Wildseide". Nicht entbastete Rohseide.

Batikseide: Aus der Seide des Maulbeerspinners gewonnen und nach einem eigenen Verfahren behandelt. Dabei wird die Musterung des Seidenstoffes mit flüssigem Wachs beschichtet. Beim nachfolgenden Färben dringt an den wachsüberzogenen Stellen keine Farbe ein. Außer in die charakteristischen, feinen Farbadern, die dort entstehen, wo das Wachs gebrochen ist.

IX. Gesunde Kleidung – gesunde Haut?

Batist: Sehr feinfädiges, meist dichtes, leichtes, leinwandbindiges Gewebe aus verschiedenen Grundstoffen, wie Baumwolle, Leinen, Zellwolle, Seide oder Chemiefaser. Benannt nach dem Leinenweber Jean Baptiste aus Cambrai, der im 13. Jahrhundert lebte.

Beiderwand: Auf beiden Seiten gleichgemustertes Baumwoll- oder Leinengewebe in Tuchbindung, fast immer farbig gestreift. Auf beiden Seiten verwendbar.

Bengaline: Halbseidener Kleiderstoff. Einfarbig. In Ripsbindung.

Borkenkrepp: Kreppgewebe aus Schurgarnen, wobei sich die Fäden nach einer Seite werfen. Gefärbter Damenkleiderstoff aus Wolle mit baumrindenähnlicher Oberfläche. – Etymologisch entspricht „Borkenkrepp" dem „Rindenkrepp". – Gilt auch als faltiger Kleiderstoff. Wobei das Gewebe aus scharf gedrehtem Schußgarn nach dem Färben ohne Spannung getrocknet wird.

Bouclé: Aus losen, unregelmäßigen Schlingengarnen. Besitzt bucklige, noppenartige Oberfläche, frottee-ähnliches Aussehen. Nützt sich leicht ab. Kleider- und Mantelstoffe.

Bourrette: Rauhes, noppiges Gewebe in Taftbindung. Aus Abfallseide, Schappe, hergestellt. Bourrette wird Seidenfrottee-Ware genannt. Ist die geringste Qualität der Seidengespinste.

Bozener Loden: Wird auch als „Tuchloden" bezeichnet.

Brokat: Der Name kommt vom italienischen „broccare", durchwirken. Ein schwerer, gemusterter Seidenstoff mit schillernden Metallfäden. In großzügiger Jacquardmusterung. Häufig mit Gold- und Silberfäden durchzogen.

Buckskin: Anzugstoff in Köperbindung. „Bockfell" auf deutsch. Gewalktes und gerauhtes Streichgarnmischgewebe.

Byssus: Heute in Dreherbindung aus Baumwollgarnen, seltener aus Leinengarnen hergestelltes Gewebe. Feinfädig. Hochporös. Weich und geschmeidig. Bevorzugt für Hemden und Unterwäsche. – Ursprünglich ein außerordentlich feines, durchschimmerndes, sehr haltbares Gewebe. Für Priestergewänder und Mumienbinden verwendet.

Cheviot: Harte, glatte, mehr oder weniger glänzende Herrenanzugstoffe. Wollstoffe. Ursprünglich vom Cheviotschaf stammend.

Chiffon: Feinfädiges, weiches und hauchdünnes Gewebe aus Baumwolle oder Seide. Für Schals, Blusen und Kleider.

Chinaseiden: Naturseidenstoffe mit kleinen Unregelmäßigkeiten in der Garnstärke. Gilt als Sammelbegriff.

Chintz: Auch „Zitz". Feinfädiger Kattun aus Baumwolle oder Chemiefasergarnen für Dekorationszwecke. Buntbedruckt. Spiegelglatte, glänzende Oberfläche, erzielt durch kräftiges „Kalandern": Textilien werden maschinell mit gegenläufigen, heizbaren Walzen bearbeitet. Geglättet und gemustert. Mit Kunstharzen behandelt, erzielt man einen waschfesten Glanz. Mit Wachsen kommt ein waschunbeständiger Glanz zustande.

Ciré: Seidengewebe mit harter „gewachster" Glanzschicht. Entweder durch Auftragen von heißem Wachs oder durch Lackdruck mit Nitrozelluloselack erzeugt. Ähnlich wie „Chintz" und „Zitz".

Cord: Kräftig gerippter haltbarer Stoff aus Kammgarn oder Streichgarn. – Siehe auch „Kord".

Covercoat: Zweifarbiger, feinmelierter Mantel- und Jackenstoff aus Wollkammgarnen oder Baumwoll- und Zellwollgarnen. Auch dreiviertellanger Mantel aus „Covercoat".

Craquelé: Seidengewebe mit rissiger und ungleichmäßiger Oberfläche. – Heute ebenso Kleiderstoff aus Baumwolle, Zellwolle oder Chemiefaser.

Crêpe: „Kraus" oder „Krepp". Sammelbezeichnung verschiedener Krepparten, je nach Bindung und Materialzusammenstellung unterschiedlich. Eines haben sie alle gemeinsam: es sind Gewebe mit sandig-körniger Oberfläche, weich fallend und knitterarm. Einst aus Naturseide hergestellt. Heute fast durchwegs aus Chemiefasern.

Crêpe Charmeuse: Stückfarbiger, meist beschwerter Seidenstoff. Maschenfeste Wirkware.

Crêpe Chiffon: Hauchdünnes, seidenes oder kunstseidenes Kreppgewebe. Feinkrepp.

Crêpe de Chine: Chinakrepp. Duftiges, knitterarmes, fließendes Gewebe. Die gezwirnten Fäden aus Kreppgarn bringen die reizvolle Körnung des Stoffes zustande. Stückfarbiger oder bedruckter Stoff für Blusen, Unterwäsche und Kleider.

Crêpe Georgette: Hartkrepp. Ein Kreppgewebe, schwerer und deckender als Chiffon. Fließend weich. Körnig und trocken im Griff. Stückfarbig oder bedruckt. Stoff für Damenkleider, Schals und Blusen.

IX. Gesunde Kleidung – gesunde Haut? 439

Crêpe Jersey: Ein Rippenkrepp, der wie Maschenware aussieht. Besteht aus dichtem Kreppgewebe. Die Kette aus Umspinnungszwirn, überdreht mit Reyon und Acetat. Der Schuß ist aus Kreppgarn.

Crêpe marocain: Gerippter Kleiderstoff aus Kreppgewebe in Leinwandbindung mit glänzender, wenig gedrehter Kette und überdrehtem Schuß aus Seidenkrepp. Nicht selten als Futterstoff verwendet.

Crêpe romain: Mit kleinem Würfelmuster in Panamabindung gewebt. Feinkörniger Griff. Kette und Schuß aus Kreppgarnen.

Crêpe Satin: Sehr dichtes Kreppgewebe in Atlasbindung. Kette kaum gedreht. Schuß überdreht. Mit einer glänzenden und einer matten Warenseite.

Cretonne: Grober Baumwollstoff in Leinwandbindung. Ursprünglich aus Leinwand.

Croisé: „Gekreuzt." Mit glänzender Oberfläche und zuweilen aufgerauhter linker Warenseite. Baumwoll-, Kammgarn- oder Zellwollstoffe in gleichseitiger Köperbindung.

Croisé finette: Feines Barchentgewebe, auf der linken Warenseite gerauht. Aus Baumwolle oder Zellwolle. Hauptsächlich zur Anfertigung von Schlafanzügen und Kinderbekleidung verwendet.

Damassé: Futterstoff aus großgemustertem, billigem Seidengewebe mit Baumwollkette. – Auch als Steppdeckenüberzüge und als Stoffe für Festkleider.

Damast: Mehrfarbiger Baumwollstoff, früher Seidenstoff, mit stark hervortretenden Figuren und Mustern. Bettbezugsstoff von hohem Glanz und hoher Reißfestigkeit.

Drell: Sehr dichtes, köperbindiges Gewebe aus Baumwolle, Leinen oder Halbleinen. Mit Würfel- oder Fischgratmuster. – Findet Verwendung besonders für Matratzenbezüge, Arbeitskleidung, Handtücher und Markisen. Das sind aufrollbare oder zusammenfaltbare Sonnendächer über Fenstern und Balkonen.

Drillich: Andere Bezeichnung für „Drell".

Druck-Kattun: Bedruckte Kattun-Erzeugnisse für Kittel und Schürzen.

Écossais: „Schottische" ist die eigentliche Bezeichnung. Bedeutete ursprünglich „schottischer Reigentanz im Dreivierteltakt". – Wird im übertragenen Sinne in der Textilfachsprache für großkarierte, mehrfarbige Stoffe in Taft-, Köper- oder Atlasbindung verwendet.

Eolienne: Kammgarn- oder Baumwollgewebe, als Kleiderstoff eingesetzt. Eigenartig zart. Fein gerippt. Kette aus Haspelseide. Schuß aus Kammgarn. – Billigere Qualitäten werden aus Reyonkette und Zellwollschuß hergestellt.
Estamin: Andere Bezeichnung für „Etamin".
Etamin: Gazeartiges Gewebe in Leinwand- oder Scheindreherbindung. Durchsichtig und gitterartig. Aus Baumwolle oder Chemiefaser. Für Handarbeiten und Gardinen.
Etamine: Wie „Etamin".
Feinkrepp: Gleichbedeutend mit „Crêpe Chiffon".
Flanell: Weicher Blusen- und Hemdenstoff. Leicht angewalkt. Schwach gerauht. Aus Halbkammgarn, Wolle, Baumwolle oder Zellwolle.
Flausch: Mantelstoffe. Aus weichem, dickem Streichgarngewebe mit lockerer Haardecke, stark aufgerauhter Warenseite. Besonders wärmehaltend.
Frotté: Wie „Frottee".
Frottee: Aus straffem Grundgewebe und losem Schlingengewebe bestehend, in Leinwandbindung. Aus Woll-, Baumwoll- oder Zellwollstoff hergestellt. Mit rauher, gekräuselter Oberfläche. Für Badetücher, Bademäntel, Bettwäsche, Kleider und Röcke.
Gabardine: Als Mantel- oder Anzugstoff in zwei Qualitäten: Wertvoll aus Streich- oder Kammgarn. Von geringer Qualität aus Baumwollkette und Kunstwollschuß. – Imprägniert für Regenmäntel verwendet. Die Ware zeigt stets steile Köpergräte, ist einfarbig. – Hat eine klare Oberfläche, ist strapazfähig, neigt aber leicht zur Glanzbildung.
Glasbatist: Siehe auch „Organdy". Der 1866 verstorbene englische Erfinder J. Mercer versuchte das Veredeln und Glänzendmachen von Baumwolle. Ein Verfahren, nach ihm „Merzerisation" genannt. – Glasbatist ist nun ein durch Merzerisieren, Behandlung mit Schwefelsäure und nochmaliges Merzerisieren glasig und steifgemachter feiner, weißer Batist.
Halbleinen: Gewebe mit Baumwollkette und Leinenschuß. Für Bettwäsche.
Hammerschlag: Der Ausdruck kommt vom Schmiedehandwerk. – Beliebter Damenkleiderstoff mit welliger, unregelmäßiger Oberfläche. In einer Art Gerstenkornbindung.
Hirten-Loden: Hat auf der rechten Warenseite einen langen, eng anliegenden Flor. Gerne für Mäntel und Umhänge gebraucht. Auch „Strich-Loden" genannt.

IX. Gesunde Kleidung – gesunde Haut?

Honanseide: Nach der chinesischen Provinz „Honan" benannt. Leinwandbindiges Seidengewebe aus Tussahseide mit leichten Fadenverdickungen. – Siehe auch unter „Tussahseide".
Inlett: Aus dem niederdeutschen „inlaten", „einlassen". Meist aus Baumwolle erzeugt. Köperbindiges, feinfädiges, sehr dichtes Hüllgewebe für Federn und Daunen. Für Ober- und Unterbetten.
Jacquardgemusterte Seiden: Stoff für Seidenkrawatten. Nach Joseph-Marie Jacquard benannt. Französischer Seidenweber. Der 1805 die nach ihm benannte Muster-Lochkarte erfand, womit beliebige Musterungen hergestellt werden können.
Jagdleinen: Andere Bezeichnung für „Jägerleinen".
Jägerleinen: Für Sommerjoppen und Jagdbekleidung. Von bräunlicher bis grünlicher Farbe. Leinwandbindiges Gewebe aus Baumwolle, Halbleinen oder Zellwolle.
Japanseide: Sehr feines und dichtes, taftbindiges Seidengewebe aus sehr gleichmäßigen, nicht erschwerten Haspelseidefäden. – Primaware trägt roten Stempelaufdruck, Sekundaware blauen. Das Gewicht pro Quadratmeter: nur um 15 g.
Japon: Andere Bezeichnung für „Pongé".
Kamelhaar-Loden: Ein besonders leichter und weicher Lodenstoff aus reinen Kamelhaargarnen oder mit Wollkammgarn in der Kette.
Kanevas: Griechisch „kánnabis", heißt Hanf. Bezieht sich auf das ursprünglich verwendete Material. – Heute wird Kanevas jedoch aus Baumwolle, Halbleinen oder Leinen hergestellt. – Ist ein loses, gut abzählbares gitterartiges, leinwandbindiges Gewebe für Stickereien. Netzartig, weitmaschig.
Kattun: Der arabische Name sagte es ursprünglich, „qutn", Baumwolle. – Mittelfeines, unterschiedlich dichtes baumwollenes Gewebe in Leinwandbindung. Heute vielfach aus Chemiefaser erzeugt.
Kord: Oder „Schnur". Mit typischen, meist in der Längsrichtung verlaufenden Rippen. Sehr dichtes und strapazierfähiges Gewebe aus Kammgarn, Streichgarn, Baumwoll- oder Chemiefasergarn. Viel für Freizeit- und Berufskleidung und für Möbelbezugsstoffe eingesetzt. Siehe „Cord".
Krakelee: Andere Schreibweise für „Craquelé".

Lamé: Gewebe, die feine Metallfäden enthalten, mit Seide oder Baumwolle umzwirnt.

Linon: Der Name kommt vom lateinischen „linum", Flachs. Leinwandähnliches Baumwollgewebe mit nicht wäschebeständiger, rechtsseitiger Glanzappretur. Dadurch wird das leinenartige Aussehen verursacht. Für Bett- und Leibwäsche verwendet.

Loden: Vom Althochdeutschen her „grobes Wollzeug". Streichgarngewebe in Leinwand- oder Köperbindung, stark gewalkt und meist strichgerauht. Wasserabstoßend imprägniert. Grün, braun, grau gefärbt. Manchmal auch meliert. – Für Sportkleidung und Wettermäntel.

Marengo: Nach dem gleichnamigen oberitalienischen Ort benannt. Heute Teil der Stadt Alessandria in Italien. Hier besiegte Napeoleon am 14. Juni 1800 die Österreicher. – Schwarzer Stoff mit hellen Streifen. Aus schwachgedrehtem Garn, Streichgarn, hergestellt. Ist wegen der geringen Drehung fülliger als Kammgarn. Der Stoff zeigt meist eine rauhe Oberfläche.

Melange: Dem Namen nach ein Gemisch aus verschiedenartigen Garnen. Entstanden aus verschieden gefärbten Spinnfasern und verschiedenen Materialsorten. Dadurch wird sowohl ein Mischfarbton als auch eine bestimmte Garnqualität erzielt.

Merveilleux: „Wunderbar", so der französische Name. – Atlasbindiger Futterstoff für Kostüme und Pelze. Erzeugt aus Seide, Reyon oder Zellwolle.

Moiré: Leicht gerippte Stoffe mit mattschimmerndem, verschwommenem Muster. Das feinen Wellen oder Holzmaserungen ähnelt.

Molton: Der Name „mollis", weich, sagt schon die Eigenschaft. – Selten Chemiefaser. Hingegen meistens beidseitig gerauhtes Baumwollgewebe. – Für Bettücher, Einlagen, Bügeldecken, Drucktücher und Dekatiertücher. Das sind Stoffe, die mit Wasserdampf behandelt worden sind, um ein nachträgliches Einlaufen zu vermeiden.

Mouliné: Gesprenkeltes Gewebe, aus zwei verschiedenfarbigen Zwirn-Garnen produziert.

Mulinee: Eingedeutschte Schreibweise für „Mouliné".

Mull: Feinfädiges, sehr poröses, saugkräftiges, weißes Baumwollfasergewebe. Leinwandbindig, ungemustert oder mit kleinen Tupfen. Häufig als Vorhangstoff, Futterstoff und Verbandstoff verwendet. Auch aus Chemiefaser erzeugt.

IX. Gesunde Kleidung – gesunde Haut?

Musselin: Aus schwach gedrehten, feinen Garnen hergestellter leinwandbindiger, bedruckter Kammgarnstoff für Kleider mit besonders weichem Griff. – Nach der Stadt Mosul benannt. Im Nordirak, am Tigris.

Ombré: Wollgewebe mit schattierender Farbmusterung, die durch stellenweises Eintauchen in Farbbäder zustandekommt. – Durch Farbwechsel der Webfäden oder durch Bindungswechsel entstehen ebenfalls allmählich Farbübergänge oder Übergänge der Farbtiefe. – Das Wort „Ombré" selbst sagt es, „schattiert" oder „mit Schattenwirkung".

Organdy: Fast durchsichtiges, wie „Glasbatist" behandeltes, poröses Baumwollgewebe in Leinwandbindung, bunt in zarten Pastellfarben gemustert. Für Blusen und Kleider.

Organza: Zartes, steifes Gewebe aus nicht entbasteter Naturseide. Heute häufig nachgeahmt und aus Reyon oder Polyamidfasern taftbindig hergestellt. – Echtes Organza aber ist ein durchschimmerndes, mattglänzendes Seidengewebe mit natürlichem, steifem Griff. Mit Vorliebe für festliche Kleidung verwendet.

Panama: Vorzugsweise zu Sportkleidern und Hemden verarbeitet. Würfelartig aussehendes Gewebe aus Baumwolle, Wolle oder Halbwolle in Panamabindung. Eine Webeart, nach der zentralamerikanischen Stadt Panama benannt. – Von dort kommt auch der „Panamahut". Bekannt, beliebt und für die Gesundheit sehr zu empfehlen. Ein leichter, breitrandiger Hut, mit leichtem Scheitelkniff, aus Fasern junger getrockneter Blätter einer dort heimischen Palmenart geflochten.

Pongé: Leichtes, glattes Seidengewebe für Blusen, Kleider und Lampenschirme. Fein und sehr dicht. Aus sehr gleichmäßigen, nicht erschwerten Haspelseidefäden.

Popeline: Ein mit sehr feinen Querrippen versehenes Gewebe aus Wolle, Seide, Baumwolle oder Chemiefaser, in Leinwandbindung. Wobei der Schußfaden stark, der Kettfaden aber fein ist. Gerne verwendet zur Erzeugung von Mänteln, Anoraks, Damenkleidern und Jacken.

Rips: Wollgewebe aus Kammgarn in Tuchbindung mit ausgeprägten, stark hervortretenden Rippen. Häufig allgemein als Bezeichnung für gerippte Stoffe gebraucht.

Satin: Vor allem als Futterstoffe im Handel, aber auch als Steppdeckenbezugsstoffe. – Besonders glatte Oberfläche. Ursprünglich „Seide aus Saitun", der chinesischen

Hafenstadt Tseutung, heute Chüanchow. Der Gewebename kündet vom „seidenartigen" Aussehen. Bezeichnung für Gewebe mit glatter Oberfläche. In Atlasbindung.

Satinella: Hochglänzender, dichter Futterstoff aus Baumwolle in einer bestimmten Webeart, in Atlasbindung, hergestellt.

Schantungseide: Naturseidengewebe aus „Tussahseide", taftbindig, mit ausgeprägten Seidenverdickungen. Die dem Stoff einen rustikalen, aber auch sportlichen Charakter geben. – Nach der chinesischen Provinz Schantung benannt. Feinheitsschwankungen auffallender als bei „Honanseide".

Schappe: Gewebe aus Abfallseide. Das Material hiezu wird aus nicht abhaspelbaren Kokons, aus Seidenwatte, aus zerfaserter Seide, aus Seidenabfällen der Zwirnerei und Haspelei zur Schappeerzeugung weiterverwendet. – Es sind dies schwere, edle Gewebe aus noppigem, flauschigem Garn der Naturseide. Eignen sich besonders gut für Kleider und Kostüme.

Schilfleinen: Andere Bezeichnung für „Jägerleinen". Name und Farbe des grünlichen, aus Halbleinen oder Baumwolle hergestellten Gewebes in Leinwandbindung, erinnert an das Schilfrohr, das uns an den Ufern stehender Gewässer begegnet. Dessen Halme nicht selten für Matten herangezogen werden.

Serge: Kommt je nach dem verwendeten Material als Baumwollserge, als Wollserge, als Seidenserge oder als Zellwollserge in den Handel. – Leichte, sehr glatte und glänzende Qualitäten werden als Futterstoffe eingesetzt. Solche aus Kammgarnen als Anzugstoffe. – Der Name „Serge" oder „Sersche" wird vom alten, ostasiatischen Volksstamm der „Serer" abgeleitet. Welcher durch die Herstellung von Seidenstoffen berühmt war.

Sersche: Andere Schreibweise für „Serge".

Shantungseide: Auch „Schantungseide" geschrieben.

Shirting: Abgeleitet von „Shirt", einem kurzärmeligen Baumwollhemd, gilt „Shirting" in der Fachsprache als gebleichter „Kattun" für Futterstoffe. Ein Baumwollgewebe in Leinenbindung.

Stehvelours: Siehe unter „Velours de laine".

Strich-Loden: Auch als „Hirten-Loden" bezeichnet.

Strichvelours: Siehe unter „Velours de laine".

Taft: Dichtes, feinfädiges Kunst- oder Reinseidengewebe. – „Taft" bedeutet eigentlich „gewebt". Wurde früher aus

Seidengarnen erzeugt. Heute auch aus Chemiefaser. Mit feinen, kaum sichtbaren Querrippen. In „Taftbindung", das heißt „Leinwandbindung", hergestellt. – Häufig auch als Futterstoff verwendet.
Taft broché: Mit stickereiähnlicher Musterung.
Taft changeat: Bezeichnung für Taftgewebe mit schillerndem Effekt.
Taft écossais: Großkarierter Taft.
Taft façonné: Taft mit beliebiger, aber kleiner Musterung. Hat leichte, kaum sichtbare Querrippen.
Taft moiré: Mit mattschimmerndem Muster, das feinen bewegten Wellen oder einer Holzmaserung gleicht.
Taft quadrillé: Kleinkarierter Taft.
Taft rayé: Längsgestreifter Taft.
Taft travers: Quergestreifter Taft.
Taft uni: Einfarbiger Taft.
Trame: Seidengewebe, wobei beim verwendeten Garn zwei oder drei Fäden lose miteinander verdreht wurden. Das bewirkt ein weiches, glattes und glänzendes Gewebe mit Fülle.
Tuchloden: Hat kurzen Flor. Für Jäger- und Sportkleidung.
Tussah: Siehe „Tussahseide".
Tussahseide: Oft auch nur „Tussah" oder „Tussor" genannt. Wildseide, die vom Tussahspinner, Antheraea mylitta, stammt. Dessen Raupen nähren sich hauptsächlich von Eichenblättern. Dadurch sind die Kokons meist stark durch die Gerbsäure gefärbt. Tussahseide ist ungleichmäßiger als Maulbeerseide. Hat einen härteren Griff. Kann nämlich nicht entbastet werden. – Der Indische Tussahspinner wird in manchen Gegenden zur Gewinnung von Tussahseide im Freiland gezüchtet. „Tussahseide" gilt aber auch als Handelsbezeichnung für alle aus der Wildseide hergestellten Gewebe.
Tussor: Auch „Tussah" geschrieben. Siehe „Tussahseide".
Tweed: Nach dem gleichlautenden südschottischen Fluß benannt. Früher Bezeichnung für handgewebte Wollstoffe aus handgesponnenen Garnen. Heute für handwebartige Stoffe aus groben Garnen, die eine melierte oder haarige Oberfläche aufweisen und kleingemustert sind. – Meist Damenstoffe, für Mantel- und Kostümerzeugung, aber auch für Sportbekleidung herangezogen.
Twill: Kleider-, Schal- und Krawattenstoffe aus Seide oder Chemiefaser. Weich, geschmeidig und leicht. Galt früher

als Bezeichnung für glanzreichen, dreibindigen Köper aus Baumwolle oder Zellwolle. Als Taschen- und Westenrückenfutter verwendet.

Ulster: Ein Doppelgewebe aus Streichgarn. – Auch Benennung für einen aus Ulster gefertigten zweiseitigen Herrenmantel (Geogr. Ulster = Nordirland).

Velours: Wollgewebe mit gleichmäßiger, langer, samtartiger Haardecke, die durch mehrmaliges Rauhen, Hochbürsten und Scheren entstanden ist. Hauptsächlich für Wintermantelstoffe verwendet. – Ebenso: Samte, bei denen der Flor durch eine besondere Kette, die Polkette, gebildet wurde.

Velours Chiffon: Seidensamt.

Velours coupé: Geschnittener Samt.

Velours de laine: Weiches tuchartiges Gewebe aus Wollstreichgarn, mit aufrecht stehender Haardecke. Auch als „Stehvelours" bezeichnet. – Solche mit „Strichbildung" werden Strichvelours genannt.

Velours frisé: Ungeschnittener Samt.

Velours veloutine: Baumwollstoffe nach Veloursart verarbeitet.

Veloutine: Taftbindiges, ripsähnliches Gewebe für Damenkleider. Kette aus Seiden- oder Viskosefäden, Schuß aus feinem, scharf gedrehtem Kammgarnzwirn. – Aber auch samtartig gerauhter Flanell.

Velvet: Baumwollsamt mit glatter Oberfläche. Kräftiger Stoff in Schußatlas.

Velveton: In Atlasbindung gewebter Baumwollstoff oder Zellwollstoff mit grobem, sehr dichtem Schuß. Mit aufgerauhter Oberfläche. Eine Samtimitation. Dient als Wildlederersatz.

Vivanell: Ein neuentwickelter Flanellstoff. Gemisch von Dralon und Wolle. Superleicht und sehr weich.

Voile: Leichtes, meist leinwandbindiges, sehr poröses Gewebe für Kleider, Unterkleider, Blusen und Vorhänge. – Aus feinfädigem, stark gedrehtem Garn mit hartem Griff. Aus Seide, Wolle, Baumwolle oder Chemiefaser. – Beachtenswert ist, daß jeder einzelne Faden des Garnes pro Meter bis zu 1200mal gedreht wird.

Wildseide: Stammt von den wildlebenden „Augenspinnern", auch „Saturniden" genannt. Nachtfliegende Schmetterlinge, in tropischen und subtropischen Gebieten beheimatet. Mit ca. 900 Arten. Es sind dies die schönsten und größten Nachtschmetterlinge der Erde mit einer Flügelspannweite bis 28 cm. – Die Seide ihrer Kokons heißt „Wildseide". Das Gespinst dieser früher in China lebenden Arten wurde erst dann gesammelt, nachdem die Schmetterlinge bereits geschlüpft waren. Der Seidenfaden war dadurch mehrfach unterbrochen. – Wildseide wird auch heute noch sehr geschätzt. Ist stärker und unregelmäßiger mit Seidenbast ausgestattet als „Maulbeerseide". Ergibt also einen unregelmäßigen, aber „natürlichen" Seidenfaden mit abwechselnder Gewebestruktur. Wildseide im wahrsten Sinne des Wortes findet man heute kaum mehr, da auch die Saturniden in vielen Ländern der Erde gezüchtet werden. Und so die Schmetterlinge nicht mehr „wild ausschlüpfen" dürfen.

Wollgeorgette: Einfarbiger Kleider- und Damenmantelstoff mit welliger oder gekräuselter Oberfläche. Aus Kreppgarnen oder in besonderer Bindung.

Zanella: Futtersatin. Sehr dichter Baumwollstoff, atlasbindig, mit Glanzausrüstung. Futter- und Schürzenstoff.

Zephir: Hemden-, Blusen- und Kleiderstoff. Hochwertiges Baumwollgewebe. Feinfädig, weich, oft merzerisiert. Ein- oder mehrfarbig gestreift oder mit Karomusterung.

Zephirgarne: Für Stickereien verwendet. Weiche Kammgarne mit geringer Drehung.

Zitz: Aus der neuindoarischen Sprache. Siehe unter „Chintz". Bezeichnung für „Kattun", siehe dort.

* * *

In unserer raschlebigen Zeit ist natürlich auch die Technik der Textilherstellung stets Veränderungen unterworfen. Dadurch entstehen immer wieder neue Begriffe.

Es gibt kein bleibendes Sein.

Panta rhei. „Alles fließt."

Das Sein, ein ewiges Werden.

In ewiger Bewegung ist alles.

Diese Feststellung bezieht sich primär auf den ganzen Menschen. In dem nichts fix ist, sondern alles in beständiger Entwicklung läuft und wird.

Auf seine Schaffenskraft hin gesehen, begrenzt es seine Tätigkeit. Kündet von der Veränderungsfähigkeit und von der progressiven Entwicklung aller menschlichen Errungenschaften.

Des X. Teiles ganzer Sinn
von Seite 450 bis Seite 474

Gut zu wissen, ...

... daß die Bettstatt Geschichte
   hat 450
... daß Bettwäsche nicht
   belanglos ist 452
... daß gesunder Schlaf
   die Haut schön macht 455
... daß es viele Formen der
   Schlaflosigkeit gibt 457
... daß die Farbe meiner Kleidung
   eine Rolle spielt 465
... daß der Kleiderschrank
   ein Möbelstück ist 468

... daß die Bettstatt Geschichte hat

Pferde schlafen im Stehen.
Nicht alle.
Nur die alten.
Noch einmal. Genau gesagt: Alte Pferde schlafen im Stehen, Menschen aber schlafen im Bett.
Normalerweise.
Woher kommt unser „Bett", und was heißt es?
„Betti", althochdeutsch.
„Schlafgrube" oder „Boden, auf dem man ausruht".
Die Vorläufer der Betten sind Lagerstätten aus Fellen oder aus Laub auf dem Boden.
Die alten Hochkulturen Ägyptens und Babyloniens kannten das Bett schon als „ein Gestell mit Füßen, zum Schutz gegen Feuchtigkeit und Ungeziefer".
Es trug eine eingespannte Binsenmatte oder ein Geflecht aus Lederstreifen.
Im Mittelalter benutzte man zum Schlafen einen Holzkasten. Eine „Bettstatt". Die auf vier niedrigen Pfosten stand. In ihr schlief man halb sitzend und zu mehreren Personen zugleich.
Das „Himmelbett" hielt im 13. Jahrhundert seinen Einzug. Es war durch reichliche Vorhänge nach außen hin abgeschirmt.
200 Jahre später, im 15. Jahrhundert, verdrängten oft reich verzierte Holzkonstruktionen die Vorhänge. Und die Pfosten der „Bettstatt", erhöht, zu Füßen umgewandelt, veränderten wesentlich die äußere Form.
Nicht lange danach erhielt in reicheren Familien das Bettgestell eine Verschalung.
In höfischen Kreisen verwandelte sich das Bett zum „Prachtstück", zum „Prunkstück".
Im zweiten Viertel des 16. Jahrhunderts kam aus dem arabischen Raum über Spanien die „Bettnische eines Zimmers", die „Alkove", nach Süddeutschland.
Im 17. Jahrhundert, bis zur ersten Hälfte des 19. Jahrhunderts, verbreitete sich die Alkove rasch über ganz Europa. Meist durch Brüstung oder Geländer mit kleinen, gedrungenen, stark profilierten Säulen, den „Balustern", vom Zimmer abgetrennt. Seit Mitte des 18. Jahrhunderts mit Türen zum Verschließen versehen.

In Niederdeutschland verwandelten sich auf dem Lande die Alkoven zu „Butzen". In die Wand eingelassene Schrankbetten. Sie wurden auch „Durk" genannt. Waren fest in das Haus eingebaut, und man konnte sie durch Vorhänge oder Türen schließen.

Das aus eisernen Rohren bestehende Bett mit Sprungfedermatratze kam erst im 19. Jahrhundert auf. Und später zogen in die modernen Wohnungen Bettformen von Stilmöbeln bis zu sofaartigen Liegen ein. – Auch Schaumstoffmatratzen durften nicht fehlen. In den letzten Jahrzehnten wurde das „grand lit", das Französische Bett, modern.

Ich kannte in meiner Kinderzeit nichts anderes als ein Holzgestellbett mit Brettereinlage und darauf einen Strohsack. Dieser bekam jährlich nach „Dreikini"* eine neue Roggenstrohfüllung. – Es dauerte Nächte, bis ich es zustande brachte, meine „Grube" zu haben. Eine bequeme Mulde, an meinen Körper angepaßt.

Die Füllung für Tuchent und Polster hatten unsere Gänse lassen müssen.

Das Federnschleißen**. Ein Stück wertvoller Erinnerung. Ein ganzes Buch könnte man darüber schreiben. – Heute.

Damals. – Dieses Bett war gut.

Weil es warm hielt.

Der nächtliche Verbrennungsprozeß im eigenen Körper beschleunigt wurde und das Seine zur Entschlackung im Schlaf beitrug. Was mich wieder froh und gesund hielt.

Wenn wir im Bett liegen, Arme und Beine sich berühren, entsteht gewissermaßen ein „bio-energetischer Kurzschluß". Dabei werden Hemmungen abgebaut. Das Selbstbewußtsein in uns gestärkt. Der Kreislauf auf niedrigen Touren gehalten. Unsere Atmung geht nach einem langsamen, gedehnten Rhythmus vor sich. Nicht stoßweise. Nicht hastig. Gelassen.

Wie wirkt sich das Schlafen auf unseren Körper aus?

Unbehindert bindet sich der Sauerstoff an die roten Blutkörperchen.

Verteilt sich über unseren gesamten Organismus.

Die Muskelarbeit ruht.

Denkprozesse sind ausgeschaltet.

Die körperliche Tätigkeit steht still.

---

* 6. Jänner, Epiphanie. – „Erscheinung des Herrn". – Oder Fest der Heiligen Drei Könige.
** Wie es bei uns zu Hause war? – Siehe in „Ich bin eine Ringelblume", Seite 23. Band 1 der „Kleinen Reihe". H.-J. Weidinger.

Muskel, Gehirn und Glieder brauchen in ihrer Inaktivität kaum Sauerstoff.

Dieser kann gänzlich für eine gründliche Sauberhaltung, für die Entschlackung, eingesetzt werden.

Heute kennt man auch das „Grüne Bett".
Dieses ist ohne Metallteile hergestellt.
Sämtliche Verbindungen werden von Holznägeln getragen.

Der Holzlattenrost, mit einer Roßhaarmatratze, läßt sich körpergerecht in drei Abschnitten, Kopf-, Rücken- und Fußteil, verstellen.

Der Schlaf dient der persönlichen Regenerierung durch ungestörtes Atmen. Die Nacht ist ein Sanatorium.

Ein wertvolles Möbelstück.
Deine Bettstatt.

... daß Bettwäsche nicht belanglos ist

Das Lob der tüchtigen Frau.
In der Bibel ausgesprochen.
„Eine tüchtige Frau, wer findet sie? Sie übertrifft alle Perlen an Wert. – Sie sorgt für Wolle und Flachs und schafft mit emsigen Händen. – Nach dem Spinnrocken greift ihre Hand, ihre Finger fassen die Spindel. – Ihr bangt nicht für ihr Haus vor dem Schnee; denn ihr ganzes Haus hat wollene Kleider. Sie hat sich Decken gefertigt, Leinen und Purpur sind ihr Gewand. – Sie webt Tücher und verkauft sie, Gürtel liefert sie dem Händler. Kraft und Würde sind ihr Gewand, sie spottet der drohenden Zukunft. – Preist sie für den Ertrag ihrer Hände, ihre Werke soll man am Stadttor loben."*

Die Hausarbeit, die täglich anfällt.
Wer bewältigt sie?
Dinge im täglichen Leben, die nicht belanglos sind.
Dazu gehört auch das Bett.
Zum „Bett" gehört die *Bettwäsche*.

---

* Spr 31/10, 13, 19, 21–22, 24–25, 31

X. Gut zu wissen, ...

Die Wichtigkeit der Bettwäsche für unser Wohlbefinden und die Gesundung ist viel zu wenig bekannt.

Es ist nicht gleichgültig, wo ich zirka ein Drittel des Tages verbringe. Wie das Bett beschaffen ist. Welche Bettwäsche ich verwende. Wie ich diese pflege und aufbewahre.

Ein Erwachsener verdunstet durch die Poren der Haut pro Nacht 1 l Flüssigkeit. Diese fließt nicht einfach weg, sondern muß von einer „gesundheitsfördernden" Bettwäsche aufgesogen werden.

Die Bettwäsche muß also saugfähig sein. Dann erfüllt sie ihren ersten Zweck.

Nicht nur, daß sie uns wärmt, so den Stoffwechsel fördert und die Entschlackung begünstigt, sondern daß sie diese Ausdünstung auch aufnimmt.

Hier kommen als Überzug vor allem *Baumwolle* und *Leinen* in Frage. Als Decke *Schafwolle*.

In der Früh darf die brave Hausfrau nicht sofort alles wieder „vertuschen". Alles gleich wieder schön machen.

Jeden Morgen muß gelüftet werden.

Die alte, verbrauchte Luft muß hinaus.

Frische, gesunde Luft hereingelassen werden.

Die Bettwäsche ausbreiten, damit sie die Feuchtigkeit wieder abgeben kann. – Aber nicht in der Sonne braten lassen. Die Bettwäsche. Sondern dem Luftzug aussetzen.

Welche Bettwäsche, welche Tuchent ist die beste?

Sehen Sie, bei der Tuchent. Ja. Da mache ich schon ein Fragezeichen.

Gänsefederfüllung? Für introvertierte und empfindsame Menschen?

Wirkt elektrostatisch auf den Körper.

Für viele nicht gerade das Beste.

Ein gegerbtes *Schaffell* unter das Leintuch, eventuell auch darüber gelegt, erweist sich als sehr gesund. Ich schlafe seit Jahren so. Ruhe mich in ganz kurzer Zeit aus.

Und zum Abdecken?

Kamelhaardecken. Schafwolldecken. Steppdecken. Mit wechselbarem Überzug aus *Leinen* oder *Baumwolle*. Leicht zu reinigen.

Auch die *Wolle der Angorakaninchen* soll nicht unterschätzt werden. Wenn es um gesundes Bettzeug geht.

Kräuterkissen ins Bett gelegt, verströmen durch die Körperwärme einen wunderbaren und heilenden Duft. Der von unserer Haut aufgenommen wird.

Ebenso ist auf den *Bettvorleger* zu achten. *Tierfelle* mit Haaren sind neben *Wollteppichen* das Richtige. Besonders zu empfehlen: *Schaffelle*.

Morgens, nach dem Aufstehen, nicht gleich in die Hausschuhe hineinschlüpfen, sondern auf dem Bettvorleger *barfuß* stehen bleiben. Einige Bewegungen am Stande machen. Das kann nicht genug empfohlen werden. – Ganz „Mutige" gehen einige Male barfuß durch das Zimmer. Sie werden so richtig wach und tun gleichzeitig etwas *für einen geregelten Stuhlgang.*

Morgenstuhl gehört auf die Goldwaage.
Nicht wörtlich nehmen!
Aber Sie verstehen es.
Tägliche Kotentleerung ist neben vernünftiger Bekleidung das erste Gebot für die Gesundheit und Schönheit der Haut.
Wenn Sie sich auch richtig ernähren.

Nicht übersehen!
Federkern- und *Schaumstoffmatratzen* sorgen nicht für eine körpergerechte Wärme, sondern verursachen eher einen ungesunden Hitzestau.

Kupfereinlagen oder Decken mit Kupferdrähten sollen nicht bedenkenlos angeschafft werden.

Roßkastanien unter das Bett gestellt, haben schon manchem geholfen. Bei Rheuma und Gicht. Ich habe es selbst erfahren.

Polster mit Wollfüllung im Bett unter die Füße gelegt, wirken sich günstig bei Kreislaufstörungen aus.

Strahlenabwehrende Kräuter, geeignet für Kissen:
Thymian, Gelber Steinklee, Gelbes Labkraut, Sankt-Ruprechtskraut oder Stinkender Storchenschnabel, Ringelblume, Farnkraut und Walnußblätter.

Kein sinnloses Zeug.
Deine Bettwäsche.

X. Gut zu wissen, . . .

. . . daß gesunder Schlaf die Haut schön macht

Ohne Schlaf geht es nicht.
Schlaf aber ist nicht Schlaf.
Als *gesunden Schlaf* bezeichnet man bei jüngeren Menschen das Durchschlafen ohne Unterbrechung in der Dauer von 6 bis 7 Stunden. Einschlafen ¼ bis ½ Stunde nach dem Zubettgehen gehört dazu. Hält bis zum Aufstehen an. Der Schlaf ist bei ihnen so tief, daß sie meistens noch von Familienmitgliedern geweckt werden müssen. Durch Wachrufen. Oder spürbar durch Wachrütteln.

Für ältere Leute schaut ein gesunder Schlaf anders aus. Und das ist sehr wichtig zu wissen. Damit sie nicht sinnlos nach medikamentösen Schlafmitteln greifen.

Sie schlafen gesund, wenn sie 2½ bis 4 Stunden ohne Unterbrechung durchschlafen können.

Gerade bei älteren Menschen ist die Entschlackung des Körpers über den Stoffwechsel während der Nachtruhe sehr intensiv. So daß das Wachwerden meistens durch die prallvolle Harnblase hervorgerufen wird. Die nach Urinabgabe verlangt.

Dieses Aufwachen und Aufstehen darf durchaus nicht beunruhigen.

Ich gehe, schaue auf die Uhr, freue mich, daß es noch früh ist. Und lege mich wieder ins Bett.

Folgt nun hinterher wieder eine zweite, ebensolange Periode ungestörten Schlafen-Könnens, so ist dies für ältere Menschen durchaus normal. Kann als gesunder Schlaf angesehen werden.

Angezogen zu schlafen, bringt nicht die Gesamterneuerung des Organismus wie das Schlafen im Bett. Gilt als Zwischenlösung. Eventuell als wertvolle Ergänzung. Als Sammlung von Kräften für starke Strapazen oder Beanspruchungen. Kann sehr wertvoll sein. Darf aber nicht zur Regel werden. Und den Schlaf im Bett ersetzen wollen.

Wo immer dieses „Mittendurch-angezogen-Schlafen" stattfindet.

Im Liegestuhl.
Im Auto als Mitfahrer.
Bei Tische sitzend, den Kopf auf die Platte gestützt.
Oder im Sommer auf einer Wolldecke unter dem Baum.

Auf dem Diwan.
Das Schlafen im Bett, ausgestreckt, vernünftig zugedeckt, mit der entsprechenden Nachtkleidung, hat noch mehr Vorteile.
Vorteile, die nicht zu unterschätzen sind.
Die sich besonders auf die Haut günstig auswirken.
Im Schlaf wird bei jedem gesunden Menschen durch die Drüsen Flüssigkeit abgegeben. Vom geeigneten Bettzeug aufgesogen.
Körperwärme und abgegebene Flüssigkeit erzeugen einen feststellbaren Dunst. Der den ganzen Körper einhüllt. Die Gesamthautfläche eines Menschen.
Dieser „Nachtdunst" oder „Schlafdunst", auch „Bettdunst" genannt, hält die Haut geschmeidig.
Fördert die Durchblutung.
Bis in die letzten lebenden Zellen.
Der „Körperdecke".
Hinein.
Schenkt der Haut Leben.
Das ausstrahlt. Wie ein Fluidum.
Natürliche Schönheit verleiht.
Sich auf den Charakter auswirkt.
Gelassenheit, Ruhe, Überlegenheit vermittelt.
Lebensmut gibt.
Und Vertrauen erweckt.

Gesunder Schlaf macht nicht nur die Haut schön:
Er regeneriert den gesamten Menschen. In seinem ganzen dreifachen Sein. Baut ihn frisch auf. Läßt ihn „neugeboren" wieder aufstehen. Am Morgen.
Ein gesunder Schlaf ist immer wieder ein „Neugeboren-Werden".
Und das Tag für Tag.
Über die Haut.
Das sind die Gründe, die uns den Ursachen nachspüren lassen, warum ein gesunder Schlaf die Haut geschmeidig, weich und gesund hält. Die uns schließlich zur Erkenntnis führen, daß jede Schönheitspflege ohne „Schlafpflege" nur ein oberflächlicher Anstrich ist.
Und daß wir gerade im Schlaf mit unserer Haut am besten sprechen können.

Dieser Effekt kann aber noch gesteigert werden. Wie?

Durch eine vernünftige und mutige *Morgenwäsche*.
Dabei kann ich wählen zwischen der Pflege meiner ganzen oder nur der partiellen Haut. Wobei das tägliche „Mehr" immer besser als das „Weniger" ist. Oder wäre.

Ein Minimum, das nie unterschritten werden sollte, sind die Arme einschließlich der Achselhöhlen, Gesicht, Hals, Nacken und Ohrmuscheln.

Hier wird zuerst heiß, dann kalt gewaschen.

Wobei ich eines nicht verschweigen darf. Empfehlenswert wäre ja – wenn schon nicht die Morgendusche –, täglich nach dem Aufstehen mit einem nassen Waschlappen die ganze Körperhaut zuerst heiß und hintendrein kalt abzureiben.

Was jeder Morgenwäsche zu jeder Jahreszeit unbedingt vorausgehen soll, nach dem Grundsatz: **Haut hilft der Haut.**
Mit den Händen den Gesamtkörper tüchtig und spürbar trocken abreiben. Wobei es nur von Vorteil ist, wenn man sich leichte Schläge verabreicht. Diese *„Trockenmassage"* und die damit verbundene Bewegung helfen mit, die Gesamttätigkeit des Körpers anzuregen. Wobei auf das Abreiben der Fußsohlen größter Wert zu legen ist.

Durch diese Behandlungsweisen in den Morgenstunden gewinnt die Haut an Resistenz.
Das Wohlbefinden wird gesteigert.
Das Selbstbewußtsein gehoben.
Gesunder Schlaf.
Und mutige Morgenwäsche.
Beide sind es. Können es.
Machen die Haut schön.

... daß es viele Formen der Schlaflosigkeit gibt

Die Natur hat keine wirkungsvollere „Medizin" zu verschenken als den Schlaf.

„Im Schlaf vergißt man die Sorgen."

Der Schlaf ebnet dem Menschen wieder den direkten Weg zu sich selber hin.

Doch eines: „Nimm den Zorn nicht mit ins Bett."

Die Hauptursache von Schlaflosigkeit oder des schlechten Schlafes ist das Nicht-Verkraften des Tagesgeschehens. Dazu gehört auch das Hadern mit sich selbst. Mit seinem Schicksal. Mit seinem Leid. Mit seinen Leiden.

Alles Ursachen, die meinem lebenden Sein entspringen.

Von da weg ist es nur ein Schritt zu einer sinnvollen Überlegung: Künstliche, chemische Mittel können zwar eine Wirkung vollbringen, gliedern sich aber nie in den „Pulsschlag meines Lebens" ein. – In meine Physe und Psyche. – Bleiben immer Außenstehende mit einem „Einfluß nach innen".

Es bedarf etwas anderem. Das uns natürliche Hilfe vermitteln kann.

Bei den vielen Formen der Schlaflosigkeit, die es gibt.

Etwas anderes als Medikamente.

Das ist die lebende Natur.

Das sind Heilkraut und Heilpflanze.

Heilkräuter sind das natürlichste Mittel, um zum Schlaf zu finden.

Schlaflosigkeit ist nicht Schlaflosigkeit.
Es gibt verschiedene Formen von Schlaflosigkeit.
Es gibt aber auch verschiedene Heilkräuter hiefür.

1. Wenn trotz Müdigkeit der Schlaf nicht kommen will:

Um einen gesunden Schlaf zu fördern, kann man mit *Hopfensaft (Humulus lupulus)* und *Melissensaft (Melissa officinalis)* nachhelfen.

Je 10 Tropfen mit 1 Eßlöffel voll *Bienenhonig* abmischen und einer Schale warmen *Milch* beifügen. Das ganze schluckweise ½ Stunde vor dem Schlafengehen trinken. So daß man vor dem Zubettegehen noch einmal Harnlassen kann.

Das gibt einen entspannenden Schlaf. Der sich sehr vorteilhaft auf die Haut auswirkt.

2. Wenn man unter Kontaktschwierigkeiten leidet:

Ging man während des Tages nicht aus sich heraus. Fand man als Folge nicht den Weg zu anderen Menschen. Simuliert man am Abend daran herum. Und kann man dies gefühlsmä-

X. Gut zu wissen, ...

ßig nur schwer verarbeiten. Dann geht man mit Kontaktschwierigkeiten belastet ins Bett. Wer dabei zurücktritt, das ist der Schlaf.

Melisse (Melissa officinalis) und *Echte Goldrute (Solidago virgaurea)* sind hier die besten Helfer.

Zu gleichen Teilen gemischt. 2 Teelöffel davon für ¼ l kochendes Wasser. 15 Minuten ziehen lassen. Abseihen. Mit *Honig* süßen. ½ Stunde vor dem Schlafengehen einnehmen.

> Melisse stellt das seelische Gleichgewicht wieder her. Goldrute hingegen regelt über die Nieren den Wasserhaushalt des Körpers und beeinflußt so sehr stark das Gefühlsleben.

3. Wenn der Schlaf vom Energieüberfluß verdrängt wird:

Manches Mal fühlt man sich am Abend noch energiegeladen. Obwohl es Zeit zum Schlafengehen wäre. Die Vernunft aber sagt aus der Erfahrung: „Du brauchst dringend den Schlaf."

In solchen Fällen sind drei Heilkräuter abwechselnd zu empfehlen: Eines von ihnen auswählen und in *homöopathischer Lösung* einnehmen: *Hopfen (Humulus lupulus), Johanniskraut (Hypericum perforatum)* und *Dill (Anethum graveolens).*

Hopfen beeinflußt die Leber. Diese fördert die Entschlackung und stellt den notwendigen Ausgleich wieder her. 20 Tropfen *„Lupulus D10"* kurz vor dem Schlafengehen einnehmen.

Johanniskraut ist gut für den „Denkertyp". Der am Abend einen richtigen Übergang zur Nachtruhe braucht. – Von *„Hypericum D6"* 20 Tropfen vor dem Schlafengehen.

> Dillfrüchte helfen dort, wo Entschlußkraft fehlt, damit man den Dingen aufgeschlossener gegenübersteht und das Gleichgewicht zwischen Tun und Lassen wiedergewinnt.

Eine *Teemischung*, die ich empfehlen kann: *Dillfrüchte* 4 Teile, *Kamille* 2 Teile, *Johanniskraut* 1 Teil. – 2 Teelöffel dieser Mischung mit ¼ l kochendem Wasser überbrühen, 15 Minuten ziehen lassen, abseihen. 10 bis 15 Tropfen *Baldriantinktur* hinzufügen. Und vor dem Schlafengehen trinken.

4. Wenn man das Denken nicht abschalten kann:

Es gibt Abende, da findet man keine Ruhe. Weil der ganze Tag präsent ist. Mit allen seinen Einzelheiten wieder auftaucht. Man zu grübeln und zu denken beginnt.

Ein *altes Rezept* hat sich in solchen Fällen gut bewährt: 75 g feingeraspeltes *Quassiaholz (Quassia amara)* wird in 1 l naturbelassenem *Rotwein* 8 Tage lang angesetzt. – Diese seidig schimmernden Späne enthalten eigene Bittersubstanzen, die stimulierend auf die Gallenblase wirken und die Tätigkeit der Magenschleimhäute anregen. Mit gutem Rotwein vereint, erhält man einen wohlschmeckenden Kräuterwein, der sich über die Anregung der Verdauungstätigkeit als sehr günstig für die Nerven erweist und die Schlafbereitschaft fördert. Ein kleines Gläschen davon genommen, genügt.

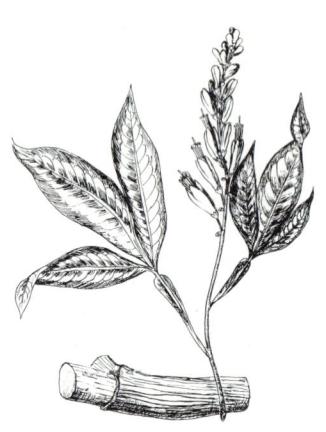

Quassiaholzbäume werden höchstens 2 m hoch. Ihr Stamm erreicht nur 10 cm Durchmesser. Die Heimat ist das Hochplateau von Guayana. Ein Eingeborener namens „Quassia" hat 1756 einigen Europäern von der „Wunderkraft" dieses Baumes berichtet. Diese hatten bald den ursprünglichen Namen vergessen, die Kraft der Pflanze aber erprobt und die Wirkung bestätigt gefunden. Sie nannten die Heilpflanze einfach „Quassia". So hatte sie „ihren" Namen und wir ein wertvolles Heilmittel.

Als zusätzlicher „Abschalttrank" am Abend wäre eine Tasse *Thymiantee* mit *Honig* gut. – Im Aufguß zubereiten. 2 Teelöffel für ¼ l kochendes Wasser. 15 Minuten ziehen lassen. Abseihen. – Auch Kindern zu empfehlen, die „immer alles ganz genau wissen müssen" und abends keine Ruhe geben.

Thymian (Thymus vulgaris) paßt nämlich zu den „Denker-Typen", bei denen der „Lebenspol" vom „Denkpol" beherrscht und dadurch das Gleichgewicht verschoben wird.

Anstatt Thymiantee zu trinken, kann man auch 2 Eßlöffel echten *Bienenhonig* mit 1 Teelöffel *Thymianpulver* abmischen. ½ Stunde vor dem Schlafengehen langsam einnehmen. – Dadurch erspart man sich die Flüssigkeitszufuhr und somit eine Überbelastung der Blase.

5. Wenn Verwirrung und Ängste nicht weichen:

Angst befällt uns dann, wenn der Geist vor Unbekanntem steht. Etwas nicht ganz erfassen kann. In Verwirrung gerät. Weil die Werte vertauscht worden sind. Aus dem „Zwerg" wurde ein „Riese". Der Angst einjagt. – Halten diese Eindrücke an oder nehmen sie überhand, dann werden sie zu Zuständen, die nicht weichen wollen.

> Welches Kraut kann uns Verwirrung und Ängste nehmen?
> *Baldrian (Valeriana officinalis)* ist echte Rückenstütze.

Vor dem Schlafengehen 20 Tropfen *Baldriantinktur*. Nicht länger als 3 Wochen. Dann wechselt man auf 20 Tropfen des Homöopathikums „*Quassia amara D4*", Bitterholz, über.

6. Wenn unbewußte Eindrücke in den Vordergrund treten:

Eindrücke müssen verarbeitet oder vergessen werden können. Geschieht dies nicht, dann macht das „Tagdenken" dem „Nachtdenken" nicht Platz. Es kommt zu schweren Einschlafschwierigkeiten. Oder zu Angstträumen. Weil die unverarbeiteten Eindrücke im Schlaf andere Dimensionen annehmen. Im Traum verzerrt wiedergegeben werden.

Folgende *Teemischung* kann dabei Hilfe anbieten: *Lavendelblüten* 2 Teile, *Johanniskraut* 1 Teil. – Im Aufguß zubereitet. 2 Teelöffel für ¼ l heißes Wasser. 15 Minuten ziehen lassen. Abseihen. Langsam ½ Stunde vor dem Zubettgehen trinken. – Die Wirkung wird erhöht, wenn man vor dem Einnehmen noch 15 Tropfen *Baldriantinktur* hinzufügt.

Lavendel-Blütentriebe (Lavandula officinalis) vor dem Aufblühen gesammelt, im Schatten getrocknet und in ein Kopfkissen gefüllt, verleihen erholsamen, entspannenden Schlaf. Man benötigt dazu nicht sehr viel. 75 bis 100 g genügen.

> Lavendel-Geruch übt eine starke Wirkung auf das Geistig-Seelische des Menschen aus. Schafft eine Atmosphäre von Reinheit, Frische und Abgeklärtheit. Ordnet das Unterbewußtsein, indem er innerliche und „schlummernde" Verkrampfungen löst.

7. Wenn der Körper sehr schwach geworden ist:

Schlaf stellt die Kräfte wieder her. Ein „ausgelaugter" Körper, der zu schwach geworden ist, findet kaum Abspannung. Der Schlaf stellt sich nur schwer ein. – Bei Untergewicht. Nach starker Abmagerung. Nach Raubbau am eigenen Körper.

Hier hilft die homöopathische Essenz *„Salvia officinalis D4"*. Man nimmt bereits vor dem Schlafengehen oder nach dem Erwachen während der Nacht 20 Tropfen davon auf 1 Eßlöffel lauwarmem Wasser ein.

Aber auch dann, wenn der Schlaf durch Schweißausbrüche unterbrochen wird, ist dieses Homöopathikum zu empfehlen.

> Salbei mit seinem ätherischen Öl Thujon ist von allgemein tonisierender Wirkung. Baut den Organismus auf. Regt die Ich-Tätigkeit im Nerven- und Sinnessystem an. Macht das Schwache stark.

8. Wenn Gefühle nicht verarbeitet werden können:

Gefühle, die wir während des Tages empfinden, können manchmal nicht verarbeitet werden. Der Denkprozeß schafft es einfach nicht. So daß es zu gestauten Emotionen kommt, die als Folge ein starkes Herzklopfen auslösen. Was sich besonders im Bett störend bemerkbar macht. Sich bis in eine unerträgliche Unruhe steigern kann. Daß man nachts aus dem Bett muß. Keine Ruhe findet. Herumlaufen will.

Hier gibt es nichts wirksameres als 1 Tasse *Kamillentee (Matricaria chamomilla)*, im Aufguß zubereitet. 2 Teelöffel für ¼ l kochendes Wasser. 15 Minuten ziehen lassen. – Vorbeugend kann dieser auch schon tagsüber getrunken werden. 3 Tassen pro Tag sind nicht zuviel. Die letzte aber erst am Abend einnehmen. – Kamillentee hat nämlich gerade bei nervösen Erregungszuständen eine große, beruhigende Kraft.

Eine andere Möglichkeit wäre anstatt dessen: 10 g *Weg-*

wartewurzel (*Cichorium intybus*), fein geschnitten, in ¼ l kaltem Wasser 1 Stunde lang ansetzen. Kurz aufkochen, abseihen. Am Abend trinken.

Diese Schale Tee kann man verstärken, indem man 15 Tropfen der homöopathischen Essenz „*Chamomilla D6*" hinzugibt und mit *Honig* süßt.

> Kamille ist genügsam. Wirkt der Wehleidigkeit und dem geistigen „Ghetto-Ismus" entgegen. Löst die „Entzündungen der Seele", die Ärger, Schmerz, Unzufriedenheit oder erlittene Beleidigungen auslösen können.
>
> Wegwarteblüten weisen nach Osten. Entfalten sich in der morgendlichen Sonne. Die Pflanze vermittelt geduldige Erwartung und ein fruchtbares Sich-Eins-Fühlen mit der Wirklichkeit der Lage.

9. Wenn man sich zu intensiv mit Idealen beschäftigt:

Es gibt Lebenssituationen, wo man durch das Denken nicht zur Ruhe kommt. Weil man sich zu intensiv mit der Zukunft, mit Plänen, Absichten und Idealen beschäftigt.

In solchen Fällen bedarf es einer inneren Säuberung. Dies vermag der *Hafer (Avena sativa)* infolge seines hohen Kieselsäuregehaltes. – Das Homöopathikum „*Avena sativa D6*" soll 3mal täglich zu je 20 Tropfen eingenommen werden. Eignet sich vor allem für Geistesarbeiter, Gelehrte und Planer.

> Hafer-Extrakt aus blühender Haferpflanze hergestellt, reguliert das Verhältnis zwischen Realität und Ideal durch das Ineinanderweben des Luft- und Feuchtigkeitswesens in uns.
>
> Beruhigt. Gleicht aus. Bringt Schlaf. Fördert Aufbauprozesse. Die sich im Schlaf vollziehen.

10. Wenn Ärger die Verdauung belastet:

Jeder Ärger beansprucht sehr stark unsere Leber. Beeinflußt und hindert den regelmäßigen Gallenfluß. Die Folge sind oft gestörte Verdauung und Einschlafschwierigkeiten.

Da gibt es nichts besseres als das *Benediktenkraut (Cnicus benedictus)*. 5 Tropfen *Benediktenkraut-Tinktur* auf 1 Eßlöffel Wasser am Abend.

Kann man auch vorbeugend einnehmen. 3mal täglich je 5 Tropfen.

> Der Bitterstoff Cnicin bestimmt die leberstärkende und verdauungsfördernde Wirkung der Benediktendistel. Dadurch wird ein Ausgleich der Empfindungen und Gefühle herbeigeführt.

11. Wenn Medikamentensucht den Schlaf raubt:

Gut und Böse. Fluch und Segen. Alles liegt so nahe nebeneinander. Bei vielen Dingen im Leben. Ist es so.

Dazu gehören auch Schlafmittel. Um davon wieder loszukommen, nütze man die reinigende Kraft des *Hafers (Avena sativa)*.

1 voller Eßlöffel *Haferflocken* wird mit ¼ l kochendem Wasser übergossen. Nun legt man 1 Faden *Safran* hinein. Läßt 15 Minuten ziehen und seiht ab. Vor dem Trinken nehme man noch 2 Tropfen *Arnikatinktur* ein.

> Arnika besitzt eine stark wirkende „Ausgleichskraft" auf Leib und Seele gegenüber fremden Einflüssen. Zusätzlich beruhigt sie und stärkt die Nerven.

12. Wenn vegetative Nervosität Verkrampfungen verursacht:

Alle unsere inneren Organe werden von den Nerven gesteuert. Ihre Tätigkeit geregelt. – Funktioniert dies nicht, kommt es zur Verminderung der Aktivitäten, zu Fehlleistungen und zu Verkrampfungen. Häufig während der Nachtstunden. Wobei das vegetative Nervensystem beeinträchtigt wird und das Unvermögen vorhanden ist, einzuschlafen. – Dies vor allem nach großen geistigen Anstrengungen.

In diesen Fällen hat sich die *Passionsblume (Passiflora incarnata)* bestens bewährt.

> Die Passionsblume ist eine Schlingpflanze eigener Familie. Die von der irdischen Sorge emporwinden hilft zur geistigen Freiheit. Jede Überspitzung ausgleicht. Den hohen Blutdruck senkt. Krämpfe löst. Schmerz lindert. Schlaf fördert.
>
> Vom Homöopathikum *„Passiflora incarnata D4"* nimmt man vor dem Schlafengehen 15–20 Tropfen ein. Trinkt einen Schluck *Brombeersaft* nach.
>
> Bei Neurasthenie oder vegetativer Nervosität verabreicht man 3mal täglich 5 bis 10 Tropfen.

X. Gut zu wissen, ...

> **Weil der Mensch keine seelenlose Maschine ist, sondern eine eigenständige Gesamtheit,** muß man sich richtig kennenlernen. Dazu gehören auch die verschiedensten Formen von Schlaflosigkeit. Und die geeigneten Kräuter dafür.

Es lohnt sich, sich gut zu kennen.
Weil der Schlaf so wichtig ist.
Nicht nur für deine Haut.
Allein.

... daß die Farbe meiner Kleidung eine Rolle spielt

Ob schwarz oder weiß.
Ist das gleichgültig?
Bunte Kleider sind immer schon beliebt gewesen. Werden es auch weiterhin bleiben.
Kleider werden zur Haut.
Zum Schutz der Haut.
Die Grundfärbung der Bekleidung ist nicht ohne jede Bedeutung.

Weiß stößt die Sonnenstrahlen ab. Gibt die Wärme nicht zur Gänze an den Körper weiter. Wärme, die von der Sonne kommt.

In den Tropen, auf Reisen dorthin, ist man gut beraten, auf die „weiße Tropenbekleidung der Beduinen" Wert zu legen. Sie ist nicht nur sinnvoll, sondern auch gesund.

Ebenso sollten wir in unseren Breiten in der warmen Jahreszeit mit viel Sonnenbestrahlung weiße oder helle Kleidung vorziehen.

Schwarz hingegen nimmt die Strahlen der Sonne auf. Bewahrt sie länger. Gibt sie dann dem Körper weiter.

Wird vor allem als Wärmeschutz in der kühlen und kalten Jahreszeit zweckdienlich. Ist unerläßlich bei Reisen in den Norden. Oder bei Wanderungen im Hochgebirge.

Es geht hier vor allem um die Grundfarbe. Das schließt natürlich Muster und Farbvariationen nicht aus.

Gibt es doch schöne Naturfarben, die dumpf sind. Ähnlich wie die Baumrinden, wie die kahlen Laubbäume im Winter, wie das Grün der Nadelbäume zum Beispiel. Alles in den verschiedensten Variationen. – Das sind dunkle Farben.

Wir müssen deswegen nicht alle in „Schwarz-Trauer" herumlaufen. Aber prinzipiell soll man im Winter eine dunklere Bekleidung tragen. Weil sie die Wärme für den Körper zurückhält, und wir gerade im Winter sehr wärmebedürftig sind. Und krankheitsanfällig dazu.

Prinzipiell muß man diesbezüglich eine Richtlinie haben.

Farben haben eine Sprache.

Die leicht verständlich ist.

Die beeinflußt.

Ja! Die Grundtönung der Bekleidung. Sie gehört zur Jahreszeit. Ist ein Teil von ihr.

Sie schützt, verteidigt und nützt. Alles in einem.

Graue Bekleidung im Herbst. Zur Zeit der Vollendung. Dämpft ab. Sammelt Kräfte. Leitet sie nach innen. Schützt gleichzeitig vor der nebelfeuchten Wankelmütigkeit der Jahreszeit.

Dunkle Bekleidung im Winter. Zur Zeit der Erwartung. Hält haus mit der Wärme. Die der Körper braucht. Und die die Sonne nicht mehr vergeudet. Spricht aber auch von der Würde menschlicher Persönlichkeit und „Eigentypheit".

Bunte Bekleidung im Frühling. Zur Zeit des Blühens. Wo die Gefühle im Herzen wach werden. Nach Ausdruck und Durchbruch schreien. Wo man tastet und spürt. Da ist bunt gekleidet nichts anderes als das bunte Leben. Ja. Das bunt ist. Von Ereignissen und Überraschungen. Hinein bis ins hohe Alter.

Helle, weiße Bekleidung im Sommer. Zur Zeit des Glanzes. Wo das Licht alles Dunkel verdrängt. Die Nacht weicht. Und der Tag zum Sieger wird. Wo alles Leibhafte im Menschen sich im Sonnenhaften aufzulösen scheint. Wo die Materie in den Schwingungen des Lichtes vom Bodenständigen her ins unendliche Weite der Ferne flüchten will. Und der Mensch mit ihr.

Ja! Die Grundtönung meiner Kleidung hat ihren Sinn. Gehört zur Jahreszeit. Gehört zu mir.

Weil alles einen Sinn hat. Seinen Sinn.

Auch die Jahreszeiten.

Es geht vor allem um die Grundfarbe, um die Grundhaltung und die Grundlinie. Muster und Variationen aber nicht ausgeschlossen.

Ja! Die Grundhaltung.

Im Erleben. Der Seele.

Im Leben. Meines Körpers.

X. Gut zu wissen, ...

In den Farben meiner Kleidung.
Auch Farben leben. Sind. Vermitteln.
Sich mit Farben beschäftigen, macht Freude.
Das wissen bereits Kinder.
Und steckt nicht in jedem von uns Gott sei Dank noch ein Stück Kind?
Möge es so bleiben.
Ein Leben lang.

Färben mit Naturfarben:

Farben färben.
Selber färben, selber machen, gleicht aus.
Hier ein kleiner Hinweis. Ein Aufzeigen von Möglichkeiten. Und nicht mehr. Hilfsmittel aus dem Pflanzenreich zum Selberfärben von Naturstoffen, Wolle, aber auch für Bastelarbeiten aus Faser oder Holz. Um den chemischen Mitteln auszuweichen und seine Freude am „Haus-Gefärbten" zu haben.

Berberitze *(Berberis vulgaris):* Färbt mit den frischen Sprossen *bräunlich-gelb.* Mit den Wurzeln *zart reingelb.* – Zubereitung als Wasserabkochung.

Brombeerblätter *(Rubus fruticosus):* In Alkoholansatz. Ergeben je nach der Auszugsdauer *grün* oder *gelb.*

Heidelbeerblätter *(Vaccinium myrtillus):* In Alkohol gelöst, erhält man einen *moosgrünen* bis *goldgelben* Farbstoff.

Himbeerblätter *(Rubus idaeus):* In Alkoholansatz. Verleihen ein *gelbes* Aussehen.

Schwarzerle *(Alnus glutinosa):* Die Rinde in Alkohol gelöst, erzielt eine *starkbraune* bis *mittelbraune* und *schwarzbraune* Tönung.

Birkenblätter *(Betula alba):* Färben als Abkochung *gelb,* grün oder grau. Die Rinde in Alkohol gelöst, *rotbraun.*

Roßkastanien-Blätter *(Aesculus hippocastanum):* Alkohollösung. Ergeben *Grün-* und *Grautöne.*

Apfelbaum *(Pirus malus):* Die Rinde in Alkohol. *Goldgelbe* bis *gelbbraune* Farben.

Fichtenzapfen *(Picea excelsa):* Die frischen Zapfen, ebenfalls in Alkohollösung, zaubern ein *rötliches Grau* hervor.

Haselnußblätter *(Corylus avellana):* In Alkohol. Tönen *gelbbraun.*

Schwarzer Tee: Färbt *braun.* Im Aufguß mit mindestens $1/2$ Stunde Ziehdauer.

468 ... daß die Farbe meiner Kleidung eine Rolle spielt

> Der Unterschied in den Farbtönen kann durch die Zubereitungsdauer und die Färbungszeit gesteuert werden.

... daß der Kleiderschrank ein Möbelstück ist

Kleider sind nicht nur dann unsere Kleider, wenn wir sie am Körper tragen. Sondern auch dann, wenn wir sie im Wäschekasten aufbewahren.

Man braucht keine „Stargarderobe" sein eigen nennen.

Aber kaum einer geht heute wie ein „Walzbruder" von damals durchs Leben. Trägt alles auf seinem Leibe.

> Kleider werden gewechselt.
> Werden gewaschen.
> Und aufbewahrt.
> Daraus ergeben sich zwei sehr wichtige Punkte:
> **Kleideraufbewahrung.**
> **Und Mottenfeinde.**

Kleideraufbewahrung:

Kleiderreinigung* geht natürlich der Aufbewahrung voraus. Schmutzige Bekleidung, verschwitzt, ist Bakterienträger und Krankheitsvermittler.

Schmutzwäsche soll in *weitmaschigen Korbwaren* aus Naturprodukten aufbewahrt werden. Dabei spielt die Weidenrute als Material eine große Rolle.

Weiden- oder Strohkörbe, Bambus- und Wurzelgeflechte sind heute im Handel erhältlich.

Also weg mit den Plastikkörben!

Leinentaschen eignen sich anstatt dessen ebenfalls sehr gut. Auch *Jute-, Leinen- oder Baumwollsäcke.*

Bei der Reinigung der Kleider **„das Superweiß verban-**

---

* Pflegekennzeichnungssymbole-Erklärung: Waschbottich = Waschsymbol; gleichseitiges Dreieck = Chlorsymbol; Bügeleisen = Bügelsymbol; Kreis = Chemischreinigung.

X. Gut zu wissen, ...

nen". – Kommen die Kleider aus der Putzerei und hat man auf die Verwendung der Reinigungsmittel keinen Einfluß, dann soll man wenigstens daheim *bei der Aufbewahrung die helfende Kraft der Kräuter in Anspruch nehmen.*

In alten Büchern finde ich immer wieder gepreßte Blumen und Blüten.

Vierblättriger Klee muß dabei nicht unbedingt als Aberglaube betrachtet werden. Er drückt vielmehr den stillen Wunsch nach Fruchtbarkeit und Kindersegen aus. Und warum sollte man sich nicht freuen dürfen, wenn man gelegentlich „das Glück hat" und so einen seltenen „Einzelgänger" findet?

Rosen, Veilchen, Primeln und die verschiedensten Blätterformen kommen da zum Vorschein. 100 Jahre und länger haben sie im Buche gelegen.

Eine Anzahl Heilkräuter kann man abwechselnd zwischen die Kleiderstöße geben. Zweckdienlich ist es, ein Gazesäckchen damit zu füllen.

Eine Auswahl der geeignetsten Kräuter für den Kleiderschrank: **Lavendel, Rosmarin, Schafgarbe, Tabak, Kirschlorbeer, Pfefferminze, Thymian, Bohnenkraut, Lindenblätter und -blüten, Salbei, Melisse, Angelika, Anis** und **Sandelholz.**

Lavendel-Blütenzweige *(Lavandula officinalis):* Vermitteln eine einmalige Duftnote. – Die Freude ist umso größer, wenn sie aus dem eigenen Garten kommen.

Rosmarinzweige *(Rosmarinus officinalis):* Riechen etwas härter, aber auch sehr angenehm. – Sie werden schon von Februar bis März vom blühenden Stock geschnitten.

Kirschlorbeer-Blätter *(Laurocerasus officinalis):* In vielen Gärten zu finden. Zwar nicht so „rasant" wirkend wie Echter Lorbeer, doch Arthrosenkranken und Gichtleidenden zu empfehlen. – Sind von aromatischem Geruch, den sie auch der Wäsche vermitteln. Gleichzeitig von keimtötender Kraft; erzielen eine gute Gegenwirkung bei chemischer Reinigung. – Sammelzeit der frischen Triebe im Juli.

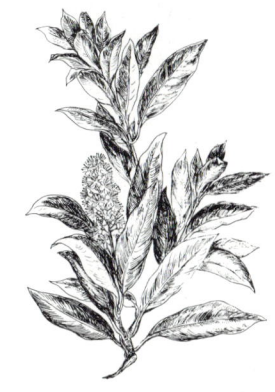

Schafgarbe *(Achillea millefolium)*: Weniger bekannt, die blühenden Zweige der Schafgarbe. Sie haben eine eher männliche Nuance. – Ihre günstigste Sammelzeit ist der Monat Juli.
Tabakblätter: Soweit erhältlich, weil der Anbau ein staatliches Monopol darstellt. Eignen sich für „harter Männer Wäsche".
Pfefferminze *(Mentha piperita)*: Als Kleiderkasten-Einlage bringt sie der Wäsche viel Frische. – Man sammelt die Blätter kurz vor der Blüte.
Thymian-Blütenzweige *(Thymus vulgaris)*: Fördern die Atmung des Kleiderträgers, beugen der Grippe vor. Lindern Asthmaanfälle. – Riechen am stärksten im Juni geerntet.
Bohnenkraut-Blütentriebe *(Satureja hortensis)*: Stärken die Vitalität. – Werden im Juli eingebracht.
Lindenblätter und Lindenblüten *(Tilia platyphyllos)*: Versöhnen, beruhigen, gleichen aus und verbinden. – Winterlinde oder Sommerlinde, Ende Juni oder anfangs Juli zur Blütezeit gesammelt, sind gleichwertig.
Salbeiblätter *(Salvia officinalis)*: Beschwichtigen. Geben mehr Selbstvertrauen. Hemmen den Schweiß. – Man kann sie den ganzen Sommer über ernten.
Melissenblätter *(Melissa officinalis)*: Vor dem Aufblühen einbringen. – Beleben und stärken das Gehirn. Wirken sehr positiv auf die Gesichtsnerven und die Gesichtshaut ein.
Angelika-Wurzel, Engelwurz-Wurzel *(Angelica archangelica)*: Zerkleinern, trocknen, in Säckchen füllen und in die Wäsche legen. Überträgt ihren kräftig-würzigen Geruch. – Bei Asthmaleiden und bei Brustbeklemmung wird ein günstiger Einfluß ausgeübt.
Aniskörner *(Pimpinella anisum)*: Vermitteln einen angenehm-aromatischen Geruch. Der sich auf den Körper vorteilhaft auswirkt, indem er das Pessimistisch-Ängstliche abbauen hilft.
Sandelholz-Späne *(Santalum album)*: Man verlangt in Fachgeschäften Kernholzspäne, die von rot-gelber Farbe sind. – Der angenehme, balsamisch-rosenartige Geruch und die harmonisierende Wirkung tragen viel dazu bei, Komplexe abzubauen, depressive Verstimmungen leichter zu überwinden.

Heil- und Gewürzkräuter im Kleiderschrank sind mehr als ein angenehmer Geruchsvermittler. Stehen direkt mit unserem Körper über die Kleidung in Verbindung. Werden zur Brücke zu Menschen. Die uns begegnen.

Kräuter im Kleiderschrank und ihre Wirkung:

Du öffnest die Tür des Kleiderschrankes. Eine angenehme Duftwelle kommt dir entgegen. Hebt deine Stimmung.

Du wechselst deine Kleider. Der Duft der Natur aus deinem Kleiderschrank geht mit dir mit.

In beiden Fällen treffen Seele und Körper zusammen. Über die Duftwellen.

Sehr eng ist der Geruchssinn mit dem Gefühlsleben verbunden: Seelisches verwandelt sich in körperliche Reize. Und körperliche Vorgänge werden von seelischen Zuständen gelenkt.

Kräuter im Kleiderschrank übernehmen eine heilende Funktion. Üben sie auch tatsächlich aus. Auf dem Wege von der Seele zum Leib.

Alles Große beginnt im Kleinen.
Ob guter Geruch etwas unbedeutend „Kleines" ist?
Duft, der aus dem Kleider- oder Wäscheschrank kommt.
Und wahrhaftig ausströmt.
Weil er nicht zurückbleibt.
Weil er mit dir zu den Menschen geht.
Einfluß ausübt.
Aus der Natur.
Über den Kleiderschrank.

Mottenfeinde:

Feinde gegen Motten.
Warum und weshalb?

Die *Echte Kleidermotte (Tineola bissellilella)* gehört zur Schmetterlingsfamilie, *Tineidae*. Der Schreck jeder Hausfrau. Vor allem wenn Wollwäsche und Wollkleider im Schrank aufbewahrt werden. Motten erscheinen meist im Frühjahr in den Wohnungen. Oft in großer Anzahl. 4–8 mm große Falter mit schmalen, lang befransten Flügeln. Der Schaden kommt hingegen vom Nachwuchs. Frißt regelrechte Löcher in die Stoffe. – Das Weibchen legt bis 200 Eier an verborgenen Stellen lose und nicht auf Häufchen ab. Bevorzugte Materialien sind: Wollstoffe, Pelze, Bälge, Felle und Federn. Das Aufspüren und Vertilgen der gefräßigen Räupchen ist sehr schwer. Sie werden bis zu 1 cm lang. Sind von gelblichweißer Färbung. Ihre Entwicklungszeit beträgt je nach den Umständen vier bis zehn Monate. Sie bauen sich aus ihren Nahrungsstoffen eine Wohnröhre.

Die Echte Kleidermotte gilt als gefährlicher Schädling.
Wie dieser Plage Herr werden?

Mottenkugeln, aus chemischen Präparaten hergestellt, sollen keine Verwendung finden. Ebenso soll man auch Insektiziden gegenüber kritisch eingestellt sein.

Wir haben so viele *natürliche Pflanzenstoffe*, die sicher wirken. Brauchen uns nicht auf fragwürdige oder schädliche Mittel verlassen.

Hier konnte ich folgende Erfahrung machen: Bei Menschen, die Mottenkugeln in ihre Kleiderschränke gaben und Kräutertees tranken, wirkte der Tee nicht so gut oder überhaupt nicht. Nach dem Entfernen der Mottenkugeln half der Tee wieder.

Mottenkugeln absolut vom Kleiderschrank verbannen.

Das Ausräuchern des Wäschekastens mit *Weihrauch* – in Drogerien sind leicht entzündliche „Rauchfaßkohlen" erhältlich, auf die man einige Weihrauchkörner legt – tötet Bakterien, nimmt die chemischen Einflüsse weg und führt auf den „Nullpunkt biologischer Reinheit" zurück. Worauf man dann aufbauen kann. – Gründlich durchlüften.

Die wichtigsten Anti-Motten-Kräuter:

Lavendel, Pelargonien-Blätter, Geranol, Nußblätter, Schafgarben-Blütenstände, Salbei, Pfefferminze, Virginischer Tabak und **Tomatenblätter.**

Blühende Lavendelzweige *(Lavandula officinalis):* Lavendelgeruch gilt von altersher als „guter Hausgeist, der die schlechten Eigenschaften fernhält" und „den Kampf gegen das Böse" aufnimmt. Lavendel ist aber auch wegen seiner den Krankheiten vorbeugenden Eigenschaften sehr beliebt und geschätzt. Schäfer der Provence wußten bereits von der stark entgiftenden Kraft des Lavendels und wandten ihn bei sich und bei Tieren bei Schlangenbissen an. – Das Wort Lavendel kommt vom lateinischen „lavare" und heißt soviel wie „waschen". Von dieser Bedeutung ausgehend ist es verständlich, daß schon die Römer Lavendelsträuße zwischen die frischgewaschene Wäsche legten. Die nicht nur wunderbar dufteten, sondern auch Kleidermotten und andere unangenehme Insekten fernhielten.

Pelargonien-Blätter *(Pelargonium zonale):* Blätter der verschiedensten Zierpelargonien auf unseren Fenstern und Balkonen, frisch in den Wäschekasten legen. Durch das Ausströmen ihrer ätherischen Öle wird jede Art von Ungeziefer vertrieben. Es ist dies auch ein einfaches Mittel gegen die Kleidermotte. Man kann den Effekt noch erhöhen, indem man einige Tropfen *ätherisches Geranium-Öl* auf die Pelargonien-Blätter träufelt.

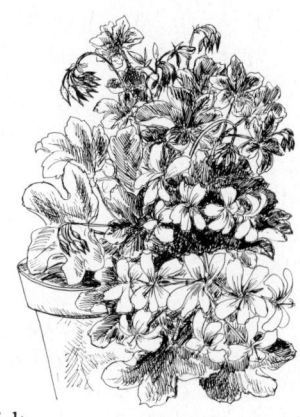

Geraniol *(Aetheroleum Geranii):* Geranium-Öl aus der Apotheke besorgen. Einen Gazestreifen damit tränken und in den Kleiderschrank hängen. Alle 14 Tage erneuern. – Ein sicheres, natürliches Antimottenmittel. Das obendrein der Wäsche noch eine sehr angenehme Duftnote verleiht. Zitronigfrisch bis balsamisch-rosenähnlich.

Walnußblätter *(Juglans regia):* Einzelne ausgewachsene junge Blätter werden Ende Juni, anfangs Juli bei schönem, sonnigem Wetter gepflückt. Im Schatten bei starker Zugluft mit den Stielen nach oben aufhängen und rasch trocknen, damit sie ihre grüne Farbe beibehalten. Nur getrocknet in den Wäschekasten legen. Schützen vor Motten und Ungeziefer. Enthalten den Gerbstoff Juglanin, Gallenstoffe, ätherische Öle und das Glykosid Hydrojuglon. Der Geruch ist stark herb-aromatisch, fast stechend.

Schafgarben-Blütenstände *(Achillea millefolium):* In der Vollblüte gesammelt und im Schatten getrocknet, ergibt dies ein wertvolles Mottenmittel für den Kleiderschrank. Mit angenehmem, leicht bitterem Duft.

Salbeiblätter *(Salvia officinalis):* Salbei wird kurz vor der Mittagszeit bei trockenem Wetter geerntet, die ganzen Krautteile im Schatten getrocknet und dann in den Kleiderkasten gelegt. Man kann auch die Blätter abstreifen und in ein Gazesäckchen füllen. Salbei ist ein wertvolles Mittel gegen Motten.

Pfefferminze *(Mentha piperita):* Ganze Zweige der Pfefferminze kurz vor der Blüte sammeln. Im Schatten trocknen. In den Wäscheschrank legen. Menthol, der wichtigste Bestandteil des ätherischen Öles, gibt nicht nur der Wäsche einen frischen Geruch, sondern schützt auch vor Motten.

Virginischer Tabak *(Nicotiana tabacum):* Virginia-Zigarren einzeln in die Wäschefächer gelegt, bewahren vor Motten.

Tomatenblätter *(Solanum lycopersicum):* Nur wenigen ist es bekannt, daß im Schatten getrocknete und in den Kleiderschrank gelegte Tomatenblätter ein gutes Mottenschutzmittel abgeben.

* * *

An der Quelle der Wissenschaft.
„Am Wissen trägt man nicht schwer."
Dafür *„blamiert sich der weniger, der mehr weiß"*.
Es ist auch keine Schande, vom Wissen anderer zu profitieren. Denn *„Der Papst und der Bauer wissen mehr als der Papst allein"*.
Und ein Trost für den, der älter wird: *„Die Jahre wissen mehr als die Bücher."*
Eine einfache Bäuerin kam bei der Besichtigung eines Klosters, in dem ihr Sohn als Bruder lebte, auch in die Klosterbibliothek. Da hob sie voll Staunen über die Tausende von Büchern die Hände zum Himmel und rief: „Mein Gott, und das alles, was in diesen Büchern steht, werden wir da oben einmal wissen!"
Je einfacher der Mensch, umso tiefer die Erkenntnis.
„Je einfacher die Uhr, je besser geht sie."

Des XI. Teiles ganzer Sinn
von Seite 476 bis Seite 552

Wasser sucht sich seinen Weg

Wenn „Waldaugen" mich
anschauen 476
Endziel der Seilbahn,
die Bergeshöh' 478
Bis ans Ende aller Tage 483
Wasser und Haut 486
Praktische Wasser-Anwendungs-
methoden 487
107 Badezusätze auf einem Blick 508
Der Kräuterbäder Wie und Wofür .. 514
Ob man die „Schwitzstube"
erfinden sollte? 548

Wenn „Waldaugen" mich anschauen

Ob es ein Reh war?
Ob der Sturm es tat?
Jedenfalls war es vor mehr als fünfzig Jahren.
Damals, als die junge Fichte am Teichdamm ihren Wipfel verlor.
Die Natur aber wußte sich zu helfen. Zu verteidigen. Verstand es, sich zu retten. Weil eben Leben leben mag. Deshalb trieb sie gleich drei Enden. Im nächsten Frühjahr. Als Revanche. Oder in weiser Voraussicht bloß zur Selbstverteidigung. Falls jemand an einem frischen Fichtenwipfel Geschmack finden würde oder in seiner Unersättlichkeit gleich zwei mochte, bliebe immer noch einer übrig. Im Streben zum Lichte.
Es kam besser.
Alle drei Enden blieben dort, wo sie im Frühjahr vor einem halben Jahrhundert gewachsen waren. Ja. So entwickelten sich aus ihnen drei wuchtige, prächtige Stämme. Auf massivem Unterbau.
Und so steht die „Dreiwipfel-Fichte" heute noch am Damm mitten im Wald.
Von der Erde weg erhebt sich ein kurzer übermannstarker, braunroter Fichtenstamm. An mehreren Stellen durch an der Luft hart gewordenen „Baumfluß" verziert. Zu körnigem Baumharz geworden. Das im Halbdunkel des Waldes wie Tränen glänzt. Dann teilt sich der Stamm gleich dreimal. Bildet einen überdimensionalen lebenden Kandelaber. Einen Kerzenleuchter. Mitten im Wald.
Dort, wo das „Waldauge" mich anschaut.
Das niederösterreichische Waldviertel erstreckt sich nördlich der Donau.
Es ist ein stilles Land.
Von einer herben, beinahe nördlichen Schönheit.
Wald bedeckt weite Strecken.
Umschließt viele Teiche.
Jahrhunderte sind die meisten Teiche alt. Hineingewachsen in die Landschaft. Obwohl von Menschenhand einmal geschaffen, hält sie der Wanderer nicht selten für Seen. Spricht sie als solche an.
Liebevoll-poetisch „Waldaugen" genannt.
Untrennbar gehören sie zur Waldviertler Landschaft. Ge-

XI. Wasser sucht sich seinen Weg

nauso wie die Bäche und Flüsse mit ihrem klaren, braunen Wasser. In einer weiten Hochfläche mit Mittelgebirgs-Charakter.

Durch die Verwitterung von Gneis und Granit sind flache Mulden entstanden. Grundlage der Waldviertler Teiche. Von „Teichbauern" angelegt.

Meist werden sie von einem Bach oder einem Fluß gespeist. Seltener sind es Grundwasser- oder Quellenteiche. Oder „Himmelsteiche", angewiesen auf das köstliche Naß, das der Himmel regnen läßt.

Die Waldviertler Teiche, ursprünglich als Fischteiche gedacht, nehmen immer mehr den Charakter von Bade- und Schwimmteichen an. Entwickeln sich zu „Badeseen". Mitten im Wald gelegen. Ihre Umgebung nicht selten von riesigen Granitblöcken gekennzeichnet.

Die Ufer der „Waldaugen" tragen meistens „harte Flora".
Rohrkolben und Binsen.
Igelkolben und Wasserschwertlilien.
Froschlöffel und Kalmus. Alisma und Acorus.

Das Leichkraut, Potamogeton, legt seine Schwimmblätter auf das dunkle Wasser.

Weiß blüht das Pfeilkraut, Sagittaria.
Und die Doldige Schwanenblume, Butomus?

Steif aufrecht, mit blattlosem Stengel steht sie da am Teichufer. Rosa die Blütenblätter. Dunkel geadert.

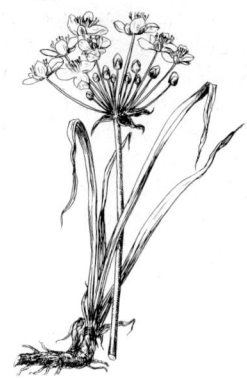

Um nur einige unserer heimischen Gewächse zu nennen, die sich am Ufer unserer Waldteiche wohlfühlen.

Ruhe legt sich über das „feuchte Auge". Das mitten im Wald den Himmel widerspiegelt.

Wasser.
Wertvolles Naß.

Endziel der Seilbahn, die Bergeshöh'

Überlegungen sind wertvoll.
Lebensnotwendig.
Lebenserhaltend.
Wasser.
Luft.
Sonne.
Wasser, Luft und Sonne.
Alle drei sind große Geschenke. Der Mensch kann sie nicht selber machen. Herstellen.
Die Natur schenkt sie uns.
Der Himmel sorgt dafür.
Für uns.
Wasser, Luft und Sonne gratis. Umsonst. Nur um den Anerkennungspreis des "Nehmens" und der Verpflichtung des "Erhaltens".
Alle drei sind absolut notwendig.
Eine Besinnung tut not.
Um gesünder zu leben.
Der menschliche Körper braucht täglich 1½ bis 3 Liter Wasser. – **Diese Flüssigkeitszufuhr ist lebenswichtig.** – Es muß nicht nur durch das "Trinken" aufgenommen werden. Denn alle Lebensmittel enthalten mehr oder weniger Wasser.

Dessenungeachtet ist reine Flüssigkeitszufuhr absolut notwendig. In Form von einem *Wassertrunk*. Von *Pflanzen- oder Gemüsesäften*. Von *Kräutertees*. Von *Mineralwasser*. Und von *Trinkmilch* in den verschiedensten Formen.

Dieser *innere Wasserbedarf* muß regelmäßig Tag für Tag gedeckt werden. Weil das Leben davon abhängt. Da lebenswichtig. Die innere Aufnahme des Wassers. Für jedes Lebewesen.

Auch für den Menschen.

Ist alles gut und schön, daß das *Mineralwasser* heute sehr modern geworden ist. Wir brechen dafür eine Lanze. Es lohnt sich, das zu tun.

Mineralwasser aber führt dem Körper sehr viele Nebensubstanzen, Spurenelemente zu. Und deren Menge können wir im täglichen Leben kaum kontrollieren. Es kann daher leicht zum Überschuß kommen.

XI. Wasser sucht sich seinen Weg

Pfarrer Kneipp sagte es schon vor mehr als einem Jahrhundert, und die moderne Wissenschaft bestätigt es heute wieder. *Daß Kräutertees sehr viele wertvolle Inhaltsstoffe für den Körper mitbringen ... und zur Erhaltung der Gesundheit viel beitragen.*

... deswegen empfehle ich Kräutertees als Durstlöscher:

Wacholderbeeren-Tee *(Juniperus communis):* 1 Teelöffel voll Beeren zerdrücken, mit ¼ l kochendem Wasser übergießen, 15 Minuten ziehen lassen, abseihen. Tagesmenge 2 Tassen. – *Regt den Appetit an. Reinigt das Blut. Schmerzlindernd bei Rheuma-, Gicht- und Hautkrankheiten.* – **Verboten für Schwangere und Nierenkranke!**

Wegwartewurzel-Tee *(Cichorium intybus):* 2 Teelöffel der getrockneten, zerkleinerten Wurzel in ½ l Wasser aufkochen lassen. 5 Minuten ziehen. Abseihen. Tagesmenge 2 Tassen. – *Aktiviert den Leberstoffwechsel, fördert die Durchblutung, lindert Migräneschmerzen.*

Anisfrüchte-Tee *(Pimpinella anisum):* 2 Teelöffel voll Früchte zerquetschen, mit ¼ l Wasser abbrühen, 15 Minuten ziehen lassen, abseihen. Tagesmenge 1 Tasse. – *Wirkt krampflösend, hebt das Gemüt. Begünstigt die Funktion von Milz und Leber.*

Eibisch-Tee *(Althaea officinalis):* 2 Teelöffel zerkleinerten Kraut-Blüten-Gemisches mit ¼ l kochendem Wasser übergießen, 15 Minuten zugedeckt ziehen lassen, abseihen. Tagesmenge 2 Tassen. – *Hilft bei Rachenkatarrh, Mundschleimhaut-Entzündung und Bronchitis.*

Ysop-Tee *(Hyssopus officinalis):* 2 Teelöffel getrockneten und zerkleinerten Krautes mit ¼ l kochendem Wasser aufgießen, 15 Minuten lang stehen lassen, abseihen. Tagesmenge 2 Tassen. – *Hemmt zu reichliche Schweißabgabe. Wirkt allgemeinen Schwächezuständen entgegen.*

Birkenblätter-Tee *(Betula alba):* 2 Teelöffel getrockneter Birkenblätter für ¼ l kochendes Wasser, 15 Minuten Ziehdauer. Abseihen. Tagesmenge 2 Tassen. – *Bei Blasenleiden, beginnender Wassersucht, überschüssiger Harnsäure.*

> **Melissen-Tee** *(Melissa officinalis):* Im Aufguß. 2 Teelöffel für ¼ l kochendes Wasser. Tagesmenge 3 Tassen. – *Macht leicht ums Herz. Wirkt sich von innen heraus auf die Schönheit der Haut aus.*

Mineralwasser ist gut.

Aber wie alles Zuviel- und Zulange-Konsumieren schädlich werden kann, so ist das auch beim Mineralwasser der Fall. Vor Übertreibung ist immer zu warnen. Und Abwechslung tut gut.

Kräutertees dürfen als Durstlöscher und als gesunde Flüssigkeitszufuhr nicht im Schmollwinkel bleiben.

Täglich abwechselnd verschiedene Tees trinken.

Die bereits angeführte Wochenauslese möchte ich noch ergänzen.

> ### Weiters kann ich empfehlen:
>
> **Heidekraut** *(Calluna vulgaris),* **Kamille** *(Matricaria chamomilla),* **Lavendel** *(Lavandula officinalis),* **Schafgarbe** *(Achillea millefolium),* **Schwarze Johannisbeer-Blätter** *(Ribes nigrum),* **Thymian** *(Thymus vulgaris)* und **Weißdornblüten** *(Crataegus oxyacantha).*
>
> Tagestees. Im Aufguß zubereitet, 2 Teelöffel für ¼ l Wasser, 15 Minuten ziehen lassen, abseihen. 2 Tassen täglich. Fördern den allgemeinen Gesundheitszustand.

Sonnenlicht, gute Luft, lebendiges Wasser und **gesunde Nahrung,** diese vier unzertrennlichen Gefährten helfen uns zur Gesundheit, zum Erfolg, zum Glück.

Auf meiner Fahrt nach oben – um die Bergeshöh' sinnvoller Lebensbewältigung zu erreichen – geht es mir hier vor allem und an erster Stelle um das *lebendige Wasser.* Um den *lebenserhaltenden Trunk.*

Es wäre ein törichter Selbstbetrug, würde man annehmen, daß das tägliche Flüssigkeitsquantum, das unser Körper braucht nicht von größtem Werte sei.

Die Vereinigung Wasser und Heilkräuter in der richtigen Art und sinnvollen Dosis ist kein minderer Partner zum Gesundbleiben.

Ohne die notwendige Wasserbedarfsabdeckung werden die wertvollsten Nahrungsmittel sinnlos.

XI. Wasser sucht sich seinen Weg

Licht, Luft und Wasser sind Helfer. Werden von der Haut, der Lunge, von Magen und Darm aufgenommen. An die anderen Organe weitergegeben.
Meine Seilbahn nach oben ist das Wasser.
Ich selber, so wie du, kam aus dem Fruchtwasser meiner Mutter. Zur Welt.
Im Wasser liegt das Leben.
Schon von Anfang an.
Weil Gottes Geist darauf ruhte.
„Denn in allem ist dein unvergänglicher Geist."*
Die Sorge um reines, gutes Trinkwasser ist daher mehr als berechtigt. Lebensnotwendig.
Das Volk hat den Wert des Wassers stets zu schätzen gewußt. Und deswegen viel auf die Brunnen gehalten. So ist der „Jakobsbrunnen" in der Bibel berühmt geworden.
„*Wer des Wassers bedarf, sucht es im Brunnen.*" Und „*wenn der Brunnen trocken ist, schätzt man erst das Wasser*". – Aber: „*Zufrieden sein macht Wasser zu Wein.*"
Ums Wasser muß man sich sorgen und „*die Brunnen vor dem Durste graben*". – „*An kleinen Brunnen löscht man auch den Durst.*"
Die heilige Hildegard von Bingen, die letzte unter den Klosterärzten des Mittelalters, behandelt in ihrem Werke „Ursachen und Behandlung der Krankheiten"** das Wasser in einem eigenen Kapitel.

„Von den Kräften des Wassers."

Nach der Heiligen besitzt das Wasser 15 Kräfte. „Wärme, Luft, Feuchtigkeit, das Überschwemmen, die Geschwindigkeit und die Beweglichkeit. Den Bäumen gibt es ihren Saft, den Früchten den Geschmack, den Kräutern ihr Grünen.

Mit seiner Feuchtigkeit durchdringt es alles mit Nässe, trägt die Vögel, ernährt die Fische, läßt die Tiere in seiner Wärme leben, behält das Gewürm in seinem Schaum zurück und trägt alles, ebenso wie die zehn Gebote und die fünf Bücher Mosis im Alten Testament es tun, die Gott alle für die geistige Einsicht bestimmt hat.

Denn aus lebendiger Quelle entspringen die Gewässer, die alle Unsauberkeit abwaschen.

---
* Weish 12,1
** Causae et curae

In allen beweglichen Geschöpfen ist auch das Wasser leicht beweglich und für die unbeweglichen Kreaturen die zündende Ursache allen Wachstums.

Durch die Wärme der feuchten Luft fließt es: Hätte es diese Wärme nicht, so würde es wegen der Kälte hart sein. Durch die Wärme der Luft also sinkt es herab und durch die Feuchtigkeit fließt es. Hätte es diese Luft nicht, so würde es nicht fließen können.

Durch diese drei Kräfte: die Wärme, die Feuchtigkeit und die Luft besitzt es seine Leichtbeweglichkeit, so daß ihm nichts widerstehen kann, wo es selbst die Überhand bekommen hat.

Den Bäumen liefert es den Saft, macht sie durch seine Luft beweglich und verleiht durch seine warme Feuchtigkeit den Früchten der Obstbäume, je nach ihrer Art, den Geschmack.

Durch seine fließende Feuchtigkeit haben die Kräuter ihr Grünen in sich, und die Steine schwitzen von seiner Feuchtigkeit. So faßt des Wassers Kraft alles zusammen, damit es nicht zu Schaden kommt, weil seine Feuchtigkeit in allem schwitzt.

Auch die Wasservögel trägt das Wasser mit seiner Wärme und ernährt die Fische, weil sie in ihm entstanden sind und von seinem Hauche leben. Die wilden Tiere aber, die im Wasser aushalten können, halten durch seine Wärme aus, und die kriechenden Tiere erhalten durch den Hauch des Wassers ihre Lebensluft, so daß sie auf diese Weise leben können.

So hält und trägt das Wasser alles durch seine Kräfte."

Man verspürt die mystische Kraft, die aus solchen betrachtenden Gedanken und Erläuterungen ausgeht. Einen selber durchdringt und zurückkehrt zum Wasser. Das Leben ist und Leben spendet.

Fühlt man sich nicht emporgehoben auf reine Bergeshöhen?

Trinkt man nicht mit vollen Zügen das köstliche Naß des Geistes?

In sich hinein.

Man verspürt, was die Heilige an einer anderen Stelle sagt: „Das Wirken des göttlichen Wortes erweist sich im Ergrünen. Es würde kein Grün vorhanden sein, wenn es nicht durch Feuer und Wärme unterhalten würde. Alle Kreatur müßte ohne jeden Trost verlassen dastehen, auseinanderfal-

XI. Wasser sucht sich seinen Weg 483

len und zugrundegehen, wenn sie nicht durch das Fundament des feurigen Lebensgeistes gefestigt würde."
Grün ist das Leben.
Leben kommt vom Wasser.
Wird vom Wasser erhalten.
Wasser läßt Leben leben.

Bis ans Ende aller Tage

Eine eigene Flotte.
Bestehend aus zwölf Schiffen mit grünen Segeln.
Das war unter Erzherzog Ferdinand von Tirol*. Der den Achensee besonders liebte und ihm eine eigene Flotte schenkte.
Schon sein Vorgänger Kaiser Maximilian I.** schätzte den Achensee. Zwischen Karwendel- und Rofangebirge gelegen. Mit fast 17 Quadratkilometern Fläche der größte und tiefste See*** Tirols.
Seine verkehrsmäßig günstige und landschaftlich außerordentlich schöne Lage hat ihn sehr bekannt gemacht.
Heute herrscht auf ihm regelmäßiger Schiffsverkehr.
Segler und Fischer lieben ihn.
Flüsse, Ströme, Teiche, Weiher und Seen werden zur Sprache unserer Heimat.
Ihre Bilder prägen sich uns ein.
Mensch und Wasser wird zum Leben.
Und Wasser wird zum besonderen Stoff.
Wasser hat seine wandelbare Gestalt.
Dunst und Nebel.
So steigt es vom See auf.
Durchdringt unsere Wälder.
Verläßt den Quellengrund der Wiesen.
Macht den Himmel feucht.
Bildet die Wolken.

---

* Ferdinand I., geboren am 10. März 1503 in Spanien. Gestorben am 25. Juli 1564 in Wien. War seit 1522 Erzherzog von Tirol, seit 1556 römischer Kaiser. Leitete den Reichstag zu Augsburg 1555. Hat viel zur Überwindung der Glaubensspaltung beigetragen.
** Maximilian I., geboren am 22. März 1459 in Wiener Neustadt. Gestorben am 1. Jänner 1519 in Wels. Ab 1508 römischer Kaiser.
*** Der Achensee ist 9 km lang, bis 1 km breit und bis 134 m tief. Liegt 929 m über dem Meeresspiegel.

Richtet sich nach fixen Gesetzen. Verwandelt sich nach diesen.
In Regen.
Schnee.
Und Eis.
Hagel.
Tau.
Und Reif.
In jeder Sekunde fallen auf der ganzen Welt 16 Milliarden – sechzehntausend Millionen – Liter Wasser auf die Erde herab.
Sickert in die Erde ein. Nützt die kleinste Ritze und Öffnung dazu aus.
Sammelt sich als Grundwasser.
Tritt als Quelle zutage.
Und das bis ans Ende aller Tage.
Durch die Summe aller Eigenschaften ist das Wasser Träger allen Lebens. Auf Erden. Besitzt einen unermeßlichen Wirkungsbereich.
Ist 775mal so schwer wie die Luft.
Deswegen ist das Leben der Wassertiere „billiger", weniger Energie erfordernd, als das Leben auf dem Lande.

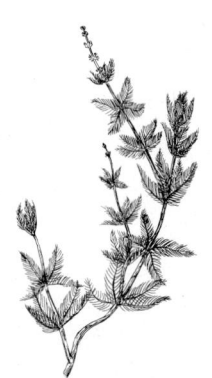

Ein typisches Beispiel dafür: Die Wasserpflanze „Tausendblatt". Sie bildet echte Miniaturwälder unter Wasser. Dank ihrer verzweigten Stengel und der zahllosen zierlich gefiederten Blätter.
Und jetzt kommt die Überraschung. Wenn man sich verleiten ließe, so ein „Wasserbäumchen" nach Hause zu tragen. – Kaum an die Luft gebracht, ist alles dahin. Gestalt, Halt und Zier. Alles fällt in sich zusammen. Und zurück bleibt „etwas Pflanzenschleim".
Das Wasser ist am schwersten bei 4 Grad Celsius.
Kühlt es unter diese 4-Grad-Grenze ab, wird es leichter.
Beim Gefrierpunkt nimmt das Gewicht sprunghaft ab. Daher ist Eis leichter als Wasser. Deswegen gefrieren in normalen Wintern Gewässer höchstens an der Oberfläche.

XI. Wasser sucht sich seinen Weg

In größeren Tiefen von Seen herrscht immer gleichbleibende Temperatur von +4 Grad. Ideal für Tiere und Pflanzen zum Überwintern.

Der Reibungswiderstand im Wasser ist zäh. Hundertmal so groß wie in der Luft. Die Zähigkeit des Wassers, die Viskosität, ist bei 0 Grad doppelt so groß wie bei 25 Grad Celsius.

Die Berührungsfläche zwischen Wasser und Luft läßt das „Wasseroberflächen-Häutchen" entstehen. Weil sich Wasser gegen gasförmige und feste Körper hin „begrenzt". Infolge einer „Grenzflächenspannung".

So daß zart gebaute, langbeinige Tiere, die zur Gattung der Wasserwanzen zählen, wie die Wasserflöhe zum Beispiel, ruckartig über die Oberfläche stiller Gewässer laufen können.

Die Sonne strahlt über dem See.

Diffuses Himmelslicht fällt auf das Wasser.

Das Zusammenspiel von Wasser und Licht beeinflußt zahlreiche Vorgänge.

Löst sie aus.

Die Sichttiefe und Farbe der Gewässer.

Absorbierte Strahlung wird in Wärme umgewandelt.

Stehende Gewässer werden zum großen Regulator aller Lebensvorgänge. Sie prägen die Milde des Klimas. Nehmen alles Schroffe, Extreme. Schaffen einen günstigen Lebensraum.

Wasser.

Erstaunlicher, wandelbarer Stoff.

Alltäglichkeit für alles Lebendige.

Jeder braucht es. Bedarf seiner.

Achtet es kaum.

Das brachte und bringt immer noch verheerende Folgen.

Vergiftete Abwässer. Verunreinigte Seen. Und ungesunde Brunnen.

Die Mißachtung einer geruchlosen, klaren Flüssigkeit. Deren chemische Formel H_2O lautet.

Jedes Lebewesen ist vom Wasser abhängig.

Vom Anfang aller Zeiten.

Bis ans Ende aller Tage.

Zellsaft und Blut. Tragen Wasser in sich.

Unser Auge besteht aus 92 % Wasser.

Aus über 80 % das Gehirn.

Jedes Lebewesen auf Erden muß den Wassergehalt unaufhörlich in sich regeln. Erhalten.

Wenn es am Leben bleiben will.

Wasser und Haut

Wasser ist für die Haut gut.
Kann durch nichts ersetzt werden.
Wasser ist ein Handlanger der Haut.
Nimmt ihr ab, was sie weggibt: Schmutz, Talg, Schweiß mit Abfallprodukten des Körpers und überschüssige, abgestorbene Hautzellen. Hier gilt *Wasser als Reinigungsmittel* und als *Porenöffner*.
Wasser ist für die Haut heilsam.
Schon 100 Jahre vor dem modernen **Wasserapostel Pfarrer Sebastian Kneipp,** dem unsere Zeit unendlich viel verdankt, schrieb der **Wasserpionier, der schlesische Arzt Dr. Johann Siegmund Hahn*** ein Buch mit dem Titel: „Unterricht von Krafft und Würckung des frischen Wassers in die Leiber der Menschen."

Wasser wirkt unterschiedlich, je nach seiner Temperatur.

Warmes Wasser öffnet die Hornhautschicht. Läßt sie aufquellen. Stellt durch die offenen Poren eine *direkte Verbindung* mit der Außenwelt und dem gesamten Organismus her. Löst im Körper neue Reaktionen aus. Das wieder wirkt sich auf den *Seelenzustand* und das *Gemüt* aus. *Warmes Wasser beruhigt die Nerven.* Bringt Wohlempfinden.

Kaltes Wasser schließt die Poren. Verwehrt der Umwelt den Eintritt. Reizt den Körper zur Eigeninitiative. Hebt und unterstreicht die *Persönlichkeit*. Bringt *neue Ideen*. Fördert das *Selbstbewußtsein*. Macht aktiv und tatengierig. Leitet *ungünstige elektrische Spannungen* in uns ab. Gibt sie weiter. Löst die äußere Schweiß- und Schmutzschicht.

Heißes Wasser, insbesondere Wasserdampf, bringt die Haut zuerst zum *Erröten* und *Erhitzen,* anschließend zum *Abkühlen*. Erweist sich als außerordentlich günstig auf die *Herztätigkeit,* somit auf die *Blutzirkulation* und auf den gesamten *Kreislauf. Nicht umsonst gilt die Sauna* – neben dem Genuß von Honig, Äpfeln und der Anwendung von Johanniskraut – *als das wertvollste Vorbeugungsmittel gegen Herzinfarkt.*

Warm-Kalt-Wasserwechsel, der unmittelbar hintereinan-

---

* Johann Siegmund Hahn, 1696–1773. Praktizierender Arzt und Stadtphysikus in Schweidnitz, Schlesien. – Er erkannte die große Bedeutung der Haut.

der erfolgen muß, kommt vor allem der *Haut* zugute, regt ihre *Durchblutung* an. Setzt die *Muskelpartien* und das gesamte *Hautgewebe* in ständige Bewegung, *Kontraktion*.

Wasser ist ein primäres Mittel der Schönheitspflege.

Praktische Wasser-Anwendungsmethoden

Bewußt das Wasser zur Körper- und Hautpflege einsetzen.
Planmäßig die Wirkungsweisen im Temperaturunterschied des Wassers anwenden.
Ein unübertroffener Lehrmeister in der Wasseranwendung aus Liebe zur Gesundheit ist auch heute noch Pfarrer Sebastian Kneipp*.
Kneippen heißt: In dosierter Form durch Wasseranwendung im Körper durch Kälte und Wärme Reize auszulösen, die im Sinne der Ganzheitsbehandlung Störungen und Krankheiten im Menschen verringern oder auch gänzlich beseitigen.

Bei jeder Wasseranwendung muß die Überlegung immer vom menschlichen Körper ausgehen.
Und die heißt. Die Hauttemperatur des Menschen bewegt sich zwischen 33 und 35° C. Deswegen kann die Beurteilung individuell schwanken. – Das muß man berücksichtigen, spricht man vom Temperaturbereich der einzelnen Bäder.

Grundsätzliches über Badetemperaturen:

Alle diese Richtlinien haben nur dann Geltung, wenn der behandelnde Arzt oder Therapeut in Hinblick auf den eigenen Gesundheitszustand nichts anderes anordnet.

---

* Pfarrer Sebastian Kneipp, am 17. Mai 1821 in Stefansried bei Ottobeuren geboren. Deutscher katholischer Geistlicher und Naturheilkundiger. 1886 erschien sein erstes Buch „Meine Wasserkur". Am 17. Juni 1897 starb er in Bad Wörishofen. Kurz nach seinem Tode wurde in Wörishofen der Kneippbund gegründet.

Kalte Bäder: *Temperatur des Badewassers:* zwischen 12° und 18° C. – *Dauer:* 10 Sekunden. – Langsam eintauchen. Ruhig atmen. Nach Beendigung Wasser gut abschütteln und nachfrottieren. – *Geeignetste Zeit:* morgens nach dem Aufstehen.

Warme Bäder: *Temperatur des Badewassers:* zwischen 30° und 37° C. – *Dauer:* 20 Minuten. – Im Bad Bewegungsübungen durchführen. Abschließend kalt abduschen oder kalt abwaschen.

Heiße Bäder: *Temperatur des Badewassers:* von 38° bis 45° C. – Durchführen wie warme Bäder. – *Zweck:* schweißtreibende Wirkung. – Nach dem Bad Trockeneinhüllung mit Leintuch und Wolldecke. 2 Stunden Bettruhe. Anschließend *Abreibung mit kaltem Essigwasser.*

Ganzwaschung:

Ist keine Reinigung, sondern eine gleichmäßige Befeuchtung der Haut mittels eines Waschlappens. – *Verwendet wird:* reines Leitungswasser. – *Menge:* 1 l mit einem Schuß *Arnikatinktur.* – *Ort und Zeit:* Bei geschlossenem Fenster vor dem Zubettgehen anwenden. – *Zeitdauer:* 40 Sekunden.

Durchführung: Immer rechts beginnen. An der Außenseite des kleinen Fingers. Strichweise den ganzen Körper der Länge nach durchkämmen. Den Waschlappen öfter wenden. Dann wieder neu befeuchten. Kurz auswringen. Den Rücken von unten nach oben von der Seite her abwaschen. An der Spitze des kleinen Fingers der linken Hand beenden. Zuletzt die Fußsohlen befeuchten.

Oberkörperwaschung:

Im Prinzip in der Durchführung und der Zeitdauer gleich der Ganzwaschung. Endet aber an der Gürtellinie. Wird am besten morgens angewandt. *Einige Zeit im Bett nachzudunsten,* ist sehr vorteilhaft. – Härtet außergewöhnlich ab. Fördert den Kreislauf. Beruhigt die Nerven. *Ist der beste Ersatz für Bohnenkaffee.*

Vollbäder:

Wirken am günstigsten mit *Kräuterzusätzen* bei einer Wassertemperatur von 30° bis 37° C. – *Badedauer:* normalerweise 10 bis 15 Minuten. Nach dem Bad kalt abbrausen.

Dann Bettruhe. – Die Bäder immer warm nehmen. Kalt nur nach ärztlicher Vorschrift.

Kaltes Armbad:

Kaltes Wasser in ein genügend großes Waschbecken geben. Beide Arme bis über die Ellbögen untertauchen. Dabei zählt man langsam von 21 bis 50. Dann sofort gut abtrocknen und die Bekleidung vervollständigen. Anschließend die Arme kräftig ausschwenken, bis man ein richtiges Wärmegefühl verspürt.

Dieses Armbad kann mehrmals am Tag genommen werden. **Aber nie auf fröstelnde Haut oder nach dem Essen.**

Fördert die Durchblutung des Herzens. Angezeigt bei Bluthochdruck. Bei Schilddrüsenüberfunktion. Ausgezeichnet und unersetzlich für Maschinschreibkräfte. Wirksam gegen Schlaflosigkeit. *Ein richtiges „Herzbad".*

Wechsel-Armbad:

Zur Durchführung benötigt man zwei Behälter. *Wasser mit 38° C* und *Kräuterzusatz* in dem einen und *kaltes Wasser* im anderen. – Begonnen wird im Warmwasser, 5 Minuten lang die Hände bis über die Ellbögen hineinlegen. Dann Kaltwasser-Anwendung, 10 Sekunden lang. Zweimal hintereinander durchführen. Abstreifen und sofort bekleiden.

Erhöht die *Blutzirkulation. Bestes Gegenmittel bei schwächlicher Konstitution* und *bei Wärmemangel des Körpers.*

Kaltwasser-Handdusche:

„Elektrische" Spannungen im menschlichen Körper sind besonders in den Morgenstunden, nach der Bettruhe, am stärksten spürbar. Was sich nicht selten in einer „unerklärbaren" Unruhe bemerkbar macht.

Aus jahrzehntelanger Erfahrung hat sich folgende Praxis als äußerst erfolgreich erwiesen: Beide Hände falten. Unter den fließenden Kaltwasserhahn halten. 10 Sekunden lang. Dann gut abschütteln. Abtrocknen. – Dies gleich nach dem Aufstehen, in einem gewissen Abstand zur Morgenwaschung durchgeführt, vermittelt ein merkliches Wohlbefinden und *stärkt die innere Ruhe.*

Diese Praxis ist nicht nur am Morgen wertvoll, sondern

auch während des Tages, überall dort, wo man mit *„Ausstrahlungen"* in besonderer Weise „in Berührung" kommt. Nach Massagen. Nach „Aura-Nehmen", Wünschelruten-Gehen und Pendeln. Tut man dies nicht, können leicht „Herzdauerschäden" die Folge sein.

Heiß-kalte Genick-Waschung:

Da nirgends mehr als im Genick des Menschen so viele „Nervenbündel" zusammentreffen, erweist es sich als ratsam, bei jeder Morgenwaschung oder auch während des Tages bei *Kopfschmerzen und starken Ermüdungserscheinungen*, eine Handvoll *heißes* und hintendrein sofort eine Handvoll *kaltes Wasser* über das Genick rinnen zu lassen. Nach Möglichkeit zweimal hintereinander. Heiß beginnen. Kalt enden.

Heiß-kalte Ohrmuscheldusche:

Da unsere Ohrmuscheln reizzonenmäßig mit der Wirbelsäule korrespondieren, ist eine *Heiß-Kalt-Wechselwaschung* von besonders nachhaltiger Wirkung.
Erfrischt. Läßt leichter denken. *Nimmt nervöse Störungen*. Bei Kopfschmerzen, Migräne und Depressionen besonders zu empfehlen.

Oberschenkel-Innenseite-Heißfeucht-Kompresse:

Zwei Frottierhandtücher werden in *heißes Essigwasser* getaucht. Ausgewrungen. Und so heiß wie möglich auf die Innenseiten beider Oberschenkelhälften gelegt. Glattstreichen und so lange oben lassen, wie man das Heißwarm-Gefühl hat. Dann wegnehmen. Abtrocknen. Mit *Rosmarinöl* einreiben.
Hilft bei seelischem Tief, Migräne, Depressionen und Reizzuständen. Kann aber auch vorbeugend zur größeren Selbstbeherrschung angewandt werden.
Bester Zeitpunkt der Durchführung: am Abend, wenigstens 1 Stunde vor dem Schlafengehen.

Wassertreten:

Kann zu Hause in der Badewanne, im Bach, am Flußufer oder in eigenen „Wassertretanlagen" praktiziert werden. – *Dauer:* nur 30 Sekunden lang. Beim Wassertreten nie mit kalten Füßen ins Wasser steigen. Wenn nötig, vorher die Füße mit der trockenen Hand gut abreiben. – Nach dem Wassertreten sofort, ohne abtrocknen, Socken überziehen oder ins Bett gehen.

Sehr wichtig: Das Wasser soll bis eine Handbreit unter das Knie reichen. Bei jedem Schritt muß das Bein aus dem Wasser herausgehoben werden, so daß die Luft unter die Fußsohle zu streichen kommt. Nicht in zu seichtem Wasser anwenden, die Wasserhöhe muß stimmen.

Wirkung: Zur Abhärtung. Zur Ableitung des Bluthochdruckes.

Kaltes Fußbad:

Bei einer Wassertemperatur von nicht über 15° C werden beide Füße bis über die Knöchel 15 bis 30 Sekunden lang ins Wasser gegeben. Als Richtlinie für die Zeitdauer gilt eine warme oder schneidend schmerzhafte Empfindung. Dann die Füße heraus. Mit den Händen das Wasser abstreifen. Nicht abtrocknen, sondern sofort Socken anziehen. Bewegung oder Bettruhe ist erforderlich.

Wirkung: Nach starker Fußermüdung, bei Nasenbluten und bei Verstopfung.

Achtung! Ein kaltes Fußbad darf nicht angewendet werden: Bei chronisch schlechter Durchblutung des Gehirns. Bei Fußkrämpfen. Bei Blasenleiden, Krampfadern und Unterleibsbeschwerden der Frauen.

Ansteigendes Fußbad:

Bis über die Wadenmitte beide Füße in Wasser von 36° C eintauchen. Durch langsames Zufließen von heißem Wasser wird die Temperatur innerhalb von 10 bis 15 Minuten auf 39° bis 42° C erhöht. – *Gesamtdauer dieses ansteigenden Fußbades:* Nicht über 20 Minuten.

Sollte überhöhtes Herzklopfen auftreten, sich Schweißausbrüche oder Schwächegefühl bemerkbar machen, ist das Fußbad sofort abzubrechen.

Wichtig: Das Fußbad muß im warmen Raum mit bekleidetem Oberkörper in bequemer Sitzstellung genommen werden. Anschließend ist im warmen Bett gut eingepackt eine Bettruhe von ½ bis 1 Stunde erforderlich.

Zu empfehlen: Bei chronisch kalten Füßen, bei Blasen- und Prostataleiden. Bei Frauenleiden. Aber nie ohne ausdrückliche Erlaubnis des Arztes.

Wechsel-Fußbad:

Notwendig sind zwei Gefäße. Das darin enthaltene Wasser reicht bis zur Kniekehle. Im linken Gefäß besitzt es 38° bis 40° C. Im rechten befindet sich kaltes Wasser.

Durchführung: Zu Beginn beide Beine 5 Minuten lang im warmen Wasser belassen. Anschließend 10 Sekunden ins kalte Wasser geben. Nochmals wechseln. Mit kalt enden. – *Als Grundregel:* Warm anfangen, kalt aufhören. Danach die Beine abstreifen. Entweder warmlaufen, Socken anziehen oder Bettruhe.

Wirkung: Bei chronisch kalten Füßen. Bei länger andauernden Kopfschmerzen. Bei Schlaflosigkeit und bei Bluthochdruck.

Aus meiner Praxis – das therapeutische Fußbad:

Immer wieder kann ich die Erfahrung machen, daß das therapeutische Fußbad bei vielen Menschen großartige Wirkungen zeigt.

Durchführung: In ein normales Wasserbecken werden 5 l *heißes Wasser* gegeben, mit einem Guß *Weinessig* als Zusatz. Daneben einen Behälter mit soviel *kaltem Wasser* füllen, daß es bis über die Waden geht. – Beide Füße ins heiße Wasser hineingeben, wobei das Wasser wenigstens über die Knöchel reicht. Nun beginnt die Tätigkeit: Mit dem rechten Vorderfuß wird das linke Bein von den Zehen angefangen, über Sohle, Knöchel und Ferse gut und kräftig abgerieben. Dann die Waden und die Kniekehle. Nun wechseln. Der linke Fuß bearbeitet den rechten. Ist dies geschehen, werden die beiden Füße in den Eimer mit kaltem Wasser hinein- und auch schon wieder herausgegeben. Letzteres darf nicht länger als 2 Sekunden andauern.

Diese Handlung ist auf die *Schockwirkung* aufgebaut. Dadurch wird der Blutkreislauf richtig angekurbelt, der Stoffwechsel gefördert und das „Krank-Denken" in unserem Unterbewußtsein abgelenkt. – Erhöhen kann man diese Eigenschaft, wenn man nach dem Abtrocknen Fußsohle, Vorderfuß, Knöchelgegend, Wade und besonders Kniekehle tüchtig mit *Rosmarinsalbe* oder *Rosmarinöl* einmassiert.

Wirkung: Bei Neigung zu Verkühlungen und Schnupfen. In Zeiten von Epidemien als Vorbeugung. Bei länger andauernden Kopfschmerzen und Migräne. Bei Depressionen und melancholischen Dauerzuständen. Aber auch bei unreiner Haut und bei Nervenschwäche.

> **Achtung! Menschen, die an Schlaflosigkeit leiden, dürfen diese Art des Fußbades nicht vor dem Schlafengehen durchführen, weil es wach hält.**

Heublumensack:

Die *Größe* richtet sich nach dem zu behandelnden Körperteil, ob Leber, Gesamt-Oberbauch, Unterbauch, Gelenke oder Brust. – *Material und Anfertigung:* Grobes Leinen, Sisal oder Hanf, aber nie Kunststoff. Am oberen Teil ein Zugband einziehen, das an den beiden äußeren Enden mit einem ziemlich großen Knoten versehen ist, damit es nicht hineinschlüpfen kann. Oder es eignet sich auch ein aus den erwähnten Materialien angefertigter Sack, der einfach am offenen Ende abgebunden wird. – Der Sack wird zu zwei Drittel mit *trockenen Heublumen* locker angefüllt und verschlossen. Dann etwas stärker als Bügelwäsche anfeuchten, aber nicht übergießen. Anschließend in einem Kartoffeldämpfer oder Druckkochtopf geeigneter Größe 1 bis 1½ Stunden durchdämpfen. Es gibt aber anstatt dessen noch ein einfacheres System: Beim Kochen legt man den gefüllten feuchten Sack auf einen abgedeckten Fleisch- oder Suppentopf. Muß ihn aber öfters umdrehen. Der abgedämpfte Heublumensack wird durch in die Breite-Ziehen gelüftet und die innere Masse locker gehalten.

Das Auflegen auf die zu behandelnde Körperstelle muß mit Vorsicht geschehen. Mit einem grobleinenen Zwischentuch gut fixiert, wird der Heublumensack mit einer Wolldecke so wie beim „Wickel" festgezogen und vor zu rascher Abgabe der Wärme nach außenhin geschützt.

Wichtig: Die richtige Temperatur des Heublumensackes liegt nicht unter 38° C und nicht über 40° C. ½ bis 1½ Stunden oben lassen, *je nach Entscheidung des Arztes.* Ohne seine Zustimmung keinen Heublumensack anlegen, ansonsten könnten Herzbeschwerden auftreten.

> **Achtung! Verursacht die Auflage Beschwerden anstatt Linderung zu bringen, muß sie sofort entfernt werden. – Heu-**

blumen dürfen weder von ganz frischem Heu genommen werden, noch „uralt" sein.

Kniguß:

Der beste *Durchführungsort* ist die Badewanne. Von der Handbrause schraubt man den Brausekopf herunter. Die Beine sind bis zur Mitte der Oberschenkel entkleidet.

Durchführung: Beim Guß ist zu beachten, daß der Strahl immer in einer Entfernung von 3 cm auf die Haut gelangt. Begonnen wird am rechten Fuß, seitlich unten, bei der kleinen Zehe. Geht vom Vorfuß bis zur Ferse die ganze Breite streifenmäßig hin und zurück. Dann an der Außenwade aufwärts bis 1 Handbreit über die Kniekehle. Hier innehalten. Den Wasserstrahl von dort über die Rückseite des Unterschenkels unter leichter Bewegung 5 Sekunden lang herunterfließen lassen. Mit dem Strahl nun an der Innenwade bis zur Ferse zurückgehen. – Jetzt am linken Bein in der gleichen Reihenfolge wieder dasselbe praktizieren. – Nach den Verweilsekunden über der linken Kniekehle springt man auf die rechte Kniekehle über, bleibt dort 2 bis 3 Sekunden, kehrt zurück zur linken Kniekehle, hält hier wieder gleichlang inne, um anschließend an der Innenwade abwärts zu gehen. – Nun beginnt die Begießung der Vorderseite beider Füße über das Schienbein hinauf bis eine Handbreit über die Kniescheibe. Wieder wird rechts angefangen und links beendet. Auch der wechselseitige Übersprung der Begießung auf beiden Kniescheiben erfolgt zuletzt in Art und Dauer genauso wie bei der Kniekehle. Man nennt dies in der Fachsprache „Springwechsel". – Dabei ist zu beachten, daß das Schienbein nicht direkt der Länge nach „auf der Kante" begossen wird, sondern man muß den Strahl etwas seitlich davon halten. – Zuletzt die Fußsohlen abgießen. – Nach Beendigung des Kniegusses die Beine nicht abtrocknen. Das Wasser bloß abstreifen und sofort die trockenen Strümpfe oder Socken darüberziehen. Fleißig auf und ab gehen.

Wirkung: Dient als sehr wertvolle Ableitung bei Kopfschmerzen und Migräne. Ist ein ausgezeichnetes Mittel zur Abhärtung und zur Ankurbelung des Kreislaufes.

Achtung! Der Kniguß ist kein Hausmittel mehr, sondern bereits eine richtige Behandlungsart. Wird nach Bedarf auf

XI. Wasser sucht sich seinen Weg

Rat des behandelnden Kneipparztes vor allem bei Kuraufenthalten angeordnet und vom Fachpersonal durchgeführt. – Ich habe den „Knieguß" in meinem Buche deshalb erwähnt, weil ich „Kneippkuren" ihrer Wirkung nach hoch einschätze. Schon die Milieuänderung vollbringt im Kursuchenden eine starke Umkehr der Lebensgewohnheiten und eine neue gesunde Einstellung. Wo dies nicht nötig, wird vor allem der Wille zum Gesundleben gestärkt. Auch die Selbstbestätigung, bis jetzt das Richtige gemacht zu haben, ist nicht zu verachten und hat seinen heute allgemein anerkannten therapeutischen Wert.

Immer wieder werde ich überdies gefragt, ob Kneippkuren zu empfehlen sind und was ich davon halte. *Zusammengefaßt:* Man soll in seinem Leben wenigstens einmal eine Kneippkur gemacht haben. Das heißt, tut man das, dann ist man normalerweise davon so begeistert, daß man es nach Möglichkeit weiter praktiziert. Jahre hintereinander. Oder mit Zwischenräumen.

Tautreten:

Während der Sommermonate morgens durch den taufeuchten Garten gehen. Auf Wiesenwegen laufen, barfuß, versteht sich von selbst. Dabei die Fußsohlen heben, daß sie über dem Gras mit der Morgenluft in Berührung kommen. Das ist nicht nur ein Erlebnis, sondern auch sehr gesundheitsfördernd. – *Zeitdauer:* 3 bis 5 Minuten. Dann ohne abtrocknen sofort Socken anziehen und tüchtig warmlaufen.

Wirkung: Dient zur Abhärtung der Füße. Zur Anregung der Blutzirkulation im Oberkörper und im Kopf.

Achtung! Vorsicht bei Menschen mit Nieren- und Blasenleiden. In diesen Fällen darf Tautreten nur nach Befragung des Arztes und mit seinem Einverständnis durchgeführt werden.

Barfußgehen:

Von Beginn der schönen warmen Jahreszeit an bis in die warmen Herbsttage hinein kann das Barfußgehen nicht oft genug praktiziert werden. Man soll sich auch daran gewöhnen, etappenweise vom weichen Garten- und Wiesenboden auf Sandboden oder Rieselschotter überzuwechseln. Gerade letzteres erweist sich als sehr *kreislauffördernd.* Nur darf man nicht gleich hier beginnen und den „starken Mann" spielen wollen.

Vorsicht ist jedoch geboten, im Hochsommer um die Mittagszeit auf Asphaltstraßen zu gehen. Hier kann es zu Brennblasen an den Fußsohlen, ja sogar zu richtigen Verbrennungen führen. Ebenso soll man vorsichtig sein, nach der Ernte auf Stoppelfeldern barfuß zu laufen. Oder mit nackten Füßen abseits der Waldwege durchs Revier zu streifen, wo sehr viel Abfallholz liegt. Auch hier die Vernunft walten lassen und nicht überheblich sein. – Vorsicht ist noch an jenen Plätzen geboten, wo viele andere Tag für Tag gehen. Es kann da leicht zum „Aufklauben von Pilzerkrankungen" kommen. Auch hier gilt die goldene Regel: Nicht überall dabei sein wollen. – Ich kann es mir einfach nicht versagen, darauf hinzuweisen, daß beim Barfußlaufen über blühende Wiesen eine Gefahr lauert: Du bist nicht alleine, dich an der Blütenpracht und am köstlichen Duft blühender Blumen und Pflanzen zu erfreuen. Auch Bienen und Wespen sind hier zu Gast. Einfach weil sie leben wollen und Nahrung suchen. Dabei kannst du diese lieben Insekten verärgern, weil sie meinen, du willst sie töten. Und was tun sie? Sie stechen dich. Das nämliche gilt auch beim Barfußlaufen durch den Obstgarten. Dann, wenn Fallobst den Boden bedeckt. Hier sind es wieder beflügelte Freunde, die sich zur Wehr setzen. Dabei sei nicht vergessen, daß Wespenstiche viel schmerzhafter sind als solche von Bienen. Gar nicht davon zu reden, daß es sich einmal auch eine Hornisse in den Kopf gesetzt hätte, die Stärke deiner Fußhaut mit ihrem Stachel zu messen und dir als Andenken eine „anständige Portion" Gift einzuspritzen.

Barfuß durchs Zimmer laufen:

Was man täglich tut, hat doppelten Wert. Weil es mit einer Regelmäßigkeit geschieht, die zur Gewohnheit wird. Den Vorteil besitzt – wie beim Barfußgehen am Morgen im Zimmer – eine Kettenreaktion auszulösen.

Durch Bewegung und Temperaturunterschied wird der *Kreislauf angeregt, der Stoffwechsel betätigt und vor allem der Stuhlabgang leicht gereizt.* Deswegen soll der Grundsatz gelten: „Aus dem Bett heraus und mit bloßen Füßen durchs Zimmer gehen." Einige Male. Je nach der Größe desselben. Stehen bleiben. Zehen bewegen. Auf dem Stand gehen. Dann erst die Kleider wechseln. Auch hier ist es sehr vorteilhaft, wenn die Zimmerluft die nackte Körperhaut umschmeicheln kann. Vorausgesetzt, daß es die Umstände erlauben.

Luft und Temperaturunterschied auf die Haut einwirken zu lassen, gerade am Morgen, in den ersten Minuten unseres Wachseins, kann ich nicht genug empfehlen.

Beim Barfußlaufen durchs Zimmer darf der Vorteil der Bewegung nicht vergessen werden. – *Der ganze Tag beginnt mit Schwung.*

In Sandalen regelmäßig barfußgehen:

Langer Titel, wertvoller Sinn. Zur *Kräftigung der Füße,* zur Verminderung der Fußausdünstung und des Fußschweißes sollte man die ganze warme Jahreszeit hindurch, soweit es irgendwie möglich ist, keine Socken und Strümpfe tragen, sondern barfuß in Sandalen gehen.

Es müßte überflüssig sein, eigens zu erwähnen, daß auch das Sandalenmaterial eine Rolle spielt. Naturleder und Ledersohlen. Keine Gummisohlen. Auch Korksohlen für Damen, wie sie Mode sind, können wärmstens ans Herz gelegt werden. Holzsohlen sind wieder „im Umlauf" und nicht zu verachten. Sisal- oder Bastsohlen aus Flechtwerk besitzen gesundheitsfördernden Wert.

Sandalenträger haben zusätzlich den Vorteil, daß sie sich bei günstiger Gelegenheit der Fußbekleidung ohne große Umstände entledigen können und dem Barfußgehen nichts im Wege steht.

Diese Einstellung, „sich gesund zu laufen", mit dem Körper auch „über die Füße" zu sprechen, ist sehr positiv und sollte in den Familien von pflichtbewußten Eltern gefördert werden. Vor allem aber selbst praktizieren. Dazu ist man nie zu alt. – Bei älteren Menschen, die an starken Rheumaschmerzen leiden, ist natürlich Vorsicht geboten.

Schneetreten:

Parallel zum Tautreten kann das Schneetreten eingereiht werden. Nützt man das eine im Sommer aus, dann das andere im Winter, wo der Körper sowieso benachteiligt ist. Die Frischkostpalette ist zusammengeschrumpft. Sonnenlicht und Sonnenwärme reduziert. Die persönliche Bewegung im Freien saisonbedingt in Grenzen gehalten. Im negativen Sinne kommt noch die mineralstoffärmere, fett- und kohlenhydratreichere Kost dazu. Mit längeren Aufenthalten in geschlossenen Büros und Wohnungen. Ganz zu schweigen von Veranstaltungen in verrauchten Sälen und Lokalen mit ungesunder und überhöhter Konsumierung von Alkohol und Bohnenkaffee. – Deswegen kann über das kurzfristige Barfußgehen im Schnee nie genug gesprochen und geschrieben werden.

Durchführung: Voraussetzung ist, daß man zu Beginn keine kalten Füße hat und nicht am ganzen Körper ausgefroren ist. Dann sucht man sich bei Neuschnee, womöglich im Garten oder auf der Wiese, eine Schneefläche aus, die ziemlich spurenfrei ist. Der Schnee soll wenigstens bis über die Knöchel reichen, aber nicht höher sein als bis zur Hälfte der Waden. Man zieht Schuhe und Socken aus. Steckt letztere in die Schuhe hinein und läuft sofort 45 Sekunden aktiv im Schnee herum. – Füße hochheben, so daß auch hier Luft zu den Fußsohlen kommt. – Man kann ruhig im Kreis laufen. Dann zurück zu den Schuhen. Mit den Händen den anhaftenden Schnee von den Füßen streichen. Sofort Socken und Schuhe anziehen, fleißig bewegen und dann erst nach Hause zurückkehren, wenn man sich gänzlich warmgelaufen hat. Ruhiges Verweilen im warmen Zimmer mit ausgezogenen Schuhen ist sehr zu empfehlen. Unersetzlich ist das Abreiben der Füße mit verdünntem *Arnikageist*.

Wirkung: Zur allgemeinen Abhärtung. Zur Förderung des Kreislaufes. Bei vegetativen Störungen und Schwächen. Ebenso bei Potenzschwächen.

Achtung! Abzulehnen bei Blasenleiden, bei Rheuma- und Gichtleiden. Bei Unterleibsentzündungen der Frauen und während der Menstruation. – Vorsicht: **Herzschwache Personen** müssen unbedingt den Arzt befragen.

Schneeabreiben:

Sauberer, weicher, nicht verkrusteter, nach Möglichkeit frischgefallener Schnee, wird locker in ein Gefäß gegeben. In der Badewanne oder in der Duschecke stehend, reibt man sich damit den gesamten Körper oder nur den Oberkörper ein. So wie es bei „Ganzwaschung" oder bei „Oberkörperwaschung" angegeben ist. Immer rechts auf dem Handrücken auf der Kleinfingerseite beginnen und links enden. – *Dauer:* Nicht über 40 Sekunden.

Wirkung: Vorzügliches Abhärtungsmittel. Vorbeugend gegen Verkühlungen. Nervenberuhigend.

Schneewälzen:

Nach Anwendung der Heimsauna, bei trockener Hitze zwischen 70 und 90° C mit relativem Feuchtigkeitsgehalt von 10 bis 25%, wobei man 10 bis 15 Minuten im Schwitzraum verbleibt, kann anstatt dem Kaltwasserüberguß die Bewegung in kalter Luft oder das „Wälzen im Schnee" erfolgen. Danach kommt eine zweite Schwitzperiode von 8 bis 10 Minuten, um mit nochmaligem Schneewälzen abzuschließen. Unerläßlich ist eine darauffolgende Ruhe des Körpers von mindestens ½ Stunde.

Wichtig: Schneewälzen unbedingt nur bei Saunaanwendung und mit Anweisung des Arztes durchführen! – Selbstverständlich darf der Schnee nicht verkrustet und unrein sein. Größte Sorgfalt ist geboten, daß sich nicht irgendwelche Gegenstände im Schnee oder auf dem Boden befinden. Am besten eignet sich dafür der eigene Garten.

Wirkung: Gegen Erkältungskrankheiten, vor allem, wenn diese immer wieder auftreten. Bei allen rheumatischen Erkrankungen. Bei Hautleiden. Unterleibsleiden. Bei Stoffwechselerkrankungen. Gut geeignet zur Abhärtung und Blutreinigung. Sauna mit abwechselndem Schneewälzen ist ihrer Wirkung nach vorbeugend gegen Herzinfarkt, weil herzstärkend. Stets vorausgesetzt, der Arzt genehmigt es.

Verboten für an Herz und Kreislauf Erkrankte, für an Thrombosen oder Lungentuberkulose Leidende. Und bei Gefäßerkrankungen wie Arterienverkalkung.

Fußbad im Bachsand:

Ein ausgezeichnetes Erfrischungs- und Abhärtungsmittel, ein Fußbad im Bachsand. Bei Wanderungen in der Gebirgsgegend ist es nicht schwer, Bachstellen zu finden, die seicht sind und an denen sich im Bachbett Sand abgelagert hat. Sich im Sommer auf einen erwärmten Uferstein zu setzen, die nackten Füße in den nassen Sand hineinzustecken, mit den Zehen im Sande zu bohren, ist für mich immer wieder ein unvergeßliches Erlebnis. Man sitzt da, spürt, wie die Füße das fließende, daher- und dahineilende Wasser teilen. Nimmt Naß und Kalt auf. Gräbt mit den Zehen im Sand. Fühlt die Reibungen zwischen den Zehen. Steht dann auf und läuft barfuß ein Stück weiter, den Bach entlang, um an geeigneter Stelle die Füße nochmals abzuspülen. Mit der Hand das Wasser abstreifen,

Socken und Schuhe anziehen. Dabei darf nicht vergessen werden, daß nach jeder Abkühlung der Füße unmittelbar eine Erwärmung erfolgen muß. Dies erreicht man am besten durch Bewegung.
Wirkung: Hebung des Gemütszustandes. Kreislauffördernd. Stoffwechsel anregend. Zur Abhärtung.

> **Vorsicht: Bei Herzerkrankungen, Rheuma- und Unterleibsleiden.**

Sand-Fußbad:

Im Zusammenhang mit Waschungen und Bädern darf das „Sand-Fußbad" nicht unerwähnt bleiben. Aus meiner Praxis weiß ich, daß es ein ausgezeichnetes Mittel gegen die lästigen Folgen der „*Schweißfüße*" darstellt.

Der natürlichste Ort der Durchführung ist der Meeresstrand. Barfuß durch den heißen Dünensand laufen, die Füße anschließend im Salzwasser abwaschen, einige Zeit drinnen lassen. Die beste Bekämpfung gegen lästigen Fußschweiß.

Dauerwirkung erzielt man nur dann, wenn man in unmittelbarer Folge eine „nervenstärkende Teekur" anhängt. *Geeignete Kräuter sind:* Apfelschalen, Gundelrebe, Johanniskraut, Kamille, Liebstöckelkraut, Majoran, Melisse, Pfefferminze, Schafgarbe und Thymian. – Als *Teemischung* kann ich empfehlen: Pfefferminze 4 Teile, Salbei 4 Teile, Johanniskraut 3 Teile, Melisse 3 Teile, Erdbeerblätter 2 Teile, Thymian 2 Teile und Schafgarbe 1 Teil. Im Aufguß zubereiten, 2 Teelöffel für ¼ l kochendes Wasser. 15 Minuten ziehen lassen. 6 Wochen lang früh und abends je 1 Tasse trinken.

Kann man kein Sand-Fußbad am Meer nehmen, dann führt man es ganz einfach daheim im eigenen Garten durch. Im Hochsommer wird ein Sandhäufchen auf einer besonnten Stelle abgelagert. Am frühen Nachmittag setzt man sich davor bequem auf einen Stuhl, vergräbt die nackten Füße 10 bis 15 Minuten lang im Sand. Wobei man sie öfters bewegt und mit den Zehen neue Löcher in den Sandhaufen bohrt. Anschließend in einer ziemlich starken Salzwasserlösung die Füße 2 bis 3 Minuten lang baden. Mit reinem, nicht zu kaltem Wasser nachspülen und abtrocknen.

> **Vorsicht!** Bei diesen beiden Sandbadearten ist darauf zu achten, daß der **Kopf vor der direkten Sonnenbestrahlung ge-**

> **schützt** ist. Weil man sich ansonsten leicht Kopfschmerzen eintauschen kann. Kopfweh gegen Fußschweiß ist kein sehr lukratives Geschäft.

Moor-Fußbad:

Kennt man moorige Bäche, dann soll man es nicht unterlassen, barfuß den Bachlauf ein Stück auf und ab zu waten. Anschließend läßt man den anhaftenden Moorschlamm auf Füßen und Waden eintrocknen. Da er aus wasserdurchtränkter Erde und Verwesungsprodukten besteht, die unter Wasser abgestorben sind, handelt es sich um einen schlechten Wärmeleiter. Deshalb wird kühles Moorwasser weniger kalt empfunden. Über die eingetrocknete Moorerde können Socken oder Strümpfe angezogen werden, um erst später, daheim, die Füße im lauwarmen Wasser zu reinigen.

Wirkung: Im Moor befinden sich gewöhnlich die den weiblichen Sexualhormonen nahestehenden Pflanzenhormone, daraus ist auch die günstige Wirkung des Moor-Fußbades bei Frauenleiden abzuleiten. Es entsteht dadurch eine tiefgehende Durchblutung aller Unterleibsorgane und das wieder erweist sich als entzündungswidrig. – Heilenden Einfluß üben diese Bäder auch auf rheumatische Leiden, auf Gelenks- und Muskelentzündungen und auf Unterleibsleiden der Frauen aus.

> **Vorsicht ist bei kreislaufschwachen Personen geboten, da der Kreislauf stark beeinflußt, angeregt wird.** In solchen Fällen den Arzt befragen.

Moorschlamm erhält man auch in einschlägigen Fachgeschäften in Packungen. So können Moor-Fußbäder ebenso zu Hause genommen werden, die aber jenen in freier Natur an Wirkung nachstehen.

Auflagen, Umschläge oder Kompressen:

Drei verschiedene Wörter, im Grunde genommen dieselbe Wasserbehandlung. – Auf die zu behandelnde Körperstelle legt man zuerst ein bis sechsfach gefaltetes Leinentuch, das vorher in kaltes oder warmes Wasser getaucht und ausgewrungen wurde. – Je nach der Temperatur des verwendeten Wassers unterscheidet man *kalte* oder *warme Auflagen, Um-*

schläge oder *Kompressen*. Nun folgen zwei Trockentücher, die so groß sein müssen, daß man sie um den zu behandelnden Körperabschnitt herumwickeln und befestigen kann. Das erste soll ein Leinentuch, das zweite ein Wolltuch sein. Die Umschläge wechseln, bevor sie Körpertemperatur erreicht haben. Müssen sich beim Wechseln noch leicht kalt bzw. warm anfühlen. Ansonsten wird ihre Wirkung in Frage gestellt.

Aus meiner Praxis habe ich folgende wertvolle Erkenntnis gewonnen. Anstatt des ersten großen gefalteten Leinentuches kann man auch zwei Leinenfleckchen verwenden. Die der zu behandelnden Körperstelle an Ausmaß entsprechen. Eine genügend starke Wattenschicht wird dazwischengelegt. Die dreischichtige Auflage mit Kalt- oder Warmwasser gründlich übergießen, leicht auspressen und anlegen. Die Abschirmtücher, so wie vorher besprochen, darübergeben.

Wichtig: Die Tücher müssen fest und faltenlos auf der Haut aufliegen. – Körper und Zimmer vorher gut durchwärmen. – Mit Kompressen geht man nie ins Freie. Nach dem Abnehmen derselben ist ein kurzes Nachdunsten im Bett sehr empfehlenswert.

Wirkung: Die Wirkungsweise der Kompresse beruht auf einer Steuerung der Gefäßdurchblutung der Haut. Dadurch kommt es auch zur Änderung der Durchblutung der inneren Organe. – *Kalte Auflagen mit reinem Wasser oder mit Essigbeigabe* werden gerne zur Senkung des Fiebers verwendet. Bei Prellungen und Verstauchungen ist der *Zusatz von Arnikatinktur* zu empfehlen. *Warme Kompressen* bei Durchfallserkrankungen, Darmkoliken, Halsdrüsenentzündungen und zum Ausreifen von Furunkeln.

Allgemeines über Wickel:

In der kneipp'schen Wassertherapie spielen die Wickel eine sehr große Rolle. Grundsätzlich sei gesagt, daß sie unter die „Kneipparzt-Behandlung" fallen. Hauptsächlich in Kurhäusern und Sanatorien durchgeführt werden. Die zuständigen Kneipp-Ortsvereine halten *Wickelkurse* ab, bei denen man alles Nötige über die vorzügliche und mannigfach verwendbare *Wickeltechnik* erfahren kann. Müttern und Hausfrauen ist solch ein Kurs sehr zu empfehlen.

Wickel sind bereits Behandlungsmethoden und keine reinen Hausmittel mehr. Sie fallen nicht unter die häusliche Behandlung. Sondern sollen nur von dafür „ausgebildeten" Per-

XI. Wasser sucht sich seinen Weg

sonen angebracht werden. Vor allem der Entscheid, ob ein Wickel gemacht werden soll, wo und wie, mit welchen Beigaben, bleibt der ärztlichen Verordnung überlassen. Trotzdem will ich sie nicht verschweigen und schreibe darüber zwar kurz, aber ausführlich genug.

Manche leidenden Menschen würden Erleichterung finden, wieder Mut und Hoffnung tanken, wenn ihnen alle natürlichen Heilmethoden bekannt wären, die in ihrem Krankheitsfall angewandt werden können. Besitzt man selbst die nötige Information und Kenntnis, und nicht zuletzt Vertrauen auf eine natürliche Heilmethode, dann kann man auch mit dem Hausarzt darüber sprechen. Ärzte sind im allgemeinen heute sehr aufgeschlossen, vernünftigen, anerkannten Naturheilmitteln sehr zugänglich und wollen vor allem nur eines, den Patienten gesund machen. Ihn heilen. Sie wissen, daß sie das alleine nicht vollbringen können, wenn der Kranke keinen Heilungswillen zeigt und weder Hoffnung auf Erfolg noch Vertrauen zum behandelnden Arzt hat. So ist es durchaus richtig, mit seinem Arzt auch die Möglichkeit einer Kurdurchführung zu besprechen. Wasserkuren mit Wickelanwendungen stehen vor allem in den Kneipp-Kurhäusern zur Verfügung.

Im Leben liegen so viele Möglichkeiten sehr nahe, ohne daß wir danach greifen.

Ich betrachte es immer wieder als ein Geschenk Gottes, wenn mich jemand auf etwas aufmerksam macht, ich dies anwende und dann einen Erfolg damit erziele. – Aus demselben Grund wird bei dieser Abhandlung weniger auf die genaue handwerkliche Durchführung geachtet, sondern es steht die zu erwartende Wirkung im Vordergrund. Was beim Leser im Sinne des Informiertseins den Willen zur Handlung auslösen soll. Überlassen wir die Durchführung dem fachkundigen Kneippkur-Personal. Erfreuen wir uns an der Bereicherung unseres Wissens. An der Tatsache, ,,ich weiß über Wickel, deren Anwendung und Wirkung Bescheid".

Es wird heute viel von Bildung und Weiterbildung gesprochen. Man ist davon überzeugt, daß diese nicht zurückbleibt, wenn sich das Schultor hinter uns schließt. Sondern uns als Erwachsenenbildung bis ans Lebensende begleitet.

Damit wir uns von unserer Zeit, in der wir leben, *ein Bild machen können*.

Denn das will *Bildung* heißen: Ein Drang nach Wissen. Ein Drang, der fast zum ,,süßen" Zwang wird. Um nicht zu „verrosten". Nicht stehenzubleiben. Nicht abzuschließen. Sondern bis ans Lebensende „offen" zu bleiben, für alles, was unser Leben bereichert und lebenswert gestaltet. Das erst macht das Leben schön und wertvoll. Stärkt den Lebenswillen. Das Leben gab uns ein anderer, nicht wir selber. Wollen – das müssen wir. Leben wollen.

Es gibt 3 Arten von Wickel: Den kalten, den warmen und den heißen Wickel.

Kalter Wickel:

Ist der meistgebrauchte. Seine Anwendungsdauer bestimmt die Wirkung. *Wärmeentzug, Wärmestauung oder Schweißausbruch.* – Verordnung und Behandlung erfolgen durch den Kneipparzt.

Warmer Wickel:

Ist älteren Menschen sehr zu empfehlen. *Besonders bei schwacher Reaktionsfähigkeit.* Bei Nervenentzündung, Krämpfen und Koliken. Lindert Schmerzen und wirkt ableitend auf die Haut. Eignet sich sehr gut bei Phantomschmerzen alter Amputationen und Gliederverstümmelungen.

Der Effekt warmer Wickel wird erhöht, wenn man anstatt reinem Wasser Kräutertees verwendet. Besonders bewährt haben sich: *Baldrianwurzel, Dillkraut, Hauhechelwurzel, Johanniskraut, Kamille, Königskerzen-Blüten, Melisse, Pfefferminze, Raute, Stockrosenblüten und Wermut.*
Zubereitung: 2 Teelöffel von Baldrian- oder Hauhechelwurzel mit ¼ l Wasser über Nacht kalt ansetzen. Morgens kurz aufkochen, abseihen. Als günstig erweist es sich, bei all diesen Kräutertees immer die doppelte Portion zu bereiten. Die eine Hälfte davon wird getrunken, die andere für Wickel eingesetzt. – Alle anderen genannten Kräuter im Aufguß. 2 Teelöffel davon mit ¼ l kochendem Wasser überbrühen, 15 Minuten zugedeckt ziehen lassen, abseihen.

Wichtig: Die Wirkung warmer Wickel kann durch das Auflegen einer Wärmflasche oder eines feuchtigkeitssicheren Heizkissens verstärkt werden. Bei dessen Anwendung heißt es jedoch immer vorsichtig sein.

Heißer Wickel:

Äußerste Vorsicht ist ebenfalls beim heißen Wickel geboten. Die Verbrennungsgefahr der Haut ist sehr groß. Darf nur von wirklich „Erfahrenen" angelegt werden.
Wirkung: Bei Koliken und Entzündungen der Bauchorgane.

Halswickel:

Wird hauptsächlich bei *Erkrankungen des Rachens und der Mandeln* angewandt. Kann aber auch als warme Kompresse aufgelegt werden.

Brustwickel:

Schafft Erleichterung bei *Entzündungen im Bronchial-, Lungen- und Brustfellbereich, verbunden mit Fieber.*

Beinwickel:

Wird bei *hochfieberhaften Erkrankungen* nach Anordnung des Arztes entweder kalt oder warm angelegt. – Auch bei Schlaflosigkeit, chronischen Kopfschmerzen, Venen- und Lymphgefäßentzündungen und bei allen rheumatischen Beschwerden in den Beinen.

Nasse Socken:

Wirken wie Fußwickel. – Durch Pfarrer Kneipp bekannt gemacht, wurden sie an vielen Orten zum wertvollen Hausmittel, weil sie einfach zu handhaben sind. Ein Paar frische Baumwollsocken in kaltes Wasser geben, leicht auspressen und anziehen. Ein zweites Paar trockene Socken darüberstreifen.
Wirkung: Bei Schlaflosigkeit. Gerne und mit viel Erfolg bei Kindern angewandt. – Verstärkt wird diese Eigenschaft bei Erwachsenen, wenn man ½ Stunde vor dem Schlafengehen folgende *Teemischung* trinkt: *Baldrianwurzel* 4 Teile, *Himmelschlüssel-Blüten* 4 Teile, *Melisse* 3 Teile, *Orangenblüten* 3 Teile, *Erdbeerblätter* 2 Teile und *Waldmeister* 1 Teil. 2 Teelöffel davon mit ¼ l kochendem Wasser überbrühen, 15 Minuten zugedeckt ziehen lassen, abseihen. Langsam und warm trinken.
Ein anderes Hausmittel hat sich zusätzlich auch bestens

bewährt: Man entfernt von einer *Zwiebel* mittlerer Größe die äußere Schale. Schneidet Zwiebelscheiben. Legt sie in eine Tasse *Milch*. Das Ganze wird gut erwärmt, ohne zu kochen. Abseihen. Anstatt des Tees ½ Stunde vor dem Schlafengehen trinken. Nichts für eingefleischte Feinschmecker, aber sehr wirksam bei *Einschlafschwierigkeiten. Bei Amenorrhöe,* Aussetzen der Regel: Jüngere Frauen mit sitzendem Beruf klagen gelegentlich über Ausbleiben der normalen Monatsblutung, verbunden mit Kreuzschmerzen, die sich vom Kreuz hin zum Unterleib ziehen. Kopfweh, Migräne, Neuralgien mit Reizbarkeit und seelischer Verstimmung sind häufig die Folgen, werden aber nicht immer als solche erkannt. Auch hier hat sich das Anziehen von nassen Socken einige Zeit hindurch bestens bewährt.

Gesichtsbäder:

Sind ebenfalls ein beliebtes, leicht und einfach anwendbares Hausmittel. – Ein *Kräuterabsud* wird ziemlich warm und in entsprechender Menge in ein niedriges Waschbecken gegeben. Man taucht das Gesicht mit geschlossenen Augen ein. Dabei soll das Wasser bis über die Augen reichen. Taucht zwischendurch immer wieder zum Atemholen auf. Das Gesichtsbad endet mit einem *kalten Gesichtsguß,* damit die Haut wieder gestrafft wird. *Dauer:* 8 bis 10 Minuten.

Wirkung: Zur Akne-Therapie. Zur Anregung der Hautdurchblutung. Zum Erweichen von Pusteln und Mitessern.

Geeignete Heilpflanzen: Eichenrinde (Quercus robur). 150 g getrocknete und zerkleinerte Rinde wird 8 Stunden lang in 2 l kaltem Wasser angesetzt. Dann gründlich aufkochen. – *Haferstroh (Avena sativa).* Ist sehr reich an Vitamin A. Darauf beruht seine günstige Einwirkung auf die Haut. Das Stroh wird klein geschnitten. Einen 3-Liter-Topf bis zur Hälfte damit anfüllen, mit kaltem Wasser übergießen, daß dieses etwas über die Strohmenge reicht. Auf Sparflamme stellen und ½ Stunde kochen lassen. Das verdunstete Wasser nachgießen. Abseihen – *Kamille (Matricaria chamomilla).* Die Blüten tragen keimhemmende Eigenschaften in sich und wirken sich sehr günstig auf die Haut aus. 5 Eßlöffel voll mit 1 l kochendem Wasser übergießen, 15 Minuten zugedeckt stehenlassen. Abseihen.

Heilkräuter-Zusätze bei allen Warmwasser-Anwendungen:

Grundsätzlich können *Kräutertees* allen Warmwasser-Anwendungen beigegeben werden.

Hinterher nicht abtrocknen, sondern einziehen lassen. Wenn nötig erst dann kalt nachspülen.

Dämpfe im allgemeinen:

Die Anwendung von Dampf läßt sich ohne weiteres daheim in jedem Haushalt durchführen. Bewährt bei *Kopfschmerzen, Erkältungskrankheiten der oberen Luftwege* und *Nebenhöhlenerkrankungen.*

Zu beachten: Nicht sofort an die frische Luft gehen. Kurze Bettruhe ist vorteilhaft.

Jede Dampfanwendung gilt als richtige Hauskur. Wirkt auflösend, stoffwechselsteigernd, krampflösend, schweißtreibend. – Zur Durchführung hier einige Möglichkeiten.

Kopfdampf:

In einen Topf mit 1 l kochendem Wasser werden 4 Eßlöffel *Kräuter* oder 8 bis 10 Tropfen *ätherischer Öle* gegeben und auf dampfender Hitze gehalten. Was man durch Benützung einer Elektroherdplatte leicht erreicht. – Den Oberkörper entblößen. Den geschlossenen Topf mit oder ohne Elektroplatte, je nachdem wie intensiv man die Dampfanwendung durchführen will, auf einen Stuhl stellen. Sich nach vorne beugen. Eine Wolldecke oder ein großes Frottiertuch über Kopf und Oberkörper legen. Mit dem Lüften des Topfdeckels kann der Behandelnde selbst die Zufuhr des aufsteigenden Dampfes regeln. Dabei den Dampf durch Mund und Nasenlöcher eindringen lassen.

Altbewährter Kräuterzusatz: Kamille.

Fußdampf:

Auf einen breiten Topf am Boden – mit 5 bis 8 l kochendem Wasser und 50 g *Kräutern* oder 25 Tropfen *ätherischen Öles* – legt man einen Holzrost. Man setzt sich davor auf einen Stuhl und stellt die Füße auf den Rost. Stülpt eine Decke in lockerer Weise über die Knie, so daß diese nicht an den Füßen anliegt, sondern über den Holzrost hinaus- und hinuntergeht. Dann kann der Dampf gut auf die gesamte Fußfläche und auf die Waden bis zum Knie einwirken.

Eignet sich bei *Fußgicht, Rheuma, Gelenkschmerzen, schlechter Durchblutung, chronischer Fußmüdigkeit*, aber auch bei *Migräne* und *Depressionen*.

Altbewährter Kräuterzusatz: Rosmarin.

Volldampf:

Erfordert zwei Dampftöpfe. Einen unter die Füße stellen. Den zweiten unter den Sitz des Stuhles. Wobei dieser entweder die Sitzfläche durchlöchert haben muß oder ein Leibstuhl oder Bambusrohrstuhl ist. – Der Patient ist völlig ausgezogen. Der gesamte Körper wird locker bis zum Hals mit Decken umhüllt.

Zu empfehlen bei *Kreislaufstörungen, schlechter Allgemeindurchblutung* und bei *Kreuz-* und *Rückenschmerzen*.

Altbewährter Kräuterzusatz: Lavendel.

Unterleibsdampf:

Auf die Vorderkante eines Sessels setzen. Füße in breiter Grätschstellung halten. Zwischen die Füße den Dampftrog stellen. Die Beine mit einer Decke gut abdecken.

Bei *Unterleibsstörungen der Frauen*.

Altbewährter Kräuterzusatz: Zinnkraut.

107 Badezusätze auf einem Blick

Ob Einigkeit stark macht?
Wann und wo?
Eigentlich immer im Leben.

Wenn wir es nur sehen, kennen, einsehen, anerkennen würden.

Kräuter und Pflanzen. In der verschiedensten Form. Zubereitet. Verschenken sie ihre Wirkstoffe. Geben sie dem menschlichen Körper weiter. Dringen ein. Und wirken. Bewirken. Das Wohlbefinden. Die Besserung. Die Heilung.

Im Mittelpunkt steht der Mensch. In der Behandlung.

XI. Wasser sucht sich seinen Weg

Zu ihm kommt das Wasser mit allen Wirkstoffen. Trägt sie ihm zu.
Wasser sucht sich den Weg zum Menschen.
Das Wasser sucht sich seinen Weg.
Um zu dienen. Zu helfen.
Das Wasser, unterwegs zum Menschen.
Im Helfen.
Durch die Bäder.
Und Badezusätze.
Hier. 107mal.
In alphabetischer Übersicht.
Bad für Bad.
Und jedesmal macht Einigkeit stark.
Wenn Wasser den Weg zum Menschen findet.

1) **Ameisensäure-Bad:** Empfehlenswert bei Neuralgien und Rheumatismus.
2) **Arnika-Bad:** Stärkt. Hebt das Allgemeinbefinden. Lindert Schmerzen.
3) **Arnika-Rosmarinhonig-Bad:** Leberfreundlich. Baut Ärgernisse ab.
4) **Augentrost-Bad:** Festigt die Widerstandskraft.
5) **Baldrian-Bad:** Beruhigt. Gleicht Spannungen aus.
6) **Beifuß-Bad:** Gerne angewandt bei Menschen, die an Fallsucht leiden.
7) **Beifuß-Eibisch-Bad:** Tiefgreifend und Schmerzen lindernd.
8) **Beinwell-Bad:** Wirkt auf die Haut feuchtigkeitsspendend und mildernd.
9) **Blasentang-Bad:** Bei Schilddrüsen-Unterfunktion, Fettsucht und Arterienverkalkung.
10) **Bolus-alba-Bad:** Guter Hautreiniger. Begünstigt die Wundheilung.
11) **Borretsch-Bad:** Fördert die Atmung der Haut.
12) **Brennesselblätter-Bad:** Besonders am Morgen angebracht. Belebt.
13) **Brombeerblätter-Bad:** Wirkt hautzusammenziehend und gleichzeitig keim- und pilztötend.
14) **Brombeerblätter-Honig-Bad:** Schwangeren Frauen anzuraten.
15) **Buttermilch-Bad:** Wertvolle „Hautnahrung". Für jeden Hauttyp.

16) **Chinesischer-Tee-Goldruten-Bad:** Vermindert die Sprödigkeit der Kapillargefäße.
17) **Dachwurzessig-Bad:** Bei Hautflechtenleiden und alten Narben von Brandwunden.
18) **Dost-Bad:** Gegen Furunkel und Abszesse.
19) **Efeu-Bad:** Weicht schwielige Haut auf.
20) **Eichenrinden-Bad:** Von starker zusammenziehender Wirkung. Ein Hautfestiger.
21) **Engelwurz-Bad:** Zur Linderung von depressiven Störungen.
22) **Eukalyptusöl-Bad:** Bei Verkühlungen und nervösen Hautstörungen.
23) **Fallobstsaft-Bad:** Entfettet die Haut. Zieht sie zusammen.
24) **Fenchelöl-Bad:** Hebt den Gemütszustand.
25) **Fichtennadel-Bad:** Schleimlösend und stoffwechselanregend. Hilfreich bei Wechselbeschwerden.
26) **Fichtennadeln-Eichenrinden-Bad:** Guter Helfer bei Muskel-, Gelenkrheumatismus und bei Ischias.
27) **Frauen-Bad:** Für heranreifende Mädchen mit Periodenschwierigkeiten.
28) **Fünf-Blüten-Bad:** Angenehmes Wochenbad zur Blütezeit.
29) **Gelber-Steinklee-Bad:** Bei Beklemmungen. Zur Milderung von Augenleiden.
30) **Goldruten-Beifuß-Honig-Bad:** Um rosigen Teint zu erzielen.
31) **Gundelreben-Bad:** Schafft bei Zellulitis Abhilfe.
32) **Gurken-Bad:** Zu empfehlen bei depressiven Störungen und Wechselbeschwerden.
33) **„Gurken-Mandeln"-Bad:** Bewirkt die Ausscheidung von Gift- und Fettstoffen.
34) **Haferkorn-Bad:** Schenkt mehr Unternehmungslust, Lebensfreude und Tatkraft.
35) **Haferstroh-Bad:** Von stark beruhigender Eigenschaft. Bei Nieren- und Blasenbeschwerden.
36) **Hefe-Bad:** Günstig bei sehr rauher Haut.
37) **Heidekraut-Bad:** Schwermütigen Personen gelegentlich zu empfehlen.
38) **Heidekrautöl-Bad:** Hellt matte Haut auf. Macht spröde Haut geschmeidig.
39) **Heidelbeerblätter-Bad:** Für empfindliche Haut, gegen Faltenbildung.

XI. Wasser sucht sich seinen Weg 511

40) **Heublumen-Bad:** Regt Blutkreislauf und Stoffwechsel spürbar an.
41) **Holunderblüten-Bad:** Schützt vor Hautkrankheiten.
42) **Holzasche-Fußbad:** Bei Einschlafschwierigkeiten und großer Müdigkeit.
43) **Honig-Augenbad:** Bei Augenentzündung bestens bewährt.
44) **Hopfenzapfen-Bad:** Beruhigt und fördert den Schlaf.
45) **Huflattichblüten-Bad:** Gegen Frühjahrsmüdigkeit.
46) **Immergrün-Bad:** Reinigt Wunden, Geschwüre und unreine Haut.
47) **Isländisches-Moosflechten-Bad:** Zu empfehlen bei chronischer Abmagerung. Schwäche der Muskel und des Gefäßsystems.
48) **Johanniskraut-Bad:** Reinigt die Poren und zieht sie gleichzeitig zusammen. Fördert die Hautatmung. Wirkt sich günstig bei Kreislaufbeschwerden aus.
49) **Kalmus-Bad:** Zur Abhärtung der Haut und des Gesamtkörpers.
50) **Kamillen-Bad:** Die Kamille, Königin der Badekräuter. Lindert Juckreiz. Reinigt und heilt.
51) **Karottensaft-Bad:** Hält die Haut geschmeidig. Verhindert Hautabschälungen.
52) **Kartoffel-Absudwasser-Bad:** Wertvoll für die Gesamthaut. Von straffender und zusammenziehender Kraft.
53) **Kartoffel-Rohsaft-Bad:** Nimmt akute Gliederschmerzen.
54) **Käsepappel-Bad:** Bei empfindlicher und zarter Haut. Gegen Sonnenbrand.
55) **Kirschblüten-Bad:** Trägt viel zur Verbesserung des Aussehens bei.
56) **Kirschensaft-Bad:** Erquickt und regeneriert ausgelaugte, matte Haut.
57) **Klatschmohn-Öl-Bad:** Für unruhige, ängstliche oder nervöse Personen.
58) **Klatschmohn-Salbei-Bad:** Bei Nervenschwäche und in den Wechseljahren.
59) **Kleie-Bad:** Hilft bei Ekzemen. Wirkt beruhigend am Abend.
60) **Kleie-Kamille-Kombinations-Bad:** Von erholsamer und krampflösender Eigenschaft.
61) **Königskerzen-Thymianöl-Bad:** Löst seelische Verkrampfungen.

62) **Kontrastferment-Bad:** Zur Wiedererlangung geschwundener Kräfte.
63) **Kornblumen-Bad:** Schafft eine glatte Haut.
64) **Kräuter-Bad nach Wahl und zur Abwechslung:** Zum Erleben der Kräuter-Kraft am eigenen Körper.
65) **Lavendelöl-Bad:** Regeneriert und verjüngt zugleich.
66) **Lehm-Bad:** Erweitert die Blutgefäße. Festigt die Nerven.
67) **Liebstöckel-Bad:** Zur Stärkung der Unterleibsorgane bei Frauen.
68) **Lindenblüten-Lindenholzkohlen-Bad:** Günstig bei hohem Blutdruck.
69) **Mädesüß-Bad:** Unterstützt das Abmagern bei Fettleibigkeit.
70) **Malz-Bad:** Reizmildernd und beruhigend auf der Hautoberfläche.
71) **Melissen-Bad:** Zum Entspannen des überreizten Organismus.
72) **Milch-Honig-Bad:** Gleicht Problemhaut aus.
73) **Milchserum-Bad:** Sehr zu empfehlen bei Jugendakne.
74) **Molke-Bad:** Bei Schwächezuständen, Erschöpfungen und Krämpfen.
75) **Petersilienblätter-Bad:** Unterdrückt sehr stark die Milchabsonderung.
76) **Petersilienblätter-Zitronensaft-Bad:** Schwächt Schwangerschafts-Pigmentierung ab.
77) **Pfennigkraut-Bad:** Eignet sich für großporige Haut.
78) **Pfirsich-Blätter-Kerne-Bad:** Läßt Hautentzündungen und Hautreizungen abklingen.
79) **Pflanzenöl-Bäder:** Für trockene und empfindliche Haut.
80) **Quittenkerne-Bad:** Bei aufgesprungener Haut und Hautrissen.
81) **Ringelblumenblüten-Bad mit Honigzusatz:** Fördert die Gewebeneubildung.
82) **Ringelblumen-Mandelöl-Bad:** Mildert Nervenschmerzen, besonders in der Gesichtspartie.
83) **Rosmarin-Bad:** Bei schlechter Durchblutung an Händen und Füßen.
84) **Rosmarin-Orangenschalen-Bad:** Für die Übergangszeiten im Herbst und Frühjahr.
85) **Salbei-Bad:** Nimmt den übermäßigen Schweiß. Stärkt die Haut.
86) **Salbeipulver-Bad:** Gegen Fußschweiß, Achselschweiß und in den Wechseljahren.

87) **Salz-Bad:** Für Fettsüchtige und vegetativ labile Menschen.
88) **Schafgarben-Bad:** Bei Burschen und Mädchen in der beginnenden Pubertät.
89) **Schafgarben-Sesamöl-Bad:** Als Vorbereitung vor Urlaubsaufenthalt im sonnigen Süden.
90) **Schlüsselblumenblüten-Bad:** Bei Neuralgien, Migräne, Schlaflosigkeit. Beruhigt.
91) **Schmierseifen-Bad:** Besitzt eine starke umstimmende Kraft. Bei schuppiger Haut.
92) **Schwarzerlenblätter-Bad:** Gegen die Faltenbildung.
93) **Schwarztee-Bad:** Strafft die Haut. Nimmt das Schwammige.
94) **Schwertlilienwurzel-Bad:** Fördert die Tätigkeit der Bauchspeicheldrüse.
95) **Seifenkrautwurzel-Schaumbad:** Wertvoll für empfindliche und trockene Haut.
96) **Senf-Bad:** Bei beginnender Erkältung anzuraten.
97) **Spitzwegerich-Kornblumenblüten-Bad:** Von antibakterieller Eigenschaft.
98) **Tausendguldenkraut-Bad:** Regt die normale Hauttätigkeit an.
99) **Thymian-Rosmarin-Bad:** Angenehm und erfrischend.
100) **Wacholderbeeren-Bad:** Zur Reinigung und Stärkung der Haut.
101) **Wacholderreiser-Bad:** Für Genesende sehr empfehlenswert. Lindert Rheumaschmerzen.
102) **Walderdbeerblätter-Bad:** Reguliert die Darmfunktion.
103) **Weidenrinden-Bad:** Von beruhigender und schmerzstillender Kraft.
104) **Weidenrinde-Ringelblumen-Bad:** Bei fettiger, unreiner Haut mit Pickeln.
105) **Weißdorn-Bad:** Hält die Haut in Form. Wird allgemein sehr geschätzt, besonders bei fettiger Haut.
106) **Zimtrinden-Bad:** Bei Haut-, Nagel-, Finger- und Zehenpilz.
107) **Zinnkraut-Bad:** Bei Bartflechte und Gesichtsausschlag.

Der Kräuterbäder Wie und Wofür

Das Selbermachen wird nicht vom Geldteufel diktiert.
Obwohl Sparsamkeit eine Tugend ist und mit Neid und Geiz nichts zu tun hat. Durchaus und absolut nicht.
Selbermachen ist Selbst-Werden.
Ist ein Weg zur inneren Freude. Zu sich selbst. Zeugt Selbstvertrauen. Gebiert Selbstachtung. Formt die Persönlichkeit.

Nicht umsonst wählte ich unter meinen Büchern den Titel in Fortsetzungen: „Heilkräuter anbauen, sammeln, nützen, schützen". – Weil ich überall das Selberpflanzen, das Selberzubereiten propagiere und unterstütze. Deswegen auch hier in erster Linie so viele Möglichkeiten, aus dem eigenen Garten das oder jenes zu nützen. Zu gebrauchen. Was nicht ausschließt, Erprobt-Wertvolles aus dem Fachhandel einzusetzen.

Badezusätze natürlicher Herkunft steigern den Effekt des Bades erheblich. – Ob Teil- oder Vollbäder, man verwendet *warmes Wasser* zwischen 30 und 37° C. Seltener heißes, außer der Arzt würde es in speziellen Fällen verordnen. – *Badedauer:* normalerweise 10–15 Minuten. – **Erfahrene Kneippärzte warnen eindringlich davor, Kräuterbäder zu oft zu nehmen.** Normal ein- bis zweimal pro Woche. Es ist klar, daß man sich bei Badekuren nach den Anweisungen des Therapeuten zu richten hat.

1) Ameisensäure-Bad:

150 g *Ameisensäure* aus der Apotheke für ein Vollbad besorgen. Wassertemperatur 35–37° C. Zubereitung durch Einguß der Menge ins Badewasser kurz vor Benützung. Gut abmischen. Dauer: nicht länger als 15 Minuten.
Empfehlenswert bei Neuralgien und Rheumatismus.
Eigenartiger Effekt: Starkes Kribbeln tritt hier auf. Bei zu heftigem Juckreiz das Bad abbrechen!

2) Arnika-Bad:

150 g *Arnikatinktur,* 70%ig, dem warmen Badewasser kurz vor Benützung beifügen.
Stärkt ungemein. Hebt das Allgemeinbefinden. Lindert den Schmerz bei Quetschungen.

3) Arnika-Rosmarinhonig-Bad:

Reiner Artenhonig aus Rosmarinblüten ist im Mittelmeerraum nicht schwer zu beschaffen. Vor allem in der Toskana. Er ist hell-bernsteinfarben und wohlschmeckend. Wird gerne bei Leberstörungen verwendet. Gilt als wirksames Aktivierungsmittel des Zentralnervensystems.

Gibt man dem vorher beschriebenen *Arnikabad* noch 200 g *Rosmarinhonig* hinzu, rührt gut auf, dann wird der stärkende Effekt erhöht.

Zusätzlich wirkt sich solch ein Bad günstig auf die Leber aus. Ist besonders nach Ärgernissen zu empfehlen.

4) Augentrost-Bad:

150 g getrocknetes *Augentrost-Kraut (Euphrasia officinalis)* wird mit 1 l kochendem Wasser überbrüht. 20 Minuten ziehen lassen. Abseihen. Den Rückstand in ein Leinensäckchen geben, zubinden und dem Badewasser ebenfalls hinzufügen. 15 Minuten Badedauer.

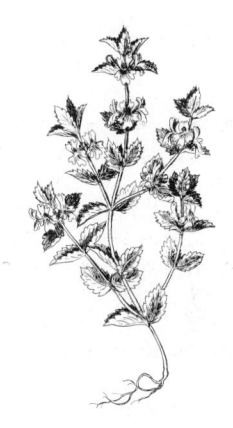

Reinigt die Haut. Festigt die Widerstandskraft. Steigert das allgemeine Wohlbefinden. Baut unerwünschte Fettpolster allmählich ab. – Wöchentlich einmal zu empfehlen.

5) Baldrian-Bad:

Ist als Badeöl oder -extrakt im Handel erhältlich. Oder man mische 3 bis 5 Eßlöffel voll *Baldriantinktur* aus der Apotheke in das warme Badewasser.

Beruhigt bei Schlafstörungen, bei nervösen Leiden. Bei Spannungszuständen und Übererregbarkeit. Vermittelt ein allgemein ruhigeres Wesen.

6) Beifuß-Bad:

150 g blühendes *Beifußkraut (Artemisia vulgaris)*, frisch oder getrocknet, wird mit 1 l kochendem Wasser übergossen und ½ Stunde zugedeckt ziehen gelassen. Dem warmen Badewasser zusetzen.

Stärkt die Zellen des Kleinhirns. Regelt die motorische Kraft. Beruhigt. Gerne angewandt bei Menschen, die an Fallsucht leiden.

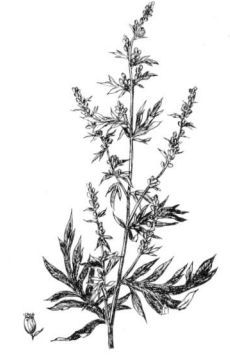

7) Beifuß-Eibisch-Bad:

75 g getrocknetes *Beifußkraut (Artemisia vulgaris)* und 75 g *Eibisch-Blüten-Blätter-Gemisch (Althaea officinalis)* werden in 1 l kaltem Wasser zugestellt und gut erwärmt, aber nicht gekocht. ½ Stunde ziehen lassen. Abseihen. Den Rückstand auspressen und den Tee dem Badewasser beigeben.

Ein Bad, das sehr tief wirksam ist und Schmerzen lindert.

8) Beinwell-Bad:

100 g feinzerschnittene *Wurzeldroge (Symphytum officinale)* in 1½ l kaltem Wasser 3 Stunden ansetzen. Erwärmen, nicht kochen. Nochmals 20 Minuten ziehen lassen, abseihen. Dem Badewasser beifügen.

Hat für die Haut einen feuchtigkeitsspendenden und mildernden Effekt. Günstig für Wunden, Hautrisse, aufgesprungene Haut oder Geschwülste.

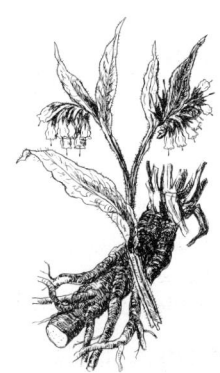

9) Blasentang-Bad:

Blasentang (Fucus vesiculosus) ist jod- und schleimstoffhältig und wirkt deshalb vorzüglich auf die Schilddrüse ein.

Wird gerne gegen Kropf, bei Fettsucht und bei Arterienverkalkung angewandt. Erspart jedoch den Arzt nicht.

Vom Blasentang, auch Braunalgen genannt, nimmt man als vorbeugendes Bad 15 g, zur Behandlung hingegen 75 g für 1 l Wasser. Setzt dies 8 Stunden kalt an, kocht gründlich auf, läßt zusätzlich 15 Minuten stehen und seiht schließlich ab. Dem Badewasser beigeben. – Temperatur: 38° C. – Badedauer: 15 Minuten.

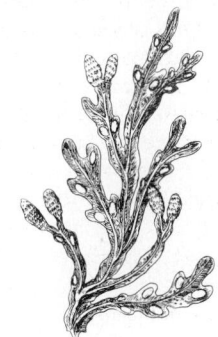

10) Bolus-alba-Bad:

Weiße Tonerde (Bolus alba), 150 g, in etwas kaltem Wasser anrühren. Dann dem Vollbad beigeben. – Wirkt bei unreiner Haut und schlecht heilenden Wunden.

11) Borretsch-Bad:

150 g frische, blühende *Borretsch-Pflanzen (Borago officinalis)* werden in den Sommermonaten 10 cm von der Erde weg abgeschnitten. Da diese Pflanze stark safthältig ist, liefert sie beim Zerstampfen wertvolle Flüssigkeit, die verstopfte Poren reinigt und andererseits wieder die vergrößerten Poren zusammenzieht. Ist herzfreundlich und nervenstärkend. Die Breimasse wird mit 2 l kochendem Wasser übergossen. 15 Minuten ziehen lassen. Abseihen. Den Rückstand auspressen.

Hat man Borretsch-Pflanzen im eigenen Garten stehen – sie gehen Jahr für Jahr von selber auf, wenn man einige Pflanzen schont, ausreifen und den Samen ausfallen läßt – soll man während der Vegetationsperiode die Wohltat eines Borretsch-Bades häufig genießen.

12) Brennesselblätter-Bad:

Frische oder getrocknete *Brennesseln (Urtica dioica)* zerkleinern. 150 g mit 1 l kochendem Wasser übergießen. 20 Minuten zugedeckt ziehen lassen. Abseihen. Dem Bad beifügen.

Für trockene oder empfindliche Haut. Stärkt ihre Spannkraft. Belebt. Ist besonders am Morgen angebracht.

13) Brombeerblätter-Bad:

Die jungen und zarten Blätter und die obersten Blütenwipfel der *Brombeere (Rubus fruticosus)* werden von Frühjahr bis Sommer gesammelt und vorsichtig im Schatten getrocknet. 150 g davon gut zerkleinert in 1 l kochendes Wasser geben. Ganz kurz aufwallen und zugedeckt ½ Stunde ziehen lassen. Abseihen. Dem Badewasser zusetzen. 15 Minuten Badedauer. – Wirkt auf die Haut zusammenziehend und gleichzeitig keim- und pilztötend.

14) Brombeerblätter-Honig-Bad:

150 g *Brombeerblätter* werden so wie oben als Tee zubereitet. Nach dem Ziehen und Abseihen 8 volle Eßlöffel *Bienenhonig* darunterrühren. Ins Badewasser geben.

Überall dort einsetzen, wo eine bestimmte Straffheit der Haut gewünscht ist, aber die innere Geschmeidigkeit der Muskel und Muskelbänder nicht berührt wird. – Werdenden Müttern deswegen zu empfehlen, weil es zur Auflockerung der Weichteile vor der Geburt beiträgt. Mit dem Arzt Rücksprache halten! – Stärkt das Allgemeinbefinden. Gibt Selbstvertrauen. Nimmt Angst.

15) Buttermilch-Bad:

Die bei der Verbutterung zurückbleibende saure Magermilch heißt *Buttermilch*. Sie enthält noch alle wichtigen Vitamine und Mineralstoffe, die ansonsten in der Milch vorhanden sind, da bei der Buttergewinnung ja in erster Linie Milchfett entzogen wird. Denn die Zusammensetzung der Butter besteht aus 80% Milchfett und 20% Wasser. 25 kg Milch liefern erst 1 kg Butter. Daraus ersieht man, wie wertvoll Buttermilch noch ist. Also durchwegs kein „Wegwerfprodukt".

Man benötigt für ein Vollbad 2 l Buttermilch. – Temperatur 38° C. – Badedauer: 15–20 Minuten. – Ein Badezusatz, der für jeden Hauttyp geeignet ist.

16) Chinesischer-Tee-Goldruten-Bad:

100 g *Goldrutendroge (Solidago virgaurea)* und 25 g *Chinesischer Tee* werden in 1 l kochendem Wasser 1 Stunde angesetzt, dann ausgepreßt und abgeseiht. Dem Badewasser beigeben. – 15 Minuten Badedauer.

Verbessert die Tätigkeit erschlaffter Muskel. Die Sprödigkeit der feinen Kapillargefäße wird vermindert. Wirksam gegen fortschreitende Alterssklerose. Die harntreibende Eigenschaft begünstigt und vermehrt den Stoffwechsel. Nach Unfällen und bei Lähmungen erzielt man eine Bewegungssteigerung. – Um diese Erfolge verzeichnen zu können, ist es notwendig, längere Zeit hindurch 2mal wöchentlich solch ein Bad zu nehmen.

17) Dachwurzessig-Bad:

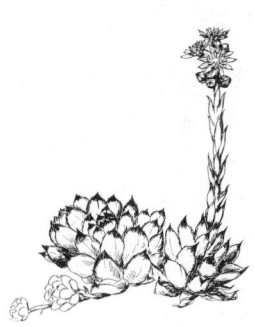

75 g der fleischigen frischen Blätter der *Dachwurz (Sempervivum tectorum)* werden 8 Tage lang in 1 l *Obstessig* angesetzt und in die Sonne gestellt. Dann abseihen. Die Blätter auspressen. Den Preßsaft der ersten Flüssigkeit beigeben. Leicht anwärmen, 35 g *Bienenhonig* darin auflösen.

Diese Menge genügt für 4 Bäder, die sehr wirksam gegen Hautflechten sind. Helfen zum Verschwinden von alten Narben nach Brandwunden mit. Weichen harte und schwielige Haut auf.

18) Dost-Bad:

100 g blühendes, getrocknetes *Dostkraut (Origanum vulgare)* 15 Minuten in kochendem Wasser ansetzen. Abseihen. Dem Badewasser zugeben.

Für abgespannte Haut. Von großer stärkender Wirkungskraft. Gegen Furunkel und Abszesse.

19) Efeu-Bad:

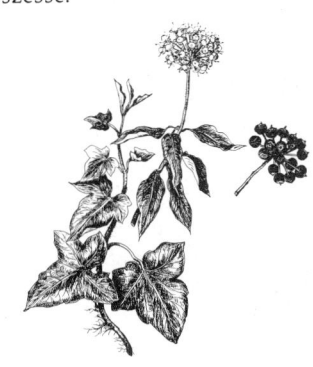

Von entspannender, stärkender und lösender Eigenschaft. Weicht schwielige Haut auf. Lockert Hühneraugen.

75 g frische *Efeublätter (Hedera helix)* in 1 l kaltem Wasser zustellen. Auf Sparflamme 2½ Stunden stehen

lassen. Wegnehmen. Abseihen. – 20 Minuten lang ziemlich heiß baden.

20) Eichenrinden-Bad:

150 g zerkleinerte und getrocknete *Eichenrinde (Quercus robur)* 8 Stunden lang in 1 l kaltem Wasser ansetzen. Gut aufkochen. Abseihen. Dem Badewasser beifügen.

Übt eine sehr starke zusammenziehende Wirkung aus. Günstiger Effekt bei Hauterkrankungen. Besonders wertvoll bei Unterschenkelgeschwüren, Hämorrhoiden, Schrunden im After und Afterjucken. Erfolgreiche Anwendung bei starker Schweißabsonderung.

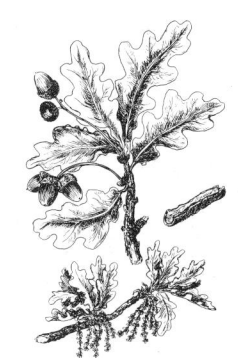

21) Engelwurz-Bad:

Dieses Bad empfehle ich wöchentlich einmal allen jenen Personen, die an depressiven Zuständen leiden. Bringt auch bei rheumatischen Beschwerden Erleichterung. Hat ferner hautstärkende, anregende und krampfstillende Eigenschaften.

100 g zerkleinerte *Wurzel (Angelica archangelica)* werden 2 Stunden lang in 1 l kaltem Wasser angesetzt, dann gut aufgekocht und abgeseiht.

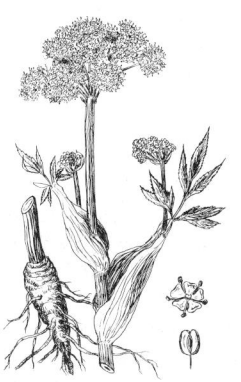

22) Eukalyptusöl-Bad:

2 Eßlöffel *ätherisches Eukalyptusöl* und 3 Eßlöffel *süßes Mandelöl* unter der Beigabe von 5 Tropfen *Tween 80* abmischen und dem Badewasser zusetzen.

Ist angebracht bei nervösen Hautstörungen, bei Verkühlungen, bei Schnupfen, Husten und Niesen, vor allem, wenn man unter solchen Umständen gesellschaftliche Verpflichtungen hat.

23) Fallobstsaft-Bad:

Gelegentlich findet man *Fallobst*, wie Äpfel und Birnen, an Wegrändern oder in Gärten liegen. Kein Mensch sammelt es ein. Auf Märkten bekommt man es gelegentlich sehr billig angeboten. Auch Handelsware mit der Bezeichnung „Wirtschaftsobst" hat zur Zeit der Ernte niedrige Preise.

Aus einem Gemisch von ⅔ *Äpfel* und ⅓ *Birnen* den Saft pressen und davon 2 l dem Badewasser beigeben. Den Saft aber immer frisch verwenden. Durch Stehenlassen kommt es zu chemischen Veränderungen, zur Oxydation. – 20 Minuten Badedauer. Zur Zeit der Obsternte gelegentlich nehmen.

Reinigt die Haut. Zieht sie zusammen. Bekämpft das Entstehen von Hautfältchen. Eignet sich besonders für Mischhaut und fette Haut.

24) Fenchelöl-Bad:

50 Tropfen *ätherisches Fenchelöl* und 2 Eßlöffel *Weizenkeimöl* mit 5 Tropfen *Tween 80* abmischen. Dem Badewasser beifügen. – 15 Minuten Badedauer.

Hebt den Gemütszustand. Geeignet vor unangenehmen Besprechungen. Und um die Feierstunde zu genießen.

25) Fichtennadel-Bad:

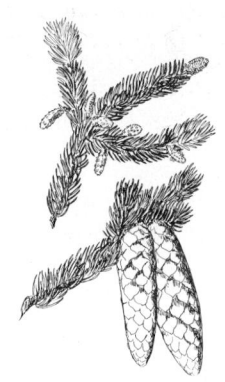

150 g *Fichtennadeln (Picea excelsa)*, frisch oder getrocknet – können zu jeder Jahreszeit gesammelt werden – in 1 l kaltes Wasser geben und gut aufkochen. Abseihen, dem warmen Badewasser beimischen.

Durch die Erwärmung verdampft das ätherische Öl. Das Einatmen dieser Dämpfe erweist sich als schleimlösend, stoffwechselanregend. Vor allem aber hat es eine beruhigende Wirkung auf das neurovegetative System. Deswegen können Fichtennadel-Bäder bei vielen Erkrankungen empfohlen werden: Bei Entzündungen der Luftwege. Bei nervösen Störungen, bei Erschöpfung, Übermüdung und Überarbeitung. Hilfreich bei Wechselbeschwerden.

26) Fichtennadeln-Eichenrinden-Bad:

Gilt als kombiniertes Kräuterbad. Zuerst setzt man 75 g *Eichenrinde (Quercus robur)* in 1 l kaltem Wasser 8 Stunden lang an. Fügt dann 75 g *Fichtennadeln (Picea excelsa)* dazu und kocht so beides gemeinsam auf. Seiht ab. Gibt es dem Badewasser bei. – Hilft sehr gut bei Muskel- und Gelenkrheumatismus und bei Ischias.

27) Frauen-Bad:

Heranreifenden Mädchen oder jüngeren Frauen, die immer wieder Schwierigkeiten mit zu schwacher oder unregelmäßiger Menstruation haben, ist zu raten, einige Tage hintereinander abends folgendes Bad zu nehmen: *Weißes Taubnessel-Kraut, Frauenmantel* und *Schafgarbe* zu gleichen Teilen mischen. Davon 100 g mit 1 l kochendem Wasser übergießen, 20 Minuten zugedeckt ziehen lassen, abseihen. Den Rest auspressen und die Flüssigkeit dem mäßig warmen Badewasser beifügen. – 15 Minuten baden. Abtrocknen. Den Gesamtkörper mit *Johanniskrautöl* massieren. Tags darauf mit verdünnter *Arnikatinktur* nachreiben.

Zur Zeit der Regel aber keine Bäder nehmen.

28) Fünf-Blüten-Bad:

Je 30 g von *Borretschblüten, Kapuzinerkressen-Blüten, Lavendel-Blütentriebe, Ringelblumen-Blüten* und *Stockrosen-Blüten* nehmen, das Ganze abmischen und mit 1 l kochendem Wasser übergießen. 20 Minuten ziehen lassen, abseihen und dem Badewasser beigeben. 15 Minuten mäßig warm baden. – Stärkt Haut und Gesundheit. – Ein angenehmes Wochenbad zur Zeit, da alles im Garten blüht.

29) Gelber-Steinklee-Bad:

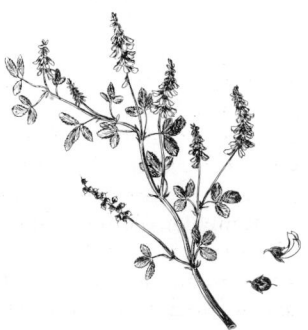

100 g getrocknete *Steinklee-Blütenspitzen (Melilotus officinalis)* in 1 l kochendem Wasser 20 Minuten ziehen lassen. Abseihen. Ins Badewasser geben. 15 Minuten Badedauer.

Hilft bei Schlaflosigkeit. Bei Beklemmungen. Zur Milderung von Augenleiden.

30) Goldruten-Beifuß-Honig-Bad:

100 g getrocknetes und geschnittenes, blühendes *Goldrutenkraut (Solidago virgaurea)* und 50 g getrocknetes, geschnittenes *Beifußkraut (Artemisia vulgaris)* werden mit 1 l kochendem Wasser übergossen, ½ Stunde angesetzt, abgeseiht und 3 Eßlöffel *Honig* beigemischt. – Eine einmonatige Kur, wobei jeden dritten Tag ein 15 Minuten langes Bad in ziemlich warmem Wasser genommen wird, ist erforderlich.

Zur sichtbaren Verbesserung der Haut. Um rosigen Teint zu erzielen. Günstige Wirkung auf fettige, großporige Haut, die gestrafft wird.

31) Gundelreben-Bad:

Von der *Gundelrebe* oder *Erdefeu (Glechoma hederacea)* wird die ganze Pflanze, vor allem aber die Blätter, verwendet. 75 g in 1 l kochendes Wasser geben, 1 Stunde zugedeckt stehen lassen. Abseihen und dem ziemlich warmen Badewasser beigießen.

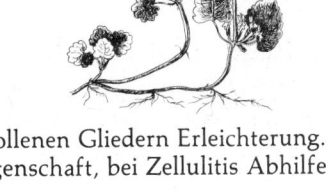

Hilft bei Wunden und Geschwüren. Lindert Gichtschmerzen. Bringt bei geschwollenen Gliedern Erleichterung. Der Hauptwert liegt in der Eigenschaft, bei Zellulitis Abhilfe zu schaffen.

32) Gurken-Bad:

3 bis 4 kg an der Sonne vollständig ausgereifte und gelbgewordene *Gurken* durch die Fleischmaschine drehen, wobei man darauf achte, daß auch die Samenkörner zerquetscht werden. Durch ein Sieb passieren. Den Rückstand auspressen. Kurz vor dem Einsteigen ins warme, aber nicht heiße Badewasser, demselben beimischen.

Kann als wahrer „Vitaminstoß" bezeichnet werden. Kein „Hautbesitzer" sollte dies seiner Haut vorenthalten. *Depressiven Frauen und Frauen in den Wechseljahren zu empfehlen. – Die Zeit der Gurkenreife ausnützen.*

33) „Gurken-Mandelmilch"-Bad:

Die erweichende Eigenschaft der Gurke ist für die Hautpflege von besonderer Bedeutung.

1 kg ausgereifte, zerschnittene *Gurken* werden mit der Schale in 1 l Wasser gekocht. Ganz fein zerdrücken und durch ein grobes Sieb treiben. 2 Eßlöffel voll *süße Mandelmilch* werden mit 3 Tropfen *Tween 80* abgemischt und zum Gurkenbrei eingerührt. Dem ziemlich warmen Badewasser beifügen.

Bei jeder Art von Hautleiden wertvoll. Bewirkt die Ausscheidung von Gift- und Fettstoffen.

34) Haferkorn-Bad:

Das *Haferkorn* enthält nicht nur Stärke, Proteine, Fette und die für die Haut so wichtigen Mineralspuren von Eisen, Kalzium, Magnesium und Phosphor sowie Vitamine der Kette B, sondern in den Haferspelzen ist auch das Glykosid Vanillosid enthalten, das eine aufmunternde Wirkung bringt.

In ein Leinensäckchen wird 1 kg grob gemahlener oder gut zerstoßener *Haferkörner* gegeben. In die leere Badewanne legen und den Heißwasserhahn aufdrehen. Ist die nötige Menge Heißwasser für ein Bad eingeflossen, noch einige Zeit zuwarten, damit das gemahlene Haferkorn gut ausgelaugt werden kann. Dann erst Kaltwasser nachfließen lassen und richtig temperieren, auf 38° C. 15 Minuten lang dieses Bad nehmen. Heraussteigen, nicht abtrocknen, sondern mit *ätherischem Thymianöl* den Gesamtkörper einreiben. Macht in Kürze von selbst den Körper trocken.

Dieses Bad belebt bei allgemeiner Erschöpfung. Beruhigt bei geistiger Überarbeitung. Schenkt mehr Unternehmungslust, Lebensfreude und Tatkraft. Ein Haferkorn-Bad mit Thymianöl-Einreibung wirkt wie spürbarer Lebensbalsam.

35) Haferstroh-Bad:

Hat einen ausgezeichneten, beruhigenden Effekt. Einsatz bei Schlafstörungen. Sehr hautfreundlich. Bei Nieren- und Blasenbeschwerden bestens bewährt. Auch als Wickelzusatz gebraucht.

Zubereitung: Einen 3-Liter-Topf mit kleingeschnittenem *Stroh* zur Hälfte füllen. Genügend kaltes Wasser darübergießen. Auf Sparflamme stellen und ½ Stunde kochen lassen.

Das verdunstete Wasser durch Zuguß ergänzen, dann abseihen.

36) Hefe-Bad:

Hefebäder werden bei sehr rauher Haut eingesetzt. Man benötigt zu einem Hefe-Vollbad 1000 g *Bäckerhefe* und ebensoviel *Rohzucker*. Beides in 1 l lauwarmem Wasser auflösen und ins heiße Badewasser einrühren. Nach 1 Stunde hat der Gärungsprozeß seinen Höhepunkt erreicht. Jetzt 15 Minuten lang darin baden.

Anwendungsgebiet: Bei Rheumabeschwerden und Ischias.

37) Heidekraut-Bad:

150 g blühende, frische oder getrocknete *Heidekraut-Spitzen (Calluna vulgaris)* zerkleinern, mit 1 l kochendem Wasser übergießen, 20 Minuten ziehen lassen. Ins mäßig warme Badewasser geben. 15 Minuten Badedauer. Nicht abtrocknen. Mit *ätherischem Wacholderöl* nachreiben. – Ist schwermütigen Personen gelegentlich zu empfehlen. Sehr wertvoll bei Ekzemen und Hautausschlägen, aber auch bei Augenentzündungen.

38) Heidekrautöl-Bad:

Heidekraut (Calluna vulgaris) und Schönheitspflege sind einander nicht fremd. Von altersher schon nicht. Besteht doch im Heidekraut die Schönheit in seiner Bescheidenheit. Oder ist vielmehr Schönheit selbst Bescheidenheit? Verschiedene Inhaltsstoffe verleihen dem Heidekraut Eigenschaften, die für die Schönheitspflege genutzt werden können. Das reichlich vorhandene Tannin mit seiner stark zusammenziehenden Kraft. Organische Säuren. Inulin, ein gelber Farb-Duftstoff. Und Karotin.

150 g Blütenspitzen werden 14 Tage lang in ½ l *kaltgepreßtem Olivenöl* angesetzt. Täglich schütteln. Dann abseihen. Den Rückstand auspressen. So erhält man das wertvolle *Heidekrautöl*. Ein ausgezeichnetes Mittel zur Gesamtkörper-Einreibung nach Kräuterbädern.

Will man ein Bad haben, das matte Haut wieder aufhellt und spröde Haut geschmeidiger macht, nimmt man von diesem Öl 3 volle Eßlöffel, rührt es mit 3 Tropfen *Tween 80* gut ab und gießt es dem Badewasser bei.

39) Heidelbeerblätter-Bad:

Eignet sich für empfindliche Haut, an der sich leicht Falten und Fältchen bilden. Und ebenso zur Ausheilung von Ekzemen.

150 g frische oder getrocknete *Heidelbeer-Blätter (Vaccinium myrtillus)* werden in 1 l kaltem Wasser zugestellt, kurz aufgekocht und 20 Minuten ziehen gelassen. Abseihen. Ins Badewasser geben. 15 Minuten darin baden. Um einen sichtbaren Erfolg zu erzielen, 2mal jährlich 6 Wochen lang wöchentlich 1 Bad.

40) Heublumen-Bad:

1 kg *Heublumen*, die nicht zu frisch und nicht zu alt sein dürfen, in ein Säckchen geben, in 1 l kaltes Wasser legen und 20 Minuten lang aufkochen. Dem warmen Vollbad beifügen. Während des Badens mit beiden Händen auspressen.

Lindert rheumatische Beschwerden. Hilft bei Ischias, „Hexenschuß" und bei allen Nervenentzündungen. Regt den Stoffwechsel und den Blutkreislauf an. Entgiftet den Gesamtorganismus. Beeinflußt das Nervensystem sehr günstig. Ein Heublumen-Bad ist ein Stärkungsbad, dessen nicht nur Kranke bedürfen, sondern das auch Gesunden nur empfohlen werden kann.

41) Holunderblüten-Bad:

100 g getrocknete *Holunderblüten (Sambucus nigra)* werden in 1 l kochendem Wasser 1 Stunde ausgezogen. Abseihen und in das Badewasser schütten.

Verleiht dem Gesamtkörper über die Haut mehr Abwehrkräfte und Selbsthilfe gegen das Eindringen von Krankheitserregern. Schützt vor Hautkrankheiten. Ist sehr augenfreundlich, daher bei schweren Augenlidern, müden Augen und Bindehautentzündungen zu empfehlen.

42) Holzasche-Fußbad:

5 bis 6 volle Eßlöffel gesiebte *Holzasche* werden dem warmen Fußbadewasser hinzugefügt. Gut abbrühen und die Füße darin mit Ruhe langsam waschen. Dann mit lauwarmem Wasser nachspülen. Mit einem feuchtkalten Tuch, auf den ein Guß *Arnikatinktur* gegeben wurde, gründlich nachreiben.

Bei Einschlafschwierigkeiten, großer Müdigkeit, bei

müden Augen und bei Augenentzündungen als ableitende Behandlung.

43) Honig-Augenbad:

Bei *Augenentzündung* hat sich zur Behandlung die Naturmethode der Augenbäder bestens bewährt.

In 2 l abgekochtem und auf 40° C temperiertem Wasser werden 2 Eßlöffel voll *Bienenhonig* aufgelöst. In ein Gefäß geben und das Gesicht in die lauwarme Flüssigkeit öfters eintauchen. Augen darin öffnen und schließen.

44) Hopfenzapfen-Bad:

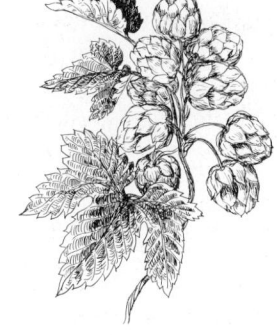

125 g weibliche *Hopfenblüten (Humulus lupulus)* werden in ein Leinensäckchen gegeben, abgebunden und in die mit ziemlich heißem Badewasser gefüllte Badewanne gelegt. – Badedauer: 15 Minuten.

Wirkt sehr beruhigend und schlaffördernd.

45) Huflattichblüten-Bad:

100 g *Huflattich-Blüten (Tussilago farfara)* im zeitigen Frühjahr sammeln. 20 Minuten in 1 l kochendem Wasser ziehen lassen. Abseihen.

Hilft besonders im Frühjahr, um die Müdigkeit zu vertreiben. Stärkt die Atemwege. Wohltuend bei Asthma. Stark wundheilend.

46) Immergrün-Bad:

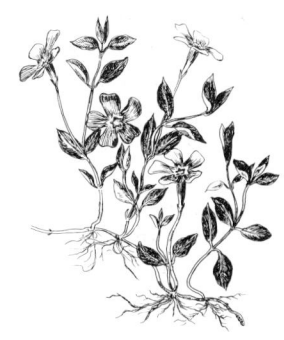

50 g getrocknete *Immergrün-Blätter (Vinca minor)* mit 1 l kochendem Wasser übergießen, 15 Minuten ziehen lassen, dem Badewasser beifügen.

Reinigt Wunden, Geschwüre, unreine Haut, und hilft bei vielen Hauterkrankungen zusätzlich als hautstärkendes Bad zur raschen Ausheilung.

47) Isländisches-Moosflechten-Bad:

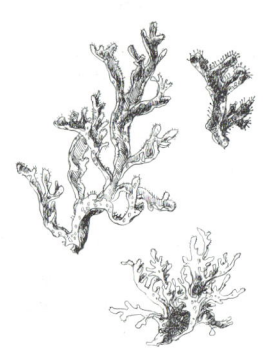

Die *Isländische Moosflechte (Cetraria islandica)* ist in den Alpenländern sehr häufig anzutreffen und nicht schwer zu sammeln. In Hinblick auf ihre sehr wertvollen Inhaltsstoffe – neben viel Bitterstoff Schleimstoffe, Flechtensäuren, Vitamin A und starker Jodanteil – ist es unverständlich, warum man sie so wenig als Badezusatz heranzieht. – 250 g getrocknete und zerkleinerte Flechte wird mit 1½ l kaltem Wasser 8 Stunden lang angesetzt. Abseihen, die Flüssigkeit in die Badewanne geben. Den Rückstand nochmals mit 1½ l kaltem Wasser übergießen, 15 Minuten lang gründlich durchkochen, abseihen. Unterdessen läßt man die Badewanne vollaufen, fügt den Absud bei und badet 15 bis 20 Minuten darin.

Zu empfehlen bei chronischer Abmagerung, bei Schwäche der Muskel und des Gefäßsystems. Macht straff die Haut.

Vollblütige Personen dürfen dieses Bad nicht nehmen. Ebenso nicht bei Entzündungen der Haut anwenden!

48) Johanniskraut-Bad:

Das echte *Johanniskraut (Hypericum perforatum)* besitzt einmalig wertvolle, zusammenziehende und antiseptische Eigenschaften, die besonders dem fetten Hauttyp nützlich sind. Weil sich bei ihm die Poren übermäßig öffnen und so einer gefährlichen Verstopfung und Verunreinigung ausgesetzt sind. Um die Poren zu reinigen und der Haut das Atmen besser zu ermöglichen, sollen Johanniskraut-Bäder gelegentlich eingesetzt werden. In den nächsten Tagen **aber Vorsicht vor direkter Sonnenbestrahlung.** Es könnte dies zu Kopfschmerzen, Sonnenstich oder Migräne führen.

150 g Droge mit 1 l Wasser abbrühen. Nach 15 Minuten Ziehen abseihen.

49) Kalmus-Bad:

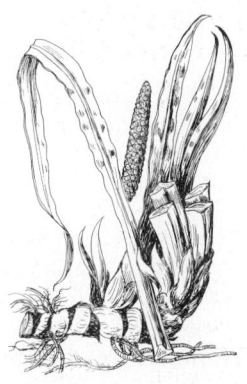

80 g grobgeschnittene und getrocknete *Kalmuswurzel (Acorus calamus)* in 3 l kaltem Wasser 1 Stunde lang ansetzen. Einmal gut aufwallen lassen. Abseihen. Dem Badewasser beimischen. Den Rückstand in ein Leinensackerl füllen, verschließen und ebenfalls dem Badewasser beigeben. Bei einer Wassertemperatur von 36 bis 37° C 15 Minuten lang baden. Anschließend kalt abduschen oder kalt abreiben. Günstige Zeit: Abends vor dem Schlafengehen.

Dient der Haut und dem Gesamtkörper zur Abhärtung. Behebt nervöse Schlafstörungen und stärkt die Nerven.

50) Kamillen-Bad:

Eines der bewährtesten und im Volk eingebürgerten Heilkräuter ist die *Kamille (Matricaria chamomilla)*. Als Badezusatz wird sie vor allem in der Kinderheilkunde eingesetzt. Zur allgemeinen Hautpflege und bei juckenden Ausschlägen mit Vorliebe verwendet.

100 g *Kamillenblüten* mit 2 l kochendem Wasser übergießen, 15 Minuten ziehen lassen, abseihen und dem Badewasser zusetzen.

Nach einem solchen Bad tritt unmittelbar danach Linderung des Juckreizes ein. Ist ebenso bei allen Hautunreinheiten zu empfehlen. Auch bei schlecht heilenden Wunden kann man eine sichtliche Besserung erwarten. Hartnäckige Abszesse werden nach mehreren Bädern weich.

Bei beständig kalten Händen und Füßen 250 g *Kamillenblüten* zur Zubereitung nehmen. Solch ein verstärktes Bad fördert generell die Blutzirkulation.

51) Karottensaft-Bad:

4 bis 5 mittelgroße *Karotten* werden gemust. In ½ l heißes Wasser geben. Gut umrühren. Durchseihen. Den Rückstand auspressen. Den gesamten Karottensaft fügt man nun dem ziemlich heißen Badewasser von 40° C bei. Schließlich kom-

men noch 2 Eßlöffel voll *Weizenkeimöl* mit 3 Tropfen *Tween 80* hinzu. Tüchtig durchrühren.

Man erhält so ein richtiges Vitaminbad. Verbessert die physiologische Hautfunktion. Hält die Haut geschmeidig. Vermindert Hautabschälungen und Hautverhärtungsstellen.

52) Kartoffel-Absudwasser-Bad:

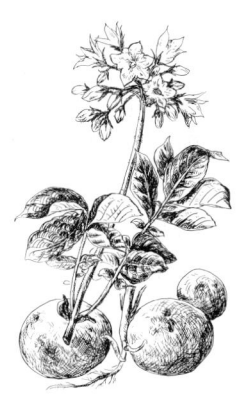

Menschen, die im Winter viel der Kälte ausgesetzt sind, wie Sportlehrer, Holzfäller, Straßenarbeiter und viele andere, sollen den hautfreundlichen Wert des *Kartoffel-Absudwassers* richtig einschätzen. Umso mehr, da dieses in einem Haushalt sowieso anfällt. Spürbar in einem normalen Bad ist der Zusatz von 1½ bis 2 l.

Man kann auch gereinigte *Futterkartoffeln* in größerer Menge kochen, diese verfüttern, das Wasser aber für das Bad verwenden.

Ein Kartoffel-Absudwasser-Bad erweist sich für die Gesamthaut als besonders wertvoll. Zusätzlich ist die straffende, zusammenziehende Kraft desselben nicht zu übersehen, die sich besonders günstig bei der Pflege der weiblichen Brüste auswirkt.

53) Kartoffel-Rohsaft-Bad:

Daß Einreibungen mit *Kartoffelsaft* wirksam gegen Kopfschmerzen sind, wissen manche. Daß der gleiche Rohsaft auch ein ausgezeichnetes Mittel als Badezusatz ist, aber wissen die wenigsten. 3 kg rohe und gereinigte Kartoffeln werden gerieben, in ein Leinensackerl gegeben, zugebunden und kurz vor dem Baden in die Wanne hineingelegt.

Bei rheumatischen Gliederschmerzen, gichtischen Gliederanschwellungen und Schmerzschüben sehr zu empfehlen. Dieses Bad nimmt vor allem die akuten Schmerzen weg. Kann aber auch zur Festigung der Haut gelegentlich genommen werden.

54) Käsepappel-Bad:

Die gesamte blühende *Käsepappel-Pflanze (Malva neglecta)* mit der Wurzel gesammelt, im Schatten getrocknet und kleingeschnitten, dient als Bad bei empfindlicher und zarter Haut. Wirkt beruhigend und mildernd nach übermäßigem Aufenthalt in der Sonne. Auch bei zu starkem Sonnenbrand anzuwenden.

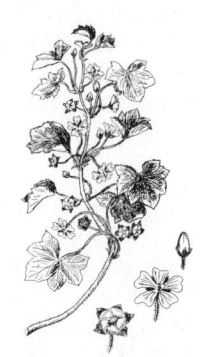

150 g der Droge im Aufguß mit 1 l kochendem Wasser. Nach 20 Minuten Ziehen abseihen. In das Badewasser geben. Mäßig warm 15 Minuten lang baden.

55) Kirschblüten-Bad:

Einige Hände voll frischer *Kirschenblüten (Cerasus avium)* mit ¾ l kochendem Wasser abbrühen. 15 Minuten ziehen lassen. Abseihen. ¼ l hochprozentigen *Alkohol* beifügen. 14 Tage in die Sonne stellen. Dann dunkel lagern. Mit diesem Quantum kann man 4 Vollbäder mit 36° C bereiten. Den Ansatz fügt man erst bei, wenn man sich schon im Bad befindet.

Trägt viel zur Verbesserung des Aussehens bei. Die 4 Bäder hintereinander mit einem 3-Tages-Abstand nehmen.

56) Kirschensaft-Bad:

½ kg *Kirschen* wird entkernt. Die Kerne wäscht man in 1 l kaltem Wasser aus, zerstampft 1 Eßlöffel voll davon im Mörser. Den Rest der Kerne weggeben. Die zerstampften Kerne dem kalten Wasser beimengen und das Fruchtfleisch 1 Stunde lang darin einweichen. Dann alles gut auspressen und die Flüssigkeit dem Badewasser zusetzen.

Eignet sich zur Pflege fetter Haut oder von Mischhaut. Erquickt und regeneriert ausgelaugte, matte Haut.

57) Klatschmohn-Öl-Bad:

50 g *Klatschmohn-Kronblätter (Papaver rhoeas)* werden mit ½ l kochendem Wasser übergossen und 15 Minuten zuge-

deckt ziehen gelassen. Abseihen. 1 Eßlöffel *kaltgepreßtes Olivenöl* mit 2 Tropfen *Tween 80* abmischen, dem Teeaufguß beigeben. 15 Minuten Badedauer.

Dieses Bad trägt viel zum Jungerhalten der Haut bei. Bewährt bei unruhigen, ängstlichen oder nervösen Personen.

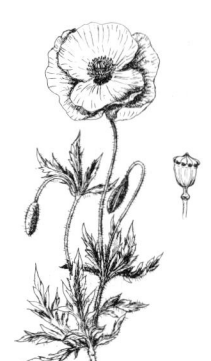

58) Klatschmohn-Salbei-Bad:

50 g blühende *Klatschmohn-Köpfe (Papaver rhoeas)* und 50 g frische *Salbeiblätter (Salvia officinalis)* werden zerkleinert und mit 1 l kochendem Wasser übergossen. 20 Minuten ziehen lassen. Abseihen. Dem Badewasser beifügen. 15 Minuten darin baden.

Beseitigt kleinere Unreinheiten bei fettiger Haut. Auch vorbeugend gegen nächtliche Schweißausbrüche, bei Nervenschwäche oder in den Wechseljahren einsetzbar.

59) Kleie-Bad:

In der Kosmetik gerne und häufig angewandt. Reinigt die Haut. Nimmt Juckreiz. Hilft zuverlässig bei Ekzemen.

1 kg *Weizenkleie* in 3 l Wasser aufkochen. Durchseihen. Den Sud dem Badewasser zugießen.

Wirkt am Abend beruhigend.

60) Kleie-Kamille-Kombinations-Bad:

50 g *Kamillenblüten (Matricaria chamomilla)* in 1 l Wasser als Aufguß zubereiten und 500 g *Weizenkleie* in 1½ l Wasser kochen. Beide Mittel abseihen und dem Badewasser beigeben.

Erhöht die Wirkung des Kleiebades. Ist erholsam und krampflösend.

61) Königskerzen-Thymianöl-Bad:

5 Eßlöffel voll getrocknete *Königskerzen-Blüten (Verbascum thapsiforme)* in ½ l kochendem Wasser ½ Stunde zugedeckt ziehen lassen. Abseihen. 1 Eßlöffel voll *ätherisches*

Thymianöl und 2 Tropfen *Tween 80* beimengen. Mit dem Tee abmischen und dem Badewasser hinzufügen. Badedauer: 15 Minuten.

Löst seelische Verkrampfungen und macht verschlossene Menschentypen zugänglicher. Gut geeignet für jene Menschen, die sich selbst nach außenhin öffnen wollen, aber sehr schwierig sind.

62) Kontrastferment-Bad:

250 g *Weizenkleie* und ebensoviel *Heublumen* werden in 2 l Wasser zugestellt und gründlich aufgekocht. Dann 50 g *Melissenblätter (Melissa officinalis)* beifügen und 15 Minuten zugedeckt ziehen lassen. Abseihen. 100 g *Bäckerhefe* und 100 g *Molkepulver* darin auflösen, ins heiße Badewasser gießen. Nach 15 Minuten Wartezeit das Bad nehmen.

Von sehr kräftigender Wirkung. Besonders schwächlichen und genesenden Personen zu empfehlen. – Wöchentlich nicht öfter als 2mal. Nach 3 Wochen eine längere Pause einlegen.

63) Kornblumen-Bad:

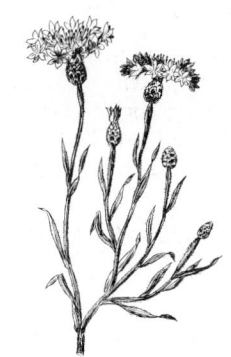

Schafft eine glatte Haut. Tritt wirkungsvoll dem Entstehen von Runzeln und Hautfältchen entgegen. Dieses Bad erweist sich gleichzeitig als stärkend und mild. Ist von Antischuppenwirkung auf die Kopfhaut.

50 g ausgezupfte, frische oder getrocknete *Kornblumen-Blütenblätter (Centaurea cyanus)* werden 15 Minuten lang in 1 l kochendem Wasser angesetzt. Abseihen.

64) Kräuter-Bad nach Wahl und zur Abwechslung:

Es ist sehr angenehm, aber auch interessant, zur allgemeinen Kräftigung der Gesundheit abwechselnd eine Kräuterauswahl zu treffen. Mit den Angaben hier kann nach eigenem

Empfinden eine Mischung von drei oder fünf Kräutern getroffen werden. – Aber auch einzeln angewandt, ist das Bad ein Erlebnis. Die Kräuter im Aufguß zubereiten. 150 g für 1 l kochendes Wasser. *Arnika, Haferstroh, Heublumen, Holunderblüten, Kamillenblüten, Käsepappel-Kraut, Lavendelzweige, Lindenblüten, Melissenblätter, Rosmarin, Thymian, Wacholdernadeln und Weiße Taubnessel.*

65) Lavendelöl-Bad:

Ein Lavendelöl-Bad gleicht die Hautfunktion aus. Duftet angenehm und verbessert den Teint. Eignet sich für jeden Hauttyp. Fett. Trocken. Empfindlich. Von Akne-Befall verunziert. – Regeneriert aber zugleich die Haut. Verjüngt sie.

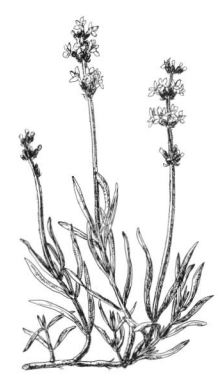

1 Eßlöffel *ätherischem Lavendelöl* 2 bis 3 Tropfen *Tween 80* beigeben. Abrühren und dem warmen Badewasser beifügen. – Badedauer: 10 Minuten. Nur die faltigen Körperteile abtrocknen. Sonst einziehen lassen.

66) Lehm-Bad:

Lehmerde übt auf den Gesamtorganismus eine nachhaltige positive Wirkung aus. Fördert den Kreislauf. Erweitert die Blutgefäße. Stärkt und beruhigt die Nerven.

1 oder 2 Hände voll *Lehmerde* werden mit etwas kaltem Wasser aufgelöst. Heiß übergießen, so daß ein flüssiger Brei entsteht. Damit wird der Gesamtkörper eingerieben. Im sehr warmen Raum oder in der Nähe einer Wärmequelle eintrocknen lassen. Nach 30 Minuten ins Badewasseer steigen. Mit Ruhe aufweichen lassen. Abwaschen. Nach 8 bis 10 Minuten Einwirken lauwarm nachduschen. – Bei entzündlichen, rheumatischen Beschwerden. Bei Durchblutungsstörungen an Händen und Füßen. – Auch bei Krampfadern. Hier aber vorsichtig anzuwenden. Nur abwaschen und nicht ins Badewasser steigen!

67) Liebstöckel-Bad:

Fördert die Heilung alter und vereiterter Wunden. Sehr wertvoll zur Stärkung der Unterleibsorgane bei Frauen.

100 g getrocknete oder frische *Liebstöckel-Wurzel (Levisticum officinalis)* wird in 1 l kaltem Wasser 2 bis 3 Stunden angesetzt. Gründlich aufkochen. Abseihen und dem sehr warmen Badewasser beigeben. 10 bis 15 Minuten darin baden.

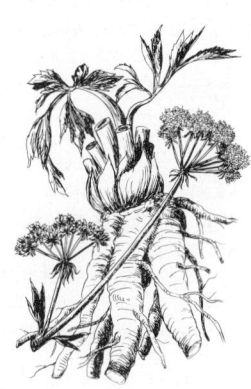

68) Lindenblüten-Lindenholzkohlen-Bad:

250 g *Lindenblüten (Tilia platyphyllos)* und 150 g *pulverisierte Lindenholzkohle* ½ Stunde lang mit 2 l kochendem Wasser ausziehen. Abseihen. Dem Bad beifügen. 20 Minuten baden. Nachduschen.

Hellt die Haut auf. Gibt das Gefühl des Entspannt-Seins und des Wohlbefindens. Günstig bei hohem Blutdruck. Für Menschen, die dickflüssiges Blut haben. Wirkt vorbeugend gegen Herzinfarkt und gegen Venenentzündung. – Der Erfolg wird verstärkt, wenn man den ganzen Körper ohne Abtrocknen noch mit *ätherischem Pfefferminzöl* einreibt.

69) Mädesüß-Bad:

Unterstützt das Abmagern bei Fettleibigkeit. Hilft bei empfindlicher und bei leicht zu Entzündungen neigender Haut. Erfolgreich anwendbar bei chronischen Kopfschmerzen.

Verwendet wird frisches oder getrocknetes *Mädesüß-Blüten-Blätter-Gemisch (Spiraea ulmaria)*. 250 g in 1 l kaltem Wasser zustellen. Kurz aufkochen. 20 Minuten zuge-

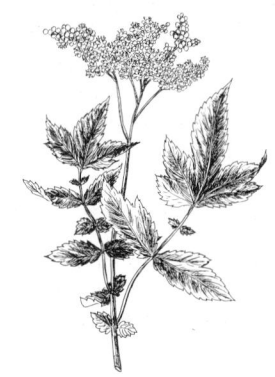

deckt ziehen lassen. Abseihen. Ins Badewasser geben. Das Bad ziemlich heiß nehmen.

70) Malz-Bad:

Wirkt stark reizmildernd und beruhigend auf der Hautoberfläche. Wird mit Erfolg überall dort angewandt, wo lästige Ekzeme, verbunden mit Juckreiz, auftreten.

Man besorgt sich hiefür 2 kg *Malz*, stellt es in 4 l kaltem Wasser zu und kocht auf. Dem warmen Wasser kurz vor dem Baden beigeben. Vorher gut aufrühren.

71) Melissen-Bad:

Das angenehm-beruhigende *Melissen-Bad* ist zu einem wahrhaften Haus- und Hautpflegemittel geworden. Unersetzbar, will man den überreizten Organismus entspannen. Denn hier vereint sich das Angenehme mit dem heilkräftigen, zitronenähnlichen Aroma des Heilkrautes. Man hat es eindeutig mit einer sichtbaren physiologischen Eigenschaft einer bekannten Pflanze zu tun, die als „Kräuterzusatz" wechselseitige Wirkung in so hohem Ausmaße aufweist. Von außen nach innen und von innen nach außen. Physisch. Und psychisch.

Zubereitung: 150 g im Heißaufguß.

72) Milch-Honig-Bad:

Um die Haut sehr geschmeidig zu machen und trockene, empfindliche Haut zu normalisieren. Schenkt einen zarten, weichen Teint. Gleicht Problemhaut aus, nimmt ihr das schuppige, trockene Aussehen. Man könnte dieses Bad auch für die Normalhaut unter dem Titel „Quatember-Bad" oder „Viermal jährlich" anraten.

8 Eßlöffel echter *Bienenhonig* werden im Wasserbad erwärmt und dann 1 l vorgewärmte *Vollmilch* beigefügt. Gut einrühren. So dem Badewasser zusetzen.

73) Milchserum-Bad:

Seitdem es möglich ist, aus dem Serum der Milch ein haltbares, einfach anzuwendendes Pulver herzustellen, wurde auch die hautpflegende, hautheilende Wirkung der Molke noch wesentlich verbessert. *Milchserumpulver* ist heute als Badezusatz in Flaschen erhältlich, wo die Verschlußkappe zugleich als jeweiliges Dosierungsmaß dient. Pro Bad benötigt man 1 bis 1½ Kappenfüllungen. Man streut das Pulver in die leere Badewanne, läßt dann das Wasser einlaufen. – Temperatur von 35 bis 38° C. – Badezeit 10 bis 20 Minuten. – Es darf kein anderer Badezusatz und keine Seife verwendet werden! Milchserum-Bäder gelten als richtige wöchentliche Hautpflege und sollen immer einige Zeit hindurch einmal pro Woche genommen werden.

Milchserum-Bäder haben eine starke hautreinigende Kraft und sind besonders bei Jugendakne zu empfehlen. Um bei letzterem Leiden Erfolg zu erzielen, sind wöchentlich 2 Bäder erforderlich.

74) Molke-Bad:

Molke oder *Käsewasser* ist die bei der Käserei nach Ausfällen des Kaseins zurückbleibende grünliche Flüssigkeit mit einem hohen Gehalt an Milchzucker. In Lebensmittelgeschäften wieder erhältlich. Nachdem fast in Vergessenheit geraten, kam Molke in den letzten Jahren als Naturheilmittel wieder zum Einsatz. Da Molke immer frisch sein muß und heute dieses Molkereierzeugnis einige Tage haltbar gemacht werden kann, ist diese Grundvoraussetzung durchaus gegeben.

Für ein Bad benötigt man 1 l *Molke*, die man in das Badewasser gießt. Badedauer: 15 Minuten.

Empfehlenswert bei Schwächezuständen, bei Erschöpfungen, Erregungszuständen, Krämpfen und Hautleiden. Ein wöchentliches Bad macht sich wegen der Hautfreundlichkeit der Molke schon bemerkbar.

75) Petersilienblätter-Bad:

50 g frische *Petersilien-Blätter (Petroselinum hortense)* in 1 l abgekochtem Wasser 15 Minuten lang ziehen lassen. Abseihen, dem Badewasser beifügen und dieses Bad 3 Wochen hintereinander jeden zweiten Tag nehmen.

Das läßt den Teint sichtlich aufhellen. Unterdrückt sehr stark die Milchabsonderung. Daher günstig, um gezielt das Abstillen des Kindes durchzuführen.

76) Petersilienblätter-Zitronensaft-Bad:

50 g *Petersilien-Blätter (Petroselinum hortense)* mit 1 l siedendem Wasser übergießen. 15 Minuten lang ziehen lassen, abseihen. Den Saft 1 *Zitrone* dazugeben.

Solch ein Bad gleicht Pigmentunterschiede aus. Schwächt Schwangerschafts-Pigmentierung ab. Ist auch bei dunklen Haut- und Altersflecken empfehlenswert.

77) Pfennigkraut-Bad:

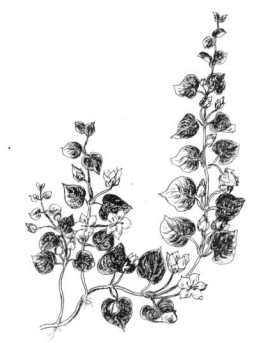

Bei Hautekzemen in der Blütezeit (Mai bis Juli) 150 g *Pfennigkraut (Lysimachia nummularia)* sammeln, im frischen Zustande klein schneiden, mit 1 l kochendem Wasser übergießen und 30 Minuten ziehen lassen. Abseihen. Dem Badewasser beifügen.

Eignet sich für fette Haut oder Mischhaut. Wegen seines Gerbstoffgehaltes besonders für großporige Haut anzuraten. Zieht diese zusammen.

78) Pfirsich-Blätter-Kerne-Bad:

Zur Zeit der Pfirsichernte 5 *Kerne* öffnen, den Inhalt zerstoßen und mit 150 g kleingeschnittenen *Blättern* ½ Stunde lang in 1 l heißem Wasser ansetzen. Abseihen, dem Badewasser zusetzen. 15 Minuten lang ziemlich heiß baden.

Läßt Hautflechten, Hautentzündungen und Hautreizungen abklingen.

79) Pflanzenöl-Bäder:

Folgende *Pflanzenöle* eignen sich als Beigabe zu Ölbädern: *Avocadoöl, Weizenkeimöl, süßes Mandelöl* und *Olivenöl*. 3 Eßlöffel davon nehmen, einige Tropfen eines *ätherischen Öles** nach eigener Wahl dazugeben, um dem Bad eine bestimmte Duftnote zu verleihen. – Da aber alle Öle wasserabstoßend sind und in ,,Augenform'' an der Wasseroberfläche bleiben, benötigt man *Tween 80*. In Apotheken erhältlich. Es ist dies ein hautfreundlicher Emulgator, der das Badeöl wasseraufnahmefähig macht. Als Richtmaß: 1 bis 2 Tropfen Tween 80 für 1 Eßlöffel Öl.

Pflanzenöl-Bäder sind sehr geeignet für trockene und empfindliche Haut.

---
* Siehe Kapitel VIII. ,,Ätherische Öle und ihre ‚Heil'-Kraft'', Seite 313–367.

80) Quittenkerne-Bad:

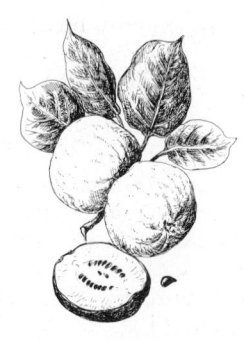

50 g *Quittenkerne (Cydonia oblonga)* zerstoßen, 1 Stunde lang in 1 l kaltem Wasser ansetzen. Kurz aufkochen. Dem Badewasser beifügen.

Hilft nach Brandwunden. Bei aufgesprungener Haut. Bei Hautrissen. Aber auch bei Frostschäden.

81) Ringelblumenblüten-Bad mit Honigzusatz:

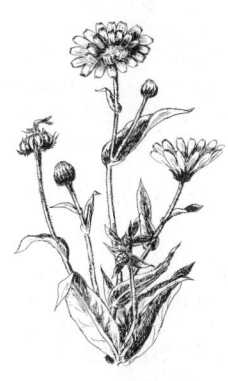

100 g *Ringelblumen-Blüten (Calendula officinalis)*, frisch oder getrocknet, werden in ½ l heißem Wasser ½ Stunde angesetzt, dann ganz kurz aufgekocht. Abseihen und dem Badewasser beigeben, das nicht mehr als 35° C haben soll. Anschließend rührt man 5 Eßlöffel voll echten *Bienenhonig* in das Wasser ein. 30 Minuten lang im Bade verweilen. Nach Bedarf heißes Wasser nachfließen lassen. Während der Badezeit öfters ganz untertauchen. Die verjüngende Wirkkraft des Honigs und der Ringelblume soll der ganzen Körperhaut zugute kommen.

Dieses Bad ist von starker reinigender und heilender Kraft und hilft zur Gewebeneubildung mit.

82) Ringelblumen-Mandelöl-Bad:

100 g getrocknete *Ringelblumen-Blüten (Calendula officinalis)* 15 Minuten lang mit 1 l Wasser im Heißaufguß ansetzen. Abseihen, mit 3 Eßlöffeln *süßem Mandelöl* und 3 Tropfen *Tween 80* versehen. In mäßig warmes Badewasser geben und 15 Minuten lang darin baden. – Wirkt ideal für Personen mit spröder Haut. Mildert Nervenschmerzen, besonders in der Gesichtspartie.

83) Rosmarin-Bad:

Sehr zu empfehlen bei schlechter Durchblutung an Händen und Füßen. Bei allgemeiner Durchblutungsstörung. Bei Muskelzerrungen und Übermüdung. Bei allgemeiner Müdigkeit. Auch bei geistig-seelischer Interessenlosigkeit. – **Jedoch ein Rosmarin-Bad nie am Abend nehmen!**

150 g *Rosmarindroge (Rosmarinus officinalis)* für 2 l Wasser im Aufguß zubereiten.

84) Rosmarin-Orangenschalen-Bad:

In ein Leinensäckchen gibt man 200 g getrocknete *Rosmarinblätter (Rosmarinus officinalis)* und 50 g getrocknete, zerstoßene *Orangenschalen (Citrus sinensis)*, hängt es unter den Heißwasserhahn der Badewanne, so daß das Wasser darüberläuft. Dreht den Hahn auf und läßt langsam einfließen, damit der Badezusatz richtig ausgelaugt wird. Dann den Beutel wegnehmen, zubinden. In das Badewasser legen. Dieses auf 38° C temperieren.

Ein stärkendes Hautbad, das man öfters während des Jahres nehmen sollte. Besonders bewährt für die Übergangszeiten im Herbst und Frühjahr.

85) Salbei-Bad:

150 g *Salbeiblätter (Salvia officinalis)* werden mit 2 l kochendem Wasser abgebrüht, 20 Minuten zugedeckt ziehen gelassen, dann abgeseiht. Dem Badewasser beifügen. 15 Minuten baden.

Nimmt den übermäßigen Schweiß. Stärkt die Haut. Wirkt vorbeugend. Von besonders keimtötender Kraft.

86) Salbeipulver-Bad:

Der Eigenwert dieses Bades besteht in seiner Verträglichkeit. Kann allen Bädern, mit Ausnahme von schweißtreibenden – das sind vor allem *Lindenblüten- (Tilia platyphyllos)* und *Holunderblüten-Bäder (Sambucus nigra)* – beigegeben werden. Man pulverisiert *Salbeiblätter*, gibt 2 Eßlöffel voll davon in ¼ l kochendes Wasser, läßt 15 Minuten ziehen, filtriert dann durch und fügt es jedem Badewasser bei.

So stoppt man die übermäßige Schweißabsonderung des Körpers. Personen zu empfehlen, die an Fußschweiß oder Achselschweiß und an den Folgen der Wechseljahre leiden.

87) Salz-Bad:

Steigert die Durchblutung der Haut. Führt eine radikale Umstimmung im vegetativen Reaktionsvermögen herbei. Gute Erfolge bei allen Lymphknoten-Erkrankungen. Erhöht die Stickstoffausscheidung. Regt den Eiweißabbau in der Haut kräftig an. Fettsüchtigen und vegetativ labilen Menschen zu empfehlen. Auch bei Kindern anwendbar.

Man braucht verhältnismäßig viel *Salz*. Und zwar soll bei Kindern das Badewasser 1%ig, bei Erwachsenen 4%ig sein. Also bei Kindern für 100 l Wasser 1 kg. Bei Erwachsenen hingegen 4 kg. – Wassertemperatur 37° C.

Badedauer bei Anfängern nicht über 5 Minuten. Später kann man mäßig verlängern. Pro Woche nicht mehr als 1 Salzbad, im Höchstfalle 2. Das Bad erzeugt ein deutliches Wärmegefühl. Nach dem Bad eintrocknen lassen. Nur empfindliche Körperstellen leicht abtrocknen. Unbedingt 1 Stunde Bettruhe erforderlich und anschließend eine gründliche Dusche nehmen. Abwechselnd lauwarm und kalt. Ohne Abtrocknen sofort *ätherisches Rosmarinöl* einmassieren, das sich gut eignet. – Nicht vergessen: Rosmarin macht frisch und munter.

Darf bei Fieber und Lungentuberkulose nicht genommen werden.

88) Schafgarben-Bad:

150 g *Schafgarben-Blüten-Blätter-Gemisch (Achillea millefolium)* in 1 l kochendes Wasser geben, aufwallen lassen, von der Feuerstelle wegziehen. 20 Minuten zugedeckt ziehen. Abseihen. Dem Badewasser beifügen. 15 Minuten Badedauer.

Bei Juckreiz und Hämorrhoidenschmerzen. Bei Nervenleiden. Bei ausbleibender Monatsblutung der Frauen. Zur Unterstützung von Flechten- und Aknebehandlung. Bei Geschwüren. Zur Behandlung von Wunden. Bei Schrunden an der Mutterbrust. Bei Frostbeulen und Quetschungen. Für Burschen und Mädchen in der beginnenden Pubertät zu empfehlen.

89) Schafgarben-Sesamöl-Bad:

Da die *Schafgarbe* u. a. auch blutandrangstillende Eigenschaften besitzt, kann sie gemeinsam mit *Sesamöl* als vorbereitendes Bad vor Urlaubsaufenthalten im Süden mit beabsichtigten Sonnenbädern genommen werden.

100 g getrocknetes *Schafgarben-Blüten-Blätter-Gemisch (Achillea millefolium)* kurz in 1 l kochendes Wasser geben. Aufwallen lassen. Wegstellen. Nach 20 Minuten Ziehen abseihen. Dem Badewasser zufügen. Zusätzlich 2 Eßlöffel *Sesamöl* mit 2 Tropfen *Tween 80* abmischen und in das Bad einrühren.

90) Schlüsselblumen-blüten-Bad:

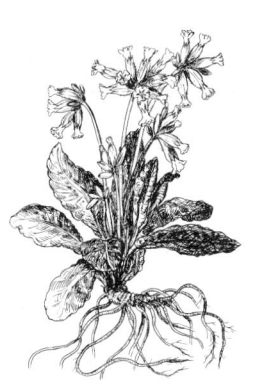

Die Badewanne wird mit sehr heißem Wasser gefüllt. 150 g frische oder getrocknete *Schlüsselblumen-Blüten (Primula officinalis)* in ein Leinentäschchen geben und zugebunden in die Badewanne legen.

Außergewöhnlich beruhigend bei Rheuma- und Gichtschmerzen, bei Neuralgien, Migräne und Schlaflosigkeit.

91) Schmierseifen-Bad:

Gereinigte Schmierseife aus der Apotheke besorgen. 100 g für 100 l Badewasser als Richtmaß einsetzen.

Dieses Bad besitzt eine stark umstimmende Kraft. Kann bei einer Anzahl von Hautkrankheiten angewendet werden. Überall dort, wo die Haut aufgeweicht und Schuppen abgetragen werden sollen.

Schmierseifen-Bäder können bis 20 Minuten lang dauern. Immer mit lauwarmem Wasser nachspülen. Stets gut abtrocknen und mit *reinem Pflanzenöl* nachbehandeln. Wegen seiner Hautfreundlichkeit ist das *Johanniskrautöl* sehr zu empfehlen.

92) Schwarzerlenblätter-Bad:

150 g frische oder getrocknete *Schwarzerlen-Blätter (Alnus glutinosa)* zerkleinern, mit 2 l kochendem Wasser übergießen und 20 Minuten ziehen lassen. Abseihen. Dem Badewasser beifügen. 20 Minuten darin baden.

Bei Hautausschlägen. Bei unreiner Haut. Gegen die Faltenbildung.

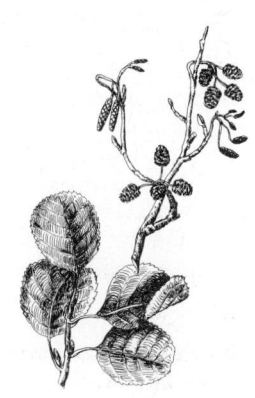

93) Schwarztee-Bad:

Wegen des hohen Gerbstoffanteiles eignet sich sehr dunkler *Chinesischer Tee* ausgezeichnet für ein Bad. Man bereitet 1 l starken Schwarzen Tee im Aufguß zu, läßt ½ Stunde ziehen. Preßt aus. Gießt ihn dem Badewasser bei.

Dies strafft die Haut. Macht sie widerstandsfähiger und nimmt das Schwammige.

94) Schwertlilienwurzel-Bad:

Die *Schwertlilien-Wurzel (Iris germanica)* im Frühjahr oder im Herbst graben. Reinigen, spalten, trocknen und lagern. Das ergibt einen wertvollen Badezusatz. – 100 g zerkleinerte Wurzel in 1 l kaltem Wasser ansetzen, 2 Stunden lang. Aufkochen. Abseihen. Dem Badewasser beigeben. Verleiht demselben einen angenehmen, veilchenartigen

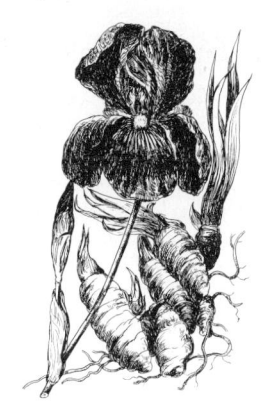

Geruch. Nur die getrocknete Wurzel riecht so schmeichelhaft. Als „*Radix Iridis*" in der Apotheke erhältlich.

Schwertlilienwurzel-Bad fördert die Tätigkeit der Bauchspeicheldrüse. Verleiht der Haut eine Art Schutzmantel gegen Entzündungen.

95) Seifenkrautwurzel-Schaumbad:

Ganz wertvoll ist ein *Schaumbad* für den Kranken. Der Schaummantel, der sich dicht um den Körper legt, sorgt für einen Wärmestau. Dieser wieder hat einen Schweißausbruch zur Folge und somit eine Entgiftung des Gesamtorganismus. Die wohltuende Wirkung bei allen zum Rheumaformenkreis gehörenden Leiden kommt zur Entfaltung. Man verzeichnet gute Erfolge bei Fettleibigkeit.

Das Bad soll am Abend genommen werden, weil es den Körper ermüdet und schlaffähig macht. Anschließende Bettruhe ist unbedingt erforderlich. Ein Schaumbad mit *Seifenkraut (Saponaria officinalis)* übertrifft in der Wertskala alle im Handel angebotenen Fertigpräparate. Besonders wertvoll für empfindliche und trockene Haut.

500 g getrocknete, zerkleinerte Wurzel in 2 l kaltem Wasser am Morgen ansetzen. Abends kurz erwärmen, nicht kochen. Abseihen. Eingießen. Aufrühren. Ins Bad steigen. 20 Minuten Badedauer. Anwendung nicht öfter als einmal in der Woche. – Günstig finde ich das anschließende Einmassieren mit *Roßkastanienöl*.

96) Senf-Bad:

5 Eßlöffel *Senfsamen (Brassica nigra)* werden zu Pulver gestampft oder gemahlen. Man fügt dies 1 l kaltem Wasser bei, das man zustellt und nur bis knapp vor den Siedepunkt erhitzt, denn Senf darf auf keinen Fall gekocht werden! Das Badewasser soll mehr als warm, soll heiß sein. – Vor dem Bad reibt man den ganzen Körper mit *Weizenkeimöl* ein. Läßt das Öl kurz in die Haut einziehen und so auf diese einwirken. Steigt dann in das Wasser. Das Einölen mit Weizenkeimöl soll vorbeugen, daß keine zu starke Reizung der Haut durch die Wirkung des Senfes zustandekommt. Obwohl auch der reizende Effekt vorteilhaft und gesundheitsfördernd ist.

Badedauer: So lange, bis man ein wärmendes Gefühl auf der Haut verspürt. Aber nicht länger als höchstens 10 Minuten. Dann ohne Abtrocknen einige Zeit ins warme Bett und dunsten.

Wirkt kreislaufanregend, erwärmend. Ist besonders bei beginnender Erkältung sehr zu empfehlen.

97) Spitzwegerich-Kornblumenblüten-Bad:

100 g *Spitzwegerich-Blätter (Plantago lanceolata)* und 50 g *Kornblumen-Blüten (Centaurea cyanus)* werden mit 1 l kochendem Wasser übergossen und 20 Minuten angesetzt. Abseihen.

Gilt als milder, leicht zusammenziehender Badezusatz von antibakterieller Wirkung. Besonders zu empfehlen, wenn der Körper mehr Widerstandskraft braucht. Zu Zeiten ansteckender Krankheiten oder Epidemien.

98) Tausendguldenkraut-Bad:

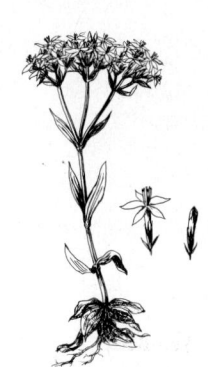

In der Schönheitspflege hat das *Tausendguldenkraut (Centaurium umbellatum)* den Ruf, daß es das kostbare Gleichgewicht aufrechterhält. Was eine gesunde Haut braucht, um ihren Funktionen gegenüber dem Gesamtorganismus gerecht zu werden.

3 Eßlöffel voll getrocknetes und kleingeschnittenes Tausendguldenkraut in 1 l kaltem Wasser 12 Stunden lang im warmen Raum ansetzen. Abseihen, dem mäßig warmen Badewasser beigeben. 15 Minuten Badedauer.

Regt die normale Hauttätigkeit an und stärkt die Haut sichtlich. Wer etwas auf seine Haut hält, sollte einmal monatlich ein Tausendguldenkraut-Bad nehmen. Baut auch Fettpolster ab.

99) Thymian-Rosmarin-Bad:

50 g frischen *Thymian (Thymus vulgaris)* und 50 g frischen *Rosmarin (Rosmarinus officinalis)* 20 Minuten lang in 1 l kochendem Wasser ansetzen, abseihen.

Ergibt einen zusammenziehenden und wohlriechenden Aufguß, der angenehm und erfrischend wirkt.

Immer frisch zubereiten und dem Badewasser beifügen. Badedauer 15 Minuten. – Das Bad aber nie zu spät am Abend nehmen.

100) Wacholderbeeren-Bad:

Sehr wirksam bei Hautleiden. Vor allem zur Reinigung und Stärkung der Haut. Besonderen Erfolg aber erzielt man bei Ischias und Rheuma.

100 *Wacholderbeeren (Juniperus communis)*, das sind 10 bis 12 g, werden zerdrückt, in 2 l kochendes Wasser gegeben. Ganz kurz aufwallen lassen, dann von der Flamme wegnehmen. Nach 20 Minuten Ziehen abseihen.

Dieses Bad darf bei Nierenleiden nicht genommen werden.

101) Wacholderreiser-Bad:

Ganze Zweige, frische, werden mit der Baumschere in höchstens 1 cm lange Stücke geschnitten. 1500 g in 2 l kaltem Wasser 8 Stunden lang ansetzen. Dann zum Kochen bringen und auf Sparflamme 1 Stunde langsam weiterkochen lassen. Abseihen. Auspressen. Dem Badewasser beifügen.

Ein Bad von außergewöhnlich stärkender Kraft. Für Genesende sehr empfehlenswert. Hat manchem Rheuma- und Gichtleidenden schon geholfen.

102) Walderdbeerblätter-Bad:

150 g getrocknete und zerkleinerte *Walderdbeer-Blätter (Fragaria vesca)* mit 1 l kochendem Wasser übergießen, 20 Minuten ziehen lassen, abseihen, dem Badewasser beigeben.

Gilt als ein wertvolles „Alltags-Kräuter-Bad", das sich auch auf die Darmfunktion regulierend auswirkt. Von zusammenziehender, erfrischender und reinigender Eigenschaft.

103) Weidenrinden-Bad:

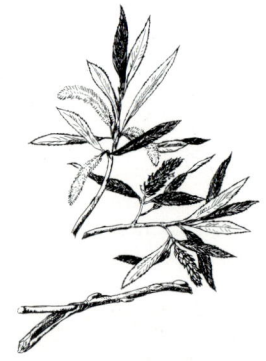

Die entzündungswidrige Wirkung macht die *Weidenrinde (Salix alba)* zu einem hervorragenden Hausmittel als Badezusatz. Sie kann von April bis August gesammelt werden. Fingerdicke 2- bis 3jährige Zweige eignen sich dazu am besten. – Alle in der Rinde enthaltenen Stoffe sprechen die Haut sehr günstig an:

Gerbstoff, Salze, Salicylsäure in glykosidischer Bindung und nicht zuletzt das Salicin. Aus dieser Zusammensetzung heraus ergibt sich die beruhigende und schmerzstillende Kraft, die ein Weidenrinden-Bad vermittelt. Man nimmt es am Abend mit ziemlich warmem Badewasser.

8 Stunden lang wird während des Tages 250 g zerkleinerte und getrocknete Rinde in 2 l kaltem Wasser angesetzt. 15 Minuten gut aufkochen. Abseihen. Dem Badewasser beifügen.

104) Weidenrinde-Ringelblumen-Bad:

100 g frische zerkleinerte *Weidenrinde (Salix alba)* wird in 1 l Wasser ¼ Stunde lang gekocht, von der Platte genommen. 100 g kleingeschnittenes, blühendes *Ringelblumen-Kraut (Calendula officinalis)* ohne Wurzel dazugeben. ½ Stunde ziehen lassen. Abseihen. Dem sehr warmen Badewasser beifügen. 20 Minuten lang darin baden.

Geeignet für zu fettige und unreine Haut mit vergrößerten Poren und bei Pickeln, die durch Fettabsonderung entstanden sind. – Salicylderivate haben für die Hautpflege eine sehr große Bedeutung, da sie jene Pilze und Schimmelpilze wortwörtlich „auffressen", die als Hautkrankheitserreger gelten. Dazu gehört in erster Linie die *Weidenrinde*. Aber auch die *Ringelblume*. Letztere besitzt neben Salicylsäure noch ätherisches Öl mit antibiotischer Wirkung und stickstoffhaltigen Schleim. Deswegen auch bei mykose- und schimmelpilzbefallener Haut einsatzkräftig.

105) Weißdorn-Bad:

50 g getrocknete *Weißdornfrüchte (Crataegus oxyacantha)* werden im Mörser zerstampft, 2 Stunden in 1 l kaltem Wasser eingeweicht, dann einige Minuten aufkochen gelassen. Abseihen. Dem Badewasser beigeben.

Erzielt eine leicht zusammenziehende Wirkung, die in der Schönheitspflege sehr geschätzt wird, weil dadurch die Haut „in Form" bleibt. Vor allem bei fettiger Haut und Mischhaut eingesetzt.

106) Zimtrinden-Bad:

3 Stangen des *Ceylonzimtes*, auch *Kaneel-* oder *Canehl-Zimt* (Cinnamomum aromaticum), werden zerkleinert und in 1 l kaltem Wasser zugestellt, 5 Minuten lang aufgekocht, dann abgeseiht. Dem Badewasser zusetzen. Darin wird in ziemlich heißem Wasser 20 Minuten lang gebadet. Das hier freigewordene ätherische Zimtöl hat starke bakterientötende Kraft.

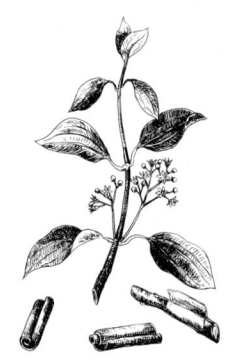

Ein Zimtrinden-Bad ist vor allem Menschen, die von Juckreiz gequält werden oder an Haut-, Nagel-, Finger- und Zehenpilzen leiden, ans Herz zu legen.

107) Zinnkraut-Bad:

150 g des getrockneten *Zinnkrautes (Equisetum arvense)* sind für ein Vollbad notwendig. In 2 l kaltem Wasser 3 Stunden ansetzen, 20 Minuten lang aufkochen. Abseihen. Den Rückstand auspressen. Den Tee dem Badewasser beigeben.

Sehr vorteilhaft bei Unterschenkelgeschwüren, bei Bartflechte und Gesichtsausschlag. Trocknet aber die Haut stark aus, daher ist eine *Kräuteröl-Nachreibung* erforderlich. Ein Zinnkraut-Bad nimmt man nicht zu häufig. Benötigt man jedoch für die Haut eine starke Kieselsäurezufuhr, gibt es nichts Besseres.

Ob man die „Schwitzstube" erfinden sollte?

Wasser.
Führt in der Seele Tiefen.
Wenn man steht und staunt.
Irgendwo.
Wo Wasser die Gegend beherrscht. Sich mit dem Horizont vereint. Ins Endlose weist. Blau in Blau sich ergießt.

Übergeht. In Nuancen verschieden. Die Farbe.
Des Himmels Widerschein im Spiegel des Gewässers.
Seeweit.
Meerrandlos.
Wo immer man sich auch beim Endlosblick ins Wasser um einen Einblick bemüht. Man steht vor der lebendigen Schönheit.
Ob es das Wasser selbst ist?
Oder Ufer und Erdenmulde. In denen das Wasser gefaßt, zum Daheim-Sein und zum Standort wird?
Plankton. Seerosen.
Muscheln. Fische.
Staunen erfaßt einen. Was immer man schaut.
Sei es die Vielfalt der Formen.
Der Lebensweisen.
Der Geschehnisse.
Sei es das präzise Wechselspiel.
Wenn Wasser verdunstet.
Der Mensch es sieht.
An sein Leben denkt.
Das weitergeht.
Das leben will.
Und der Mensch dabei seine Gebrechen spürt.
Verspürt.
Er etwas dagegen unternehmen möchte. – Zum Partner Wasser greift. Das sich seinen Weg sucht. In Formen. Zum Menschen.
Was tut der Mensch da alles. Um den Weg gangbar zu machen. Den das Wasser zu ihm finden will.
Was könnte er alles tun?
Er tat es bereits.
Schuf die Sauna.

Was ist die Sauna, die Schwitzkiste, das finnische Bad?
Ist ein kombiniertes Heißluft-Dampfbad in einer mit Holz ausgekleideten Kabine.
Besteht aus Vor-, Umkleide-, Ruhe- und Baderaum. – Der Ofen kann aus Mauerwerk oder Stahlblech sein. Wird vom Vorraum oder Baderaum aus ca. 5 Stunden lang geheizt. Gibt dann bis 48 Stunden Strahlungshitze ab.
Trockene Hitze zwischen 70 und 90° C und Dampfstöße wechseln sich ab. Mit geringem Feuchtigkeitsgehalt der Luft von 10–25%. Um so die Schweißabsonderung im Körper stark anzuregen.

Diese Dampfstöße entstehen durch regelmäßige Wasseraufgüsse auf die glühend heißen Feldsteine über dem Ofen.

Nach dem Aufguß schlägt man die Haut mit Birkenreiserbüscheln oder bürstet sie trocken.

Anschließend an einen 10 bis 15 Minuten andauernden Saunagang erfolgt eine Abkühlung in der freien Luft, unter der temperierten Dusche oder in kaltem Wasser oder Schnee. – Letzteres stellt jedoch eine starke Belastung dar und darf daher nur von geübten Saunabesuchern durchgeführt werden.

Diese Wechselanwendung von Aufenthalt im Saunaraum und Abkühlung kann 3mal wiederholt werden. – Das ist für einen gesunden Menschen das Höchstmaß.

Wozu werden Saunabäder angewandt?
Was wollen sie erzwecken?

Saunabäder:
1. Steigern das Wohlbefinden.
2. Regen Kreislauf und Stoffwechsel an.
3. Sind eines der wertvollsten Vorbeugungsmittel gegen Herzinfarkt.
4. Härten gegen Erkältungskrankheiten ab.
5. Werden bei Störungen des vegetativen Nervensystems medizinisch angewandt.
6. Stimmen Körperfunktionen und rheumatische Beschwerden um.

Beachte: Vor dem Saunabesuch darf nichts gegessen werden. Der Darm soll leer sein!

Saunabäder dürfen nur nach ärztlicher Rücksprache genommen werden.

Wozu sind Saunabäder nicht geeignet?
Wo ist Vorsicht geboten?

Saunabäder:
1. Werden von Herz- und Kreislaufpatienten nur bedingt vertragen.
2. Sind zur Behandlung der Fettsucht nicht geeignet. Der Körper verliert in der Sauna zwar Wasser, das durch erhöhte Flüssigkeitszufuhr jedoch wieder ersetzt wird.
3. Sind zusätzlich verboten bei: fieberhaften Erkrankungen, offener Lungenschwindsucht, Bluthochdruck, Arterienverkalkung, schweren Nierenerkrankungen, Überfunktion der Schilddrüse und Venenthrombosen.

XI. Wasser sucht sich seinen Weg

Wo die Möglichkeit besteht, nach der Sauna eine *Massage* von berufener Hand zu bekommen, soll dies nicht verabsäumt werden. Anschließend aber ist Ruhe nötig.

Alkoholgenuß nach der Sauna ist auf keinen Fall gutzuheißen. Hingegen sind *Kräutertees* als Saunagetränk empfehlenswert. In vorderster Reihe stehen *Thymian (Thymus vulgaris), Heidekraut (Calluna vulgaris)* und *Kalmuswurzel (Acorus calamus).*

Die Sauna sollte am besten abends besucht werden. Und danach gleich ins Bett gehen.

> **Ganz wichtig ist die Sauerstoffzufuhr während des Saunabades – sie muß pro Person und Minute 5 Liter betragen!**
> **Danach ist die Güte der Sauna zu beurteilen.**

Ein Saunagang besteht wie gesagt aus zwei Phasen. Aus der Aufheizungsphase im Saunaraum und der Abkühlungsphase im Vorraum.

Dadurch wird eine Erweiterung der peripheren Blutgefäße erreicht. Die Durchblutung und der Stoffwechsel dementsprechend gesteigert. Die innere Sekretion bedeutend stimuliert. Angeregt. Die pro Minute beförderte Blutmenge steigt erheblich.

Bei einem Saunabesuch wird 1 Liter Schweiß abgesondert.

Das bedeutet ein Absetzen einer nicht geringen Menge an Gift- und Schadstoffen.

Sauna ist ein intensives Training.
Von Herz und Kreislauf.
Von Stoffwechsel und Nierentätigkeit.
Von Drüsen- und Hautfunktion.
Ein wirksames Abhärten und Vorbeugen.
Gegenüber Infekten und Anfälligkeiten.

Wasser hat verschiedene Formen.
Was Wasser alles kann.
Im Dienste der Gesundheit.
Über unsere Haut.
Zu uns.

Vier wirksame Mittel, vorbeugend eingesetzt gegen Herzinfarkt und Kreislaufstörungen:

Apfel, Honig, Johanniskraut und Sauna.
Apfel: Kein Tag ohne Apfel.
Honig: Wenn gesüßt, dann nur mit Honig.
Johanniskraut: Als Tee und Öl nimm Johanniskraut.
Sauna: Mit dem „Ja" des Arztes, geh in die Sauna.

Des XII. Teiles ganzer Sinn
von Seite 554 bis Seite 608

Wenn Schönheit problematisch wird

Problemhaut Gesicht 554
Problemhaut Körper 568
Schönheitsfehler 579
Handpflege 588
Enthaarung und Sprays 593
Verwelkendes Ende
ist strahlender Anfang 600

Problemhaut Gesicht
SOS-Ruf, der von innen kommt

Wer den Terminkalender wohl erfunden hat?
Diese Frage stelle ich mir immer wieder in stillen Stunden.
Ich lebe in „meinem" Jahrhundert. So wie alle anderen.
Im Zeitalter des Rhythmus.
Im Zeitalter des „Fließens".
Wo eines in das andere überfließt.
Ohne Stillstand.
Ohne Pause.
Alles im Gleichmaß. Auch mein Tag. Meine Woche.
Das Monat. Das Jahr.
Alles „ein-geteilt".
Und damit ist die „gleichmäßig gegliederte Bewegung, der periodische Wechsel, die regelmäßige Wiederkehr" garantiert. Das alles ist Rhythmus.
Der Vorteil?
Viel wird erledigt.
Laut Termin.
Menschen, wie Millionen Zellen einer einzigen Körpereinheit in den Arbeitsprozeß eingegliedert, erfüllen ihr „Teil-Soll".
Ja! Aber mit „hohem Zoll".
Der Preis?
Die „unbehagliche Freudlosigkeit", die vielen ins Gesicht geschrieben ist. Ein unwiderlegbarer Zeuge. Scheinbar blieb das Leuchten der Augen mit den Windeln und dem Schnuller im „Kindesalter" zurück.
Und die Folge?
Unser Antlitz hat den geistigen Schimmer verloren. Die Stirne ist mit Falten übersät. Mit zu vielen Falten.
Falten. Dort, wo sie nicht hingehören.
Wo?
Zwischen den Augenbrauen.
Unter den Mundwinkeln.
Bis hinaus in die Peripherie der Ohrlappen.
Aber unterscheide.
Falten sind nicht Falten.
Sind ein Zeichen natürlichen Reife- und Alterungsprozesses.
Sind der Ausdruck von Kummer und Gehetzt-Werden.

XII. Wenn Schönheit problematisch wird

Sprache der Seele.
Weil in uns alles so wunderbar harmonisch abgestimmt ist.
Im Gleichschritt gehen will. Leben will.
Wenn ein Hindernis auf dem Weg liegt? Die Harmonie zerreißt?

Dann passiert es.
Daß Seele-Geist im Menschen laut aufschreit. Jammert. Überhört wird.
Zuflucht beim letzten „Rettungsanker" sucht.
Bei der Haut.
Vor allem bei der Gesichtshaut.

Was tut der Mensch?
„Er erschießt den Wachmann. Läßt den Dieb laufen."
Traktiert sein Gesicht „gesund". – Mit billigen Ratschlägen aus der Werbebranche. Als Köder. Für die teuren Mittel und Mittelchen. Um Falten, Akne, Couperose und alles Unerwünschte aus dem Gesicht zu entfernen. Um „schön" zu sein. – Anstatt den „psychischen SOS-Ruf" seines Innern richtig zu interpretieren. **Und mit Harmonie des Lebens und Entspannung zur richtigen Zeit zu antworten.**

So „imponiert" der „gehetzte" Mensch von heute auf die gleiche Weise, wie einer, der in der Au Fliegenfänger aufhängt, um die Gelsen zu fangen. Die Brutstätten aber – wo täglich aus Millionen Eiern ebensoviele Larven werden, aus denen wieder genau so viele lästige Insekten wegfliegen – nicht beachtet.

Ob im Menschen zwei Seelen wohnen?

Chinesische Denker antiker Schule lehrten und lehren, daß in jedem Menschen „Ye Shen", zwei Seelen, wohnen.
Die Seele des Werktages und die Seele der Feierstunde.

Jesus zieht sich während seines öffentlichen Wirkens nach Bethanien in das Haus des Töpfers Lazarus zurück. Wo ihn Martha bewirtet. Maria mit ihm „geistige Gespräche" führt. Er, der Meister, sucht Entspannung.

Der gleiche Jesus, der gekommen ist, allen alles zu werden, der flüchtet.

Nach körperlicher und seelischer Betreuung jener, denen Er alles sein wollte. Die Ihm Sein Vater anvertraut. Ihm in Volksmassen zuströmten.

Vor ihnen flüchtet Er.
In die Wüste.
Sucht einen einsamen Ort auf.
Zum Beten.
Geistige Gespräche und Gebet?
Sind kein „Nichtstun".
Das sinnlos wäre.
Nichts brächte.
Sie bringen Entspannung.

Ein Aussteigen aus persönlicher Ohnmacht und Beschränkt-Seins. Sind sie.

Bringen Gottes Kraft und Hilfe.

Im Einsteigen und Eingreifen Seiner Allmacht in unser tägliches Versagen.

Und wie ist das nun mit den zwei Seelen der chinesischen Antike und mit unserem europäischen Denken?

Zwei Welten stehen einander hier gegenüber.

Beide suchen das gleiche. Den Sinn zu ergründen, der wie ein Schatten jedem menschlichen Tun folgt. Der nicht sinnloses Rahmengeschehen, sondern erfülltes Leben, vom Geiste getragen, bedeutet.

Trotz allem. Zwei Welten. Eine Idee.

Die christlich-universale. Die chinesisch-orientale.

Stehen sie sich nicht irgendwie divergierend gegenüber? Als Gegensätze? Widersprüche?

Oder laufen sie vielmehr Hand in Hand nebeneinander her? Zweigleisig vielleicht? Das gleiche Ziel im Auge?

Beide halten an der Realität des Lebens fest.

Unterscheiden. Die Zeit der Arbeit. Die Zeit der Muße.

Werktag und Feiertag.

Ernst des Lebens; Kampf ums tägliche Brot. – Entspannung; Ruhe.

In der richtigen Proportion. Im geregelten Ausmaß.

Und doch! Zwei Welten – eine Aussage.

Beide sprechen die gleiche Sprache.

Des Menschen Glück oder Unglück hängt von seiner Geistesrichtung ab. – Mit anderen Worten, es geht darum, wer die Herrschaft in ihm in die Hand nimmt.

Und die Wahrheit kann keiner vertuschen.

Denn es steht ihm *„ins Gesicht geschrieben"*.

Das Antlitz ist die Sprache deiner Seele.

XII. Wenn Schönheit problematisch wird

Das Doppelwesen Mensch.
Wir haben 2 *Gesichtshälften* und 2 *Gehirnhälften*.
Spiegel und Fotografie bestätigen uns das erstere.
Anatomie und Psychologie sprechen es unmißverständlich aus, daß der ganze Mensch gewissermaßen „seitenverkehrt" vom Gehirn aus gesteuert wird. Dessen rechte Hälfte unsere linke Gesamtkörperhälfte dirigiert. Die linke Hirnhälfte die rechte Körperhälfte lenkt.
Diese „Körperspaltung" darf auf keinen Fall die Harmonie unseres Innern zerstören.

Psychosomatische Probleme werden von Niere und Blase aus gesteuert.
Ursprünglich in der chinesischen Medizin verankert, hat diese Überzeugung auch im Westen Eingang gefunden. Daß das Funktionieren des gesamten *Harnapparates* seine Auswirkung auf die Seele findet.

Daß diese wiederum durch das Gesicht spricht. So daß alle psychosomatischen Störungen und alle Hautprobleme im Gesicht – wie Unreinheiten, Rötung, schlechte Gesichtsfarbe und übermäßiges Jucken – mit diesem Formenkreis zusammenhängen.

Klare, den Tatsachen entsprechende Folgerungen zeigen den Weg zur Praxis.

Falten:

Die Bewertung der Falten ist Ansichtssache. Da sie eine **natürliche Alterserscheinung** darstellen, kann man die Faltenbildung zwar verlangsamen, aber nicht verhindern.

Die Verachtung der Falten im Alter ist eine seelische Abnormität und entspringt einem falschen Denken, womit man dem Alter seinen Wert abspricht und das Jungsein vergöttert.
Alter ist kein Übel! Alter ist das Zeichen eines Reifeprozesses. Altern muß in der Jugend gelernt werden. In den sogenannten „besten Jahren".
Zum sinnvollen Altwerden muß man sich erziehen.

Frühzeitige Falten sind der Ausdruck unserer Lebenseinstellung und unseres Lebenswandels. Es gibt nämlich auch *Sorgenfalten* und *Leichtlebigkeitsfalten*.

Kein einziges Fältchen im Gesicht ist eine Zufallserscheinung.

Weg mit allen Falten aus dem Gesicht.

Halt ein!

Es ist nicht nur betrügerisch, sondern sogar verbrecherisch. Wenn man zu „Wundermitteln" greift. Die immer wieder angeboten werden. Um Falten im Gesicht zu bekämpfen. Extern oder intern. Angewandt. – Der Werbegag entspricht durchaus nicht der Wirklichkeit. Und die Wirkung ist nicht immer harmlos.

Falten sprechen eine Sprache.

Falten und Fältchen künden vom Charakter und der Persönlichkeit.

Wer möchte schon ein faltenfreies „Puppengesicht" zur Schau tragen? Wer im Alter eine Babyvisage zeigen?

Operationen, chirurgische Eingriffe, und eine „Stange Geld" können dies heute alles. Aber wozu?

Auch eine gepflegte alte Haut ist schön.

Die Falten-Sprache:

Oberstirn-Querfalten erzählen von Schwerfälligkeit, Besorgtheit und von einer gewissen pessimistischen Lebensauffassung. Sind aber auch der Ausdruck, daß es hier um einen seriösen, durchaus ernstzunehmenden Menschen geht, der verläßlich ist.

Mittelstirn-Querfalten sagen über die Zaghaftigkeit und Ängstlichkeit des Trägers aus. Unentschlossenheit und Wankelmütigkeit bringen ihn und andere nicht selten in Verlegenheit.

Unterstirn-Querfalten kennzeichnen die sogenannte „Denkerstirne". Künden von überlegtem Handeln und der Neigung zur meditativen Lebensweise. Diese Faltenart ist auch den Mystikern eigen, die in enger Gottesnähe und Gottverbundenheit leben, und nicht selten Erkenntnisse erschauen, die das rein Menschliche übersteigen.

Eine einzige senkrechte Falte zwischen den Augenbrauen steht zu einem introvertierten, von innen heraus lebenden Menschen, der sich nicht von Äußerlichkeiten leiten und beeindrucken läßt.

Zwei senkrechte Falten zwischen den Augenbrauen künden von Geist und Weltoffenheit.

*Die „Löwenfalte", eine doppelte Stirnfalte, die an der Na-

XII. Wenn Schönheit problematisch wird

senwurzel von einer halbkreisförmigen, waagrechten Falte begrenzt ist, bringt Neigung zum Zorn, Angriffsfreude, eine gewisse Hartherzigkeit und pessimistische Lebenseinstellung zum Ausdruck.

Verschiedenartige Stirnfältchen verraten einen Träger, der auf Ordnung bedacht. Dessen Verhalten nicht unbesonnen. Der es auch versteht, sich unterzuordnen, aber häufig seinen Launen unterworfen und nicht minder eigenwillig ist.

Kreisbogenförmige Falten unter den Unteraugenlidern passen zu einem stark sinnlichen Menschen von seichter Lebensauffassung, wobei die Vergnügungssucht im Vordergrund steht und den Ton angibt.

Fältchen quer über die Wangen, von den Augen bis zur Oberlippe, sind einer ausgeprägten Persönlichkeit eigen. Kühn und ehrgeizig. Mit Ausstrahlungskraft.

Je eine einzige Falte, die von den Nasenflügeln um die Mundecken herum bis unterhalb des Mundes reicht, gehört zu einem heiteren Typ, der Humor hat, Spaß versteht, schwungvoll ist. Einen bestimmten Ehrgeiz besitzt. Und zielbewußt nach allem strebt.

Falten kann man nicht vom Antlitz trennen.

Schaut man einen Menschen an, fällt einem als erstes die Kopfform auf.

Will man die „Gesichtssprache" verstehen lernen, darf man die Kopfform nicht übersehen.

Äußere Erscheinungen lassen auf innere Eigenschaften schließen.

Die „Kopfform" mit der „Faltensprache" gepaart, vermittelt uns einen Einblick in den Menschen.

Den Spiegel sprechen lassen. Ist nicht Eitelkeit.

Trägt viel dazu bei, sich besser kennenzulernen.

Die Kopfform-Sprache:

Der Quadratschädel kündet von Energie, von sicherem Urteilsvermögen. Von einer bestimmten Willensfestigkeit. Von einer Begabung, sich nicht oberflächlich, sondern exakt und erschöpfend mit Problemen auseinanderzusetzen.

Der Rundschädel verrät Unternehmungsgeist, Entschlußkraft, rasches Urteilsvermögen, Hilfsbereitschaft. Die Fähigkeit, Menschen richtig zu behandeln.

Die ovale Kopfform ist der Ausdruck eines beweglichen Geistes. Mit der Begabung, anpassungsfähig, rücksichtsvoll und geschmeidig zu sein. Ohne die eigene Überzeugung preiszugeben. Ein Typ, der aber die Eigenart hat, sich nicht gerne vom anderen beherrschen zu lassen.

Der dreieckige Kopf mit spitzem Kinn verrät Klugheit, eine gewisse List, aber auch Verhandlungsbereitschaft, wobei eine gekonnte Taktik nicht zu übersehen ist und eine in Wort und Tat durchgreifende Schlagfertigkeit.

Der konische Trapezschädel, dessen Basis das Kinn als Breitseite bildet – unten also breiter ist als oben – spricht vom sachlichen Urteil. Von einer starken Begabung zur Lösung praktischer Aufgaben. Von der Fähigkeit, mit Personen zu verhandeln. Und von einer sehr nüchternen, unkomplizierten Lebensauffassung.

Die moderne Physiognomik befaßt sich wissenschaftlich mit der Deutung der äußeren Erscheinung eines Menschen.

Ich bin weit davon entfernt, eine vollständige Aussage des Gesichtsausdruckes zu geben. Ich will nichts anderes, als ein wenig zum Denken anregen. Daß dein Äußeres eine unmißverständliche Sprache spricht.

Akne:

Akne ist keine Krankheit, sondern eine Reaktion des Körpers.

Stürzt nicht wenige Jugendliche fast in Verzweiflung.

Gebiert Depressionen und Komplexe.

Bringt es fertig, junge Menschen zu „Einzelgängern" zu machen.

Ist eine von den Talgdrüsenfollikeln ausgehende Hautreaktion.

Häßliche *Pusteln* tauchen im Gesicht auf. Beginnen meistens mit *schwarzen Punkten*, den „Mitessern". – Sie entstehen durch Verstopfung der Ausführungsgänge der Talgdrüsen an den Haaren, wobei sich Horn, Fett und Bakterien ansammeln. – Kleine Gewebebeulen mit dunklem Kern. Ausgedrückt, kommt ein weißlicher Faden heraus. Verändert die Farbe, wird gelblich.

Bei Entzündungen bringt das Drücken Eiterpfropfen zutage. Dies kann zum „Ausschlag" werden, der bräunliche *Krusten und Narben* hinterläßt.

XII. Wenn Schönheit problematisch wird

Ein „häßliches" Gesicht muß Tag und Nacht „herumgetragen" werden. – Kann sich vom Gesicht aus auf die Schulter und den Rücken übertragen.

Akne klingt im allgemeinen mit dem Erreichen der vollgeschlechtlichen Reife ab. Spätestens mit dem dreißigsten Lebensjahr.

Die sogenannte *Acne menstrualis* tritt gelegentlich noch während der Menstruation auf.

Ursachen der Akne-Erscheinung:
Schlechte Verdauung und *unregelmäßiger Stuhlgang*, die *Hauptursachen* der Akne, werden vom *vegetativen Nervensystem* aus gesteuert.

Erstes Gebot bei der praktischen Anwendung ist leicht verdauliche Kost mit viel Ballaststoffen.

Weg mit: Schweinefleisch, tierischen Fetten, Hartwurst, Rauchfleisch und Rauchfisch, fettem Käse, fetter Milch, harten Eiern und Schokolade. Ebenso Nikotin, Alkohol, starken Bohnenkaffee und Weißzucker meiden.

Dafür fleißig essen und trinken: Vollkornbrot, viel Gemüse, Obst. Hühner-, Kalbs- und Rindfleisch. Pflanzenöle und Pflanzenkeimlinge gebrauchen. – Buttermilch, fettarme Milch und Kräutertees trinken.

Empfehlenswerte Kräuter: *Birkenblätter, Brennessel, Löwenzahn-Blätter, Melisse, Ringelblumen-Blüten, Schafgarben-Blüten. Anis-, Fenchel-, Koriander- und Kümmelfrüchte.* – 2 Teelöffel der Droge für ¼ l kochendes Wasser. Die Früchte aber leicht anstoßen. Überbrühen und 15 Minuten zugedeckt ziehen lassen. Abseihen. – Alle diese Tees sollten mit dem „Nervenbalsam" *Honig* gesüßt werden.

In der *Störung des Gleichgewichts der Geschlechtshormone* liegt eine weitere mögliche Ursache der Akne. – Die Veranlagung hiezu, die Anfälligkeit, auch Disposition genannt, kann *Vererbung* sein.

Oft spielt die *Veränderung des Hormonsystems in den Entwicklungsjahren* eine große Rolle.

Völlig falsch wäre es, die *geschlechtliche Enthaltsamkeit* dafür verantwortlich zu machen.

Hingegen sind *sportliche Betätigung, Abhärtung des Körpers*, tägliches *Schwitzen* und das *Nicht-Aufpeitschen des Geschlechtstriebes* durch Sexfilme erprobte Hilfen.

Zwei Kräuter bei Akne zu empfehlen:

Vor allem sind es zwei unersetzliche: **Schafgarbe und Johanniskraut.**

Schafgarbe (Achillea millefolium) durchdringt den ganzen Geschlechtsapparat des Mädchens und des Burschen, stärkt und beruhigt ihn. Läßt ihn ungestört für die Aufgabe der Zukunft, von Vater und Mutter, entwickeln, ohne ihn zu unterdrücken.

Johanniskraut (Hypericum perforatum) stärkt das Rückenmark, die Gehirnzellen und die Lymphdrüsen. Regelt den Hormonhaushalt.

Chemische Substanzen können ein weiterer Grund der Akne sein.

Zum Beispiel Schminkartikel und Kosmetikartikel, selbst angewandt oder im Friseur- und Kosmetiksalon verarbeitet. – Öl, Teer, chemische Präparate bei Gerbern, Färbern, Straßen- und Metallarbeitern.

Arzneimittel und Präparate sind auch nicht immer unschuldig und ohne Folgen.

Wie ungeprüfte Stärkungsmittel und Vitaminspender aus der Chemie.

Vorsicht, Antibiotika-Behandlung!

Antibiotika können Segen, aber auch Gift sein.

Werden manchmal bei Akne-Erkrankungen empfohlen. Dabei ist aber zu bedenken, daß sie die lebenswichtige Darmflora zerstören und die körpereigene Abwehr schwächen. Sie können bei häufiger Anwendung insofern gefährlich werden, weil sich die schädlichen Bakterien dagegen schützen und gegen Medikamente unempfindlich werden.

Sollte eine Antibiotika-Behandlung unbedingt notwendig erscheinen, muß anschließend die *Darmflora* wieder in Ordnung gebracht werden. Dazu empfehle ich die häufige Einnahme von *Joghurt, Fruchtmilch, Sauermilch* und das Essen von *rohem Sauerkraut.*

Couperose, Rotfinne oder Kupferrose:

Acne rosacea. Die Kupferfinne.

Hat nichts mit gelegentlichem „Erröten" zu tun. Ist vielmehr ein Dauerzustand. *Eine langwierige, mit Rötung und Knötchenbildung einhergehende Hauterkrankung.*

XII. Wenn Schönheit problematisch wird

Zunächst ein Sichtbar-Werden unbegrenzter *Rotflecken*, die später in tief-dunkelroter oder blauroter Farbtönung dauernd bestehen bleiben und sich plattenförmig ein wenig über die Umgebung erheben. Sie werden von kleinen spinnwebeähnlichen *Blutgefäßerweiterungen* und kleinen roten oder bläulichen, *entzündlichen Knötchen* durchzogen, die sich mit Eiter füllen können.

Mit der Zeit treten *bindegewebeartige Wucherungen* auf, welche auch die Talgdrüsen nicht ausschließen.

Hauptbetroffen sind von der Rotfinne: Nase, Wangen und Stirne. Sie kann sich aber auch über das ganze Gesicht ausbreiten. Sogar die Lippen schwellen manchmal an.

Die Nase verfärbt sich häufig rot oder violett und endet in einer „Knolle". Im Volksmund „Schnapsnase" oder „Burgundernase" genannt. Muß jedoch nichts mit Alkoholkonsum zu tun haben. Nur gelegentlich bei Trinkern feststellbar.

Frauen werden gerne in der einleitenden Zeit der „Vorwechseljahre", zwischen vierzig und fünfzig, davon befallen.

Ursachen der Kupferfinne:

Harnsäureüberschuß und *Stuhlverstopfung* sind häufig die materiellen Hintergründe.

Seelisch-geistige Überforderung können interne Beweggründe abgeben.

Als Ursache spielen weiters oft *Magen-Darm-Störungen* und *hormonelle Einflüsse* eine Rolle.

Alle *durchblutungssteigernden Stoffe* wie Genußmittel, Salz, Gewürze, aber auch *direkte Sonnenbestrahlung*, verschlimmern die Krankheit.

Menschen mit fettem, unreinem Hauttyp sind besonders der Gefahr der Rotfinne ausgesetzt.

Praktische Bekämpfung der Couperose:

Alles, was in punkto *Ernährung* bei der Akne gesagt wurde, gilt auch hier. Mit der Auflage eines *absoluten Alkoholverbotes in jeder Form*.

Kompressen mit Birkensaft, über Nacht angebracht, können empfohlen werden.

Gut bewährt haben sich die *Keimlinge der Angelika (Angelica archangelica)*. – Man nimmt die Samenkörner und legt sie auf einen flachen Teller. Befeuchtet sie täglich leicht mit lauwarmem, nie mit heißem Wasser, und stellt dies auf die Fensterbank im warmen Zimmer. Erreichen die Keimlinge eine Höhe von 8 bis 10 cm, werden sie vom „Wurzelfilz" abgeschnitten, leicht zerquetscht und über Nacht als *Kompresse* auf das Gesicht gelegt. – Morgens mit lauwarmem Wasser abwaschen und *Weizenkeimöl* einmassieren. Nach einiger Zeit mit *Arnikatinktur* nachtupfen, damit die Glanzstellen schwinden.

Gesichtswaschungen mit folgenden Kräutern abwechselnd durchführen: *Acker-Stiefmütterchen (Viola tricolor)*, *Käsepappelkraut (Malva neglecta)* und *Thymian (Thymus vulgaris)*. – 2 Teelöffel für ¼ l Wasser, im Heiß-Aufguß. 15 Minuten ziehen lassen, abseihen. – Nach dem Abwaschen das Gesicht nicht abtrocknen, sondern den Tee einziehen lassen. Morgens mit *Ringelblumen-Tinktur* betupfen.

Einen einschneidenden Erfolg bei Rotfinnen-Behandlung erreicht man durch Umstellung auf *rein vegetarische Ernährungsweise*. Wobei Leinsamen, Weizenkleie, Weizenkeimlinge und Blutreinigungstees eine große Rolle spielen.

Mein Erfahrungsschatz in punkto Problemhaut Gesicht:

Gesichtsfalten kann man im Zügel halten:

Abends das Gesicht mit *Kamillentee* gut abwaschen, eintrocknen lassen und dann mit *Süßmandelöl* oder *Efeuöl** nachmassieren. Morgens mit verdünnter *Origano-Essenz* gründlich abreiben.

Herstellung von Origano-Essenz: *Dost (Origanum vulgare)* im Mischverhältnis 1:4 mit 96%igem *Alkohol* 2 Wochen lang auf der Fensterbank stehen lassen. Abseihen. Mit *destilliertem Wasser* auf 35 bis 40% verdünnen. Dunkel lagern.

---

* Zubereitung siehe Seite 572.

XII. Wenn Schönheit problematisch wird

Verzögerung von Faltenbildung:

4 Eßlöffel voll frische *Kerbelblätter (Anthriscus cerefolium)* werden mit 1 l kochendem Wasser übergossen. 15 Minuten ziehen lassen. Abseihen.
Damit das Gesicht gründlich abwaschen. So wird die Entstehung von Falten hintangehalten. Die Haut erlangt Geschmeidigkeit.

Heidekrautessig als Nachreibung:

Das *Heidekraut (Calluna vulgaris)* besitzt nicht nur eine auf Seele und Geist überfließende stark beruhigende Wirkung, was für die Glättung der Haut sehr günstig ist, sondern übt eine besonders straffende und zusammenziehende Kraft aus. – Man fügt einem 150 cm³ Fläschchen dieses *Heidekraut-Essigs** 5 Tropfen *ätherisches Thymianöl* hinzu. Der Effekt wird verstärkt und die Geruchsnote verbessert.

Einige Tropfen dieses Essigs in die hohle Handmuschel geben, das Gesicht morgens nach der Körperpflege einreiben.

Salathäuptel – Sodawasser – Sorgenfalten:

Bevor der *Salat* im Garten auswächst, „weil er Papi schon beim Genick herauswächst" und er ihn nicht mehr auf dem Gemüseteller sehen kann, nehme man ein so „verachtetes" Häuptl, zerschneide es klein, stelle es in 1 l kaltem Wasser zu und koche gründlich auf. Dann seihe man ab und wasche damit das oft von Sorgenfalten gequälte Gesicht.

Mir ist durchaus ernst. – Nicht geeignet zur Faschingszeit, weil die Salatpreise zu hoch stehen. Es handelt sich hier um ein seriöses Rezept. – Mit *Sodawasser* nachgewaschen, verleiht dies eine spürbare Frische. Wirkt sich günstig gegen Sorgenfalten aus.

Zitrusfrüchte sind Sorgenbrecher:

Besonders in jenen Monaten, wo *Mandarinen, Orangen* und *Grapefruits* günstig einzukaufen sind, soll man regelmäßig Tag für Tag ein bestimmtes Quantum davon konsumieren. – Hingegen Russischen Tee, Kaffee, Alkohol und Tabak streng meiden.

Zitrusfrüchte entgiften das Blut über die Leber. Sind so

---

* Zubereitung siehe Seite 575.

der natürlichste Sorgenbrecher. Das wieder wirkt sich günstig gegen reichliche und frühzeitige Faltenbildung aus.

Bewußt deutliches Sprechen ist Schönheitspflege:

Beim *Sprechen* gegen die gewohnte herkömmliche Gedankenlosigkeit ankämpfen. Da man sich dabei um die Bewegungen der Gesichtsmuskulatur kümmert, kann man es auch bewußte Gesichtshautpflege nennen.

Die Bewegung des Mundes fördert die Durchblutung. Durchblutung bringt Leben in die Zellen. Tue ich dies absichtlich, wird diese verstärkt gefördert. Bewußtes Sprechen verleiht lange Zeit, bis ins hohe Alter hinein, eine bestimmte „Jugendfrische".

Tee, besser für die Wangen als für den Magen:

Russischer oder *Chinesischer Tee*, zwar vielen als Getränk, aber nur wenigen als wertvolles „*Waschmittel*" bekannt. – Lange ziehen lassen. Auspressen. Als Schwarztee verwenden. Gesicht, Nacken, Hals und Hände einige Zeit hindurch 1- bis 2mal täglich waschen. Nicht abtrocknen, sondern einziehen lassen.

Wirkt durch den im Tee reichlich enthaltenen Gerbstoff der frühzeitigen Faltenbildung sehr günstig entgegen.

Weiße Liliensalbe, bewährtes Hausmittel bei Akne:

5 Eßlöffel voll *Lilienöl* (aus der Apotheke) werden mit 1 Eßlöffel *Bienenhonig*, 2 Eßlöffel *Zwiebelsaft* und dem *Eiweiß* von 2 Eiern gut abgemischt. Auf Sparflamme unter beständigem Umrühren zur Salbe eindicken. Dunkel und verschlossen lagern. Nur kurze Zeit haltbar.

Abends das Gesicht damit einmassieren. Morgens mit warmem Wasser abwaschen und mit verdünnter *Arnikatinktur* nachbehandeln. – Hilft auch bei roter Nase.

Hirtentäschel-Tee bei Akne und Kupferfinne:

6 Wochen lang früh und abends je 1 Tasse dieses Tees trinken. Bringt gute Erfolge.

2 Teelöffel voll *Hirtentäschel-Kraut (Capsella bursa-pastoris)* mit ¼ l kochendem Wasser überbrühen. 15 Minuten ziehen lassen, abseihen.

Kupferfinne im Gesicht und an der Nase:

Hier bringt ein altes Hausmittel Ausheilung: Und zwar 1

XII. Wenn Schönheit problematisch wird

Teil *Ingwerpulver* und 4 Teile 75%igen *Alkohol* 14 Tage lang in einem gut verschlossenen Glasgefäß ins Fenster stellen. Danach abseihen. Dunkel lagern.
Täglich abends das Gesicht damit einreiben. – Anschließend ¼ l kochendes Wasser mit 1 Teelöffel *Salbeiblätter (Salvia officinalis)* und ½ Teelöffel *Ringelblumen-Blüten (Calendula officinalis)* 20 Minuten lang stehen lassen und diesen Tee ½ Stunde vor dem Schlafengehen trinken.

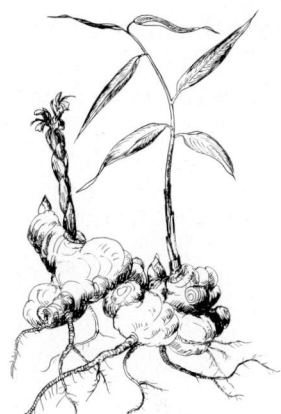

Bäuerinnen mußten es wissen:

Ich kannte einige ältere Bäuerinnen, die mir glaubwürdig genug schienen. Sie behaupteten, daß man Kupferfinnen wegbringe, indem man in die Schuhe *feine Bienenwachs-Plättchen* lege. Sie längere Zeit darinnen lasse und damit gehe.
Die Praxis hat ihnen Recht gegeben.

Bei Hormonstörungen:

Täglich morgens 1 Teelöffel voll *Brennesselsamen* einnehmen und 1 Tasse *Brennesseltee* nachtrinken.
2 Teelöffel voll *Brennessel-Blätter (Urtica dioica)* mit ¼ l kochendem Wasser überbrühen. 15 Minuten ziehen lassen. – *Brennessel-Samen* im Hochsommer ernten. Trocknen. Lagern.
Bewährtes Hausmittel bei Kupferfinne und Akne, die durch Hormonstörungen verursacht wurden.

Dampf tut dem Gesicht wohl:

Bei Wimmerln und Pusteln im Gesicht bereite man am besten aus einem der folgenden Kräuter einen *Tee* und lasse den *Dampf* auf das Gesicht einwirken. Dabei ein Handtuch über den Kopf gegeben, verursacht eine bessere Dampfstauung.
Es sind dies *Bockshornklee-Samen (Foenum graecum officinale), Nußblätter (Juglans regia), Haselnußblätter (Corylus avellana), Ringelblumen-Blüten (Calendula officinalis)* und *Kamille (Matricaria chamomilla).* – 4 Eßlöffel des Krautes für 1 l kochendes Wasser.

Gesichtshaut-Unreinheiten:

Die Früchte der in Gärten häufig wachsenden *Lupinen* oder *Wolfsbohnen (Lupinus angustifolius)* wie Kaffeebohnen rösten. In der Kaffeemühle zu *Pulver* mahlen. 1 Teelöffel davon mit einigen Tropfen *Olivenöl* und ein wenig *Honig* gut abrühren und abends in die Gesichtshaut einmassieren. Morgens lauwarm abwaschen. Abtrocknen und mit *Arnikatinktur* nachtupfen.

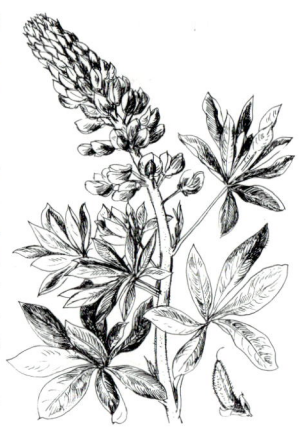

Das beseitigt mit Erfolg Hautunreinheiten.

Tief atmen hält die Gesichtshaut rein:

Bei offenem Fenster oder in der Waldluft *tief atmen*, wobei besonders auf langes, *restloses Ausatmen* größter Wert zu legen ist. Dies wirkt sich für die Reinhaltung der Gesichtshaut sehr vorteilhaft aus.

Betrachtung und Meditation zaubern Licht in die Augen und auf die Stirne.

Problemhaut Körper

Zellulitis oder Cellulitis:

Ob mit „Z" oder mit „C" geschrieben.
Es bedeutet immer das gleiche.
Zellulitis.
Cellulitis.

Im deutschen Schrifttum ungebräuchlich, stammt es aus dem französischen und anglo-amerikanischen Raum. – Wird sowohl für die *Verdickung der unteren Extremitäten des Körpers oder des Gesichtes*, als auch als *allgemeine Erscheinung des gesamten äußeren Körperbildes* gebraucht.

Diese langatmige Ausdrucksweise dient als rücksichtsvolle Umschreibung einer weniger schmeichelhaften, aber exakten deutschen fachmännischen Definition, die da heißt:

XII. Wenn Schönheit problematisch wird

„Neigung zu elephantiastischer Verdickung".
Wird von Hautärzten auch als „Panniculose" bezeichnet.
Von Kosmetikern „Orangenhaut" genannt.
Eine Zellgewebsveränderung mit Vermehrung des Fettgewebes und „Lymphstauung". – Dabei handelt es sich um keine Erkrankung oder Entzündung. Nur um eine Variante der Hautstruktur, die in der Ruhe nicht rückbildungsfähig ist.
Die Veranlagung ist angeboren. Frauen mit schmalen Schultern, wenig Busen, kräftigen Oberschenkeln neigen dazu. Muskulöse oder schlanke Frauen bekommen kaum Zellulitis.
Beginnt oft schon während der Pubertät der Mädchen.
Zellulitis darf nicht mit Fettsucht verwechselt werden: Dickleibigkeit, das ist Fettsucht. Übergewicht. – Belastet das Herz, die Lunge, die Nieren und den gesamten Verdauungsapparat inklusive Bauchspeicheldrüse. Fördert Zuckerkrankheit und Ödeme, ein aufgedunsenes Gesicht, verquollene Augen, geschwollene Knöchel und Beine.
Ein Ödem wiederum ist häufig die Ursache von Wassersucht, Asthma und Furunkelnestern.

Zellulitis stellt eine Gewebe-Erkrankung im subkutanen Bereich dar, die durch Flüssigkeitsstau in den Zellen zum Ausdruck kommt.
Volkstümlich den Unterschied zwischen Fettsucht und Zellulitis ausgedrückt.
Fettsucht, zuviel Speck.
Zellulitis, zuviel Wasser.
Von der „Schönheit" her betrachtet, sind beide dasselbe. Nämlich „unschön".

Fettsucht kann man nur aus dem Willen heraus heilen, durch Essensdisziplin und mit Ernährungsplan, wobei auf das Fasten und die Enthaltsamkeit nicht vergessen werden darf. Ist also eine *reine Selbsterziehungssache*.
Zellulitis ist eine Veränderung des Oberflächengewebes unserer Haut. Beginnt mit *Anschoppung*. – Die Haut zeigt eine runzelige Oberfläche und erinnert an eine Orangenschale.
Beinahe jede dritte Frau leidet an diesem Hautproblem.
Bevorzugte Stellen sind die Beine unterhalb der Knie, die Oberschenkel, Gesäß, Bauch, Schulter oder Nacken. – Die Haut wird schlaff und schwammig.

Anschoppungen an der Außenseite der Oberschenkel fallen besonders unangenehm auf. „Reithose" sagt unschön dazu der Volksmund.

Nach der anfänglichen Anschoppung des Oberflächengewebes folgt eine *Zellenvergrößerung in der Haut*. Endet nicht selten mit *Austrocknung oder Sklerose* und mit der Vereiterung kleinerer oder größerer Teile der Hautoberfläche. Die wieder eintrocknen, körnig werden. Die Haut gestaltet sich immer härter, rauher, häßlicher.

> Man kennt kaum eine andere Hauterkrankung, wo Scharlatanerie so ausgiebig ihr Unwesen mit „Wundermitteln" und „Heilungsmethoden" treibt, wie bei der Zellulitis.

Die genauen Ursachen der Zellulitis sind unbekannt.

Sicher ist nur, daß es sich dabei neben dem Übergewicht um *hormonelle Störungen* handelt. – Zellulitis ist eine *Schwäche des weiblichen Bindegewebes* und keine Erkrankung. Wobei zu *enge Kleidung* und *wenig Bewegung* nicht ganz unschuldig sind.

Welche Menschen sind besonders von der Zellulitis gefährdet?

Kommt hauptsächlich *bei leicht fettleibigen Frauen mit etwas üppigen Formen* vor.

Ebenso bei Nervenschwachen mit Harnsäureüberschuß, den „*Neuro-Arthritikern*". Die gleichzeitig an einer Reihe anderer Erkrankungen leiden: *Verstopfung, Darmentzündung, Leberfunktionsstörungen, Gicht* und *Nesselsucht*.

> **Was sind die auslösenden Faktoren der Zellulitis?**
> *Seelische Hintergründe.* Beruflicher Mißerfolg. Schwierigkeiten mit dem Partner. Ständige Überbelastung, wobei man auf die Dauer nicht abschalten kann.
>
> Es sind dies die „*In-einer-Tour-Menschen*". Die nicht „Feierabend" machen können. – Aber auch seelische Erschütterung, beständiger *Kummer* und *Trauer* nach Todesfällen spielen eine nicht unbedeutende Rolle.
>
> Die Ursache liegt nach meiner langjährigen Beobachtung nicht direkt an der Haut, sondern ich kann es ganz einfach darstellen: Wenn ich ein Wollknäuel nehme. Es ist schön geordnet. Aber wehe, man wirft es hinunter. Dann wickelt es sich ab und der Faden verstrickt sich.
>
> So sind auch die Ursachen der Zellulitis zu verstehen. Der

XII. Wenn Schönheit problematisch wird

Mensch findet sich innerlich nicht zurecht. Er verstrickt sich.
– Ein Nicht-Bewältigen der Probleme, die oft nur im Unterbewußtsein da sind und zur Geltung kommen.
Daraus ergibt sich, daß der Mensch auf das Geistige und Seelische im Körper Rücksicht nehmen muß.

Wie gestaltet sich der „Werdegang" der Zellulitis?
Schwere, rasch ermüdende Beine, die sich abends bläulich färben und kalt angreifen, das sind die ersten Anzeichen.
Stufe 1: Nach jedem Druck oder Stoß bleiben blaue Flecken oder „Dellen" zurück. Muldenförmige Eindrücke oder Vertiefungen. „Beule nach innen".
Stufe 2: Beim Stehen empfindet man Druckschmerzen, und es bilden sich sichtbare Dellen in der Haut, die beim Sitzen verschwinden.
Stufe 3: Die Zellulitis ist bereits „ausgereift". Gewebeverdickungen, vor allem an den Schenkeln, werden sichtbar. Beim Stehen und beim Liegen. Tiefe „Hautwannen" erscheinen. Tastet man aufmerksam über die Haut, macht sich die *derbe, körnige Struktur* bemerkbar. – Schwere und Spannungsgefühl weichen nicht mehr. Man spricht bereits vom *„schwersten oder akuten Stadium"* der Zellulitis.
Ausgeglichenheit spielt eine wichtige Rolle.
Total verkehrt ist es, sich beim Auftreten der Zellulitis nicht darum zu kümmern. – Genauso unrichtig wäre es auch, sich sofort in eine Panikstimmung zu versetzen.
Gelassenheit, Ruhe und stufenweises Abbauen der seelischen Hintergründe erweist sich als die beste Behandlung.
Noch wertvoller ist es, größten Wert auf *Ausgeglichenheit und Harmonie* im Leben zu legen. Wobei das *Ergründen des Sinnes des Lebens* als Grundpfeiler gilt. Dann erst haben alle praktischen Anwendungen einen Sinn.
Eßgewohnheiten und Körpergewicht überprüfen.
Meide alles, was dick macht.
Verzichte auf Fett und Süßigkeiten.
Konsumiere genügend Eiweiß und viele Vitamine.
Iß kalorienbewußt und vernünftig. Öfters und wenig.
Steig wöchentlich wenigstens einmal auf die Waage.
Wasser ist und bleibt das Wundermittel, das einzige.
Sauna – nur nach Rücksprache mit dem Arzt – regelmäßig nach seiner Anordnung genommen, mit *Quendel-Zusatz (Thymus serpyllum),* wertvolle Unterstützung der Therapie.

Ein ansteigendes heißes Bad, mit lauwarmem Wasser begonnen, bis 40° C gesteigert, ist zu empfehlen. Nicht länger als 10 Minuten. – Sehr wertvoll wirkt die Beigabe von *getrocknetem Maisbart (Zea mays):* 150 g für 2 l kochendes Wasser. Abbrühen, 15 Minuten ziehen lassen. Abseihen. Zu Beginn des Bades beigießen. – Kalt nachwaschen und 1 Stunde Bettruhe. Nach dem Aufstehen mit *Rosmarinsalbe* oder *Rosmarinöl* massieren.

Körperliche Betätigung darf nicht unterschätzt werden.

Nicht nur, weil ich der Kräuterpfarrer bin, kann ich *Arbeiten im eigenen Garten* nicht genug empfehlen. – Jahrelang war ich in meiner Freizeit passionierter Gärtner. Anbaupläne im Winter erstellen, Saatgut und Pflanzenmaterial rechtzeitig bestellen, den Komposthaufen betreuen, „angarteln" im Frühjahr, hacken und Unkraut jäten, Blumen schneiden, Gras mähen, ernten, und im Winter Schnee kehren, das alles hält beweglich, frisch und jung. – Selbst die „Topfkultur" auf der Veranda oder auf der Fensterbank zeitigt ihre psychischen und körperlichen Früchte und Vorteile. – Kräuter sammeln, Beeren pflücken und Schwammerl suchen, alles nur empfehlenswert.

Zur körperlichen Betätigung gehört natürlich als *Zellulitis-Therapie* auch der *Sport*. Besonders Schwimmen, Gymnastik, Wandern und Radfahren. – Wichtig ist dabei, daß es *kein Leistungssport*, sondern ein *Ertüchtigungssport* sein soll. Hoch schätze ich ebenso den Reitsport, das Schilaufen und das Rudern ein.

Körpermassage, fachmännisch durchgeführt, ist sehr wirksam.

Regelmäßige *Massage*, wöchentlich einmal, längere Zeit hindurch, soll unbedingt in den Behandlungsplan aufgenommen werden. Wobei den *natürlichen pflanzlichen Massageölen und -salben* großer Wert zukommt.

Eines der wertvollsten Öle ist das *Efeuöl*, das man aus den Blättern des kletternden *Efeus (Hedera helix)* gewinnt: 125 g solcher frischer Pflanzenteile, zu jeder beliebigen Jahreszeit gesammelt, werden durch die Fleischmaschine gedreht. In ½ l *kaltgepreßtem Olivenöl* ansetzen. 14 Tage ins Fenster stellen. Dann abseihen, auspressen und dunkel lagern.

Trockenbürsten[*] kann nicht genug empfohlen werden. –

---

[*] Die Durchführung des Hautbürstens siehe Seite 143.

Regt die Blutzirkulation und den Abfluß der Lymphflüssigkeit an. Dadurch kommt es zur besseren Zufuhr von Sauerstoff. Auch Giftstoffe werden leichter ausgeschieden.
Kurzwellen-Bestrahlungen nur auf Anraten des Arztes anwenden.

Hautstreifen:

Treten mit Vorliebe am Bauch, an den Schenkeln und am Gesäß auf. Seltener an der Brust. Ihre Erscheinungsrichtung ist immer senkrecht, zur größeren Spannungslinie an der Haut hin.

Man unterscheidet allgemein *Striae cutis*, einfach „Hautstreifen" genannt. Und „*Schwangerschaftsstreifen*", *Striae gravidarum*.

Streifen, die ½ bis 1½ cm breit sind. Die Länge ist unterschiedlich. Von anfangs bläulich rötlicher, später gelblich weißer Färbung.

Die Ursachen der Hautstreifen:

Frauen unter 25 bekommen diese Hautstreifen nicht selten zur Zeit der *Schwangerschaft*.

Sie treten aber auch nach zu rasch durchgeführten *Abmagerungskuren* auf.

Gelten als typisches Begleitzeichen bei *Fettsucht*. Werden hier *Lipoideinlagerung* genannt.

Sind bei der „*Cushingschen Krankheit*" vorhanden.* Ein seltenes, bei Frauen aber relativ häufiger auftretendes Krankheitsbild, das sich aus dem Zusammentreffen verschiedener charakteristischer Symptome ergibt. Dabei handelt es sich um eine übermäßige Ausschüttung von Nebennierenrindenhormonen. Als Hauptkrankheitszeichen gelten: Das typische Vollmondgesicht, auch Tomatengesicht genannt; eine auf Gesicht und Rumpf beschränkte Fettleibigkeit mit „Büffelhöcker" im Nacken und dünnen, motorisch schwachen Gliedmaßen. Diese Erkrankung verlangt ärztliche Behandlung über die Hirnanhangdrüse.

Hautstreifen können auch die Folge *chemotherapeutischer Behandlungen* sein. Die bisweilen bei *Cortison-Überdosierung* auftreten.

Bemerkenswert ist, daß sogar *Männer* von den Hautstreifen nicht verschont bleiben. Besonders bei *einseitigem Sport*.

---

* Harvey Cushing, 1869–1939, amerikanischer Gehirnchirurg. Nach ihm ist das „Cushing-Syndrom" benannt.

Da es sich in allen Fällen um eine **Schädigung elastischer Hautfasern** handelt, die in eine Richtung hin überfordert worden sind, müssen diese wieder durch gegenteilige Bewegungen der Haut in ihre *ursprüngliche Spannungslage* zurückversetzt werden.

Dies geschieht am besten durch *Körpermassage.* Durchgeführt an Bauch, Schenkeln und Brust. – Dabei darf der Wert des Hautbürstens nicht unterschätzt werden.

Enge Gürtel zu tragen, lehne ich ab, weil dadurch die Durchblutung beeinträchtigt wird. Wir sind sowieso schon durch „gut passende" Bekleidung abgeschnürt.

Bei den *Massagen* der entsprechenden Körperstellen, die auch selbst morgens und abends durchgeführt werden können, wobei auf die Fingerbetätigung großer Wert gelegt wird, *Comfrey-Massageöl* verwenden. Es wird aus der Wurzel der Heilpflanze *Beinwell (Symphytum officinale)* hergestellt. – Man kann es selbst zubereiten: 25 g *Beinwellpulver* in 100 g *kaltgepreßtem Olivenöl* 14 Tage lang ansetzen, abfiltrieren und kühl-dunkel lagern. – Vor der Massage die betroffenen Hautstellen warm abwaschen, mit *Arnikatinktur* gut einreiben. Etwas zuwarten und mit genanntem Öl massieren.

Hautstreifen sind Schönheitsfehler, tun aber nicht weh.

Richtige Ernährung während der Schwangerschaft ist notwendig: Das heißt, mit Pflanzenfett, viel Obst, Säften, Frischgemüse, Vollkornbrot und Weizenkeimen.

Die richtige Ernährungslinie ist auch für den Sportler sehr wichtig: abwechslungsreich.

Mein Erfahrungsschatz in punkto Problemhaut Körper:

Hausmittel sind keine Wundermittel:

Keine Wundermittel einreden lassen. Gerade wenn es um die *Orangenhaut* geht. Wer sie aber loswerden will, **muß seine Lebensführung überprüfen und umstellen.**

Darf nicht das *Auto als Wundervogel* vergöttern. Muß heraus aus den *Rauchstuben* und *Gaskammern* unserer Städte. Hinein in den Wald. Hinauf auf die Berge. Braucht viel *Bewegung*. – Muß seine *Ernährung* regeln. Auf eine gute *Verdauung* achten. – Die *Körperdurchblutung* durch Massage, Sauna und Elektrotherapie fördern. Braucht einen *Anti-Zellulitis-Plan*.

Dann wirken auch Hausmittel. Ergänzend.

Wertvolle Heilkräuter gegen Zellulitis:

Heidekraut *(Calluna vulgaris)*: Fördert und treibt den Harn. Baut Harnsäure ab. Wirkt keimtötend und schmerzlindernd. Bekämpft Depressionen und Minderwertigkeitskomplexe. Reinigt und entgiftet das Blut. Hebt den inneren seelischen Zustand und löst gleichzeitig psychosomatische Verkrampfungen.

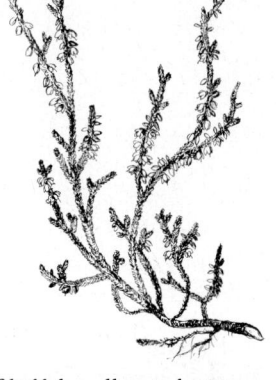

Kann für *Waschungen, Badezusätze, als Ölansatz für Massage*, als *alkoholische Essenz* und als *Kräuteressig für Einreibungen* verwendet werden.

Heidekraut-Waschungen: 5 Eßlöffel voll geschnittenes Kraut mit 1 l kochendem Wasser übergießen. 15 Minuten zugedeckt ziehen lassen, dann abseihen.

Heidekraut-Badezusatz: 150 g zerkleinertes Kraut mit 1 l kochendem Wasser überbrühen und 20 Minuten ziehen lassen. Abseihen und dem Badewasser beifügen. Den Kräuterrückstand in einem Leinensäckchen hinzugeben.

Heidekraut-Essenz: 100 g Heidekraut-Spitzen 14 Tage lang in 1 l hochprozentigem *Alkohol* ansetzen. Nach dem Abseihen mit destilliertem Wasser auf 45% verdünnen. In Flaschen füllen, dunkel und kühl lagern.

Heidekraut-Massageöl: In 1 l kaltgepreßtem *Olivenöl* 125 g Heidekraut-Spitzen 14 Tage lang in einem gut verschlossenen Glasgefäß in die Sonne stellen. Dann abseihen und ebenfalls dunkel aufbewahren.

Heidekraut-Essig: 75 g getrocknete und zerkleinerte Blütenspitzen werden in 1 l *Wein-* oder *Apfelessig* 8 Tage lang angesetzt. Abseihen. In kleinere Fläschchen füllen, dunkel und kühl lagern. – Eignet sich gut zu Nachreibungen von Bädern und Waschungen. Einfachste Anwendungsart: Den Waschlappen in kaltes Wasser tauchen, ausdrücken. Einen Guß Heidekraut-Essig darübergeben. Leicht abkneten. Einreiben. – Hat eine stark straffende und zusammenziehende Kraft.

Kornblume *(Centaurea cyanus):* Wegen ihrer milden Bitternis ein sanftes Anregungsmittel für Galle und Leber. Wirkt verdauungsfördernd. – *Ein altes bewährtes Hausmittel:* 150 g getrocknete *Kornblumen-Blüten* werden auf eine Metallunterlage gelegt und angezündet. Die zurückbleibende Asche ist reich an Salpeter. Sie wird 1 l naturbelassenem *Weißwein* beigemischt. Verschlossen 8 Tage lang ins Fenster stellen. Filtrieren. Dunkel und kühl lagern. – Davon täglich 1 kleines Gläschen getrunken, 6 Wochen hindurch, wirkt sich günstig auf Zellulitis aus und hält die rasche Entwicklung des „Altersgesichtes" zurück. Erweist sich aber auch hilfreich bei Arthrose. Fördert die „Frische der Haut". – Diese *Kornblumenasche-Wein-Kur* sollte 2mal jährlich durchgeführt werden.

Ein wertvolles Schönheitswasser kann man sich auf diese Weise selber herstellen: 1 l reines *Quellwasser* mit 25 g getrockneten *Kornblumen-Blüten*, 15 g getrockneten roten *Rosen-Blütenblättern* und 10 g *Lavendelblüten* versetzen und 48 Stunden in verschlossener Flasche ansetzen. Filtrieren und mit ¼ l 90%igem *Weingeist* vermischen. 1 Woche lang im Fenster stehen lassen. Dunkel und kühl lagern. – Eignet sich vorzüglich zur Morgenbehandlung. Gegen Falten und Orangenhaut.

Pfefferminze *(Mentha piperita):* Nimmt die Müdigkeit und Schläfrigkeit. Zaubert „ein Leuchten" ins Antlitz. Behebt Verdauungsschwierigkeiten. Strafft die Haut. Als *Tee*, aber auch als *Badezusatz* zu empfehlen. – **Darf jedoch nicht bei niedrigem Blutdruck eingesetzt werden.** – *Pfefferminztee:* 2 Teelöffel des zerkleinerten Krautes mit ¼ l kochendem Wasser überbrühen, 15 Minuten ziehen lassen und abseihen. – *Pfefferminz-Badezusatz:* 150 g Pfefferminz-Blätter mit 1 l kochendem Wasser aufgießen, 20 Minuten zugedeckt ziehen lassen, abseihen und dem Badewasser beifügen.

Salbei *(Salvia officinalis):* Schon der Name dieser Pflanze sagt „heilen". Sie regt nach dem Essen den trägen Magen an. Strafft die Haut. Glättet Falten. Wirkt dem Asthma entgegen.

XII. Wenn Schönheit problematisch wird 577

– Als *Tee* und als *Badezusatz*. – *Badezusatz-Zubereitung:* 150 g Salbeiblätter mit 2 l kochendem Wasser überbrühen, 20 Minuten zugedeckt ziehen lassen. Abseihen und dem Badewasser beifügen. – *Salbeitee:* 2 Teelöffel voll zerkleinerter Blätter für ¼ l kochendes Wasser. 15 Minuten zugedeckt ziehen lassen, dann abseihen.

Hier seien nur die wichtigsten Kräuterhelfer genannt:
Acker-Schachtelhalm (Equisetum arvense), *Thymian (Thymus vulgaris)*, *Walnußblätter (Juglans regia)*, *Wegwartekraut und -blüten (Cichorium intybus)*, *Königskerzen-Blüten (Verbascum thapsiforme)*. *Gelbes Labkraut (Galium verum)* und *Löwenzahn-Blätter (Taraxacum officinale)* sind ebenso wertvoll.

In meinem *Teekarten-Paket Nr. 6** behandle ich eingehend „Haut und Haare": u. a. Akne, Zellulitis, Ölschimmer, Kupferfinnen, Allergien, Bläschenausschlag, Ekzeme, Schuppenflechte, Stärkung der Kopfhaut und Nesselsucht.

Es ist halt so, daß Heilkräuter immer auf eine bestimmte Unterlage aufbauen, und da ist eine *gesunde Ernährung* äußerst wichtig.

Ich möchte noch hinzufügen: Gott sei Dank, daß es Konservendosen gibt, aber man soll sich nicht absolut festlegen. – Gerade bei Zellulitis nicht „aus der Dose leben". Sondern vom Garten in die Küche und von dort in den Mund!

Frische Efeublätter und Bürstenmassage:

Zellulitis ist eine Degeneration des Unterhautbindegewebes und des Fettgewebes, ausgelöst durch Stoffwechselstörungen. Diese bewirken eine stärkere Ansammlung von Fett, Schlacken und Wasser in den Hautzellen. Als logische Folgerung werden letztere erweitert und nehmen eine körnige Form an. Verhärtete Knötchen treten auf. Wir sprechen von der „Orangenhaut".

Efeu (Hedera helix) trägt neben anderen wertvollen Inhaltsstoffen organische Säuren und Mineralien in sich. Frische Efeublätter zerreiben und die Haut damit an den betroffenen Stellen einmassieren. Eintrocknen lassen und zuerst Richtung Herzgegend hin, dann quer über den Bauch trockenbürsten. – Praktiziert man dies 3 Wochen lang täglich einmal, bleibt der Erfolg nicht aus.

---

* H.-J. Weidinger: „Ein guter Rat vom Kräuterpfarrer", Paket 6 „Haut und Haare". Verlag Freunde der Heilkräuter, A-3822 Karlstein/Thaya.

Erlenrinde für Körperwaschungen:

Im Spätherbst oder im Frühjahr gesammelte *Erlenrinde (Alnus glutinosa)* von 3- bis 4jährigen Trieben trocknen und zerkleinern. 4 Eßlöffel voll davon in 1 l Wasser geben und leicht aufkochen. Zugedeckt ziehen und abkühlen lassen. Eignet sich zum Abwaschen der Haut bei Zellulitis.

Hilfreiche Mittel der Natur gegen Hautstreifen:

Geriebene, frische *Karotten* morgens und abends essen. Wobei die dickeren Karottenwurzeln den schmäleren vorzuziehen sind.

Karottensaft trinken. Früh, mittags und abends je 1 Eßlöffel voll. Die Kur dauert 6 Monate an. Stärkt gleichzeitig die *Sehkraft.*

Trockenfrüchte zwischen den Mahlzeiten kauen: Apfelspalten, Birnspalten und gedörrte Pflaumen. Weil das Kauen – es muß nicht gerade Kaugummi sein – für eine gute Verdauung verantwortlich ist.

Geriebene *Walnüsse,* täglich nach den Mahlzeiten 1 Teelöffel voll Pulver einnehmen, oder *Walnußkerne* essen. Ein Strudel mit Walnüssen ist auch nicht zu verachten.

Als Tee kann ich bei Hautstreifen empfehlen:

Weißdornblüten 3 Teile, *Ringelblumen-Blüten* 2 Teile und *Rosmarin* 1 Teil. – Im Aufguß zubereiten. 2 Teelöffel für ¼ l kochendes Wasser. 15 Minuten ziehen lassen. 3 Wochen lang einnehmen.

Dann mit *Zinnkrauttee (Equisetum arvense)* abwechseln. Das Kraut vor dem kurzen Aufkochen 1 Stunde in kaltem Wasser ansetzen, damit sich die Kieselsäure richtig lösen kann. Sie ist es, die der Haut die richtige Spannkraft wiedergibt. Nach 3 Wochen kann man mit der Teemischungs-Kur erneut beginnen.

Zur günstigen Beeinflussung der Hirnanhangdrüse:

Speziell beim Cushing-Syndrom, aber auch zur Bekämpfung aller Hautstreifen-Erscheinungen, täglich 3 Tassen *Beifußtee (Artemisia vulgaris)* trinken.

2 Teelöffel für ¼ l kochendes Wasser, 15 Minuten zugedeckt ziehen lassen. Abseihen. 3 Wochen lang anwenden. – Wirkt günstig über die Hirnanhangdrüse.

Schönheitsfehler

Schönheit ist Harmonie

„Schön zu sein", bedarf es wenig!
Dieses Wenige aber ist grundlegend wichtig.
Menschen wollen bei anderen Menschen „ankommen".
Bejaht werden.
Möchten nicht auffallen.
Aber auch nicht zurückgestellt werden.
Das ist alles richtig. Legitim.
Schönheitspflege ist nicht Eitelkeit! **Ist Bejahung seiner selbst.** Ein Jasagen zum Leben. Ein Lobpreis an den Schöpfer.
Schönheitspflege darf aber nicht zur Lüge werden.
Sie wird es jedoch, wenn damit getäuscht wird. Wenn ein schlechter Charakter, Uneinigkeit mit sich selbst und der Welt durch Make-up „zugedeckt werden soll".

Schönheitspflege muß Harmonie von Körper–Seele–Geist nach außenhin zum Ausdruck bringen.
Daß ich mich als Einheit fühle.
Daß ich dieses Einssein auch lebe.
Man kann nicht nach Vorlage, nach Modell schön werden.
Muß sich selbst achten. Veredeln. Im Denken und Handeln.
Muß das nach außenhin in Einheit mit Frisur, Kleidung, Geruch, Haltung und Würde ausdrücken.
Das ist Schönheit.

Schönheit kann man nicht kaufen. Man kann dazu nur beitragen, mithelfen.
Schönheit ist der Rahmen. Meine Persönlichkeit muß zum wertvollen Bilde werden. – Schönheitspflege heißt nichts anderes, als den richtigen Rahmen zum Bild suchen und finden. Oder den „alten" Rahmen fachmännisch „restaurieren".
Unter „alt" verstehe ich nicht „viele Jahre am Buckel", sondern *abgenützt, angeschlagen, beschädigt*.
Beim Menschen drückt sich das vor allem auf der Haut aus. Wird dort sichtbar. Nicht im Gesicht allein, sondern auf der ganzen Gesamthautoberfläche, wozu auch Füße und Zehen gehören.

Schönheitsfehler direkt, gezielt gesehen:

Fehlentwicklungen auf und in der Haut. Nach außenhin sichtbar geworden.

Dem Träger unangenehm. Nicht selten schmerzhaft.

Außerdem wirken sie oft behindernd. Körperlich und seelisch.

Menschen leiden vor allem deswegen darunter, weil sie sich entwertet oder aus der Reihe gedrängt fühlen.

Es gibt derer eine ganze Reihe Schönheitsfehler. Hier gehe ich auf die auffallendsten und häufigsten „unerwünschten Gäste" ein: **Pickel und Mitesser, Hühneraugen, Warzen und Altersflecken.**

Pickel und Mitesser:

Hormonell *vermehrte Talgabsonderungen* führen zur Vergrößerung des Talgsackes. Dann zur Verstopfung der Talgdrüsen.

Entzündungserscheinungen sind die Folge. Es entstehen *Talgknötchen* mit einem schwarzen Punkt, den *Mitessern*. Preßt man sie aus, können Keime einwandern. Eiterkeime und abgestorbene Hornzellen der Haut bilden ein *Eiterknötchen*, den *Pickel*.

Hier muß Fett tierischer Herkunft und Schweinefleisch gemieden werden. – Viel Gemüse, Obst und Natursäfte. – Für geregelten Stuhlgang sorgen.

Nur *Naturseife* zur Hautreinigung verwenden.

Hühneraugen:

Hühneraugen können hartnäckig sein.

Ich selber habe seit Jahren eines in der Mitte des rechten Vorderfußes. Bringe es immer weg. Kommt aber immer wieder nach.

Das Hühnerauge, oder der „Leichdorn", ist wetterempfindlich und bringt stechende und brennende Schmerzen mit sich. – Die Hornwucherungen gehen trichterförmig in tiefere Hautschichten.

Die **Ursache** können *enge Schuhe*, Schuhe, die nicht richtig passen, oder *Knochenvorsprünge* sein. – Aber auch *Stoffwechselerkrankungen* und *Nierenfunktionsstörungen* sind nicht auszuschließen.

Vorbeugend kann man viel gegen Hühneraugen tun: Das erste Gebot lautet, *bequeme Schuhe tragen.* – Zur Vorbeugung wie zur Therapie eignen sich *Gesundheitssandalen*. – Regelmäßige *Wechselwaschungen*, mit heißem Wasser begonnen und mit kaltem beendet, täglich durchgeführt, machen Beine und Füße widerstandsfähiger und nicht so anfällig. – Die *Förderung der Durchblutung* ist von großem therapeutischen Wert. – *Barfußlaufen* dient zur täglichen Abhärtung, zur Massage der Fußsohlen und zum Training der Fußmuskeln. – Ebenso das *Tautreten* und das *Schneetreten*.

Operative Entfernungen dürfen nie selbst durchgeführt werden. Bleiben dem Arzt vorbehalten.

Warzen:

Derbe Wucherungen der Hautpapillen. Stecknadelkopf- bis erbsengroß. Mit zerklüfteter Oberfläche und starker Verdickung der Hornschicht.

Größe und Form sind sehr unterschiedlich. Es gibt drei Arten von Warzen: **Stachel- oder Dornwarzen, Flach- und Alterswarzen.** – Und als Sonderform die **„Feigwarzen"***.

Warzen können nadelartig werden. Auch in „Nestern" auftreten, um eine sogenannte „Mutterwarze" herum.

Können überall vorkommen, sogar an den Geschlechtsteilen und an den Fußsohlen. Hier sind sie schmerzhaft. Ansonsten nur unschön und unter Umständen hinderlich.

Es gibt kaum einen anderen Schönheitsfehler an unserem Körper, der so sehr der Interpretation im Volksglauben ausgesetzt ist und mit so vielerlei Aberglauben verbunden ist, wie die Warzen. – Um davon Abstand zu nehmen, bedarf es keiner langen Überlegung.

Warnen möchte ich vor dem Betupfen der Warzen mit Salpetersäure. Eine gefährliche Therapie, die in vielen Fällen zu entstellenden Narben führen kann. Wird trotzdem noch erstaunlich häufig geraten.

Obwohl Warzen häßliche Gebilde sind – nicht selten lästig, meistens aber harmlos und gutartig – soll man sich nicht zu sehr davon beeindrucken lassen. Sie verachten. Naturmittel anwenden. – Nie wegreißen oder selber daran herumschneiden! Warzen bleiben normalerweise nicht länger als 3 bis 9 Monate. In dieser Zeit entwickelt der Körper die nötigen Gegenstoffe oder Antikörper.

---

* Näheres über Feigwarzen siehe Seite 587.

Ursachen: Der Warzenerreger ist ein *Virus*, bei dem für andere kaum Übertragungsgefahr besteht. Ausgenommen es ist eine anlagebedingte Schwäche der Körperabwehr gegen die Warzenviren vorhanden.*

Ein *Zusammenhang mit der Leberfunktion* ist nicht ganz abzuleugnen.

Ich selbst hatte nennenswerte Erfolge mit *Mariendisteltee (Silybum marianum)*, dem effektvollsten leberstärkenden Naturmittel. Im Aufguß, 2 Teelöffel für ¼ l Wasser, aus zerquetschten Samenkörnern zubereitet und 6 Wochen lang täglich 3 Tassen getrunken.

Magnesiummangel kann ebenfalls als Ursache angesehen werden. Hier helfen Tees, längere Zeit, womöglich abwechselnd getrunken: *Eichenblätter (Quercus robur)*, *Huflattich-Blätter (Tussilago farfara)*, *Kamillenblüten (Matricaria chamomilla)* und *Löwenzahn-Blätter (Taraxacum officinale)*. – *Löwenzahn-Blätter* vor und nach der Blüte, besonders im zeitigen Frühjahr als Frischgemüse verwendet, beheben den Magnesiummangel.

Altersflecken:

Altern ist keine Krankheit. Sondern ein biologischer Vorgang aller Lebewesen.

Die feinverzweigten Äderchen im menschlichen Körper, die Kapillargefäße, die besonders auch in der Hautschicht vorhanden sind, zusammengezählt, würden 100 Millionen Meter Blutgefäße ergeben. Könnte man alle diese feinen Haargefäße der Länge nach vereinen, käme man damit zweimal um die Erde. – Kaum vorstellbar, aber wahr.

Darum darf es uns nicht Wunder nehmen, wenn im fortschreitenden Alter die Tausenden Millionen Körperzellen ihre Aufgabe nicht mehr ganz so wie in früheren Jahren bewältigen können: *Das Umsetzen* von Mineralbestandteilen, Vitaminen, Fermenten, Säuren, Zuckerstoffen, Fetten und des Eiweißes. – *Die Versorgung* mit Sauerstoff. – Der planmäßige *Transport* des Blutes durch die Arterien.**

Das alles funktioniert nicht mehr klaglos.

Warum?

Weil Millionen kleiner Teile im Körper des älteren Men-

---

* Näheres über Feigwarzen siehe Seite 587.
** Damit hängt auch die größere Entschlackung während des Schlafes zusammen. – Siehe diesbezüglich Seite 455.

schen „müde" geworden sind. Nur mehr „beschränkt" betriebsfähig arbeiten.

Der *Hautfarbstoff* verjüngt sich nicht mehr regelmäßig. Dazu kommt noch die *mangelhafte Durchblutung*.

Alterspigmentierung oder *Altersflecken*, linsen- bis talergroße braune Flecken, sind älteren Leuten eigen. Treten nicht selten gleichzeitig neben pigmentarmen Stellen am Handrücken, im Gesicht, am Hals und auf den Streckseiten der Unterarme auf.

Das ist die unschuldige Form und das natürliche Werden der Altersflecken.

Ist krankhafte Zellenbildung die Ursache und treten anfangs unscheinbare, gelbliche bis dunkelbraune Verfärbungen der Haut, besonders am Handrücken, auf den Schläfen, Wangen und am Rücken auf, die immer mehr dunkelgefärbten Warzen ähnlich sind, kann das ein Vorstadium von *Hautkrebs* sein und gehört in ärztliche Behandlung.

Viel *Rohkost* mit Frischobst, Pflanzen- und Gemüsesäften. Verwenden von *Karotten*, *Meerrettich*, *Sauerkraut* und *Wacholderbeeren* in der Küche. Das alles kann im Anfangsstadium zusätzlich helfen.

Ist aber auch zur Reaktivierung der Hauttätigkeit und zur Verhinderung oder Rückbildung von Altersflecken wirksam.

Keine Panikstimmung aufkommen lassen.
Das seelische Gleichgewicht nicht verlieren. Immer wieder Gottvertrauen, Mut und Hoffnung schöpfen.

Es wäre unrichtig, würde ich nicht auf die Tatsache der Altersflecken hinweisen.

In vielen Fällen bleibt es bei unschönen Erscheinungen der Haut, die mit den nachfolgend angegebenen Behandlungen sogar verschwinden können. – Dennoch nicht zu leichtfertig nehmen. Den Arzt fragen! Vor allem dann, wenn die Größe der Flecken zunimmt, Schuppung und Juckreiz auftritt.

Mein Erfahrungsschatz in punkto Schönheitsfehler:

Pickel und Mitesser erfolgreich behandeln:

Die befallene Haut mit *Gurkensaft* abwaschen. Es können aufgetaute Gurkenscheiben aus dem Gefrierschrank sein.

Zinnkrauttee (Equisetum arvense) trinken und die Haut damit abreiben. – 4 Eßlöffel für 1 l Wasser, 1 Stunde kalt ansetzen, dann kurz aufkochen, 5 Minuten ziehen lassen, abseihen und in eine Thermosflasche füllen.

Ringelblumen-Salbe über Nacht auflegen. Nach der „Morgenwäsche" mit *Arnikatinktur* nachtupfen.

Wenn Hühneraugen quälen:

10 Minuten lang ein *heißes Fußbad in Salzwasser* nehmen. Dann in warmem *Birkenblätter-Tee* nachbaden. – 5 Eßlöffel voll getrocknete *Birkenblätter (Betula alba)* mit 1 l kochendem Wasser abbrühen, 20 Minuten ziehen lassen, abseihen. Dem Wasser beifügen. Die Füße 5 Minuten lang drinnen lassen, kalt nachspülen. – Nach gutem Abtrocknen eine frische *Zwiebelscheibe* auf das Hühnerauge legen. Verband anbringen und über Nacht befestigen.

Nach 2 Wochen täglicher Anwendung kann man das Hühnerauge nach dem Fußbad schmerzlos vorsichtig herausschälen. Mit *Arnikatinktur* nachtupfen.

Die Gefahr des Nachwachsens besteht. Bei den ersten Anzeichen sofort erneut mit der Kur beginnen.

Warzen zum Verschwinden bringen:

Blühendes Schöllkraut (Chelidonium majus), auch „Warzenkraut" genannt, abbrechen, den austretenden Saft abends auf die Warze streichen. Mehrere Wochen hindurch angewandt, kann man die „lästigen Gäste" zum Verschwinden bringen. – Das gleiche erreicht man auch mit *Löwenzahn-Milchsaft (Taraxacum officinale)*. Ebenso wie mit täglichem Einreiben von ein paar Tropfen Rizinusöl.

Großen Erfolg habe ich mit „Salzpflaster" gehabt: Etwas *Kochsalz* mit ganz wenigen Wassertropfen zu Brei anrühren, über die Warze streichen und ein Pflaster anbringen. Über Nacht oben lassen.

Bei *Mädchen und Frauen* hat das Betupfen mit einem Tropfen des *eigenen Regelblutes* die Warzen zum Eintrocknen und Abfallen gebracht.

Den *eigenen Speichel* nüchtern am Morgen, womöglich mit der Zunge, auf die Warze gegeben, gilt ebenfalls als Hausmittel.

Derer gibt es jedoch noch mehrere:
Junge Wacholderzweige (Juniperus communis) trocknen und pulverisieren. Die Haut leicht anfeuchten, das Pulver dick auftragen, einen Verband darübergeben und über Nacht oben lassen.

Oder die Warze mit *Knoblauchsaft* einreiben. Heftpflaster darübergeben und 8 Stunden lang einwirken lassen.

Autogenes Training – eventuell mit dem oft zu wiederholenden Satz: „Die Warzen werden mich bald verlassen!" – soll nicht leichtfertig abgetan werden. Die Praxis hat positive Erfolge gebracht.

Altersflecken klingen ab:

Erstens einmal für eine gute Durchblutung mit Hilfe von *Brennessel- und Ringelblumen-Tee* sorgen. – 2 Teelöffel der *Brennessel-Blätter (Urtica dioica)* bzw. *Ringelblumen-Blüten (Calendula officinalis)* mit ¼ l kochendem Wasser übergießen. 15 Minuten ziehen lassen, dann abseihen. – Täglich 2 Tassen trinken.

Weiters Einreibungen mit *Rosmarinsalbe* vornehmen, um die Durchblutung zu fördern.

Das Betupfen der Stellen mit zerquetschten *Hauswurz-Blättern (Sempervivum tectorum)* stellt ein bewährtes altes Hausmittel dar und hat schon manch bösartige Hautflecken im Anfangsstadium zum Stillstand gebracht. Doch nicht auf eigene Faust hin anwenden. Arzt befragen.

Ringelblumen- oder Heidekraut-Tee-Waschungen (Calluna vulgaris), täglich 2mal an diesen Stellen durchgeführt, erweisen sich als krebshemmend. – Zubereitung wie oben.

Eibischwurzel gegen Altersflecken:

Eine *Eibischwurzel-Abwaschung* wirkt schmerzlindernd, beruhigend und reizlindernd. – Die Pflanze enthält viel Pflanzenschleim, aber auch Gerbstoff und ätherisches Öl, zusätzlich Stärke. Alle diese Inhaltsstoffe üben einen sehr günstigen Einfluß auf die Haut aus.

Zubereitung: 1 Eßlöffel voll zerkleinerter *Eibischwurzeln (Althaea officinalis)* wird 3 Stunden lang mit ¼ l kaltem Wasser angesetzt. Kurz erwärmen, ohne zu kochen. Abseihen und damit die Haut mittels eines Waschlappens abreiben. Anschließend nicht abtrocknen, sondern einziehen lassen. Diese Behandlung führt man am besten am Abend durch.

Petersilienkraut bleicht Hautflecken:

3 Eßlöffel frisches Kraut *(Petroselinum hortense)* mit ½ l Wasser abbrühen, 15 Minuten ziehen lassen, abseihen und damit die betroffenen Stellen täglich abends abwaschen. – Normale Dauer: 2 Wochen.

Petersilienkraut-Waschungen bleichen Altersflecken, Leberflecken und Sommersprossen. Gleichen Farbunterschiede in der Haut aus.

Tausendguldenkraut-Tee und Altersflecken:

½ Teelöffel voll *Tausendguldenkraut (Centaurium minus* oder *umbellatum)* wird über Nacht in ½ l Wasser kalt angesetzt. Morgens abseihen und ½ Stunde tagsüber vor den Mahlzeiten schluckweise trinken.

Diese Kur gemeinsam mit der *Petersilienkraut-Waschung* durchführen.

Hautflecken verschwinden:

Als ganz einfaches Hausmittel, um Altersflecken in verhältnismäßig kurzer Zeit zum Verschwinden zu bringen, habe ich oft und mit bestem Erfolg angewandt und geraten: Einige frische *Blätter der Petersilie* werden mit den Fingern zerdrückt. Dann die dunklen Hautstellen damit abgetupft.

Macht man dies einige Tage hindurch, so wird man bald den Erfolg sehen.

„Höller-Hansl-Tee" und Schönheitsfehler:

Die Pflege der „Oberbauch-Organe" wirkt den Schönheitsfehlern günstig entgegen. Gallenblase, Leber, Milz, Magen und Gedärme verstärken ihre Funktion durch das Trinken von Bittertees.

Der in den dreißiger Jahren in der Steiermark berühmt gewesene Höller-Hansl hat mit Erfolg diese Teemischung empfohlen: *Zinnkraut, Tausendguldenkraut und Wermut* zu gleichen Teilen. – Davon 2 Eßlöffel in ½ l kaltem Wasser 3 Stunden ansetzen, kurz aufkochen, abseihen, in einer Thermosflasche aufbewahren.* Tagsüber schluckweise getrunken, erweist es sich zur Stärkung der genannten Organe als sehr vorteilhaft. Was sich bei Altersflecken, Leberflecken und den verschiedensten Warzen-Typen sichtlich bemerkbar macht.

---

* Zubereitungs- und Aufbewahrungsweise nach Erkenntnissen von heute

XII. Wenn Schönheit problematisch wird

Feigwarzen oder Kondylome, nicht problemlos:

„Feigwarzen", „Feuchtwarzen" oder Kondylome bedeuten etymologisch „Faust", „Zapfen" oder „Spitz". Durch Virusinfektion hervorgerufen, treten sie hauptsächlich in der näheren Umgebung der Körperöffnungen auf. Vor allem am Harn- und Darmausgang sowie an den äußeren Geschlechtsorganen. Die Feuchtigkeit dieser Körperteile begünstigt ihre Entstehung.

Sie können stecknadelkopfgroß, blumenkohlgroß, hahnenkammartig, warzig zerklüftet oder spitz sein. Heraus oder hinein wachsen. Beginnen winzigklein in Hirsekorngröße, fleischfarben. Sitzen später mit verhältnismäßig dünnem Stiel auf der Haut auf. Können bei Frauen, besonders in der Schwangerschaft, eine Handgröße erreichen. Mit übelriechender Flüssigkeit bedeckt sein.

Der Erreger ist ein Virus. Dem Warzenerreger sehr nahestehend. Für die Behandlung ist der Arzt zuständig.

Folgendes Hausmittel, rechtzeitig eingesetzt, kann ich empfehlen:

Das täglich 3malige Abwaschen oder Auswaschen mit starkem *Salbeitee (Salvia officinalis)*. Wobei man für 1 l kochendes Wasser 5 Eßlöffel voll Blätter verwendet. Ganz kurz aufwallen lassen. Von der Herdplatte nehmen. Nach 20 Minuten Ziehen abseihen. Als Tagesration in eine Thermosflasche füllen.

Nach dem Abwaschen mit Salbeitee mit weicher Gaze gut abtrocknen und mit *Bärlappsporen-Puder (Lycopodium)* bestäuben. Dadurch kann das Weitergreifen der Kondylome eingeschränkt werden.

Zusätzlich nimmt man das Homöopathikum „*Echinacea D6*" zur Stärkung der Widerstandskraft ein. Täglich 3mal 15 Tropfen. Die bewährte Teemischung nachtrinken: *Brombeerblätter* 5 Teile, *Ringelblume* 4 Teile, *Kamille* 3 Teile, *Lavendel* 3 Teile, *Wacholderbeeren* 2 Teile und *Thymian* 1 Teil. – Zubereitung: 2 Teelöffel der Mischung mit ¼ l kochendem Wasser übergießen, wobei man vorher die Wacholderbeeren zerdrückt oder zerstoßen hat. 15 Minuten ziehen lassen, abseihen. – Nach 3 Wochen Anwendung 1 Woche lang täglich 3 Tassen *Johanniskrauttee (Hypericum perforatum)* einnehmen. Zubereitung wie oben. Anschließend die Teekur wiederholen.

Stachel- oder Dornwarzen:

Als Hausmittel gegen Stachel- oder Dornwarzen hat sich auch *Molke* gut bewährt. – Ein längere Zeit hindurch täglich regelmäßiges und mehrmaliges Betupfen ist erforderlich.

Ätherisches Sadebaumöl – Mittel gegen Warzen und Hühneraugen:

Junge beblätterte Triebe des *Sadebaumes (Juniperus sabina),* auch Sevenbaum oder Sadewacholder genannt, werden zerdrückt und über Nacht auf Hühneraugen und Warzen aufgelegt. Tragen zu deren Verschwinden bei. – Eine 2-Wochen-Kur ist erforderlich.

Einfacher noch als zerquetschte Zweigspitzen zu verwenden, ist das täglich mehrmalige Betupfen mit 5%igem *ätherischem Sadebaumöl* (Aetheroleum Sabinae).* – Es riecht unangenehm und ist giftig.

Schwangeren Frauen ist die Behandlung mit ätherischem Sadebaumöl nicht zu empfehlen.

Handpflege

Fleißige Hände und übler Geruch

Soll die fleißige, unermüdliche Hausmutter, die sich nicht scheut, mit ihren beiden Händen überall zuzugreifen, dafür bestraft werden?

Muß sie mit „verbotenen Händen" durchs Leben schleichen?

Soll sie bei Besuchen ihre Hände verstecken müssen oder, wenn dies nicht gelingt, „rot wie Paprika" werden?

Quasi als würde sie von brennender Scham erfüllt, ohne Worte sagen: „Bitt' gar schön um Entschuldigung, ich arbeit' ja was!"?

Oder soll sie fleißig chemische Mittel und Mittelchen verwenden?

Jeder Mensch wird zwar mit einer bestimmten Form der Hände geboren. Niemand kann sie beim Schöpfer bestellen.

---

* Weitere Verwendungen siehe Seite 362

XII. Wenn Schönheit problematisch wird

Langfingerig, kurzfingerig, schmal oder dick. Das schenkt uns die Natur.

Schön halten kann sie aber ein jeder. Seine Hände.

Arbeit darf kein Fluch werden. Arbeit ist Segen.

Mit den Händen können wir sehr viel Gutes tun. Müssen wir deswegen häßliche, auffallend unschöne Hände haben, die sich noch obendrein durch Geruch bemerkbar machen?

Es gibt genügend natürliche Mittel. Nur anwenden!

Mein Erfahrungsschatz in punkto Handpflege:

Wenn der Küchengeruch an den Händen haftet:

1 oder 2 gekochte *stärkehältige Kartoffeln* mit beiden Händen in ziemlich heißem Zustand zerdrücken. 1 Eßlöffel grobe *Weizenkleie* dazugeben, gut abmischen und die Hände damit „einseifen". – Kurze Zeit obenlassen. Einige Male wiederholen. Lauwarm mit reinem Wasser reinigen. Abtrocknen. Mit *Obstessig* einreiben und lufttrocknen lassen.

Anstatt Essig kann auch *Kamillentee* genommen werden.

Kaffeesatz ist ebenfalls ein guter „Geruchsschlucker" bei „riechenden" Händen. Vor allem dann, wenn man den **Knoblauchgeruch** loswerden will.

Den **Zwiebelgeruch** „frißt" frische *Petersilie*. Für diesen Zweck brauchen Sie nur einige Blätter mit den Fingern zerdrücken und die Hände damit einreiben. – Den **Petersiliengeruch** wieder, falls er Sie stört – ist übrigens erfrischend – bringen Sie mit *Kamillentee* oder mit einigen *Rosmarin-Blättern* weg. Letztere zerdrücken und in beide Hände gründlich einmassieren.

Ätherisches Lavendelöl hält nicht nur Fliegen, Gelsen und Zecken fern, sondern nimmt auch den „Berufsgeruch" der Köchinnen-Hände.

Eine *Zitronenscheibe*, damit die Hände abgerieben, macht die Haut sauber und entfernt anhaftende Gerüche.

Gepflegte Hände nach Küchen- und Hausarbeit:

Die Hände wie oben beschrieben reinigen. – 1 Eßlöffel *Olivenöl* mit 1 Teelöffel *Zitronensaft* abschlagen und damit die Hände einmassieren. Einige Zeit einziehen lassen, dann mit einem *Schafwolltuch* gut abreiben, bis die Hände richtig warm werden.

Arnikatinktur hat sich zum Pflegen der Hände nach der Küchenarbeit als sehr vorteilhaft erwiesen. – Nachdem die Tinktur gut eingezogen ist, reibt man ein *Apfelviertel* und ein Stück *Zitronenschale*, gibt etwas *Rahm* dazu und mischt ab. Reibt die Hände damit ein. So werden sie schön geschmeidig.

Diese Behandlung gilt auch für **abgearbeitete Hände**, ebenso für **spröde und rissige Haut**.

Bei **Fabriksarbeitern**, bei **Fotografen**, die selber entwickeln, und bei **Haarpflegern** ist es angebracht, bei der Arbeit *Handschuhe* zu tragen.

Die soeben genannten Arbeitsgruppen sollen sich dennoch 1- bis 2mal pro Woche die Hände mit *Arnikatinktur* einreiben und anschließend mit *Ringelblumensalbe* gut massieren. Dies geschieht am besten am Abend. Tags darauf mit *Essigwasser* abreiben und eintrocknen lassen.

Kampferspiritus* erfrischt die Haut, zieht die Poren zusammen, mildert das **Hautjucken, entspannt und entkrampft nach anstrengender Hausarbeit die Muskeln.**

Ätherisches Pfefferminzöl lindert die **Schmerzen abgearbeiteter Hände.** Tilgt unangenehme Gerüche. Macht die Haut weich. – Zieht andere Menschen an. Stößt nicht ab.

Das gleiche erreicht man auch, wenn man einige *frische Pfefferminz-Blätter* mit den Fingern zerdrückt und dann die Hände damit abreibt. Nach einiger Zeit mit einem *Baumwollfrottiertuch* nachreiben.

Schalen ausgepreßter *Zitronen* eignen sich ausgezeichnet zum Reinigen der Hände. Besonders dann, wenn man abfärbendes Obst, wie Kirschen, Weichseln, Heidelbeeren, Schwarze Holunderbeeren und Schwarze Johannisbeeren verarbeitet hat. – Man stülpt die leere halbe Zitronenschale einfach um und schrubbt damit die Haut gut ab. Vor allem jene Stellen, wo Obstflecken sichtbar sind. Eintrocknen lassen und dann mit einem *Baumwolltuch* nachfrottieren.

Abraten muß ich vor dem Reinigen der Hände mit Benzin. Abgesehen von den schädlichen Dämpfen, die in der Wohnung zurückbleiben, oder die man bei der Reinigung einatmen muß, wird die Haut dadurch spröde. – Sich nicht dazu verleiten lassen. Die Feuergefahr ganz zu verschweigen.

---
* In Apotheken erhältlich

Schweinefett hat sich als wertvoller Helfer bei arg verschmutzten Händen, vor allem nach Wald- und Gartenarbeit, erwiesen. – Die Vorgangsweise ist folgende: Die Hände, sie sollen natürlich trocken sein, reichlich mit Schweinefett einreiben. Dabei Zeit lassen. – Man merkt sichtlich, wie sich der Schmutz während des Reibens löst und das Fett verfärbt. Dann in ziemlich heißem, reinem Wasser gut abwaschen. Wasser wechseln. Mit Beihilfe von *Naturseife* oder *Holzasche* nachwaschen. Anschließend kalt abspülen.

Trotz allem zarte und gepflegte Hände:

Jede Frau kann zarte und gepflegte Hände haben, auch wenn sie in Haus und Garten oder im Beruf schmutzige und grobe Arbeiten zu verrichten hat.

Wollen Sie sich vor dem ärgsten Schmutz schützen und bei diesen Arbeiten Handschuhe tragen, dann überlegen Sie, feine *Naturlederhandschuhe mit Netzatmungslöchern* auf der Seite sind den Gummihandschuhen immer vorzuziehen. – Auch sehr günstig in der kalten Jahreszeit, wenn man mit Eisen in Berührung kommt, wobei man sich Verkühlungen oder sonstige Schäden zuziehen könnte.

Übrigens, der Kontakt mit der *Erde* über die Hände und Füße ist unersetzlich wertvoll. Aufstauungen werden dadurch abgeleitet. Wir werden ruhiger. Ausgeglichener. Weniger aggressiv. Weniger nervös.

„Erde" ist nicht „Müll". Bei letzterem und bei Produkten chemischer Herkunft, wie Spül-, Wasch- und Färbemittel und ähnlichem, soweit man solche überhaupt verwendet, sind vorübergehend Gummihandschuhe wertvoll, ja sogar notwendig.

Gebrauchen Sie *Seife*, dann spülen Sie immer mit reinem, *klarem Wasser* nach. Der letzte Eindruck vom Wasser soll „kalt" sein. Das fördert die Durchblutung. Und härtet ab.

Seife ist auf der Haut ein „*Fetträuber*". Bleiben ihre Rückstände an den Händen haften, wird die Haut spröde – rissig. Viele wissen dann nicht, wie sie zu „solchen Händen" kommen.

Nach der Arbeit mit *Naturseife* gereinigte und gut nachgespülte Hände können immer gepflegt aussehen, wenn man regelmäßig *Handbäder* in angewärmtem *Olivenöl* nimmt.

> Handbäder in angewärmtem Olivenöl einmal wöchentlich ¼ Stunde lang anwenden.

Rauhe Hände und Kamillenblüten-Bad:

2 Eßlöffel voll *Kamillenblüten (Matricaria chamomilla)* mit ½ l kochendem Wasser übergießen. Zugedeckt 15 Minuten ziehen lassen. Temperieren.

Damit die Hände ausgiebig waschen. Dabei mit den Kräuterrückständen abreiben. Kalt nachspülen.

Rauhe Hände sind dankbar für ein Kamillenblüten-Bad.

Rauhe Hände und Thymian-Bad:

Kommt *Thymian (Thymus vulgaris)* mit der Haut in Berührung, wirkt sich dies sehr günstig auf Nerven und Lungentätigkeit aus. Thymian-Handbäder können abwechselnd mit Kamillenblüten-Bädern durchgeführt werden.

Die Zubereitung und Anwendung ist die gleiche.

Rauhe Hände verschmähen auch ein Thymianbad nicht.

Wen zu rote Handfarbe stört:

Gelegentlich leiden Menschen unter dem Anblick ihrer Hände, wenn diese zu rot gefärbt sind.

Man erwärmt *Buttermilch* und badet längere Zeit hindurch regelmäßig die Hände darin. – Mit *süßem Mandelöl* nachreiben.

Durch Fruchtsäfte verfärbte Hände:

Verfärben sich die Hände nach dem Pflücken und Reinigen von Beerenobst, dann wasche man sie in leicht angewärmtem *Apfelwein*, dem man den Saft einer halben *Zitrone* beifügt.

Die gleiche Behandlung bleicht auch Altersflecken.

Schweißfeuchte Hände und Eichenrinden-Pulver:

2 Eßlöffel gepulverte *Eichenrinde (Quercus robur)* mit 1 l kochendem Wasser übergießen, leicht temperieren lassen und die Hände darin gründlich baden. Hilft zwar, den Handschweiß zurückzudrängen, heilt das Übel aber nicht aus.

Es handelt sich hier nämlich um Nervosität und Nervenschwäche, die man gleichzeitig wie folgt behandeln soll. – 3 Wochen lang täglich früh und abends je 1 Tasse dieser Teemischung trinken: *Apfelschalen* 4 Teile, *Weißdornblüten* 3 Teile, *Thymian* 3 Teile, *Waldmeister* 2 Teile und *Schlüsselblumen-Blüten* 1 Teil. – 2 Teelöffel für ¼ l Wasser im Aufguß zubereiten. 15 Minuten lang ziehen lassen, abseihen.

Butter, gut zur Handpflege:
Rauhe und rissige Hände verändern im Handumdrehen ihr unschönes Aussehen, wenn man frische, *ungesalzene Butter* mit etwas *Zitronensaft* abmischt und die Hände einreibt. – Mit einem *Frottierhandtuch* gut nachreiben. Verteilt das Fett gleichmäßig auf die Poren.

Ringelblumen-Tee zum Händewaschen:
2 Eßlöffel voll getrocknete *Ringelblumen-Blüten (Calendula officinalis)* werden mit ¼ l kochendem Wasser übergossen. Solange zugedeckt ziehen lassen, bis der Tee Körpertemperatur erreicht hat. Abseihen. 1 Eßlöffel voll *Bienenhonig* einrühren. Darin die Hände baden.

Schafft nicht nur reine, gepflegte Hände, sondern verbessert das allgemeine Wohlbefinden.

Enthaarung und Sprays

Damenbart:

Haarwuchs an unerwünschter Stelle wirkt sich vor allem für Frauen sehr unangenehm aus.

Lästiger Haarwuchs im Gesicht, der sogenannte **Damenbart**, macht nicht wenigen Frauen viel zu schaffen und kann verschiedene **Ursachen** haben: Im Zusammenhang mit der *Pubertät* oder mit dem *Klimakterium*. – Auch Hinweis auf eine *Unterfunktion der Eierstöcke* oder einer *anderen hormonellen Störung*. – Zeichen einer *Funktionsstörung der Nebenniere*. – Die Folge *länger andauernder medikamentöser Behandlung*.

Erreicht vor allem in den *Wechseljahren* seinen Höhepunkt und klingt dann wieder ab.

Durch das Rasieren, wie es häufig gemacht wird, **wachsen Barthaare immer stärker.** Es ist unbedingt zu unterlassen!

Eine zielführende äußere Behandlung zur Entfernung des Damenbartes, außer dem *Auszupfen*, gibt es nicht. Dies ist jedoch sehr schmerzhaft und hat nur dann einen Sinn, wenn regelmäßig und beharrlich durchgeführt. Anschließend die Stellen mit *Arnikatinktur* abtupfen.

Dunkle Gesichtshaare mit *Zitronensaft* eingerieben, eintrocknen gelassen, dann mit frischem Wasser nachgespült, werden gebleicht und somit unauffälliger. – Das gleiche erreicht man auch mit *Gurkenwasser* oder *frisch gepreßtem Apfelsaft*. – Diese Behandlungen werden vor dem Schlafengehen angewandt. Sie sind bei Damenbart unter den Heilmitteln das günstigste. Ich habe sie sehr häufig weiterempfohlen. Man war damit sehr zufrieden.

Sprays:

Die Körperhaut lebt. Erfüllt für unser *ganzes Mensch-Sein* eine wichtige Funktion.

Haut ist etwas Natürliches. Muß auch mit Hilfsmittel aus der Natur behandelt werden.

Sprays, wie sie heute angeboten werden, sind chemische Produkte. Bei ihrer Verwendung ist äußerste Vorsicht geboten!

Kräuterkosmetik und Sprays chemischer Herkunft vertragen sich nicht.

Endgültig Schluß damit machen. Das wäre und ist das Vernünftigste. Denn „Sprays" sind nicht das Heil der Welt. Es gibt noch andere Möglichkeiten.

Übrigens, im Leben kann man nicht allen unangenehmen Gerüchen ausweichen.

Die Umgebung gibt sie zum Teil ab. Wir nehmen sie auf.

Unser eigener Körper produziert sie. Durch Ausdünstung, Schweißabsonderung und Talgabgabe.

Die Arbeit, ohne die es nicht geht, besonders die Hausarbeit, trägt das Ihre dazu bei.

Wir brauchen Geruchsschlucker!

Es geht aber auch ohne Sprays. Besonders in der Intimsphäre.

Reinlichkeit ist Hauptgebot. Wasser dabei immer unser erster Helfer.

Naturseifen sind *säurearm und basenreich*. Milde Seifen benützen.

Die Natur erzeugt in ihrer „Fabrik" eine Unmenge an **ätherischen Ölen**[*]. Diese verleihen den Pflanzen ihren

---

[*] Näheres über ätherische Öle siehe Seite 314–367

XII. Wenn Schönheit problematisch wird 595

charakteristischen Geruch: **Rosen, Lavendel, Thymian, Jasmin, Pfefferminze, Mandeln, Nüsse** und ganz groß geschrieben die **Kamille!** Aber auch die **Zwiebel** und die **Zitrone** enthalten ätherische Öle.

„Ob der Teufel im Spray steckt?"

Das sagte nicht ich.

Obwohl ich mir meinen Teil dabei dachte, als eine kaum dreißigjährige Frau mir ihr Leid klagte.

Seit drei Jahren besuchen sie und ihr Mann verschiedene Ärzte.

Sie leidet an Scheidenpilz. – Zapferl hat sie eine Unmenge bekommen. Nichts kann ihr helfen. Und gerade zur Zeit der Regel wird der Juckreiz am unerträglichsten.

Und wie es begonnen hat?

Vor drei Jahren kaufte sie eine vielseits angepriesene Dose Intimspray. Trug ihn auf der Außenseite des Höschens auf. So sagte sie. Und von da an begann das Jucken. Die Infektion und der Scheidenpilz waren da.

Tatsachen, die nachdenklich machen. Die zur Überlegung zwingen.

Ob der Teufel in der Spraydose wohnt?

Eines ist klar: Man muß nicht unbedingt Sprays benützen. Weil es viele andere Mittel gibt.

Ich habe in meinem Leben schon viel gesehen.

Sah auch Leprakranke, Aussätzige.*

Arm die Haut, arm der Mensch.

Aber ich sah noch ärmere „Häute". Und zwar war die Haut arm dran. Und der, dem die Haut gehörte, der war eine „arme Haut".

Warum?

Weil man heute meint, mit Sprays werde die Welt erobert. Ohne Sprays ginge es nicht.

Aber was sie anrichten? Wie sie die Haut herrichten?

Daß ein Ausschlag folgt. Daß Fleisch sich öffnet und herausschaut. – Solche Sachen habe ich mitansehen müssen.

Und was wir nebenbei noch alles verursachen. Mit den Gasen, die um uns sind. Womit wir uns selber die Sonne auf den Kopf fallen lassen.

Warum denn all das?

Weil einer den andern „nicht riechen kann" oder nicht „riechen mag".

---
* Siehe Kapitel III. unter „Wo Melonen auf den Bäumen wachsen", Seite 105–110.

Alles hat seinen Artgeruch.
Die Pflanzen.
Ebenso die Tiere verströmen ihn.
Und der Mensch?
Muß er den Artgeruch absolut wegbringen?
Die schlechte Ausdünstung. Ja, weg damit. Der Körper muß gereinigt werden.

Salbeitee (Salvia officinalis) hilft gegen zu starke Ausdünstung. – Hie und da, ein- bis zweimal in der Woche, eine Schale Salbeitee trinken.

Lindenblüten (Tilia platyphyllos) hingegen fördern die Ausdünstung. – Das muß ich auch wissen, wenn ich Tees zubereite und anwende.

Es gibt noch so viele andere Geruchsschlucker. Wie zum Beispiel die *Rosen-Blütenblätter (Rosa gallica)*. Mit denen man *Duftwasser* zubereiten kann. Die Freude damit beginnt schon lange vorher.

Es ist herrlich, das Erlebnis, das man immer wieder hat. Schon wenn man vor der Rose steht. Die Blütenblätter herunternimmt. Sie dann trocknet. Über Nacht in kaltem Wasser ansetzt. Dann am nächsten Tag noch zusätzlich leicht erwärmt, nicht kocht. Abseiht und einige Eßlöffel voll *Alkohol* hinzufügt. So erhält man ein richtiges „*Duftwasser*". Das man selber hergestellt hat. Das nicht stark alkoholisch ist. Die Haut nicht austrocknet. Den Rosenduft so richtig in sich trägt.

Ich kenne manche Menschen, die haben Rosen-Blütenblätter gerne in der Tasche. – Warum denn nicht?

Mein Erfahrungsschatz in punkto Enthaarung und Sprays:

Teekur bei Damenbart:
Die hier angegebene *Teemischung* richtet ihre Wirkung auf die *Stärkung der Nebenniere* und auf die *Regelung des Hormonhaushaltes* aus und gilt als die wirksamste innerliche Behandlung.

Baldrianwurzel 5 Teile, *Melisse* 4 Teile, *Orangenblüten* 3 Teile, *Raute* 2 Teile und *Salbei* 1 Teil. – Zubereitung: 2 Teelöffel der Mischung mit ¼ l kochendem Wasser übergießen, 20 Minuten zugedeckt ziehen lassen, abseihen. – Tagesmenge und Dauer: 3 Wochen lang täglich 1 Tasse früh oder abends. Dann 1 Woche aussetzen. Anschließend die Kur wiederholen. Später kann man für längere Zeit täglich 1 Tasse trinken.

Zusatzbehandlung betreffs Damenbart:

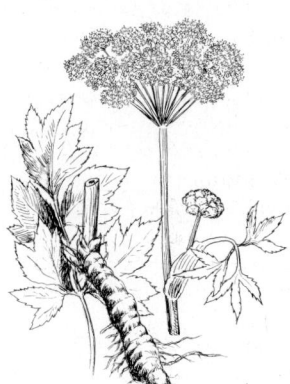

Meisterwurz-Wurzel (Imperatoria ostruthium), getrocknet und pulverisiert: 2mal täglich 1 Messerspitze voll einnehmen oder unter die Speisen mischen. – Dies hat sich als Zusatzbehandlung zur Teekur als zielführend erwiesen. Mehrere Monate hindurch verwenden.

Noch ein Wort zum lästigen Damenbart:

Zupft man an bestimmten Stellen regelmäßig, aber vorsichtig unerwünschte Haare aus, soll man gleichzeitig die betroffene Haut pflegen.

Als *natürliches Hautwaschmittel* empfehle ich in diesem Falle folgende Kräuter: *Käsepappel (Malva neglecta), Salbei (Salvia officinalis), Thymian (Thymus vulgaris), Wermut (Artemisia absinthium) und Wildes Stiefmütterchen (Viola tricolor).* Das alles hilft. Von Zeit zu Zeit damit waschen. – Alle diese Tees im Aufguß zubereiten. 2 Teelöffel für ¼ l kochendes Wasser. 15 Minuten ziehen lassen, abseihen.

Die Geruchsschlucker-Pflanze Kamille:

Kamillentee (Matricaria chamomilla) im Aufguß zubereiten und dem Badewasser beifügen. – 5 Eßlöffel voll Blüten für 1 l kochendes Wasser, 15 Minuten ziehen lassen.

Damit gut gewaschen, nimmt jeden üblen Geruch. Zusätzlich nach dem Bad einige Tropfen *Kölnischwasser* auftragen, hebt die Stimmung.

Veilchenblüten nicht verachten:

Man kann frische oder getrocknete Blüten verwenden. Wichtig ist nur, daß man das *Wohlriechende Veilchen (Viola odorata)* nimmt. – 1 Eßlöffel voll Blüten in ¼ l kochendem Wasser 15 Minuten ziehen lassen, abseihen. Nach dem Auskühlen 2 Eßlöffel hochprozentigen *Alkohol* dazugeben.

Den Körper nun damit einreiben, tilgt schlechte Gerüche.

Man kann dieses „Veilchenwasser" auch als Vorrat in größerer Menge zubereiten, aber dunkel und kühl lagern.

Kennst du die Wirkung der Dahlienblüten?

Dahlienblüten sind ein guter Geruchsschlucker.

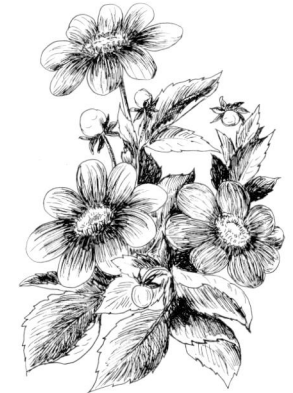

Hier kommen vor allem die *einfachblühenden Dahlien oder Georginen (Dahlia variabilis)*, die man oft in Gärten sieht, in Frage.

1 Handvoll Blüten, frisch oder getrocknet, in ein Säckchen geben und ins Badewasser legen. – Auch mit *Alkohol* kann man sie ansetzen. *Dahlienblüten-Duftwasser** leistet als Geruchsschlucker seine Dienste. Gilt als wertvolle Einreibung.

Heidekraut, günstig für Leib, Seele und Geist:

Als Badezusatz. Nimmt nicht nur unangenehme Gerüche, sondern beruhigt, gibt Mut und beeinflußt sehr günstig Seele und Geist.

150 g *Heidekraut-Blüten (Calluna vulgaris)* mit 1 l kochendem Wasser übergießen. 20 Minuten ziehen lassen. Dem Badewasser beifügen.

Das „Bitterste vom Bitteren" wirkt am besten:

Das „Bitterste vom Bitteren", wenn man Enzian und Tausendguldenkraut ausklammert, das ist der *Wermut (Artemisia absinthium)*. Er hat nicht nur seine große Bedeutung für Magen und Leber, sondern erweist sich als überraschend gut geeignet zur Entfernung *lästiger Gerüche des Körpers*.

Es genügt, im Aufguß mit 1 Teelöffel Kraut ¼ l Wermuttee zu bereiten. Abseihen. Den Waschlappen damit gut be-

---

* Zubereitung siehe unter Rosenblüten-Hautwasser, Seite 183.

feuchten und den Körper abreiben. Vor allem jene Stellen, wo man leicht schwitzt. Nicht abtrocknen, sondern eintrocknen lassen.

Diejenigen, die „Bitteres" nicht wollen, Vorsicht auf den Lippen. Denn Wermuttee läßt auf der Haut eine *Bitterschicht* zurück. Diese gerade wirkt zusammenziehend und hautpflegend.

Tausendguldenkraut ist nicht zu verachten:

Tausendguldenkraut (Centaurium minus oder *umbellatum)* wird über Nacht nur kalt angesetzt. ½ Teelöffel für ½ l Wasser genügt. Morgens abseihen. Nicht erwärmen. Zimmerwarm verwenden. – Fügt man diesem Tee noch einige Eßlöffel hochprozentigen *Alkohol* bei, erhält man eine leicht alkoholische Lösung, die man aufbewahren kann.

Die Wirkung ist die gleiche wie bei Wermut. – Innerlich eingenommen, behebt Tausendguldenkraut-Tee Gastritis und stärkt das Gedächtnis.

Zwiebel, ebenfalls ein Geruchsschlucker:

Zwiebel nimmt auch schlechte Gerüche. – Um aber den Zwiebelgeruch wieder loszuwerden, hernach mit zerdrückten *Pfefferminz-Blättern (Mentha piperita)* abreiben.

Geruchsschlucker in Öl:

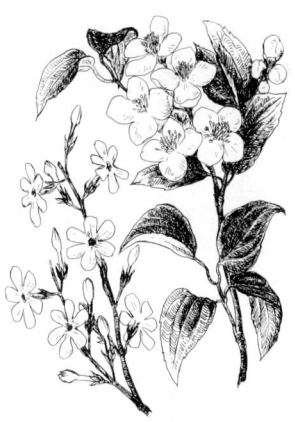

Alle hier erwähnten Kräuter können im Mischverhältnis 1:4 in *kaltgepreßtem Olivenöl* 14 Tage lang angesetzt werden, und man hat **Geruchsschlucker-Öle** zur Hand.

Auch *Lavendel (Lavandula officinalis)*, *Thymian (Thymus vulgaris)* und *Jasmin* eignen sich dazu. Obwohl unser heimischer Jasmin nicht der Echte ist, sondern richtig *Gemeiner Pfeifenstrauch (Philadelphus coronarius)* heißt und aus der Familie der Steinbrechgewächse stammt, läßt er sich trotzdem verwenden.

Kaltgepreßtes Olivenöl hat natürlich seinen typischen Geruch und macht fettig. – Man kann ebenso *Mandelöl*, *Walnußöl* oder *Distelöl* heranziehen.

Verwelkendes Ende
ist strahlender Anfang

Chelidon, die Schwalbe

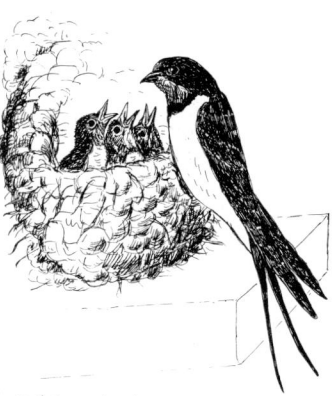

Eine Warze!
Warzen gibt es viele. Sie sind sehr unangenehm. Fragen nicht lange, wo sie Platz nehmen dürfen. Auf unserer Haut.

Oft sind sie über Nacht da.

Verschwinden aber wieder so still, wie sie gekommen sind.

Nicht immer. Manchmal, und das ist nicht selten, können Warzen sehr hartnäckig sein.*

„Eine Warze." Sagt die Frau aus der Provinzstadt. Sie betreute früher ein Milchgeschäft. Ist jetzt schon im Ruhestand. Bewohnt mit ihrem Gatten ein nettes Haus unten am Fluß.

„Damit hat es begonnen. Mit einer Warze. Es blieb auch dabei. – Mehr hätt' ich gar nicht brauchen können. Hätten eh kaum Platz gehabt. – Ausgerechnet auf meiner Nase. Dazu noch auf der Spitze."

Die Frau, sehr leutselig, eine angenehme Gesprächspartnerin, hält inne. Fährt sich mit ihrer Rechten über die Nase.

Ich sehe die Frau zum ersten Mal. Heute. Später kommt sie öfter zu mir. – Ich muß mich in diesem Augenblick fest zusammennehmen, um nicht zu lachen.

Um nichts auf der Welt will ich Menschen lächerlich machen. Sie auslachen. Wenn sie mit ihrem Leid zu mir kommen.

Ihr Leid teilen. Ihre Schmerzen lindern. Und wenn es geht, Heilung herbeiführen. Das will ich.

Eine Frau, Anfang der Sechziger. Dunkelbraunes Kopfhaar. Auf dieses Alter nur wenige Silberfäden hineingewoben in das natürlich gefärbte Haar. Ohne „Nachhilffarbe". – Etwas erhöhter Blutdruck. Nach der Gesichtsfarbe zu schließen. Und nach dem dunkel durchschimmernden Äderchennetz an den Wangen.

---

* Vergleiche dazu auch Seite 581.

XII. Wenn Schönheit problematisch wird

„Muß sie gerade dort sein?" Denke ich kurz. Als ich die Warze auf der Nasenspitze sehe.

Ursprünglich muß diese die Form eines „Nashorns" gehabt haben.

Die Warze meine ich.

Und das Horn des Nashorns meine ich.

Muß lang und spitz nach vorne gewachsen sein.

Die Warze nämlich. Nicht herunter, wie die Nase. Sondern widerspenstig schräg hinauf. – Auf die verschiedenste Weise traktiert oder behandelt, kann man auch sagen, nahm die Warze eine stumpfkegelige Form an. Behielt sie hartnäckig bei.

Die Nasenspitze setzte sich dieser eigenmächtigen Besitzergreifung entgegen. Reagierte. Wehrte sich. Das alles las ich von der untrüglichen Entzündung der Nase ab.

„Alles habe ich schon versucht. Nichts hat geholfen. Jetzt habe ich Angst, daß daraus ein Hautkrebs entsteht. Trau mich schon kaum mehr unter die Leute gehen. Alle schau'n mich an. Mit meinem ‚Hörndl' auf der Nase."

Es wurde kein Hautkrebs.

Weizenkleie, Schöllkraut und *Efeu* haben geholfen.

2 Eßlöffel *Weizenkleie* in ¼ l kaltes Wasser gegeben. Kurz aufgekocht. 10 Minuten ziehen gelassen. Einen Waschlappen eingetaucht. Leicht ausgedrückt. Über die Nase gehalten. Sie sozusagen damit „eingewickelt". Nach Abflauen der Wärme erneuert. Dies mit Geduld jeden Abend durchgeführt. Dann ohne Abtrocknen die erweichende Kraft der Weizenkleie einwirken gelassen. Später mit frischem *Schöllkrautsaft* fest und gründlich betupft. Das heißt, in Abständen hintereinander. So daß jeweils der Saft in die Warze eindringen konnte. Und dann 1 kleine Tasse *Schöllkrauttee* getrunken, als Zusatzbehandlung. Von innen heraus wirkend. – 1 Teelöffel zerkleinertes, blühendes Kraut mit ⅛ l kochendem Wasser abbrühen. ¼ Stunde ziehen lassen. – Anschließend „Gute Nacht".

Morgens wurden einige frische *Efeublätter* aus dem Garten geholt. Zerkleinert. Zerdrückt. Und mit dem Saft die Warze eingerieben.

Anstatt Efeusaft hätte man auch *Zwiebelsaft* verwenden können. Efeu ziehe ich aber in diesem Falle vor. Auch schon des Duftes wegen in der Nähe des „Geruch-Melders".

Nüchtern am Morgen wurde wieder ⅛ l *Schöllkrauttee* ge-

> trunken. – An dieser Stelle sei noch vermerkt, daß Schöllkraut bei Einkauf rezeptpflichtig ist.
> Nach 14 Tagen Anwendung kam die Frau zurück. Zu mir.
> Die Warze war weg. – Als Nachbehandlung wurde noch 1 Woche lang abends die Nase mit *Weizenkleie-Wasser* gewaschen. Am darauffolgenden Morgen mit verdünnter *Arnikatinktur* befeuchtet.

Die Frau hatte Glück.
Die Warze kam nicht mehr.
Unterdessen sind schon drei Jahre vergangen.
Glück hatte sie zweimal. Die Frau.
Weil ihre Behandlung gerade in eine Zeit fiel, in der frisch blühendes Schöllkraut zu finden war. Und weil die Kur half.
„Dem Schöllkraut verdank' ich meine Nase ohne Warze."
Sagte die Pensionistin zufrieden.
Chelidonium ist die lateinische Bezeichnung für *Schöllkraut*. Kommt aus dem Griechischen. Heißt soviel wie „Schwalbe".
Die Griechen waren schon in der Antike gute Naturbeobachter. – Beginnt in Griechenland dieses Kraut zu erblühen, kommen die Schwalben. Verwelkt es, verlassen diese Zugvögel das Land wieder. Oder sie rüsten sich zum Abflug.
So kam das „Warzenkraut" zu seinem Namen. – Müßte eigentlich „Schwalbenkraut" heißen.

Lebenskräfte kommen und versiegen

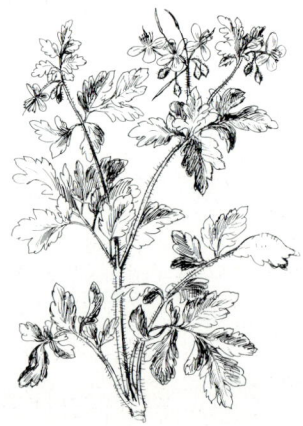

Fahre ich im zeitigen Frühjahr durch die Wachau, gleich nach der Schneeschmelze, dann bleibe ich gerne öfters stehen. Steige aus.
Jahr für Jahr finde ich es. Immer wieder.
Das *Schöllkraut*.
Zwischen den Mauerfugen. Entlang den Weingärten. Der „Wein" ist bereits geschnitten. Aber er ruht noch. Geht zwar innen in Saft, läßt sich das aber nicht aus einigen Metern Entfernung ansehen.

XII. Wenn Schönheit problematisch wird

Das Schöllkraut hingegen ist ein „Frühaufsteher".
Noch duckt es sich nieder. Hockt unten am Boden. Wer weiß, ob nicht noch kalte, frostige Nächte kommen? Unten, so denkt es, und hat nicht unrecht, ist man immer am sichersten. Gegen Frost ist es nämlich empfindlich. Das Schöllkraut.

Ich sehe es, das Kraut „im Kommen", und freue mich.
Schöllkraut ist sehr bescheiden. Findet es Stickstoff im Boden vor, dann ist ihm alles recht. Unkrautfluren, Wegränder, Mauern, Zäune, Gebüsch, Waldrandhecken, verwilderte Parks. Überall ist es gleich gern daheim. – Nur den Tausender an Höhe übersteigt es nicht. Ob ihm dabei schwindelig werden würde?

Liebt den Menschen. Folgt ihm. Ist ein Kulturbegleiter und Siedlungsanzeiger.

Wird unter die „Ameisenwanderer" eingereiht. Weil die Ameisen die kleinen schwarzen Samen verschleppen. Des Anhanges wegen. Das sind kleine, ölhältige Samenschwielen, die den Ameisen schmecken.

Das erklärt auch den oft recht eigenartigen Standort des Heilkrautes. Ich fand es einmal sogar bei einer Kirchenaußenrenovierung oben am Turm, neben dem Fenster, wo der Verputz abgebröckelt war, aus den Steinspalten herauswachsen.

„Wenn die Wetter heimgehen", nach Bartholomäus, am 24. August, aber erbarmt mir dieses „Warzenkraut". Das Schöllkraut. Die ansonsten bis ¾ m hoch werdende Pflanze steht da, als wäre sie gesteinigt worden. Zerrupft und zerrafft.

Bei diesem Anblick denke ich dann an meine erste Begegnung mit ihr, im Frühjahr. Wie gesund und hoffnungsvoll sie dastand. Voller Lebenserwartung und zukunftsorientiert.

Heute? Was ist heute? Mit ihr?
Resignation? Nein!
Erfüllung? Ja!
Ein Kreislauf geht dem Ende zu. Schließt sich.
Keimen. Wachsen. Blühen. Samen-Tragen. Das hat sich ereignet. Erfüllt. Ist jetzt abgeschlossen. Und beim nächsten ersten Frost wird sie sterben. Die Pflanze Schöllkraut. Dann aber beginnt wieder ein neues Jahr von vorne.

Kraft der Samen.
Nächstes Jahr.
Lebenskräfte kommen. Versiegen wieder. Das liegt so in der Natur. Planmäßig.
Ein unsichtbares Rad dreht sich um mich herum.

Und ich?
Auch ich drehe mich mit.
Verwelkendes Ende?
Oder strahlender Anfang?

Das Wissen um die Zusammenhänge

Damals, vor Jahren, als ich noch jung war, so zwischen dreißig und vierzig, befaßte ich mich eingehendst mit dem Problem des Alters.

Suchte mir auch geeignete Referenten. Lud sie in meine Pfarre für Vorträge ein.

Diese waren gut besucht. Teilnehmer kamen weite Strecken von auswärts her. Es wurde rege diskutiert. Auch von jüngeren Leuten. Selbst von der Jugend um Zwanzig. Und darüber.

Man kam immer mehr zur Ansicht, daß auch „das Altwerden" gelernt werden muß.

Alles ging bis jetzt nach Plan. Ich schaute auf die Uhr. Konnte mit Genugtuung feststellen, daß ich diesmal pünktlich war.

In der Nähe der Urania, nicht weit weg vom Ring, fand ich die gesuchte Gasse und Hausnummer. So wie es auf dem Zettel in meiner Hand stand. Was in der Großstadt Wien gar nicht leicht ist. Für einen „vom Land".

„Ich bin es."

„Sie sind es. Herr Pfarrer."

Ja. Sie war es. Die Dame, die ich abholen sollte. Die Frau Primar. Ganz frisch in Pension, hatte sich die Medizinerin bereit erklärt, in meine Pfarre zu kommen. Im Pfarrheim bei einer „Seniorenveranstaltung" Hauptreferentin zu sein.

„Senioren"?

Übrigens, damals waren die „Alten" noch alt. Und keine „Senioren". Diese Bezeichnung war noch ganz „jung". Steckte erst in den „Kinderschuhen".

Wie kam ich zur Frau Primar?

Durch einen Buchtitel. Aufmerksam geworden.

„Die goldene Hälfte des Lebens" hieß er.

Diese Lektüre hat mir viel gegeben.

Obwohl selber noch einige Jahre vom Fünfziger, dem Beginn dieser „goldenen Hälfte", entfernt, wurde mein Interesse geweckt.

XII. Wenn Schönheit problematisch wird

> Ich begann, das „Älterwerden" anders zu sehen und einzuschätzen. Nicht als Verlust, sondern als Gewinn. Heute, dreißig Jahre später, verstehe und erlebe ich ihn von Tag zu Tag. **Diesen Gewinn des Älterwerdens. Und Älterseins.**

Sehe ich da einen Buben beim Haustor herauskommen. Einen Hund an der Leine nachziehen.

Der Hund sträubt sich. Will nicht.

Der Bub plagt sich.

Muß. Den Hund „Gassi führen".

Ich bleibe stehen. Spreche den Buben an. Zuerst: „Hast einen lieben Hund." Sage ich.

„Nix is er lieb, damisch is er, will nicht. Dann macht er wieder hinein in die Wohnung." Sagt er und schaut mich dabei an, ob ich ihm Recht gebe.

„Wie heißt denn dein schöner Hund?"

„Orang heißt er."

Ich jetzt zum Hund: „Orang-Hundi, brav bist." Lobe den Hund und kraule ihn gleichzeitig hinter den Ohren. Er springt mir herauf, will mich ablecken.

Und dann zieht er den Buben an der Leine weiter zum „Gassigehen". Für ihn. Den Orang-Hund.

Was mit Widerwillen geschieht, muß gezogen werden.

So ist es im Leben des Menschen. Aber auch im Leben des Hundes.

Ob dann nicht oft so ein Menschenleben zu einem Hundeleben wird?

> **Alles aber, was bewußt und mit Liebe geschieht, geht ohne Reiberei. Ohne Aufstand. Ohne Sich-dagegen-Spreizen. So und nicht anders ist es beim Altwerden.**

Hängt in unserem Leben doch alles zusammen.

Jugend und Alter.

Lernen und Reifen.

Aber auch das „Reifen-Lernen" gehört dazu. Zur Jugend.

Das Wissen um die Zusammenhänge. Ist wertvoll. Ist notwendig.

Unumgänglich notwendig. Sogar.

Älter wird man sowieso. Von Tag zu Tag. Wenn man das irdische Leben an Tagen summiert.

Älterwerden aber darf sich nicht an meiner Peripherie vollziehen. Muß erlebt werden.

Muß mich erfassen.
Muß mich ganz umfassen.
Dann erst ist auch das Alter kein Mißklang. Ist Harmonie.

Bis die Stunde der Befreiung kommt

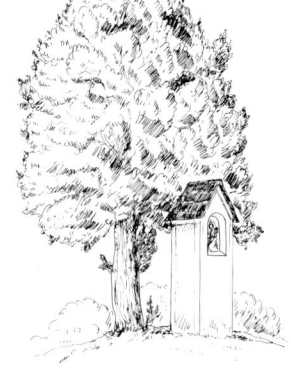

Jahr für Jahr fließt an uns ein Rhythmus unvergleichlicher Harmonie und Schönheit vorbei.
Die Natur lebt.
Erneuert sich. Dreht sich.
Vorbei. Wieder zurück.
Wer Angst hat vor dem „Altwerden", gehe hinaus in die Natur, solange er noch gehen kann.
Gehe zu den Pflanzen. Hinein in die Pflanzenwelt.

Wo gesunde Pflanzen leben, ist auch gesunde Luft. Dort gehört der Mensch hin. In den Wald. Auf die Wiese. Auf die Heide. Hinunter zum Bach.

Bewußt in der Pflanzenwelt leben. Kontakt suchen. Mit den Augen. Mit dem Geruchssinn.

Erinnerungen heimtragen im Geiste.

„Ich gehe mit dem alten Lindenbaum oben auf dem Hügel neben dem Marienmarterl zu Bett." Sagte mir ein älterer Herr, der nicht umsonst den Hofrat-Titel trägt.

„Da tun Sie gut daran. Erinnerungen können weiterleben in uns. Können uns viel geben. Mein Bett wird nicht selten zur blühenden Wiese. Ich spreche dann mit den einzelnen Blumen. Schlafe ein und träume von ihnen."

Der Herr Hofrat drückt mir die Hand. Geht mit seinem Gehstock aus Rosenholz wieder weiter. Diesmal hinunter zum Teich. Wo am Damm die Zitterpappeln stehen. Die jeden Windhauch registrieren, der über das Wasser streichelt.

Wo der Schlehdorn wächst. Dessen Tiefblau von der Reife kündet. Jener Beeren, die zuerst vom Herbstreif „gebrannt" werden müssen, bevor sie genießbar sind. Und trotz allem schmecken, als hätten 99 herbe Geister in ihnen den „Geist aufgegeben". Dem aber, der die erste Hürde des Gaumenschreckens überspringt, den hitzigen Magen kühlen und die Gelbsucht vertreiben. Als würde auch letzterer die Daseinsfreude vergällt.

XII. Wenn Schönheit problematisch wird

Zwischen den spitzen Dornen, dem Schwarzbraun der Rinde und den gestielten, elliptisch-kleinen Blättern drängt sich das satte Gelb eines Korbblütlers hervor, der „Fuchs-Greiskraut" heißt. Einst ein Heilkraut. Heute zur Seite gedrängt. Trotz allem aber lebt und da ist.

Der Herr Hofrat bleibt stehen.

Schaut über den flimmernden Wasserspiegel.

Die reflektierten Strahlenbüschel der Sonne necken sich in ihm. Und eines scheint dem anderen nachzulaufen.

Dann geht er hinunter zum Wiesengrund, der ganz nahe an das flach auslaufende Teichufer heranrückt.

Man findet Kalmus am seichten Rand. Und das alles überwuchern-wollende Schilf. Da und dort von einigen Rohrkolben durchstoßen. Davor werden die lanzettlichen Blätter der schon verblühten Wasserlilie sichtbar. Vor kurzem noch gelb, im scharfen Kontrast zum geballten Smaragd des Schilfreiches.

„Jetzt ist es fort. Das Gelb der Blüten. War nur von kurzer Dauer. Aber was bleibt, sind die festen Bodenwurzeln. Und nicht zuletzt der Samen. Ja, ja. Damit ihr Frucht bringt . . . ‚Gut hast du deine Talente verwaltet.' Spricht der Herr zu seinem getreuen Knecht und läßt ihn eingehen in seine Wohnungen."

Der Mann prallt zurück.

In seinem Geist-Erleben hätte er fast den Igel übersehen. Knapp an ihm „haxelt" dieser, kurzfüßig wie er ist, vorbei.

Und ein Eichelhäher schimpft am nahen Waldesrand. Vom „Standbaum" herab. Hinein ins Land. Über das sich wohltuender Friede der Natur ausbreitet. Sich selber weiterverschenkt.

„Ob jetzt die Rehe austreten? Zur Äsung. Und der ‚Herr Waldinspektor' es meldet? Zur Warnung oder zum Ärger aller. Oder, ob ich die Ursache bin?"

Viele Fragen bleiben unbeantwortet.

Auch im Leben.

Lebenskräfte fließen und strömen. Um uns herum. Springen auf uns über. Reißen uns mit.

Beziehungen erfassen immer das ganze Mensch-Sein.

Wirken sich tiefgreifend aus.

Wirken auf die eigene Haut ein.

Machen diese straff. Nehmen ihr die Falten. Weil innen alles strotzt. Von Lebenskraft. Auch unter schneeweißem Kopfhaar.

Diese innere Kraft will sich mitteilen. Geht vom Geist auf den Körper über.

Ich spreche als Ganzes mit meiner Haut. Als Einheit.

Herrlich, diese Gedanken. Für mich. Beleben mich. Lassen mich aufblühen. Trotz der ,,bedrohlichen" Nähe des Siebzigers.

Lassen mich immer mehr die Hülle irdischer Engheit sprengen und abwerfen.

Bis die Stunde der Befreiung kommt.

Enthülltes Ende.

Trotz Verwelken, ein strahlender Anfang.

Des XIII. Teiles ganzer Sinn
von Seite 610 bis Seite 684

Nägel, Haare, Zähne ...

Wozu der Mensch Nägel braucht? .. 610
Weil alle meine Haare gezählt sind ... 630
Wer keine Zähne hat,
muß Brei essen 649
Führe deine Sonnenrosse immer
in der Mitte 683

Wozu der Mensch Nägel braucht?

Vom Waldesdunkel zum Fingernagel

„Sauniegl."

Sagte der alte Mann mit den dunklen Flecken im Gesicht.

„Freili, ‚Sauniegl' ", ergänzte die Frau mittleren Alters.

Bald „sauniegelte" es um mich herum.

Während der Pause nach einem Vortrag im nördlichen Burgenland. War es.

Der Anlaß dazu?

Meine Aufforderung.

Wann? Und wozu?

Kurz vorher.

Während der vorangegangenen Ausführungen. Alte Hausmittel nicht verlorengehen zu lassen.

Und die Folge?

War die „Fragerei".

Ob ich die Kraft des „Sauniegls" kenne.

Volksnamen und fachmännische Bezeichnung sind bei Pflanzennamen nicht immer gleich.

Im ersten Augenblick schwer erkennbar. Ihre Parallele nicht eindeutig.

So erging es mir auch hier.

Bald aber war ich auf der richtigen Spur.

Sanicula europaea war nun gefunden.

Das „Heil aller Schäden".

Das Doldengewächs *Sanikel*.

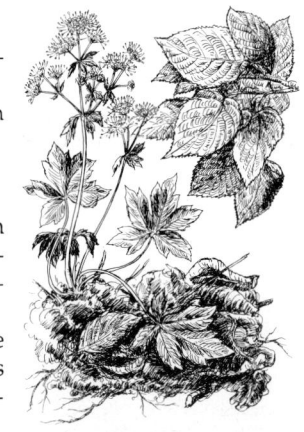

Leicht ist es heute noch, in diesem Wort die lateinische Wurzel „heilen", „sanare", klar zu erkennen.

Im Namen selbst kommt die Verwendung der Pflanze als Wundheilmittel unmißverständlich zum Ausdruck.

Voll des Lobes sind ihrer die Autoren mittelalterlicher Kräuterbücher.

Soll da einer überrascht sein?

Nein. Ein Blick auf die Verwandtschaft genügt.

Ein Kind aus guter Familie.

XIII. Nägel, Haare, Zähne ...

Das gar nicht aufschneiden braucht.
Seine Geschwister einfach nennen. – Nicht alle. Weil es derer zu viele wären.
Einige bloß.
Die Daucus carota. Die Möhre. Wer kennt sie nicht? Die Gelbe Rübe. Die Karotte.
Die Petersilie. Den kräftigen Harntreiber.
Kümmel, Fenchel und Anis. Drei Geschwister. Die auch in der Küche gerne zusammenhelfen. Zum Würzen. Und Gesunderhalten.
Das Dillkraut.
Und das Liebstöckel. Auch Maggikraut genannt.
„Halt ein!"
Höre ich den Sanikel dazwischenrufen.
„Komm mir noch mit dem Kerbel, der Meisterwurz, der Angelikawurz und einem Dutzend anderer. Zähl' auf alle ihre Vorzüge. Dann machst du mich vom ‚Heil' zum ‚Nullerl'."
„Sanikel, Sauniegel, Scharnigel, Heildolde. Läßt einem ja nicht fertig reden.
Du bist und bleibst der ‚Heilsanikel'.
Ist es etwa eine Schande, wenn man von einer angesehenen Familie kommt?
Aber bitte, werde mir nicht stolz. Habt auch einen ‚Ausbund' in eurer Verwandtschaft. Einen ‚gefährlichen Waffenbruder'. – Den todbringenden Wasserschierling. Den Conium maculatum, den Giftschierling.
In die Geschichte ist er eingegangen. Weil Sokrates* als angeblicher Verderber der Jugend zum Tod durch Schier-

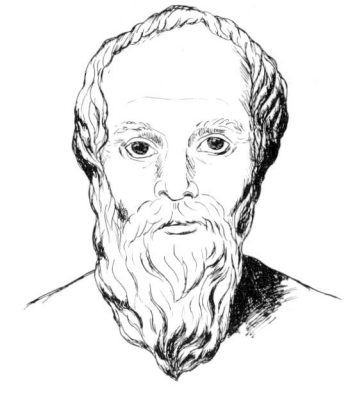

* Sokrates: Griechischer Philosoph, 470 oder 469–399 vor Christi Geburt. Lebte in Athen. Ausgesprochener Feind des Scheinwissens. Für ihn führte der Weg zur Tugend über das Wissen. Nach seiner Methode lernt man am leichtesten durch das Fragen. – Zu Unrecht zum Tode verurteilt, gehorchte er dem Gesetz und rettete sein Leben nicht durch Flucht.

lingsaft verurteilt wurde. Einen
Becher voll davon trank. Und
daran starb.
    Obwohl diese Giftpflanze
doch eine Tugend hat. Sie ist wenigstens
so höflich, Mensch und
Tier mit ihrem jämmerlichen Gestank
zu warnen. – Der Mäusegeruch
rührt nämlich vom in ihr
enthaltenen Alkaloid Coniin her.
Das sich in der Wurzel zu 0,05%,
im Stengel zu 0,06%, in den Blättern
zu 0,2%, in der Blüte zu
0,24% und in den grünen Früchten
zu 0,9% findet.

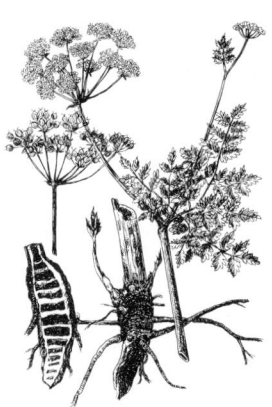

Das ändert aber kaum etwas am hohen Ansehen eurer hochgeschätzten Familie der Doldenblütengewächse.
    Du aber, Sanikel, bist ein richtiger Schatz.
    Sagt man deiner Heilkraft doch nach, sie wäre so stark, daß Fleischbrocken selbst im Kochtopf noch zusammenwachsen.
    Alle Achtung.
    Wenn nur die Hälfte dessen stimmt, was der Volksglaube dir zuschreibt, dann ist dies genug. Um dich nicht zu übergehen. Wenn ich über die Haut und im besonderen über die ‚Nägel' schreibe."
    Sanikel ist im milden Waldlicht daheim.
    Gedeiht in der heilsamen Waldesluft.
    Wird vom dunklen Humusbereich genährt.
    Die Blätter der Bäume sind sein Leben.
    Zum Atmen und zum Wachsen.
    Alles Leben wird von der Umgebung geprägt.
    Bei Menschen.
    Tieren.
    Pflanzen.
    Der Laubwald bringt die Heilkraft des Sanikels zustande.
    Kieselprozesse werden.
    Betten sich in die vitalen Wurzelorgane ein.
    Gerbstoffe lagern sich ab.
    Formende Kräfte werden weitergegeben.
    Die im Menschen das Sinnes-Nervensystem ansprechen.
    Das Blut- und Stoffwechselsystem anregen.
    Alles Bedingungen und Fähigkeiten, Verletzungen, die in

das Formwesen des menschlichen Leibes eingreifen, zu beheben. Entzündungen abzubauen. Den Blutbildungsprozeß zu fördern.

Im Praktischen sieht dies so aus: Man verwendet Sanikel bei Quetschungen, Verstauchungen, äußeren Verletzungen. Zur allgemeinen Anregung der Wundheilung. Zum Säubern von eitrigen Wunden. Zum Stillen des Blutes. Als Gurgelwasser gegen Zahnfleischentzündungen.

Nagelbett-Pflegemittel:

Je 1 Eßlöffel voll frisches oder getrocknetes *Sanikelkraut* und *rote Rosen-Blütenblätter* mit 4 Eßlöffeln *süßem Mandelöl* übergießen. 14 Tage in die Sonne stellen, dann abseihen. Das Öl in ein kleines Fläschchen füllen, dunkel und kühl lagern.

Damit die Fingernägel mit Nagelbett abends eingerieben, dient es als wertvolles Pflegemittel.

Nagelkunde kurz gefaßt:

Nagel, Unguis oder *Onyx.*

Ein horniges Anhanggebilde der Haut zum Schutz der Fingerkuppe. Bedeckt als dünne, durchscheinende, gebogene Hornplatte die Rückenfläche des Endgliedes der Finger und Zehen.

Nägel sind kein sinnloses Gebilde. Kein Luxus. Sind nicht nur Zeugen ihrer Ableitung und Herkunft von der Kralle. Haben ihre Funktion. Ihre Berechtigung. Dort zu sein, wo sie wachsen.

Nägel haben ihre Aufgabe zu erfüllen.

Auch das Recht steht ihnen zu, gepflegt zu werden.

Nägel wachsen.

Das Wachstum der Nägel ist immer spitzwärts. Von der Nagelwurzel weg zum Rand hin. In 10 Tagen 1 mm. Wenn sie gesund sind.

Nägel haben eine Schutzfunktion.
Für die Zehen- und Fingerendglieder. Weil wir gerade an den äußersten Punkten unseres Körpers am empfindlichsten und empfindsamsten sind.

> **Nägel dienen der Selbstverteidigung.**
> Zum Kratzen und Schaben an der eigenen Haut. Zur Verstärkung der Gliederenden. Zum Abwehren.
> **Nägel sind „angewachsenes Werkzeug".**
> Können wie Pinzetten zum Aufnehmen kleiner Objekte eingesetzt werden. Sind unser einfachstes und natürlichstes Werkzeug. – Ich denke dabei nur an das Kräutersammeln. An das „Abzwicken" von Blütenköpfen, an das Pflücken von Blättern und Beeren.

Nagelbett nennt man die Hautunterlage des Nagels.

Nagelplatte, einfach „Nagel" bezeichnet. Besteht aus schuppenartigen, stark verhornten Zellen.

Nageldecke, wird manchmal für Nagelplatte gebraucht.

Nagelwall oder *Nagelwulst*, Erhebung der Haut, die den Nagel seitlich und hinten begrenzt.

Nagelfalz heißt die von Nagelwall oder Nagelwulst beiderseits gebildete Rinne, in welche die Seitenränder des Nagels eingebettet sind.

Nageltasche wird der hintere Nagelwall, die Bildungszone oder Matrix des Nagels, genannt.

Nagelwurzel, weicher, unverhornter Teil, 5 mm lang, der in der Nageltasche steckt.

Nagel-Möndchen heißt die halbmondförmige, helle bis weiße Wachstumszone vor der Nagelwurzel. Der Form wegen. „Kleiner Mond", *Lunula*.

Nagelsaum nennt man den freien Nagelrand am Vorderende des Nagelbettes. Jener Nagelteil, den wir beim „Nagel-Abschneiden" einkürzen.

Plattnägel sind flach und breit. Es handelt sich um die Nägel des Menschen.

Kuppennägel hingegen lang, schmal und gewölbt. Ähneln den Krallen.

Nagelfarbe ist Körpersprache

Aufschlußreich sind die Finger- und Fußnägel des Menschen.

Farbschattierungen geben einen Hinweis auf den Gesundheitszustand ihrer Träger.

Dem erfahrenen Fachmann, vor allem dem Arzt, aber auch jedem, der Schauen lernen will oder gelernt hat, haben sie etwas zu sagen.

XIII. Nägel, Haare, Zähne... 615

Es gibt dafür eine „Farbensprachlehre der Nägel".
Stark rote Nägel haben eine Gefäßerweiterung im Nagelbett als Ursache. Sind Zeichen eines beständig sehr hohen Blutdruckes. Und nicht die Folge plötzlicher Gemütsaufwallungen.

Blutdrucksenkender Tee:

Weißdornblüten 50 g, *Pfefferminz-Blätter* 40 g, *Schafgarben-Kraut* 30 g, *Melissenblätter* 20 g und *Hirtentäschel-Kraut* 10 g.
2 Teelöffel der Mischung mit ¼ l kochendem Wasser übergießen. 15 Minuten ziehen lassen, abseihen. 3 Wochen lang 3mal täglich je 1 Tasse vor den Mahlzeiten trinken.

Rotverfärbung der Nägel, die ziemlich unerwartet auftritt, kann als Anzeichen einer inneren Tumorerkrankung gelten. – Auf alle Fälle soll dies Anlaß zu einer ärztlichen Untersuchung sein. Ohne aber gleich das Ärgste zu befürchten.

„Ringelrosen"-Teekur:

Die Kraft der *Ringelblumen-Blüten (Calendula officinalis)* ist nicht nur dem Volke geläufig, sondern wird auch in der Medizin anerkannt. Eine solche Teekur kann und will den Arzt nicht ersetzen.
Unlängst sagte mir ein Tierarzt aus Oberösterreich, der als junger Bursche noch im 2. Weltkrieg eingerückt war, daß er zu jedem Saisonwechsel 3 Wochen lang „Ringelrosentee" trinke. Morgens 1 Tasse. – Ich tue es auch.
2 Teelöffel frischer oder getrockneter *Ringelblumen-Blüten* mit ¼ l kochendem Wasser im Aufguß zubereiten. 15 Minuten zugedeckt ziehen lassen.

Bläulichrote Verfärbungen weisen ziemlich eindeutig auf Kreislaufstörungen hin.

Abwechselnde Tagestees bei Kreislaufstörungen:

Aus der Liste der angeführten Kräuter kann man wählen. – Jeweils 2 Teelöffel der Droge für ¼ l kochendes Wasser, 15 Minuten ziehen lassen, und früh und abends je 1 Tasse einnehmen.

Frauenmantel (Alchemilla vulgaris), Hirtentäschel (Capsella bursa-pastoris), Lindenblüten (Tilia platyphyllos), Löwenzahn-Blätter (Taraxacum officinale), Thymian-Blütenspitzen (Thymus vulgaris) und *Weißdorn-Blüten-Blätter-Gemisch (Crataegus oxyacantha).*
Täglich ein Zeherl *Knoblauch* essen und *Rollgerste* als Suppeneinlage verwenden.

Rote Flecken unter der Nageldecke, deutlich sichtbar geworden, findet man nicht selten bei Menschen, die von der Schuppenflechte befallen sind.
Rote Nägel mit roten Rändern künden von Leuten, die unter Asthmabeschwerden zu leiden haben. Bei ihnen sind die Nägel und Fingerspitzen rot angelaufen.

Tagestee für Asthmaleidende:

Anisfrüchte 50 g, *Königskerzen-Blüten* 40 g, *Thymian-Blütenspitzen* 30 g, *Lavendelblüten* 20 g und *Ringelblumen-Blüten* 10 g.
2 Teelöffel der Mischung mit ¼ l kochendem Wasser übergießen, 15 Minuten ziehen lassen. Abseihen. Früh und abends je 1 Tasse einnehmen. 3 Wochen lang. – Dann 3 Wochen lang täglich je ⅛ l angewärmten *Schwarzen Johannisbeer-Saft* trinken. – Anschließend wieder mit der ersten Kur beginnen.

Blaßrote Nägel können mit Personen in Zusammenhang gebracht werden, die an Blutarmut leiden. Der Grad der Blaßheit der Nägel zeigt den Grad der Blutarmut an.

Blutarmut und Bleichsucht:

Nach Möglichkeit viel *Walderdbeeren, Brombeeren* und *Äpfel* essen. Das bereichert das Blut. – *Tees,* aus den angeführten Kräutern abwechselnd als Tagesgetränk genommen, können aufs wärmste empfohlen werden.
Birkenblätter (Betula alba), Brennessel (Urtica dioica), Brombeerblätter (Rubus fruticosus), Erdbeerblätter (Fragaria vesca), Johanniskraut (Hypericum perforatum) und *Weiße Taubnessel (Lamium album).*
2 Teelöffel für ¼ l kochendes Wasser, im Aufguß zube-

XIII. Nägel, Haare, Zähne . . .

reitet. 15 Minuten ziehen lassen. Abseihen, mit *Honig* süßen und einige Tropfen *Zitronensaft* dazugeben.
Von *Tausendguldenkraut (Centaurium umbellatum)* wird am Abend in ½ l kaltes Wasser ½ Teelöffel des Krautes gegeben. Über Nacht stehen lassen. Morgens abseihen. Ohne Erhitzen trinken. Schmeckt sehr bitter. Darf jedoch nicht gesüßt werden. – Kindern nicht verabreichen. Erwachsenen aber sehr zu empfehlen.

Weißscheckige, unregelmäßige Färbung der Nägel wird häufig bei starker Psoriasis, bei Schuppenflechte, festgestellt. – Kann aber ebenso Hinweis auf Kontakte mit chemischen Mitteln sein. Salpetersäure zum Beispiel.
Weiße Querstreifen tauchen auf, wenn man längere Zeit mit giftigen Materialien zu tun hat. Strahlenschäden oder Pilzinfektionen nicht ausgeschlossen.
Weißverfärbung mit trübweißen Milchglasnägeln, ohne daß sich die Form der Nägel verändert, deuten auf Leberschrumpfung, Leberzirrhose hin. Auch Anzeichen von Magengeschwüren.

Leberfreundliche Kräuter:

Enzianwurzel (Gentiana lutea), *Erdrauch* (Fumaria officinalis)*, *Odermennig (Agrimonia eupatoria)*, *Tausendguldenkraut (Centaurium umbellatum)* und *Wermut (Artemisia absinthium)*.
Zubereitungen: Von Erdrauch oder Odermennig jeweils 2 Teelöffel im Heißaufguß. 15 Minuten ziehen lassen. – Die übrigen Pflanzen über Nacht kalt ansetzen. Morgens aufkochen und 10 Minuten ziehen lassen. Mit Ausnahme von Tausendguldenkraut. Dasselbe nur leicht erwärmen und zimmerwarm trinken. Benötigte Menge der Kräuter: vom Tausendguldenkraut ½ Teelöffel voll für ½ l Wasser. Vom Wermut 1 Teelöffel und vom Enzian 1½ Teelöffel für ¼ l Wasser.

Kräuter bei Magengeschwüren:

Hier ist vor allem *Eichenrinden-Tee* zu empfehlen. – 2 Teelöffel der Rinde mit ¼ l kaltem Wasser 1 Stunde ansetzen. Kurz aufkochen und 10 Minuten ziehen lassen.

---
* Erdrauch ist beim Einkauf in Apotheken rezeptpflichtig

Man kann auch *Eichenrinde (Quercus robur)* pulverisieren lassen, täglich 3mal davon 1 Messerspitze voll einnehmen und einen Schluck *Tausendguldenkraut-Tee (Centaurium umbellatum)* nachtrinken. – Zubereitung des Tees wie zuvor. Magengeschwüre und Colitis nicht selbst behandeln.

Orangefarbige Nägel, oft Anzeichen einer chemischen Vergiftung. Die auch durch Berührung entstanden sein könnte. – Aber ebenso die Folge von schlechter Blutzirkulation und gleichzeitig beginnender Nervenschwäche sein können. Als Ursache wird Überbelastung und zuwenig Ruhe angesehen. Auf alle Fälle heißt es in solchen Fällen: „Langsamer treten."

Hellgelbe Nägel sind nicht selten das Zeichen von tiefer Schwermut. Dabei können die Nägel einen Schimmer wie gelbes Elfenbein aufweisen. – Natürlich muß man Raucherfinger davon unterscheiden.

Bei Gemütsleiden, Schwermut und Depressionen:

Melisse 50 g, *Waldmeister* 40 g, *Johanniskraut* 30 g, *Fenchel* 20 g und *Kornblumen-Blüten* 10 g.

3 Tassen täglich. Im Aufguß, 2 Teelöffel der Mischung für ¼ l kochendes Wasser, 15 Minuten ziehen lassen. Abseihen. 1 Stunde nach den Mahlzeiten trinken. – Zusätzlich nimmt man vor jeder Tasse noch 20 Tropfen der homöopathischen Essenz „*Hypericum D6*" ein.

Tiefgelbe Nägel gelten als Hinweis auf Leber- und Gallenstörungen. Sind typisch bei Gelbsucht, Ikterus. – Aber auch Medikamente oder Chemikalien sind nicht auszuschließen.

Unbedingt unter ärztliche Pflege.

Mit Einverständnis des Arztes können zur Stärkung der Leber vom Homöopathikum „*Fumaria officinalis D6*" jeweils 3mal täglich 20 Tropfen auf einem Löffel Wasser eingenommen werden.

Grüne Nägel sind ein Hilfeschrei des Körpers. Weisen auf Infektionen oder Eiterherde hin und mahnen zur äußersten Vorsicht. Eine ärztliche Untersuchung ist notwendig.

Grünschimmerndes Nagelbett. Schimmert im Nagelbett eine grüne Farbe durch, kann es sich um eine akute chemische

XIII. Nägel, Haare, Zähne ...

Vergiftung handeln. – Ist dies nicht der Fall, dann muß man aber mit größter Wahrscheinlichkeit annehmen, daß dabei Toxine im Spiel sind. Das sind von Bakterien, Pflanzen oder Tieren ausgeschiedene oder beim Zerfall von Bakterien entstandene organische Giftstoffe. – Oder es ist bereits eine Sepsis, „Fäulnis", vorhanden, das heißt, eine allgemeine Blutvergiftung.

Blaue Nägel, ein Zeichen schlechter Blutzirkulation.

Starkblaue Nagelfärbung. Personen, deren Nägel dieses Erscheinungsbild tragen, haben meistens ein chronisches Herzleiden.

Chronisches Herzleiden muß unter ärztliche Aufsicht gestellt werden:

Das Fertigpräparat *„Sanddorn-Extrakt"* aus der Apotheke kann man als wertvolle Unterstützung der Kreislauffunktion ansehen. – Man nimmt 3mal täglich, vor jeder Mahlzeit, 1 Eßlöffel voll davon ein. Und trinkt *Schwarzen Johannisbeer-Saft* nach.

Zur Förderung der Blutzirkulation:

Von *Honigklee* oder *Steinklee (Melilotus officinalis)* 2 Teelöffel des blühenden, getrockneten und zerkleinerten Krautes mit ¼ l kochendem Wasser übergießen, 15 Minuten ziehen lassen, abseihen. 3mal täglich je 1 Tasse.

Gelbgrüne Verfärbung der Nägel stellt man häufig bei Malarialeiden fest, wenn dieses medikamentös behandelt wird.

Arnikatinktur-Tropfenkur:

Längere Zeit hindurch früh und abends je 2 Tropfen *Arnikatinktur* einnehmen. – Gilt als Ausgleich von stark wirkenden Medikamenten.

Angeborene Gelbfärbung der Nägel wird „Yellow Nail Syndrome" genannt. Es sind sowohl die Finger-, als auch die Zehennägel gelb gefärbt. Die Ursache liegt in einer Unterentwicklung des Lymphgefäßsystems.

Schwarzgraue Nägel gehen oft mit schweren Metallvergiftungen oder Medikamentenvergiftungen einher.

Schwarzfärbung der Fingernägel legt den Verdacht nahe, daß es sich um ein bösartiges Melanom handelt. Ein braunschwärzlich gefärbtes Pigmentgeschwulst der Haut.

Brauner Nagelbettschimmer kann die Folgeerscheinung von Tropenkrankheiten sein. Tritt nicht selten bei Menschen auf, die viele Jahre in den Tropen gelebt haben und deren Gesundheit dadurch angegriffen ist.

Angeborene Schwarzbraun-Färbung der Nägel gilt bei Menschen dunkler Hautfarbe als normal.

Befaßt man sich mit der „Sprache der Nägel", darf man nicht naiv sein und *äußere Einflüsse* einfach übersehen.

Zehennägel können eine Farbveränderung deutlich anzeigen, wenn man zu enges Schuhwerk trägt. Die Füße leiden unter dem Druck. Der Nägel Alarmmeldung: *eine dunkle oder schwarze Färbung.*

Stärkere Stöße oder Schläge auf die Nägel haben nicht nur eine *Dunkelverfärbung* in *Blau- oder Schwarztönen,* sondern meistens auch den Wechsel des Nagels zur Folge.

Das beständige Hantieren mit Atebrin, Quecksilber, bleihaltigen Salben und Arsen kann *braune, schwärzliche* oder *blaue Verfärbungen* verursachen.

Die berufliche, aber auch die gelegentliche Beschäftigung mit Beizen, mit Tabak, mit Filmentwickeln, Salbenzusätzen, Lösungen, Kräutern, Wurzeln und Früchten bringt häufig eine *bräunliche* bis *schwarze* Verfärbung der *Nagelplatte* mit sich.

Wer dies berücksichtigt, der wird die Farbensprache der Nägel verstehen lernen.

Mehr als Nägelkauen und Fingerlutschen

„Immer höher steigt sie empor.
Die rote Scheibe.
‚Mutti, schau. Genauso. Wie damals. – Weißt du noch? Erdbeer mit Schlag. Du wolltest es wegputzen. Vom Tischtuch. Ich. Abgeleckt habe ich den Fleck. Alles. – Kuckuck. Erdbeer-Schlag-Scheibe.'

Hast du gesagt. Und gelacht hast du. Dort oben in den Bergen. Als wir alle ganz früh morgens aufgestanden sind. Beim Bichlbauern. Wo wir gewohnt haben.

Wau. Wau Wau.
Hörst du ihn?

Das ist der ‚Necki'.
Mit dem du so gerne gespielt hast.
Aber mitgehen hat er nicht dürfen. Der Hofhund. Vom Bichlbauern. Am frühen Morgen, hinauf in die Berge. Weil er die Gemsen gestört hätte. Und auch die Murmeln. Hat der Bauer gesagt.
Da hast du deine Hand ausgestreckt. Und hingezeigt hast du auch.
‚Das Riesenrad dreht sich über die Alm. Vati, schau.'
Hast du freudig ausgerufen.
Da haben wir alle, Vati, Mutti, Ernst, Lotte und Sigi, deine schönen Finger bewundert.
‚Juchu. Pfui.' Hat Sigi geschrien. ‚Unsere Dorli hat so schöne Finger, wenn sie nicht daran kaut wie ein alter Ochs.'
Dann hast du geweint, Dorli, und hast ‚grauslicher Sigi' geschluchzt.
Und Vati hat dich getröstet und gesagt: ‚Hört her, das sage ich euch allen, die ihr Brettschneider heißt und zu den Brettschneidern von Felixhofen gehört, daß die Dora, unsere Dora, meine Dora, nie mehr Nägelkauen wird.'
Und Vati hat recht. Dorli, unsere Dorli, hat so schöne Fingernägel. An den Fingern. Die beißt sie sich nicht mehr ab. Steckt die Finger auch nicht mehr in den Mund."
Beharrlich einige Wochen hindurch ging Frau Brettschneider eine Stunde nach dem Einschlafen ihrer Tochter Tag für Tag in das Kinderzimmer. Flüsterte ihrem Töchterlein in das Ohr.
Wie hier in der Erzählung.
Es waren immer Erlebnisse.
Auch Spielwünsche waren dabei.
Beerensammeln.
Fotografieren.
Puppenbasteln.
Alles, was ihr Töchterlein gerne tat. Und wobei es die Finger betätigen konnte.
Es hat großartig geholfen.
Nervöse Schwächen sind eine der Grundursachen vom *Nägelkauen und Fingerlutschen.*
Geistig-seelischer ,,Leerraum" zählt zu einem weiteren, nicht unbedeutenden, leider zu oft nicht einkalkulierten Anlaß hiefür.
Als einfachste und maßgeblichste Therapie, die uns von der Natur gegeben ist, gilt die Reizwirkung von *Licht, Luft,*

Wasser, körperlicher Arbeit, vernünftiger Ernährung. – Ausgleichende Ruhe, Muße und Entspannung sind ebenfalls nicht zu unterschätzen. – Die Ausübung der *Musik* trägt viel zur Harmonisierung des ganzen Menschen bei. Sofern das Kind musikalisch und musikliebend ist.

Eindrücke sollen nicht im Übermaß auf das nervöse Kind zukommen.

Es werden zu viele Anregungen gegeben, die nicht verarbeitet werden können.

Im Radiohören, Fernsehen, Kino- und Theaterbesuchen ist Maß zu halten. Ebenso beim Lesen. Auch hier kann übertrieben werden.

Das „Gleichgewicht-Bewahren", eine Lebensregel für jedes Alter.

„**Schlechte Angewohnheiten, wie Nägelkauen, Fingerlutschen,** können oftmals durch eine einmalige nächtliche Einflüsterung endgültig beseitigt werden. Genügt der einmalige nächtliche Einfluß nicht, dann wird man ihn jede Nacht bis zu 4 Wochen wiederholen, was aber in den meisten Fällen unnötig sein wird."* So ein unumstrittener Fachmann.

Nägelkauen.
Abbeißen der Nägel.
Oft geht dies soweit, daß das Nagelbett blutet.
Daß es sogar den Eindruck einer unbewußten „Selbstverstümmelung" macht.
Oft bleiben nicht einmal die Zehennägel verschont.
Möglich?
Ja! Meist von Kindern praktiziert.
Fingernägelkauen.
Häufig aber auch bei Jugendlichen und Erwachsenen anzutreffen.
Was ist die Ursache?
Nägelbeißen ist eindeutig eine Ersatzbefriedigung.
Ist ein „Dampfablassen".
Eine aufgestaute Erregungsabfuhr.

---

* Prof. Dr. Alfred Brauchle, 1898–1964. Profilierter Vertreter der Naturheilkunde, der dieser ein geschlossenes System gab und die Möglichkeit der Zusammenarbeit mit der Schulmedizin anbahnte.

XIII. Nägel, Haare, Zähne ...

Nägelkauen gilt als aggressiver Ausdruck von Enttäuschung und Unbefriedigtsein.

Als Behandlung dürfen nie Strafe oder Zwang angewendet werden. Hingegen muß man mithelfen, die spannungsgeladenen Situationen zu beseitigen.

Nervöse Schwächen beheben:

2 Teelöffel folgender Mischung im Aufguß. Möglichst warm ½ Stunde vor dem Essen täglich 2mal 1 Tasse Tee einnehmen.

Majorankraut 40 g, *Salbeiblätter* 30 g, *Waldmeister* 25 g, *Kümmelfrüchte* 20 g, *Lavendelblüten* 15 g, *Pfefferminz-Blätter* 15 g und *Ringelblumen-Blüten* 5 g.

Fingernägel-Knabbern.
Kann manchmal auch eine „Krankheit" sein.
Ist in vielen Fällen auf *Kalkmangel* zurückzuführen. Hier helfen vor allem zwei Dinge: Zufuhr von *Kalk* und *Lebertran*. – Außer den in Apotheken erhältlichen *Kalktabletten*, die man laut Vorschrift einnimmt, kann auch das löffelweise Verabreichen von *Eichenrinden-Tee (Quercus robur)* empfohlen werden. – Ferner sind 2 Löfferl *Lebertran* pro Tag die richtige Ration. Wobei nicht vergessen werden darf, daß die Monate November bis April die günstigsten für die richtige Umsetzung im menschlichen Organismus sind. Nicht die warme und heiße Jahreszeit. Weil durch die hohe Außentemperatur die Auswertung nicht so hoch ist. Denn Lebertran ist im Wal ein Temperaturregler.

Fingerlutschen.
Daumenlutschen.
Was ist damit?
Angewohnheit von Kleinkindern, an den Fingern, vor allem an den Daumen, zu saugen.
Wird häufig über das Kleinkindesalter hinaus weiterhin beibehalten.
Wird zur Fixierung.
Das heißt in der Psychoanalyse nach Sigmund Freud*:

---

* Sigmund Freud, geboren am 6. Mai 1856, gestorben am 23. September 1939. Österreichischer Psychiater und Neurologe. Begründer der Psychoanalyse. Der Seelenheilkunde, die unbewußte seelische Krankheitsherde aufdeckt.

"Stehenbleiben auf einer bestimmten frühkindlichen Entwicklungsstufe oder Phase."

Heißt aber noch mehr.

Heißt Festhalten an entsprechenden Verhaltensweisen zur Triebbefriedigung.

Heißt letzten Endes: Angeborener Reflex zur „Sicherung der Ernährung".

Bei größeren Kindern, die viel fernsehen, wird das Lutschen vermehrt, um Aufregung und Spannung zu vermindern.

Übertrieben langes Fingerlutschen ist nicht selten auf Mangelerlebnisse im Zärtlichkeitsbereich zurückzuführen. Vor allem, wenn die Mutter häufig und lange abwesend ist.

Hände und Finger. Haben ihren Sinn. Ihre Bedeutung. Ihre Aufgabe.

Sagt schon die Heilige Schrift: „Sie alle verlassen sich auf ihre Hände, und jeder ist erfahren in seinem Geschäft."*

Wer kann sich auf seine Hände verlassen, wenn ihm die Finger fehlen?

Auf unsere Ganzheit kommt es an.

Hände.

Finger.

Nägel.

Der Begriff „Handwerker" setzt dies voraus. Auch wenn es „an der Hand liegt". Von der „Hand" kommt.

Doch „wer den Finger nicht heilt, verliert die Hand".

Mein Erfahrungsschatz in punkto Nagelpflege:

Nagelpflege bewußt und gewußt durchführen:

1. An den Finger- und Zehennägeln darf nicht willkürlich herumgeschnitten, herumgebissen und herumgerissen werden. Laß sie während des Tages in Ruhe.

---
* Sir 38,31

2. Nagelpflege gehört zur täglichen Gesundheitspflege. Um Verletzungen und deren Folgen zu vermeiden, muß man sie sorgfältig und gewußt durchführen.
3. Eine einwandfreie Nagelbürste darf nicht zu hart, aber auch nicht zu weich sein. Sie ist das „Nagelpflege-Werkzeug" Nummer eins. Reinigt nicht nur die Nägel, sondern verleiht ihnen auch einen natürlichen, schönen Glanz. Weil sie die Durchblutung des Nagelbettes beachtlich fördert.
4. Verschmutzte Nagelränder müssen wieder verschwinden. Zum Reinigen des Raumes unter den Nägeln werden die Fingerkuppen kurz in warmes Seifenwasser eingetaucht und dann gut durchgebürstet. Abtrocknen. Zum Festigen mit Alkohol nachreiben.
5. Schmutzige Arbeit muß nicht schmutzige Fingernägel zur Folge haben. – Eine alte Erfahrung, die mir große Hilfe geleistet hat: Vor einer schmutzigen Arbeit, vor allem bei Erdarbeiten, die übrigens gesund sind, nehme ich seit Jahren Kernseife, feuchte sie leicht an und streife mit den Fingernägeln darüber. Die Hohlräume zwischen Haut und Nagelrändern füllen sich mit Seifenteilchen an. Nach Beendigung der Arbeit mit warmem Wasser waschen und bürsten. Und ich habe saubere Nägel.
6. Mit Metallstücken oder anderen harten Gegenständen nie unter den Nägeln herumstochern, um sie zu reinigen.
7. Wie werden die Nägel richtig eingekürzt? Fingernägel werden immer rund, Zehennägel stets gerade geschnitten. – Rundgeschnittene und danach glattgefeilte Fingernägel sind am widerstandsfähigsten. Reißen nicht ein. Können allen Anforderungen am leichtesten entsprechen. – Zehennägel hingegen sollen nicht rund geschnitten werden, damit sie nicht einwachsen. Deswegen läßt man sie gerade, mit stumpfen Ecken.
8. Nägel dürfen bei den Fingerkuppen nicht zu lange vorstehen. Beim Tasten sollen die sehr empfindsamen Endnerven der Fingerspitzen aktiviert werden. Nicht die Nagelränder sollen Eindrücke vermitteln.
9. Wächst die Nagelhaut zu weit in den Nagel hinein, schiebt man sie vorsichtig zurück oder bürstet sie fleißiger beim Waschen. Danach mit Kräutertinktur abtupfen. – Das Abschneiden der Nagelhaut ist unzweckmäßig. Dadurch entstehen oft Verletzungen, welche die Ursache von Fingereiterungen sein können.

10. Je natürlicher die Nägel behandelt werden, desto gesünder bleiben sie. Vorausgesetzt, daß eine bewußte, gesunde Lebensweise angestrebt wird. – Lackieren und Maniküreinwirkungen sind nicht selten die Ursache von Deformierungen der Nägel und Erkrankungen der Nagelwurzel.
11. Brüchige und glanzlose Nägel trotz sorgfältiger Pflege können als Hinweis angesehen werden auf: falsche Ernährung, Blutarmut, Schlafmangel, Schilddrüsenerkrankungen, Herdinfektion. – Es ist gut, einen Arzt um seinen Rat zu fragen.
12. Täglich ein Tropfen Öl macht sich bezahlt. – Abends vor dem Schlafengehen sollen die Nägel eingefettet werden.

Natürlich-gesund glänzende Fingernägel:

Ein walnußgroßes Stück *Bienenwachs* gehört zu den natürlichen Pflegemitteln ins Haus. Abwechselnd von der einen Hand in die andere nehmen. Mit den Fingern gut durchkneten. So daß sich die Fingernägel in das Wachsstück hineinbohren können. Durch die natürliche Körperwärme und durch die Bewegung wirkt sich das Bienenwachs sehr günstig auf Finger und Nägel aus. Letztere erhalten neben einem natürlich schönen Glanz auch einen wertvollen Schutzüberzug. Und die Finger werden beweglich gehalten. Zum Abschluß formt man aus dem Wachsstück wieder eine Kugel und legt sie weg.

Altes Hausmittel zur Fingerpflege:

1 Eßlöffel voll grobe *Weizenkleie*, 1 Teelöffel *Senfmehl* und 1 Teelöffel *Salz* werden mit ¼ l kochendem Wasser übergossen und nochmals kurz aufwallen gelassen. Temperieren. Abseihen.

Die Finger darin baden. Hält die Fingernägel gesund. Entfernt Fett. Festigt Nagelwurzel, Nagelfalz und Nagelwall.

Nervöse Finger:

Nervöse Menschen, die beständig und sinnlos ihre Finger betätigen und dadurch auffallen, können bei öfterem Anwenden von „*Quendel-Tee als Fingerbad*" die verlorene Nervenruhe wiederfinden.

Quendeltee als Fingerbad:

1 Eßlöffel frischen oder getrockneten blühenden *Feldthymian (Thymus serpyllum)* oder *Quendel* mit ¼ l kochendem Wasser überbrühen. 15 Minuten ziehen lassen. Abseihen. – Ziemlich warm die Finger darin baden. Kräftigt vor allem das Nagelbett. Hält aber auch die Finger beweglich. Entfettet. Wirkt antiseptisch. Beruhigt.

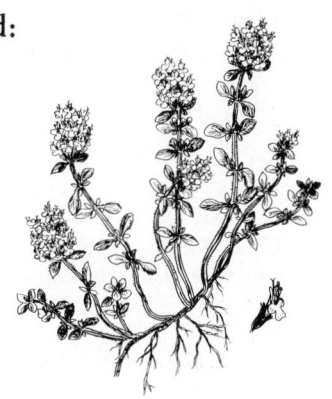

Nagelbettentzündung:

1 ganzes frisches *Ei* mit der Schneerute schlagen. – Beide Hände damit gründlich einreiben. Eintrocknen lassen. Hilft nicht nur dem entzündeten Nagelbett, sondern tut allen Nägeln und der ganzen Hand gut. – Nach 20 bis 30 Minuten lauwarm abwaschen. Kalt nachspülen.

Saubere, gepflegte Fingernägel:

1 Stück *Weißbrot* ohne Rinde mit etwas *heißer Milch* übergießen. Einige Minuten ziehen lassen. – Damit beide Hände gut einreiben. Größten Wert dabei auf die Nägel legen. Mit kaltem Wasser nachspülen.

Spröde Fingernägel:

Spröde und brüchige Fingernägel pflegt man am leichtesten mit einem Gemisch von 1 Eßlöffel *Leinsamenschrot* und 1 Eßlöffel angewärmtem *Sauerrahm*. – Gründlich damit einreiben. Einige Zeit oben lassen. Mit lauwarmem Wasser abspülen. Kalt nachwaschen.

Stärkung der Fingernägel:

Etwas *kaltgepreßtes Olivenöl* leicht anwärmen. – Die Fingerspitzen eintauchen. So daß das Öl über die Nagelwurzelgegend reicht. 1 Minute lang drinnen lassen. Herausgeben. Gut verreiben. – Nach Bedarf einige Zeit hindurch täglich abends durchführen.

Stärkt die Fingernägel. Bewahrt sie vor Brüchigkeit. Sie behalten ihre Form.

Trinkkur bei brüchigen Fingernägeln:

Morgens und abends je ¼ l folgender Mischung einnehmen: *Brennessel* 5 Teile, *Löwenzahn-Blätter* 4 Teile, *Pfefferminze* 4 Teile, *Waldmeister* 3 Teile, *Thymian* 3 Teile, *Frauenmantel* 2 Teile, *Nußblätter* 2 Teile, *Brombeerblätter* 1 Teil. – Zubereitung: 2 Teelöffel der Kräutermischung mit ¼ l kochendem Wasser übergießen. 15 Minuten ziehen lassen, abseihen. Täglich wie angegeben trinken. 3 Wochen lang.

Mittags vor dem Essen ¼ l folgender Mischung nehmen: *Zinnkraut* 6 Teile, *Gänsefingerkraut* 4 Teile, *Spitzwegerich* 3 Teile, *Vogelknöterich* 3 Teile, *Heidekraut* 2 Teile, *Huflattich-Blätter* 1 Teil. – Zubereitung: 2 Teelöffel der Kräutermischung 1 Stunde lang in ¼ l kaltem Wasser ansetzen. Kurz aufkochen. 15 Minuten ziehen lassen, abseihen und trinken.

Zimtpulver und Nagelpilz:

Werden Finger- oder Zehennägel vom Nagelpilz befallen, verändern sie häufig ihre Form. „Bröckeln ab" wie Mauerwerk. Brechen stückweise aus. Wie Porzellan. – Diese Veränderung wirkt sich auch auf die Psyche des Menschen aus. Er verliert die Selbstsicherheit im Auftreten. Bei jungen Menschen kommt es dabei nicht selten zu Komplexen. Später zur Vereinsamung.

Mit einem einfachen Mittel habe ich schon vielen Menschen helfen können: Etwas *Zimtpulver* aus der Küche nehmen. Mit ein wenig *Honig* oder frischem *Eiweiß* abmischen. Abends vor dem Schlafengehen die befallenen Nägel damit einstreichen. Zum Schutz einen „Fingerling" darüberbinden. Oder einen Handschuh anziehen. Morgens mit warmem Wasser abwaschen. Abtrocknen. Mit verdünnter *Arnikatinktur* einreiben. – Solange wie nötig durchführen. Nach meiner Erfahrung genügen oft schon einige Tage.

Beruhigungstee für Nägelbeißer:

Biologisch gezogene *Zitronen* kaufen. 1 Stück reinigen. Mit dem Kartoffelschäler die Schale dünn abschneiden. In ½ l kaltem Wasser zustellen. 5 Minuten auf Sparflamme aufwallen und dann 15 Minuten zugedeckt ziehen lassen. Absei-

XIII. Nägel, Haare, Zähne ...

hen. In der Früh nüchtern 1 Tasse ungesüßt trinken. Den Rest tagsüber.

Ölwickel und eingewachsene Zehennägel:

In *kaltgepreßtem Olivenöl* getränkte Gaze abends über den eingewachsenen Zehennagel wickeln und befestigen. – Morgens heruntergeben. Ein ziemlich heißes *Salzfußbad* nehmen. Mit reinem Wasser nachspülen. Den weichgewordenen schmerzenden Nagelteil vorsichtig mit dem Scherenrücken heben und abschneiden. Die Stelle gründlich mit *Arnikatinktur* abtupfen.

Wertvolles Nagelöl, selbst zubereitet:

35 g getrocknete und zerkleinerte *Pfefferminz-Blätter (Mentha piperita)* werden in ¼ l *kaltgepreßtem Olivenöl* 14 Tage lang im warmen Raum angesetzt. Abseihen und den Rückstand auspressen. In kleine, braune Glasfläschchen füllen, dunkel und kühl lagern.

Eignet sich vorzüglich zum abendlichen Nagel-Einfetten.

Dosttinktur zur Nagelpflege am Morgen:

250 g *Dost-Blüten-Blätter-Gemisch (Origanum vulgare)* in 1 l 70%igem *Alkohol* 14 Tage lang im warmen Raum ansetzen. Abseihen. Den Rückstand mit ¼ l abgekochtem und ausgekühltem Wasser auswaschen, abseihen, filtrieren, der ersten Flüssigkeit beifügen und nochmals 14 Tage lang stehen lassen. In kleine Fläschchen füllen. Dunkel und kühl lagern.

Dosttinktur ist ein wertvolles Finger- und Zehennagelpflegemittel, das man vor allem morgens anwendet.

Altes, erprobtes Hausmittel:

3 Zeherl *Knoblauch* werden zerdrückt und in ¼ l *Milch* aufgekocht. Abseihen. 2 Mulltücher darin tränken und damit die Finger beider Hände gut einwickeln. 15 bis 20 Minuten oben lassen. Wegnehmen. Eintrocknen lassen. Sporadisch durchführen.

Stärkt Fingerkuppen und Nägel. Bewährt sich auch zur Pflege der Zehennägel. – Wem der Knoblauchgeruch lästig ist, der tupfe vorsichtig mit „*Minzalkohol*"* nach.

---

* Zubereitung siehe Seite 680, unter „Gesunde Zahnpflege nach alter Art"

Dicke, harte Zehennägel:

Für ein *Fußbad* 3 Eßlöffel voll *Salz* in sehr warmes bis heißes Wasser geben. Auflösen. So lange wie möglich darin baden. – Mit einer Nagelfeile die überstarke Hornschicht entfernen. Dabei vorsichtig vorgehen, damit man weder den Nagelfalz noch das Nagelbett verletzt. Nach Beendigung mit kaltem Wasser abspülen. Mit *Arnikatinktur* den ganzen Fuß nachbehandeln. Den Nagel mit *Ringelblumen-Salbe* einreiben.

Weil alle meine Haare gezählt sind

Wie viele Haare hat ein Glatzkopf?
Wer kann die Haare einer Glatze zählen?
Kaum jemand.
Warum?
Sie ist doch ‚*glatt*" oder ‚‚*glate*". Glänzend. Blank. Eben. Heiter. Fröhlich. Schimmernd. Kahl. – Oder nicht?
Doch. Aber.
Was?
Haarlos ist sie dennoch nicht.
Wie kann einer eine Glatze haben? Wenn er Haare hat?
Er hat sie. Die Haare. – Helle. Kurze. Dünne.
Wollhaare sind es. ,,Lanugo" heißen sie.
Flaum. – Wäre das die richtige Bezeichnung?
Ja.
Und bedeutet soviel wie: ,,Weiche Bauchfedern der Vögel. Erster Bartwuchs. Wollhaar an Pflanzen und Früchten."
Haare sind Hornfäden. Die ihrer Länge nach über die Haut hinausragen. Sind Anhangsgebilde der Haut.
Wenn wir ein Haar sehen, dann sehen wir eben ein Haar. Nicht aber die Stoffe, die das Haar bilden.
In gebundener Form ist *Schwefel* vorhanden. Er beeinflußt die Lebensvorgänge in der Zelle.
Kieselsäure und *Arsenik* erzeugen den Glanz.
Das *Horn* selbst besteht aus einer Eiweißverbindung, ähnlich wie bei den Nägeln. Dadurch wird die Haarstabilität gewährleistet.

XIII. Nägel, Haare, Zähne ...   631

Ohne *Eisen* würde dem Haar das greifbar Kräftige fehlen.
Im Grunde genommen ist der Aufbau des tierischen Haares und der Wolle dem menschlichen Haar ähnlich.
Mit Ausnahme der inneren Hand- und Fußflächen sind Haare auf der gesamten Körperhaut vorhanden. – Aber nicht überall kann man sie mit bloßem Auge erkennen.
Die Kopfhaare sind beim Menschen am stärksten und längsten. Jedes einzelne von ihnen hält eine Belastung von 150 bis 200 Gramm aus. Ohne zu reißen.
Jedes Haar ist dreiteilig.
Es besteht aus *Hornschicht*, *Rinde und Mark*.
Unsere Haare leben.
Sie sind an ihren Wurzeln von feinsten *Nerven* umgeben.
Unsere Haare sind auch Sinnesorgane.
Wir fühlen mit den Haaren.

Merkenswerte Fachausdrücke:

Haarschaft, *Scapus pili*, ist der über die Epidermis, die Oberhaut, herausragende Teil.

Haarwurzel, *Radix pili*, reicht tief in die Subcutis, das Unterhautzellgewebe, hinein.

Haarzwiebel, *Bulbus pili*, unteres, kopfförmig verdicktes Ende der Haarwurzel, in der sich unverhornte Zellen befinden, durch deren Teilung das Haar wächst.

Haarbulbus bedeutet dasselbe wie Haarzwiebel.

Haarpapille ist ein zapfenförmiger, bindegewebiger Lederhautfaden, der von unten her in die Haarzwiebel hineinragt und ein reiches Blutgefäßnetz und Pigment- oder Farbstoffzellen beherbergt. Dadurch werden die umgebenden Zellen der Haarzwiebel ernährt.

Haarmatrix oder *Keimschicht der Haarzwiebel*, gibt dem Haar das Leben. – Wird die Matrix zerstört, erfolgt keine Haarbildung mehr. Weil die „Quelle", die „Ursache" oder die „Gebärmutter" der Haare nicht mehr vorhanden ist.

Haartasche ist die gruben- und röhrenförmige Einsenkung der Haut, die bis tief in das Unterhautzellgewebe reicht und die Haarwurzel beherbergt.

Haarbalg heißt die bindegewebige Schicht aus verdichteten Zellen, welche die Wurzelzone nach außenhin umgibt.

Haarbalgdrüse entleert in die Haartasche eine fette Absonderung, *Talg* genannt. Von hier aus werden die Haare mit einer feinen Schutzschicht, Emulsion, überzogen. Welche die

Aufgabe hat, die Haare vor Bakterien und Pilzen zu schützen und das Haar geschmeidig zu halten.

Haarbalgmuskel, Musculus arrector pili, der „Haaraufrichter". Ein den Haaren zugeordneter, glatter Muskel mit elastischer Sehne, der vom Haarbalg ausgeht. Das „Sichselbst-Aufrichten" der Haare oder das „Sträuben" ermöglicht. – Dadurch entsteht auch die „Gänsehaut".

Haarbalggefäße bilden eine Schicht, die von freien Nervenendigungen umsponnen ist und Druck- und Tastreize aufnimmt.

Kopfhaare oder *Haupthaare, Capillus,* haben eine Lebensdauer von mehreren Jahren und können über 1 m lang werden. Der tägliche Zuwuchs beträgt 0,25 bis 0,40 mm. Das sind monatlich 7,5 bis 12 mm.

Wimpern, Cilien, erreichen nur eine Länge von 1 cm und fallen nach einigen Wochen oder Monaten aus.

Augenbrauen, Supercilien. Länge ebenfalls bis 1 cm. Lebensdauer nur Wochen bis Monate. Sie wachsen täglich 0,12 bis 0,20 mm. Das sind pro Monat 3,6 bis 6 mm.

Nasenhaare, Vibrissae, nennt man die Haare am Naseneingang, dem sogenannten Nasenvorhof. Es handelt sich hier um starke, borstige, nach außenhin gerichtete Haare. Sie erfüllen eine Schutzfunktion gegen das Eindringen von Fremdkörpern, Staub und kleineren Tieren.

Gehörganghaare, Tragi, haben die Aufgabe, den S-förmig verlaufenden Gehörgang zu schützen, indem sie eindringende Fremdkörper abfangen.

Barthaare, Barba, entwickeln sich bei der Geschlechtsreife und gelten als sekundäres Geschlechtsmerkmal beim Mann. Haben eine Lebensdauer von 10 bis 12 Jahren. Treten im Bereich der Oberlippe, des Kinns, der Kehle und der Wangen auf.

Damenbart oder *Frauenbart,* bartähnlicher Haarwuchs bei Frauen, meist dunkleren Typs. Unterschiedliche Ursache.

Achselhaare, Hirci, sind erst nach Eintritt der Pubertät vorhanden. – In der Achsel liegen zahlreiche Talg-, Schweiß- und Duftdrüsen.

Schamhaare oder *Schambehaarung, Pubes,* im Bereich der äußeren Genitalien, der Schamgegend. Bilden sich erst mit Beginn der Pubertät. Gelten als sekundäres Geschlechtsmerkmal. Sind in ihrer Begrenzung geschlechtsverschieden. Bei der Frau immer horizontal, scharf geradlinig. Beim Mann hingegen in der Mittellinie immer gegen den Nabel hin auslaufend.

XIII. Nägel, Haare, Zähne ... 633

„Haar-Weisheiten"

Die *Gesamtzahl der Haare* am menschlichen Körper beträgt zwischen 300.000 und 500.000.

Haare wachsen während des Tages rascher als während der Nacht.

Bei abnehmendem Mond geschnittene wachsen langsamer als bei zunehmendem Mond geschnittene.

Dauerwellen bei Frauen zur Zeit der Menstruation gelegt, behalten ihre Form nicht lange bei. Zur Zeit des abnehmenden Mondes hingegen bleiben sie lange Zeit schön und formtreu.

Neugeborene Kinder besitzen ein *Flaumhaar*. – Ab dem 6. Monat wird dieses vom *Wollhaar* abgelöst. – Dann folgt das dünne und weiche *Kinderhaar* auf Kopf, Brauen und Wimpern. – Nach der Geschlechtsreife hat der Mensch das *Terminalhaar* oder „Endhaar".

Das *Wachstum der Haare* erfolgt nur von der Wurzel her.

Der *normale Haarausfall* beim Kopfhaar beträgt pro Tag bis 50 Stück. Die gleichzeitig wieder nachwachsen. Es ist dies eine Verjüngung des Haarbestandes.

Das *Nachdunkeln* der Haare zur Zeit der Pubertät kann man auf Einflüsse innerer Sekretionen zurückführen.

Rote Haare sind nicht auf eine Menschenrasse allein beschränkt. Echtes Rot kommt bei allen Rassen vor.

Glattes Haar, „lissotrich", schlicht oder straff, findet man bei der mongolischen Volksrasse. Aber auch bei den sogenannten „Mongoliden", Menschen mit angeborenen verschiedenen Mißbildungen und Funktionsstörungen. Die an „Mongolismus" leiden. Eine Bezeichnung für das Krankheitsbild des Down-Syndroms*.

Welliges und *lockiges Haar*, „kymatotrich", ist vor allem den Europäern eigen.

Krauses Haar, „ulotrich", trifft man hauptsächlich bei den Negervölkern an.

Das *Ergrauen des Haares* beruht auf Pigmentmangel und tritt vorwiegend bei alternden Menschen auf.

Glänzendweißes Haar wird durch kleine Luftbläschen gebildet, die in den Zellen entstehen.

Auf 1 cm^2 *Kopfhaut* wachsen normalerweise 120 Haare.

Jedes Kopfhaar besitzt einen *Durchmesser* von 0,05 bis 0,15 mm.

---

* J. L. H. Down, 1828–1896, britischer Arzt. Nach ihm benannte Krankheit.

Feinheit und Farbe der Haare hängen zusammen. – So sind die *blonden Haare* am feinsten. *Rote Haare* am dicksten. *Braune* und *schwarze Haare* mittelmäßig kräftig.

Haarwuchsmittel, die direkt wirken, gibt es keine. Sie können nur die Durchblutung der Kopfhaut fördern. Die Neigung zur stärkeren Schuppenbildung abschwächen. Und so auf die Haarwurzel positiv einwirken.

Haarwässer sollen die physikalischen Eigenschaften des Haares verbessern. Das heißt, den Glanz heben, Festigkeit geben und die Elastizität erhalten.

Haarverschönerungen können zur Belastung für das Haar werden. Wie Haarbleichen, Haarfärben, Haarbrennen und Dauerwellen.

Tägliches Kämmen und Bürsten der Haare ist die *wertvollste Haarpflege*. Weil dadurch Staub, Schmutz, Kopfhautschuppen, leicht zersetzliche Absonderungen der Talg- und Schweißdrüsen aus den Haaren entfernt werden.

Bürsten und Kämme dürfen nie Haare oder Kopfhaut verletzen.

Holzkämme, *Hornkämme* und *Bürsten mit Naturborsten* sind am empfehlenswertesten.

Die Fingerkuppen stellen die wertvollsten Hilfsmittel für die *Kopfhautmassage* dar. – Diese verbessert die Blut- und Lymphzirkulation der Kopfhaut. Macht sie voll funktionsfähig. Fördert das Haarwachstum. Regt die Tätigkeit der Talgdrüsen an und erzielt damit ein glänzendes Haar. Stärkt auch die Kopfnerven.

Kopfhautmassage kann trotz der vielen erwähnten Vorteile auch einen Nachteil bringen: daß die Haare fett werden. Was von Zeit zu Zeit nach einer vernünftigen Kopfwaschung verlangt.

Häufige Kopfwäsche mit heißem Wasser und Shampoo entfettet die Kopfhaut sehr stark. – Fettarme Kopfhaut wieder bringt sprödes, glanzloses Haar mit sich. Dieses bricht leicht ab und die Enden spalten sich.

Zu heißer Fön zum Trocknen der Haare schadet dem Haar, der Kopfhaut und den Kopfnerven.

Zu starke Sonnenbestrahlung bei unbedecktem Kopfe dörrt das Haar aus. Macht es brüchig. Verursacht zusätzlich nicht wenigen Menschen Kopfschmerzen.

Was Haare, Bart und Augenbrauen aussagen können

Charakteristika.
Eigenschaften. Aussageträchtig und hervorstechend.
Hat jeder Mensch an sich.
Charakterologen bringen Charakteristika mit Wesenszügen des Menschen in Zusammenhang. In Relation.
Wobei man nicht übersehen darf, daß der „Zeittrend" seinen „Tick" hat. Der Werte bestimmt oder abbaut.
Haut- und Haarfarbe waren in ihrer Bewertung zu allen Zeiten dem Wandel unterworfen. In der ersten Hälfte des 20. Jahrhunderts stand in Europa und in Amerika die Blondine hoch im Kurs. Dann waren die Brünetten im Vormarsch. Die Rothaarigen, nicht selten zurückgestellt und gedemütigt, wurden auf einmal aufgewertet.
Und dennoch.
Unabhängig vom Modetrend hat die Haarfarbe auch ihre Bedeutung.
Schwarzes Haar. Die Behauptung, daß schwarzhaarige Menschen leidenschaftlicher als blondhaarige wären, wird von Charakterologen widerlegt. Sie geben jedoch zu, daß die Leidenschaft bei ihnen nur offener und deutlicher erkennbar, nicht versteckt ist.
Braunes Haar zeigt von beweglichem, impulsivem und beschwingtem Wesen. Wobei aber die Neigung zur Wechselhaftigkeit in den Ansichten nicht übersehen werden darf.
Goldblondes und rotblondes Haar verrät Gefühlstiefe, Anhänglichkeit, Treue und Mitleid.
Kupferrotes, brandrotes Haar gilt heute immer noch als Indiz feuriger Leidenschaftlichkeit. Auch eine bestimmte Listigkeit und Neigung zur Rachsucht wollen manche darin sehen. Der Grund dieser Annahme dürfte vielmehr ein rein äußerlicher sein – die Ähnlichkeit mit der Feuerflamme.

Kleine, unscheinbare Dinge können ein Ausdruck gewisser Charakterzüge eines Menschen sein. Aber auch Aufschluß über den Gesundheitszustand geben. – Charakterologen, Psychologen und Diagnostiker haben diesbezüglich Aussagen getätigt und Erfahrungen gesammelt, die wert sind, überlegt zu werden. Nicht nur im Hinblick auf Charakterzüge, sondern auch in bezug auf die Disposition für bestimmte

> Krankheiten. Diese Erkenntnisse kann ich durch meine eigene jahrzehntelange Beobachtung und Erfahrung nur noch erhärten.

Gefärbte Haare. Wer sich die Haare färben läßt, ist bereit, eine seelische Umkehr, die in Zuwendung oder Abwendung bestehen kann, zu vollziehen. Um sich einer Situation anzupassen. Sei es innerlich oder äußerlich. Eine Situation, der die gewählte Haarfarbe entspricht.

Langes, feines, offen getragenes Haar bei Frauen stellt eine sensible Empfangsanlage dar. Prägt das Ahnungsvermögen aus. Verleiht die Gabe, in die Gedanken anderer leichter einzudringen.

Langer Männerbart vermittelt bei nicht wenigen Trägern eine bestimmte Ausstrahlungskraft, die nicht unbeachtet bleiben kann.

Stark behaarter Männerkörper spricht von einem festen Willen, dem sich andere nach ihrer Auffassung zu beugen haben.

Dichtes und kurzes Haar kündet von großer Tatkraft des Trägers.

Hartes und struppiges Haar verrät Eigensinn und Widerstandskraft.

Weiches Haar bringt zwar Gutmütigkeit zum Ausdruck, ist aber dessen ungeachtet nicht selten ein Zeichen von Furchtsamkeit.

Menschen mit blondem oder rötlichem Haar sind für Infektionskrankheiten anfällig. Neigen mehr als andere zu Allergien und Depressionen. Mediziner registrieren in allen Industrieländern eine beachtliche Zunahme und Häufung allergischer Krankheiten. Dabei wird festgestellt, daß im allgemeinen Personen mit blondem und rötlichem Haar eine größere Neigung und Bereitschaft den Allergien gegenüber zeigen.

Brünettes Haar. Träger solchen Haares besitzen allgemein starke körperliche Widerstandskräfte. Können sich leichter an die jeweilige biologische Situation anpassen.

Blondhaarige werden bei zu guter Ernährung brünett. Diese Änderung der Haarfarbe geht auch dann nicht selten vor sich, wenn sich die ursprüngliche Wirtschaftslage oder soziale Lage verbessert.

Brünette Haare färben sich bei wirtschaftlicher oder sozialer Besserstellung merklich dunkler.

XIII. Nägel, Haare, Zähne ... 637

Dunkelhaarige haben in sich Dispositionen zu Gallenstein- und Nierensteinleiden. Sind aber auch leicht anfällig auf Leberzirrhose. Woran ihre „Explosionsneigung" nicht unschuldig ist.

Sehr pigmentarme Haare. Finden wir nach der Pubertätszeit Menschen mit fast natürlich weißem, aber nicht ergrautem Haar, dann handelt es sich um Albinismus. – Hier sind ernste Degenerationsanzeichen vorhanden. Wobei besonders bei der Vererbung für den Nachwuchs Vorsicht geboten ist.

Langsamer Haarwuchs weist fast immer auf ein schwaches oder angegriffenes Nervensystem hin.

Haarausfall in länglichen Streifen deutet auf gichtige oder rheumatische Veranlagung. Denen man aber durch Trinken von Brennesseltee* Einhalt gebieten kann. Beiden nämlich. Dem Haarausfall und der Rheuma-Gicht-Neigung.

Kreisförmiger Haarausfall, ein Zeichen hochgradiger Blutarmut. Wichtig in diesem Fall ist, daß eisenreiche Kräuter** im täglichen Ernährungsplan nicht fehlen.

Haarspitzenspaltung ist die Folge langandauernder Fehlernährung. Wobei vor allem die gekochte Kartoffel beachtlich zu kurz gekommen ist. – Meiner Erfahrung nach ist das beste „Heilmittel" die *Kartoffel*, häufig in den Speiseplan eingebaut. Mit der Schale in wenig Wasser und mit viel Dampfentwicklung kochen.

Brüchiges Haar. Die Darmfunktion überwachen und kontrollieren lassen. Es kann dies ein Anzeichen ernster Darmstörungen sein. Auch Blutarmut ist nicht ausgeschlossen.

Schwinden des Haarglanzes deutet auf Verschlechterung des Allgemeinbefindens hin. Tritt auch bei bereits ausgebrochenen Krankheiten auf.

Haarlassen. Mehr als übliches Haarlassen findet ca. alle sieben Jahre unserer menschlichen Existenz statt. Und ist in den durch sieben dividierbaren Jahren nicht alarmierend.

Haarausfall. Zuviel tote Haare im Kamm beim Frisieren? Und damit verbunden ein Schütterwerden der Haare? Nicht selten ein Hinweis auf Nierenstörungen und Anämie. Kann auch Anzeichen einer vorhandenen, noch nicht festgestellten und behandelten Zuckerkrankheit sein.

Weiße Haarbüschel, die hie und da auftreten, können mit

---

* Zubereitung des Brennesseltees siehe Seite 616
** Bezüglich eisenreicher Kräuter siehe Seite 82, bezüglich Blutarmut Seite 616

Vererbung zusammenhängen. Aber auch auf Erkrankungen bestimmter Hautnerven hinweisen.

Plötzliches Dunkel- oder Schwarzwerden der Haare verlangt nach einer sofortigen ärztlichen Untersuchung. Kann die Folge von schweren Gallenerkrankungen oder von Leberzirrhose sein.

Damenbart, oder plötzlich auftretender, stark und deutlich sichtbarer dunkler bis schwarzer Haarwuchs bei Frauen, vor allem am Kinn und an der Oberlippe. Weist auf Störungen der Nebennierenrinde hin oder steht im Zusammenhang mit dem Hormonhaushalt. – Die Ursache kann unter Umständen auch tiefer liegen. Unregelmäßigkeiten der weiblichen Geschlechtsorgane sind nicht auszuschließen. Auf alle Fälle Grund genug zur frauenärztlichen Untersuchung.

Jede Haarfrisur unterliegt der freien Entscheidung eines Menschen. Obwohl zum Teil von Mode und Zeitgeist gelenkt. Wie aber Mann oder Frau ihr Haar behandeln und frisieren, sagt dennoch eine Menge über die innere Wunschvorstellung, das erträumte Ideal aus, das ein jeder Mensch irgendwie anpeilt und dem er zustrebt.

Stets kurzgeschnitten getragenes Haar, ohne Schnörkel und Verzierung, läßt das Entscheidende am Menschen, den Kopf mit seiner Form, in den Vordergrund treten. Verrät Geradlinigkeit, Offenheit und Tatkraft. Kündet obendrein vom sportlichen Typ und von nicht geringem Selbstvertrauen, das dem Schließen von Kompromissen eher skeptisch gegenübersteht.

Ein wilder Schopf, der hartnäckig in die Lüfte ragt und gegen dessen Freiheitsdrang nichts unternommen wird, gilt bei einem älteren, gereiften Mann als Beweis für einen junggebliebenen „Vulkankopf" oder „Feuerberg".

Nach rückwärts gekämmte Haare charakterisieren einen klugen, überlegenen und nicht leicht zu überzeugenden Menschen.

Frisuren, welche die Stirne freihalten, lockern die Gedanken. Sprechen gleichzeitig von einem leicht nervösen Typ, den vieles stört und der sehr angespannt in seinem Berufe steht. Der Umwelt gegenüber aber sehr aufgeschlossen ist.

Der *Wuschelkopf* ist sich oft über sich selbst nicht im klaren. Kann leicht manipuliert werden. Neigt zur Unordnung und Sorglosigkeit. Ist sehr verhandlungsfähig. Paßt sich den gegebenen Situationen an.

Die *Meckifrisur oder Igelfrisur,* nach „Mecki", einem

Igel in einer Bilderreihe benannt. Sie ist eine 1 bis 4 cm hohe Bürstenfrisur. Sagt sowohl bei älteren als auch bei jüngeren Damen und Herren aus, daß sie an nicht überwundenen Komplexen leiden. In ihnen ist die eigensinnige Haltung sehr ausgeprägt. Haben nicht selten Schwierigkeiten in der Partnerschaft.

Jeder Scheitel hat seine Bedeutung. Hält die Haare stets in Ordnung. Spricht von einer Einstellung zum Leben im Sinne von Zweckmäßigkeit. Läßt aber genügend Spielraum der Anpassung.

Scheitel rechts kündet von einer eher demütigen Haltung. Wobei alles Auffallende gemieden wird. Eine große Ordnungsliebe ist vorhanden.

Scheitel links, korrekten und zuverlässigen Menschen eigen. Denen aber eine bestimmte Neigung zur Eigenwilligkeit nicht fehlt.

Mittelscheitel verrät Eigenwilligkeit und spekulatives Denken, den Wunsch nicht aufzufallen und die Schwierigkeit, sich anderen Menschen gegenüber zu öffnen.

Der Männerbart im allgemeinen gilt als ergänzendes Gegenstück zum Ohrgehänge der Frau oder zur weiblichen Brust. – Ist viel mehr als nur Modesache. Hat eine starke, vielschichtige und verschiedenartige Aussagekraft: Ist gesuchte Verdeckung von Mängeln und Schwächen. Zeigt das Bestreben, Versäumtes oder nicht Erreichtes nachzuholen.

Verschiedene Formen des Bartes verraten einen gut ausgebildeten, aber oft auch einen „verbildeten" Schönheitssinn. Wollen bestimmte Charaktereigenschaften oder ein Wunschdenken zum Ausdruck bringen.

Der *Spitzbart* spricht von Zielstrebigkeit und Scharfsinn, aber auch von leichter Reizbarkeit.

Die *Schmalschnur* auf der Oberlippe ist wagemutigen Naturen eigen. Mit sicherem, selbstbewußtem Auftreten.

Der *Zwirbel- oder Kaiserbart*, von Männern getragen, die vergangenheitsverbunden und liebenswürdig sind.

Der *Schnauzer*, sehr stark von der Mode diktiert, bringt Treue, Verläßlichkeit und Charakterstärke zum Ausdruck.

Der *Vollbart* wird zwar zum Symbol kerniger Männlichkeit, deckt aber nicht selten Komplexe ab. Gilt als Zeichen eines bewußten Bestrebens „naturbelassen" und ungekünstelt zu sein. Keine Angst zu haben, unbequem zu werden, aus der Reihe zu tanzen, gelegentlich gegen den Strom zu schwimmen und wenn es sein muß, revolutionär zu sein.

> Obwohl die Körpersprache eine Botschaft übermittelt und Aussagekraft besitzt, wäre es gefährlich, ja ungerecht, einen Menschen nur nach seinen Haaren zu beurteilen.
> Diese können bloß Anhaltspunkte liefern.
> Falsche Beurteilung, die sich ausschließlich an äußeren Merkmalen orientiert, ohne innere Werte zu beachten, ist ungerecht und kann das Zusammenleben erschweren.

Augenbrauen.
Wesen.
Temperament.
Stimmung.
Gibt es hier einen Zusammenhang?
Kann es einen solchen überhaupt geben?
Doch.

> Vieles an uns liegt in der Erbmasse begründet. So auch unsere Augenbrauen.
> Ihre Form aber ist wandelbar. Ändert sie sich, verschiebt sich auch das Charakterbild. Oder richtiger ausgedrückt, ist es umgekehrt: Schwankende Stimmungslage eines Menschen, veränderter Charakter, drückt sich früher oder später auch in seinen Augenbrauen aus.

Weit auseinanderliegende Augenbrauen, aber normal in ihrer Zeichnung, weisen auf offenen und heiteren Sinn eines Menschen hin. Der sorglos lebt. Stark auf das eigene Wohl bedacht. Seinen Mitmenschen gegenüber aber oft wenig Rücksicht walten läßt.

Eng zusammengewachsene Augenbrauen, die sich in der Mitte berühren. Hier geht es im Grunde um einen ernsten, zum Mißtrauen neigenden Menschen. Empfindsam. Verstimmungen und heftigen Temperamentausbrüchen unterworfen. – Bei Frauen handelt es sich um energische Typen, die ihre Ansichten zwar mit Nachdruck vertreten, aber dennoch sehr offenherzig sind.

Dunkle Augenbrauen, die leicht geschwungen verlaufen, künden von Geduld und ruhig-zähem persönlichen Einsatz.

Tiefschwarze Augenbrauen, die zusätzlich buschig und eigenwillig verworren sind, drücken viel Energie aus, die bis

XIII. Nägel, Haare, Zähne ...

ins Rücksichtslose führen kann, dabei aber von einem leidenschaftlichen Temperament begleitet ist.

Hellfarbige Augenbrauen geben einen Hinweis auf hohe Intelligenz. – Sind Augenbrauen viel heller als das Kopfhaar der gleichen Person, kann dies einen schwachen allgemeinen Gesundheitszustand bedeuten.

Rothaarige Augenbrauen sind nicht selten das Aushängeschild ehrgeiziger Personen.

Haare galten und gelten bei vielen Völkern als Träger der Lebenskraft. So trugen früher Priester, Könige und Freie langes Haar. Das gewaltsame Abschneiden der Haare wurde als Zeichen des Besiegt-Seins, der Unterwerfung und des Sklaventums betrachtet.

In der modernen Zeit sind Haarschnitt und Frisur sehr stark der Mode unterworfen. Und wechseln häufig.

Haare als natürliche Bedeckung, vor allem das Kopfhaar, soll so wie die Bekleidung der Ausdruck, die Sprache der eigenen Persönlichkeit sein. Als solche angesehen werden.

Die Haartracht muß zur Person passen. So wie die Person zur Frisur passen soll.

Haare sind mehr.
Als eine äußere Erscheinung.
Haare sind daheim in der Haut.
In meiner Haut.
An mir sichtbar.
Haut und Haare.
Das bin ich.
Doch ich bin mehr.
Ich lebe.
Weil Gott mein Vater ist.
Weil alle meine Haare gezählt sind.
Und Gott an mich denkt.
Fühle ich mich geborgen.

,,Deswegen sage ich euch: Sorgt euch nicht um euer Leben ... Wer von euch kann mit all seiner Sorge sein Leben auch nur um eine kleine Zeitspanne verlängern? ... Sorgt euch also nicht um morgen; denn der morgige Tag wird für sich selbst sorgen. Jeder Tag hat genug eigene Plage ... Euch aber muß es zuerst um sein Reich und um seine Gerechtigkeit gehen; dann wird euch alles andere dazugegeben."*

---

* Mt 6,25a,27,34,33

Vernünftige Haarpflege fängt mit vernünftiger Ernährung an

Haare leben.
Leben aber nicht von der Luft.
Kopfhaare sollen „luftig" sein.
Sind aber nicht aus Luft.
Haare wachsen.
Ihre Struktur ist eng mit der Beschaffenheit und mit dem Wohlbefinden der Haut verbunden.
Die Haut wieder sieht ihr Wohl und Weh in der Durchblutung.
So bringt Kopfhautmassage am Abend eine günstige Schlafbereitschaft mit sich.
Kopfhautmassage am Morgen hingegen macht wach und einsatzbereit.
Täglich vor und nach dem Bürsten die Kopfhaut kräftig massiert, regt den Haarwuchs an.
Wie wird der Kopf richtig massiert?
Die Fingerkuppen beider Hände werden an beiden Schläfen angesetzt. Bei den Ohren beginnend, die Finger von der Stirne Richtung Nacken flott weiterbewegen. Wobei man auf die Kopfhaut einen sanften Druck ausübt. So wird Strich für Strich die gesamte Kopffläche durchgearbeitet. Normalerweise sind dies 6 bis 8 Striche. Das ganze wiederholt man 2- bis 3mal.
Täglich früh und abends durchgeführt, trägt es sehr viel für einen gesunden Haarwuchs, aber auch zur Hebung des allgemeinen Wohlbefindens bei.
Wobei man nicht vergessen darf, daß das Massieren des Hinterkopfes bei geistiger Anstrengung die Denkkraft steigert.
Kopfhautmassage ist ein Aktivieren der Durchblutung. Und somit von nicht unbedeutender Heilkraft.
Blut aber ist unser Lebenssaft.
Nährt unseren Gesamtkörper.
Auch die Haarwurzeln.
Aus denen heraus die Haare wachsen.

Was Haare für Wuchs, Aufbau und Gesundheit brauchen?
Sie brauchen ganz konkrete Stoffe.
Mineralsalze: Eisen, Kalzium, Kalium, Natrium, Phos-

XIII. Nägel, Haare, Zähne... 643

phor, Schwefel, Kieselsäure. Stoffe, welche die Lebensvorgänge beeinflussen.

Nur eine gesunde, *abwechslungsreiche Ernährung* führt unserem Körper diese zu.

Erwähnt seien hier: Nährhefe, Weizenkeime*, Vollkornbrot, Leber, Nieren, Lebertran, Sauermilch, Vollmilch, Joghurt, Honig, Äpfel, Karotten, Spinat, frischer Salat, Schnittlauch, Kren, Zwiebel, Knoblauch, Lauch, Sauerkraut und gekochte Kartoffeln.

Unter den *Säften* seien angeführt: unvergorener Apfel- und Traubensaft, Schwarzer Johannisbeer-Saft, Heidelbeersaft, Weichselsaft und die verschiedenen Kräutersäfte**.

Kräuter für Frischsalate: Brennessel, Löwenzahn-Blätter, Sauerampfer, Schafgarbe, Gartenraute, Ehrenpreis, Gundelrebe.

Kräuter zur Teezubereitung: Andorn, Birkenblätter, Brombeerblätter, Ehrenpreis, Frauenmantel, Gundelrebe, Heidekraut-Blüten, Huflattich-Blätter, Johanniskraut, Kamillenblüten, Königskerzen-Blüten, Lavendelblüten, Nußblätter, Salbei, Schafgarbe, Schwarze Johannisbeer-Blätter, Spitzwegerich, Thymian, Walderdbeer-Blätter und Wermut.

Die Tees abwechselnd trinken. 2 Teelöffel der getrockneten Kräuter werden mit ¼ l kochendem Wasser übergossen. 15 Minuten ziehen lassen, abseihen. Durch diese große Auswahl ist es möglich, lange Zeit hindurch abwechselnd Kräutertees zur Verfügung zu haben. Früh und abends 1 Tasse. Wirkt sich auf das gesamte Wohlbefinden des Körpers günstig aus.

Nicht zu vergessen den Kieselsäureträger *Zinnkraut* und den Kalziumspender *Eichenrinde*.

Zubereitung: 2 Teelöffel des Zinnkrautes mit ¼ l kaltem Wasser 3 Stunden lang ansetzen, dann kurz aufkochen und abseihen. – Von der Eichenrinde 2 Teelöffel in ¼ l kaltem Wasser über Nacht stehen lassen, morgens kurz aufkochen und abseihen.

---

* Näheres über Weizenkeime siehe Kapitel V. „Kenne ich meine eigene Haut?", Seite 152–154
** Siehe dazu Kapitel VI. „Blut hat viele Farben", Seite 223–276

Mein Erfahrungsschatz in punkto Haarpflege:

Langes Haar braucht seine besondere Pflege:

Zum Waschen von *naturblondem Haar* eignet sich *Zwiebelwasser* besonders gut. Zu diesem Zweck wird 1 große *Zwiebel* fein geschnitten. In ½ l kochendes Wasser geben, kurz aufwallen und zugedeckt 20 Minuten ziehen lassen. Abseihen. Dem warmen Wasser beigeben. Den Kopf damit gründlich waschen.

Bei *dunklem Haar* nimmt man 100 g getrocknete *Birkenblätter (Betula alba)*. Gießt 1 l kochendes Wasser darüber. Läßt 15 Minuten ziehen und seiht ab. Ebenfalls dem warmen Wasser beifügen und den Kopf damit waschen.

Nach der Haarwäsche führt man bei beiden Haartypen eine *Obstessig-Spülung* durch: 4 Eßlöffel *Obstessig* werden in ⅛ l Wasser gegeben. Die Haare damit gründlich einreiben. Gut mit klarem Wasser auswaschen.

Kapuzinerkressen-Haarwasser:

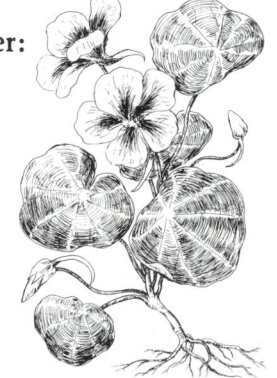

Das beste Haarwasser ist *Kapuzinerkressen-Haarwasser*. Das in der Pflanze enthaltene Benzylsenföl und das ätherische Öl mit Diallyldisulfid wirkt auf zahlreiche Bakterien hemmend ein. Übt, äußerlich angewandt, eine kräftige Reizwirkung auf die allgemeine Abwehrfunktion der Haut aus. – Es ist zutiefst beschämend, wenn wir meinen, nur in chemischen Mitteln Helfer für unseren Körper zu finden, und das großzügige, wertvollste Angebot der Natur nicht annehmen.

Kapuzinerkresse (Tropaeolum minus oder *Tropaeolum majus)* kann selbst in Blumentöpfen und Blumenkistchen gezogen werden. Auf 1 dm^2 Erdfläche gibt man Ende April 5 Samenkörner 5 cm tief in die Erde und drückt leicht an. Deckt mit Erde ab. Erst nach Mitte Mai ins Freie stellen. Kapuzinerkresse ist äußerst frostempfindlich.

Haarwasser-Zubereitung: Kapuzinerkresse wird nur frisch verwendet. 250 g blühendes, frisches Kraut mit Stengel zerschneiden und zerstampfen. Dabei setzt sich ein charakteristischer „stechender" Duftstoff frei. Mit 1 l kaltem Wasser übergießen und in einem abgedeckten Gefäß 12 Stunden lang ansetzen. Abseihen. Auspressen. Die Gesamtflüssigkeit filtrieren. ⅓ l reinen *Weingeist* beifügen. Gut durchschütteln. In kleine Fläschchen füllen. Dunkel und kühl lagern.

Dieses Haarwasser in die Kopfhaut eingerieben, stärkt Haut und Haare. Sparsam angewandt, eignet es sich vorzüglich zum täglichen Gebrauch. Auch zum Abschluß einer Haarwaschung.

Kapuzinerkressen-Salat, ein Haarwuchsmittel?

Frisches *Kapuzinerkressen-Kraut* – zirka 8 g pro Person – als Frischsalat zubereitet, schmeckt angenehm und erfrischend. Wirkt indirekt als *Haarwuchsmittel*. Durch seine anregende Kraft über den Verdauungsapparat auf die Haarwurzel.

Um bei schwächlichen Personen eventuell auftretenden Reizwirkungen an den Magen-Darm-Schleimhäuten vorzubeugen, den Salat reichlich mit *Öl* zubereiten.

Gegen Schuppen und Haarausfall:

Einen *Haarspiritus*, gegen Schuppen und Haarausfall anzuwenden, kann man sich selber herstellen: 75 g frische *Rosmarinblätter (Rosmarinus officinalis)* werden in ¼ l billigem *Brennspiritus* 14 Tage lang angesetzt und in die Sonne gestellt. Abseihen. Mit ¼ l abgekochtem und ausgekühltem Wasser verdünnen. 2 g *ätherisches Lavendelöl*, 2 g *ätherisches Kalmusöl* und 15 g *Enziantinktur* dazumischen und gründlich durchschütteln. In kleine Fläschchen füllen. Dunkel und kühl lagern.

Vor Gebrauch schütteln. Täglich abends vor dem Schlafengehen kräftig in die Kopfhaut einmassieren. 3 Wochen hindurch. – Dieses Haarwuchsmittel darf nur äußerlich verwendet werden!

Bei Kopfschweiß:

Immer wieder kann ich feststellen, daß sich vor allem jüngere Menschen beklagen, unter Schweißausbrüchen am Kopfe zu leiden. – Die Folgen des Klimakteriums möchte ich hier ausklammern. – Es hängt dies meistens mit allgemeiner Schwäche, nervöser Übererregbarkeit oder geistiger Überforderung zusammen.

Eine 3-Wochen-Teekur hat da in vielen Fällen schon sehr gute Dienste geleistet: *Salbeiblätter* 40 g, *Walnußblätter* 40 g, *Ysopkraut* 40 g, *Ringelblumen-Blüten* 20 g und *Tausendguldenkraut* 10 g. – 2 Teelöffel der Mischung mit ¼ l Wasser abbrühen, 15 Minuten ziehen lassen, abseihen. Früh und abends täglich je 1 Tasse trinken.

Wirkt gleichzeitig auch nervenstärkend, beruhigend und magenstärkend.

Tinktur gegen Haarausfall:

Je 50 g *Rosmarinspitzen*, *Schafgarben-Blüten-Blätter-Gemisch* und *Wacholderbeeren* werden in 1 l 96%igem *Alkohol* 14 Tage angesetzt, dann abgeseiht. Den Rückstand mit 1 l abgekochtem und ausgekühltem Wasser 3 Stunden stehen lassen, filtrieren. Die Flüssigkeiten zusammenmischen, noch einmal 14 Tage in die Sonne stellen und dann dunkel und kühl lagern.

Damit 3 Wochen lang täglich einmal die Kopfhaut gut einmassiert, hat schon Haarausfall zum Stillstand gebracht.

Stärkung der Kopfhaut:

30 g frische, feingeschnittene *Rote Sonnenhut-Wurzel*, 20 g zerkleinertes *Panamaholz* – in der Apotheke erhältlich – 10 g frische, zerkleinerte *Kapuzinerkressen-Blätter* und 10 g zerquetschte *Wacholderbeeren* in 1 l kaltem Wasser zustellen, kurz aufkochen, 15 Minuten zugedeckt ziehen lassen, abseihen. ⅓ l reinen *Weingeist* dazugeben. Gut durchschütteln. In kleine Fläschchen füllen und kühl und dunkel lagern.

Damit täglich am Morgen die Kopfhaut einreiben. Einige Zeit hindurch. So wird die Kopfhaut gestärkt und der Haarausfall hintangehalten.

Dem Haarausfall entgegenwirken:

100 g *Salbeiblätter (Salvia officinalis)* in 1 l 96%igem *Alkohol* 14 Tage lang ansetzen. Dann abseihen. Den Rückstand mit ½ l abgekochtem und ausgekühltem Wasser 3 Stun-

den lang ausziehen lassen. Abseihen und beide Flüssigkeiten zusammenmischen.
Diese Tinktur öfters in die Kopfhaut einmassiert, kann den Haarausfall bekämpfen.

Kräftigung der Kopfhaut:

100 g *Feldthymian* oder *Quendel (Thymus serpyllum)* in 1 l 96%igem *Alkohol* 14 Tage lang ansetzen. Täglich schütteln. Dann abseihen. Den Rückstand mit 1 l ausgekühltem und abgekochtem Wasser 3 Stunden stehen lassen. Abseihen. Beide Flüssigkeiten zusammengeben. Dunkel und kühl lagern.
Damit abends vor dem Schlafengehen die Kopfhaut gut einmassieren. Kann den Haarboden festigen und somit Haarausfall verhindern.

Hausgemachter Haarfestiger:

½ l *Bier* und ¼ l reiner *Weingeist* werden miteinander vermischt und in dunkler Flasche kühl gelagert.
⅛ l dieser Mischung dem lauwarmen Wasser beifügen, mit dem die Haare nach der Waschung durchgespült werden. Das entfettet nicht nur die Haare, sondern verleiht ihnen auch eine angenehme Festigkeit. – Diese Behandlung ist besonders bei dünnem, feinem Frauenhaar wertvoll.

Heilerde und Ackerschachtelhalm-Tee:

Zur Förderung des Haarwuchses und zur Verhinderung des Haarausfalles hat sich das Trinken von einem Gemisch feingesiebter, pulverisierter und sterilisierter *Tonerde* mit *Zinnkrauttee (Equisetum arvense)* als wertvoll erwiesen.
2 volle Eßlöffel zerkleinertes und getrocknetes *Zinnkraut* wird mit ½ l kaltem Wasser 3 Stunden lang angesetzt, aufgekocht. Kurze Zeit ziehen lassen. Abseihen. ¼ l in eine Thermosflasche füllen und für den Abend aufbewahren. Den restlichen ¼ l mit 1 Teeloffel *Heilerde* vermischen und trinken. Abends wiederholen.
Wirkt darmreinigend, magenstärkend. Saugt Wasser auf und leitet somit Giftstoffe aus dem Körper ab. Stoppt den Haarausfall.

Leben bringt der Lebensbaum dem Haar:

Die *Thuja occidentalis*, der *Lebensbaum*, ist heute mehr denn je in unseren Gärten und öffentlichen Anlagen anzutreffen. Neben den zwei Giftstoffen Thujin und Thujugin finden sich in den frischen Triebspitzen des Lebensbaumes noch ätherisches Öl, Gerbstoffe und Harze.

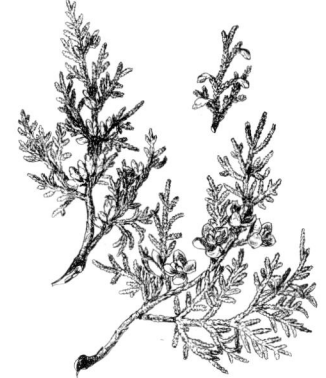

4 Eßlöffel frischer zerkleinerter Spitzen in 1 l kaltem Wasser zustellen und 10 Minuten aufkochen. Abseihen. Damit abends die Haare gründlich gewaschen, hilft bei trockenem, glanzlosem Haar, das leicht ausfällt.

Vom Homöopathikum „*Thuja D10*" nimmt man 3mal täglich je 15 Tropfen auf einem Eßlöffel lauwarmem Wasser ein. 6 Wochen lang. – Gleichzeitig jeden zweiten Tag die Kopfwaschung durchführen.

Welches Haar wie gewaschen wird:

Normales Haar einmal wöchentlich waschen. *Fettiges Haar* hingegen zweimal wöchentlich. *Trockenes Haar* einmal alle 14 Tage.

Nach dem Waschen massiert man bei *fettem Haar* alkoholhältiges „*Kräuter-Wasser*" ein. Zu diesem Zwecke kann man nach freier Wahl folgende Kräuter nehmen: *Birkenblätter (Betula alba), Brennessel-Blätter (Urtica dioica)* oder *Rosmarin-Blütenspitzen (Rosmarinus officinalis)*. 75 g des Heilkrautes werden mit ¾ l kochendem Wasser übergossen. Solange ziehen lassen, bis der Tee gänzlich ausgekühlt ist. Abseihen. In eine 1-Liter-Flasche füllen, mit ¼ l 96%igem *Weingeist* auffüllen. Gut abmischen. Dunkel lagern. Mit diesem Kräuterwasser wird nach dem Waschen fettes Haar einmassiert.

Trockenes Haar hingegen reibt man mit *Klettenwurzelöl* ein. – 250 g zerstoßene *Klettenwurzel (Arctium lappa)* 14 Tage lang in 1 l *kaltgepreßtem Olivenöl* ansetzen. Dann abseihen, kühl und dunkel lagern.

XIII. Nägel, Haare, Zähne...

Brennessel, Haarausfall und Volkskosmetik:

Fest verankert ist in der Volkskosmetik der Glaube an die Kraft der *Brennessel (Urtica dioica)* gegen Haarausfall. – 175 g feingeschnittene Brennesseln werden mit ½ l kochendem Wasser übergossen und bis zum Erkalten ziehen gelassen. Abseihen. ½ l 5%igen *Apfelessig* dazugießen.

Auf 38° C erwärmt, 10 Tage lang jeden Abend damit durchgreifend die Kopfhaut massieren. Festigt den Haarwuchs, macht die Haare geschmeidig und glänzend.

Zur Aktivierung des Haarbodens:

Minzöl* nach der Haarwäsche gründlich einmassiert, aktiviert den Haarboden infolge einer gründlichen Durchblutung. Gilt als wertvolles Mittel gegen Schuppenbildung, Haarwurzelsterben und Haarausfall. Einige Zeit einwirken lassen. Mit 20%iger *Alkoholverdünnung* sachte nachreiben, um überschüssiges Öl zu entfernen. Mit einem Frottierhandtuch abtrocknen.

Wer keine Zähne hat, muß Brei essen

„In hundert Jahren tut uns kein Zahn mehr weh."
Ist das schon was?
Mir tun sie seit fünfzehn Jahren nicht mehr weh.
Die Zähne.
Und bin noch keine hundert Jahre alt.
Habe aber bereits die dritten.
Zähne.
Esse auch nicht nur Brei.
Und wenn ich nochmals beginnen könnte...?
Mein Leben.
Würde ich mehr Sorgfalt auf meine Zähne legen.
Warum?
Weil Zähne, bevor sie gezogen werden müssen, schlecht geworden sind.

---

* Zubereitung siehe Seite 629, „Wertvolles Nagelöl, selbst zubereitet"

Kiefer und Zähne prägen unser Mundbild.
Vermitteln anderen Eindrücke.
Gute oder weniger gute.
Schlechte Zähne weisen immer einen Mangel an Magnesium und Kalk auf. – Zwei wichtige Mineralsalze, die uns auf natürliche Weise auch bestimmte Kräuter vermitteln können.
Reiche Zufuhr magnesiumhaltiger Pflanzen verleiht den Zähnen eine eigenartige Festigkeit und Gesundheit.

Kräutertees zur Gesunderhaltung der Zähne:

2 Teelöffel für ¼ l kochendes Wasser, 15 Minuten ziehen lassen, abseihen. Abwechselnd gelegentlich trinken, 1 bis 2 Tassen täglich: *Eichenblätter (Quercus robur), Gänsefingerkraut (Potentilla anserina), Huflattich-Blätter (Tussilago farfara), Kamillenblüten (Matricaria chamomilla), Königskerzen-Blüten (Verbascum thapsiforme), Löwenzahn-Blätter (Taraxacum officinale), Mädesüß-Blüten-Blätter-Gemisch (Spiraea ulmaria), Schlüsselblumen-Blüten-Blätter-Gemisch (Primula officinalis).*

Von folgenden Kräutern 2 Teelöffel in ¼ l kaltem Wasser über Nacht ansetzen, morgens kurz aufkochen, abseihen, 1 bis 2 Tassen davon gelegentlich trinken: *Hauhechel-Wurzel (Ononis spinosa), Löwenzahn-Wurzel (Taraxacum officinale), Mistelblätter (Viscum album), Schlüsselblumen-Wurzel (Primula officinalis)* und Weidenrinde (Salix alba).*

2 Teelöffel für ¼ l kaltes Wasser, 3 Stunden ansetzen, dann kurz aufkochen, abseihen, 1 bis 2 Tassen davon gelegentlich einnehmen: *Zinnkraut (Equisetum arvense).*

Zähne können Grenze sein.
Zwischen Schönheit und Häßlichkeit.
Zähne können aber auch Sprache sein.
Ja.
Sie sprechen. Die Zähne.
Bildlich.
Über das, was sie tun.
Die Nahrung ergreifen und zerkleinern. Ein aggressiver, aber lebensnotwendiger Vorgang.

---

* Die Echte Schlüsselblume darf in freier Natur nicht gegraben werden. Die Wurzeln sind unter Naturschutz gestellt; nicht aber Blüten und Blätter. – Literaturhinweis: H.-J. Weidinger, „Heilkräuter anbauen, sammeln, nützen, schützen", Band 2, Verlag Ueberreuter, Wien.

Haben Zähne im Traum etwas zu bedeuten?

Wenn *Träume* symbolische Umsetzungen im Schlaf sind, von seelischen Erlebnissen während des Tages, dann sind sie nicht etwas Sinnloses, Willkürliches. Sondern eine **Symbolsprache.** Die ihre eigenen Gesetze hat, kennt und ihnen folgt.

Träume sind ein Spiegel. Der die unergründliche Tiefe der eigenen Seele wiedergibt.
Von der Zweckdienlichkeit der Zähne ausgehend, findet man auch den Schlüssel sinnvoller *Traumdeutung*.
Denn Zahnträume haben eine Aussage.
Den Zähnen kommt immer ein bestimmter Sinn zu.
Der Sinn von „Anpacken" und „Zupacken".
„In den Griff bekommen".
„Sich etwas einverleiben".
Und das alles symbolisch auf das ganze Leben bezogen.
Auf alle Probleme ausgedehnt.

Zahnverlust gibt einen klaren Hinweis auf Schwächung. In allen Lebensbereichen. Weil das „Anpacken" fehlt.

Auffallend schöne Zähne bei anderen kann ein Fingerzeig auf gutsituierte, wohlhabende, tüchtige Bekannte und Freunde sein.

Schöne Zähne selber haben, verspricht eine verheißungsvolle Zukunft mit nicht wenigen Vorteilen. Weil man eben „zupacken" kann.

Schlechte und lockere Zähne bei anderen könnten als Warnung vor zu großer Gutgläubigkeit angesehen werden.

Selber schlechte oder lockere Zähne haben, deutet materielle Verluste und Nachteile an.

Ausfallende Zähne können von Krankheit, äußerer Behinderung, aber auch von Einfluß-Einbuße künden.

Sich einen Zahn ziehen lassen. – Soll man in unklare Verhältnisse und schwierige Situationen anderer hineingezogen werden?

Sich selbst einen Zahn extrahieren, kommt einer Fehlspekulation gleich.

Einem anderen einen Zahn ziehen. Die Notlage eines anderen Menschen oder dessen Schwächung könnte persönliche Vorteile bringen.

Einen Zahn plombieren lassen, weist auf persönliche Schwierigkeiten hin. Will Warnung sein. Nicht ein Loch aufreißen, um ein anderes damit zustopfen zu können.

Falsche Zähne bei einem anderen wollen vor der Großtuerei warnen. Auf einen Hochstapler hinweisen.

Selber falsche Zähne haben. Der Schein trügt. Es gibt Scheingewinne. Vorsicht: Ob Vorteile wirklich Vorteile sind?

Den Zahnarzt bei der Arbeit sehen, deutet auf treue Freunde hin. Die einen nicht im Stich lassen. Sondern aus einer prekären Lage heraushelfen.

Zahnschmerzen haben. Unerwartete Geldausgaben erwarten einen, die empfindlich sein können.

Zahnstocher sehen. Die finanzielle Lage entspannt sich.

Selbst einen Zahnstocher gebrauchen. Unangenehme Auslagen können bevorstehen. Denen man kaum mehr ausweichen kann.

Traumanalyse heißt nicht „abergläubische Traumdeutung". Heißt vielmehr, sich selber ernst nehmen. Mit all dem, was „in uns" vorgeht.

Heißt Achtung vor sich haben. Sich als Einheit betrachten. Eine Einheit, die der Schöpfer so gewollt hat. Inklusive der schlummernden Macht des Unterbewußtseins.

Ein Verständnis für Träume in uns wecken, ist kein Ja zum Fatalismus. Zur Meinung, daß uns alles oder etwas „aufgesetzt" ist. Dem wir nicht entweichen können. Das wir nicht mehr ändern können.

Nein. Es kann hingegen klug sein, auf Träume hin seine Aktionen gut zu überlegen.

Der Kluge also hat ein „feines" Ohr.
Hört sich vieles gelassen an.
Handelt bedächtig.
Das wollen Träume sagen.
So gesehen, können Zähne vieles.
Zähne können auch sprechen.
Auf die verschiedenste Weise.
Zähne sind die Perlen des Lachens.
Sind die Diamanten des Mundes.
Und gelbe, belegte Zähne? Sagen die nichts aus?
Ausgefallene Zähne?
Löcher?
Krankhafte Zahnstummel im Munde?
Zähne beleuchten das Wesen des Menschen.
Vermitteln einen Einblick.

XIII. Nägel, Haare, Zähne ...

Der Mensch ist „ganz", solange er seine eigenen Zähne hat. Diese sind ein wichtiger Teil des Menschen.

Zahnprothesen hingegen sind eine „Anleihe".

Mit dieser sachlichen Feststellung will ich durchaus niemandem die so notwendige Selbstachtung nehmen. Es soll nur eine liebevolle Mahnung an alle sein, die noch ihre eigenen Zähne haben, daß sie diese auch achten und pflegen. Die Mühe dafür lohnt sich.

Zähne und Gehirn?

Zähne und Drüsenfunktion?

Eine reale Brücke. Die wirklich vorhanden ist.

Gebiß und Hirnanhangdrüse oder Hypophyse stehen in unmittelbarem Zusammenhang. Das heißt, daß die Funktion der Schilddrüse, der Keimdrüsen und der Nebenniere in Wechselbeziehung mit den Zähnen steht.

Die Anlage unserer Zahnkeime hat bereits im Mutterleib stattgefunden.

Damals schon wurde ihre Entwicklung weitestgehend durch die Ernährung der Mutter beeinflußt. Die dafür sorgen mußte, daß dem Kinde die nötigen Aufbaustoffe zur Verfügung standen.

Während der Stillperiode war es die Muttermilch, die alle wichtigen Nährstoffe im richtigen Mengenverhältnis enthielt.

Wenn ich heute zurückdenke, muß ich feststellen, daß ich schon von Kindheit an schlechte Zähne hatte. Daß ich im letzten Jahr des Ersten Weltkrieges geboren wurde. Daß zu dieser Zeit eine furchtbare Hungersnot herrschte. Daß sich meine Mutter, obwohl Bäuerin, lange Zeit hindurch nie sattessen konnte. Ganz abgesehen von der Qualität der Speisen. – Wird mir dabei nicht manches klar?

Ist doch das Leben der beste Lehrmeister.

Auch wenn seine „Lektionen" manchmal weh tun.

Im menschlichen Embryo entwickeln sich bereits im zweiten Monat die „Zähne".

Sie haben die Form von Säckchen, die mit Flüssigkeit gefüllt sind. Und klar erkannt werden können.

Was sind Zähne eigentlich?

Entwicklungsgeschichtlich werden die Zähne den *Verdauungsorganen* zugezählt. Anatomisch aber unter den *Knochen* angeführt.

Der erwachsene Mensch hat 32 Zähne. 16 davon sitzen im Oberkiefer und 16 im Unterkiefer. Sie werden durch die enganschließenden Knochen und die dazwischenliegende doppelte Schicht Knochenhaut festgehalten.

Den *Milchzähnen* folgen die *Dauerzähne*.

Die „*dritten Zähne*" müssen nicht unbedingt „Prothese" heißen. Es ist durchaus möglich, daß sie im Alter nochmals nachwachsen. Fälle, die selten sind, aber die vorkommen.

Abnormitäten von mehreren Zahnreihen, von Doppelzähnen, von Zahn-zu-Zahn-Verwachsungen und Mißbildungen müssen rechtzeitig fachmännisch behandelt und wenn nötig operativ in Ordnung gebracht werden. – Es ist Aufgabe der Eltern, sich einzusetzen, daß das Gebiß ihrer Kinder normal ist und richtig und rechtzeitig überprüft wird.

Arracheur de dents, der Zahnbrecher

„*Schreien wie ein Zahnbrecher.*"

So sagt man noch heute.

Es ist dies eben eine Redensart. Geworden. Geblieben.

In Zusammenhang mit „laut und aufdringlich schreien".

Im Grunde genommen aber steckt mehr dahinter. Ein Stück Volkskunde. Mit der ursprünglichen Bedeutung: „Sich laut rühmen, indem man seine eigene Geschicklichkeit durch Eigenlob bekanntgibt."

Ein Bezug auf die wandernden Quacksalber und Kurpfuscher von einst. Die nach Art von Wunderdoktor Eisenbarth* ihre ärztlichen Kunstfertigkeiten marktschreierisch anpriesen.

In einem Spottlied heißt es:

„Zu Wien kuriert ich einen Mann,
der hatte einen hohlen Zahn.
Ich schoß ihn raus mit der Pistol',
ach Gott, wie ist dem Mann so wohl!"

„Zahnbrecher" waren herumziehende Heiler. Die nicht nur Zähne extrahierten, sondern auch als „Wunderdoktoren" ihre „Geheimtips" in Form von „Salben, Wässerlein und Pflaster" anpriesen.

Um möglichst viele „Kunden" anzulocken und einzu-

---

* Johann Andreas Eisenbarth oder Eysenbarth. 1663-1727 in Münden. H. Zilcher schrieb 1921 über ihn die Oper „Doktor Eisenbarth". Es gibt auch das berühmte Volkslied: „Ich bin der Doktor Eisenbarth". – Er verwendete marktschreierische Methoden, um seine Erkenntnisse als erfolgreicher und zuverlässiger Wundarzt, besonders bei Operationen, anzubieten. Und so kam er in den Verruf eines Quacksalbers und fahrenden Kurpfuschers.

fangen, ließen sie, in einem Marktort angekommen, auf dem Platze ein Gerüst aufstellen.
Da hinauf kletterte jetzt der Zahnbrecher.
In schwungvollen Reden schilderte er seine „weitbekannten" Erfolge.
Doktor Eisenbarth beschäftigte für diesen Zweck sogar eine ganze Truppe von Akrobaten, Spaßmachern, Komödianten und Musikanten. Er selbst war Nicht-Akademiker. Nannte sich „Wundarzt" und hatte als solcher viele zuverlässige Erfolge durch seine Operationsmethoden. Vor allem bei Hodenbruch, Wasserbruch, Kropf und Star.
Es ging bei Eisenbarth, aber auch bei anderen Wundärzten, die ihre Heilmittel auf Marktplätzen anpriesen, ausschrien und verkauften, durchwegs um selbst hergestellte Arzneien.
Mittel, die sie vor, während und nach der Wundbehandlung anwandten und als sorgsames Geheimnis vor aller Welt verbargen. Um so den Vorsprung ihren Wettbewerbern gegenüber nicht zu verlieren.
Nur mit diesem Hintergrund und eng verbunden mit solcher Atmosphäre versteht man heute die damals entstandenen Redewendungen.
Schreien, wie eyn hauffen Zahnprecher auff eym Marckt.
Wer am besten schreien kann, das ist der beste Mann.
In Schleswig-Holstein heißt es heute noch: *He schrêt as en Tänbrêker.*
Und ob es damals dabei immer ehrlich zuging?
Wie ein Zahnbrecher lügen.
Was soll das heißen?
Mit seiner Geschicklichkeit und Kunst prahlen. Die selten wirklich vorhanden ist. Das soll es heißen.
Für uns.
Il ment comme un arracheur de dents.
Für den Franzosen.
All dem aber liegt eine Wahrheit zugrunde, die so alt ist wie die Menschheitsgeschichte. Und heißt:
Leid lindern.
Leben wollen.
Hilfe leisten.

Zähne sprechen lassen

Alles an unserem Körper will sich uns mitteilen.
Will sprechen.
Aussagen.
Eventuell warnen.
Um Hilfe rufen.
Das beginnt schon beim neugeborenen Kind.

Hier erkannt und verstanden, kann es rechtzeitig das Einleiten von Gegenmaßnahmen veranlassen. Die Folgen und Schäden für die weiteren Lebensabschnitte aufhalten, beheben oder vermindern.

Anomal geformte Zähne bei Babys gelten als Hinweis auf jetzt noch verborgene Hirnschäden. Die später erst sichtbar werden. Oder auch nicht. Jetzt aber potentiell vorhanden sind. Ich bin versucht, zu sagen, ,,vorhandene Schäden, die schlummern''.

Viele der geistig behinderten Kinder weisen Mißbildungen der Zähne auf.

Von Fachleuten werden als Ursache anlage- oder umweltbedingte Einflüsse zur Zeit der Schwangerschaft, also vor der Geburt, angesehen.

Einflüsse, die sowohl die geistige Entwicklung als auch das normale Wachstum der Zähne gestört haben.

Fachleute auf dem Gebiet der Zahnheilkunde versichern, daß man von den Zähnen die Lebensprobleme eines Menschen ablesen kann.

Und daß an den Zähnen die Übereinstimmung der inneren und äußeren Harmonie zu erkennen sei.

Nicht umsonst wird bei der Begutachtung von Tieren, wie Pferden und Hunden, das gesamte Gebiß einer Kontrolle unterzogen.

So kann auch der erfahrene Zahnarzt über die Kauorgane manches feststellen. Wie gestörte Beziehungen. Anlagen. Einflüsse.

Der Milieueinfluß wirkt sich auf die Muskelgruppen in unserem Körper aus.
Dies wird ganz deutlich durch den Zustand von Kiefer und Zähnen zum Ausdruck gebracht. Denn je aktiver die Bereitschaft eines Menschen, Erlebnisse aufzunehmen, desto stärker ist auch die Entwicklung der Gesamtmuskulatur des Kauapparates.

XIII. Nägel, Haare, Zähne... 657

> Werden lebensnotwendige Entscheidungen nicht getroffen, werden sie hinausgeschoben, führt dies unweigerlich zur Verminderung des *Kaudruckes*.
> Und die Folge?
> Zähne werden locker. Oder eine progressive Lockerung wird eingeleitet.
> „Kummer macht alt vor den Jahren."
> „Sorge und Kummer rauben den Schlummer."
> „Kummer verzehrt die Leute."

Und die wirksamste Medizin?
Gegen Kummer und Sorgen.
Aber auch gegen schlechten Milieueinfluß.
Gegen die Vergewaltigung durch äußere Umstände.
Ist eher einfach als kompliziert:

> „Mit einem Pfennig Frohsinn vertreibt man ein Pfund Kummer."
> „Frohsinn ist der beste Doktor."

Zur Vervollständigung eines Charakterbildes tragen auch die Zähne ihren Teil bei. Man sollte es nicht übersehen, ihre Sprache näher kennenzulernen und zu verstehen.
Zähne, Charakterlehre und Gesundheitszustand.
Sehr schmale lange Zähne sprechen von Zaghaftigkeit und Schwäche. Diese negativen Eigenschaften werden durch sehr weißes oder perlmutterfarbenes Aussehen unterstrichen.
Kurze kräftige Zähne sind energischen Personen, welche die Gabe der Durchsetzungskraft besitzen, eigen. – Das Positive des Charakters ist verstärkt anzutreffen, wenn die Farbe der Zähne elfenbeinfarbig ist. Einen leicht gelben Hauch hat. Ein ausgeprägter Durchsetzungswille wirkt sich auch auf die Gesundheit sehr günstig aus. – Träger von „kurzen kräftigen Zähnen" neigen jedoch zur Rücksichtslosigkeit.
Große Vorderzähne im Oberkiefer. Sind die mittleren Vorderzähne im Oberkiefer besonders auffallend ausgeprägt und besser entwickelt als die anderen Zähne des Oberkiefers, dann spricht dies von starkem Empfindungsreichtum, von ausgeprägter literarischer und künstlerischer Begabung mit einer klaren religiösen Richtung.
Reiskorngebiß, kleine weiße Zähne, die eng nebeneinander sitzen und ihrer Gestalt nach polierten Reiskörnern sehr

ähneln. Solche Zähne künden von einem „zähen" Menschentyp, der eine ungewöhnliche Lebenskraft besitzt und fähig, manches Harte zu überstehen, vor allem wenn es um Strapazen und Krankheiten geht.

Schöne gesunde Zähne sind ein Spiegelbild einer allgemein guten Gesundheit, harmonischer Ausgeglichenheit und vorhandener Leistungsfähigkeit.

Frühzeitiger Verfall der Zähne kann als Hinweis angesehen werden, daß die Verdauungsorgane und der davon abhängige Stoffwechsel einer genauen und gewissenhaften fachmännischen Kontrolle unterzogen werden sollen.

Zähne mit einem leichten Schimmer zum Elfenbein, das sind gesunde Zähne. Und nicht die „blendend"-weißen, aber auch nicht die schmutzig-gelben Zähne.

Zähne mit gelblicher Teerfärbung, das sind die „Raucherzähne". Bei starken Rauchern anzutreffen. Diese Verfärbung tritt sogar bei der Prothese auf.

Gelbe Zähne geben einen Hinweis auf das schlechte Funktionieren der Gallenblase. Diese Färbung ist auch bei Menschen mit Verdauungsstörungen häufig zu finden.

Perlmutterfarbene Zähne. Silbrig glänzende, wie Perlmutter schimmernde Zähne sind leicht brüchig. Nicht selten weisen sie auf die Veranlagung zur Lungenschwäche und Tuberkulose hin. – Aber ebenso bei Menschen mit starker Blutarmut trifft man oft perlmutterfarbene Zähne.

Braune Zähne sind Personen eigen, die unter ernsthaften Schwächeanfällen viel zu leiden haben.

Zähneknirschen spricht eine zweifache Sprache. Die man nicht überhören darf: Bei Erwachsenen ist dies in Zusammenhang mit hochgradiger Nervosität zu sehen. – Deutet bei Kindern unter anderem oft auf Würmer hin.

Mein Rat für hochgradig nervöse Menschen, die durch Zähneknirschen auffallen:

1. Entschlossen Bohnenkaffee zur Gänze streichen. Ebenso Schwarzen Tee, Nikotin und Alkohol.
2. Einschränkung der Fleischnahrung.
3. Hartkäse und Eier strikte einige Zeit weglassen.
4. Knappe Ernährung. Wenigstens einmal täglich soll man den Hunger deutlich verspüren.

XIII. Nägel, Haare, Zähne ...

5. Viel Rohkost mit Weizenkeimen, Hefeflocken, geschrotenen Walnüssen, ganzen Leinsamenkörnern und Weizenkleie. – Täglich vom Angeführten 3mal je 1 Teelöffel voll abmischen, einnehmen und 1 Glas reinen Weichsel- oder Schwarzen Johannisbeer-Saft nachtrinken.
6. Täglich körperlich ermüdende Tätigkeiten durchführen.
7. Bewußte und sinnvolle Freizeitgestaltung. Wo man Dinge tut, die Freude machen, gleichzeitig entspannen und den Geist stärken.

Natürliche Maßnahmen also. Die in zwei Richtungen gehen. Mithelfen, daß sich der überzivilisierte Mensch wieder von der Genußsucht abwendet. Sich mit Dingen beschäftigt, wozu er sonst keine Zeit mehr hat, weil ihn der Zeitgeist jagt.

Eine Therapie ist notwendig, wenn Erwachsene das Zähneknirschen ablegen wollen.

Egal, ob dies bei Tag oder Nacht, wach oder während des Schlafes vorkommt.

Bei letzterem ist dies besonders unangenehm störend und hört sich fast gruselhaft und makaber für diejenigen an, die in Mitleidenschaft gezogen werden.

„Klappern ist keine Münze und Klimpern kein Geld."
Eindeutig besteht ein Zusammenhang.
Zwischen den Zähnen und dem Gehirn.
Zähneknirschen ist daher einer Überlegung wert.

Und wenn Kinder mit den Zähnen knirschen?

Darf dies nicht leichtfertig hingenommen werden. Darüber mit dem Arzt sprechen.

Denn Zähneknirschen bei Kindern im Schlaf hat eine noch größere Aussagekraft als bei Erwachsenen.

Nervöse Labilität.

Schlechte Schlußfähigkeit der Zahnreihen.

Latente Krankheiten, die in den epileptischen Formenkreis hineinspielen.

Nicht zuletzt kann nächtliches Zähneklappern oder Zähneknirschen bei Kindern und Jugendlichen Wurmbefall als tiefere Ursache haben.

> **Karottensaft ist das einfachste und billigste Wurmmittel.**
> Kindern gibt man bei einer Karotten-Saftkur 6 Monate hindurch früh und abends je 1 Teelöffel frischen *Karottensaft* ein. – Diese Kur stärkt gleichzeitig das Augenlicht und fördert die Allgemeinentwicklung auf günstige Weise.

Eckzähne breit im Zahnfleisch sitzend und dann nach vorne dreieckig verlaufend. Breite Basis und schmaler, spitzer Auslauf gelten als sehr positiver Charakterhinweis auf Vertrauenswürdigkeit, Zuverlässigkeit, Treue und Liebenswürdigkeit.

Bereits von der Zahnfleischbasis weg schmal verlaufende Eckzähne, die dann in einer Spitze enden, aus der Reihe treten, nach vorne rücken und länger sind als die anderen Zähne, deuten auf einen schwierigen Charakter hin. Mit starker Unverträglichkeit, Aufbegehren, rücksichtslosem Wahrnehmen und Durchsetzen der eigenen Interessen, Eifersucht und Rachsucht. Wobei oft kritische Situationen geschaffen werden und sich Zwischenfälle ereignen, die nicht notwendig wären und vermieden werden könnten.

Eng aneinandergerückte Backenzähne, die schmal in den Kiefer gezwängt sind, während zwischen den Vorderzähnen zuviel Platz ist und so Lücken entstehen. Nicht selten ein Hinweis und Zeichen von einseitiger geistiger Begabung.

Schiefstehende und scharfe Vorderzähne führen bei jungen Menschen leicht zu Komplexen und lassen das Gefühl der Frustration wachwerden.

Dringender Rat an alle Eltern:

1. Die regelmäßige Überwachung der Zähne unterliegt dem Zahnarzt.
2. Zahnstellungsfehler bei Kindern rechtzeitig beheben lassen.
3. Von frühester Jugend an ein gesundes Verhältnis zwischen Kind und Zahnarzt schaffen. Das nur so ein Leben lang aufrecht bleiben kann.
4. Wichtig ist, daß die Mütter einer Fehlentwicklung des Kiefers entgegenwirken, indem sie den richtigen Schnuller bereits im Säuglingsalter besorgen und so früh genug vorbeugen.

XIII. Nägel, Haare, Zähne... 661

5. Während der Schulzeit können immer noch, wenn nötig, Zahn- und Kieferkorrekturen durchgeführt werden. – Aber vor der Pubertät. Am günstigsten zwischen dem neunten und zehnten Lebensjahr.

Auch die Naturheilkunde kann beim Zahnen des Kleinkindes mit ihren bewährten Mitteln behilflich sein. Die Zähne sind von eminenter Bedeutung für den Menschen. So daß man mit deren fürsorglichen Pflege nicht früh genug beginnen kann.

Teemischung beim bevorstehenden Zahnwuchs der Kleinkinder:

Zusammensetzung: *Pfingstrosen-Wurzel (Paeonia officinalis)* und *Kamillenblüten (Matricaria chamomilla)* zu gleichen Teilen mischen lassen.

Zubereitung: 1 Teelöffel der Mischung wird in ⅛ l kochendes Wasser gegeben; kurz aufwallen lassen, vom Feuer wegnehmen. Nach 10 Minuten Ziehen abseihen.

Tagesmenge und Dauer: Bei den ersten Anzeichen des Zahnens des Kleinkindes täglich am Vormittag und am Nachmittag je ⅛ l durch das Fläschchen zum Trinken geben. Mehrere Wochen hindurch.

Die Mutter ist die beste und erste Helferin des Arztes.
Ihr rechtzeitiges Handeln bringt Früchte.
In bezug auf das Zahnen der Kleinkinder habe ich für sie einige wertvolle Empfehlungen gesammelt.

Hausmittel beim Zahnen:

Als vielfach erprobtes gutes Mittel hat sich die Anwendung von *Dachwurz- oder Hauswurzöl* erwiesen.

25 g frische, zerquetschte *Hauswurzblätter (Sempervivum tectorum)* werden in 100 g *kaltgepreßtem Olivenöl* angesetzt. 14 Tage lang im warmen Raum ins Fenster stellen, dann abseihen und den Rest auspressen. Kühl und dunkel lagern.

Mit diesem Öl kann man täglich 2mal innen die Kiefer des Kleinkindes einreiben, besonders an der Stelle, wo der Zahn durchbrechen wird. Auch äußerlich soll die Kiefergegend eingerieben werden. – Nach einigen Stunden die betupften Stellen mit *Kamillentee* nachwaschen.

Hauswurzöl kann ebenso vorbeugend angewandt werden. Also schon einige Wochen bevor das Zahnen beginnt. Das gleiche gilt auch für das Einnehmen der „Teemischung beim bevorstehenden Zahnwuchs der Kleinkinder".

Für Mütter mit Kleinkindern möchte ich aus meiner Erfahrung hinzufügen: Als schmerzlindernd beim Zahnen des Kleinkindes kann auch *Rauten-Feigen-Tee* betrachtet werden: 1 Teelöffel zerkleinertes *Rautenkraut (Ruta graveolens)* und 3 gut zerkleinerte *Feigen* werden in ⅛ l Wasser kurz aufgekocht, abgeseiht und der Rückstand ausgepreßt. Mit dieser Abkochung reibt man mehrere Male pro Tag die Kiefer des Kindes außen und innen ein. – Dies abwechselnd mit *Dachwurzöl-Behandlung.*

„Mit Philosophie stillt man Zahnweh nie."

Zeichen sehen – aber handeln!

Die „Sprache" an unserem Körper ist etwas Großartiges. Ein sichtbares Zeichen des Schöpfers mir gegenüber.

Diese Sprache zu hören, darf nicht entmutigen. Nicht zur Passivität führen. Im Gegenteil.

Erst wenn ich den Feind erkannt habe, kann ich mich dagegen wehren.

Das gilt auch für die Sprache unserer Zähne.
Erkennen und aktiv werden.

„Es hat mancher schöne Zähne, weil er falsche hat."

Speichel ist nicht zum Spucken da

Mechanik.
Und Chemie.
Als meine Helfer.
In meinem Körper.
Ja, das stimmt.
Das Gefühl des Hungers ist der Wächter meines Lebens.
Ein „scharfes Schwert" ist der Hunger.
Und der Appetit – nicht selten als „die beste Soße" bezeichnet – der Türöffner.
Dazu kommt die Gewöhnung an eine bestimmte Ordnung

XIII. Nägel, Haare, Zähne ... 663

und Zeiteinteilung der Nahrungsaufnahme. Wie schon die Alten sagten: „Ordnung ist dein halbes Leben."

Im Laufe der Jahrhunderte entwickelte sich um das ursprüngliche „Den-Hunger-Stillen" eine eigene Kultur.

So entstand die Eßkultur.

Ein eigener Wirtschaftszweig wuchs aus dem Boden. Zuerst war es das Gastgewerbe. Heute ist es die Gastronomie.

Eßkultur und Gastronomie. Nützt alles nichts, wenn es in meinen Verdauungsorganen nicht stimmt.

Zu einem klaglosen Funktionieren in punkto Verdauung bedarf es mechanischer und chemischer Vorgänge.

Und dem vorausgehen muß das Wissen, daß die Verdauung bereits in der Mundhöhle beginnt.

Unzertrennbar mit einer bestimmten Aktivität verbunden. Dem Kauen nämlich.

Das Kauen als Tätigkeit hat zwei Aspekte: die mechanische Zerkleinerung der Nahrung und das gleichzeitige Vermischen derselben mit der notwendigen Menge Speichel.

Der Speichel enthält Verdauungswirkstoffe.

Und wenn da *„einem die Spucke wegbleibt"*?

Dann muß er so überrascht und erschrocken sein, daß es ihm einfach „die Sprache verschlägt".

Im Laufe der Geschichte hatte man schon frühzeitig die Beobachtung gemacht, daß Menschen vor Aufregung und Angst der Mund trocken wird.

Warum? Weil ihnen der Speichel fehlt.

Das ist zwar eine Tatsache, wurde aber nicht immer so nüchtern gesehen.

Heute wissen wir, daß die Salivation, die Speichelabsonderung, vom vegetativen Nervensystem gesteuert wird.

Damals fehlte dieses Wissen. Und der Aberglaube triumphierte.

Man sah dieses Austrocknen des Mundes als die „Sprache der Gottheit" an. Grund genug, einen Angeklagten schuldig zu sprechen. Ihn damit seiner Untat zu überführen.

Merkwürdig.

Sagen wir heute.

Wenn jemandem „die Spucke wegblieb", sollte dies ein „Gottesurteil" sein?

Es geht in dieser Richtung in der Geschichte noch weiter.

„Der Bissen bleibt mir im Halse stecken." Steht im gleichen Zusammenhang. Mit dem Schuldbeweis. Und der Rechtsprechung.

Trockenes Brot oder Käse wurde dem Angeklagten als „Probebissen" gereicht. Er galt als schuldig, blieb ihm vor Angst der Mund trocken und gelang es ihm nicht, das Gereichte zu schlucken – was leicht verständlich ist. Heute. Leider nicht damals. Weil der Bissen nicht genügend eingespeichelt werden konnte.

Nüchtern gesehen und ebenso realistisch gefragt.

Was ist der Speichel und wozu dient er?

Mein Speichel.

Meine „Spucke".

Speichel, lateinisch „*saliva*", ist eine flüssig-wässerige, „seröse", oder schleimige, „musköse" Absonderung der Speicheldrüsen. Deren es drei Arten gibt. Und die ihre Benennung vom Standort ableiten: die paarigen *Ohrspeicheldrüsen*. Die *Unterzungendrüse*. Und die *Unterkieferspeicheldrüse*. – Daneben bilden zahlreiche kleine und kleinste Drüsen der Mundschleimhaut, besonders am Mundboden, Speichel und Schleim.

Der Speichel hat die Aufgabe, unsere Nahrung anzufeuchten, sie zu verdünnen, schlüpfrig zu machen. Um so das Schlucken der Speisen zu erleichtern und Verletzungen zu verhindern.

Der Speichel hat aber noch zusätzliche Aufgaben zu erfüllen: Die Geschmacksstoffe zu lösen. Die Mundhöhle zu reinigen. Eine „Spülfunktion" ohne Unterbrechung, die jedoch während des Schlafes stark vermindert ist. Speichel führt weiters die Stärkespaltung durch. Für eine gesunde Verdauung nicht unbedeutend. – Hier ist es vor allem der Verdauungswirkstoff Ptyalin, der die Vorverdauung einleitet.

Bei dem von der Mundschleimhaut abgegebenen Speichel handelt es sich um einen Mischspeichel flüssig-schleimiger Konsistenz.

Die pro Tag erzeugte Speichelmenge beträgt beim erwachsenen Menschen je nach Menge und Beschaffenheit der Nahrung ½ bis 2 l. Beim Rind als Wiederkäuer hingegen sind es 40 bis 60 l.

Die Art der Speichelproduktion im Munde des Menschen ist von verschiedenen Einflüssen abhängig. Trockene Speisen und Milch veranlassen die Abgabe eines schleimigen „Gleitspeichels". Scharfe und saure Speisen bewirken die Produktion eines wäßrigen „Verdünnungs- oder Spülspeichels".

Da in der Mundhöhle des Menschen Mikroorganismen vorkommen, ist der wasserklare Speichel schwach sauer, mit

XIII. Nägel, Haare, Zähne ... 665

einem pH-Wert* im Mittelschnitt von 6,4. – Speichel ist geruchlos und geschmacklos. Enthält mehr als 99% Wasser. Nur 1% sind feste Bestandteile und Schleimstoffe, wie Enzyme, Fermente, Eiweiße, Salze, aber auch Bakterien.

Die Anregung der Speicheldrüsen erfolgt durch das vegetative Nervensystem.
Dies geschieht durch Reflexe, wie durch den Anblick der Speisen.
Durch Reize, wie Geschmack und Geruch.
Durch die Tätigkeit der Kaumuskel.

Zur Beschaffenheit der Mundschleimhaut kann man persönlich schon etwas beitragen. Man soll es sogar tun. Denn trockener Mund auf längere Zeit hin ist ungesund.

Hausmittel, um der Trockenheit der Mundschleimhaut entgegenzuwirken:

Rohsäfte, *Rohkostvorspeisen*, *Obst und Salate* können als die rechten Vorbeugungs-, Heil- und Stärkungsmittel angesehen werden.

Die Speichelbildung wird angeregt, wenn man 1- bis 2mal pro Tag eine *Gewürznelke* in den Mund nimmt und gut durchkaut.

Ein Gemisch von 3 Teilen *Kümmelfrüchten*, 2 Teilen *Fenchelfrüchten* und 1 Teil *Anisfrüchten* in einem gut verschließbaren Gewürzbehälter aufbewahren. – ½ Teelöffel davon vor jeder Mahlzeit einnehmen. Gut durchkauen. Hinunterschlucken. – Oder 2 Teelöffel derselben Mischung leicht zerstoßen, mit ¼ l kochendem Wasser abbrühen. 15 Minuten zugedeckt ziehen lassen. Abseihen. ½ Stunde vor der Mahlzeit oder aufgeteilt während des Tages schluckweise getrunken, fördert die Bildung des Speichels.

Speichel. Spucke.
Hat eine wertvolle Aufgabe zu erfüllen.
Ist nicht zum Spucken da.
Sondern ist Vorposten der Verdauungsorgane.

---

* pH-Wert: Eine Abkürzung für „potentia hydrogenii", Stärke des Wasserstoffes. – Im Jahre 1909 vom dänischen Chemiker S. P. L. Sorensen eingeführt. Wird in der Chemie als Maßzahl für den sauren Charakter einer Lösung gebraucht.

Nicht mit Unrecht „Hüter meiner Gesundheit".
Ob ein altes Sprichwort Recht hat?
„*Mit Geduld und Spucke vertreibt man manche Mucke.*"

32 Zähne – 32 Helfer näher betrachtet

Wann beginnt man mit der Zahnpflege?
Nie früh genug.
Da auch die Vererbung eine Rolle spielt, geht die „Vorbereitung" Generationen zurück.
Schäden, die durch Versäumtes entstanden sind, kann man nicht mehr rückgängig machen.
Deshalb?
Den Grundstein für die „Zahnqualität" eines Kindes rechtzeitig legen.
Und die Mutter zur Zeit der Schwangerschaft und der Stillzeit?
Leistet einen gewaltigen, unersetzlichen Beitrag.
Wodurch?
Durch eine vernünftige Ernährung ihrer selbst.
Weil sie ja nicht „allein" ist. Ihre Ernährung auch gleichzeitig die des Kindes, das sie trägt, bedeutet.
Später, nach der Geburt, spielt die Zeit des Zahnens eine große Rolle. Wobei falsche Zahnstellungen rechtzeitig behoben werden sollen. Bei Unregelmäßigkeiten unbedingt den Rat des Zahnarztes einholen. Die Ansicht, daß Milchzähne sowieso ausfallen und man Korrekturen erst im Dauergebiß vornimmt, ist unverantwortlich.
Ab dem dritten Lebensjahr muß das Kind zur täglichen Zahnpflege angeleitet und erzogen werden. – Eine nicht geringe Ursache schlechter Zähne ist falsche, zu weiche und zuckerreiche Ernährung.

Warum ist Weißzucker auch für die Zähne so schädlich?

„Steter Zucker höhlt den Zahn."
Nach einem Bericht der Weltgesundheitsorganisation: „... daß die so weitverbreiteten Zahnerkrankungen vor allem auf den *häufigen Zuckergenuß* zurückzuführen seien."
Warum?
Zucker bietet *aggressiven Bakterien* den Nährboden, den sie benötigen, um den harten Zahnschmelz anzugreifen.

XIII. Nägel, Haare, Zähne ... 667

> Damit die Krankheitserreger wirksam werden können, brauchen sie ein für sie „günstiges Mundmilieu". Dazu trägt gerade der Weißzucker sehr viel bei.
> Und was viele nicht wissen?
> Die mögen staunen.
> *Alkoholische Getränke* jeder Art fördern in unserer Mundhöhle ebenso das Wachstum der *zahnschädlichen Bakterien* und begünstigen so den Gebißverfall.

Auch das richtige Atmen des Kindes schon spielt eine Rolle. Genauso wie eine zweckmäßige Lebensweise.

Unrichtiges Atmen, zu wenig Bewegung und eine ungesunde Lebensweise helfen mit, daß sich im Munde schädliche Säuren entwickeln, die den Zahnschmelz angreifen.

Zähne sind ein Knochengebilde in der Mundhöhle. Sie dienen zum Festhalten und Zerkleinern der Nahrung.

Beim erwachsenen Menschen beträgt die Zahl der bleibenden Zähne 32.

Soviel Zähne, soviel Helfer.

Zahnschmelz, die härteste Substanz des gesamten menschlichen Organismus. Er bedeckt die in die Mundhöhle hineinragende Zahnkrone. Besteht aus festen, anorganischen Salzen. Besitzt weder Gefäße noch Nerven, enthält nur 3% lebende Substanz. – Metallgegenstände, als Zahnstocher verwendet, oder das Aufknacken harter Gegenstände, kann die Schmelzschicht schädigen und somit Fäulnisbakterien den Eintritt gewähren.

Schmelzoberhäutchen oder „*Cuticula dentis*", ein dünner Eiweißniederschlag aus dem Speichel, der die Schmelzoberfläche überzieht.

Zahnbein, bildet den eigentlichen Kern und macht die Hauptmasse des Zahnes aus. Seine Härte steht der des Schmelzes beachtlich nach. Die lebende Substanz beträgt bereits 28%. Das Zahnbein wird von einem radiär verlaufenden Fibrillennetz durchzogen und ähnelt so sehr stark den Knochen. Enthält einzelne Nervenfasern. Reagiert auf Berührung, Wärme und chemische Reize. Dort, wo das Zahnbein freiliegt, z. B. am Zahnhals, ist es schmerzempfindlich.

Dentin, die fachmännische Bezeichnung für „Zahnbein".

Dentinkanälchen verästeln sich im Zahnbein. Sie enthalten die Fortsätze der Zahnbeinbildner und einzelne Nervenfasern. In 1 mm^2 Zahnbein oder Dentin finden sich durchschnittlich 40.000 Dentinkanälchen vor.

Wurzelhaut, stellt die Verbindung des Zahnes mit dem umgebenden Knochen her. Sie gilt als der eigentliche „Zahnhalteapparat". Kräftige Faserbündel in ihr dienen praktisch als elastisches Kissen, um schmerzhafte Druckwirkung bei den mechanischen Zahnbeanspruchungen zu verhindern. Diese Faserbündel werden von zahlreichen Blut- und Lymphgefäßen und feinen Nerven durchzogen. Die gut durchblutete und mit Nerven versorgte Wurzelhaut ernährt das Wurzelzement.

Zahnzement oder das „Wurzelzement", überzieht in dünner Schicht den ganzen Dentinkern der Wurzel. Es hat größte Ähnlichkeit mit den Knochen.

Zahnmark, auch „Zahnpulpa" oder fälschlich „Zahnnerv" genannt. Ein gallertartiges, kleines eigenes Organ, stark mit Gefäßen und Nerven versorgt. Es tritt durch kleine Öffnungen an der Wurzelspitze ein. Wird bei der sogenannten Wurzelbehandlung entfernt.

Die vier Zahntypen. Schneidezähne, Incisivi; Eckzähne, Caninus; Vorbackenzähne oder kleine Backenzähne, Prämolaren; und Backenzähne oder große Backenzähne, Mahlzähne, Molaren. – Letztere bilden sich erst nach dem Zahnwechsel. Fehlen beim Milchgebiß, welches nur aus 20 Zähnen besteht. – Als Weisheitszahn bezeichnet man den letzten Molarzahn. Sein Durchbruch ist sehr oft verspätet, bedingt durch Keimverlagerung.

Die *Durchblutung der gesamten Mundhöhle* spielt eine sehr wichtige Rolle. Beim gesunden Menschen ist dieses Gebiet sehr stark durchblutet. Die meisten Gefäße gehen von der Halsschlagader aus. Daraus ergeben sich für die Gesundheitspflege zwei Tatsachen: **Verletzungen in der Mundhöhle heilen sehr rasch aus. – Die Infektionsgefahr über die Blut- und Lymphwege ist jedoch sehr groß.**

Die Zähne sind *elastisch* in den Kieferknochen eingefügt und besitzen eine natürliche *Beweglichkeit*. Diese kann man zwar nicht sehen, aber nachmessen.

Was ist Karies?
Zahnfraß oder *Karies* ist *Gebißverfall*.
Eine Zivilisationskrankheit.
Eine der häufigsten sogar.
Die *Zahnfäule*.

XIII. Nägel, Haare, Zähne ...

Symptomatisch sind anfangs *Zahnschmerzen*. Sie treten nach Reizen auf. Wie warm, kalt oder süß. Und klingen rasch wieder ab.

Das ist der Augenblick, wo Sanierung noch einfach und billig ist.

Wird dieser Augenblick übersehen, erfolgt keine Behandlung, machen sich *gelegentlich und spontan Schmerzen* bemerkbar.

Weil das *Zahnmark* bereits betroffen ist.

Dauerschmerz gilt als Signal *totaler Zahnpulpa-Zerstörung*.

Des Leidensweges Endstation ist noch nicht erreicht.

Schmerzt jede Berührung des Zahnes sichtlich, dann handelt es sich um eine *Zahnwurzelhaut-Entzündung*. Der Zahn ist bis in sein Fundament hinein *vernachlässigt* und angegriffen worden.

Und die nächste Station des „Zahnkreuzweges" folgt.

In der Wurzelspitze hat sich *Eiter* gebildet. Eiter sucht sich einen Ausgang. Bricht durch den Kieferknochen durch. Und die *„dicke Backe"* ist perfekt.

Weitergehen kann die Selbstzerstörung.

Nicht nur des Zahnes.

Sondern des Menschen.

Gelangt der Eiter danach in das Gehirn oder in den Brustraum ... Dann sollen Ärzte Wunder wirken?

„Auf seine Zähne muß man schauen."

Besser noch ist es, wenn man den Fachmann seine Zähne „anschauen" läßt.

Zahnschmerzen schreien nach rascher fachärztlicher Behandlung.

Damit jeder Zahn gerettet werden kann.

Und mehr noch.

Weil mir mein Leben lieb und teuer ist. Und ...

... weil Krankheitsherde zu schweren Schäden von Herz, Nieren und Gelenken führen können.

Herdinfektionen, chronische Eiterherde, entstehen mit Vorliebe an den *Zahnwurzeln*, den *Mandeln*, den *Nasennebenhöhlen*, aber auch in der *Gallenblase*. Es ist oft sehr schwer, den *eigentlichen Herd* ergründen zu können.

So gelangt unbemerkt, aber oft fortlaufend, Bakteriengift in das Blut.

Und die nächsten Folgen?
Nervöse Regulationsstörungen, schlechtes Allgemeinbefinden. Wie Mattigkeit, Leistungsschwäche und Leistungsrückgang, Kopfschmerzen, Entzündungen an den Gelenken, den Nieren, am Herzen und an den Nerven. Auch Haarausfall, nicht nur am Kopf, sondern an allen Körperstellen, kann die Folge sein.

Treten genannte Symptome auf, muß immer der erste Verdacht auf ungeordnete „Zahnverhältnisse" fallen. – Erst wenn die „Ursache" beseitigt ist, kann man weitere „Sanierungsmaßnahmen" für den Gesamtorganismus erwägen.

Kräuter mit antiseptischer und antibakterieller Heilkraft:

1. *Blutweiderich (Lythrum salicaria), Dost (Origanum vulgare), Hopfen (Humulus lupulus), Huflattich (Tussilago farfara), Kamille (Matricaria chamomilla), Käsepappel (Malva neglecta), Pfefferminze (Mentha piperita), Ringelblume (Calendula officinalis), Salbei (Salvia officinalis), Schafgarbe (Achillea millefolium), Sonnentau (Drosera rotundifolia), Spitzwegerich (Plantago lanceolata) und Thymian (Thymus vulgaris).*

2. *Eibischwurzel (Althaea officinalis), Eichenrinde (Quercus robur), Gelbe Enzian-Wurzel (Gentiana lutea), Kalmuswurzel (Acorus calamus), Löwenzahnwurzel (Taraxacum officinale), Meisterwurz-Wurzel (Imperatoria ostruthium), Rote Sonnenhut-Wurzel (Echinacea angustifolia) und Weidenrinde (Salix alba).*

Gruppe 1 wird im Aufguß zubereitet: 2 Teelöffel des jeweiligen Krautes mit ¼ l kochendem Wasser übergießen, 15 Minuten zugedeckt ziehen lassen, dann abseihen.

Bei Gruppe 2 setzt man 2 Teelöffel voll der Wurzel oder der Rinde mit ¼ l kaltem Wasser über Nacht an. Morgens kurz aufkochen, abseihen. – Mit Ausnahme der Eibischwurzel. Diese nur erwärmen, nicht kochen.

Zahnschmerzen sind ein Warnsignal. Ein Hilferuf.

Damit der Zahn noch gerettet werden kann. Über den Weg zum Zahnarzt. Der die zerstörte, „faule" Zahnsubstanz fachmännisch entfernt. Das so entstandene Loch im Zahn durch Füllung wieder schließt.

In der Zwischenzeit, vom Auftreten der Zahnschmerzen an bis zum möglichen Termin beim Zahnarzt, nicht gleich zu schmerzstillenden Tabletten greifen. Es gibt auch unschädliche Naturmittel.

Schmerzlindernde Kräutertee-Spülungen bei Zahnkaries:

Kamille (Matricaria chamomilla), Majoran (Majorana hortensis), Melisse (Melissa officinalis), Pfefferminze (Mentha piperita).
Zubereitung im Aufguß. *Mundspülungen* lauwarm durchführen. Wobei darauf zu achten ist, daß die Flüssigkeit längere Zeit über der schmerzenden Stelle verbleibt.

Die Ursache des Zahnschmerzes kann aber ebenso im Muskelrheumaleiden zu suchen sein, auch Weichteilrheumatismus genannt. Ist vererbbar.

Auslösende Faktoren des Muskelrheumatismus, der „Zahnschmerzen" verursacht, sind Erkältung, Durchnässung, Zugluft, aber auch Herdinfektionen und körperliche wie auch seelisch-geistige Überbelastung. – Nicht vergessen werden darf, daß falsche Ernährung Stoffwechselvergiftungen zur Folge haben kann. Und diese wieder führen zu Ablagerungen in den Geweben, zum Muskelrheumatismus; der sich oft auch in Schmerzen an den Zähnen ausdrückt, ohne daß diese schlecht wären.

„Kritische Zeiten", in denen erhöhte Anfälligkeit auf Gebißverfall durch Karies besteht:
Um das 7. Lebensjahr. – Bei Pflichtschulbeginn.
Um das 14. Lebensjahr. – Zum Pflichtschulende.
Nach dem 42. Lebensjahr. – Nach dem Höhepunkt der Vitalkraft.

Darum sei auf der Hut.
Vor Karies oder Zahnfraß.
Und bedenke einige wichtige Tatsachen.
Mit der Verfeinerung der Nahrung steigt auch der Gebißverfall.
Ein Überwiegen von Kohlenhydraten und Süßigkeiten fördert die Gärungsprozesse in der Mundhöhle.
Feste Nahrung zwingt zu gründlichem Kauen. Macht die

Zähne robuster. Fördert die Zahnwurzel-Durchblutung.
  Kauen vermehrt die Speichelsekretion. – Gesunder Speichel ist ein natürlicher Schutz der Zähne.

Wenn das Zahnfleisch blutet?
  Mechanische Einwirkungen wie Zahnstocher, Knochensplitter, müssen beseitigt werden, und damit hört normalerweise auch die Blutung auf. – In der Mundhöhle dabei eventuell angesammeltes Blut ist auszuspucken. Der Mundspeichel selbst hat heilende Kraft.

Blutungen, durch mechanische Einwirkung entstanden:

Schwere Verletzungen verlangen nach der Hand des Arztes.

Leichtere Verletzungen heilen sehr rasch aus, wenn man 1 Eßlöffel voll *Arnikatinktur* in ein Glas mit lauwarmem Wasser gibt und mehrere Male hintereinander damit den Mund gründlich ausspült.

Bei chronischem, oft wiederkehrendem Zahnfleischbluten müssen die Ursachen vorerst einmal ergründet werden.

Zahnfleischbluten hat viele Hintergründe.
Zahnstein: Ist ein Zeichen guter und harter Zahnsubstanz. An Rachitis leidende Personen kennen keinen Zahnstein. – Er ist eine Ablagerung von Kalksalzen und organischen Stoffen aus dem Speichel, durch Verdunstung von Kohlendioxid und Wasser. Lagert sich an den Innenseiten der unteren Schneidezähne und an den Außenseiten der oberen Mahlzähne ab. Genau gegenüber den Ausführungsgängen der Speicheldrüsen. – Zahnstein soll regelmäßig durch den Zahnarzt entfernt werden. Führt ansonsten außer zu Zahnfleischbluten auch zu Zahnbettschwund oder „Paradentose" – ein veralteter und unrichtiger Ausdruck, richtig heißt es *Parodontose.*

Zahnfleischschwund: Kann auch Zahnfleischbluten zur Folge haben. Hat wiederum viele Ursachen: Zahnstein, falsche Kronen, Plomben und Prothesen, Alkohol- und Nikotinmißbrauch, Vitaminmangel, Stoffwechselerkrankungen und hormonelle Störungen. – Zuständig ist der Fachmann. Wird Zahnfleischschwund nicht rechtzeitig vom Arzt behandelt,

XIII. Nägel, Haare, Zähne ...

kann es zu akuten Entzündungen und letztlich zum Ausfall der Zähne kommen.

Dauernde Reizung durch Rauchen, Verätzungen durch Einatmen oder Trinken kann ebenfalls Zahnfleischbluten als Folge haben. Ebenso wie *Verbrennungen, Stoffwechselstörungen* und *Blutkrankheiten.*

Ein Faktum darf nicht übersehen werden. Es sind dies *hormonelle Veränderungen* während der Schwangerschaft oder in den Wechseljahren.

Die Behandlungen bei Zahnfleischbluten orientieren sich nach den Grundleiden. Wobei diese in erster Linie fachgerecht verarztet werden müssen. Dann erst setzt die direkte Zahnfleischbluten-Therapie ein.

Der Patient bestimmt die Zahnfüllung:

Nicht der Zahnarzt ist schuld, wenn Zähne schadhaft werden. Sondern der Patient selbst.

„*Plombieren*" ist zwar die veraltete, im Volk aber noch sehr gebräuchliche Bezeichnung für das „Füllen kariöser Zähne". Wobei ein in der Zahnsubstanz entstandener Defekt ausgebohrt und das Loch mit Füllmaterial verschlossen wird.

„Plombe", vom lateinischen „plumbum", bedeutet soviel wie „Blei" oder „Metallverschluß".

So war es ursprünglich. Ein Metallverschluß.

Und es war gut.

Damals.

Heute sind wir kritischer in punkto Füllmaterial. Weil wir viel mehr Möglichkeiten haben zu wählen. Vor- und Nachteile abzuwägen.

Und hier wechseln die Rollen.

Nicht der Zahnarzt bestimmt, ohne zu fragen oder aufzuklären, welches „Plombenmaterial" verwendet wird, sondern der Patient tut dies.

Es gibt eine Anzahl empfehlenswerter und unschädlicher Zahnfüllmaterialien. Wie: Zemente, keramische Massen, Gold, Silber. – Vorsicht aber bei „*Amalgam-Plomben*".

Was ist Amalgam?

Eine Legierung von Quecksilber, die je nach dem Gehalt an Quecksilber flüssig, knetbar oder fest ist. Und als der meistgebrauchte Füllungswerkstoff in der zahnärztlichen Behandlung gilt. Die Verwendungspraxis geht bis in die frühen chinesischen Kulturen zurück.

Heute bestehen „Amalgam-Plomben" aus einem oft sehr unterschiedlichen Metallgemisch. Mit Anteilen von Silber, Zinn, Kupfer, Zink. Mit reinem Quecksilber zu einer knetbaren, langsam aushärtenden Paste, „Zahn-Amalgam" genannt, verrieben.

Die Reaktion des Menschen auf „Quecksilber", anorganische Quecksilberverbindungen oder Sublimate im Mund ist unterschiedlich.

Entgegen der oft vertretenen Ansicht, das Material zur Sanierung des menschlichen Gebisses sei absolut unschädlich, muß gesagt werden, daß dies nicht Allgemeingültigkeit hat. Weil eben jeder Mensch verschieden ist. Anders reagiert. Und weil Fremdstoffe im Mund, unserer „Eingangspforte", kritisch betrachtet werden müssen.

Warum Amalgam-Zahnfüllungen bedenklich, wenn nicht sogar gefährlich sind?

Weil sich das im Laufe der Zeit aus dem Amalgam lösende Quecksilber in den Zahnwurzeln und Kieferknochen ablagert. Dort richtige Quecksilberdepots bildet.

Weil Quecksilber ein Nervengift ist.

Weil die Anzeichen einer chronischen Quecksilber-Vergiftung nicht sofort erkennbar sind. Sondern langsam und schleichend auftreten.

Weil Quecksilber-Vergiftungen mit ihren Folgen den menschlichen Organismus in einer fast unübersehbaren Breite erfassen können.

Es kann zu Harnwegschädigungen kommen, zu Magen- und Darmschleimhautreizungen, zu gelegentlichen Durchfällen, zu Schmerzen in der Nierengegend und selbst zu Nierenschädigungen sowie zu verminderter geistiger Leistungsfähigkeit, Konzentrationsstörungen, Gedächtnisschwäche, Gallenbeschwerden, Verminderung der Sehkraft und Gelenkschmerzen.

Nicht nur das. Sondern.

Übererregbarkeit. Wobei oft die kleinste Ursache wie ein Funke im Pulverfaß wirkt.

Müdigkeit. Die auf einmal da ist, ohne zu wissen, woher. Zittrigkeit. Und man denkt zuerst nur an Parkinson.

Übelkeit, Verdauungsprobleme, Brechreiz. Der gesamte Speisezettel muß aufmarschieren und wird kritisch beurteilt.

... und?

Die „Amalgam-Plombe" lacht sich eines.

XIII. Nägel, Haare, Zähne ...

Ob Fluor so ganz unschuldig ist?
Das Spurenelement Fluor ist für den menschlichen Körper absolut notwendig. Unter anderem wird der Zahnschmelz widerstandsfähiger. Nicht so leicht von der Zahnfäule befallen.

Die Tatsache aber, daß häufig das Trinkwasser mit Fluor angereichert wird, daß Fluortabletten unkontrollierbar angeboten und verwendet werden, kann nicht ohne Bedenken akzeptiert werden.

Denn es besteht der begründete Verdacht, daß dadurch die Gesundheit geschädigt und die Krebsbereitschaft begünstigt wird.

Wie kann man den Fluorbedarf auf natürliche Weise decken?
Kartoffeln mit der Schale in mäßig Wasser mit viel Dampfentwicklung langsam gekocht und reichlich gegessen, decken den Fluorbedarf des Körpers.

Für die Erhaltung der eigenen Zähne gibt es nur ein erfolgversprechendes Mittel. Eine *gesunde Ernährung*.
Wenn.
Gleichzeitig die regelmäßige und gewissenhafte Pflege der Zähne als tägliche Pflicht betrachtet wird.
Früchtebrot, gesund für das Gebiß.
Früchtebrot, besonders zur Winterzeit täglich 1 Stück genossen, verlangt eine gute Kautätigkeit und stellt eine wertvolle Förderung der Gesundheit des Gebisses dar. Es wird dadurch der Zahnfleischschwund angehalten.
Bei ausgeprägter Parodontose:
Täglich von November bis April früh und abends je 1 Eßlöffel voll *Lebertran* einnehmen. Gleichzeitig durch das tägliche Essen von *hartem Brot, Rohkost* und *frischen Früchten* die Kautätigkeit fördern.

Warum Kauen harter Speisen für die Zähne gesund ist?
Parodontose heißt Zahnfleischschwund.
Weil Parodontium Zahnbett heißt.
Beim gesunden Menschen ist jeder Zahn in einen kräftigen Kieferknochen eingebettet. Das Zahnbett hält den Zahn mit vielen kräftigen „Sharpeyschen Bändern"* fest. Das sind

---
* William Sharpey, schottischer Anatom. London, 1802–1880.

Bindegewebsfasern, die von der Knochenhaut zur Grundsubstanz des Knochens ziehen.

Je mehr der Kiefer und die Zähne bei derber und harter Kost aktiv werden, desto funktionstüchtiger bleiben sie.

Da heute der Großteil der Menschen in den Wohlstandsgebieten viel zu weiche, meist nur gekochte, und somit denaturierte Nahrung vorzieht und zu sich nimmt, werden die Kauorgane viel zuwenig beansprucht, und es führt schon frühzeitig zur Zahnlockerung und zum Knochenabbau. Durch die Verweichlichung des Zahnbettfleisches kann es gelegentlich, und das nicht selten, zur *Zahnwanderung* kommen. Wobei ein einzelner Zahn, das trifft besonders bei den Schneidezähnen zu, aus der Zahnreihe herausragt.

<u>Mein Erfahrungsschatz in punkto Zähne:</u>

Bei Zahnfleischbluten im Anfangsstadium:

Einige Zeit hindurch täglich *Grapefruits* essen. Beugt durch die zusammenziehende Kraft des Fruchtfleisches dem Zahnfleischbluten vor. – Bei bereits vorhandenem Bluten trinke man täglich mehrmals ein Glas *Grapefruit-Saft.*

In akuten Fällen hilft das Einnehmen von reinem *Zitronensaft.* – Eine feine Scheibe von einer halben biologischen Zitrone herunterschneiden, in den Mund nehmen und langsam kauen. Mehrmals täglich durchführen. Heilt Zahnfleischbluten aus.

Grapefruits und Zitronen wirken nicht nur durch ihre zusammenziehende Kraft. Als wertvolle Vitaminspender beeinflussen sie die Zellwände des Zahnfleisches. Verhindern so Blutungen.

Mundspülungen:

2 Eßlöffel getrocknete *Schwarze Johannisbeeren* werden mit ¼ l kochendem Wasser übergossen, 20 Minuten ziehen gelassen, abgeseiht.

Damit den Mund jeweils früh und abends gründlich ausspülen. Als Zusatzbehandlung bei Zahnfleischbluten.

Bei Zahnfleischentzündungen:

Aufgrund des Bitterstoffgehaltes und der ätherischen Öle, aber auch durch seinen Schleimstoff- und Gerbstoffanteil, wird das öftere Kauen der getrockneten, in kleine Stücke zerschnittenen *Kalmuswurzel (Acorus calamus)* bei Zahnfleischentzündungen wärmstens empfohlen.

Natürliches Zahnreinigungsmittel:

Getrocknete *Salbeiblätter (Salvia officinalis)* pulverisiert, auf die feuchte Zahnbürste gestreut und damit die Zähne geputzt, gilt als natürliche, wirkungsvolle Zahnreinigung.

Zahnbett, Weizenkeime, Eier und Milch:

Das Immunsystem im menschlichen Körper zu stärken, spielt eine nicht unbedeutende Rolle zur Gesunderhaltung des Zahnbettes.

Dies ist ohne geregelte Stoffwechselprozesse nicht möglich. Dazu aber bedarf es des Spurenelementes *Zink*. Wovon der Mensch pro Tag und Kopf 15 Milligramm unbedingt benötigt. Stillende Mütter brauchen um die Hälfte mehr. Also 20 bis 25 Milligramm.

Ein Mangel kann am besten durch einen ausgewogenen täglichen Ernährungsplan behoben werden. An erster Stelle steht proteinreiche Kost. Vorrang haben:

Milchprodukte, Vollmilch, Sauermilch, Topfen und fettarmer Käse. Weiters *Eier, Weizen- und Roggenkeime.*

Wird der Körper auf Langzeit mit dem Spurenelement Zink unterversorgt, kann dies zur chronischen Zahnbettentzündung führen.

Parodontose verhindern, beginnt im Darm:

Zahnfleischschwund und Zahnausfall können erfolgreich und überraschend schnell aufgehalten werden, wenn man gezielt die Darmflora vermehrt.

Die einfachste Form dazu: 3 Wochen lang täglich morgens 1 Eßlöffel voll *Milchzucker* einnehmen und 1 Glas *Sauerkrautwasser* nachtrinken. – Milchzucker ist als „Saccharum Lactis" in Apotheken erhältlich.

Kieferhöhlenerkrankungen:

Kieferhöhlenerkrankungen gehen häufig von schlechten Zähnen aus. Im Röntgenbild sind oft chronische Veränderungen nicht erkennbar. In solchen Fällen kann ich nur raten, einen Akupunktur-Fachmann aufzusuchen.

Eine Behandlung mit dem Homöopathikum „*Echinacea D4*" hat sich in vielen Fällen als erfolgreich erwiesen. 6 Wochen hindurch täglich 3mal je 20 Tropfen vor den Mahlzeiten auf einem Eßlöffel Wasser einnehmen. Dadurch werden die Abwehrkräfte gesteigert.

Zinnkrauttee gegen Zahnfäule:

Der *Acker-Schachtelhalm* oder das *Zinnkraut (Equisetum arvense)* hilft wegen seiner auflösenden und reinigenden Eigenschaften gegen Zahnfäule. – 1 voller Eßlöffel getrocknetes Zinnkraut wird in ¼ l kaltem Wasser 3 Stunden lang angesetzt, kurz aufgekocht und abgeseiht. Temperieren lassen, zum Gurgeln verwenden.

Verhindert Zahnfäule und hält die Mundhöhle sauber.

Wenn die Kinder zahnen:

Zur Zeit des Zahnens nimmt man bei Kindern auffallende Veränderungen wahr. Die Temperatur steigt leicht an. Der Stuhlgang ist wechselhaft. Vom leichten Durchfall bis zur Verstopfung. Das Kind ist sehr leicht reizbar. Schreit viel. Zeigt eine starke Abneigung gegen Flüssigkeiten.

Hier empfiehlt es sich, dem Kind häufig *Getreide-Frischbrei* zu verabreichen. *Gesundkost ersten Ranges*.

25 g *Weizen* wird mit einer eigenen Schrotmühle oder mit der bereits vorhandenen Kaffeemühle zu grob-flockigem Schrot vermahlen. 1 *Trockenfeige* ganz fein schneiden und dazumischen. Mit 5 Eßlöffeln kaltem Wasser verrühren und bei Zimmertemperatur über Nacht stehen lassen. Morgens werden 1 Teelöffel *Zitronensaft*, 2 Teelöffel echter *Bienenhonig*, 1 Teelöffel geriebene *Walnüsse*, 1 Eßlöffel *Apfelmarmelade* und 1 Eßlöffel *Milch* hinzugegeben.

Im Wasserbad leicht anwärmen und dem Kind als Frühstück verabreichen. – Frischbrei soll nicht erhitzt, für Kleinkinder nur angewärmt werden. Großen Wert darauf legen, daß langsam und nicht überstürzt gegessen wird, damit sich

XIII. Nägel, Haare, Zähne ... 679

der Brei gut mit Speichel vermengt und so über die Schleimhäute in der gesamten Mundhöhle wirken kann.

Kinder während des Zahnens gut beobachten. Treten höhere Temperaturen auf, kommt es zu stärkerem Durchfall oder gar zu Hautausschlägen oder zu sichtlichen Verkrampfungen, dann kann dies nicht als Begleiterscheinung des Zahnens betrachtet werden. Und es ist unbedingt der Arzt zu verständigen.

Zahnfisteln:

Zahnfisteln sind Eiterdurchbruchstellen an der Schleimhaut oder an der äußeren Haut. Durch Entzündungen in der Umgebung eines infizierten Zahnes hervorgerufen. Und werden dort unterhalten. Interessant ist es, daß Zahnfisteln an der äußeren Haut (!) in den Halspartien, in der Schlüsselbeingrube oder an den Augenlidern, also vom Zahnherd weit entfernt, auftreten können. – Den Zahnarzt aufsuchen.

70 g *Kamillenblüten*, 50 g *Salbeiblätter* und 30 g zerkleinerte und getrocknete *Tormentill-Wurzeln* werden abgemischt. – 5 Teelöffel voll davon abends in 1 l kaltem Wasser ansetzen, morgens erwärmen, ohne zu kochen, abseihen und in eine Thermosflasche füllen. – Mit ¼ l dieses Tees morgens den Mund gut ausspülen. Dabei aber besonderen Wert darauf legen, daß die ziemlich heiße Spülung gut an jene Stelle herankommt, wo der vermutliche Krankheitsherd liegt. Nach Beendigung der Mundspülung wird ¼ l des vorbereiteten Tees getrunken. – Am Abend vor dem Schlafengehen das gleiche wiederholen.

Äußerlich die Fistel öfters täglich abwechselnd mit *Arnikatinktur* und *Ringelblumensalbe* betupfen.

Zahnwurzelerkrankungen:

Zahnwurzelerkrankungen machen sich durch heftige Schmerzen, oft sogar ohne sichtbaren Zahnschaden, bemerkbar. Unbedingt sofort den Zahnarzt aufsuchen, der eine Zahnwurzelbehandlung in die Wege leitet.

Schmerzen kann man aber in der Zwischenzeit durch das Ausspülen des Mundes mit *Kamillentee (Matricaria chamomilla)* lindern. – Oder 2 Teelöffel pulverisierte *Nelkenwurz-Wurzel (Geum urbanum)* in ¼ l kochendem Wasser 15 Minuten ziehen lassen und abseihen. – Das eignet sich sehr gut zum Mundausspülen.

Guter Allgemeinzustand der Zähne:

Weidenblätter (Salix alba) oder *Kirschlorbeer-Blätter (Laurocerasus officinalis)* gereinigt, pro Tag eines oder zwei in den Mund genommen und gut durchgekaut, dann ausgespuckt, ist ein einfaches Mittel, um den Allgemeinzustand der eigenen Zähne zu heben.

Weil Kalmuswurzel so wertvoll ist:

In keiner Hausapotheke sollte getrocknete und zerkleinerte *Kalmuswurzel (Acorus calamus)*, in gut verschlossenem Gefäß aufbewahrt, fehlen. Weil *Kalmuswurzel-Kauen* so wertvoll ist, nicht nur für das vegetative Nervensystem und speziell gegen nervöse Magen- und Darmstörungen und zur Einschränkung des Rauchens, sondern auch zur Gesunderhaltung der Mundhöhle und des Gebisses.

Was der Apfel in punkto Zähne alles kann:

Der *Apfel* stärkt den Gesamtkreislauf und die Funktion des Herzens. Dadurch wird der wertvolle Saftstrom des Blutes aktiviert.

Der Apfel reinigt den Zahnschmelz auf natürliche Weise, ohne ihn zu schädigen.

Der Apfel stärkt das Zahnfleisch. Selbst Zahnprothesen-Träger sollten den Wert des gesunden Zahnfleisches, auf dem ihr Gebiß ruht, nicht unterschätzen.

Der Apfel regt die Speichelbildung an. Gesunder Speichel ist natürlicher Zahnschutz.

Der Apfel besitzt durch die Apfelsäure und die Mineralstoffe eine starke natürliche Reinigungskraft. Welche vor allem die so schädlichen Weißzuckerteile beseitigt und unschädlich macht.

Gesunde Zahnpflege nach alter Art:

Lindenholzkohlen-Pulver aus der Apotheke beschaffen. Absolut gut verschlossen und trocken lagern.

50 g getrocknete *Pfefferminz-Blätter (Mentha piperita)* in 250 g 70%igem *Alkohol* 14 Tage lang ansetzen und ins Fenster stellen. Abseihen. Gut verschlossen und dunkel aufbewahren, mit der Beschriftung „Minzalkohol".

3 Eßlöffel *Lindenholzkohlen-Pulver* mit 3 Eßlöffel *Minzalkohol* und 2 Eßlöffel *Wasser* vermischen. In einen Tiegel geben. Verschlossen kühl aufbewahren. – Täglich zum Zähneputzen verwenden. Mit lauwarmem Wasser nachspülen. Sollte etwas vom „Zahnputzmittel" geschluckt werden, dann ist dies durchaus nicht schädlich. – Lindenholzkohle ist übrigens ein wirksamer antiseptischer Magen-Darm-Reiniger.

Brot und Zitronensaft:

Zur Festigung des Zahnbettes nimmt man 1 Stück frisches *Brot*, schneidet die Rinde weg. Träufelt frischen, reinen *Zitronensaft* über die Brotschmolle. Knetet daraus nußgroße Kügelchen. Reibt mit Hilfe der sauberen Finger das gesamte Kieferfleisch und die Zähne vorsichtig, aber fest ab.

Dadurch werden die Zähne nicht nur sauber, sondern das Zahnfleisch wird ganz besonders gestärkt und gefestigt.

Damit Raucher schöne Zähne haben:

Um die Gelbfärbung der Zähne durch Teer und Nikotin zum Verschwinden zu bringen, reinigt man einige Zeit hindurch 2mal täglich die Zähne mit „*Brot und Zitronensaft*" (siehe dort).

Minzalkohol zur Mundspülung verwenden:

1 Eßlöffel „*Minzalkohol*"* in 1 kleines Glas lauwarmes Wasser gegeben und damit den Mund ausgespült, verleiht eine angenehme Frische. Reinigt die Mundhöhle. Ist ein gutes Mittel zum Nachspülen beim Zähneputzen. Schluckt auch unangenehmen Mundgeruch.

Gerbstoffe tun dem Zahnfleisch gut:

50 g *Eichenrinden-Pulver* in der Apotheke besorgen. 1 Teelöffel voll davon einnehmen. Mit der Zunge und dem Speichel im Munde gut verteilt, ist dies ein natürliches Mittel gegen Zahnfleischerweichung. Hernach mit lauwarmem Wasser nachgurgeln.

Eichenrinde ist kalk- und gerbstoffhältig, reinigt und festigt.

---

* Zubereitung siehe unter „Gesunde Zahnpflege nach alter Art", vorige Seite

Wenn die Brombeerhecken blühen:

Ein Gang durch die Natur. Durch die stille. Die unverdorbene. Irgendwo am Waldrand. Der Eintritt wird dir verwehrt. Durch einen natürlichen „Drahtverhau". Die *Brombeerhecken (Rubus fruticosus)*.

Sammle Knospen, junge Blätter und Blüten. Trage sie heim. Schneide sie klein. 1 festen Eßlöffel voll davon mit ¼ l kochendem Wasser abbrühen. 15 Minuten ziehen lassen. Abseihen. – Ziemlich warm damit den Mund ausspülen. Gurgeln. Hilft dir gegen akute Zahnfleischentzündung. Aber auch als Vorbeugung gegen Geschwürbildung.

Die Brombeerblätter und -blüten im Schatten trocknen und aufbewahren. Aber nicht verwelken lassen und dann verwenden. Könnte nämlich zu Falschgärungen kommen. Und das wäre schädlich.

Bei Zahnschmerzen:

Frische oder auch getrocknete *Schafgarben-Blätter (Achillea millefolium)* langsam und bedächtig kauen, lindert Zahnschmerzen. Kann als Soforthilfe im Notfall angesehen werden.

Leberblümchen-Blätter gegen Zahnfleischbluten:

Den ganzen Sommer über können *Leberblümchen-Blätter (Hepatica nobilis)* gesammelt werden. Nur frisch verwenden. Kleinschneiden. – 1 vollen Eßlöffel davon mit ¼ l kochendem Wasser übergießen. 15 Minuten ziehen lassen. Abseihen. Zur Mundspülung gebrauchen. Auch vorbeugend gegen Zahnfleischbluten.

Hagebuttentee trinken ist für die Zähne gut:

2 Teelöffel zerkleinerte und getrocknete *Hagebutten-Früchte (Cynosbata)* in ¼ l kochendes Wasser geben. Nur einen Augenblick lang aufwallen lassen. Von der Platte wegnehmen. 20 Minuten Ziehdauer. Abseihen.

3 Wochen lang zum Frühstück und zum Abendessen getrunken, verleiht dies dem Körper einen gesunden Vitaminstoß. Stärkt das Zahnfleisch. Behebt Vitaminmangel. Kräftigt Mundhöhle, Zahnbett und Zähne.

XIII. Nägel, Haare, Zähne ... 683

Die Pflege der Zahnprothese:

Die regelmäßige tägliche Pflege der Dritten Zähne ist nicht unbedeutend. Die Zähne gründlich abwaschen, zuerst mit warmem, dann mit kaltem Wasser. Über Nacht in lauwarmes Wasser, dem einige Tropfen eines *ätherischen Öles* beigegeben werden, legen. Vorzüglich eignet sich dazu *Wacholderöl*, *Kalmuswurzelöl*, *Eukalyptusöl* und *Latschenkiefernöl*. Morgens kalt nachspülen.

Stärkt das Zahnfleisch. Wirkt sich günstig auf den Halt der Prothese aus. Sorgt für frischen Atem.

Führe deine Sonnenrosse immer in der Mitte

Auch Götter haben ihre Probleme.
So meinte man wenigstens, es in der Mythologie von einst zu wissen.
Und die Alten hörten es. Erzählten es weiter.
Oft zum Trost gegenwärtiger Zeiten. Wo Spannungen an der Tagesordnung stehen. Probleme mit den Generationen nicht ausbleiben. So war es. Und es wird auch immer so sein.
Helios. Der Sonnengott.
Dessen Sohn Phaeton.
Eines Tages wandte sich Phaeton an seinen Vater Helios mit einer Bitte. Einmal doch mit den feurigen Rossen die leuchtende Sonnenscheibe um die Erde fahren zu dürfen.
Vater Helios' Bedenken waren viele. Und nicht geringe.
Das wilde Gespann in den jugendlichen Händen seines Sohnes. Durfte er ihm das anvertrauen?
Einwände nützten nichts. Brachten den Bittsteller nicht zur Ruhe. Phaeton ließ nicht locker.
Zögernd gab der Vater seine Erlaubnis. Nicht ohne genaue Anweisung. Nicht ohne eindringliche Mahnung.
„Medio tutissimus ibis!"
„In der Mitte bleibe,
das ist der sicherste Weg!"
Damit wollte er sagen:
„Weder zu hoch in den Himmel,
noch zu nah an die Erde.

Mögest behutsam du
deine Sonnenrosse lenken."
Hatte der Sohn des Vaters Worte vergessen?
Hatte er nicht die Kraft, die Rosse in der Mitte zu halten?
Phaeton verlor die Bahn. Der Wagen wurde zum Spielball der feurigen Rosse. Raste steil in den Himmel. Kam wieder ganz nahe der Erde.
Und die Folge?
Große Landstrecken verbrannten. Wurden zur versengten, unfruchtbaren Wüste.
Aus dem Wagen geschleudert, stürzte Phaeton zur Erde.
Bange Stunden. An jenem furchtbaren Tage. Für die Menschen auf Erden. Bis der Sonnengott Helios wieder mit sicherer Hand die Zügel ergriff. Und den Sonnenwagen auf den „sicheren Weg der Mitte" lenkte.

Nägel.
Haare.
Und Zähne.
Nicht übersehbare Gebilde am menschlichen Körper.
Sie richtig pflegen.
Wie so vieles an uns. Um uns.
Dabei im goldenen Mittelweg bleiben. Um so jedes Übermaß nach beiden Seiten hin zu vermeiden.
Nicht ungepflegt sein.
Mich auch nicht in der Sorge um meinen Leib verlieren.
Eine Warnung. Eine Mahnung.

Die feurigen Sonnenrosse.
Des Helios.
In den Händen von Phaeton.

*Des XIV. Teiles ganzer Sinn
von Seite 686 bis Seite 786*

Spiegel unserer Essensdisziplin

Einer kam aus Imst im Inntal 686
Hautpflege hat viele Aspekte 689
Warum bei jeder Mahlzeit Fleisch .. 691
Ein schlechter Pförtner,
der alles einläßt 694
Die acht Stationen 697
Naturgemäße Dauerernährung 721
Das Frühstück
muß persönlich sein 727
Der Mittagstisch
soll aus Eiche sein 738
Wenn die Sonne untergeht 750
Gut gewürzt ist halb verdaut 754
Verlierer wird zum Gewinner 761
Ein Jedermann-Spiel
anders gesehen 770

Einer kam aus Imst im Inntal

Der schwere Laster.
Mit seinem Gebrumm.
War ein Segen.
Von den Grundfesten bis zu den Dachsparren erschütterte er mit seiner rollenden Fracht das bescheidene Häuschen am Straßenrande.
Einen Augenblick bloß.
Das genügte „Pepsi".
Um seinen langgehegten Wunsch erfüllt zu sehen.
Daran war aber auch der Hausvater nicht unbeteiligt.
Morgens, vor seinem Weg zur Arbeit, brachte er heute, so wie jeden Tag, Hanfsamen und frisches Wasser. Gab beides in den Vogelkäfig.
Schloß das Türchen. Am Bauer.
So meinte er. Es getan zu haben.
Oberflächliche Annahme.
Die zum Eckpfeiler von „Pepsis" Glück wurde.
Wovon „Pipsi" keine Ahnung hatte.
„Pepsi" und „Pipsi".
Zwei muntere, gefiederte Sänger.
Serinus canaria.
Das Kanarienvogelpaar.
„Ihm" war die Aufgabe zugefallen, den Nistplatz herzurichten. Mit dem Material, das der große „Zweibeiner" mitbrachte. Gelegentlich.
Als das Nest fertig war, wurde „er" von dort verjagt. Eifersüchtig bewachte „sie" ihre 5 gelegten Eier. Um sie zu bebrüten. 13 Tage lang.

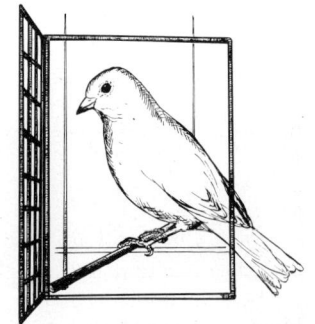

Eierlegen und Brüten. Das war „ihr" Geschäft.
Jetzt?
Der vorbeirollende Laster.
Hatte mit seiner Erschütterung das schlecht geschlossene Türchen des Käfigs einen Spalt geöffnet.
Das genügte „Pepsi".
Seinen Wunsch zu verwirklichen.
Die „große Welt" kennenzulernen.

XIV. Spiegel unserer Essensdisziplin 687

Die sich um den Käfig herum auftat.
Die Flügel ausbreiten dürfen.
Richtig fliegen können. So nach Herzenslust. Durch das ganze Zimmer.
Das war die Welt seiner Sehnsuchtsträume.
Traum wurde Wirklichkeit.
Für ihn.
Und diese Wirklichkeit?
Ein aus dem Bauer geschlüpfter Kanarienvogel durchmißt das Zimmer. Als putzig gelbes Wölkchen. Launisch Gefieder. Von der Glückseligkeit des Augenblickes wundersam getragen. Ahnungslos. Was die unendliche Weite heißt. Der Wildform der Kanarienvögel vom Schöpfer geschenkt.

Auf den Kanarischen Inseln. Dort wo sich bereits zu Beginn des 16. Jahrhunderts nach der spanischen Eroberung ein schwungvoller Kanarienvogelhandel entwickelte. Viele Kanarienvögel mußten ihre Heimat verlassen. Damit auch ihre Freiheit aufgeben.

Über Italien kamen die kleinen Sänger nach Imst im Inntal. Dort entstand gegen Ende des 17. Jahrhunderts die damals bedeutendste Kanarienvogelzucht.

Tiroler Bergleute erst brachten den Kanarienvogel in den Harz.

Hier, in St. Andreasberg, begann die Zucht des berühmten „Harzer Rollers". — So nach seinem „rollenden" Gesang benannt.

Heute beträgt die Zahl der in der ganzen Welt gehaltenen Kanarienvögel mehr als 10 Millionen.

Im Exil gezüchtet. Heimisch geworden.
An Popularität stehen sie dem Wellensittich nach. Der zwar weniger schön im Singen ist, dafür aber unterhaltsamer.
Warum sind Kanarienvögel überhaupt beliebt?
Sind prächtige Sänger. Meister im „Rollen".
Durch Zucht entstanden aus der grünbraunen Wildform mit schwarzem Mittelstreifen auf der Flügeldecke die etwas größeren, einfärbig gelben „Kanari". — Diese Färbung beruht auf dem Fehlen oder der Reduktion des Pigmentes Melanin. Und folglich dem Überwiegen der Karotine.

Die grüne Farbe der Wildform wurde durch die Mischung der Melanine und Karotine hervorgerufen.

So finden wir auch im Federkleid sehr enge Parallelen zur Haut des Menschen. Und ihrer Farbe.

Durch Einkreuzungen sind die verschiedenen Farbvariationen der „Roller" hervorgegangen. Von orange bis rot.

Die Haltung der Kanarienvögel ist nicht schwierig. – Wenn man den Todfeind von ihnen fernhält. Die Zugluft. Sie bewirkt oft Lungenkrankheit und führt meistens zum Tode. – Neben ölhältigen Sämereien brauchen Kanarienvögel Proteine. Gekochtes Eigelb, vermischt mit Zwiebackbröseln, gelegentlich gegeben, entspricht den Erfordernissen. Hilft den Federnfraß zu vermeiden.

100 Kilometer von der nordwestafrikanischen Küste entfernt liegen die Kanaren.

Islas Canarias.

Die Kanarischen Inseln.

Eine Inselgruppe im Atlantik. Die zum spanischen Mutterland gehört und aus sieben Inseln besteht. Vulkanischen Ursprungs.

Strauchartige Pflanzen mit besonderen Wassergeweben in Wurzeln, Blättern oder Sprossen sind dort daheim. Als Charakterpflanzen gelten kandelaberartige Wolfsmilcharten, Palmen, Tamarisken und der Drachenbaum.

Das Blau des Himmels vermählt sich mit dem Azur des Meeres. Da hineingewebt wird das ewige Grün der Insel. Die keinen Winter kennt.

Das ist die Heimat der Kanarienvögel.

Endlos. Ohne Begrenzung. Frei im wahrsten Sinne des Wortes. Zwanglos.

Der Kanarienvogel im Käfig?

Eng und begrenzt. Hinter Gittern. Sklave der Zahmheit.

Jahrein. Jahraus. Ein Leben lang.

Jetzt geht das Türl auf.

Der Vogel kann im Zimmer umherfliegen.

Das freut ihn.

Unendlich.

Er weiß aber nichts von der wirklichen Freiheit.

Weiß nichts von den Kanarischen Inseln. Von denen er nur mehr den Namen trägt.

Kennt bloß den Vergleich Käfig und Zimmer.

„Wo Unwissenheit ein Segen ist, da ist es Torheit, gescheit zu sein."

Stimmt manchesmal.

Nicht immer.

Wissen macht nämlich frei.

In allen Lebensbereichen.

Auch in bezug auf unsere Ernährung.

XIV. Spiegel unserer Essensdisziplin

Natürliche Nahrung ist die beste Medizin.
Darum geht es mir in diesem Kapitel.

Hautpflege hat viele Aspekte

Im offenen Waldland leben sie.
Auf den Azoren.
Auf Madeira und auf den westlichen Kanarischen Inseln.
Die Wildvögel. Der Kanarien.
Sie zählen alle zur Familie der Finkenvögel. Haben viele Verwandte, die bei uns wild leben und die wir kennen.

Wie den Kernbeißer. Dessen Gesang leise zwitschernd, auch trillernd und klirrend, in lichten Laubwäldern, Gärten und Parks ertönt. Er selber, gern in Baumkronen versteckt, knackt Fruchtkerne. Laut hörbar.

Wie den Grünfink. Ein typischer Körnerfresser. Der im Zickzack-Flug die offene Landschaft mit Büschen und Bäumen überquert. Dabei sein lautes Klingeln mit einem gedehnten, nasalen ,,Chräh" erschallen läßt. Durch seinen liederlichen Nestbau berühmt geworden: ,,Schlampig wie ein Grünfink."

Wie den Stieglitz. Unverwechselbar durch seine Färbung. Seine Vorliebe für Distelsamen und Sämereien brachte ihm den Namen ,,Distelfink" ein. Im Winter streicht er in Truppen oder Schwärmen umher. Als Jahresvogel bei uns daheim. Verzehrt in der schönen Jahreszeit Insekten. Mit Vorliebe Blattläuse.

Wie den Girlitz. Serinus serinus. Vom lateinischen Namen her schon ist die enge Verwandtschaft mit Serinus canaria, dem Kanarienvogel, unverkennbar. Ebenso klar erkennbar ist der Lockruf ,,girrlitt" und der Name ,,Girlitz". Von erhöhten Plätzen herab ertönt lang und ausdauernd sein munterer Gesang, schwirrend und sirrend. Unter ununterbrochenem Kopfwenden.

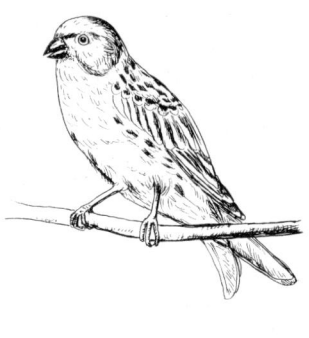

Sie alle sind Verwandte des Kanarienvogels.
Nicht zu vergessen die anderen bunten, fliegenden, sin-

genden Bewohner unserer Gärten und Wälder.

Der Bluthänfling. Der Gimpel oder Dompfaff. Der Fichtenkreuzschnabel. Der Buchfink. Der Zeisig. Die Goldammer. Die Rohrammer. Und der Ortolan.

> Vielseitig ist Gottes Natur.
>
> In ihren Familien. Gattungen. Arten. Kreuzungen. Und Bastarden.
>
> Wunderbar in der Vielfalt.
>
> Und der Mensch?
>
> Steht nirgendwo zurück.
>
> Trägt die Wunderwelt des Kleinen in sich. An sich. Vielfältig und wandelbar. Unverkennbar erkennbar. Wenn er schauend denkt und handelt.
>
> Und der Mensch „Ich"? Keine Ausnahme.
>
> Angefangen beim „Außenamt" meiner Persönlichkeit. Bei meiner Haut.
>
> Weil die Hautpflege viele Aspekte hat. Auch „über den Magen" geht.

Von verschiedenen Seiten kann ich sie betrachten. Behandeln. Pflegen. Meine Haut.

Der Blickwinkel muß nicht immer der gleiche sein.

Auch nicht die Betrachtungsweise.

Ähnlich wie bei der Wiese.

Ein freier Platz, auf dem sich Kinder tummeln.

Wo eine Rebhuhnmutter die muntere Schar ihrer Kücken zur Futtersuche anleitet. Der Rebhuhnvater dabei Wache steht.

Die Arbeitsbiene auf des Löwenzahnes Blüte sitzt und Nektar saugt. – Das kranke Kind daheim den süßen Labestrank dankbar aus gütiger Mutterhand entgegennimmt.

Rinder weiden auf der Bergwiese. Milch und Fleisch liefern sie dem Menschen. Aus der Gräser Kraft.

Das Weißbindige Wiesenvögelchen aus der Familie der Augenfalter, nicht sehr fluglustig, gerne von Juni bis August im Perlgrase der Wiese ruht.

Und zieht der Schifahrer seine Spuren im körnigen Schnee, dann suche du der Wiese Pracht unter der weißen Decke.

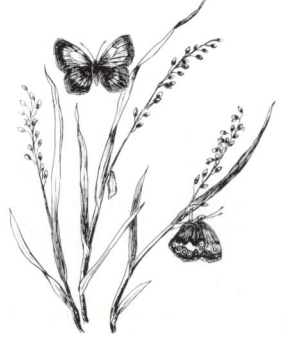

XIV. Spiegel unserer Essensdisziplin 691

So verschiedenartig und noch vielfältiger kann man die Dinge sehen.
Auch die Hautpflege. Mit ihren vielen Aspekten.
Endet nicht bei Wasser, Seife und Handtuch.
Beginnt bei der Überlegung.
Führt über den Herd.
Hockt in der Vorratskammer.
Guckt in den Speiseteller.
Wird zur Hautpflege, die von innen kommt.

Warum bei jeder Mahlzeit Fleisch?

„Setzens eahna nieda, Herr Pforra."
Der Pfarrer nahm die Einladung der freundlichen Bäuerin an. Die ihr Übergewicht unter Stöhnen durch das Haus schleppte.
Er, der Pfarrherr, war zwar den ganzen Vormittag gesessen. In der Schule. Beim Religionsunterricht. Aber ein Neinsagen wäre auf diese nette Einladung hin einem Hausfriedensbruch nahegekommen.
So saß er bald bei dem Hausgesinde um den schweren, massiven Holztisch, ganz nahe am aussichtgewährenden Fenster. Genoß den Ausblick. Der ihm einen Einblick in den Mühlengraben ermöglichte. Durch den das Wasser zwischen Erlengebüsch eilig vorwärts wollte. Von ausgeschwemmten, nackt daliegenden Wurzeln keck zurückgehalten. Eine Unverschämtheit. Für das Wasser.
Nicht feige. Nahm es sich immer wieder einen Anlauf.
Überpurzelte.
Dann war es gelungen. Ihm. Dem Wasser.
„Ausdauer verdient den Preis."
Und „Der Fleiß hämmert das Eisen".
Was hier zwar nicht wortwörtlich, aber doch sinngemäß stimmte.
Das Brummen aus der hauseigenen Mühle verriet es. Daß das Wasser des Baches doch immer wieder den Weg fortsetzen konnte. Trotz aller Hindernisse. Das Mühlrad erreichte. Und dies auch durch sein Plätscher-Geplauder hören ließ.
Fast als Lohn für diese Anstrengung war der Abflußgraben zum Dorfbach hin störungsfrei.
Das nützte das geplagte Wasser wieder genießerisch aus.

Ging in die Breite.
Wurde seicht.
Behäbig.
Und langsam.

> Wie wir Menschen. Wenn wir ohne Aufgabe und ohne Antrieb dahinschlenkern. Fett ansetzen. Es uns „gutgehen" lassen.
> Dabei fleißig unser eigenes Grab schaufeln. Mit vollen Schüsseln.

Als hätte der Pfarrherr, an aussichtsreicher Stelle in der guten Stube des Mühlenbauers sitzend, geahnt, was jetzt kommen würde. So phantasierte er durch das breite Stubenfenster, das bis zur halben Höhe im Herbst mit noch blühenden Pelargonienstöcken vollgestopft war.

„Ist denn beim Mühlenbauern alles vollgestopft?" Denkt er gerade, als auch der Mühlenbauer hereinkommt. Ihn freundlich begrüßt.

Eine Vollfigur vom Bauch bis über die Brust hinauf. – Und da er den Hut auch in der Stube oben läßt, scheint sein Kopf ein zweiter Bauch zu sein.

„Schaumans eahna nit. Essens mit. Habma im Hirigst nit viel, weil mans gnädig, volla Orbeit habn. Oba was Guats hab ma."

Dabei fährt er sich mit der noch mehligen Rechten über den Mund. Als wolle er Fett abwischen.

Jetzt stand es auf dem Tisch.

Das Essen. Das „gute".

Wanderte zerstückelt aus der Fettschwemme der großen Pfanne auf die Teller der hungrigen Sechser am Tisch.

Dann wurde noch der Brotlaib herumgereicht. – Jeder schnitt sich „Zollstärke" davon ab. – Obstmost in die bereitgestellten Tonkrüge gegossen. Und die Mahlzeit genossen. Die aus recht fettem Schweinebraten, Bauernbrot und Obstmost bestand.

Wobei wenigstens ein „Lichtblick" aus dem Mostkrügel kam. Von dessen Trunk eine verdauungsfördernde, fettzersetzende „Krafft und Würckung" schon zu Zeiten der „alten Kräuterväter" ausging.

Der Pfarrer schämte sich nicht. Wußte, daß es im Herbst viel Arbeit gab. Darin stimmte er dem Bauern zu. – Nur war er nicht so sehr von der „Güte der Mahlzeit" überzeugt.

XIV. Spiegel unserer Essensdisziplin

Trotzdem aß der Pfarrer mit.

Besuchte noch die kranke Großmutter. Im Austragsstüberl. Plauderte mit ihr. Tröstete und segnete sie.

Dann fuhr er wieder heim.

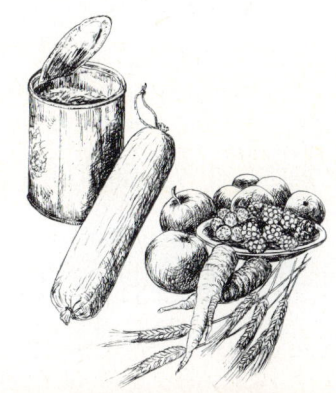

Lange noch mußte er an die Mahlzeit im Mühlenbauernhof denken. Und an seine arme Gallenblase.

Aber auch das Problem des „Fleisch-Essens" war näher in seinen Gesichtswinkel gerückt.

Er, der Obst und Gemüse so gerne aß.

Daheim einen großen Garten betreute.

„Je mehr Fleisch man ißt, desto geringer wird das Leistungsvermögen. Fleisch gibt keine Kraft. Es bringt zuviel Eiweiß in unseren Körper. Es stört das Ernährungsgleichgewicht, und es kann dadurch zu Fäulnis kommen. Daß man dem Fleisch einen so hohen Nährwert nachrühmt, beruht nicht auf Untersuchungen; es ist vielmehr Aberglaube."*

Unser Mund ist mehr als eine Öffnung.

Zum Atmen.

Zum Essen.

„Der Mund ist des Bauches Henker und Arzt."

So sagt der Deutsche.

Und der Araber?

„Die Pforte des Todes ist der Mund."

Die Volkserfahrung weiß: *„Was der Mund mag, muß der Magen verdauen."* Und *„Mäßiger Mund erhält den Leib gesund"*.

Daß der Mund aber zur Pforte des Lebens wird, das liegt in des Menschen Hand. Deshalb?

Nicht zum Sklaven werden.

---

* Dr. Maximilian Oskar Bircher-Benner, 1867 in Aarau in der Schweiz geboren, 1939 in Zürich gestorben. Strebte als Arzt eine den ganzen Menschen erfassende Heilkunde an. Unter dem „ganzen Menschen" verstand er Körper, Seele, Umwelt und Berufung. Aufgrund der „Ordnungsgesetze des Lebens".

Weder zum Sklaven des Mundes, noch zum Sklaven hundert verschiedener Ernährungssysteme. – „Probieren" und „Studieren". Das Beste aber behalten.

Sklave ist auch, wer vor lauter Verboten und unerbittlich einzuhaltenden Regeln und Kalkulationen in ständigem Zwange lebt.

Das ist nicht der Weg zur Gesundheit. Hingegen?

Ein fröhlich Herz, ein froh' Gemüt sind der Schlüssel zum Altwerden.

Und der Weg zum Glück.

Ein schlechter Pförtner, der alles einläßt

Ein Orientierungs-Kriterium ist notwendig

„Wo die Natur aufhört, fängt der Unsinn an."
Natürliches Leben kommt nicht von alleine.
Muß angestrebt, gesucht, gewollt werden.
Sofort. Nicht verschieben.
Denn „Heute ist heute; morgen ist ein unsicherer Tag".
Damit „richtig und gesund leben" zur Gewohnheit wird.
Dann finden und treffen wir auch das Richtige.
Die „Natur guckt überall hervor".
Suche ich sie, dann beginnt für mich ein neues, bewußtes und gesundes Leben. Eine Umstellung, die auch hält. „Was die Natur angestrichen hat, färbt nicht ab."

Nicht veraltet ist der Aufruf:
„Zurück zur Natur."

Aber fast zu spät.

Keine Einladung mehr. Ein Gebot der Stunde. Nicht einfach zu verwirklichen. Ohne dabei ein Eigenbrötler oder Einzelgänger zu werden.

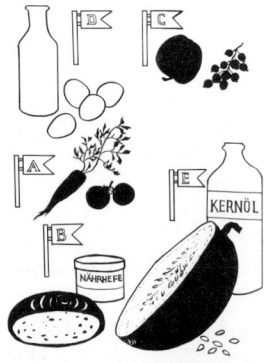

Dennoch können und müssen wir etwas tun.

Nicht aus der Welt flüchten.
Nein.
Das wäre ein Ding des Unmöglichen.

XIV. Spiegel unserer Essensdisziplin

Vielmehr unsere Gewohnheiten überprüfen.
Ändern.
Bei uns selber anfangen.

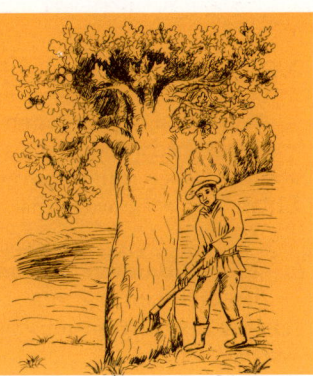

„Von einem Streiche fällt keine Eiche."
Unsere Verhaltensweise in punkto Ernährung muß uns einmal bewußt geworden sein.
Ist dies geschehen, dann haben wir bereits einen wichtigen Schritt getan.
Nach vorne.
Zur Verbesserung der Essensdisziplin. Die sich auf unserer Haut widerspiegelt.

Wohlstand ist nicht alles.
Ist lange noch nicht Wohlbefinden.
Auch wenn man sich heute „fortschrittlich" vorkommt, gilt immer noch ein altes Sprichwort: „Wohlleb, Dummert und Faulaert sind Brüder."
Eine auf Bequemlichkeit zugeschnittene Lebensweise macht weder gesund noch glücklich.
Kultur darf sich nicht am Luxus orientieren. Muß sich an der Natur ausrichten. In jedes einzelnen Menschen Leben gilt der Grundsatz: **„Überfluß schadet, und Mangel läßt verkümmern!"**
Alle unsere Eßgewohnheiten haben nur eine Orientierungshilfe. Das sind die in unserem Körper sich abspielenden Prozesse, ausgelöst durch die Nahrungsaufnahme.
Dort liegt das richtige Kriterium.
Für gut und schlecht.
Für gesundheitsfördernd.
Und für gesundheitsschädigend.
Deshalb muß jeder gerechten Beurteilung der einzelnen Nahrungsmittel sowie auch allen unseren Eßgewohnheiten eine genaue Erkenntnis vorausgehen. Die in der Frage gipfelt: „Was bewirkt dieser Trunk, diese Speise in mir?"
Das heißt Ausrichtung.
Geistige Einstellung.
Hinlenken zu einem sinnvollen Ziel.
Dem Licht entgegengehen.

"Oriri." Sich erheben. Aufsteigen.
Orientierung.
Als Kriterium. Das notwendig ist.

Mischkost, die gesündeste Ernährung

Aufbauen und Erhalten des Körpers.
Zwei Forderungen, die an jede gesunde Ernährung gestellt werden. Aber nur dann erfüllt werden können, wenn die Ernährung ausgewogen ist.

Wie muß unsere Nahrung sein?
Unsere Nahrung muß **schmackhaft, sachgemäß zubereitet,** für den Organismus **gut aufschließbar** und damit **verwertbar** sein.
Wie, wann und wo immer wir sie einnehmen, müssen die in ihr enthaltenen *Grundnährstoffe* Eiweiß, Kohlenhydrate und Fett im richtigen Verhältnis stehen: 10–15% Eiweiß, 55–60% Kohlenhydrate und 10–15% Fett.
Die günstigste Ernährung für den Menschen ist eine Mischkost, bestehend aus pflanzlichen, tierischen und mineralischen Produkten. – Aus der Gesamtheit des Geschaffenen.

Die richtige Einstellung ist sehr maßgeblich daran beteiligt, ob wir gesund oder ungesund leben. Mein Leben. Ein einmaliges Geschenk. Mir vom Schöpfer anvertraut.
Meine Antwort darauf? Daß ich ihn durch mein Leben verherrliche. Indem ich anderen Menschen durch meine Fähigkeiten, Begabungen und mein Wissen helfe und diene.
Um das tun zu können, dazu brauche ich Kraft und Freude.
Beides wird mir durch ein gesundes, schmackhaftes Essen und Trinken vermittelt.

Deshalb gehe ich mit Freude zu Tisch. Danke dem Herrn, daß ich essen kann und etwas zu essen habe.
Vergiß aber dabei die hungernden Brüder und Schwestern in der Welt **nicht.***

---

* Kontonummern für Spenden zur Linderung des Hungers in der Welt siehe Bildtafel IX

XIV. Spiegel unserer Essensdisziplin

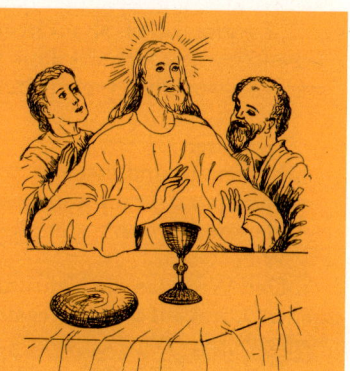

„In allen meinen Prüfungen habt ihr bei mir ausgeharrt. Darum vermache ich euch das Reich, wie es mein Vater mir vermacht hat: Ihr sollt in meinem Reich mit mir an einem Tisch essen und trinken."*

Die acht Stationen

Über vieles weiß man Bescheid.
Heute.
Über Atome und Moleküle.
Über Kristalle und Pflanzen.
Über Elemente und Mikroorganismen.
Über Milchstraßen und Atmosphäre.
Über allerhand.
Lebenserscheinungen, die vordem noch in Dunkel gehüllt waren, liegen offen da.

Vieles aber bleibt mir Oberflächenfrage. Weil ich nicht bis auf den Grund vorstoße.

Den Kern kenne ich nicht.
Bin mit der Schale schon zufrieden.
Und doch! „Der Kern ist unter der Schale."
Nicht nur bei der Nuß.
Bei so vielem.
Obwohl ich genau weiß, daß „Meine Nahrung mein Schicksal" bedeutet.

„Der eine macht sich das Schicksal selber, der andere bekommt es fertig."

Ein Hauptbestandteil einer richtigen Lebensführung ist die natürliche Ernährung.

---

* Lk 22,28–30a

> „Es gibt keine Krankheiten, es gibt nur Fehler in der Lebensführung. Schafft diese Fehler ab, und die Krankheiten werden von selbst verschwinden."*

Wir essen.
Wollen gesund essen.
Speise und Trank sollen Leib und Geist erfreuen.
Sie können das.
Wie?
Den Weg, den die Nahrung in uns geht, wollen wir nachgehen. Denn auf dieser Wegstrecke wird Freude und Gesundheit geboren. Wuchert aber auch Trübsinn und Krankheit.
Welchen Weg geht eigentlich die Nahrung in mir?

> **8 Stationen** sind es, die jede Speise in meinem Körper durchwandert:
> **Mund, Schlund, Speiseröhre, Magen, Zwölffingerdarm, Dünndarm, Dickdarm, After.**

Wenn ich den Bissen in den Mund stecke, arbeiten drei Sinne. Tastsinn, Geschmackssinn, Geruchssinn und auch die Augen. Unzertrennbar setzen sie bereits den ersten Schritt. Bestimmen die *Qualitätsquote der Nahrungsverwertung.*

Ihre „Arbeitsleistung" ist durchaus beachtenswert.

Weil sich so der Körper auf den Akt der Nahrungsaufnahme einstellt.

Der *Geruchssinn.* Tausendfältig in seiner Art. Gehört gemeinsam mit dem Geschmackssinn zum chemischen Sinn der Lebewesen. Die Riechschleimhaut liegt im oberen Bereich der Nasenmuschel beider Nasenhöhlen und ist insgesamt nicht größer als 2,5 cm^2. Wobei Spuren von Millionstel Prozenten genügen, um uns von der servierten Speise Kunde zu tun. Und eine positive Bereitschaft der Aufnahme im Körper zu veranlassen.

Der *Geschmackssinn.* Sitzt auf der Zunge. Die dichteste Anhäufung der Sinneszellen befindet sich an der Zungenspitze und an den Rändern der Zunge. Leiten die Geschmacksempfindungen über die Nervenbahnen zum Gehirn.

---

* Are Waerland, schwedischer Ernährungswissenschaftler, von 1876–1955
** Es geht hier ausdrücklich um eine anschauliche und allgemein verständliche Auslegung und um keine wissenschaftliche Abhandlung.

XIV. Spiegel unserer Essensdisziplin 699

Wobei sich die Palette der Geschmacksempfindungen im Prinzip nur auf 5 beschränkt: süß, sauer, bitter, salzig und laugenhaft.

Der *Tastsinn*. Erstreckt sich über die gesamte Hautoberfläche. Aber auch „kaptische" Eindrücke, Tastsinneseindrücke, die mit Zunge, Mundhöhle und Rachen empfangen werden, spielen eine Rolle.

Die *Augen*. Sind die Leuchten der Seele. Öffnen oder schließen tief drinnen.

Goldene Essensregeln:

1. Habe deinen fixen Eßplatz. Um nicht Gefahr zu laufen, überall und zu jeder Zeit zu essen. Auch wenn sich Gelegenheit anbieten würde. – Wer sich diese Disziplin bewußt selber auferlegt, greift nicht automatisch nach allem Eß- oder Naschbaren.

2. Laß dir genügend Zeit beim Essen. Meide jedes Hasten. Nimm ruhig Platz und setze dich bequem hin. – Iß nie im Vorbeilaufen!

3. Denke energiebewußt. Die Nahrung soll dem Körper wertvolle Kraft geben. Deshalb die Frage: „Wieviel esse ich wovon?" – Dabei Kenntnis über den Kalorienwert der wichtigsten Lebensmittel haben.

4. Lege Wert darauf, daß die Speisen appetitlich angerichtet werden.

5. Nimm dir lieber weniger heraus als zuviel. Es ist nicht richtig, etwas auf dem Teller liegen zu lassen oder aus Ordnungssinn alles aufzuessen, auch ohne Hunger. Ist sogar gesundheitsschädlich. – Vergiß nicht, daß andere hungern!

6. „Beiß den Bissen und nicht deine Frau . . ." – Langsam und sorgfältig kauen. Jeden Bissen dreißigmal. Gut einspeicheln, nicht hastig hinunterschlucken. – Dieses Ausschmekken des Wohlgenusses ist gesundheitsfördernd. „Gut gekaut ist halb verdaut."

7. „Beim Essen den Kummer vergessen." Denk an keine andere Aufgabe. Sei nur dankbar. Iß mit Freude. – Laß dich nicht ablenken, durch Zeitung, Diskussion oder Fernsehen.

8. Sorge immer dafür, daß das Gebiß in Ordnung ist. – Die eigenen Zähne sind ein großer Schatz. Auch das künstliche Gebiß solltest du in regelmäßigen Abständen überprüfen lassen.

Das Leben bereichern.
Ist lehrbar und erlernbar.
Wobei der Teil oft mehr als das Ganze.
Der Weg schon Ziel ist.
Weil er das Ganze prägt.

> Seitdem ich den Weg der Nahrung in meinem Körper besser kenne, denke ich auch mehr daran. Das hebt meine Essensdisziplin sehr stark. Mein Körper wird mir fast zum „Glaspalast", in den ich hineinschauen kann. Und im Geist die Veränderung des Bissens miterlebe.

1. Station: Der Mund

Die Nahrungsmittel werden im *Mund* zerkleinert. Mit *Speichel* entsprechend vermischt.* Der erste entscheidende Schritt jedes Bissens auf dem Weg zur Körperenergie.

Die Einspeichelung der Speisen im Mund und der gleichzeitige Beginn der Umwandlung von Stärke in Zucker durch die Wirkstoffe Ptyalin oder Speichel-Amylase ist eine äußerst wichtige Einleitung der Verdauung. Dabei muß jede Hast ausgeschaltet und jede Eile vermieden werden. Ansonsten könnten hier schon manche Krankheiten und spätere langwierige Leiden ihren Ursprung haben. Wie Nierenschmerzen, Kreuzschmerzen, Magenschleimhautentzündungen, Darmleiden und Nervosität. Um nur einige zu nennen.

Erhöhung der Speichelabsonderung:

Rote Johannisbeeren als Frischobst verwendet – oder für die Winterszeit eingefroren, in kleinen Portionen aufgetaut – als frischer oder sterilisierter Saft, aber auch als Johannisbeerwein genommen, bewirken eine erhöhte Speichelabsonderung und regeln die Darmtätigkeit.

Besonders Zuckerkranken zu empfehlen.

Os, der *Mund*, ist der Eingang zum Darmtrakt.
Durch Muskel verschließbar. Und durch die Kiefer begrenzt. Für die Ernährung äußerst wichtig.
Durch Aufnahme von Speise und Trank.

---
* Siehe auch Kapitel XII. „Nägel, Haare, Zähne..."

XIV. Spiegel unserer Essensdisziplin

Durch Prüfen der Temperatur. Kalt. Heiß. Kühl. Warm. Oder lau.

Durch Feststellen der Konsistenz. Fest. Hart. Weich. Oder schleimig.

Durch Zerkleinern und Einspeicheln der Nahrung.

Die *Mundhöhle*, *Cavum oris*, der Raum zwischen den Zähnen und der Rachenenge, ist von sehr empfindsamer Schleimhaut ausgekleidet. Das Mundhöhlendach stellt der Gaumen dar. Dieser leitet zum Rachen über.

Als *Qualitätszeichen* des Gesundheitszustandes darf die *Mundflora* angesehen werden. Die in der Mundhöhle vorkommenden Mikroorganismen. Auch Bakterien genannt. In der gesunden Mundhöhle leben und gedeihen verschiedene Bakterienstämme in einer richtig geordneten Symbiose. Führen also ein „frohes, geselliges Dasein". Ihre Zusammensetzung wird von Klima, Luftqualität und der persönlichen Pflege oder Nachlässigkeit sehr stark positiv oder negativ beeinflußt. Wobei auch die Essensdisziplin im allgemeinen eine Rolle spielt.

Verschiebt sich in der Mundhöhle das Verhältnis der dort befindlichen Bakterien zugunsten der krankheitserregenden Stämme, dann kommt es zu Erkrankungen. – Zahnfleischentzündungen. Faule Zähne. Mandelentzündung. Überempfindlichkeit der Mundschleimhaut. Sind die Folgen.

Verabreichte *Medikamente* können die Zusammensetzung der Mundflora sehr stark verändern. Besonders der negative Einfluß von *Antibiotika*.

Nicht unschuldig sind dabei die stark desinfizierenden Zahnpasten. Die oft aufs aufdringlichste angepriesen werden. Vorsicht vor solcher Werbung!

Foetor ex ore, der *Mundgeruch*, auch *Halitosis* genannt, ist die Folge von Fäulnisvorgängen bei Erkrankungen der Mundhöhle oder des Rachens.

Entartete Mundflora durch bewährte Hausmittel günstig beeinflussen:

1. *Vermeide mundflora-vernichtende Zahnpasten.* Stelle das Gleichgewicht der im Mund angesiedelten Bakterien wieder her. Indem du einige Zeit hindurch deine Zähne nur

mit *lauwarmem Salzwasser* putzt oder mit feiner *Schlemmkreide*, der einige Tropfen *ätherisches Pfefferminzöl* beigefügt sind.

2. Lerne den Wert des *Zitronen-Essigwassers* schätzen. In ein halbes Glas reines Wasser gib 20 Tropfen *Apfelessig* und 1 dicke *Zitronenscheibe*. Weiche sie einige Minuten darin ein. Presse sie dann gut aus. Mit dieser Flüssigkeit die Zähne putzen. Dann den Mund kalt ausspülen.

Deiner Mundhöhle zuliebe mußt du auf manches verzichten können.

Süßigkeiten sind der Krankheiten „teuflischer Nährboden". Auf dem so manches Übel wächst.

Denaturierte Nahrungsprodukte machen aus deiner Mundflora einen „Eunuchen".

Jede Konservenkost ist ein Gutschein für „Mundhöhlen-Invalidität". Ist immer eine Art Amputation. Macht aus dem Menschen einen Hinkenden. Ihm fehlt nur eines: „oder, oder". Zwei gleich lange oder zwei gleich kurze Füße.

Deswegen soll dein Essen vollwertige Nahrung sein.

Der Rohkost den Vorrang geben.

Vollkornspeisen nicht vergessen.

Meine Tips zur Mundpflege:

1. *Basilikumtee** als Abendtrunk zum Abschluß des Tages genossen, hält die Mundfäule zurück, reinigt die gesamte Mundhöhle, ohne der wertvollen Mundflora zu schaden. – Könnte auch als Gurgelwasser verwendet werden.

2. *Beinwellwurz*, frisch, von der oberen kohlschwarzen, feinen Rindenschicht befreit und in kleinen Stücken das lilienweiße Wurzelfleisch gekaut, wirkt sich für die gesamte Mundhöhle sehr günstig aus. – Zum Zuwachsen und Abheilen von Wunden und Verletzungen. – Vorzügliches Mittel gegen Zahnfleischblutungen. – Hat auch schon manchen vom lästigen Zungenbrennen befreit. – Bei Gesichtsnerven-Neuralgien bewährt sich das Kauen der frischen Wurzel ebenfalls bestens. – Sammelzeit im Frühjahr und Herbst. Im dunklen, kühlen Keller in feuchten Sand eingeschlagen, kann

---

* Siehe dazu auch Seite 728 unter „Basilikumtee" und die Zubereitung, Seite 731

man sie ohne nennenswerte Verluste von einer Vegetationsperiode zur anderen lagern.

3. *Ehrenpreis (Veronica officinalis)* als Tee getrunken, schafft Linderung bei Mund- und Halsgeschwüren. – Eignet sich vorzüglich als Gurgelwasser. – Zubereitung im Heißaufguß.

2. Station: Der Schlund

Der *Schlund* oder *Pharynx* umfaßt den Nasenrachenraum, den Rachen und die Gegend unmittelbar oberhalb des Kehlkopfes. Er beginnt hinter dem weichen Gaumen. Ist mit Schleimhaut ausgekleidet.

Über den Schlund wird die Nahrung von der Mundhöhle zur Speiseröhre und die Atemluft von der Nase zum Kehlkopf geleitet. Wobei sich beide Wege kreuzen.

Schlundkrämpfe:

Treten besonders bei seelisch gestörten Menschen auf.

Hysterie: 1 Handvoll Gemisch von *Wegwarte-Blättern und -Wurzeln (Cichorium intybus)* werden in einem *Wein-Wasser-Gemisch* 10 bis 12 Minuten lang gekocht. Wobei der Wein guter, naturbelassener *Rotwein* sein soll. Dann abseihen. Kaltstellen. Täglich 3mal 1 Likörgläschen davon trinken. – Die Wirkung wird erhöht, wenn man 1 Stückchen *Zimtrinde* mitkocht und anschließend mit etwas *Vanillezucker* süßt.

Weitere Kräuter gegen Hysterie sind: *Augentrost (Euphrasia officinalis), Erdrauch (Fumaria officinalis)* und *Gelbes Labkraut (Galium verum)*. – Im Aufguß zubereiten, 2 Teelöffel für ¼ l kochendes Wasser. Täglich früh und abends je 1 Tasse.

Neurose: Herzgespann *(Leonurus cardiaca)*, Kamillenblüten *(Matricaria chamomilla)* oder Passionsblume *(Passiflora coerulea)*. – Im Aufguß zubereitet. Täglich 2 Tassen einnehmen.

Schlundkrämpfe können auch bei Depressionszuständen, bei seelischen Verkrampfungen und bei inneren Verspannungen auftauchen.

3. Station: Die Speiseröhre

Der durch Enzyme aufgelockerte Speisebrei wandert durch die *Speiseröhre* in den Magen.

Der *Ösophagus* oder die *Speiseröhre* stellt die Verbindung zwischen Schlund und Magen her.

Typisch für die Bezeichnung des Organs ist sein etymologischer Sinn: „Ich werde tragen, ich werde befördern."

Die Speiseröhre ist also ein „Förderband". 25 bis 30 cm lang und 1 bis 1,5 cm breit. Ein muskulöses Rohr. Bestehend aus inneren Ringmuskel- und äußeren Längsmuskelschichten. Nicht überall gleich weit. Die engste Stelle liegt am Durchtritt des Zwerchfells.

Unsere Speiseröhre enthält zahlreiche Schleimdrüsen und ist von einer Schleimhaut überzogen, die bis in die Mundhöhle hineinreicht. – Stark verschieb- und dehnbar. Im Ruhezustand liegt sie in Falten. Die Speiseröhre.

Eine nicht selten vorkommende Erkrankung der Speiseröhre ist die Speiseröhren-Verengung. Als Ursache können Verletzungen, Verätzungen mit folglicher Narbenbildung gelten. Auch Verkrampfungen, ausgelöst durch nervöse Störungen, bewirken häufig das Übel. Ebenso dürfen Wucherungen nicht ausgeschlossen werden. Auch zu heiße und zu kalte Speisen fügen Schaden zu.

Der Beginn dieser Krankheit zeigt sich in einer starken Abmagerung des Patienten. Er wird unfähig, feste Speisen zu sich zu nehmen. Verträgt nur flüssige Speisen. Hat eine rauhe Stimme. Erbricht leicht.

Behandlungen der Speiseröhren-Verengung:

Bei den ersten Anzeichen anhaltender Heiserkeit oder von sichtbaren Schwierigkeiten, Nahrungsmittel aufzunehmen, sofort zum Arzt gehen.

Momentane Erleichterung verschaffen *fette Kuhmilch*, *Haferschleimsuppe*, das tägliche 4malige Einnehmen von ½ Teelöffel *kaltgepreßtem Olivenöl*. In kleinen Portionen oftmals während des Tages ein *Obstbreigemisch* von *Äpfeln*, *Karotten*, zerquetschten *Dachwurz-Blättern* und *Honig*. Abwechselnd mit *Gemüse-* und *Kartoffelpürees*.

Unseren Augen bleibt so vieles verborgen, was sich tagtäglich in unserem Körper tut.

Der Bissen ist gründlich gekaut. Was bei einer Hauptmahlzeit 2500 Bewegungen des Kauapparates bedeutet. Der Bissen wird zum Speisebrei.

Der Speisebrei wird geschluckt.

Dabei führt sein Weg quer über die Luftröhre. Diese wird vom Kehldeckel abgeschlossen. Funktioniert dies einmal nicht klaglos, fangen wir zu husten und zu pusten an, „weil mir etwas in die Luftröhre gekommen ist". Sagen wir dann, nachdem wir uns beruhigt und nicht mehr „verschluckt" haben.

Gleichzeitig mit dem Schließen des Kehldeckels hebt sich der weiche Gaumen und schließt den Rachenraum nach oben ab. Für einen Moment steht die Atmung still und läßt „den Speisebrei passieren". Dann drücken ihn die Schlundmuskel in die Speiseröhre hinein. Dort bildet sich automatisch über dem Speisebrei eine Einschnürungswelle, die Richtung Magen verläuft. Und den Inhalt in den Magen schiebt. – Das würde auch funktionieren, wenn man mit den Füßen nach oben und mit dem Kopf nach unten aufgehängt wäre.

Großartig. Dieses reibungslose Nebeneinander von Speiseröhre und Luftröhre.

Zu hastiges Essen jedoch stört die Atmung. Schädigt die Bronchien.

Speiseröhren-Erweiterung:

Findet im oberen oder im unteren Fünftel kurz vor dem Magen statt.

Man merkt dies daran, daß der Schluckakt nicht mehr richtig funktioniert. – „Der Bissen bleibt mir im Hals oder mitten in der Brust stecken." Sagt man dann. Und die Folge? Ein häufiges Würgen. Ohne Husten.

Wie kann man dem abhelfen?

Die Ursache liegt nicht selten in seelischer Natur.

Wechselfußbäder in Essigwasser und *Teilfasten* sind erfolgreich anzuwenden. – Mit nur mittäglicher Sättigung und Mittendurch-Trinken von *Kräutertees*. Im Aufguß zubereitet. Früh und abends je 1 Tasse.

Baldrianwurzel, Beifußkraut und *Pfefferminz-Blätter* zu gleichen Teilen gemischt.

Auf alle Fälle den Arzt aufsuchen.

4. Station: Der Magen

Der zerkleinerte Bissen hat den *Mageneingang*, den *Magenmund*, erreicht. In der Fachsprache *Cardia* genannt.

Im *Magen*, *Ventriculus*, *Gaster* oder *Stomachus*, kommt der grobe Speisebrei mit den anderen bereits genossenen Speisen und Getränken zusammen. Hier geht die Aufschließung und die Eiweißverdauung vor sich. Ermöglicht durch den von den Verdauungsdrüsen abgesonderten *Magensaft*.

Was man bei einer Mahlzeit nicht übersehen darf:

Denke daran, was bei einer Mahlzeit in deinem Magen für ein „*Mischmasch*" zusammengekommen sein könnte.

Iß deshalb zu einer Mahlzeit nicht eine solche Vielfalt an Speisen, die in einer Schüssel nicht zusammenpassen würden.

Wahllos gemischte Gerichte belasten den Magen sehr.

Pikante Fleischspeisen und süße Creme- oder Mehlspeisen gehören nicht zusammen. Sie brauchen zu ihrer Verarbeitung verschieden geartete Drüsensäfte.

Ein üppiges Mahl kostet ein Stück deiner Gesundheit. Manchmal sogar das Leben.

Einfach leben und sparsam essen, macht alt.

Bei Magensäuremangel kann die Nahrung nur unvollständig verdaut werden. Man nennt dies Subazidität oder Hypazidität. Dabei treten leicht lästige, immer wiederkehrende heftige Durchfälle, „Sturzentleerung des Magens", auf. Häufig verbunden mit Aufstoßen, Druck- und Völlegefühl im Magen und einem schlechten, pappigen Geschmack im Munde. Abneigung zu allem Süßen und Vorliebe für saure Speisen – wie marinierte Heringe, saure Gurken und Essigwasser – sind typische Symptome.

Abhilfe bei Magensäuremangel:

Erstes Gebot bei Magensäuremangel ist *viel Bewegung an frischer Luft*.

Täglich 3mal 1 Teelöffel *Fenchelpulver* einnehmen und 1 Eßlöffel *Schwarzen Johannisbeer-Saft* nachtrinken.

Von frischen *Erdbeeren* 3mal täglich 1 Eßlöffel voll essen.

Oder täglich eine *Ananasscheibe* zerschneiden, gut kauen, einspeicheln und schlucken. – Frischfrüchte sind den eingelegten Ananasscheiben vorzuziehen.

XIV. Spiegel unserer Essensdisziplin

Es wäre falsch, die Krankheitserscheinung zu behandeln. Es muß hingegen um den ganzen Menschen gehen. Weil jedes auftretende, sichtbare Zeichen an unserem Organismus seine Ursache hat.

Dabei helfen am besten naturbelassene Nahrungsmittel: Allen voran *Vollkornprodukte*. Das Meiden aller tierischen Fette und das Verwenden *pflanzlicher Öle* und *Fette*. Tägliches Essen von *Obst*, *Gemüse* und *Salaten*.

Magensäuremangel hat häufig auch seelische Hintergründe.
Durch beständigen Ärger im Betrieb oder in der Familie, aber auch durch Kummer, kann die nötige Bildung der Säuresubstanz gehemmt werden.
Mangel an Lebensfreude macht krank!
Positive Lebenseinstellung mit viel Gottvertrauen ist eine unersetzliche Medizin.

Vorbeugend kann in dieser Richtung manches getan werden.

Dabei den Heilwert eines reinen Gewissens nicht unterschätzen.

Anregung der Magensaftabsonderung:

Eine *Zwiebel* klein schneiden, auf eine Schnitte *Vollkornbrot* mit Butteraufstrich legen. – Anstatt Zwiebel kann auch kleingeschnittener *Schnittlauch* genommen werden.

Als Tagesgetränk sind folgende *Kräutertees* abwechselnd zu empfehlen: *Kamille (Matricaria chamomilla)*, *Pfefferminze (Mentha piperita)*, *Schafgarbe (Achillea millefolium)*. – Im Aufguß zubereiten. Für 2 Teelöffel der getrockneten und zerkleinerten Kräuter ¼ l kochendes Wasser. 15 Minuten ziehen lassen.

½ Stunde vor den Mahlzeiten werden *Bittertees* getrunken. Sie regen den Appetit an. Und lösen eine starke verdauungsfördernde Wirkung aus. Wie: *Tausendguldenkraut (Centaurium umbellatum)*, *Wermut (Artemisia absinthium) und Benediktendistel-Kraut (Cnicus benedictus)*. – Zubereitung: ½ Teelöffel des Tausendguldenkrautes mit ½ l kaltem Wasser über Nacht ansetzen. Morgens abseihen, nicht erhitzen. – Vom Wermut 1 Teelöffel für ¼ l Wasser über Nacht kalt ansetzen. Morgens leicht anwärmen. – 2 Teelöffel voll Benediktendistel mit ¼ l kochendem Wasser übergießen. 15 Minuten ziehen. Abseihen.

Die Übersäuerung des Magens oder die Hyperazidität hingegen macht sich durch „Sodbrennen" bemerkbar.

Kaffee und Süßigkeiten sind zu meiden, ebenso Alkohol und Nikotin.

Hilft bei Sodbrennen:

Ein Schluck frisches, aber nicht sehr kaltes *Wasser* hat schon manchem geholfen.
Einige Eßlöffel *Trinkmilch* einnehmen.
Oder 3 Eßlöffel voll *rohen Kartoffelsaft*.

Wissenswertes über den Magen:
Der *Magen* ist ein Muskelsack, der beim erwachsenen Menschen normalerweise 2 Liter faßt, sich aber bis auf das Vierfache ausdehnen kann. Man soll diese Fähigkeit nicht beanspruchen. Den Magen nie überlasten. Deswegen auch nie zuviel Flüssigkeit auf einmal zu sich nehmen.

Die Wanddicke des Magens beträgt 1,5 Millimeter und ist innen mit einer zarten Schleimhaut ausgekleidet, die aus ihren 4 Millionen Drüsen den *Magensaft* absondert. Die Tagesmenge sind rund 2 Liter.

Der Magensaft besteht aus 0,5 % Salzsäure, aus den Fermenten Pepsin und Labferment und aus etwas Schleim.

Durch die Magenbewegung wird der Speisebrei durchmengt. In kleinen Portionen durch den Pförtner, *Pylorus*, den Magenschließmuskel, in das Anfangsstück des Zwölffingerdarms gespritzt, eine trichterförmige Verengung, *Antrum*.

Wir sagen, „der Magen arbeitet". Was verstehen wir darunter?

Gewisse Nährstoffe werden hier in geringem Maße bereits aufgeschlossen.

Die Salzsäure muß das Pepsin in die wirksame Form überführen. Gleichzeitig die Eiweißkörper der Nahrung zum Aufquellen bringen, um diese dadurch dem Pepsin leichter zugänglich zu machen.

Die Salzsäure tötet ferner einen großen Teil der mit der Nahrung verschluckten Bakterien.

Das Pepsin spaltet die Eiweißstoffe zu Albumosen und wasserlöslichen Peptonen. Nur Muzin und Keratin können vom Pepsin nicht zerlegt werden. Diese beiden Bestandteile der Nahrung werden erst im Dickdarm weiterverdaut.

Pepsin bringt die aufgenommene Milch zum Gerinnen.

Der geronnene Milchbrei verläßt später als die Flüssigkeiten den Magen. Denn bevor dies geschieht, muß das „Kasein", das ist das Eiweiß der Milch, von Pepsin und Salzsäure verdaut werden.

Milch muß man essen und nicht trinken!

So wertvoll die *Milch* als Universal-Lebensmittel ist, so „unsinnig" wird sie mißbraucht und falsch genossen.

Aus dem vorher Gesagten geht das hervor, was ich schon mein ganzes Leben lang praktiziere und „predige". Weil ich es schon als Kind von meinem Vater gelernt habe: Milch darf man nicht trinken wie irgendeine Flüssigkeit, sondern man ißt ein Stück *Vollkornbrot* oder *Obst* dazu. Was durch die „Obst-Milch-Produkte" hervorragend gelöst ist. Die Erfahrung lehrt, daß Sauermilch mit Trockenobst oder Marmelade, Joghurt mit Frischobst eine günstige Kombination darstellen.

Dies gilt nicht für Säuglinge, sondern erst ab jenem Zeitpunkt, wo man feste Nahrungsmittel zu sich nimmt. Auch wenn diese in pulverisiertem Zustand der Milch beigemischt sind.

Richtet man sich beim Milchtrinken nicht nach dem oben Gesagten, trägt man einen „Kasein-Klumpen" mit sich herum und schimpft mit vollem Unrecht über die Milch. Wäre man hingegen gerecht, müßte man über seinen eigenen Unverstand wettern.

Gestreckt hat der Gesamt-Darmtrakt eine Länge von 8 bis 9 Meter. Infolge des natürlichen Spannungszustandes der Darmmuskeln beträgt die Länge nur 1,6 bis 1,8 Meter.

5. Station: Der Zwölffingerdarm

Der Weg der Nahrungsverwertung führt vom Magen zum *Zwölffingerdarm*.

Hier setzen die Aktivitäten der *Leber* und der *Bauchspeicheldrüse* ein.

Die Leber bildet als Absonderung täglich einen ¾ Liter „Galle". Die von der Gallenblase vorerst aufgespeichert wird. Von dort kommt sie in den Zwölffingerdarm.

Dann gelangt noch der Saft der Bauchspeicheldrüse dazu. Täglich ca. 1 Liter.

Gallensaft und „Bauchspeichel" vollbringen jetzt gemeinsam ihre Tätigkeit. Die in der Aufspaltung der Fette, der Kohlenhydrate und des im Magen vorverdauten Eiweißes besteht. Dieses Saftgemisch enthält nämlich eiweißspaltende, aber auch kohlenhydrateabbauende Fermente. Hier wird zum ersten Mal das Fett angegriffen. Das Ferment Steapsin zerlegt es in Glyzerin und Fettsäure. Glyzerin ist bereits wasserlöslich. Die Fettsäure wird durch den Gallensaft in eine wasserlösliche Verbindung umgewandelt.

Zur Stärkung der Funktion der Bauchspeicheldrüse rate ich:

Getrocknete Heidelbeeren, Heidelbeer-Tinktur oder *Heidelbeersaft* in kleinen Portionen einige Zeit hindurch täglich eingenommen, vertragen Zuckerkranke überraschend gut.

Heidelbeer-Blätter trocknen und pulverisieren. 3mal täglich 1 Messerspitze voll davon verabreicht und 1 Stamperl *Heidelbeersaft* nachgetrunken, kann bei leichter Diabetes die Diät unterstützen und den Insulinanteil im Körper erhöhen.

Interessant ist die Erfahrung, daß *Honig* **blutzuckersenkende Substanzen enthält** und vorsichtig angewandt, vor allem mit *Sauermilch* oder *Apfelessig-Wasser* vermischt, Diabetikern Besserung verschaffen kann. – Nur nach Rücksprache mit dem Arzt!

Vorsicht! „Ein Stamperl Schnaps auf nüchternen Magen." Ist keine Heilmethode. Belastet die Leber des Zuckerkranken.

Wissenswertes über den Zwölffingerdarm:
Der *Duodenum, Zwölffingerdarm,* steht mit dem Magen in direkter Verbindung. Ist hufeisenförmig an die hintere Bauchwand angeheftet.

Seine Länge beträgt in etwa 30 cm. Das entspricht der Breite von 12 Fingern eines Erwachsenen. Daher der Name „Zwölffingerdarm".

Mit *Zotten* ausgestattet. Das sind kegel- und fadenförmige, fransige Gewebsfortsätze der Darmschleimhaut, von Blutgefäßen durchzogen.

Im Zwölffingerdarm sitzen auch die ringförmigen, hohen *Kerckring-Falten**. Saugfähige Querfalten zur Vergrößerung der resorbierenden Oberfläche.

Peristaltik nennt man die ringförmigen einschnürenden und wellenförmig fortschreitenden Zusammenziehungen der Darmmuskulatur.

Pendelbewegungen hingegen schieben den Darminhalt nicht weiter, sondern schütteln und kneten ihn ausgiebig durch.

Im Zwölffingerdarm werden die Nahrungsstoffe bis zu einfachen Verbindungen zerlegt und gespalten. Nur so können sie aufgesaugt werden.

Zwölffingerdarm-Geschwür:

Hat seinen Sitz fast ausschließlich am Anfang des Zwölffingerdarms. Gleich hinter dem Magenausgang. Die häufigste Ursache der Entstehung ist wie beim Magengeschwür der Streß. Man spricht deshalb von einem „Streß-Ulkus" oder „Streß-Geschwür".

Die Möglichkeit einer pflanzlichen Therapie ist hier sehr groß. Als *Teemischungen* haben sich in 3maliger Drei-Wochen-Kur, ohne Unterbrechung hintereinander angewandt, bewährt:

1. 3-Wochen-Mischung: *Kamillenblüten, Melissenblätter* und *Pfefferminz-Blätter* zu gleichen Teilen. – 2. 3-Wochen-Mischung: *Königskerzen-Blüten, Malvenblüten, Ringelblumen-Blüten, Tausendguldenkraut* und *Wermutkraut* zu gleichen Teilen. – 3. 3-Wochen-Kur: *Acker-Stiefmütterchen-Kraut, Benediktendistel-Kraut, Himmelschlüssel-Blüten-Blatt-Gemisch, Kornblumen-Blüten* und *Schafgarben-Kraut* zu gleichen Teilen.

Jeweils 2 Teelöffel für ¼ l kochendes Wasser. Abbrühen. 15 Minuten ziehen lassen. Abseihen. Vom Tee jeweils morgens und abends 1 Tasse schluckweise trinken.

---

* Nach dem niederländischen Arzt Th. Kerckring, 1640–1693 benannt

6. Station: Der Dünndarm

Im *Dünndarm* werden die durch Säfte richtig gelösten und durch die Darmflora in eine aufsaugbare Form gebrachten Nährstoffe über die Darmwand zum Teil resorbiert.

Mit dem *Blut* in die verschiedensten Gewebe transportiert.

Dort in den einzelnen *Zellen* mit Hilfe einer Reihe von Enzymen oxidiert. Das heißt, die aufgenommenen Nährsäfte verbinden sich mit Sauerstoff. Ein Vorgang, der einer *Verbrennung* gleicht.

Einerseits Energie produziert. Andererseits Wärme liefert.

Wissenswertes über den Dünndarm:

Anatomisch zählt auch der Zwölffingerdarm zum Dünndarm. Ist der oberste Dünndarmabschnitt. Ihm kommt in der Aufarbeitung und Zerlegung des Speisebreies eine typische Funktion zu. Deshalb wird er als eigene Station gezählt.

So daß wir unter „*Dünndarm*" die dem Zwölffingerdarm folgenden Abschnitte verstehen: den *Leerdarm, Jejunum,* und den *Krummdarm, Ileum.*

Die Länge des Dünndarms, der in gewundenen Darmschlingen verläuft, beträgt 4 bis 5 Meter.

Die Entleerung des Dünndarms in den Dickdarm erfolgt schubweise. Durch Kontraktion eines Schließmuskels wird der Rückfluß vom Dickdarminhalt in den Dünndarm verhindert.

7. Station: Der Dickdarm

Im Dünndarm entstehen Abfallprodukte. Die in dünnflüssiger Form in den *Dickdarm* weiterbefördert werden. Dessen Länge beträgt 1 Meter.

Hier vollzieht sich die Umwandlung in den festen Kot und der Restabbau der bis jetzt noch nicht verdauten Nahrungsstoffe. Es handelt sich ausschließlich um schwerverdauliche Bestandteile. Diese werden mit Hilfe von Bakterien zersetzt.

Normalerweise wird der Dickdarm von einer üppigen *Bakterienflora* belebt. Die 5 wichtige Funktionen zu erfüllen hat: Erstens die Anregung der Darmbewegung. – Zweitens den Schutz des Organismus gegen darmfremde und krankmachende Bakterien. – Drittens die Bildung von Vitamin K. – Viertens die Bildung von Vitamin B_{12}. – Fünftens die Spaltung der Zellulose, die dem Körper mit pflanzlicher Rohkost reichlich zugeführt wird.

XIV. Spiegel unserer Essensdisziplin

Wie wirkt sich Vitamin K in unserem Körper aus?

Die Leber wird veranlaßt, das zur normalen Blutgerinnung notwendige Ferment Prothrombin zu bilden. Vitamin K wird auch ein blutungshemmendes und gerinnungsförderndes Vitamin genannt.

Natürliche Quellen von Vitamin K sind:

Alle *Gemüsearten*. Besonders aber *Spinat, Blumenkohl-* und *Weißkohlblätter*. Weiters *Kartoffeln, Tomaten, Pflanzenöle, Leberfett* und unter den Früchten vor allem *Erdbeeren* und *Hagebutten*.

Vitamin K ist lichtempfindlich und unbeständig gegen Sauerstoff. Das heißt, durch offene Lagerung schwindet ein Teil des Vitamins. Hingegen wird es durch Kochen nicht beeinträchtigt.

Und die Aufgabe von Vitamin B_{12}?

Es spielt eine bedeutende Rolle gegen Leukämie, der bösartigen Blutarmut.

Bis 1926 starben Tausende von Menschen jährlich an dieser perniziösen Anämie*. Die sich in entzündeter Zunge und weißen Lippen äußert. Rasch verschlechtert sich der Zustand. Es kommt zu Sehstörungen und Ohrensausen. Mit einer Vergrößerung von Leber und Milz schreitet die Krankheit fort. Bis schließlich Herzversagen eintritt und damit der Tod.

Schon 1926 waren die Forschungen soweit gediegen, daß man durch das Essen *roher Leber* diese Krankheit heilen konnte. Aber erst 1948 entdeckte man den Wirkstoff, der für eine normale Blutbildung sorgt. Das Vitamin B_{12}.

Natürliche Quellen von Vitamin B_{12} sind:

Vergorene Sojaprodukte, Sauermilch, Sauerkraut, Braunalgen, Rotalgen, Grünalgen, Kefir, Hefe, Käse, Leber. – In pflanzlichen Lebensmitteln kommt Vitamin B_{12} überall dort vor, wo fermentative Prozesse mit Mikroorganismen ablaufen.

Lebensmittel, die Vitamin B_{12} enthalten, dürfen nicht dem hellen Tageslicht ausgesetzt sein.

---

* Perniziöse Anämie ist identisch mit Leukämie oder Blutkrebs

Eine Art der Darmbakterien, die im oberen Teil des Dickdarms vorkommen, sind die *„Kolibakterien"*. Sie verhindern gefährliche Darmfäulnis und zersetzen die restlichen Kohlenhydrate. Außerhalb des Darms werden die Kolibakterien zu Krankheitserregern, die aber nur unter +16° C* gedeihen können.

Was kann die wertvollen Darmbakterien schädigen und entarten?

Die dem Menschen zum Nutzen gereichende *Darmflora* wird durch zu reichlichen Genuß von *Fleisch* und *Eiern*, aber auch durch chemische Mittel aller Art, wie Medikamente, Farbstoffe in den Nahrungsmitteln und Konservierungsmittel, vor allem jedoch durch die modernen Antibiotika, wie Penicillin, Streptomycin, Tetracyelin und andere, geschädigt oder auch zur Gänze vernichtet.

So hat die entartete Darmflora die positiven Eigenschaften der gesunden Darmbakterien verloren und schädigt dadurch den Organismus. **Durch Selbstvergiftung, allergische Zustände und durch eine Anzahl von Hauterkrankungen.**

Eine andere Bakterienart ist der *„Bacillus putrificus"*. Sie arbeitet ebenfalls im Dickdarm. Bewirkt mit den noch vorhandenen Eiweißstoffen eine Fäulnis, bei der ziemlich giftige und sehr übel riechende Stoffe frei werden. Die den Geruch des Stuhls bestimmen. Und gelegentlich in Gasform abgehen.

Enddarm oder *Mastdarm*, *Rectum*, nennt sich der letzte Teil des Dickdarms vor dem After, dem Ausgang. Er ist kaum 20 cm lang. – Funktioniert der Enddarm gut, dann wird hier der durchgleitenden Masse reichlich Wasser entzogen, so daß bei der Entleerung der „Stuhl" die nötige „Konsistenz" hat. Wir sprechen von einem „gutgeformten" Stuhl. Ein Zeichen einer gesunden Verdauung.

---

* Was besonders bei der Aufzucht von Geflügel und Haustieren wichtig ist. Deswegen benützt man Wärmelampen. Nur so vermeidet man eine hohe Sterblichkeitsrate.

8. Station: Der After

Anus oder *After* ist die Ausmündung des Mastdarms. Dabei setzt sich die äußere Haut nahezu einen Finger breit in das Mastdarmrohr fort, um dann mit ziemlich scharfer Grenze in die Schleimhaut überzugehen.

Die After-Haut bedarf einer besonderen Aufmerksamkeit, wenn man über die menschliche Haut redet.

Sie ist reich an Schweißdrüsen und taschenartigen Einstülpungen.

Das wieder hat zur Folge: leichte Entzündbarkeit, Wundwerden und Juckreiz in dieser Gegend.

Weiters ist wichtig zu wissen, daß der After von starken Venengeflechten umgeben ist. Ihre krankhafte Erweiterung nennt man „Hämorrhoiden".

Durch den After verläßt der Kot den Körper.

> **3 Dinge, die eine unzertrennliche Kette bilden:**
> *Essen – Verdauung – Stuhlgang.*

Stuhl, Kot, Faeces oder *Fäzes*, nennt man die menschlichen Darmexkremente. Es sind dies durch den Darm ausgeschiedene Verdauungsprodukte. Sie bestehen durchschnittlich aus 75% Wasser und bis zu 25% Trockensubstanz. Hauptsächlich von pflanzlichen Nahrungsresten, Bakterienleibern und abgestoßenen Darmzellen gebildet.

> **Fasten ist unersetzlich.**
> **Reinigt den Körper von schädlichen Bakterien:**
>
> Von der Trockensubstanz des Kotes entfällt die Hälfte der abgestoßenen Darmepithelien auf Bakterien.
>
> Deshalb kommt es auch noch nach Tagen ohne Nahrungsaufnahme, also im Hungerzustand, zu weiterer, wenn auch verminderter Ausscheidung.

Der Geruch des Stuhles wird vorwiegend aus den Fäulnisprodukten Skatol und Indol hervorgerufen.

Die normale bräunliche Farbe des Kotes rührt von dem chemisch veränderten oder reduzierten Gallenfarbstoff her. Wobei Milchspeisen-Genuß eine hellere Farbe, Fleischgenuß eine fast schwarze Färbung bringt. Obst-, Gemüse- und

Körner-Konsum zeigen eine auffallend braune Farbe.

Von Zeit zu Zeit „Rückschau" zu halten, verrät manches.

Kann die Stuhlfarbe Krankheiten anzeigen?

Weißlich- bis grau-tonfarbener Stuhl und *dunkelbrauner Urin* künden vom völligen Verschluß des Gallenausganges.

Schwarzer „Teerstuhl" deutet auf Blutungen hin, die aus dem Magen oder den oberen Darmabschnitten kommen. – Achtung! Die Einnahme von Eisenpräparaten oder der Genuß von Heidelbeeren und Spinat bringt Stuhl mit ähnlicher Farbe. Dies ist ungefährlich.

Beimengungen von *rotem Blut* finden sich bei Entzündungen des Dickdarms, bei Ruhr und bei Darmkrebs.

Frisches Blut, das wenig mit dem Stuhl vermischt ist, kommt von Hämorrhoiden oder Mastdarmpolypen.

Der Kot löst durch einen Dehnungsreiz auf die Schleimhaut des Mastdarms den Stuhlgang aus. Unter Mitwirkung von Preßbewegungen des Bauches verläßt er ungefähr 24 Stunden nach der Nahrungsaufnahme den Mastdarm durch den After.

Der gesunde Mensch entleert täglich wenigstens ein-, aber auch zweimal einen geformten oder dickbreiigen Stuhl.

Zur richtigen Beurteilung deines Gesundheitszustandes ist der Arzt auf deine Aussage angewiesen:
Die Häufigkeit deines Stuhlganges.
Die Farbe, Form und Beschaffenheit. – Ob fest, breiig oder flüssig.
Geruch und eventuelle Beimengungen von Schleim, Blut oder Eiter.
Das sind wichtige Hinweise zur Erkennung und Beurteilung deines Krankheitszustandes.

* * *

„Den Bissen in den Mund nehmen", bedeutet die erste Station der Speise in unserem Körper.

Stuhl- und Harnabgabe darf erst als Schlußpunkt angesehen werden.

Mittendrin liegt die Nahrungsverwertung.

Funktionieren die Etappenarbeiten richtig, funktioniert die ganze Ernährung klaglos.
Der Mensch ist der Pförtner.
Er bestimmt.
Was er einläßt.

Mein Erfahrungsschatz in punkto Magen-Darmtrakt-Beschwerden:

Zur Stärkung der Magenschleimhaut:

5 bis 8 g zerkleinerte *Alantwurzel (Inula helenium)* in ¼ l kaltem Wasser zustellen. Kurz aufkochen. 10 Minuten ziehen lassen. Abseihen. In eine Thermosflasche füllen und während des Tages schluckweise trinken.

Regt den Stoffwechsel an. Hilft bei Magenschwäche. Bei Darmverschleimung und Darmentzündung. Aber auch bei Durchfall und Magenverstimmung. Kann ebenso vorbeugend zur Stärkung der Magenschleimhaut eingesetzt werden.

Zur Anregung der Bauchspeicheldrüse:

Frische *Alantwurzel (Inula helenium)* unter fließendem Wasser reinigen, mit wenig Wasser und viel Dampfentwicklung kochen oder dämpfen.

Kann als *Gemüse für Zuckerkranke* verwendet werden. Regt die Tätigkeit der Bauchspeicheldrüse an. Das in der Wurzel enthaltene „Inulin" schmeckt süßlich. Darf jedoch nicht mit „Insulin", dem Pankreashormon zur Behandlung des Diabetes, verwechselt werden.

Angelika-Wein durchwärmt den Magen:

Für den verdauungsfördernden *Engelwurz-* oder *Angelika-Wein* vermischt man 2 Eßlöffel zerkleinerte *Wurzeln (Angelica archangelica)* oder 4 Eßlöffel gehackte *Blätter* und 2 Eßlöffel *Samen* und setzt sie in 1 l gutem, naturbelassenem *Rotwein* an. Diese Mischung bleibt 96 Stunden lang an einem lauwarmen Platz stehen. Abseihen. Kühl lagern. – Man nimmt davon täglich vor der Hauptmahlzeit 1 Likörglas voll ein.

Zur Verbesserung des Magensaftes:

Täglich 200 cm^3 reinen *Ananassaft* trinken. Oder vor jeder Mahlzeit eine Scheibe *Ananas* essen. Magenschwachen und magenkranken Personen zu empfehlen, die gar keinen, zuwenig oder zu säurearmen Magensaft haben.

Leibschmerzen lindern:

2 Teelöffel *Aniskörner (Pimpinella anisum)* im Mörser anstoßen und in ¼ l *Milch* aufkochen. Temperieren lassen. Abseihen. – Langsam und schluckweise getrunken, lindert dies Leibschmerzen.

Anistee tut dem Eingeweide gut:

2 Teelöffel *Aniskörner (Pimpinella anisum)* im Mörser leicht anstoßen, mit ¼ l kochendem Wasser übergießen, 15 Minuten ziehen lassen, abseihen. Langsam und schluckweise trinken. 3 Wochen lang täglich 1 Tasse.

Eignet sich wegen seiner krampfstillenden und verdauungsanregenden Wirkung vorzüglich bei Darm- und Magenschwäche, bei Krämpfen in den Eingeweiden und bei Blähungen.

Teemischung bei Magen- und Darmkatarrh:

Die getrockneten Blätter des *Gänsefingerkrautes (Potentilla anserina)* oder der *Anserine* werden zu gleichen Teilen mit *Kamillenblüten (Matricaria chamomilla)*, *Melissen-Blättern (Melissa officinalis)*, *Pfefferminz-Blättern (Mentha piperita)* und *Walderdbeer-Blättern (Fragaria vesca)* gemischt.

2 Teelöffel davon mit ¼ l kochendem Wasser übergießen, 15 Minuten zugedeckt ziehen lassen, abseihen. Einige Zeit hindurch früh und abends je 1 Tasse einnehmen.

Wirkt beruhigend und entspannend. Der Haupterfolg dieser Teemischung-Anwendung liegt bei Magen- und Darmkatarrh sowie bei Durchfall.

Apfelspalten-Tee bei nervösem Magen:

Feingeschnittene *Apfelscheiben* mit der Schale, sowohl frisch als auch getrocknet, zerkleinern. Frische Äpfel vorher gründlich unter fließendem Wasser abbürsten. – 1 vollen Eßlöffel für ¼ l siedendes Wasser. Übergießen. 15 Minuten ziehen lassen. Nicht abseihen.

Bei nervösem Magen früh nüchtern und abends je 1 Tasse auslöffeln.

Alter Apfelwein tut dem Magen gut:

Zur *Apfelwein-Herstellung* können auch unreife Äpfel verwendet werden. Ohne irgendwelche Gefahr und ohne Nachteil für die Gesundheit. Wichtig ist bei der Anwendung, daß der vergorene Apfelwein wenigstens 2 Jahre lang im Keller kühl gelagert hat.

Schluckweise, vor allem nach dem Essen getrunken, tut Apfelwein dem Magen gut. Stärkt ihn und hält ihn warm.

Bei schlechter Funktion der Gallenblase:

1 Teelöffel getrocknetes *Augentrostkraut (Euphrasia officinalis)* in ¼ l kochendem Wasser 15 Minuten lang ziehen lassen. Abseihen. 1 Woche lang morgens nüchtern 1 Tasse einnehmen. Dann 1 Woche aussetzen. Nochmals 1 Woche lang wiederholen.

Hat sich bei schlechter Funktion der Gallenblase, nach überstandener Gelbsucht und bei Magen- und Darmbeschwerden sehr bewährt. – Die Wirkung des Augentrostes ist dann umso augenscheinlicher, wenn man ihn nur kurze Zeit einsetzt, ebensolange pausiert und dann erst wiederholt.

Zusatzbehandlung bei Gelbsucht:

Jede Gelbsucht-Behandlung ist Sache des Arztes. Auf eigene Faust etwas zu unternehmen, käme einer Kurpfuscherei gleich und wäre unverantwortlich.

Mit dem Einverständnis des behandelnden Arztes 1 Tasse *Attichwurzeltee (Sambucus ebulus)* morgens nüchtern trinken.

1 Teelöffel der zerkleinerten und getrockneten Wurzel in ¼ l Wasser kurz aufkochen. Abseihen. Schluckweise und sehr langsam konsumieren.

Magenreinigung bei Hautausschlägen:

Der *Bärlauch (Allium ursinum)*, auch *Waldknoblauch*, *Zigeunerlauch* oder *Ramsel* genannt, ist eines unserer wertvollsten Wildgemüse. Von April bis Ende Mai kann man die Blätter sammeln und frisch verwenden. Getrocknet gehen nämlich alle Wirkstoffe zur Gänze verloren. – Abgewaschen, kann man diese Blätter zu Salaten verarbeiten, aber auch täglich einige Blätter kauen und essen.

Die Fermente des Bärlauchs üben einen günstigen Einfluß auf die Drüsen und auf die Verdauungstätigkeit aus. Das wieder kommt unserer Haut zugute. Vor allem, wenn man an Hautausschlägen leidet.

Gegen Darmstörungen und Blähungen:

Frische, getrocknete oder pulverisierte *Basilikum-Blätter (Ocimum basilicum)* eignen sich hervorragend als Küchengewürz mit herbwürzigem Geschmack. – Besonders wertvoll bei jenen Speisen einzusetzen, welche unserem Verdauungsapparat in Fülle die so notwendigen Ballaststoffe abgeben, aber gleichzeitig leider leicht zu Blähungen führen. Das sind vor allem Kraut, Kohl, Erbsen, Linsen und Bohnensuppen.

Man kann Basilikum als Würze weitgefächert bei allen nicht süßen Speisen verwenden.

Heilziesttee gegen Sodbrennen:

Menschen, die immer wieder vom Sodbrennen gequält werden, mögen es doch einmal mit einer Tasse *Heilziesttee (Stachys officinalis)* versuchen.

In kleinen Schlucken tagsüber einnehmen. – 2 Teelöffel frisches oder getrocknetes Kraut kurz in ¼ l siedendes Wasser geben, aufwallen lassen. Wegstellen. 10 Minuten Ziehdauer. Abseihen.

Birkenblätter-Tee zur Nierenreinigung:

5 Teelöffel zerkleinerte frische, junge *Birkenblätter (Betula alba)* mit ¾ l siedendem Wasser abbrühen. 15 Minuten ziehen lassen. Nochmals zustellen und kurz aufkochen. Jetzt zugedeckt 2 Stunden ziehen lassen. Abseihen. In eine Flasche füllen. – In 3 Portionen tagsüber kalt trinken. Früh,

mittags und abends. An einem bestimmten Tag der Woche längere Zeit hindurch.
Trägt zum Abbau übermäßiger Harnsäure bei.

Bei nervöser Blase:

4 Teelöffel getrocknete und zerkleinerte, blühende *Heidekraut-Spitzen (Calluna vulgaris)* mit ¼ l kochendem Wasser übergießen, 15 Minuten ziehen lassen, abseihen. Abends 1 Stunde vor dem Schlafengehen 1 Tasse warm, langsam und schluckweise trinken. 3 Wochen lang.
Wirkt auf die Blase sehr beruhigend ein. Vermindert lästigen Harndrang.

Naturgemäße Dauerernährung

Weil so vieles zu denken gibt

Die Kornweihe war schuld.
Schneechaos.
Viele Straßen und Eisenbahnlinien sind durch Verwehungen zur Gänze blockiert.
Das Bundesheer mußte in Noteinsätzen Bahnhöfe freischaufeln.
Streirische Bauernhöfe in der Einschicht waren von der Umwelt zur Gänze abgeschnitten. Mußten mit Hubschraubern versorgt werden.
Die einschlägigen Geschäfte verzeichnen „Schneeketten-Ausverkauf". Außer Programm läuft ihre Produktion, angekurbelt durch die präkäre Lage, auf Hochtouren.
Der Kalender zeigt noch die erste Februarhälfte an.
Der Winter ist da. Mit seiner ganzen Strenge. Er bringt Schnee. Viel Schnee. Über Nacht.
Und das Thermometer sinkt tief. Sehr tief.
Seit 57 Jahren gab es nicht mehr so viel Schnee wie jetzt.

Wir Menschen ziehen uns warm an.

Bleiben nach Möglichkeit in behaglich geheizten Räumen.

Essen gut. Und reichlich.

Ich denke in dieser Lage an die Tiere in der Wildnis.

In meiner Nachbarschaft.

Auf den Feldern. Im Wald. Und wo immer. Unter freiem Himmel.

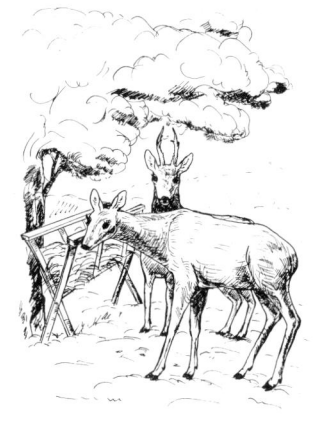

Denke aber auch an den Unverstand vieler Wanderer. Die nicht bedenken, daß jedes aufgescheuchte Wild zur Flucht viel Energie benötigt. Daß es aber oft nicht die nötige Nahrung findet. Den Energieaufwand häufig nicht ergänzen kann. Matt wird. Zugrunde geht. Und ich bin daran schuld. An seinem Tod.

Das Tier in der Wildnis muß sich selbst „einheizen". Im eigenen Tierkörper. Durch Kalorienzufuhr. Kann sich aber nicht vor die volle Schüssel setzen. Muß sich das Futter selber suchen.

Hab' ein Herz für Tiere. Gönne ihnen die Ruhe. Scheuche sie nach Möglichkeit nicht auf.

Was war das jetzt?

Frage ich mich in diesem Augenblick.

In meinem Wagen.

Geschützt.

Vor der Kälte.

Talabfahrend.

Auf der Straße. Vom Schnee gesäubert.

Rechts und links schneeweiße Barrikaden. Türmen gleich.

Geräumter Schnee.

Der niemandem mehr weh tat.

Wenn „er" im Auto fuhr. Mit gut funktionierender Heizung.

Ja. Was war das?

Ein gefiedertes „Etwas".

Dort oben. Saß es.

Auf dem unteren Querbalken des schmiedeeisernen Lothringer-Kreuzes. Auch Patriarchenkreuz genannt. Das

Bestandteil des Wappens von Ungarn war. 1431 nach dem Übergang des Herzogtums Lothringen an das jüngere Haus Anjou im lothringischen Siegel geführt wurde.

Ein solches Kreuz zierte das Marterl am Straßenrand.

Ein Vogel. Saß dort. Auf dem Kreuze.

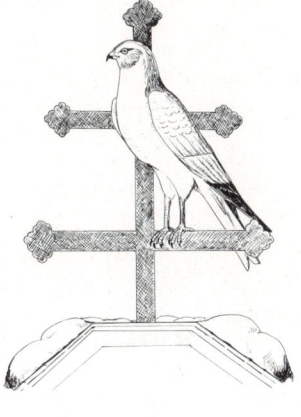

Seine Gestalt verrät mir die Zugehörigkeit zu den Greifen, Falconiformes, Tagraubvögel, Accipitres. Von denen es weltweit verbreitet rund 250 Arten gibt.

Nach seiner typischen Haltung, Größe und Form müßte es sich um eine Weihen-Art, Circinae, handeln. In offenen Landschaften daheim. Ein recht schlanker, langschwänziger, lang- und schmalfüßiger Greifvogel.

Farbe und Zeichnung geben mir Gewißheit. Es ist eine *Kornweihe. Circus cyaneus.* Ein Männchen.

Taubengrau. Mit weißem Bauch und Bürzel. Und dunklerem Kehlfleck.

Ein Terzel also.

Warum?

Weil der Geschlechtsunterschied so augenfällig ist. So daß das Männchen um ein Drittel, lateinisch „tertius", kleiner erscheint als das Weibchen.

Was ich da sehe, ist nicht größer als eine Drossel. Aber bedeutend länger. Seine möwenartige, helle Färbung und die Tatsache, daß es im Winter bei uns bleibt, sprechen dafür, daß es ein altes Männchen ist.

Da ansonsten die „Kornweihen" Zugvögel sind.

Mein Wagen rollt weiter. Heimwärts. Der warmen Stube zu. Und zum gedeckten Tisch.

Die Kornweihe war schuld daran

Das kurze Treffen mit der Kornweihe, nur flüchtig, war schuld daran.

Daß ich mich nicht isoliert sehe. Sondern immer in

> Zusammenhang mit der Gesamtschöpfung. Ein Glied. In einer Kette.
> Daß mir der Kampf und die Sorge um die tägliche Nahrung anderer Geschöpfe nahegeht. Zu meiner Sorge wird.
> Daß mir die Pflicht einer gesunden, richtigen Ernährung bewußt wird.
> Daß ich mir ernstliche Gedanken darüber mache: **„Wie soll ich essen?"**
> Daß ich zur Einsicht komme, daß die richtige Ernährung die beste Krankheitsabwehr für mich ist.

Überlegungen zum Frühstückstisch. Zum Mittagstisch. Zum Abendessen.
Keine Schablone.
Nur Anregung.
Zum Denken.
Weil so vieles „zu denken gibt".
Die Mühe lohnt sich.
Positives Denken. Als Leib-Seele-Geist-Einheit.
Geregelte Lebensweise. Zur Erfüllung des Lebenssinnes.
Gesunde Ernährung. Ein Dank an das Leben.
Heilkost kommt nicht von alleine. Gesund und ausgeglichen. Man muß sie anstreben. Zubereiten. Und zu sich nehmen. Regelmäßig.
Mehr noch. Es bedarf dazu einer richtigen Ansicht und Einstellung.
Vorausgeschickt.
Heilkost heißt nicht „Hungerleiden".
Heilkost heißt nicht „Hundeleben".
Naturgemäße Ernährung bedeutet keinesfalls Verzicht auf alle Genüsse. Oder Vergessen jeglicher Tischfreude.
Im Gegenteil!
Naturgemäße Dauerernährung bedeutet auch *Erhöhung der Gesundheit* und *Steigerung der Leistungsfähigkeit*.
Macht mich selber zum „Kapitän am eigenen Schiffe".
Reißt mir neue Horizonte auf.
Zeigt mir, daß ich mein Leben gestalten kann.
Daß ich nicht getrieben werde.
Daß ich lebe.
Und nicht vegetiere.

XIV. Spiegel unserer Essensdisziplin

Was versteht man unter naturgemäßer Dauerernährung?

Ausgewogene Mischkost. Wobei *Obst*, *Gemüse* und *Kräuter* im Vordergrund stehen.
Bewußtes Einteilen der Mahlzeiten.
Rechtzeitig aufhören zu essen. Sich nie übersättigen.
Sich außerhalb der Mahlzeiten aus keinem Anlaß zwingen lassen, „anstandshalber" zu essen.
Sinnvolle Zusammenstellung des Speiseplanes. Angepaßt an die Jahreszeiten. Aber flexibel.
Natürliche Produkte aus der Region und aus der näheren Umgebung sollen den Vorrang haben.
Frischgeerntetes ist dem Gelagerten vorzuziehen.
Größere Einkäufe sind nur dann sinnvoll, wenn die Möglichkeit einer verlustlosen Lagerung besteht.

In der Natur laufen viele Parallelen.
Diese ausfindig zu machen, zu erkennen und zu nützen, gehört zu den Bestrebungen des „natürlichen Lebens" und der naturgemäßen Ernährung.

Das ganze unveränderte Naturprodukt birgt den größten Reichtum an wertvollen Bestandteilen in sich. Weil die dreigliedrige Pflanze als Einheit nicht nur symbolisch, sondern der Funktion gemäß dem dreigegliederten Menschen entspricht.

Stengel und Blätter mit Saftfluß und Atmung – flüssig und luftförmig – gleichen den rhythmischen Prozessen im Menschen.

Der Wurzel-Prozeß steht dem Sinnes- und Nervensystem gegenüber.

Der Blüten- und Frucht-Prozeß in der Pflanze geht parallel mit dem Stoffwechselsystem im Menschen.

Samen, Knollen und Wurzeln dienen den Pflanzen zur Erhaltung der Art. Stengel und Blätter als Hilfsmittel.

Das Dreiteilige in der Pflanze entspricht dem ganzen Menschen:
Blätter = Atmung, Kreislauf
Wurzel = Nerven
Blüten = Verdauung, Stoffwechsel

Welcher Unterschied besteht zwischen Lebensmittel und Nahrungsmittel?

Die „**Lebensmittel**" enthalten alle ihre Eigenfermente vollwirksam und ebenso ihre natürlichen Aromastoffe und Duftstoffe. Sind in der Tat „*Mittel zum Leben*". – Sie werden in drei Möglichkeiten genossen: Nicht verändert. Mechanisch verändert. Fermentativ verändert.

Die „**Nahrungsmittel**" wurden weitgehend verändert: durch Erhitzung, durch Konservierung oder Aufbereitung. Sie sind „*Kampfmittel gegen den Hunger*". Beinhalten die Eigenfermente nicht mehr voll wirksam. Ebenso sind die natürlichen Aromastoffe und Duftstoffe verlorengegangen und eventuell durch künstliche ersetzt worden.

Die Schlußfolgerung ist dein Ja zum „Mittel zum Leben". Zum Lebensmittel.

Die 6 „Meide", damit deine Küche nicht gesundheitsschädigend wird:

Nicht alles, was auf den Tisch kommt, ist gesundheitsfördernd. Deswegen sehr kritisch sein, wenn man auf die eigene Gesundheit etwas hält. – Ich möchte hier einige Regeln aufstellen.
1. Meide kalorienreiche, vielfach totgekochte Kost, die häufig als „bürgerliche Küche" bezeichnet wird.
2. Meide den täglichen Fleischkonsum.
3. Meide üppige Verwendung von Fett.
4. Meide das viele Braten, Rösten, Einbrennen und das schädliche Panieren.
5. Meide Weißmehlprodukte, Nudeln, Nockerl, Knödel.
6. Meide Bäckereien und Süßigkeiten. Halte dich vom vielen Süßen fern.

Was du beachten sollst:

1. Gib den Vorrang: Alles Gemüse nur dämpfen oder, wie es genannt wird, englisch zubereiten. – Sei aber auch mit Butter und Öl sparsam.
2. Süßigkeiten sind schädlich. Sie tragen viel zur Bildung von Gärungsgiften bei. „Zahngift". – Entziehen dem Körper den Kalk. Sind Vitamin-B-Räuber. Besonders Kinder sollen keinen Zucker zu sich nehmen. Honig ist bedeutend gesünder. Soll aber auch vernünftig verwendet werden.

3. Streiche alles, wogegen sich dein Inneres sträubt. Was du schlecht verträgst. Was schwer verdaulich ist. Was blähend wirkt. Was den Darm reizt. Ein Zeichen dafür ist oft zu weicher Stuhl mit starker Beschmutzung des Afters. – Iß kein schweres Gemüse, zuviel Hülsenfrüchte. – Frisches und schweres Brot nicht essen. Auch Obst nicht in unbescheidener Menge genießen oder Obstsäfte maßlos trinken.
4. Frische Hefespeisen sind schädlich.
5. Das wilde Durcheinander-Essen zahlreicher verschiedener Gerichte, Mahlzeiten mit vielen Gängen ist ein Mißbrauch. Verkürzt das Leben.
6. Anzahl der Mahlzeiten: Nach Dr. Bircher-Benner* nähren eine Hauptmahlzeit und zwei einfache Nebenmahlzeiten pro Tag besser als zwei Hauptmahlzeiten und mehrere Nebenmahlzeiten. – Nach dem Ernährungsphysiologen Dr. Volker Veitl wäre die ideale Anzahl der Mahlzeiten fünf: Ein Frühstück. Vormittags eine Jause mit Obst oder Grahamgebäck. Ein energiebewußtes Mittagessen, aber wenig. Nachmittags z. B. Joghurt mit Früchten. Als Abendessen ein leichtes Brot und wenig Fett- und Kohlenhydrathältiges.
7. Abgestandenes oder Aufgewärmtes soll man ebenfalls meiden.
8. Wertvolle Essensregel: Iß nicht, wenn du körperlich oder nervlich übermüdet bist. Ruhe dich zuerst aus.

Das Frühstück muß persönlich sein

Überlegungen zum Frühstückstisch:

Es muß nicht immer Bohnenkaffee sein.
Kaffee ist eine „Vitaminblockade".
Vitamine sind wertvolle Bausteine der Gesundheit.
Kräutertees bringen Abwechslung. Und bereichern den Organismus.
Am Morgen von besonders guter Wirkung. Weil der Körper noch unbelastet ist.

---
* Siehe auch Seite 693

> Die wertvollste Schale Tee: "Ein frohes Lächeln" am Morgen.

Kleiner Frühstückstee-Führer:

Andorntee *(Marrubium vulgare):* Kräftigt Magen und Darm. Behebt Anämien. Wertvoll in den Entwicklungsjahren und bei Wechselbeschwerden. Begünstigt Stoffwechsel und Kreislauf. Unterstützt die Tätigkeit der Atmungsorgane. Vorteilhaft für die Haut und die Schleimhäute. Wirkt blutbildend. Paßt zur Wesensart des Sanguinikers.

Anistee *(Pimpinella anisum):* Vermehrt die Lebensfreude. Fördert die Verdauung. Beruhigt. Für Phlegmatiker.

Apfelschalentee *(Pirus Malus)* mit Honig: Festigt die Nerven. Hilft bei Erkältungen. Stärkt Magen und Darm.

Basilikumtee *(Ocimum basilicum):* Tut dem Magen gut. Erhöht den Appetit. Behebt nervöse Unruhe. Bewährt bei Nierenerkrankungen, Blasenkatarrh und Krampfschmerzen.

Brennesseltee *(Urtica dioica):* Regt den Stoffwechsel an. Treibt überschüssige Harnsäure ab. Fördert die Blutbildung. Gut für Diabetiker und bei Eisenmangel.

Brombeerblätter-Tee *(Rubus fruticosus):* Hilft bei allen Entzündungen der inneren Organe. Stärkt die Abwehrkräfte allergischer Personen. Geeignet für schwächliche Kinder. Jedoch von starker stuhlstopfender Kraft. Sehr wertvoll gemischt mit Honig und Zitronensaft. Ausgezeichneter Frühstückstee. Vermittelt Wärme über die Leber.

Fencheltee *(Foeniculum vulgare):* Vertreibt Blähungen und Trübsinn. Fördert die Tätigkeit der Flimmerhärchen der Atmungsorgane. Regelt den Stuhlgang. Hebt die allgemeine Stimmungslage.

Echter Goldruten-Tee *(Solidago virgaurea):* Reinigt die Niere durch vermehrte Wasserausscheidung. Eignet sich bestens zum Abbau der Harnsäure. Hilft Rheuma- und Gichtschmerzen zu lindern. Bringt die Gefühle ins rechte Gleichgewicht.

Hagebutten-Früchte-Tee *(Cynosbata):* Tut den Nieren gut. Bricht den Stein. Gleicht Vitaminmangel aus. Öffnet unser Denkvermögen. Macht uns mitteilungsfähiger.

Himbeerblätter-Tee *(Rubus idaeus):* Fördert den Stoffwechsel. Günstig für Magen, Darm und Bauchspeicheldrüse. Ein hervorragender Haustee, den man öfters trinken kann.

XIV. Spiegel unserer Essensdisziplin

Hirtentäschel-Tee *(Capsella bursa-pastoris)*: Regelt den Blutdruck. Wertvolles Mittel für die Kreislauforgane.

Holunderblüten-Tee *(Sambucus nigra)*: Ist ein Alleskönner. Reinigt Blut und Gewebe. Vermehrt die Abwehrkräfte.

Schwarzer Johannisbeer-Blätter-Tee *(Ribes nigrum)*: Stärkt die Widerstandsfähigkeit des Körpers, beugt gegen ansteckende Krankheiten vor. Bewährt bei Keuchhusten der Kinder und bei Asthmaleiden. Älteren Menschen bei Arterienverkalkung zu empfehlen. Aber auch bei Migräne, Rheuma und Gicht. Bringt Gefühle ins rechte Lot.

Johanniskraut-Tee *(Hypericum perforatum)*: Unterstützt sichtlich den Kreislauf und das Nervensystem. Wirkt stark blutbildend. Baut Infektionen ab. Trägt Sonne ins Herz.

Kamillentee *(Matricaria chamomilla)*: Bringt Entzündungen zum Abklingen. Lindert Krämpfe. Schenkt Gleichmut.

Königskerzentee *(Verbascum thapsiforme)*: Ein wahrer Lungenbalsam. Nimmt schlechte Laune. Bewahrt vor geistig-seelischer „Verholzung" und Fixierung auf sich selbst.

Kümmeltee *(Carum carvi)*: Verhindert Blähungen. Regt den Magen an. Vertreibt die Angst und gibt Mut.

Lavendeltee *(Lavandula officinalis)*: Beruhigt Nerven und Gemüt. Löst Krämpfe der Luftwege. Hilft der Frau in den Wechseljahren. Stärkt das „Ich-Bewußtsein". Günstig für Choleriker. Gleicht nach dem „Aufbrausen" rasch wieder aus.

Löwenzahn-Blätter-Tee *(Taraxacum officinale)*: Unterstützt die Funktion der Leber. Sorgt für Gallenfluß. Ein hervorragendes Mittel gegen Ärger. Wirkt blutdrucksenkend.

Majorantee *(Majorana hortensis)*: Behebt Verdauungsschwäche und stärkt die Kopfnerven. Hilfreich bei Migräne und Kopfweh. Löst den Schleim. Treibt Wasser ab. Kräftigt den Magen. Empfehlenswert gegen Alkoholismus. Lindert Schmerzen. Begünstigt geistige und künstlerische Einfälle.

Melissentee *(Melissa officinalis)*: Dämpft Nervenschmerzen. Beruhigt Nerven und Gehirn. Führt einen geistigen Ausgleich her. Gut bei Migräne, Wetterfühligkeit und Schwermut. Vermindert Herzklopfen und Herzneurosen.

Ringelblumentee *(Calendula officinalis)*: Wirkt krebsvorbeugend. Günstig für Magen, Darm und Bauchspeicheldrüse.

Salbeitee *(Salvia officinalis)*: Regt die Schleimhäute an und schützt sie gleichzeitig. Bewährtes Heilungs- und Vorbeugungsmittel bei und gegen Infektionen.

Schafgarbentee *(Achillea millefolium):* Fördert den Stoffwechsel. Begünstigt den Kreislauf. Senkt den Blutdruck. Stärkt die Bauchspeicheldrüse und sowohl die männlichen als auch die weiblichen Fortpflanzungsorgane. Ist Jugendlichen in den Entwicklungsjahren sehr zu empfehlen.

Gelber Steinklee-Tee *(Melilotus officinalis):* Verleiht strahlenabwehrende Kraft. Ist krebsvorbeugend. Heilt Venenschwäche. Wirkt stoffwechselanregend. Unterstützt die Kreislauforgane, Leber- und Gallenblasen-Funktion und die Fortpflanzungsorgane. Von blutbildendem Effekt.

Weißer Taubnessel-Tee *(Lamium album):* Oftmals bewährt bei allen Frauenleiden wegen seiner mildernden und entzündungshemmenden Eigenschaft; ebenfalls bei Harnstauungen. Gilt allgemein als Lebensverlängerer. Regelt den Stuhl. Fördert den Schlaf. Löst den Schleim. Erweist sich als blutbildend und blutreinigend. Regt den Appetit an.

Tausendguldenkraut-Tee *(Centaurium minus):* Gilt als wertvolles Tonikum, beeinflußt das vegetative Nervensystem sehr positiv. Begünstigt den Kreislauf, den Stoffwechsel und das gesamte Nervensystem. Stärkt das Gedächtnis. Behebt Magen- und Darmstörungen. Unterstützt die Tätigkeit der Bauchspeicheldrüse. Soll bei Leber- und Gallenblasenstörungen öfters genommen werden. Gut für die Fortpflanzungsorgane. Die Einwirkung auf die blutbildenden Organe ist nicht zu übersehen.

Thymiantee *(Thymus vulgaris):* Von starker desinfizierender Kraft für den Gesamtorganismus. In besonderer Weise empfehlenswert für die Ausscheidungsorgane. Sehr wertvoll bei allen Leiden der Atemwege, vor allem bei Asthma. Tut der Haut und den Schleimhäuten gut. – Zum „Denkabschalten".

Walderdbeer-Blätter-Tee *(Fragaria vesca):* Ist mild wassertreibend. Ein hervorragendes Mittel gegen Nachtschweiß. Schwächt zu starke Monatsperiode ab. Gilt als wertvoller Haustee. Der gleichzeitig die Leber stärkt.

Weißdorn-Blüten-Blätter-Tee *(Crataegus oxyacantha):* Belebt das Herz. Fördert den Kreislauf und stärkt das Nervensystem. Wirkt blutdrucksenkend.

Ysoptee *(Hyssopus officinalis):* Steigert den Auswurf. Beruhigt bei nervösen Magen- und Darmstörungen. Hilft bei übermäßiger Schweißabsonderung, weil besonders schweißhemmend. Nützlich bei nervöser Übererregbarkeit. Bei Schilddrüsenüberfunktion erfolgreich einzusetzen. Vielfach erprobt.

Kräutertees am Morgen getrunken haben viele Vorteile:
Tragen zur Umstimmung des Stoffwechsels und zur Regelung der Darmtätigkeit bei.
Durch den Wechsel der Kräuter erreicht man eine breitflächige Wirksamkeit, die den gesamten Organismus miteinbezieht. Deswegen die Angabe einer so großen Vielzahl. Wobei man in erster Linie Frischkräuter verwendet, die je nach der Jahreszeit zu haben sind. Den Rest trocknen und aufbewahren. Oder in der Kräuterhandlung, in der Apotheke oder Drogerie beschaffen.
Dem Körper werden Spurenelemente zugeführt, die er zum Gesundbleiben und Gesundwerden braucht.
Kräutertees am Morgen getrunken sind am wirksamsten, weil sie viel zur Reinigung des Darms und der Harnwege beitragen. Giftstoffe aus dem Körper entfernen. Und wertvolle heilende Wirkstoffe einbringen.
Kräutertees am Morgen regen die Darmflora an und bringen somit über den Verdauungstrakt den Stoffwechsel und Kreislauf in Schwung.

Damit die Wirkung des Kräutertees nicht geschmälert wird, beachte man:
Ein Kaltansatz am Abend hat den Vorteil, daß mehr Mineralstoffe und Vitamine erhalten bleiben. – 2 Teelöffel des Krautes für ¼ l kaltes Wasser, in der Früh abseihen, leicht anwärmen und trinken.
Die gleiche Menge Kräuter mit kochendem Wasser abgebrüht, 15 Minuten ziehen gelassen, abgeseiht, ist die einfachste Zubereitungsweise. Wobei man nicht übersehen darf, daß während des Ziehens das Gefäß zugedeckt ist.
Bei der Zubereitung der Kräutertees soll man gutes Emailgeschirr mit Deckel verwenden, das an der Innenseite nicht beschädigt ist. Nur auswaschen, nicht ausschrubben. Und ausschließlich zur Teezubereitung gebrauchen.

Vorschläge zum Frühstückstisch:

Frisches, rohes Obst am Morgen genossen regt den Stuhlgang in günstiger Weise an.
Führt dem Körper schon am Morgen Vitamine und Mineralstoffe zu. Trägt dadurch viel zur täglichen Erfrischung bei.

Weil es Fruchtzucker und Fruchtsäuren enthält, ist Obst für die Kalkverwertung sehr nützlich.

Äpfel bilden in ihrer Zusammensetzung eine abgerundete Ganzheit und besitzen harmonisch aufeinander abgestimmte Nähr- und Wirkstoffe. Fördern den Gesamtkreislauf, die Herztätigkeit und die Verdauung. Ihr kalorischer Wert beträgt 59 kcal = 245 kJ. – Die am Baum gut belichteten Äpfel, man merkt dies an der Färbung, haben höhere Vitamin-C-Werte. Der österreichische Apfel steht dem ausländischen an Vitamin-C- und Pektin-Gehalt nicht nach.

Apfel-Birnen-Süßmost am Morgen getrunken fördert den Stuhlgang und wirkt der Fettleibigkeit entgegen.

Birnen sind säureärmer und auch weicher als Äpfel. Die Menge an Mineralstoffen und Vitaminen ist etwa die gleiche, ebenso der kalorische Wert. – Eignen sich für Menschen, die höhere Magensäurewerte aufweisen.

Zwetsche, *Zwetschke* oder *Zwetschge* und *Pflaume* enthalten reichlich Mineralstoffe. Fördern die Magen- und Darmtätigkeit. Sorgen für einen leichten Stuhlabgang.

Bananen, sehr stärke- und zuckerreich. Gut geeignet für Nieren- und Darmkranke. – Als Kindernahrung geschätzt.

Melonen erfrischen Magen und Darm. Bereichern den Körper mit wertvollen Mineralstoffen, entwässern und regeln auf natürliche Weise den Stuhlgang. Morgens genossen, kurbeln sie den Stoffwechsel an und gewährleisten einen guten Einstieg in den Tag. – Melonen werden halbiert und Portionsstücke heruntergeschnitten. Was nicht sofort verbraucht wird, in den Kühlschrank geben. Mit einem scharfen Messer zwischen Fleisch und Schale entlang schneiden, um es zu lösen. Die Kerne mitessen.

Pfirsiche und *Nektarinen*, köstliche, saftige Früchte, mit viel Provitamin Karotin, der Vorstufe von Vitamin A. Fördern die Verdauung. Regeln den Stuhlgang.

Trauben oder *Weinbeeren* sind hochprozentige Mineralstoffträger. Mit Eisen, Kalium, Vitamin C und P. Durch letzteres erfolgt eine günstige Verwertung von Vitamin C im menschlichen Organismus. –

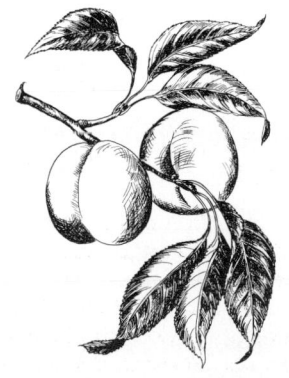

Trauben am Morgen genossen erfrischen, entwässern und reinigen Darm und Magen, Nieren und Harnwege.

Orangen haben einen sehr hohen Anteil an Kalk. Mit einem äußerst günstigen Verhältnis zu dem in der Frucht enthaltenen Phosphor. Weiters garantiert der hohe Gehalt an Protopektin, eine Vorstufe der Pektine, eine gute Verwertung der Gesamtnahrung. – Morgens die ganze Frucht zu 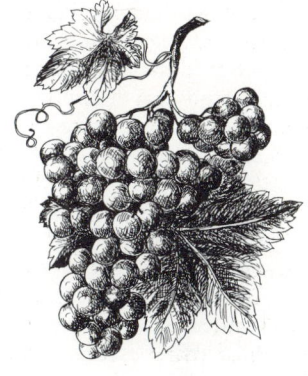 essen, ohne Schale natürlich, ist bedeutend wertvoller als nur den Saft zu trinken. Orangen stärken auch die Nerven.

Walnüsse haben einen hohen Nährstoffgehalt mit einem niedrigen Wasseranteil. Beinhalten viel Fett, auch Zucker und Stärke. – Festigen das Denkvermögen. Sind vor allem in geriebenem Zustand geistig Schaffenden sehr zu empfehlen.

Karotten, obwohl ein Gemüse und kein Obst, dürfen sie bei „Vorschläge zum Frühstückstisch" nicht fehlen. – 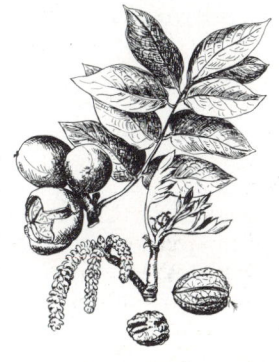 Neben einem sehr hohen Anteil an Karotin ist auch Vitamin E reichlich vorhanden.

> *Geriebene Karotten als Frischkost* sind wirksamer, wenn man sparsam einige Tropfen *kaltgepreßtes Olivenöl* dazumischt und vor dem Servieren kurz ziehen läßt. Weil Karotin nur in Ölen und Fetten löslich ist.

Sauerkraut, durch milchsaure Gärung von feingehobeltem Kraut und Gewürzen entstanden, gilt als beliebtes fermentiertes Gemüse von bedeutendem biologischen Wert. Sauerkraut besitzt einen hohen Vitamin-C-Gehalt. Roh oder gekocht. Wirkt sich günstig auf die Peristaltik aus. Das sind von den Wänden der Speiseröhre, des Magens, des Darms und der Harnleiter ausgeführte Bewegungen, bei der sich die einzelnen Organabschnitte nacheinander zusammenziehen und so den Inhalt des Hohlorgans transportieren. – Die Nährwerte sind bei Sauerkraut-Rohkost alle erhalten. Beim Dünsten noch weitgehend. Bei längerem Kochen, „Einbrennen" und „Aufwärmen" gehen sie fast völlig verloren.

Radieschen. Die dickbauchigen, fleischigen Wurzeln liefern wegen ihres Gehaltes an Senfölen eine wertvolle Rohkost, die besonders morgens genossen vorteilhaft ist. Wird bei Gallenleiden und Lebererkrankungen mit gutem Erfolg angewendet.

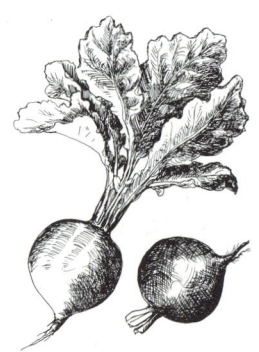

Ein guter Anfang, den Tag mit einem „gesunden Frühstück" beginnen.

Nicht zu verachten ist das ursprünglich aus der Schweiz kommende „Muesli".

Kombinationen haben viele Vorteile. Man kann natürlich auch Einzelobst essen.

Es gibt verschiedene Möglichkeiten, ein Muesli zuzubereiten. Wichtig ist, daß es immer frisch gereicht und erst kurz vor dem Essen hergestellt wird. Bei der Zusammensetzung müssen *Früchte* immer im Vordergrund stehen. Alles andere dient als Abrundung und Begleitung.

Im folgenden sind Vorschläge stets für 1 Person gebracht. Gleichzeitig wird die Wirkung hervorgehoben.

Zur Kräftigung der Blutgefäße und zur Stärkung der Abwehrkräfte:

Im Mittelpunkt dieses Frühstücks stehen frische *Heidelbeeren*. Mit hohem Vitamin-C-Gehalt, reich an Karotin und starke Kaliumträger.

3 Eßlöffel voll *Heidelbeeren* leicht andrücken, 1 Eßlöffel voll *Magertopfen*, 1 Eßlöffel *Weizenkeime*, 1 Eßlöffel *Weizenkleie* und 2 Teelöffel *Honig* hinzufügen. Alles gut abmischen und mit 1 Stück *Zwieback* essen.

Erdbeerfrühstück ist bei Hautausschlägen zu empfehlen:

Erdbeeren wirken stuhlfördernd und kräftigend auf den Gesamtorganismus, da sie, neben mineralischen Stoffen, Kalk- und Eisenverbindungen enthalten. Diese regen zusammen mit den Kernen die Zellwände an und vermehren somit die Tätigkeit des Darms. Das wieder führt zu einer Reinigung und Entgiftung, was sich besonders bei Hautausschlägen sehr günstig bemerkbar macht.

3 Eßlöffel voll *Walderdbeeren* werden leicht angedrückt, mit 2 Eßlöffeln *Rahm*, 1 Eßlöffel *Leinsamen* und 1 Eßlöffel *Haferflocken* gut abgemischt. Nüchtern einnehmen. Gut kauen und 1 Tasse *Walderdbeer-Blätter-Tee* nachtrinken. Sonst nichts zum Frühstück essen.

Die eigenen Abwehrkräfte kann man bewußt stärken:

1 *Apfel* reiben, den Saft ½ *Zitrone* dazugeben, 1 Eßlöffel *Honig*, 1 Teelöffel gerissenen *Kren*, 2 Eßlöffel *Weizenkleie* und 1 Eßlöffel nicht geschwefelte *Rosinen*. Gut abmischen und mit 1 Scheibe *Knäckebrot* essen.

Zur Verhinderung von Fäulnisvorgängen und Gärungsprozessen im Körper:

Gärungsprozesse im Körper verursachen physische Schäden, nervöse Störungen, verbunden mit Unlust, übertriebenem Kummer und Sorgen. Rohe *Zwiebel* hat in solchen Fällen einen ,,guten Ruf", weil sie gleichzeitig auch von herzstärkender Wirkung ist.

1 *Zwiebel* fein schneiden, ebenso 1 Zeherl *Knoblauch*, 1 Teelöffel *Zitronensaft* dazugeben, 1 Teelöffel fein geschnittene *Pfefferminz-Blätter*, frisch oder getrocknet. Alles mit 1 Eßlöffel *kaltgepreßtem Olivenöl* gut vermischen und zum Frühstück mit *Vollkornbrot* essen.

Wenn man Kraft für den Tag braucht:

2 Eßlöffel *Speisetopfen*, ebensoviel *Rahm*, etwas *Kümmel*, feingeschnittenen *Schnittlauch*, 1 Scheibe kleinge-

schnittenen *Schinken*, ein wenig *Majoran* und *Salbeipulver*. – Gut abmischen, auf *Vollkornbrot* aufstreichen und essen.

Kein „Schablone-Frühstück":

Nicht irgendein Frühstück.
Dein Frühstück muß persönlich sein.
Weil es dabei um dich selber geht.
Du bist es, der entscheidet.
Deshalb in dich selber hineinhören.
Die innere Stimme sagt dir, was du brauchst!
Lerne richtig kombinieren, vor allem am Morgen jedes Tages. Wenn es um deine Gesundheit geht, lohnt es sich!

Dieses Buch will dir helfen, selbständig zu werden. Mit dir „richtig umzugehen". Deswegen sind die Essensvorschläge eben nur „Vorschläge".

Ein *Ei* pro Tag soll nicht fehlen. Bleibt man dabei, dann kann der hohe Cholesteringehalt des Eis nicht schaden. Denn außer diesem Nachteil beinhaltet es wertvolle Stoffe: Das nervenaufbauende Lecithin, Vitamine und Spurenelemente. Am bekömmlichsten ist das Ei als „*Rührei*" zubereitet.

In der *Milch* sind viele Mineralsalze vorhanden. Vor allem Kalzium und Phosphor. Alles in einem sehr günstigen Verhältnis für den Knochenaufbau und für ein kräftiges Gebiß. – Milch ist in jeder Form zu empfehlen. Als *rohe Milch*, *Sauermilch*, *Buttermilch* und als *Fruchtmilch*. – Aber nicht trinken. Sondern essen. Immer mit einem Stück Brot.

Mir genügt der Kräutertee am Morgen.
Es muß jeder selber urteilen, wie er sein Frühstück gestaltet. Ich finde das **Morgenfasten** für mich sehr gut. – Erst mittags esse ich. Und dann frühzeitig am Abend. Untertags trinke ich Tees, Pflanzen- und Obstsäfte.

Die Stoffwechselvorgänge während der Nacht sind in ihrer Intensität und Dauer essentielle Grundlage für unser Wohlbefinden und unsere Gesundheit.*

Diese Vorgänge im Stoffwechsel vollziehen sich auch noch nach dem Aufstehen. Solange wir keine feste Nahrung

---

* Siehe zusätzlich Kapitel X. „Gut zu wissen, . . .", Seite 455 zu uns nehmen, mit welcher der gesamte Verdauungsapparat eingeschaltet wird. – Kräutertees jedoch beschleunigen den Stoffwechselvorgang. Belasten nicht den Magen.

Das Frühstück unterbricht also vorzeitig den „nächtlichen" Stoffwechsel.

Das Morgenfasten hingegen läßt ihn ungestört beenden.

Näheres über das Morgenfasten:

Morgenfasten kann bei leichtem Übergewicht und auch bei leichten Stoffwechselstörungen die Leistungsfähigkeit mancher Menschen beachtlich erhöhen.

Magenkranke sind dadurch in der Lage, bessere Behandlungsergebnisse zu erzielen. Jedoch mit dem Arzt Rücksprache halten.

Kinder und Jugendliche im Wachstum dürfen das Frühstück nicht weglassen. Für sie gilt das Morgenfasten nicht. – Im Gegenteil. Sie müssen größten Wert auf ein vernünftiges Essen legen. „Muesli" eignet sich dabei vorzüglich. Ohne Frühstück würde bei Kindern und Jugendlichen im Wachstumsalter die Leistung stark beeinträchtigt werden.

Diabetiker und Herzkranke dürfen auf ihr Frühstück ebenfalls nicht verzichten.

Für Autofahrer, vor allem vor längeren Fahrten, ist ein kräftiges, aber kein schweres Frühstück notwendig.

Ein gesunder Körper kann Entbehrungen aushalten.
Ohne eine dauernde Schädigung davonzutragen.
Dies zeigt das Schicksal der beiden Australienflieger Hans Bertram und Clausmann, das Bertram in seinem Buch „Flug in die Hölle" beschrieben hat.

Vierzig Tage mußten sie nach ihrer Notlandung an der Küste Australiens „kämpfen gegen den Wahnsinn, gegen den Tod".

Nach den ersten dreißig Tagen rechnet Bertram zusammen: „Als einzige Nahrung hatten wir in diesem Monat nur einen Fisch (der handgroß war!), ein paar Baumblätter und zwei Eidechsen." Dazu kamen später noch ein paar Wasserschnecken.

Mit der flüssigen Nahrung sah es womöglich noch schlimmer aus. Bei ihrem Versuch, frisches Wasser zu entdecken (sie hatten nur das ölige Kühlwasser des Motors zur

Verfügung), marschierten sie am Strand entlang, „unabsehbare Wassermengen vor Augen – und man kann dieses Wasser nicht trinken". Sie fanden nichts.

„Wir sind bis zur Rückkehr zum Flugzeug sieben Tage ohne einen Tropfen Wasser gewesen . . . . Sieben Tage in der Wüste, die letzten vier Tage nackt und barfuß, Körper und Füße zerschnitten, mit eiternden Wunden bedeckt. Jeder Schritt auf den kleinen, scharfen Steinen eine Marter – und doch sind wir nicht wahnsinnig geworden."

Die letzten vier Liter des Kühlwassers wurden genau eingeteilt.

Ein Regen brachte weitere zwölf Liter. Dann fanden sie, 100 Meter in der Stunde kriechend, weil ihre Beine unförmig aufgeschwollen waren, am zwanzigsten Tag einen Wassertümpel mit Süßwasser.

Nach weiteren zwanzig Tagen eines unablässigen Ringens mit den Unbilden des Wetters und furchtbaren seelischen Erschütterungen wurden sie von Eingeborenen entdeckt, die von katholischen Missionaren erzogen waren und sie mütterlich dreizehn Tage lang pflegten.

Und nun kam das, was niemand für möglich gehalten hätte: Unmittelbar darauf nimmt Bertram mit voller Energie den Kampf um den Weiterflug wieder auf und trotzt allen folgenden „Genickschlägen", die immer wieder dazwischen kommen, bis er nach Monaten glücklich in Berlin landet.

Im Notfall kann man wohl auf die Kraftreserven im gesunden Körper zählen.

Der Mittagstisch soll aus Eiche sein

Überlegungen zum Mittagstisch:

Eigener Tisch.
Eigenes Bett.
Tisch und Bett.
Bedeuten Freiheit. Eigenständigkeit. Auch vermehrte Selbstsicherheit.
Der Wert eines massiven Tisches darf nicht unterschätzt werden.

Aus Naturholz soll er sein.
Nicht aus Metall.
Auch nicht mit einer Kunststoffplatte belegt.
Setz dich doch einmal hin.
Zu einem Tisch aus Eiche. Aus Kiefer. Oder Zirbel.
Leg deine Hände darauf.
Horch ganz still in dich hinein.
Und du hast dich wiederentdeckt.
Massiv dein Tisch.
„Massiv" auch deine Mahlzeit. Mittags.
Fest und substantiell.
Wie Eichenholz.
Nicht viel essen macht alt.
Einfaches Leben.
Karge Mahlzeiten.
Den Appetit nicht gänzlich befriedigen.
Aufhören, wenn es am besten schmeckt.
Sich nicht nach dem Appetit allein richten. Sondern nach dem Hunger.

Denn *Appetit* ist kein eigentlicher Hunger. Ist vielmehr ein „Lustanzeiger". Ein Verlangen. Das nicht als Notwendigkeit der Nahrungszufuhr angesehen werden darf. – Appetit stimuliert und fördert in uns die Eßlust.
Erst der *Hunger* ist ein „Bedürfnisanzeiger".
Erwachsene Menschen sollen nur essen, wenn sie Hunger verspüren.
Appetit hingegen wird durch äußere Zeichen angeregt. Durch Fernsehwerbung. Durch Glockenschlag. Durch Reizung des Geruchssinnes. Durch Anblick des Kühlschrankes. Auch dadurch, wenn man andere Menschen essen sieht.
Essensdisziplin.
Braucht der Mensch. Der gesund leben will.

Was heißt „vegetarische Vollkost"?
Schließt zwar das Fleisch zur Gänze aus, weiß aber Milch, Butter, Käse und Eier zu schätzen.
Eine Dauerkost, die nicht nur in der Krankenernährung eine wichtige Rolle spielt. Sondern vor allem bei Geistesarbeitern eine Steigerung der Leistungskraft und ein erhöhtes Lebensgefühl vermittelt. Dabei ist aber auch eine geringere Ermüdbarkeit festzustellen. Ein vermindertes Schlafbedürfnis stellt sich ein. Und eine größere Schlaftiefe ist nachts augenscheinlich.

Weil **„das seelische Gleichgewicht"** eminent wichtig ist. Und naturgemäße Dauerernährung die schlummernden Leidenschaften in uns nicht extrem ankurbelt. Das seelische Gleichgewicht nicht stört. Sich auf das menschliche Immunsystem sehr günstig auswirkt.

Das Immunsystem und seine Bedeutung als Krebsvorbeugung:

Das Immunsystem kann durch „Unterreaktion entgleisen". Es kommt dann zu „bösartigen" Erkrankungen. Zum Krebs.*

Deswegen braucht unser Körper unentbehrliche Stoffe, die in einer gesunden Ernährung vorhanden sein müssen:
1. Jod. – 2. Zitronensäure. – 3. Hefe. – 4. Eisen. – 5. Schwefel. – 6. Vitamin A. – 7. Vitamin E. – 8. Vitamin C.

1. Die Funktion des Jodes im Organismus:
Erweitert die feineren Blutgefäße. Dadurch kommt es zu einer besseren Gewebedurchblutung und zu einer besseren Versorgung der Zellen mit Nährstoffen.

Geht mit Eiweißkörpern Verbindungen ein und steigert so die Verbrennung unter Sauerstoffbeteiligung in den Zellen.

Diese Verbindung mit Eiweißkörpern entzieht den Mikroorganismen den Nährboden der Zellenzersetzung.

Durch einseitige Ernährung unter Jodmangel kann es zu einer explosionsartigen Vermehrung der Mikroorganismen innerhalb weniger Tage kommen.

Jodhältige Lebensmittel:
Zitronen, Blumenkohl, Mohrrüben, ungeschälter Reis, Roggenkeimlinge, Roggenkorn, Weizenkeime, Weizenkorn, Vollkornbrot, Milch, Butter, Eidotter, Braunalgen, Meeralgen, Meersalz, Blasentang, Lebertran, Fisch, Brunnenkresse und Ysopkraut.
Tagesbedarf 0,1–0,2 mg.

Jod, in der richtigen Menge in unserem Körper vorhanden, verleiht uns mehr Temperament und bringt unsere geistigen Fähigkeiten besser zur Entwicklung.

2. Die Funktion der Zitronensäure im Organismus:
Verringert die Klebrigkeit des Blutes.

---
* Nach den Prinzipien der Moerman-Therapie

XIV. Spiegel unserer Essensdisziplin

Vermindert den Wassergehalt im Gewebe.
Ist ein „Feind" des Gärungsfermentes.
Setzt den Cholesterinspiegel im Blut herab.
Regelt das Basen-Säure-Verhältnis im Blut. Baut somit Krämpfe und Erregbarkeit ab.

> **Früchte, die Zitronensäure enthalten:**
> *Bitterorange* oder *Pomeranze*, *Apfelsine* oder *Orange*, *Zitrone* oder *Limone*, *Grapefruit*, *Mandarine*, *Pampelmuse* oder *Riesenorange*, *Bergamotte* oder *Herrenbirne*, *Moosbeere*, *Heidelbeere*, *Preiselbeere*, *Schwarze Johannisbeere*, *Mispel*, *Sauerkirsche*, *Eberesche*, *Sauerdorn* und *Apfel*.

3. Die Funktion der Hefe im Organismus:
Nährhefe ist inaktivierte Hefe. Unterscheidet sich grundsätzlich von der Gärhefe oder Preßhefe, da sie keine Gärkräfte mehr hat.

Wird auch Wuchshefe genannt. Im Stadium der Zubereitung durch Belüftung zu starkem Wachstum angeregt.

Nährhefe wird nach Reinigung und Trocknung in grober Pulverform in den Handel gebracht. Ist ein wertvolles Nährpräparat.

Enthält in hohen Mengen Eiweiß, Vitamine der B-Gruppe und Eisen.

> **Einfluß der Nährhefe auf Zuckerkrankheit:**
> Durch die insulinsparende Eigenschaft der Nährhefe empfiehlt sich ihr Einnehmen bei Diabetes. Um Mißverständnisse auszuschalten: Insulinspritzen können dadurch nicht ersetzt werden!
> Die günstige Wirkung der spürbaren Senkung des Blutzuckerspiegels beruht vor allem auf größerem Schutz vor Eiweißfäulnis und auf der Belebung körpereigener Insulinproduktion durch B-Vitamine.
> Insulin enthält 0,5% Zink. Dieses Spurenelement ist in der Nährhefe ausreichend vorhanden und schafft in der Nahrung einen günstigen Ausgleich für den Insulinhaushalt.
> 3 Wochen lang täglich 20 g *Nährhefe* aufgeteilt auf 3 Portionen eingenommen, macht eine deutliche Herabsetzung des Blutzuckerspiegels bemerkbar. – Dabei gleichzeitig die übliche Behandlung beibehalten. Dann 3 Wochen pausieren. – Mit dem Arzt Rücksprache halten.

Was Nährhefe sonst noch alles kann:
Hefe beinhaltet den Naturstoff Biotin, auch Vitamin H genannt, mit spezieller Stoffwechselfunktion. – Fehlt dieser Stoff in der Nahrung, versiegt in der Haut die Talgproduktion. Es kommt zu einer schuppigen Hauterkrankung an Händen, Armen und Beinen.

Der hohe Kaliumgehalt von 1700 mg in 100 g Nährhefe ist für die Einschleußung des Insulin-Traubenzucker-Komplexes in die Zelle verantwortlich. Es kommt dadurch zur besseren Ausnutzung der Zuckerenergie in unserem Körper. Das stärkt die Bauchspeicheldrüse und trägt viel zum allgemeinen Wohlbefinden bei.

Nährhefe wirkt sich ebenfalls sehr positiv bei Akne vulgaris aus. – Jugendakne konnte bei Vierzehn- bis Achtzehnjährigen beiden Geschlechtes mit durchschlagendem Erfolg behandelt werden.

Ebenso bei Furunkulose hat man spürbare Hilfe erzielt.

Pellagra heißt *„pellis aegra"*, kranke Haut. Auch „Maisvergiftung" genannt. – Es ist dies eine echte B_2-Avitaminose. Ein Vitaminmangel. Der chronisch wird. Meist in Schüben über viele Jahre verläuft. Auslösende Ursache kann einseitiger Maiskonsum sein. Aber auch Resorptionsstörungen bei Alkoholismus. Ein weiterer Hintergrund ist häufig Gastritis. Pellagra kann ebenso die Folge einer operativen Entfernung eines beachtlichen Magenteiles, Magenresektion genannt, sein.

Wird wegen ihres häufigen Auftretens in der Lombardei (Italien) auch *„Lepra lombardica"* geheißen.

Charakteristisch bei Pellagra-Erkrankung sind die Hautveränderungen an den der Sonne ausgesetzten Körperteilen. An Händen, Armen, Kopf und Hals und bei Barfußgängern auch die Füße.

Pellagra im eigentlichen Sinne ist bei uns verhältnismäßig selten anzutreffen. Kann durch beharrliche Nährhefegaben ausgeheilt werden.

Übermäßiger einseitiger Langzeitgenuß von Maisgrieß- oder Maisschrot-Speisen, wie Polenta, vor allem wenn die schwere körperliche Betätigung fehlt, kann zu Erkrankungen des Magen-Darm-Kanals, der Haut, des Nervensystems und der Psyche führen. Besonders dann, wenn nicht gleichzeitig durch regelmäßiges Einnehmen von Nährhefe im Organismus ein Ausgleich geschaffen wird.

Bei Erkrankungen im Magen-Darm-Trakt, der Haut im

XIV. Spiegel unserer Essensdisziplin

allgemeinen, des Nervensystems, besonders im Sinne von Psycho-Neurosen, die im seelischen Zustand des Erlebens und Sich-Verhaltens zum Ausdruck kommen, schafft Nährhefe Abhilfe.

Dermatitis oder *Hautentzündung* ist eine Reizung der Haut, die an umschriebener, eingegrenzter Stelle oder über den ganzen Körper ausgebreitet, auftreten kann. Als Symptome gelten dabei typisch schmerzhafte Schwellungen, Bläschen- oder Blasenbildung, Abstoßung der Hautdecke und ein beständiges Nässen. Sowie ein Röten der betroffenen Stellen. – Die Ursachen liegen meist im Berufsleben, wenn bei der Anwendung von chemischen Reizstoffen, Säuren, Laugen, Ätzmitteln, Beizen, Reinigungsmitteln und ähnlichem, eine bestimmte Konzentration überschritten wird. Jede direkte Behandlung wäre sinnlos und nicht zielführend, wenn nicht eine Nährhefe-Kur Hand in Hand geht.

Nährhefe ist ein naturgemäßer Stoffwechselregulator. Man kann längere Zeit, 2 bis 3 Monate hindurch, aber nicht länger, nach jeder Hauptmahlzeit 1 Eßlöffel voll davon einnehmen, ohne ein Auftauchen von Beschwerden befürchten zu müssen.

Nährhefe ist zwar von nicht sehr angenehmem Geschmack, jedoch können die bald darauf einsetzende größere Frische und das vermehrte Wohlbefinden darüber leicht hinweghelfen.

Nach der Einnahme von Nährhefe ist es ratsam, etwas nachzuessen oder nachzutrinken, weil im Mund und an den Zähnen anhaftende Rückstände einen guten Nährboden für Karies-Bakterien abgeben und somit die Zahnfäule begünstigen. – Man kann dem aber Abhilfe schaffen, indem man einen Apfel nachißt.

4. Die Funktion des Eisens im Organismus:

Eisenmangel, in unseren Tagen eine der häufigsten Ernährungsstörungen. Ist in der Nahrung zuwenig Eisen enthalten, dann zeigt sich das Blut nur blaßrosa. Was nämlich Magnesium für das Chlorophyll, den grünen Farbstoff der Pflanze, ist, das bedeutet Eisen für das Hämoglobin, den Blutfarbstoff. – Fehlt der nötige Anteil von Eisen im Blut, leidet darunter der Sauerstofftransport im Körper. Aber auch die Bildung von roten Blutkörperchen. Und die Folge? Blutarmut.

Blutarmut, „Anämie", hat aber nichts mit „perniziöser Anämie", mit Leukämie oder Blutkrebs, zu tun, der von den Vorstufen der weißen Blutzellen ausgeht. Hervorgerufen durch den Mangel an Vitamin B_{12}.*

Ein erwachsener Mensch trägt in seinem Körper 5 g Eisen mit sich. Davon sind allein schon 3 g an den roten Blutfarbstoff gebunden.

Mehr als 70% aller Schwangeren leiden im 8. und 9. Monat ihrer Schwangerschaft an Eisenmangel. Was so manche Totgeburten zur Folge hat. Das Risiko, ein totes Kind zur Welt zu bringen, ist bei einer blutarmen Frau sechsmal höher als bei einer anderen.

Trinkt man bei Anämie fleißig *Orangensaft*, dann werden alle eisenhältigen Lebensmittel viel besser ausgewertet.

Krebskranke brauchen viel Eisenzufuhr, damit sich die Abwehrfunktionen des Körpers richtig durchsetzen können. Deswegen sollen sie nur *Vollkornbrot*, viel *geschrotene Walnüsse*, *Früchte* jeder Art, *Gemüse* und *Salate* abwechselnd bei jeder Mahlzeit zu sich nehmen. – Dies aber nicht nach eigenem Gutdünken, sondern im Einvernehmen mit dem Arzt.

Lebensmittel, die Eisen enthalten:
Wir unterscheiden:
1. Lebensmittel, in denen Eisen reichlich vorhanden ist: Alle Früchte, besonders Heidelbeeren, Preiselbeeren, Himbeeren, Stachelbeeren, Johannisbeeren, Brombeeren, Walderdbeeren. Kleie, ungeschälter Reis, Vollkornbrot, Buchweizen und Nährhefe. Radieschen, Spargel, Rote Rüben, Petersilie, Grüne Bohnen, Tomaten, grünes Blattgemüse und Honig.
2. Lebensmittel mit sehr reichlichem Eisenvorkommen: Roggen, Weizen, Weizenkeime, Eidotter, Rosenkohl, Walnüsse, Rollgerste, Haferflocken und Erbsen.
3. Eisenhältige Kräuter, die zum Teil als Gemüse, aber auch für Gewürze und als Tees verwendet werden können: Alle Gemüsearten, vor allem Spinat, alle Laucharten, weiters Brennessel, Löwenzahn, Sauerampfer, Blutwurz, Pfefferminze, Schafgarbe, Melisse, Spitzwegerich, Eisenkraut, Thymian, Lungenkraut, Walderdbeer-Blätter, Hauhechel-Wurzel, Habichtskraut, Brombeerblätter, Frauenmantel, Silbermantel, Wegwarte, Waldmeister, Walnußblätter und Weinreben-Blätter.

---

* Siehe dazu auch Seite 713

Dabei ist aber unbedingt zu beachten, daß *geschrotene Walnüsse* zwar reichlich Eisen enthalten, aber *Krebskranke* zu Beginn ihrer Behandlung gänzlich darauf verzichten sollen. Sie später erst nach Rücksprache mit dem Arzt in ihren Ernährungsplan aufnehmen sollen.

Schwangere Frauen dürfen nicht übersehen: *Spargelgemüse* während der Schwangerschaft nicht nehmen. Aus zwei Gründen: Weil der Genuß von Spargel die Sexualität fördert, und für die werdende Mutter vor allem in den letzten Monaten die Bewahrung des geistigen Gleichgewichtes vorteilhaft ist. Und weil Spargel den Harn treibt, dies verursacht eine volle Harnblase. Was wieder einen Druck auf die Leibesfrucht ausübt. – Ebenso soll *Petersilie* gemieden werden. Aus dem gleichen Grund als harntreibendes Mittel. – *Tomaten* sind in der Schwangerschaft abzuraten, weil sie sich als Nachtschattengewächs für die Nieren nicht sehr günstig auswirken. Und bei Schwangeren die Entgiftung des Körpers und somit die Tätigkeit der Nieren äußerst wichtig ist.

5. Die Funktion des Schwefels im Organismus:

Soll Jod im Körper eine richtige Aufbauarbeit leisten können, bedarf es des Zusammenwirkens mit *Schwefel*. Fehlt dieser, dann kann die Zellatmung nicht stattfinden. Die Zellen nehmen keinen Sauerstoff mehr auf. Denn ihr Oxidationsvermögen ist gestört.

Und die Folge? Die Zellatmung erlischt. Oder sie wird zumindest stark beeinträchtigt. Sprungartig mit der Abnahme der Sauerstoffversorgung der Zellen steigt die Gärung. – Die dabei erzeugten Gärungsprodukte hemmen die Lebensprozesse und führen zur Alkalose. Zur Vermehrung der Säurebindungsfähigkeit des Blutes, durch Steigerung der Alkalireserve. Es kommt dabei zu Basenüberschuß oder zu Säuredefizit im Blut. Die Folgen sind gestörte Verdauung und starke, bis zu Krämpfen gesteigerte Erregbarkeit.

Schwefel hilft bei langwierigen Leber- und Gallenleiden, bei Durchfällen, bei Krätze und bei Hautgeschwüren jeder Art.

Schwefelbäder führen eine Umstimmung des ganzen Körpers herbei:
Der im Schwefelbad enthaltene Schwefelwasserstoff wirkt auf zweifache Weise: Er wird durch die Haut aufgenommen. – Kommt durch die Lunge in den Körper.

> Bringt Hilfe bei rheumatischen Beschwerden, Rheuma und Gicht. Übt einen günstigen Einfluß auf die Zuckerkrankheit aus.

Schwefel, als Spurenelement mit der Nahrung dem Körper zugeführt, bildet einen wichtigen Baustein der Enzyme. Sorgt so für die Aufspaltung, Bindung oder Verbrennung von Schadstoffen im Körper.

> **Schwefelhältige Lebensmittel:**
> In kleineren Mengen: *Zwiebel, Knoblauch, Rettich, Weizen, Reis, Hafer, Rollgerste, Roggen, Käse, grüne Erbsen, Stachelbeeren, Zwetschken, Schattenmorellen, Himbeeren, Walderdbeeren, Kamille, Hauhechel, Hirtentäschel, Kalmus* und *Huflattich.*
> Kommt reichlicher vor: in *getrockneten Erbsen, Walnußfrüchten, Haselnüssen, Mandeln, Schnittlauch, Sellerie, Oliven, Melonen, Eidotter* und *Meersalz.*
> Höchster Schwefelträger ist das *Lauchgemüse,* auch *Porree* genannt. – Ganze Lauchstangen kurz in Salzwasser kochen und als Salat zubereiten.

6. **Die Funktion des Vitamins A im Organismus:**
   Vitamin für die Augen.

Bewahrt das Sehvermögen und die Gesundheit der Augen. Schützt vor Nachtblindheit.

Begünstigt die Schutzfunktion der Haut. Macht sie widerstandsfähiger und abwehrstärker.

Erhält lange die Vitalkraft im Körper und das Fortpflanzungsvermögen. Verzögert das Altern.

Trägt viel zum gesunden Wachstum in der Kindheit und in den Entwicklungsjahren bei.

Unterstützt das Abwehrsystem im Körper und die Widerstandskraft gegen Infektionskrankheiten.

Zählt zu den wirkungsvollsten Antioxidantien. Zu jenen Stoffen, die zur Verhinderung des Fettverderbes in unserem Körper notwendig sind. Um eine Selbstoxidation oder ein Ranzigwerden zu verhindern.

Nicht zu unterschätzen: Vitamin A erhöht die Widerstandskraft der Schleimhäute der Augen, der Atemwege und Harnorgane. Fördert die Bildung des Sehpurpurs und schützt die Haut.

Mindert die Anfälligkeit der Zähne für Karies.
Unterbindet die Verhornung der Schleimhäute.

> Menschen mit viel sitzender Beschäftigung oder solche, die oft fernsehen, brauchen ausreichende tägliche Versorgung mit Vitamin A. Weil sie die Augen stark anstrengen.
> Autofahrer, die häufig nachts unterwegs sind oder längere Strecken fahren müssen, benötigen bis zum Siebenfachen der normalen Tagesration an Vitamin A.

Die einfachste und billigste Versorgung unseres Körpers mit Vitamin A ist die tägliche Nahrung. Nicht sofort benötigte Mengen an Vitamin A gehen nicht verloren. Sie werden in der Leber gespeichert.

Vitamin A und Karotine sind fettlösliche Substanzen. Eine optimale Aufnahmerate ist nur dann gegeben, wenn im Darm gleichzeitig Gallensalze und Fett vorhanden sind.

Der Ratschlag, zu geriebenen Möhren immer etwas Öl* zu geben, stimmt – auch Rahm ist im Prinzip richtig – braucht aber nicht überbewertet werden. Denn normalerweise ist im Magen immer ein Fettrückstand vorhanden. Es genügt auch das Essen von Nüssen oder das Trinken von Joghurt, um die Resorption des Karotins herbeizuführen.

> **Vitamin-A-hältige Lebensmittel:**
> Wie komme ich über die Lebensmittel zu Vitamin A?
> Als Vorstufe von Karotin im *Gemüse* und in *Früchten:* vor allem in *Karotten, Tomaten, Paprika, Spinat, Kresse, Aprikosen, Orangen* und *Hagebutten*. – Ferner als Vitamin A in *Lebertran, Leber, Nieren, Milch, Butter, Eiern* und *Käse*.
> Erwachsene brauchen täglich 0,9 mg – Säuglinge 0,6 mg – Schwangere Frauen 1,2 mg und stillende Mütter 2,0 mg.
> Die Vergiftungsgrenze liegt beim Säugling erst bei der neunzigfachen Tageszufuhr und beim Erwachsenen bei der siebzigfachen Überschreitung der Tagesration.

7. Die Funktion des Vitamins E im Organismus:
   Vitamin der Verjüngung.
   Schützt die Leber vor Umweltgiften.
   Ist an vielen Stoffwechselprozessen maßgeblich beteiligt.

---
* Siehe dazu auch Seite 733

Unterbindet die Cholesterin-Ansammlung in den Gefäßen.
Wirkt der Gefäßverengung entgegen. Verringert die Ablagerungen. Erhöht die Bildung jener Fettbestandteile, die als Schutzfaktor gegen Arteriosklerose gelten.
Ist ein Mittel gegen das Altern.
Übt einen heilsamen Einfluß auf Herz und Hormonsystem aus.

Lebensmittel, die gute Vitamin-E-Spender sind:
Vitamin E ist ein hitzebeständiges Öl. Kann unbedenklich bis 100° C erhitzt werden. Säuren und sichtbares Licht schaden ihm nicht. Laugen, ultraviolettes Licht und Sauerstoff zerstören es hingegen.
Erwachsene Menschen, besonders schwangere Frauen, brauchen pro Tag 12 mg. Säuglinge die Hälfte. Kinder und Jugendliche zwischen 6 und 12 mg. Und stillende Mütter 20 mg pro Tag.
In 100 g Lebensmitteln sind wieviele Milligramm Vitamin E enthalten?
Weizenkeimöl 250 mg. – *Kaltgepreßte Pflanzenöle*, wie Olivenöl, Maiskeimöl, Kürbiskernöl, Leinöl, Erdnußöl, Mandelöl, schwanken zwischen 100 und 250 mg. – *Sonnenblumenkerne* 50 mg. – *Mandelkerne* 25 mg. – *Walnuß- und Haselnußkerne* 10 bis 20 mg. – *Weizenkeime* 10 bis 20 mg. – *Vollkornprodukte* 3 bis 6 mg. – *Avocadofrüchte* 3 mg. – *Grünes Gemüse* 1 bis 2 mg.

8. Die Funktion des Vitamins C im Organismus:
Das „*Frischkostvitamin C*" ist an vielen Körperfunktionen beteiligt. Vor allem an der Bildung roter Blutkörperchen und der Zwischenzellensubstanz.
Aktiviert den Zellstoffwechsel und die Abwehrregulierung.
Wirkt vorbeugend gegen Erkältungskrankheiten.
Hilft bei der Wundheilung.
Sorgt für die notwendige Elastizität des Bindegewebes.
Es schützt in unserem Körper die Vitamine A und E und verbessert das Aufsaugen, die Aufnahme gelöster Stoffe in die Blut- oder Lymphbahn. Vor allem des für den Körper so wichtigen Eisens. Man nennt dies Resorption.
Eine tägliche Vitamin-C-Zufuhr spielt in der erfolgreichen Krebsbehandlung eine sehr wichtige Rolle.

XIV. Spiegel unserer Essensdisziplin

Was die Köchin wissen muß:
Durch den Einfluß von Luft, Licht und Wärme wird Vitamin C sehr rasch zerstört.
Wird bei Lagerung von Obst und Gemüse abgebaut.
Eingelagerte Kartoffeln, Äpfel und Rote Rüben haben im Herbst einen deutlich höheren Vitamin-C-Gehalt als im Frühjahr.
Beim Waschen oder Einwässern ist Vorsicht geboten. Weil sich Vitamin C leicht mit dem Wasser verbindet und verlorengeht. Deswegen Obst und Gemüse stets unter fließendem Wasser reinigen.
Bei der Saftgewinnung durch Dampfentsaften bleibt ein großer Teil des ursprünglichen Vitamin-C-Gehaltes erhalten.

Es ist eine von der Wissenschaft erwiesene Tatsache, daß Krebszellen in einem gesunden Körper nicht zu überleben vermögen.

Es ist und bleibt eine der wichtigsten und wertvollsten Therapien, wenn großer Wert auf eine vernünftige Ernährung gelegt wird. Wobei gerade Lebensmittel mit viel Vitamin-C-Gehalt eine sehr bedeutende Rolle spielen.

Dabei müssen wir von verschiedenen Tatsachen ausgehen, die man weder wegleugnen, noch umschreiben kann:

In jedem menschlichen Körper lebt der Krebs-Virus als „Kostgänger". Er ist bereits im Blute des neugeborenen Babys nachweisbar vorhanden.

Jeder gesunde Mensch trägt im Stoffwechsel „Unterdrücker" mit sich, die den „Kampf mit dem Virus" aufnehmen. Dieses Abwehrsystem oder Immunsystem erfährt durch die gesunde und natürliche Ernährung einen gewaltigen Vorsprung.

So erschreckend für viele das Wort „*Krebs*" ist, im Sinne von etwas Bösartigem und Aggressivem, als **„vernichtende Wucherung"**, so verdient es dieses Wort, näher betrachtet zu werden.

„Krebsen?"
„Rückwärtsgehen."
„Hoffnungslos dahinsiechen."
„Abbauen."

Bewußte Ernährung schaltet aber in dieser negativen Richtung den **Vorwärtsgang** ein. Weg von der Krebsgefahr.

Dabei spielt das „Gesundheits-Vitamin C" eine ganz große Rolle.

Gute Vitamin-C-Quellen in unseren Lebensmitteln:
Die Angaben beziehen sich jeweils auf 100 g der genannten Lebensmittel und Kräuter.

Hagebutten-Früchte 700 mg. – *Sanddornbeeren-Saft* 300 bis 500 mg. – *Frischer Paprika* und *Schwarze Johannisbeeren* je 200 mg. – *Kiwifrüchte* 100 bis 250 mg. – Roh zubereitete *Kohlarten* 50 bis 100 mg. – *Zitrusfrüchte* 50 bis 70 mg. – *Schwarzer Holunderbeeren-Saft* 50 mg. – Frische *Kohlsprossen* 30 bis 40 mg. – *Kartoffeln* 20 mg. – *Äpfel* zwischen 10 und 30 mg. – Und *Rote Rüben* 10 mg.

Kräuter, die Vitamin C enthalten: *Brennessel* 210 mg, *Petersilien-Blätter* 172 mg, *Gartenkerbel* 115 mg, *Pfefferminze* 60 mg, *Bockshornklee-Samen* 57 mg, *Löwenzahn-Blätter* 36 mg, *Fenchelfrüchte* 31 mg, *Eibisch* 25 mg und *Portulak* 25 mg.

Erforderliche Tagesmenge an Vitamin C, um die volle Leistungsfähigkeit entfalten zu können: Erwachsene pro Tag 75 mg. Säuglinge 35 mg. Kinder zwischen 60 und 75 mg. Stillende Mütter, schwangere Frauen und Raucher brauchen täglich 110 mg.

„Krebs" ist nicht Schicksal.

Die „Istmirgleich-Mentalität" ist es, die dem „Rückwärtsgehen" Türen und Fenster öffnet. Unbewußt. Aber nicht unbestraft.

Nur dort kann der Körper selbst sich helfen, wo der Mensch ihm hilft. Durch überlegtes, vernünftiges Essen.
Und dabei?
Ist der Mittagstisch die Drehscheibe deiner Gesundheit.

Wenn die Sonne untergeht
Überlegungen zum Abendtisch:

Was heißt Abend?
Als „*Abend*" bezeichneten die Germanen den „hinteren" oder „späteren" Teil des Tages.
Die „*Nacht*" hingegen ist seit alter Zeit schon „der Zeitraum zwischen Sonnenuntergang und Sonnenaufgang".
Der Abend ist auch die Zeit der Vorbereitung auf den Schlaf. Auf den wir uns einstellen sollen.

XIV. Spiegel unserer Essensdisziplin 751

Durch *Abschalten* und *Entspannen*.
Deshalb *Speisen* einnehmen, die leicht zu verdauen sind. Nicht zu lange unseren Verdauungstrakt beanspruchen.

Wie lange bleiben die verschiedenen Speisen im Magen, bevor sie als wertvolle Säfte in den Blutstrom übergehen?
200 g *Kaffee:* 2 Stunden.
250 g *Kräutertee:* 1½ Stunden.
100 g *weiche Eier:* 2 Stunden.
 70 g *Weißbrot:* 2 Stunden.
200 g *gekochter Fisch:* 2½ Stunden.
100 g *gekochtes Fleisch:* 3 Stunden.
100 g *gebratenes Fleisch:* 4½ Stunden.
100 g *geselchtes Fleisch:* 5 Stunden.
 50 g *gebratene Gans:* 5 Stunden.

Deshalb am Abend mit Fleisch sparsam sein.
Hingegen sind *Kartoffeln* mit *Topfenkäse, Sauermilch, Buttermilch, Fruchtmilch, magerer, nicht zu harter Käse, Naturreis, Hirsebrei, Buchweizenbrei* oder *Dinkelreis, rohe Früchte* oder *Mischsalate als Salatplatten mit Käse* sehr zu empfehlen.
Vorwiegend *Fruchtnahrung* am Abend.
Nicht übersehen: *Obst und Gemüse* soll man bei einer Mahlzeit womöglich nicht gemeinsam einnehmen, und wenn, dann nicht zu rasch hintereinander. Weil man dadurch Gärungen einleitet, die schädlich sein könnten.
Kräutertees, nicht zu bitter, mit *Honig* und *Zitronensaft-Beigabe,* können abends nur empfohlen werden.
Kräutertee kann man ihrer Wirkung auf den menschlichen Organismus nach unter gewissen „Gesichtspunkten" sehen. Deshalb nicht wundern, wenn der eine oder andere Tee sowohl als Morgengetränk, als auch zum Abendtisch geraten wird.

Kräutertees, besonders geeignet zum Abendtisch:

Andorntee (*Marrubium vulgare*): Regt die Drüsen an. Wirkt blutbildend. Unterbindet die Schleimbildung während der Nachtruhe.
Angelikawurzel-Tee (*Angelica archangelica*): Eignet sich besonders für Personen, die während der Nacht von Blähungen geplagt werden. Auch Nervenleidenden zu empfehlen.

Bei Kindern können mit 1 Tasse Angelikawurzel-Tee, abends regelmäßig getrunken, Probleme im Gebiet von Kopf und Hals gelöst werden: Drüsenschwellungen, geschwollene Rachenmandeln, nasale Sprechweise, offener Mund.

Brombeerblätter-Tee *(Rubus fruticosus):* Reinigt das Blut. Verleiht dem Körper Widerstandskraft. Hilft mit, Sorgen abzubauen.

Ehrenpreistee *(Veronica officinalis):* Gegen Hautausschläge, Migräne und bei Schwierigkeiten mit der Funktion der Bauchspeicheldrüse. Stellt eine gute Verbindung zwischen ideellem und materialistischem Denken her.

Eibischblüten-Blätter-Tee *(Althaea officinalis):* Löst Brustkrämpfe und tritt allen Entzündungen entgegen.

Eisenkrauttee *(Verbena officinalis):* Verschafft Stärkung bei Erschöpfungszuständen. Erleichtert klimakterische Beschwerden. Regt Nieren-, Leber- und Gallenblasentätigkeit spürbar an.

Frauenmanteltee *(Alchemilla vulgaris):* Steht hoch im Kurs bei Frauenleiden. Tut auch Männern gut. Wirkt sich sehr vorteilhaft auf das Entwässerungssystem in unserem Körper aus.

Goldrutentee *(Solidago virgaurea):* Befreit den Körper von der gefährlichen Harnsäure. Reinigt das Blut. Von krampfstillender Eigenschaft. Unterstützt den Stoffwechsel während der Nacht.

Gundelrebentee *(Glechoma hederacea):* Besitzt eine starke schmerzlindernde Kraft. Regt den Stoffwechsel in besonderer Weise an. Auch bei hysterischen Zuständen zu empfehlen.

Hagebutten-Früchte-Tee *(Cynosbata):* Nicht nur der gute säuerliche Geschmack und die schöne rote Farbe, sondern vor allem seine „Nierenfreundlichkeit" tut jedem gut.

Heidekraut-Blütenspitzen-Tee *(Calluna vulgaris):* Beschert am Abend einen günstigen Ausgleich bei Frustration, Komplexen, nervösen Störungen und vor allem bei geistiger Übermüdung.

Himmelschlüssel-Blüten-Blätter-Tee *(Primula veris):* Mit Erfolg bei Neuralgien, Migräne, Schlafstörungen und Blähungen anzuwenden.

Hirtentäschel-Tee *(Capsella bursa-pastoris):* Wegen seines Ausgleichens des Blutdruckes einige Zeit hindurch früh und abends sehr zu empfehlen.

Hopfentee *(Humulus lupulus):* Beruhigt bei Erregungszuständen aller Art. Günstig bei Schlafstörungen und bei ner-

XIV. Spiegel unserer Essensdisziplin 753

vösen Herzstörungen.

Johanniskraut-Tee *(Hypericum perforatum):* Verhilft zu einem ausgeglichenen Tagesabschluß. Behebt nervöse Zustände und beseitigt Nervenschmerzen, die nicht selten schlafstörend wirken.

Kamillentee *(Matricaria chamomilla):* Günstig für das Zahnfleisch. Führt einen guten körperlich-seelisch-geistigen Ausgleich am Abend herbei.

Koriandertee *(Coriandrum sativum):* Bei schlechter Verdauung, Koliken und Blähungen.

Echter Labkraut-Tee *(Galium verum):* Lindert Hautleiden. Schützt vor ungünstigen Einflüssen des Schlafplatzes.

Lavendeltee *(Lavandula officinalis):* Um Aufregungszustände abzubauen. Kopfschmerzen zu beseitigen. Erleichterung bei Schwächeanfällen, Schwindelzuständen und nervösen Herzbeschwerden zu finden.

Majorantee *(Majorana hortensis):* Bewährt sich bei schmerzenden, versteiften Gelenken. Ist ferner ein erprobtes Mittel gegen Blähungen.

Meisterwurztee *(Imperatoria ostruthium):* Verdient mit Recht den Namen „kaiserliche Hoheit" unter den Kräutertees. Wenn man das „Bittere" in Kauf nimmt. Entwässert, beruhigt, fördert den Kreislauf und stärkt das vegetative Nervensystem.

Melissentee *(Melissa officinalis):* Kann schlechthin „der" Abendtee genannt werden. Vor allem bei Wetterschwankungen günstig.

Quendeltee *(Thymus serpyllum):* Behebt Schlafstörungen und Nervenschwäche. Stärkt die Mundschleimhaut. Ist sehr wohlschmeckend.

Salbeitee *(Salvia officinalis):* Hemmt mit seinen zahlreichen Inhaltsstoffen Entzündungen des Zahnfleisches. Tötet Bakterien in der Mundhöhle. Sorgt für guten Mundgeruch.

Schlehdornblätter-Tee *(Prunus spinosa):* Dient als wertvoller Ersatz für „Schwarztee". Anstelle dessen er oft als „Verfälschung" verkauft wird. Hervorragender Haustee.

Weißdornblätter-Tee *(Crataegus oxyacantha):* Wird als billiger Ersatz häufig anstatt „Grünem Tee"* verkauft. Ist aber ein guter „Abendtee".

---

* Stammt vom gleichen Teebusch wie alle anderen Sorten. Jedoch werden die frischen Blätter über Wasserdampf „abgetötet", um die grüne Farbe zu erhalten. Wird gerollt, nicht fermentiert. Schmeckt sehr bitter.

Unser Abendessen soll abwechslungsreich sein.
Wo Liebe da ist, muß Starrheit auswandern.
Die Hausfrau, Köchin und Mutter, welche die Speisen mit Liebe zubereitet, findet immer wieder neue Wege der Zusammenstellung, der Zubereitung und des Präsentierens. So daß eine große Abwechslung im Speisezettel gegeben ist.

Kren, *Kresse* und *Hefeflocken*, am Abend verwendet, stärken die Bauchspeicheldrüse. – Sie ist aus Drüsenläppchen aufgebaut, zwischen denen sich Inseln hellerer Alpha- und Beta-Zellen befinden. Diese sondern die Sekrete Insulin und Glukagon ab, die den Blutzuckerspiegel regeln. Die Drüsenläppchen produzieren Verdauungsfermente, die sich im Zwölffingerdarm mit dem Gallensaft vereinen. Das tägliche Quantum des von den Bauchspeicheldrüsen-Läppchen abgegebenen Saftes beträgt 1 Liter und mehr.

Topfen ist jeder Käsesorte vorzuziehen.

Wer Schwierigkeiten mit dem Stuhlgang hat, sollte zum Abendessen immer wieder grobe *Weizenkleie* und ganze *Leinsamenkörner* einplanen. – Auch in kaltes Wasser eingeweichtes *Dörrobst*, das, wenn nötig, noch weichgekocht wurde, kann sehr empfohlen werden.

Wenn Ernährung „Heilbehandlung" sein soll, dann muß man *Weißmehl und Weißzucker*, aber auch *fettgebackene Speisen* meiden.

Vollwertige Nahrung sättigt schon in kleineren Mengen. Und man kommt bis zur nächsten Mahlzeit aus, ohne Hunger zu leiden.

Beim Essen sollte man das Beisammen-Sein schätzen und freundschaftlich miteinander plaudern.

Jede Mahlzeit in Dankbarkeit genießen.
Jedes Essen soll ein kleines Familienfest sein.

Gut gewürzt ist halb verdaut

Wenn „einem das Wasser im Munde zusammenläuft".
Dann läuft es einem auch „im Magen" zusammen.
Das ist gut so.

Vor allem ältere Menschen sollten bedenken und wissen, daß gut gewürzte Speisen den Appetit wecken und die Verdauungssäfte in Bewegung setzen. Gerade sie brauchen es.

XIV. Spiegel unserer Essensdisziplin

Weil bei ihnen die Leistungsfähigkeit von Magen und Darm nachgelassen hat.

Gewürze vernünftig angewendet, können fast ohne Einschränkung auch für Krankenkost empfohlen werden. – Ich brauche nicht ausdrücklich zu erwähnen, daß bei Magen- und Darm-Erkrankungen Scharfgewürze verboten sind.

Wer salzlos leben muß, braucht jedoch auf wohlschmeckende und gut gewürzte Speisen nicht verzichten.

Appetitmangel bei Schulkindern kann durch besonders schmackhaft gewürzte Speisen günstig beeinflußt werden.

Kinder reagieren auf Geschmackreize viel stärker als Erwachsene. Deswegen soll bei ihnen nicht die Vielfalt, sondern die Menge der Gewürze beschränkt sein.

Bei Erwachsenen kann es kaum zu schädlichen Überdosierungen von Gewürzen kommen. Denn überwürzte Speisen schmecken nicht mehr und werden abgelehnt.

Würzen ist zwar eine Kunst, man kann sie aber erlernen.

Wobei für die Wirkung vor allem die Aufbewahrung und Lagerung der Gewürze grundlegend wichtig ist. Denn die beste Köchin und der tüchtigste Koch können mit „ausgerauchtem", schalem Gewürz keine Wunder vollbringen. – Dabei nicht übersehen, daß verdorbene Würze nicht mehr verwendet werden darf.

Die sieben goldenen Regeln der Gewürzaufbewahrung:

1. Erneuere deinen Gewürzbestand jedes Jahr.
2. „Pfeffermühle", „Muskatnußreiber" und andere „Gewürzzerkleinerer" sind unentbehrlich. – Gewürze, unzerkleinert gelagert, verlieren nämlich viel weniger vom Gehalt an ätherischen Bestandteilen. Erst kurz vor dem Verwenden zerkleinert, erzielt man eine intensiv-frische Geruchsentfaltung.
3. Den Gewürzschrank weg von Heizung und Küchenherd. Beständiger Wärmeeinfluß mindert Kraft und Aroma.
4. Gewürze sind sonnenlicht-empfindlich. Längere Einwirkungsdauer zieht chemische Veränderungen nach sich.
5. Ton, Steingut, Porzellan oder braun eingefärbtes Glas sind als Behälter die wertvollsten. – Bei Kunststoffen ist Vorsicht geboten. Sie können durch gemahlenen Pfeffer, Nelken oder Muskat angegriffen werden.

> 6. Nach jeder Entnahme den Behälter sofort wieder gut verschließen.
> 7. Das portionsweise Einfrieren der gebrauchsfertig geschnittenen frischen Würzkräuter in kleinen Plastikbeuteln oder Plastikdosen ist sehr zu empfehlen. Lagertermin bis 6 Monate. – Aufgetautes muß aber aufgebraucht werden.

Pflanzliche Würzstoffe können in verschiedener Form eingesetzt werden.
Frisch.
Getrocknet.
Ganz.
Gebrochen.
Zerschnitten.
Gerebelt.
Pulverisiert.
Sie verbessern den Geschmack der Speisen und erhöhen außerdem ihre Verdaulichkeit.
Sind für die Rohkost unentbehrlich.
Erhitzte Speisen verlieren den Naturgeschmack durch Auslaugen löslicher Stoffe und durch das Auftreten neuer Geschmacksstoffe. Sie werden dann häufig als schal, „fad" empfunden. Was eine Verminderung des Appetites nach sich zieht.
Deshalb sollen gekochte Speisen durch Gewürzzugabe aufgewertet werden.
Mit Fingerspitzengefühl verwendet, verdecken Gewürze den Eigengeschmack der Speisen nicht.
Zu reichlich verabreicht, werden sie zur „Reizkost".
Vorsicht ist bei zwei scharfen Gewürzen geboten: bei *Pfeffer* und *Senf*.

> ## Vom Erhitzen der Lebensmittel:
> **Alles Kochen führt unvermeidlich zu Verlusten.**
> Wertvolle Mineralstoffe werden ausgelaugt.
> Aroma- und Duftstoffe vernichtet.
> Die nahrungseigenen Fermente zerstört.
> Der Zustand der Zellen wird durch Gerinnung verändert.
> Und der ursprüngliche Geschmack geht verloren.
> **Kochen verschlechtert den Nährwert der Nahrung. Der Nährwert sinkt mit jeder Minute längerer Erhitzungsdauer.**

XIV. Spiegel unserer Essensdisziplin 757

Der wichtigste Vorteil des Kochens liegt hingegen darin, daß sich neue Geschmacksstoffe ausbilden und dadurch bestimmte Speisen, die im rohen Zustand gar nicht oder nur schwer verdaulich sind, bekömmlich werden.

Deswegen praktische Grundsätze:

Erhitzt wird nur, was unbedingt erhitzt werden muß.
Kurz und hoch erhitzen, ist besser als lange und niedrig. Jedoch wird immer die zweckentsprechend niedrigste Temperaturstufe empfohlen.
Der „Kochtopf" hat ohne Zweifel seine kulturelle Bedeutung. Jedoch gelten dabei die Regeln: 1. „Wenig Wasser, viel Dampf". 2. „Nicht rasant, sondern stufenweise erhitzen." Dessen ungeachtet darf die Kochkost die Rohkost nicht verdrängen.
Kochwasser soll nie weggeschüttet, sondern bei der Zubereitung der Speisen mitverwertet werden.
Gekocht wird ausschließlich nur im bedeckten Topf.
Schonender als Kochen ist das Zubereiten der Speisen durch Braten. Noch besser durch Grillen, Dämpfen oder Dünsten.

Ausschließlicher Konsum von Kochkost führt zu Mangelerscheinungen durch Mangelernährung.

Mein Erfahrungsschatz in punkto Gewürze:

Würzen und Heilen:

Pfeffer und Salz dürfen nicht Anfang und Ende des Würzens sein.
Aniskörner in Kompotten und im Gebäck vertreiben den Kummer.
Beifuß macht den Schweinebraten zum „Gedicht".
Bohnenkraut in Hülsenfrüchten bremst Blähungen.
Gewürznelken in Dunstäpfeln und Kompotten töten Bakterien.
Ingwer würzt Süßspeisen, Apfelkompott und Bratäpfel.
Koriander macht Roten-Rüben-Salat noch wirksamer.
Kümmel regt an, und der Kohl wird bekömmlicher. „Viel

Kümmel", schreit der Krautsalat.
Majoran mit Fingerspitzengefühl läßt von Leberknödeln lange reden.
Muskat mäßig zu Kartoffelpüree, schmeckt besser.
Petersilie in Semmelknödeln ist nie zuviel.
Salbeiblätter im Lammbraten bauen Entzündungen ab.
Wacholderbeeren setzen dem Zwetschkenröster den „i"-Punkt auf.
Zimt läßt sich vom Apfelkompott kaum wegdenken.
Frische und getrocknete Küchenkräuter sind wertvolle heilende Duftträger. Verleihen dem Essen Bekömmlichkeit und fördern die Gesundheit.
Mit Recht: Würzkunst ist Heilkunst.

Die „geheime" Kraft des Zimtes:

Unter *Zimt* oder *Kaneel* versteht man Gewürzrinden, die von Lorbeergewächsen gewonnen werden. Der beste und beliebteste ist der *Cinnamomum ceylanicum*, der „Ceylonzimt", der auf Sri Lanka, früher Ceylon genannt, kultiviert wird.

Wo immer man in der Küche Zimt verwendet, er wirkt nervenstärkend, kreislauffördernd und antiseptisch. Paßt zu allen süßen Gerichten und Getränken.

Zimt wirkt durch die Speise aufgrund seines intensiven Geruches als günstiges Magenmittel, das reinigt und belebt.

Gebrauchsfertige Gewürzkräuter-Mischung für den Winter:

Den ganzen Winter über kann man gebrauchsfertige Gewürzkräuter aus der Tiefkühltruhe zur Hand haben.

Wertvolle Mischung als „*Vielzweckwürze*". Wirkt gleichzeitig cholesterinspiegel-senkend: *Petersilie* 4 Teile, *Schnittlauch* 3 Teile, *Borretschblüten-* und *-blätter* 2 Teile, *Ysop* 2 Teile und *Dillkraut* 1 Teil.

Fein schneiden. In kleine Plastikdosen mit Deckel geben. Bei wenigstens −18° C kann man mit einer Haltbarkeit von 4 bis 5 Monaten rechnen. Was genügt, um die frischgewürzarme Winterszeit zu überbrücken.

Kräuteressig in der Küche:

Kräuteressige sind sehr würzig-aromatisch. Vielseitig verwendbar. Verleihen den Speisen den Geschmack der Kräuter.

XIV. Spiegel unserer Essensdisziplin

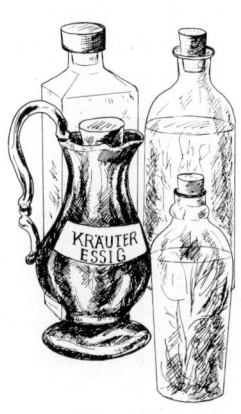

– Mit Wasser verdünnt, je nach Geschmack, wirken sie an heißen Tagen als durststillendes Getränk.

Als *Grundrezept* für alle Kräuteressig-Varianten gültig: 2 bis 3 ausgesuchte schöne *Zweigenden eines Krautes*, die der Länge nach ein Dreiviertel des Flaschenbauches ausfüllen. – Optisch besser wirkt das Ganze, wenn sie nicht gleich lang sind. Die Zweige sollen aber auch nicht in den Flaschenhals hineinragen. – Dann die Flasche behutsam, mit einem ,,Respektabstand'' vor dem Verschluß, mit gutem *Weinessig* anfüllen. Ich habe sehr gerne ,,Rotweinessig''. Stellen Sie die verschlossene Flasche 14 Tage lang auf die sonnige Fensterbank.

Anschließend kühl lagern. Ist bereits gebrauchsfertig. Nicht abseihen. Die Kräuter drinnen lassen.

Geeignete Kräuter zur Gewürzessig-Herstellung:

Bärlauch-Essig *(Allium ursinum):* Bringt die Frische der Buchen- und Eichenwälder in unsere Küche. Gepaart mit dem urigen Geruch und der heilenden Kraft des Wilden Knoblauchs. – Vor der Blüte, Anfang Mai, wird die Gesamtpflanze, Zwiebeln mit Blättern, vorsichtig ausgegraben. Gut gereinigt, unter kaltem, fließendem Wasser. Ohne daß man dabei die Blätter zerquetscht oder zerdrückt. Und je nach der Größe der Flasche 1 bis 3 Pflanzen vorsichtig hineingeben. – Eine herzhafte Würze, die Frühlingssalaten eine spezielle einmalige Note verleiht. Die Verdauung anregt. Für Gallenfluß, Leber, Magen und Darm sehr bekömmlich ist. – In ein Glas lauwarmes Wasser 3 Eßlöffel voll Bärlauchessig gegeben und morgens einige Wochen hindurch getrunken, unterstützt sehr wirksam die Frühjahrskuren.

Basilikum-Essig *(Ocimum basilicum):* Die ,,königliche Würze''. Basilikum wird zur Zeit der Blüte geerntet. An sonnigen Tagen. Und sofort in Essig angesetzt. Die Blütezeit erstreckt sich von Ende Juni bis in den September hinein. – Basilikum-Essig ist ,,stolz''. Er hat ein starkes ,,Selbstbewußtsein". Will als Gewürz den „Ton angeben". Will nicht „geschnitten" oder „gemischt" werden.

Dillkraut-Essig *(Anethum graveolens):* Wird aus grünen Zweigen vor der Blüte zubereitet. Man findet diese den ganzen Sommer über. – Würzt Grünsalate und Kartoffelsalate und dient zur Verstärkung des Geschmackes der Dillsoße.

Estragon-Essig *(Artemisia dracunculus):* Erstrangige Würzpflanze. Die grünen Triebspitzen können den ganzen Sommer über gepflückt werden. – Estragonessig übt einen sehr günstigen Einfluß auf die Verdauungsorgane und die Verdauungsdrüsen aus.

Melissen-Essig *(Melissa officinalis):* Muß vor der Blütezeit zubereitet werden. Denn wenn die Pflanze einmal blüht, ist sowohl der Geschmack als auch der Geruch vermindert. – Melissenessig ist ein ausgezeichnetes Gewürz für Salate, Soßen und Gemüsetöpfe. Wichtig: erst kurz vor dem Servieren verwenden.

Thymian-Essig *(Thymus vulgaris):* Fördert die Verdauung von fetten Speisen. Die blühenden Zweige können den ganzen Sommer über geschnitten und verwendet werden. – Wertvoll zur Getränkezubereitung mit Honig und Wasser. Gegen Husten. Nur warm trinken. – Als Gewürz zu Wildsoßen. Und für Kartoffelsalate mit Kürbiskernöl.

Ysop-Essig *(Hyssopus officinalis):* Mit frischen Zweigspitzen hergestellt, die man kurz vor der Blüte erntet. Danach sofort ansetzen, weil Ysop sonst rasch die Würzkraft verliert. – Ysopessig schmeckt leicht bitter. Riecht sehr würzig. Hat eine starke Ähnlichkeit mit dem Pfefferminz-Aroma. In kleinen sparsamen Portionen zu Salaten, Soßen, Bohnengemüse und Ragouts heranziehen. Eine Idee davon in die Kartoffelsuppe gegeben, wirkt großartig. – Ysopessig verleiht den Gerichten eine aparte Note.

Kren-Apfel-Sauce:

1 geriebener säuerlicher *Apfel*, zu empfehlen wäre die Sorte „Schöner von Boskop", 1 Eßlöffel *Weinessig*, 1 Prise *Zucker* und 1 Prise *Salz*. Alles gut durchmischen. 1 Teelöffel voll gerissenen *Kren* mit steifgeschlagenem *süßen Rahm* vermischen. Und darübergeben.

Wirkt köstlich frisch. Hebt die Abwehrkräfte des Körpers. Eignet sich gut zu Schinkenröllchen, Rostbeaf und geräuchertem Lachs.

Streichkäse „quer durch den Garten":

Topfen mit *Joghurt* oder *Sauerrahm* abrühren. Mit zerdrücktem *Knoblauch*, ganz wenig *Salz* und wenig *Pfeffer* würzen. Das ganze mit feingehackten *Wildkräutern* je nach Jahreszeit mischen. Dabei kann man nach Geschmack und Möglichkeit kombinieren.

Kann als Brotaufstrich oder als Schinkenrolladen, aber auch zu gekochten Kartoffeln gegessen werden.

Verlierer wird zum Gewinner

Nüchterne Lebensweise

Ein Weg, gesund zu werden.
Und gesund zu bleiben.
Ludwig Cornaro, ein mahnendes Beispiel der Geschichte.
Sproß einer vornehmen Familie Venedigs.

Kam im Alter von 30 Jahren fast zum Sterben. Das beste Essen und Trinken, alle Heilmittel blieben erfolglos.

Da dachte der junge Mann: „Sterben muß ich jetzt sowieso. Da Essen und Trinken nichts nützen, will ich zu fasten anfangen, vielleicht hilft das!"

Genoß nun täglich nur 12 Lot, das sind etwa 400 Gramm Nahrung.

Schon nach einigen Monaten fühlte er sich viel kräftiger, so daß ihm sogar die Ärzte rieten, diese Lebensweise fortzusetzen. Er tat es und war von nun an ein dreiviertel Jahrhundert lang niemals mehr krank.

Erreichte ein Alter von 104 Jahren und starb 1566 in der oberitalienischen Universitätsstadt Padua.

Im hohen Greisenalter verfaßte er eine Schrift über die nüchterne Lebensweise, die in viele Sprachen übersetzt wurde. Darin preist er die segensreichen Wirkungen des Fastens und schreibt: „Ich bin jetzt 95 Jahre alt und befinde mich so wohl, so froh und glücklich, als wäre ich 25!"

Ein Mensch kann seine Ernährung, seine Eßgewohnheiten und seine Trinkgewohnheiten umstellen.

Er kann sein Gewicht kontrollieren.
Kann Herr über seine Körperform werden.
Ohne Tabletten. Ohne Aufwand.

Im Gegenteil. Mit Ersparnis. Kann dafür manch Gutes tun. Für andere.

Der Mensch kann fasten.

Vernünftig Fasten

Dazu gehört auch eine Wiegeregel.

Immer morgens wiegen. Nach dem Wasserlassen. Wenn möglich, auch erst nach dem Stuhlgang. Gänzlich nüchtern. Nur im Nachthemd oder im Schlafanzug. Oder nach der Dusche nackt.

> **Vernünftig fasten – beherrscht essen – mit der Waage leben. Heißt gefährlichen Körperballast abbauen. – Heißt bewußt gesund leben.**

Der Verlierer gewinnt.
Mag paradox klingen.
Widersinnig.

Fastet ein Mensch, dann gewinnt sein Organismus trotzdem an Lebenskraft und Lebenswärme.

Aus dem Energiespeicher Fett.

Der Heilwert freiwilligen Fastens ist erstaunlich groß!

Die Wirkung wird umso sichtbarer, greifbarer und anhaltender, je früher man damit beginnt.

Es ist nicht übertrieben, wenn Menschen mit Erfahrung zu sagen wagen: „Jeder Fasttag in deinem Leben wird dir als Lohn vom Schöpfer als Lebensverlängerung daraufgegeben."

Die Brutstätte vieler Krankheiten ist nämlich der Darm.

Überfüllter Magen und Darm belasten das Herz genauso wie die Leber, die Nieren und nicht zuletzt die Lunge.

Ein Fasttag in der Woche reinigt Magen und Darm.

Gibt dem Körper Gelegenheit, das Aufgenommene abzugeben.

Ohne sich mit der Verdauung frisch aufgenommener Speisen belasten zu müssen.

> **Fasten ist eine Operation ohne Messer.**
> Der fastende Leib übertrifft an Erfolg bei weitem den tüchtigsten Chirurgen. Dieser könnte mit seinem Messer nicht alles Schädliche aus dem Körper herausschälen und alles Nützliche hineinnähen, wie es der fastende Leib ohne Messer und Blutverlust tun kann.

XIV. Spiegel unserer Essensdisziplin

Wie der fastende Körper abbaut?
Der Körper verbrennt bei weniger Nahrungszufuhr nicht irgendein im Körper deponiertes Fett. Nein! Nicht irgendwelche körpereigenen Stoffe. Sondern hier vollzieht sich alles nach einem bestimmten Rhythmus. In einer fixen Ordnung.
Immer in einer bestimmten Reihenfolge:
1. **Alles, was ihn belastet.**
2. **Alles, was er nicht braucht.**
3. **Alles, was ihn stört.**
4. **Alles, was ihn krank macht.**

Wie werden wir denn eigentlich krank?
Wir werden auf die Dauer nicht durch Überernährung mit Fett und Kohlenhydraten krank. Sondern durch Überschuß an Eiweißzufuhr.
„Ich nehme den ersten Rang ein." Heißt im Griechischen „proteuo". Woher der Begriff „Protein" stammt.
Überschüssiges Protein, ein nur aus Aminosäuren aufgebauter, einfacher Eiweißkörper, lagert sich an der Wand der kleinsten, haardünnen Blutgefäße, der Kapillaren ab. Diese befinden sich in allen Organen des gesamten Körpers.
Diese „Verschlackung", Ablagerung, bildet das Vorstadium nicht weniger Erkrankungen, die erst Jahre später spürbar, auch sichtbar werden. – Es sind dies die meisten Herz- und Kreislaufschäden. Mit der Spätfolge von Herzinfarkt oder Schlaganfall. Alle Stoffwechselerkrankungen. Und alle Formen von Gelenk- und Weichteilrheumatismus.

Was gegen die Gefahr der Verschlackung tun?
Nur wir selber und niemand anderer kann es tun.
Nicht einmal unser bester Arzt.
Von Zeit zu Zeit bewußt und energisch **überflüssiges Eiweiß abbauen. Dies geschieht im Fasten.**
Fasten und Ernährung nach Maß gehören zusammen.

Im Fasten vollzieht sich in uns noch mehr.
Mit dem Abbauvorgang hält die Entgiftung Gleichschritt.

Wie werden Giftstoffe in unserem Körper zurückgehalten?
Giftstoffe werden im Bindegewebe abgelagert.
Sie sind aber immer an Eiweiß und Fett gebunden.

> Mit Fett- und Eiweißabbau durch das Fasten wird diese Bindung gelöst. – Die Giftstoffe können vom Körper ausgeschieden werden.

Wo steckt der Gewinn des Fastens?

Vorausgeschickt. Bei der gelenkten, sinnvollen Entschlackung und Entgiftung des Körpers geht dabei nicht verloren:
Alles Brauchbare.
Alles Funktionierende.
Alles Lebensnotwendige.
Der Gewinn und das eigentliche Geheimnis des Fastens aber liegt in dieser weisen Reihenfolge, die meinem Körper sozusagen einprogrammiert zu sein scheint:
Durch Entwässerung.
Durch Entsalzung.
Durch Entgiftung.
Durch Entschlackung.
Durch Ballastabwurf.
Zum Wohlbefinden.
Zu vermehrter Leistung.

> **Wirksamste und billigste Schönheitspflege: Das Fasten!**
>
> Für den geistig aufgeweckten Schauer ist es immer eindrucksvoll, zu erleben, wie sich das Gesicht eines fastenden Menschen fast schlagartig und deutlich verändert.
>
> Ein aufgedunsenes blaurotes Vollgesicht beginnt sich zu entspannen.
>
> Die typischen charaktereigenen Konturen kehren wieder zurück.
>
> Hektisch rote Flecken verschwinden, machen einer gesunden Farbe Platz.
>
> Schwammige, großporige Haut strafft sich!
>
> Aus den Zügen spricht neu entstandenes Selbstbewußtsein.
>
> Das übermüdete, resignierte Gesicht kehrt sich nach innen. Füllt sich mit Frische und Zartheit auf.
>
> Die trüben Augen werden klar.
>
> Der unstete Blick wird fest.

Die Augen beginnen zu leuchten.
Die Erschöpfung scheint gewichen zu sein.
Letztlich fällt die straff-elastische, zarte Haut auf.
Unreinheiten sind verschwunden.
Fältchen geglättet.
Fasten heißt eben, ins eigene Selbst eintauchen. – Neu heraussteigen.

Richtige Ernährung beugt einer Fehlfunktion der Haut vor.

Kochsalzarme, noch besser *kochsalzfreie Kost* läßt Wunden leichter abheilen. Die Wunde näßt nicht. Trocknet schnell.

Basische Ernährung gibt der Haut mehr Abwehrkräfte. Macht sie widerstandsfähiger.

Was verstehen wir unter basenüberschüssiger Ernährung?

Es handelt sich um eine Kost, die mehr basen- als säurebildende Mineralstoffe enthält.

Basenüberschüssig ist fast alles *Gemüse*. Besonders Gurken, Tomaten, grüne Salate. Mit Ausnahme von Rosenkohl und Hülsenfrüchten. – *Obst*, mit Ausnahme von Preiselbeeren. Sowie *Milch, Rahm, Topfen, Eigelb, Zwiebeln, Pilze, Rohzucker* und *Gewürze*.

In unserer Nahrung muß ein gut proportioniertes Mischverhältnis von Säure- und Basenspendern vorhanden sein. Basenspender sollen die Oberhand gewinnen.

„Basenreiche Lebensmittel liefert der Gärtner, säurereiche hingegen der Metzger."

Jedes Paradies hat seine Schlange

Phantasievoll ausgemalt.

Mit Zwergen, Riesen, sprechenden Tieren, wunderbaren Pflanzen und vielem anderen „Möglich-Unmöglichen", „Tot-Lebendigem" als Mitspieler.

Jahrhunderte hindurch mündlich überliefert. Weitererzählt. Schließlich aufgeschrieben. Oft sehr spät. Nach der Entstehung. Ist die Sage eine Erzählung, die an reale Gegebenheiten anknüpft.

Wobei das Gute immer zum Durchbruch kommt. Das Böse letztlich auf der Strecke bleibt.

So daß *Sagen* erzieherisch und volksbildend sehr hoch einzuschätzen sind.

Weil sie die Möglichkeit anbieten, besinnlich zu werden. Den inneren Wert in uns erkennen lassen. Und auch heben.

Weil sie nicht selten eine plausible Antwort auf eine Frage sind. Wobei es immer um die Belohnung der guten Tat geht. Das Böse den kürzeren zieht. Bestraft wird.

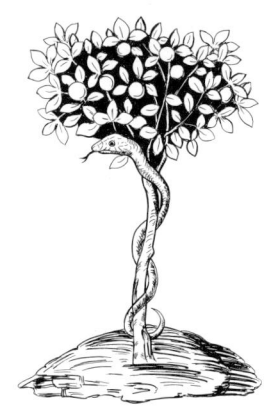

So war es auch damals.

Als unser Herr noch auf Erden weilte.

Eines Tages kam er nach Tichelwang in Kärnten. Traf einen Bauer auf dem Felde. Sprach ihn freundlich an. Fragte ihn, was er täte.

„Rüben säen."

Bekam der Herr Jesus trotzig als Antwort zu hören.

„Für wen?"

„Für mich und mein Weib."

„So!"

Und der Herr wanderte weiter über den Plöckenpaß ins Gailtal.

Abermals begegnete dem Herrn ein Bauer. – Ohne daß dieser gewußt hätte, wen er traf. Auch er ging gerade hinaus aufs Feld.

„Wo gehst du hin?"

„Rüben säen." Kam freundlich die Antwort.

„Für wen?"

„Für alle, Herr!" Mit Anstand gesagt.

„Schon recht."

Und der Herr ging weiter seines Weges.

Dann kam die Zeit der Rübenernte.

Der Tichelwanger Bauer hatte nur zwei Rüben auf dem Felde. Zu ernten.

Für ihn und sein Weib.

Beim Gailtaler Bauern hingegen war der Acker voll Rüben.

XIV. Spiegel unserer Essensdisziplin

Rüben für alle.

Seit dieser Zeit gibt es im Gailtal in Kärnten Rüben in Hülle und Fülle.

* * *

Und: „In der schönsten Haut steckt die gefährlichste Schlange."

Ohne Nahrung gibt es kein Leben.

Leben darf aber nicht einzig und allein mit Essen identisch werden.

Mit 26 Jahren hatte man „ihn" zu Grabe getragen.

Die Träger schimpften.

Er war schwer. Der Sarg.

Sie hatten Mühe. Die Last die Friedhofsstiege hinaufzubringen. Schwitzten dabei. Weil es gerade im Hochsommer war.

Kurze Zeit später wurde von der Gemeindeverwaltung beschlossen, eine „Friedhofseinfahrt" zu bauen. Und sie wurde tatsächlich gebaut.

Als der Pfarrer nach diesem Begräbnis vom Friedhof zurückging in den Pfarrhof, hörte er einen der Sargträger sagen: „Essen war sein ganzes Leben." Und daran ist er gestorben.

Deswegen war es so kurz. Sein Leben.

Dein Essen ist die Verstofflichung deines Denkens.

Essensdisziplin tut not.

Ansonsten kann Speise und Trank zur Gefahr werden.

Zur „Giftschlange".

Weil es soviel Positives im Leben gibt, mit dem man vorsichtig sein muß, damit das Negative nicht zur Falle oder zur Schlinge wird.

Denn...

.... jedes Paradies hat seine Schlange.

So auch Essen und Trinken.

Heute. Wo das Welternährungsproblem alle Erdenbürger angeht. Nicht nur die Hungernden. Die Verhungernden. Sondern auch die Satten. Die am Übersattsein krank werden. Wird manche Überlegung notwendig. Um über den Umweg alter Erkenntnisse – im Volk in Sage, Sprichwort, Legende und Redewendung weitergegeben – zur Realität von heute zu finden.

Trotz des riesigen technischen Fortschrittes schlittern wir in eine beängstigende Oberflächlichkeit hinein.

Ohne uns dessen bewußt zu werden.

Jetzt aber zurück zum Welternährungsproblem. Hin zum *Kornkäfer*.

Gewaltige Mengen an Nahrungsmitteln gehen alljährlich der Menschheit verloren, womit Millionen Hungernde abgespeist werden könnten.

Wissenschaftliche Forschungen haben in Amerika ein Verfahren entwickelt, mit dem schnell und zuverlässig festgestellt werden kann, ob gelagerte Getreidekörner von den Eiern des Kornkäfers befallen sind oder nicht. – Mehl aus solchen Körnern ist nämlich ungenießbar und kann nur mehr als Futter verwendet werden. Stillt also den Hunger der Menschen nicht.

Nach dem neuen Verfahren geben Spezialisten in der Insektenbekämpfung Getreideproben für ein paar Minuten in ein rotes Farbbad. Aus „Fuchsin", einem aus Teerprodukten gewonnenen Farbstoff.

Nach kurzem Eintauchen in das Farbbad und dem darauffolgenden Abwaschen erscheinen an jenen Stellen, an denen der Kornkäfer seine Eier abgelegt hat, kleine rote Punkte.

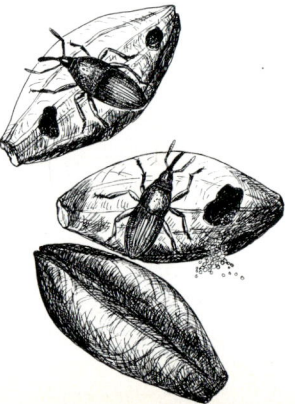

Denn das Weibchen des Kornkäfers* legt seine Eier in winzige Löcher, die es in die Oberfläche eines Kornes beißt. Danach verschließt es mit einer speziellen Absonderung die verletzte Stelle so sorgfältig, daß man es mit freiem Auge nicht erkennen kann.

„Jedes Paradies hat seine Schlange."

Ein Leben lang werde ich voll Bewunderung vor der Buntheit und Eigenart der Natur dastehen.

Werde die Knie beugen. Meine Hände falten. Den Kopf demütig senken.

---

* Bild stark vergrößert

XIV. Spiegel unserer Essensdisziplin

Mein Geist aber wird rege sein. Wird versuchen, die Zusammenhänge zu ergründen.
Durch dunkle, geheime Gäßchen führt dabei oft der Weg zum Licht der Erkenntnis.
Das weiße Licht der Sonne, richtiger „farblos" geheißen, ist die Verschmelzung aller Farben.
Blau repräsentiert *Sauerstoff.*
Rot steht für *Kohlenstoff.*
Gelb vertritt den *Wasserstoff.*
Aus diesen Grundelementen besteht zum größten Teil die Welt und alles, was auf ihr die Natur hervorbringt.

Geblendet stürmen sie dahin.
Die unübersehbaren Massen. Der Menschen.
Mit ihren Ohren hören sie nicht.
Die Hände halten sie sich vor die Augen.
Um nicht zu sehen.
Hinaus über die eigene Nasenspitze.
Denn vor ihrer Nase baumelt „ihr" Gott.
Ihr Garten.
Ihr Geld.
Ihre Diskothek.
Ihr Bauch.
Ihr Motor.

* * *

Bruder, Schwester. Gib acht!
Daß du nicht erfrierst. Im Pelzmantel.
Nicht verhungerst. Vor der vollen Schüssel.
Gib acht!
Vor dem tödlichen Biß. Der Schlange.
Die in jedem Paradies lauert.

Der beredteste Zeuge deiner Eßgewohnheiten weicht nie von deiner Seite...
Nämlich deine Haut.

Ein Jedermann-Spiel anders gesehen

„Ich schärfe mein Schwert am Grabe des Feldherrn"

Erlösen. Erlöstsein.
Retten. Gerettet sein.
An der Grabstätte des berühmten Feldherrn und Dichters Graf Moritz von Sachsen* traf man einst einen Soldaten. Er war gerade dabei, am Stein des Grabmals seinen Säbel zu wetzen.
„Was machst du da?"
„Ich schärfe mein Schwert am Grabe des großen Feldherrn."
Soweit die Erzählung.
Es gab aber einmal ein Grab. Das den Toten wieder zurückgab.
Weil Er selber auferstand. Um uns zu erlösen.
Durch Tod und Auferstehung.
Sein Grab. Das Grab unseres Heilands. Ist der geeignetste Ort, unser „Schwert" zu schärfen.
Kein ehern Werkzeug. Dieses Schwert. Auch nicht der Einbildungskraft eitel Sproß.
Vielmehr reell.
Damit wir das „Schwert" zücken können.
Im rechten Augenblick.
Im Kampf gegen uns selbst.
Gegen Lust und Verlangen.
Gegen Bequemlichkeit und Faulheit.
Gegen Götzendienst am Bauche.
Gegen unsere verdorbene Natur.
Siegesbewußt dürfen wir sein.
Wenn Christus unser Feldherr, unser Anführer ist.
Im Kampf.
Im Leben.
Und wir Ihn verherrlichen.

---

* Graf Moritz von Sachsen, geboren in Goslar am 28. Dezember 1696, gestorben am 30. November 1750.

Durch unser Leben.
Damit es nicht sinnlos ist.

Allegorie, die in die Tiefe geht

Der Begriff „erlöst" ist uns heute vielfach schon verlorengegangen.
Das Wort sagt uns nichts mehr.
Weil wir kaum mehr Verhältnisse kennen, die uns den Sinn dieses Wortes relevant erscheinen ließen. Aus der Situation heraus.
Da müßte man jahrelang im Gefängnis gesessen haben, um zu wissen, was „Amnestie" heißt.
Vergessen. Vergebung. Nachlaß.
Freiheit.
Erlösung.
Genug gibt es derer. Die in Bedrängnis gezwängt. Nach Erlösung lechzen. Nur verdrängt sie der Schatten unseres Hutes Krempe aus dem Gesichtsfeld.
Und macht sie so für uns „inexistent".
Oder.
Nach einer lebensgefährlichen Krankheit.
Die lang und schwer war.
Da kommen wir unserem „Gartenzaun" schon näher.
Zum ersten Mal darf man wieder hinaus in die freie Natur. Dann wird jede Zeit des Jahres zum Frühling. Zur Auferstehung.
Weil.
... man endlich wiederhergestellt ist.
Lange, bange Wochen im Krankenzimmer sind auf einmal verronnen. Vergessen.
Vergangen.
Und nichts erinnert mehr an die ausgestandenen Leiden.
Während das wiedergewonnene Leben neu und lockend aus der Ferne winkt.
Nur vor solchem oder ähnlichem Hintergrund als Kulisse versteht man eine alte Legende, die eine tiefe Wahrheit ausspricht.
Eine Allegorie über Sündenfall und Erlösung.
Die mitwirkenden Personen:
Ein mächtiger König. – *Dein Gott.*
Dessen einzige Tochter, die er innig liebte. – *Wir. Die Menschheit.*

Er bestimmte für sie fünf Türhüter. Die sie sorgsam bewachen sollten. – *Die fünf Sinne.*

Um das leichter zu ermöglichen, ließ der König Tag und Nacht eine kostbare Leuchte vor ihrem Gemach brennen. – *Die Gotteserkenntnis.*

Und zusätzlich hielt dort ein treues Hündlein Wache. – *Das Gewissen.*

Eines Tages aber geschah es, daß ein Herzog vorüberzog. Der dem König feindlich gesinnt war. Und seine Augen auf das Mädchen warf. – *Die Sünde.*

Die Königstochter schenkte den schönen Wahn-Versprechungen des Verführers Glauben.

Und was geschah weiter?

Die Königstochter tötete eines Nachts das treue Hündlein. Löschte die Lampe aus. Und folgte dem Verführer.

Am Hofe des Königs aber lebte ein tapferer Ritter. – *Jesus Christus.* Er war stets bereit, sein Leben für die Ehre seines Königs einzusetzen.

Er hörte von der Untat des Feindes.

Setzte dem Herzog nach.

Stellte ihn im Zweikampf. Schlug ihm das Haupt ab. Und brachte das Mädchen zurück in des Königs Palast.

Lange ließ der König seine ungetreue Tochter nicht vor sein Angesicht treten. Da ging der Ritter selbst zum König. Schilderte ihm ihre Lage. Und auf ihre aufrichtige Reue hin erlangte er für sie volle Verzeihung.

Daraufhin sandte der Vater seiner Tochter ein kostbares Kleid, auf dessen Saum die Worte eingestickt waren: „Ich habe dir vergeben, sündige fortan nicht mehr!"

Dann schenkte er ihr eine Krone, mit der Gravur: „Von mir kommt alle Würde."

Der Ritter aber gab ihr einen Ring mit der Inschrift: „Ich habe dich geliebt, lerne auch du mich lieben."

Dazu noch einen Spiegel, auf dem die Worte standen: „Du bist edel, vergiß deines Adels Würde nicht!"

So wurde die Königstochter wieder in Gnaden aufgenommen.

Ihr Vater gab sie dem treuen Ritter zur Frau. Und mit ihm lebte sie fortan in Ehre und Friede alle Tage ihres Lebens.

Das ist ein Jedermann-Spiel.

Einmal anders gesehen.

Was das mit der Essensdisziplin zu tun haben soll?

Wo der Verlierer zum Gewinner wird.

XIV. Spiegel unserer Essensdisziplin

Und ein Pförtner auf der Hut sein muß.
Damit er nicht alles einläßt.
Als letzte Frage. – Was nützt ein Spiegel?
Wenn man nicht hineinschaut.
Was nützt eine Allegorie?
Wenn sie nicht in die Tiefe geht.
Essensdisziplin wozu?
Weil es einer Motivierung bedarf.
Die sich nicht allein auf Logik gründet.
Sondern vielmehr ein tieferer Grund als Fundament gilt.
Der Sinn des Lebens. Nämlich.
Oder mit anderen Worten, meine Kindschaft Gottes.
Dann hat „Erlösung" und „Rettung" mehr als symbolischen Wert.
Wird zur Drehscheibe des Lebens.
Für jedermann.

Ich las einmal „feierlich" eingerahmt in einem ländlichen Restaurant.
Lassen Sie sich von Ihrer Frau nicht scheiden,
da sie nicht Zeit hat zum Kochen.
Essen Sie bei uns,
und behalten Sie Ihre Frau
als Hobby!
Gelesen. Geschmunzelt.
Nicht unbedingt empfohlen zur tätigen Nachahmung.

Mein Erfahrungsschatz in punkto gesunde Ernährung:

Topfen, selbst zubereitet:

2 l frisch gemolkene *Milch* vom Bauernhof besorgen. Bei einer Temperatur von wenigstens 25° bis höchstens 30° C in der Nähe des Ofens einige Zeit stehen lassen. Man fügt 1 Handvoll frisches Blüten-Blätter-Gemisch des *Gelben Labkrautes (Galium verum)* hinzu. Dieses hat man vorsorglich schon über Nacht in 1 Tasse kaltem Wasser angesetzt.

Am Morgen abgeseiht. Und die Flüssigkeit der Milch beigemischt. Anschließend mit einem sauberen Küchentuch abdecken. An einem mäßig und gleichbleibend warmen Platz 24 Stunden stehen lassen. Bis die Milch gut eingedickt ist.

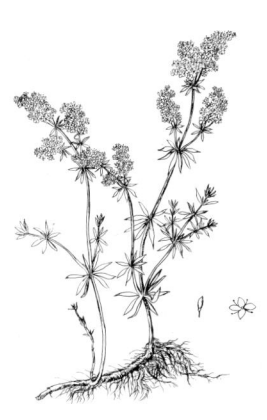

Über ein großes Sieb ein feuchtes Mulltuch ausbreiten. Die eingedickte Milch darüberstürzen. Abtropfen lassen.

Den *Topfen* in eine Schüssel füllen. Ganz sparsam *Salz*, etwas *Paprika*, *Kümmel* und feingeschnittenen *Schnittlauch* dazumischen.

Ein vorzüglicher Aufstrich für *Vollkornbrot*. Oder als Beigabe zu gekochten *Kartoffeln*.

Molke-Most-Gemisch:

Das bei selbstzubereiteten Topfen zurückbleibende Wasser, *Molke*, zu gleichen Teilen mit „*Most*", auch „*Apfel*- oder *Birnen-Wein*" genannt, vermischt, gilt einerseits als wertvoller *Trunk an heißen Tagen*. Andererseits aber auch als hautstärkendes und beruhigendes Waschmittel. – Zu empfehlen als abendliche *Fußwaschung*, wozu man das Molke-Most-Gemisch vorerst noch gut erwärmt, aber nicht kocht.

Schlüsselblumen-Blätter-Suppe:

Etwas *Sauerampfer-Blätter* und einige *Schlüsselblumen-Blätter* fein hacken. Mit *Salz*, *Zucker*, *Essig*, *Korinthen* und *Paprika* würzen. Dann noch mit *Sauerrahm* abmischen und diese Masse in die fertige *Suppe* rühren.

Frische Kräutermischung-Variationen:

Feingeschnitten, hervorragend als *Beigabe für Suppen*. Erst vor dem Anrichten hineingeben. – Für *belegte Brötchen* und Brote. – Für *Eierspeisen*. – Als Beimengung zu *Streichkäse*. – Zu *Sauermilch* gerührt, ergibt es ein würziges Milchgetränk.

1. *Kerbel, Schnittlauch, Petersilien-* und *Sellerie-Blätter.*
2. *Estragon, Petersilien-Blätter* und *Schnittlauch.*
3. *Melisse, Petersilien-Blätter* und *Ysop.*
4. *Dillkraut, Minzeblätter* und *Petersilien-Blätter.*
5. *Petersilien-Blätter, Schnittlauch* und *Ysop.*
6. *Borretsch-Blütenblätter, Dillkraut* und *Schnittlauch.*
7. *Borretsch-, Kapuzinerkressen-* und *Petersilien-Blätter.*

Feingemahlenes Kalmuswurzel-Pulver:

Das *Pulver* der *vermahlenen Kalmuswurzel (Acorus calamus)* eignet sich sehr gut zu Süßspeisen, Obstkompotten, gedünsteten Äpfeln und gedünsteten Birnen; serviert als Nachspeise oder als Zuspeise zu Knödeln, Milchreis oder Kaiserschmarren.

Behebt gleichzeitig Verdauungsstörungen, Blähungen, Stoffwechsel- und Gallenleiden. Wirkt sich aber auch auf nervöse Magenbeschwerden sehr positiv aus.

Meerrettich oder Kren und seine Verwendung:

Herangezogen wird die frische, ungeschälte, auf einem rostfreien Reibeisen gerissene Wurzel.

Man serviert *Kren* als appetitanregende, pikante Beigabe zu *Schinkenröllchen*, zu dessen Füllung sich frischer Topfenstreichkäse bestens eignet. – Gerissener *Kren* paßt auch vorzüglich zu *gekochtem oder kurz gebratenem Fleisch*, vom Tafelspitz bis zum Steak. Zu *Fischgerichten*. Zu *hartgekochten Eiern* und zu *harten Fettkäsen*.

Preiselbeer-Kren-Rahm:

Preiselbeerkompott wird mit *Süßrahm* abgemischt und mit Taktgefühl gerissener *Kren* beigegeben. – Eignet sich gut zu *Wildgerichten*.

Kräuterbutter:

150 g cremig geschlagene *Butter* wird mit je 1 Eßlöffel feingehacktem *Borretsch, Dillkraut* und *Schnittlauch*, 1 Teelöffel feingehackter *Zwiebel* und etwas *Zitronensaft* gut abgemischt. Mit etwas *Salz* und *Pfeffer* vermengen. Zu einer Rolle formen. In Alufolie einschlagen. Im Kühlschrank lagern.

Wird zu *Brotaufstrichen* und zu *Grillgerichten* verwendet.

Sellerie-Rohkost:

Eine wirkungsvolle Diät bei Hauterkrankungen ist die *Sellerie-Rohkost.*
1 *Selleriewurzel* und 1 *Apfel* werden fein geraspelt. 1 Eßlöffel voll geriebene *Nüsse* und 1 Eßlöffel *Honig* dazugeben und gut durchmischen. – Als Frühstück einnehmen.

Als Leberstärkung Löwenzahngemüse:

Löwenzahngemüse (Taraxacum officinale) hat einen hohen gesundheitlichen Wert für die Stärkung der größten Drüse unseres Organismus. Der Leber.
Die jüngsten und zartesten *Blätter* der Pflanze werden abgepflückt und unter kaltem fließenden Wasser gründlich gereinigt. Zustellen. Dann die Blätter kurz im Wasser aufkochen lassen. Abseihen. Gut ausdrücken. Fein hacken. In einen Topf geben. Mit *Fleischbrühe* aufgießen. Etwas *Salz* und ein wenig zerrebelten *Majoran* darüberstreuen. Noch ein Stück *Butter* dazugeben. Eine Weile dämpfen lassen. 1 Löffel *Vollkornmehl* darüberstäuben. Mit einigen Löffeln *Fleischbrühe* aufgießen. Das Gemüse auf Sparflamme kurz kochen.
Mit gerösteten *Kartoffeln* servieren. Ein gesundes Nachtmahl, das der Leber guttut und den Schlaf nicht beeinträchtigt.

Zur Entschlackung Kräutersaft-Suppe:

Mit einer *Kräutersaft-Suppe* kann man dem Körper gute Dienste leisten.
Man nimmt mehrere Hände voll jungen *Spinat*, gemischt mit *Kerbel, Petersilie, Schnittlauch*. Fügt *Gundermann* und *Schafgarbe* hinzu. Reinigt es unter kaltem, fließendem Wasser. Läßt gut abtropfen und gibt es in einen Entsafter. So daß man ca. ¼ l Saft erhält. Den *Saft* verquirlt man mit 3 *Eidottern* und 1 Eßlöffel *Vollkornmehl*. – Unter ständigem Umrühren ca. 2 l kochende *Fleischbrühe* hinzufügen. Beim Anrichten *Brotrinde* klein schneiden und die Suppe darübergießen.
So erhält man eine wertvolle *Kräutersaft-Suppe*, die sich,

XIV. Spiegel unserer Essensdisziplin

vor allem abends gegessen, bestens zur Entschlackung und Entgiftung des Körpers eignet.

Als Frühjahrskuren Kräutersuppen:

Zu *Frühjahrskuren* verwendet man nicht nur Kräutertees. Es gibt auch wirksame *Frühlingskräuter-Suppen*, die man für Frühjahrskuren und zur Entschlackung des Körpers, vor allem zur Reinigung des Blutes, einsetzen kann.

Eine Handvoll frischer *Erdbeerblätter, Sauerampfer*, ganz junge *Brennessel-Triebe, Gänseblümchen-Blätter, Schafgarben-Blätter* und bloß ein wenig *Gundermann-* oder *Erdefeublätter*, weil dieser ziemlich bitter schmeckt. – Unter fließendem Wasser gut reinigen, dann grob hacken und in *Rindfleischsuppe* aufkochen lassen. Der Suppe werden noch 2 *Eidotter* hinzugegeben. Mit ein wenig *Vollkornmehl* stäuben. Die Suppe muß vom Feuer genommen werden. Darf nicht mehr weiterkochen. Eine Weile stehenlassen und dann servieren.

Brennessel-Suppe zur Blutreinigung:

Junge *Brennessel-Blätter* werden gesammelt, gereinigt, in *Salzwasser* weichgekocht und grob gehackt. Dann sparsam in *Butter* andünsten lassen und mit *Brühe* übergießen. Feingewürfelte *Kartoffelstückchen* dazugeben, dann wird die Suppe „sämig". Mit geschnittenem *Dillkraut*, sparsam *Salz*, etwas *Majoran* und noch sparsamer *Pfeffer* würzen.

Kali-Spender braucht der Körper:

Die *Vogelmiere* oder *Sternmiere (Stellaria media)* ist sehr reich an Kali. Sie wird bei leichten Erkrankungen der Atemwege und bei Rheuma eingesetzt.

Man kann auch eine *Vogelmiere-Suppe* zubereiten, die bei den genannten Krankheiten gute Dienste leistet. Die ganzen *Vogelmiere-Pflänzchen* werden unter fließendem, kaltem Wasser sauber gereinigt. Fein gewiegt oder am besten durch den Mixer getrieben. Dann stellt man eine helle *Einbrenn* her. Gibt den *Vogelmiere-Brei* dazu. Gießt mit *Brühe* auf. *Salzen* und die Suppe ¼ Stunde lang kochen lassen. – Es ist wertvoll, wenn man ein wenig *Dill* kurze Zeit mitkocht.

Die Suppe über *geröstete Semmelwürfel* gießen und so anrichten.

Zur Stärkung der Abwehrkräfte:

Hagebutten-Früchte vermitteln unserem Organismus wertvolle Abwehrkräfte.

Frische *Hagebutten* entkernen, waschen und im Mixer soweit wie möglich zerkleinern. Wasser mit *Weiß- oder Rotwein* vermischen. *Rohzucker* und geriebene *Zitronenschale* dazugeben und darin die Hagebutten nur ganz kurz erhitzen. Mit geriebenen *Äpfeln* und eingestreuten *Zwiebackbröseln* macht man die Suppe sämig. Getrocknetes, hartes *Vollkornbrot* in Würfel schneiden. Hineingeben und heiß servieren.

Stielsuppe mit Hefe:

Stiele verschiedener Pflanzen, die im Freien oder im Wildgarten wachsen, werden dazu verwendet. – Man sammelt junge Stengel oder Blattstiele vom *Beinwell*, vom *Guten Heinrich*, vom *Wiesenbocksbart*, von der *Klette*, von der *Brunnenkresse* und von der *Schafgarbe*. Wichtig ist es, daß man diese Stiele vor der Blüte erntet. Sie werden geschält oder abgeschabt und in 2 cm lange Stücke geschnitten. – Etwas zerbröckelte *Hefe* darübergeben, Wasser hinzufügen und weichkochen. Dann die Suppe mit *Buttermilch* und ein wenig *Vollkornmehl* binden.

Das Gericht kann als dickes Mus auch ohne Mehl, wie Spargel, aber ebenso als Suppe zubereitet werden. – *Kartoffeln*, mit der Schale gekocht und geschält, schmecken sehr gut dazu.

Veilchenblüten-Marmelade:

Veilchen-Marmelade macht den Stuhl beweglich. Begünstigt die Restverdauung. Beruhigt die Nerven und verleiht einen tiefen Schlaf, wenn man sie eßlöffelweise am Abend vor dem Schlafengehen genießt.

Zubereitung: 750 g schön aufgeblühte *Veilchenköpfe* ohne Stengel in einem Mörser zerstoßen. Nun werden 1000 g *Gelierzucker* mit 1 l *Wasser* aufgekocht und dann über den Veilchen-Brei gegossen. Einige Zeit stehenlassen. Inzwischen 250 g *Äpfel* samt Schale zerschneiden, das Gehäuse entfernen, die Apfelstücke durch eine Fleischmaschine drehen und das Mus dem Veilchenbrei-Zucker-Gemisch hinzufügen und

das Ganze gründlich durchrühren. Noch 3 Minuten lang aufkochen, dann ist die Veilchen-Marmelade fertig.
Die Gläser schon vorher gut reinigen, heiß ausspülen und gut abtropfen lassen. Auf eine heiß-nasse Tuchunterlage stellen. – Die gefüllten Gläser gut verschließen und auf der Unterlage auskühlen lassen. Dann kühl und dunkel lagern.

Beigabe zu Salaten und Topfenkäse:

Frische, zarte *Schlüsselblumen-Blätter* und die *Blüten* schmecken köstlich als *Beigabe zu Salaten*.
Man kann die Blätter auch mit *Brennessel-, Ehrenpreis-, Gundelreben-, Schafgarben-Blättern* und *Veilchenblüten* zu gleichen Teilen mischen und frischem *Topfen* beimengen. Mit *Rahm, Kümmel*, feingehacktem *Schnittlauch* und einer Prise *Salz* abschmecken.
So erhalten Sie einen vorzüglichen *Brotaufstrich*, zu dem man gekochte und geschälte *Kartoffeln* servieren kann. – Ein hervorragendes Nachtmahl, bei dem 1 Tasse *Schlüsselblumen-Tee* nicht fehlen sollte.

Löwenzahnsalat nach Bauernart:

Wildgemüse hat einen stark reinigenden Wert für unseren Organismus.
Von großer blutreinigender Kraft und vor allem wertvoll für die Bauchspeicheldrüse, aber auch für die Leber, ist *Löwenzahn-Salat* nach Bauernart zubereitet. – Zarte *Löwenzahn-Blätter* in eine erwärmte, mit einer *Knoblauchzehe* ausgeriebene Schüssel legen und rasch mit *Rotweinessig*, ein wenig *Salz* und *Pfeffer* vermischen. Dann geschnittene und gebratene *Speckwürfelchen* darübergeben, aber nicht zu viel. Sofort servieren.
Dieser Salat schmeckt zu *Schaffleisch* sehr gut. Kann aber auch als *Salatteller* verzehrt werden.

Frühlings-Wildgemüse-Salat:

Frische *Brennessel-Spitzen, Ehrenpreiskraut, Gundelreben-Sprossen, Himmelschlüssel-Blätter, Löwenzahn-Blätter, Schafgarben-Blätter, Veilchenblätter* und *Wiesensauerampfer* nach dem Waschen grob zerkleinern und zu *Feldsalat* geben. – Das Ganze mit *kaltgepreßtem Olivenöl*, etwas *Salz*, *Staubzucker* und *Zitronensaft* abschmecken.

Weidenröschen-Gemüse, gut für Nieren und Blase:

Weidenröschen-Gemüse ist zur Reinigung der Harnwege sehr wertvoll.

Weidenröschen, *Vogelmiere* und *Melde* gründlich waschen und in kochendes *Salzwasser* geben. Weichkochen. Abseihen. Ausdrücken. Fein hacken. Einer hellen *Einbrenn* hinzufügen. Mit einem Teil des *Sudwassers* und zusätzlich mit *Milch* strecken, und das Gemüse noch etwas kochen lassen.

Wildkräuter-Suppe:

Folgende Kräuter gut waschen und grob hacken: *Löwenzahn-*, *Schlüsselblumen-* und *Schafgarben-Blätter* zu gleichen Teilen, dazu noch ein wenig *Quendel* und *Gundermann*. Das Ganze mit feingehackter *Zwiebel* und etwas *Mehl* anrösten. Dann mit *Fleischbrühe* aufgießen und gut aufkochen. Hernach die Suppe abseihen. – Mit *gerösteten Semmelwürfeln* servieren. – Reinigt und stärkt.

Harnwegsreinigung mit Taubnessel-Gemüse:

Taubnessel-Gemüse hat einen starken harnwegsreinigenden Wert.

Blätter und *Blüten*, ohne Stengel, waschen und fein hakken. Feingeschnittene *Zwiebel* im *Fett* etwas anrösten. Die gehackten Blätter hinzugeben, und das Gemüse noch 3 bis 4 Minuten auf schwachem Feuer dämpfen. Mit etwas *Mehl* eindicken und mit Wasser oder *Fleischbrühe* aufgießen. Durchkochen lassen und salzen.

Leberstärkung mit Wegwarte-Gemüse:

Wegwarte-Gemüse ist besonders leberstärkend.

Wegwarteblätter ½ Stunde in *Salzwasser* kochen. Abschrecken. Abseihen und fein hacken. In eine mit *Butter* hergestellte *Einbrenn* geben. Mit *Pfeffer* und feingehackten *Zwiebeln* würzen und mit einem Teil des *Sudwassers* sowie mit *Milch* aufgießen.

Ist als Diät sehr wertvoll bei unreiner Haut.

Veilchenblätter in der Frühlingskräuter-Suppe:

Veilchenblätter sind uns in der „grünzeugarmen Zeit" für *Frühlingskräuter-Suppen* sehr willkommen. Sie stehen schon in den ersten Frühlingstagen zur Verfügung.
Frische Blätter unter fließendem Wasser reinigen, fein hacken und weichkochen. Dann der Suppe beigeben.

Neun-Kräuteröl zum Aromatisieren:

Frische *Kräuter*, fein zerhackt, je 1 Eßlöffel voll davon 1 l *kaltgepreßtem Olivenöl* beimischen. Auf 80° C erhitzen. Dann an einem kühlen Ort 12 Stunden lang, eventuell über Nacht, ziehen lassen. Abseihen. Rückstand auspressen. Verschlossen und kühl aufbewahren.
Die 9 Kräuter sind: *Bohnenkraut, Estragon, Melisse, Petersilien-Blätter, Pfefferminze, Salbei, Raute, Thymian und Ysop.*
Dieses Kräuteröl eignet sich vorzüglich für Salate. Aber auch zum Aromatisieren.

Glasierte Veilchen als Dekoration:

Im Frühjahr frische *Veilchenköpfe* sammeln. – 250 g *Rohzucker* in ⅛ l *Wasser* 5 Minuten lang aufkochen. Dann nach und nach einige Veilchenköpfchen ins Zuckerwasser geben und 1 Minute lang mitkochen. Mit Hilfe eines Schaumlöffels vorsichtig herausnehmen und einzeln nebeneinander auf eine Alufolie legen. Dabei danach trachten, daß die Blüten wieder ihre ursprüngliche Form erlangen. 24 Stunden ungestört trocknen lassen. Einzeln von der Folie nehmen und nur die vollkommen getrockneten, glasierten Veilchen in ein weithalsiges Glasgefäß geben. Gut verschließen und aufbewahren.
Glasierte Veilchen bereiten nicht nur der Köchin und Hausfrau viel Freude, sondern sind auch der Ausdruck besonderer Aufmerksamkeit einem lieben Gast gegenüber. – Neben einem vorzüglichen *Konfekt* ergeben sie eine herrliche *Kuchendekoration.* – Schon bei den alten Römern waren glasierte Veilchen sehr beliebt.

Kümmelfleisch:

Pro Person 100 g *Schafffleisch* würfelig schneiden, mit feingeschnittener *Zwiebel* in etwas *Fett* brutzeln lassen. Dann mit wenig *Wasser* aufgießen. Sparsam mit *Pfeffer, Salz* und *Paprika* würzen. 1 Teelöffel *Kümmel* beigeben. Weichdünsten.

Dazu werden *gekochte Kartoffeln* geschält und serviert. So gegessen, schmeckt es nicht nur gut, sondern hilft auch Menschen, die leicht an Blähungen leiden.

Noch wertvoller, wenn man *Wildkräuter-Mischsalat** dazuißt.

Stosuppe:

Als kleiner Bub habe ich sie immer essen müssen. Die „Waldviertler Stosuppe". Ich war nicht sehr begeistert. Aber die Mutter sagte: „De is gsund." – Ich glaubte meiner Mutter. Sie tat mir auch gut. Die Stosuppe.

Die Angaben gelten für 4 volle Suppenteller.

½ l *Wasser*, 1 Teelöffel *Kümmel*, 1 Prise *Salz*, 1 l *Sauermilch*, 2 Eßlöffel *Sauerrahm* und 3 Eßlöffel *Mehl*, in etwas *Wasser* aufgerührt.

Das Wasser wird mit Kümmel und Salz aufgekocht. Das „Gmachtl" unter Rühren dazugegossen und dick verkocht.

„Gmachtl" nennt der Waldviertler in wenig kaltem Wasser versprudeltes Mehl, das er gerne zum Eindicken von Suppen und Soßen verwendet.

Beim Einrühren des „Gmachtls" muß man vor dem „Anbrennen" auf der Hut sein. Es geht hier nicht um die Geschmacksveränderung allein, sondern weil alles „Verbrannte" an Speisen ungesund, ja sogar „krebsfördernd" ist.

Jetzt wird der Topf von der heißen Platte genommen. Die saure Milch dazugeben. Fleißig umrühren und sprudeln. Dabei zeigt sich die Kunst der Köchin. Denn die Stosuppe darf keine „Klümpchen" aufweisen.

Erst kurz vor dem Servieren kommt der Sauerrahm hinzu. Und zwar gibt man 1 Löffel voll davon in den Teller hinein, bevor man die Suppe darübergießt. Das verbessert den Geschmack.

Gekochte Erdäpfel, die sich jeder selbst schält, werden als Ganzes in die Suppe gelegt, mit dem Löffel zerkleinert und mitgegessen.

---

* Siehe Seite 779 unter „Frühlings-Wildgemüse-Salat"

XIV. Spiegel unserer Essensdisziplin

Das war einmal das Abendessen der Waldviertler Bauern. Die zwar arm waren, aber gesund zu leben wußten.

Waldviertler Sterz:

Im Mittelpunkt dieses „Arme-Leute-Essens" stehen *4 große Erdäpfel.*
Sie werden gewaschen und roh geschält. Geviertelt und in mit reichlich *Kümmel* gewürztem Wasser, dem etwas *Obstessig* und nur sehr sparsam *Salz* beigefügt wird, gekocht. Dadurch zerfallen sie nicht, werden auch nicht schwarz und bewahren vor allem einen beachtlichen Teil ihrer wertvollen mineralischen Substanzen und Vitamine.

Geschälte, zerkleinerte, in Salzwasser gekochte Kartoffeln muß man vom gesundheitlichen Standpunkt her kategorisch ablehnen.

Die Kartoffeln also wie beschreiben weichgekocht, wird das Wasser bis zu ¾ abgeseiht.

¼ kg kleinwürfelig geschnittener *Speck* oder ebenso viele *Grammeln* im Eigenfett zuerst anrösten und jetzt mitsamt dem freigewordenen Fett in den Kochtopf gießen.

Je nach Bedarf wird *Roggenmehl* dazugegeben. Nicht auf einmal, sondern schaufelweise. Solange rühren, bis die ganze Masse schön glatt und trocken geworden ist.

In einer Pfanne werden 25 g *Butter* erhitzt. Die Sterzmasse hineinleeren. Am Herdrand oder im Rohr trocken dünsten.

Gut angewärmte, aber nicht gekochte *Milch* ganz leicht salzen und dazutrinken.

Milch-Brotschnittel-Suppe:

Von einem alten, trockenen *Brotwecken* oder *Brotlaib* werden ganz feine „Schnittel" mit dem Messer, und nicht mit der „Brotschneidemaschine", heruntergeschnittelt. Darüber gibt man ein *Kümmel-Majoran-Salbei-Gemisch*, als Salzersatz für Nierenschwache oder an Bluthochdruck-Leidende. Dann gießt man heiße *Milch* darüber. Läßt ziehen.

Gekochte, abgeschälte *Erdäpfel* dazuessen. Ist ein gesundes und billiges Nachtmahl.

Anstatt der Gewürzmischung kann man natürlich auch *Salz* nehmen. Für Menschen mit niedrigem Blutdruck und mit gesunder Nierenfunktion.

Apfelkren:

In der bayerischen und österreichischen Küche ist der "Apfelkren" sehr beliebt.
8 Teile geriebene *Äpfel*, 1 Teil geriebener *Kren* unter Zugabe von etwas gewässertem *Essig* und *Sauerrahm* gut abrühren. Frisch zu magerem *Rindfleisch* servieren.

Aus dem Gewürzgärtlein kommt soviel Gutes und Wertvolles:

Gewürzkräuter zu verwenden, ist die Waffe der klugen und sparsamen Hausfrau und Köchin. Sie erspart sich so nämlich viel kleinen Ärger, den Wehwehchen, Krankheiten und Unbehagen verursachen können. Schenkt der Familie einen gewissen "Fleur" der Ausstrahlung und des Zufriedenseins.

Phantasie und Fingerspitzengefühl sind bei der Anwendung notwendig. Und die Speisen werden etwas Besonderes. Lassen jede Mahlzeit zum Festmahl werden. – Das wollen wir ja. Daß das Treffen am Speisetisch ein Signal der Freude und des Friedens wird.

Um das erreichen zu können, braucht die Köchin ein *Gewürzgärtlein*. Dieses muß auf sonnigem Platz und in der Nähe der Küche gelegen sein.

Gewisse Prinzipien soll man beim Pflanzen von Gewürzkräutern beachten:

Die ausdauernden Arten werden zu einer Gruppe zusammengefaßt. Die wichtigsten und fast unentbehrlichen Vertreter sind: *Beifuß, mehrjähriges Bohnenkraut, Estragon, Goldmelisse, Lavendel, Liebstöckel, Oregano oder Dost, Pfefferminze, Salbei, Schnittlauch, Thymian, Ysop* und *Zitronenmelisse*.

Hingegen als Mischkultur, eingesät ins Gemüsebeet, betreut man, Jahr für Jahr frisch ausgesät, die einjährigen Arten: *Basilikum, Borretsch*, auch *Gurkenkraut* genannt, *Brunnenkresse, Dillkraut, Gartenkerbel, Kapuzinerkresse, Koriander, Petersilie und Kümmel*, der zweijährig ist, erst im zweiten Jahr fruchtet, dann zur Vollreife mitsamt der Wurzel ausgerissen wird. Diese, gereinigt und gekocht, gilt als wertvolles Gemüse.

Die Köchin und Hausfrau ist die beste Haustherapeutin. Ist die erste "Hausärztin".

Polenta vom Mölltal:

Eine Mölltalerin verriet mir, wie man bei ihr daheim *Polenta* zubereitet.

4 Schalen *Wasser* aufkochen, salzen, ca. 2 Schalen *Polentagrieß* ins kochende Wasser schütten. Zugedeckt auf kleiner Flamme dünsten lassen. Öfter umrühren. Ein guter Polenta braucht eine Stunde.

Butterschmalz daraufgeben und guten Appetit!

Des XV. Teiles ganzer Sinn
von Seite 788 bis Seite 797

Sei auf der Hut für deine Haut

Wenn die Philippinos
„Ylang-Ylang" sagen 788
Schicksalstragende Brücken 790
Das Band, das alles
zusammenhält 795

Wenn die Philippinos „Ylang-Ylang" sagen

Tropische Regenwälder.
Flora und Fauna.
Eigenartig. Beides.
Wie so manches dort eigenartig ist.
Für uns wenigstens.
Wir. Die wir so wenig kennen. Von all dem, was es in Gottes wohlgeordneter Welt gibt.
Kennen wir uns doch selber kaum.
Nicht einmal unsere eigene Haut kennen wir.
Wollen sie aber kennen.
Und sollen auf der Hut sein.
Für sie.
Für unsere Haut.
Annonaceae. Rahmapfelgewächse?
Ja. Eine der größten Familien der Magnolienartigen. Mit 120 Gattungen und 2000 Arten. In tropischen Wäldern beheimatet. Und verbreitet. Sämtliche ihrer Arten verholzen. Bäume, Sträucher und Kletterpflanzen. Das sind ihre Lebensformen. Oft eigenartig im Aussehen und in der Benennung.

Die Blätter nebenblattlos. Ungeteilt. Ganzrandig. Zweizeilig angeordnet. Die Blüten entspringen direkt dem Stamm.

Zu dieser Familie gehört auch der immergrüne Tropenbaum *Cananga odorata*. Mit einer Höhe von 10 m. 7–10 cm langen ellipsenförmigen Blättern und gelben Blüten mit zungenförmigen 7 cm langen Kronblättern, die büschelweise direkt von den Ästen wegwachsen und herunterhängen.

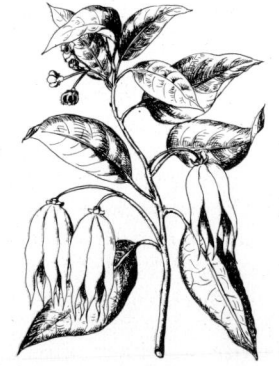

Die Philippinos nennen *Cananga odorata* „Ylang-Ylang".

Das heißt in ihrer Sprache: „Das was herunterhängt".

Und es hängt an ihm viel herunter.

Der Ylang-Ylang-Baum wird heute auf Réunion, den Komoren, den Maskarenen, den Philippinen, auf Java und Sumatra gepflanzt. Wächst in Malaysia wild.

XV. Sei auf der Hut für deine Haut

Seine Welt? Seine intensiv duftenden Blüten?
Beides steht im engen Zusammenhang.
Seine Welt ist der Indische Ozean. Sind Küstenstreifen entlang von Meeresengen. Meeresstraßen mit Schildkröten-Brutplätzen. Inseln. Und wieder Inseln. Von Korallenriffen umgeben. Überwiegend gebirgig. Von kurzen, radial verlaufenden Küstenflüssen tief zerschnitten. Vulkangebiete. Mit nicht wenigen noch aktiven Vulkanen. Schmale Küstenebene.
Tropisch-sommerfeucht das Klima.
Regenzeit von Oktober bis März.
Tropischer Regenwald bedeckt weite Teile der Insel.
In diesem Klima, in dieser Welt, wachsen Reis, Maniok, Zuckerrohr, Vanille, Kopra, Pfeffer, Gewürznelken, Kakao, Kaffee. Werden die begehrten Duftöle „Ylang" und „Jasmin".
Riechöldestillation und Ölpressen gehören zu den erstrangigen Wirtschaftszweigen der indonesischen Inselwelt.
Seit urdenklichen Zeiten wurden Blüten tropischer Gewächse von den Eingeborenen bei rituellen Tänzen als Personenschmuck verwendet. Duftende Pflanzengetränke bereitet.
Man sammelte Ylang-Ylang-Blüten am frühen Morgen. Benetzt vom Tau. Geküßt von den ersten Strahlen der Sonne. Tauchte sie in Kokosnußöl ein. Erhielt so das „Makassaraöl". Ein beliebtes Körperöl der Eingeborenen. Ein einfacher Weg, die duftenden Schätze der Natur für den Menschen über seine Haut dienstbar zu machen. Aber gewußt wie. Die Kraft der Blüten, des Taus, des Lichtes, der Wärme und des Öles der Kokospalme zu vereinen.
Erst 1878 wurde bei der Pariser Weltausstellung Ylang-Ylang-Öl oder „Ilang-Ilang-Öl" weltbekannt.
Eine Weltpremiere. Die einem bis zu diesem Zeitpunkt unbekannten Parfumöl den Weg um den Erdball auftat.
Zu dem viel zu wenig geschätzten Glück des Menschen von heute gehört die Tatsache, daß uns so vieles, was früheren Generationen unserer Breiten unbekannt war, zugänglich gemacht wird. Als „Glückssucher" freue ich mich auch an diesen Wirklichkeiten von heute.
Das durch Wasserdampfdestillation gewonnene Ylang-Ylang-Öl ist von bernsteingelber Farbe. Nicht nur seine große Hautfreundlichkeit macht es berühmt, sondern auch die wertvollen Eigenschaften tragen das Ihre dazu bei.
Ylang-Öl kann vieles.
Tötet Mikroorganismen.

Unterbindet die Fermentation und die Gärung.
Besitzt eine starke desodorierende Kraft.
Wirkt beruhigend und blutdrucksenkend.
Senkt die Frequenz der Atemzüge und Herzschläge.

Der Geruch des Ylang-Ylang-Öles vertreibt Zweifel, Unruhe und Unsicherheit.

Im Verhältnis 1 : 2 mit *kaltgepreßtem Pflanzenöl* vermischt, eignet es sich bestens zur Körpereinreibung nach einem Bad.

Zweifel, Unruhe und Unsicherheit schwinden:
 Früh, mittags und abends 2 Tropfen *Ylang-Ylang-Öl* auf einem Teelöffel *Bienenhonig* vor den Mahlzeiten eingenommen, beruhigt, gibt mehr Selbstsicherheit, nimmt die Unrast.
Diabetiker nehmen Ylang-Ylang-Öl auf einem Löffel *Sauermilch* ein.

Ein Buch geht zu Ende. Wird abgeschlossen.
Mit der Aufforderung: Aufgeschlossen zu sein.
Gegenüber allem, was der Schöpfer dir schenkt.
Um dich herum.
Aber auch an dir selbst.
In dir.
Und wenn die Philippinos „Ylang-Ylang" sagen . . .
Sagen sie so vieles.

Schicksalstragende Brücken

Freude heißt die starke Feder
In der ewigen Natur.
Freude, Freude treibt die Räder
In der großen Weltenuhr.*
Viele Bäume, Sträucher, Blumen und Kräuter habe ich schon gepflanzt. In meinem Leben.
Mit Freude tat ich es.
Ich hing und hänge an ihnen.
An meinen Kräuter- und Pflanzenkindern.

---
* Friedrich Schiller (1759–1805) „An die Freude"

XV. Sei auf der Hut für deine Haut

Sie belohnen mich reichlich. Mit ihrer ausstrahlenden Liebe und spürbaren Dankbarkeit.

Und ich fühle es.

Einen Baum aber hatte ich besonders lieb. Den *Prunus armeniaca*. Den kleinwüchsigen Aprikosenbaum. In Westasien beheimatet. Dessen Früchte, die Aprikosen, einen hohen Anteil an Karotin besitzen. Und mit 18 Milligramm je Kilo Fruchtfleisch jede andere Steinobstart erheblich übertreffen.

Fachleute warnten mich. Davor. Im Waldviertel, mit seinem rauhen Klima, die wärmeliebende Aprikose zu setzen.

Durch meine Liebe und hingebende Pflege habe ich schon manches erreicht. Und das erwartete ich mir auch hier. Gab dem Bäumchen einen vollsonnigen Platz in eher leichtem, jedoch humusreichem, lehmig-sandigem Boden und einem pH-Wert zwischen 5,3 und 6,2. Aber mit nicht zu hohem Anteil an freiem Kalk.

Meiner ,,Aprikose aus Nancy", einer altbewährten Sorte aus Frankreich, gefiel es im niederösterreichischen Waldviertel. Im zweiten Jahr nach der Pflanzung blühte sie schon. Anfang März. So wie es sich für ihresgleichen gehört.

Ich stand davor.

Und freute mich.

Ehrlich und offen.

Erntete die ersten Früchte.

Genoß sie zum Teil selbst.

Schenkte sie weiter.

Das ging einige Jahre gut.

Im fünften Jahr trieb der Baum auffallend stark aus.

Das Jahr darauf. Stand ein riesiger ,,Blumenstrauß" schon in den ersten Frühlingstagen an seiner Stelle.

Frucht an Frucht reihte sich kurz darauf. Für die Blätter schien fast kein Platz mehr da zu sein. So schien es nur.

Es war mitten im Juli.

Ich konnte mir schon ausrechnen, daß Anfang August die Ernte sein mußte. Eine gute. Wie es aussah.

Zwei Tage kam ich nicht in meinen Garten.

Und dann fand ich den ganzen Aprikosenbaum verwelkt vor. Ich konnte es kaum fassen. Aber es war so. Mitten im Tragen abgestorben.

Fachleute sagten: ,,Der Schlag hat den Baum getroffen".

Ich wußte damit nicht viel anzufangen.

Nur eine Tatsache zählte bei mir. Ich hatte den Baum geliebt. Habe ihn in ein hartes Klima aus der Weingegend hergeholt. Habe ihn gepflegt. Und er ging mir ein. Warum? Woran hat es ihm gefehlt? – Ich weiß es nicht.

Ich grub den Baum aus. Mitten im Sommer. Zu einer Zeit, wo ich ihn schon bald hätte abernten sollen. Dachte an das Dichterwort:

> Die Zeit ist schlecht, mit Sorgen trägt
> Sich mancher ohne Mut;
> Doch wo ein Herz voll Freude schlägt,
> Da ist die Zeit noch gut.*

Eines der wertvollsten Heilmittel, das sich auf alle Organe unseres Körpers, besonders aber auf den edelsten Teil, die Seele, wohltuend auswirkt, auf sie einwirkt, ist die *Freude*.

Der *Lebensnerv*, *Nervus sympathicus*, ist ein Teil des vegetativen Nervensystems.

Er bewirkt die Bereitschafts-Reaktionen des Körpers: Bei Gefahr und zur Arbeit.

Regelt die Lebensvorgänge: Kreislauf, Atmung, Darmtätigkeit, Geschlechtsfunktionen und Blasentätigkeit. Zum Beispiel.

Automatisch. Vom Willen unbeeinflußbar. Ohne Teilnahme des Bewußtseins.

Der *Nervus sympathicus* ist unserer Großhirnrinde nicht unterstellt. Kann nur von tiefer liegenden Hirnabschnitten des Hirnstammes beeinflußt werden, die zwar unserem Willen nicht unterliegen, aber durch das Empfinden gelenkt werden können.

Zur Macht des Empfindens gehört in erster Linie die Freude. Im wahrsten Sinne des Wortes ein Heilmittel. Das die Schalthebel des Lebensnerves dreht und lenkt.

Und siehe da.

Verkrampfungen lösen sich.

Die Haut nimmt eine gesunde Farbe an, verliert das Grobkörnige und störend Fette.

Stauungen in der Leber, im Nierenbecken und in der Bauchspeicheldrüse verlieren ihre hemmende, absperrende Wirkung. Werden beseitigt.

Selbst das Herz wird dabei „jünger".

Der Kreislauf geregelt und begünstigt.

Ein Hinführen der Mitmenschen zur Freude ist ein heilender Dienst. Ist wertvolle Medizin.

---

* Siegfried August Mahlmann (1771–1826) „Das Reich der Freude"

XV. Sei auf der Hut für deine Haut

Ihnen die Augen öffnen.
Zum Schönen um uns in der Natur. Sie hinführen zum Sinn des Lebens.
Pflanzenbauregeln haben sich im Laufe der Jahrhunderte entwickelt. Sind weitergegeben worden. Haben sich bewährt. Weil der Mensch seine Beobachtungsgabe nicht verkümmern ließ.
Notgedrungen mußte er sich damit beschäftigen.
Er tat es.
„Frühe Saat hat nie gelogen, allzuspät hat oft betrogen."
Sporen und Samen ist eine heikle Aufgabe zugeteilt. Das Leben weiterzugeben. – Algen. Pilze. Flechten. Moose. Farne. Schachtelhalm und Bärlapp.* Alles nichtblühende Pflanzen. Entwickeln eine Unmenge kleinster Gebilde. Die Sporen. In diesen zierlich geformten, ganz kleinen Gebilden, einzellig, schlummert das Leben.

In Kapseln eingehüllt. In Hülsen geborgen. In trockenen Häutchen verpackt. Eingebettet im süßen Fruchtfleisch. In derber Lederhülle. Von harter Schale umgeben. In beinhartem Steingehäuse sicher gelagert. Unter schützenden Schuppen. – Mohn. Erbsen. Bohnen. Getreide. Apfel. Himbeere und Erdbeere. Roßkastanie. Nußkerne und Pfirsich. Tanne, Fichte und alle Zapfenträger.**

Alle diese Samen haben zur Zeit der Reife noch keinen Standort. Müssen erst einen Platz finden. Dem Zufall ausgeliefert. Wind, Tier, Mensch und Wasser. Helfen mit bei der Standortbestimmung und Standortauswahl. Oft ungewollt. Manchmal gezielt. Gewollt.

Viele Samen haben nie die Möglichkeit, auf das Keimen zu warten. Mensch und Tier nehmen sie als Nährstofflieferanten für ihre Nahrung.

Die Sporen besitzen die Fähigkeit, daß die in ihnen enthaltenen Eiweißstoffe fast alle Flüssigkeit abzugeben imstande sind. So in einen Dauerzustand fast gänzlicher Trockenheit überzugehen. Durch den Schutz einer widerstandsfähigen Hülle noch verstärkt.

So wird der Lebensträger dieser Pflanzen ohne Blüten zu einem winzigen trockenen „Staubkörnchen". Das jahrelang aushält. Vertragen wird. Den geeigneten Boden findet. Genü-

---
* Sporenpflanzen – Bildtafel XV
** Samenpflanzen – Bildtafel XVI

gend Feuchtigkeit. Die richtige Wärme. Zum Auskeimen.

In eine ähnliche Dauerform mit geringem Wassergehalt sind die Samen der Blütenpflanzen gegossen. Auch in ihnen schlummert das Leben. Auch sie bilden die Brücke zwischen der alten und der neuen Pflanze.

Manche Samen können viele Jahrzehnte keimfähig bleiben. Dabei atmen sie. In ihnen lebt das „Pflänzchen". Doch die Lebenstätigkeiten sind auf ein Minimum eingeschränkt. Niedrige Temperaturen verlängern den Schlummerzustand. Wärme verringert ihn.

Der Winter ist die Ruhepause, die in unseren Breiten das Leben der Pflanzenarten in den kommenden Frühling hinüberrettet. Ob Sporen oder Samen. Eines ist in der Schlummerpflanze gleich. Die Mutterpflanze gab ihr in einer Proviantpackung Nahrung mit auf den Weg. Ihre fürsorgende Liebe gibt ihr das Geleit in die unsichere Zukunft. – Eiweiß, Zucker oder Stärke, Fette und Salze. Alles ist da. Außer Wasser. Das bekommt sie unterwegs.

Den Sommer über, besonders aber im Herbst, legt die Natur unendlich viele Samenkörner vertrauensvoll in die gütigen Hände des Schicksals. Viele von ihnen erreichen nie ihr Ziel. Gehen unterwegs zugrunde. Manchen aber ist der Zufall günstig.

Samen sind eben schicksalstragende Brücken vom Heute zum Morgen. Sie lassen die Pflanze wachsen. Im jahreszeitlichen Rhythmus.

Alles strebt in der Pflanze dem Höhepunkt zu. Das ist das Blühen mit der darauffolgenden Samenbildung. – Hier wird Höchsteinsatz verlangt. Deshalb muß der ganze Pflanzenkörper darauf vorbereitet sein. – Muß hineinwachsen ins Blühen und Samentragen.

So wie auch du.

Denn . . .

Jedes Lebewesen auf Erden hat seine Lebenszeit bemessen.

Alles Lebende auf Erden muß sterben.

Die Art aber muß erhalten bleiben.

Am Rande dieses zeitbeschränkten irdischen Lebens stehen so viele stumme Zeugen und Prediger. Sind sie wirklich stumm? Oder ist die Natur beredsam. Mit allen ihren Zweckeinrichtungen?

Nein!

Die Natur allein ist nichts ohne den weisen Plan und allmächtigen Willen des Schöpfers aller Dinge.

XV. Sei auf der Hut für deine Haut   795

Gott ist der Herr der Welt.
Er ist auch dein Herr und Vater.
Beides zugleich.

Das Band, das alles zusammenhält

Der alte blinde Sänger.
Auf der Insel der Heiligen. In Irland.
Zog von Ort zu Ort.
Und sang.
Zum Harfenspiel.
Er sang von Gottes Größe und Liebe.
Da kam er auf einer seiner Wanderungen in ein Dorf.
Buben spielten am Eingang. Sie bat der Blinde, ihm zu helfen. Ihn durchs Dorf zu geleiten.
Der Übermut fiel über die Bubenschar her. Sie trieben ihren Schabernack.
Und führten den Blinden in die Einöde.
Steinblock an Steinblock. Reihte sich hier aneinander. Der eine rauher wie der andere.
Der fromme Barde begann. Er sang sein Loblied auf Gottes Werke. Im Glauben an offene Herzen. Seiner Zuhörer.
Die Buben jedoch standen abseits und freuten sich an ihrer wenig rühmlichen Tat.
Der fromme Barde sang.
Seine Stimme schwoll an. Getragen von innerer Begeisterung, forderte er die vermeintlichen Zuhörer auf, mit ihm in ein volles „Amen" einzustimmen.
Da klang es auf einmal von den Steinen ringsherum in feierlich-ernstem Chor: „Amen, Amen, Amen".
Ja!
Wo Menschen schweigen, reden sogar die Steine.
„Wahrheit und Treue"!
Bedeutete schon in der Sprache der alten Chaldäer, Syrer und Hebräer das Wort *„Amen".*
Es war eine Schwur- und Segensformel zugleich.
Die Kirche hat das Wort in ihren Sprachschatz aufgenommen. Schon in frühesten Zeiten.
Sieghaft klingt es als Bekräftigung. Steht als Schlußpunkt da. Kündet von felsenfester Heilsgewißheit.

Auf Grabsteinen.
Am Ende der Gebete.
Als monumentales Credo.
Ein Siegel ist das Amen. Eine letzte Unterschrift. Bevor wir die Bittschrift aus der Hand geben.
An Bauwerken Altroms bewundern wir heute noch das meisterhafte Können der Römer im Bau von Gewölben.
Die Wölbung wuchs, von links nach rechts.
Dann wurde von oben der Schlußstein eingefügt.
Der das ganze zusammenhielt. Zusammenhält.
Der eine Stein.
Durch Jahrhunderte.
Bis heute.
Schlußpunkt.
Schlußstein.
Ein Band ...
Am Tag des hl. Friedolin. Dem Glaubensboten am Oberrhein. Dargestellt als Abt während der Predigt. Ein Teil seiner Reliquien befindet sich im Stephansdom zu Wien.
Er lebte im 7. Jahrhundert. Gründete das Hilariuskloster auf der Rheininsel Säckingen.
An seinem Festtag, dem 6. März, war ich abends in Straßwalchen am Attersee. Nach meinem Vortrag kam ein Mann. Der mir als Dank ein winzigkleines Sträußchen überreichte. Frühjahrsblumen. Zu einer Zeit, wo Schnee über dem ganzen Lande lag.
Weil der Frühling noch nicht kommen wollte.
Herunten im Tal.
„Ein Gruß von der Sonn'. Oben auf d' Berg, bin i für Sie heut' raufgstiegen."
Palmkätzchen, Schneeglöckchen, Frühjahrsknotenblumen und eine hell leuchtende Huflattichblüte.
Mit einem schmucken Band umwunden. Das alles zusammenhielt. Das Band. Damit es nicht auseinanderfiel. Das Sträußerl.
Damit die Blumen vereint sprechen konnten.
„Ja, so ist es."
„So sei es."
Ein „Amen" eben.
Eine Segensformel.
Das Band, das alles zusammenhält.
Was ich für dich geschrieben.
In diesem Buch.

XV. Sei auf der Hut für deine Haut

Das ich im geheimen „*Eulalia*" nenne.
Wer ist Eulalia?
Die „eu-lalos", die „Wohl-Redende".
Märtyrerin unter Diokletian in Barcelona.
Eine Heilige, im Mittelalter sehr verehrt.
Als Taufname für Mädchen weitverbreitet.
Heute selten geworden.
Namenstag 10. Dezember.
Eulalia.
„Die angenehme Plauderin, die Wohlredende."
„Amen!"
„So möge es sein!"
Auch für mein Buch.
„Eulalia".

Hermann-Josef Weidinger

Des Kräuterpfarrers Volkskosmetik-Ratgeber von A–Z

Ergänzungsband zu
Sprich mit deiner Haut

―――――

Mehr als eine Warenkunde.
Die bei „Abschminkmittel" beginnt und bei „Zimtlotion" endet.
Ein praktisches Nachschlagewerk.
Unentbehrlich für jedermann.
Besonders aber für den, der im ersten Band erlebt hat, welch wunderbares und geheimnisvolles Werk zugleich unsere eigene Haut ist.
Ein Buch, stürmisch erwartet.
„Geschrieben von einem Menschen, der mit der Natur lebt und das Ohr am Puls des Lebens hat."

―――――

Verlag
Freunde der Heilkräuter
Postfach 2
A-3822 Karlstein/Thaya
Telefon 02844/348-0

Was du im Buch alles findest

Abendessen 155, 750–754
Abendtees 139, 702, 751–753
Abführmittel, chemische 64
Abgase 121, 124
Abhärtung 488, 491, 494, 498, 499, 500, 529, 551, 561, 581
ableitend 391
Abmagerung, chronische 528
Abmagerungskuren 120, 240, 573
Abschminkmittel 172
Abstillen 255, 537
Abszesse 165, 247, 308, 519, 529
Abwehrkräfte 65, 66, 125, 153, 158, 176, 227, 228, 242, 256, 257, 268, 304, 347, 353, 354, 526, 562, 678, 728, 729, 734, 735, 744, 746, 748, 760, 765, 778
Abwehrstoffe 74, 77, 78
Acetylcholin 258
Achillea millefolium
↑ Schafgarbe
Achselhaare 632
Achselschweiß 540
Acker-Schachtelhalm
↑ Zinnkraut
Acker-Stiefmütterchen 22, 164, 165, 564, 597, 711
Acker-Stiefmütterchen-Öl 165
Acne menstrualis 561
Acne rosacea 562–564
Acorus calamus ↑ Kalmus
Adipositas ↑ Fettleibigkeit
adstringierend
↑ zusammenziehend
Aesculus hippocastanum
↑ Roßkastanie
After 125, 209, 715–716
Afterjuckreiz 248, 520, 715
Agave 391
Agave sisalana ↑ Agave
Agrimonia eupatoria
↑ Odermennig
Akazienhonig ↑ Robinienhonig
Akne 183, 235, 359, 363, 364, 506, 534, 537, 541, 555, 560–562, 566, 567, 577, 742
Akrolein 156
Akupressur 321
Akupunktur 321, 678
Alant 175, 717
Alantsalbe 175
Alaun 182, 417

Albertus Magnus, hl. 397
Albinismus 63, 637
Alchemilla alpina ↑ Silbermantel
Alchemilla vulgaris
↑ Frauenmantel
Aleuron 152
Alkalose 745
Alkohol 119, 147, 149, 150, 151, 175, 176, 181, 183, 184, 188, 189, 190, 216, 218, 237, 264, 531, 564, 565, 567, 575, 596, 598, 599, 625, 629, 646, 647, 658, 680
Alkoholgenuß 39, 41, 64, 121, 122, 158, 226, 307, 327, 334, 551, 563, 667, 672, 708
Allergien 318, 354, 359, 388, 426, 432, 577, 636, 728
Allium cepa ↑ Zwiebel
Allium sativum ↑ Knoblauch
Allium ursinum ↑ Bärlauch
Alnus glutinosa ↑ Schwarzerle
Alpakawolle 404–405, 406
Alpenhonig 297
Altern 271, 554, 557, 582, 604–605, 746, 748
Alterserscheinungen 218, 225, 249, 264, 557
Altersflecken 361, 538, 582–583, 585, 586, 592
Altersjucken 248
Alterssklerose 519
Alterswarzen 581
Althaea officinalis ↑ Eibisch
Althaea rosea ↑ Stockrose
Amalgam-Plomben 673–674
Ambrosius, hl. 285
Ameisensäure 417, 514
Ameisensäure-Bad 514
Anagallis arvensis ↑ Gauchheil, Roter
Anämie ↑ Blutarmut
Anämie, perniziöse ↑ Leukämie
Ananas-Saft 718
Ananasscheibe 706, 718
Andorn 138, 145, 643, 728, 751
Anethum graveolens ↑ Dill
Angelica archangelica
↑ Engelwurz
Angelika ↑ Engelwurz
Angelika-Keimlinge 563–564
Angelikaöl, äther. 355
Angelika-Wein 717
Angina pectoris 285

Angorawäsche 408, 426
Angorawolle 407–408, 453
Ängste 139, 158, 260, 325, 461, 518, 729
Ängstlichkeit 32, 94, 158, 225, 470, 532
Angstträume 461
Anis 139, 179, 190, 470, 479, 561, 616, 665, 718, 728, 757
Anis-Bad 179
Anisöl, äther. 355–356
Anserine ↑ *Gänsefingerkraut*
Anserine-Saft 238–239
Anthozym-Petrasch-Saft 229
Anthriscus cerefolium ↑ *Gartenkerbel*
antibakteriell 545, 670
Antibiotikum 249, 562, 701, 714
antibiotisch 547
Anti-Motten-Kräuter 472–474
antiseptisch ↑ *keimtötend*
Apathie 263
Apfel 34, 65, 211, 218, 223–224, 299, 300, 307, 486, 521, 552, 590, 616, 643, 680, 704, 719, 732, 735, 741, 743, 749, 750, 760, 776, 778, 784
Apfelbaumrinde 467
Apfel-Birnen-Süßmost 732
Apfelessig ↑ *Obstessig*
Apfelkren 784
Apfelmarmelade 155, 209, 678
Apfel-Saft 157, 218, 223–224, 231, 240, 300, 364, 594, 643
Apfelschalen 223, 500, 593, 728
Apfelspalten 719
Apfelwein 215, 592, 719, 774
Apfelweinmolke 34
Apium graveolens ↑ *Sellerie*
Appetit 662, 739, 754
appetitanregend 276, 361, 479, 707, 728, 775
Appetitlosigkeit 125, 137, 236, 240, 248, 257, 260, 755
Aprikose 155, 747, 791
Arbeiten, schmutzige 591
Arbeitskleidung 426–427
Arbeitsunlust 125, 218
Arctium lappa ↑ *Klette*
Ärger 39, 179, 463–464, 707, 729
Armbad, kaltes 489
Armoracia lapathifolia ↑ *Kren*
Arnica montana ↑ *Arnika*
Arnika 146, 148, 166, 184, 323, 464, 515, 534
Arnika-Bad 514
Arnikageist 498
Arnika-Massageöl 166
Arnikaöl 147, 148, 167
Arnikaöl, äther. 323, 356
Arnika-Rosmarinhonig-Bad 515
Arnika-Tinktur 83, 144, 147, 167, 310, 356, 358, 361, 363, 366, 464, 488, 502, 514, 522, 526, 564, 566, 568, 574, 584, 590, 594, 602, 619, 628, 629, 630, 672, 679
Arsenik 630
Artemisia absinthium ↑ *Wermut*
Artemisia vulgaris ↑ *Beifuß*
Arterienverkalkung 226, 227, 249, 356, 499, 517, 550, 729, 748
Arteriosklerose ↑ *Arterienverkalkung*
Arthritis ↑ *Gelenkentzündung*
Arthrose 358, 469, 576
Artischocke 224–225
Artischocken-Saft 224–225
Asbest 432
Asbesterkrankungen 432
Asthma 66, 123, 245, 250, 260, 262, 263, 348–351, 364, 366, 470, 527, 569, 576, 616, 729, 730
Atem, frischer 188, 683
Atemwege 244, 257, 262, 263, 292, 297, 304, 322, 348, 350, 364, 366, 430, 527, 728, 730
Atemwege, Entzündungen 521
Atmen, richtiges 667
Atmen, tiefes 568
Atmung 336, 350, 370, 429, 451, 452, 470, 705, 792
Attichwurzel 719
Auflagen 68, 501–502
Aufstoßen 327
Augen 257, 354, 485, 526, 699, 746, 747
Augenbäder 527
Augenbrauen 632, 640–641
Augenbrauen-Sprache 640–641
Augenentzündung 163, 525, 527
Augenflimmern 125
Augenleiden 522
Augenliderentzündung 125, 309
Augenlider, schwere 526
Augen, müde 309, 526, 527

Augenpflege 171
Augenschmerzen 309
Augentrost-Bad 515
Augentrost, Echter 121, 515, 703, 719
Augen, verquollene 569
Augenwasser 308–309
Augustinus, hl. 293
Aura-Nehmen 490
Ausgeglichenheit 319, 571, 729, 753
ausgleichend 193, 210, 303, 463, 470
Aussatz 109–110
Ausscheidungsorgane 64, 730
Aussprechen 101
auswurffördernd 234, 245, 268, 350, 730
Autofahrer 737, 747
Autogenes Training 585
Avena sativa ↑ Hafer
Avena sativa, Homöopathikum 463
Avocado 748
Avocadoöl 538
Azulen 246, 247

Babypflege 171
Bach Edward, Dr. 17, 139
Bacillus putrificus 714
Bäckereien 726
Bäckerhefe 525, 533
Badebürsten 142
Badekuren 514
Bäder 68, 119, 142, 144, 146, 149, 150, 165, 170, 172, 178–180, 190, 193, 194, 247, 356, 357, 358, 359, 366, 508–548, 576
Bäder, ansteigende 572
Bäder, heiße 488
Bäder, kalte 488
Bäder, warme 488
Badetemperaturen 487–488
Badezusätze 116, 149, 150, 165, 170, 172, 178–180, 190, 193, 194, 319, 355, 358, 488, 507, 508–548, 575, 576, 577, 597, 598
Bakterien 666, 709, 715
Bakterienflora 712

Bakteriengift 669
bakterientötend 304, 310, 472, 548, 644
Baldrian 119, 225–226, 461, 504, 505, 596, 705
Baldrian-Bad 515
Baldrianöl 225
Baldrianöl, äther. 356
Baldrian-Saft 225–226, 245
Baldrian-Tinktur 30, 139, 140, 459, 461, 515
Balg 416
Ballaststoffe 38, 213, 214, 219, 237, 383, 561
Banane 129, 732
Bandwürmer 108
Barfußgehen 75, 83, 425, 454, 495–497, 499, 500, 501, 581
Bärlapp 40
Bärlappsporen-Puder 587
Bärlauch 41, 226–227, 720, 759
Bärlauch-Essig 759
Bärlauch-Saft 226–227
Baron Heinz, Dr. 123–124
Bärte 639–640
Bartflechte 548
Barthaare 632
Bartholomäus, hl. 49
Bart-Sprache 639–640
Basenspender 765
Basilikum 306, 702, 720, 728, 759, 784
Basilikum-Essig 759–760
Basilikumöl, äther. 356–357
Bauchspeicheldrüse 14, 59, 108, 232, 270, 276, 543, 569, 710, 717, 728, 729, 730, 742, 752, 754, 779, 792
Baumwolle 379, 385–389, 427, 428, 429, 453
Baumwollsaatöl 387
Baumwollsäcke 468
Baumwollsocken 428
Baumwollwachs 388
Beerenfrüchte 215, 288
Beerensäfte 205, 213, 216, 221, 274
Beifuß 307, 516, 523, 578, 705, 757, 784
Beifuß-Bad 516
Beifuß-Eibisch-Bad 516
Beine, geschwollene 569
Beinwell 516, 574, 702, 778
Beinwell-Bad 516

Beinwickel 505
Bekleidung 370–447, 454
Bekleidungsfarben 465–468
Bekleidungsgrundfarbe 372
Bekleidungsratschläge 376
belebend 147, 185, 192, 252, 263, 332, 524, 758
Bellis perennis ↑ *Gänseblümchen*
Benediktendistel
↑ *Benediktenkraut*
Benediktenkraut 463, 707, 711
Benediktenkraut-Tinktur 463
Benzin 590
Berberis vulgaris ↑ *Berberitze*
Berberitze 41, 227, 467
Berberitzen-Saft 227
Bergamotte 741
Bergbohnenkrautöl, äther. 357
Berghonig 297
Berg Ragnar 213
beruhigend 95, 139, 150, 163, 165, 179, 193, 194, 235, 238, 271, 298, 299, 359, 360, 462, 463, 464, 470, 516, 521, 524, 527, 531, 532, 536, 542, 547, 565, 585, 598, 627, 646, 718, 728, 752, 774, 790
Beruhigungsbad 180
Beruhigungsmittel 234, 359, 360
Besenheide ↑ *Heidekraut*
Betätigung, körperliche 572
Beta vulgaris ↑ *Rote Rübe*
Beta vulgaris
L. subsp. esculenta
↑ *Zuckerrübe*
Betensaft ↑ *Roter-Rüben-Saft*
Bete, Rote ↑ *Rote Rübe*
Bett 450–452
Betteinlage 391
Bett, grünes 452
Bettvorleger 454
Bettwäsche 452–454, 456
Betula alba ↑ *Birke*
Bewegung 497, 500, 570, 575, 667, 706
Biene 284–286, 289–292
Bienenwachs 175, 567, 626
Bier 185, 192, 193, 234, 647
Bindegewebe 55
Bindegewebsleim 59
Bindegewebsschwäche 570
Bindehautentzündung 526
bio-energetischer Kurzschluß 451
Bircher-Benner, Maximilian

Oskar, Dr. 693, 727
Bircher Ralph, Dr. 155
Birgitta, hl. 43
Birke 229–231, 343–346
Birkenblätter 138, 144, 162, 185, 467, 479, 561, 584, 616, 643, 644, 648, 720
Birkenknospen-Öl, äther. 343–346, 357
Birken-Saft 229–231, 563
Birkensaft-Kompressen 563
Birkenteer 164
Birne 231, 288, 521, 732
Birnenessig ↑ *Obstessig*
Birnen-Saft 231
Birnenwein 774
Bitterholz 461
Bittermandel 166
Bitterorangenöl, äther.
↑ *Pomeranzenöl, äther.*
Bitterstoff 182, 677
Bittertees 586, 707
Blähungen 186, 187, 231, 249, 250, 260, 328, 356, 718, 720, 728, 729, 751, 752, 753, 775, 782
Bläschenausschlag 577
Blase 275, 557, 780
Blasenbeschwerden 342–347, 357, 429, 479, 491, 492, 495, 498, 524
Blasenentzündung 229, 361
Blase, nervöse 721
Blasenkatarrh 356, 425, 728
Blasenkrämpfe 361
Blasenschmerzen 253, 356
Blasensteine 240
Blasentang 516, 740
Blasentang-Bad 516–517
Blasentätigkeit 792
Blattläuse 282–283, 290
Bleichsucht 82, 257, 265, 305, 616–617
Blumenkohl 713, 740
Blut 65, 69, 81, 82, 199, 200, 206, 214, 228, 240, 241, 249, 258, 267, 279, 318, 334, 485, 616, 669, 712, 740
Blutandrang 238, 259, 541
Blutarmut 64, 82, 198, 209, 248, 261, 270, 305, 616–617, 626, 637, 658, 728, 744
blutbildend 228, 234, 243, 277, 728, 729, 730, 751

Blutbildung 198, 261, 265, 276, 277, 326, 713, 728
Blut, dickflüssiges 535
Blutdruck, hoher 187, 205, 226, 227, 248, 271, 323, 325, 464, 489, 491, 492, 535, 550, 615, 729, 730, 752, 783, 790
Blutdruck, niedriger 187, 271, 305, 323, 346, 362, 576, 729, 752, 783
Blutdruckregulierung 13, 271, 728, 752
Blütenhonig 296
Blütenpollen 292
Blutentgiftung 565, 575
Bluterkrankung, bösartige 64
Bluterneuerung 267, 277, 278
Blutfarbstoff 198, 199, 743
Blutgefäße 226, 249, 352, 534, 551, 582, 668, 734–735, 740
Blutgefäßerweiterung 563
Blutgerinnung 74, 75, 213, 713
Blutkörperchen, rote 64, 82, 198, 199, 256, 261, 744, 748
Blutkörperchen, weiße 81, 311, 744
Blutkrankheiten 228
Blutkrebs † Leukämie
Blutkreislauf 64, 75, 323, 326, 353, 356, 429, 492
Blutmangel † Eisenmangel
Blutreinigung 219, 223, 226, 229, 233, 234, 236, 238, 244, 251, 259, 263, 275, 305, 364, 479, 499, 564, 575, 729, 730, 752, 777, 779
blutstillend 613
Blut, übersäuertes 233, 240
Blut, unreines 153, 238
blutverbessernd 228, 305
Blutvergiftung 619
Blutweiderich 670
Blutwurz 82, 679, 744
Blutzirkulation 169, 259, 301, 336, 346, 429, 430, 486, 489, 495, 529, 573, 618, 619
blutzuckersenkend 710
Bockshornklee 116, 567, 750
Bohnen 232, 720, 744
Bohnenkraut 167, 168, 170, 470, 757, 781, 784
Bohnen-Saft 232
Bolus alba † Tonerde, weiße
Bolus-alba-Bad 517

Bombyx mori † Maulbeerspinner
Borago officinalis † Borretsch
Borretsch 116, 233–234, 517, 522, 758, 775, 784
Borretsch-Bad 517
Borretsch-Saft 233–234
Brandwunden 165, 519, 539
Brassica nigra † Senf, Schwarzer
Brassica oleracea † Weißkohl
Brauchle Alfred, Dr. Prof. 622
Braunalgen 517, 713, 740
Brechreiz 332, 674
Brennessel 40, 78, 82, 121, 138, 144, 155, 168, 234–235, 306, 397, 517, 561, 567, 585, 616, 628, 637, 643, 648, 649, 728, 744, 750, 777, 779
Brennesselblätter-Bad 517
Brennessel, chinesische 397
Brennessel-Kompressen 168
Brennessel-Saft 234–235, 263
Brennesselsamen 567
Brennessel-Suppe 777
Brennspiritus 645
Brom 78
Brombeerblätter 82, 467, 518, 587, 616, 628, 643, 682, 728, 744, 752
Brombeerblätter-Bad 518
Brombeerblätter-Honig-Bad 518
Brombeere 235, 616, 744
Brombeer-Saft 235, 464
Bronchialleiden 255, 262, 263, 337, 352, 360, 364, 365
Bronchien 156, 349, 505, 705
Bronchitis 38, 121, 241, 248, 268, 297, 479
Brot 205, 242, 681, 736
Brotaufstrich 761, 776, 779
Brot, hartes 675
Brunnenkresse 236, 740, 778, 784
Brunnenkressen-Saft 236
Brustbeschwerden 264, 355
Brustfellentzündung 505
Brustkorbbeklemmungen 59, 231, 470
Brustkrämpfe 260, 752
Brustpflege 530
Brusttee 163
Brustwickel 505
Buchweizen 185, 194, 744, 751
Buchweizen-Honig 298–299
Bürstenmassage 577

Büstenhalter 428
Butter 518, 593, 707, 739, 740, 747, 775
Buttermilch 34, 41, 165, 307, 383, 518, 561, 592, 736, 751, 778
Buttermilch-Bad 518

Calendula officinalis
    ↑ Ringelblume
Calluna vulgaris ↑ Heidekraut
Cananga odorata ↑ Ylang-Ylang
Cannabis sativa ↑ Hanf
Cannabis sativa indica
    ↑ Hanf, indischer
Capsella bursa-pastoris
    ↑ Hirtentäschel
Caravario, Don Callisto 105–107
Carica Papaya ↑ Papaya
Carum carvi ↑ Kümmel
Cellulitis ↑ Zellulitis
Cellulosics 379
Centaurea cyanus ↑ Kornblume
Centaurium minus
    ↑ Tausendguldenkraut
Centaurium umbellatum
    ↑ Tausendguldenkraut
Cerasus avium ↑ Kirschen
Cetraria islandica
    ↑ Isländische Moosflechte
Chamomilla, Homöopathikum 463
Charakteristika 558–560, 635–641, 657–658, 660
Chelidonium majus
    ↑ Schöllkraut
Chemikalien 618
chemische Einflüsse 472
chemische Produkte 591, 594, 714
chemische Substanzen 562, 617
chemische Vergiftung 618
chemotherapeutische Behandlung 573
Chinagras 397
chinesische Medizin 322
Chinesischer-Tee-Goldruten-Bad 518–519
Chlorophyll 261, 291, 743
Cholesterin 736, 748
Cholesterinspiegel, hoher 224, 225, 249, 270, 741
Cichorium intybus ↑ Wegwarte
Cinnamomum aromaticum
    ↑ Zimtrinde
Circus cyaneus ↑ Kornweihe
Citrus limonia ↑ Zitrone
Citrus sinensis
    ↑ Orangen
Cnicin 464
Cnicus benedictus
    ↑ Benediktenkraut
Cocos nucifera ↑ Kokospalme
Colitis 618
Collagen 59
Comfrey-Massageöl 574
Conium maculatum
    ↑ Wasserschierling
Corchorus capsularis
    ↑ Rundkapsel-Jutestrauch
Coriandrum sativum ↑ Koriander
Cornaro Ludwig 761
Cortison-Überdosierung 573
Corylus avellana
    ↑ Haselnüsse
Couperose ↑ Kupferfinne
Crataegus monogyna
    ↑ Weißdorn
Crataegus oxyacantha
    ↑ Weißdorn
Cremes 146, 159, 174, 388
Cucumis sativus ↑ Gurke
Cucurbita Pepo ↑ Kürbis
Cushing Harvey 573
Cushingsche Krankheit 573
Cushing-Syndrom 578
Cydonia oblonga ↑ Quitte
Cynara scolymus ↑ Artischocke

Dachwurz 519, 585, 661, 704
Dachwurz-Essig 519
Dachwurzessig-Bad 519
Dachwurzöl 661, 662
Dahlia variabilis ↑ Dahlie
Dahlie 598
Dahlienblüten-Duftwasser 598
Damenbart 593–594, 596–597, 632, 638
Dampfbad 159, 191, 507–508
Dampfentsaften 749
Darm 145, 173, 240, 252, 258, 272, 299, 330, 346, 481, 546,

586, 709, 728, 729, 731, 732, 733, 735, 759, 762, 792
Darmbakterien 714
Darmentzündung 255, 570, 717
Darmfäulnis 248, 273
Darmflora 65, 229, 249, 257, 258, 562, 677, 712, 714, 731
Darmgase 122, 249
Darmgeschwüre 272
Darmgifte 121, 122–123, 258
Darminfektion 108, 301
Darmkatarrh 718
Darmkoliken 225, 502
Darmleiden 59, 63, 64, 226, 231, 258, 262, 268, 301, 327, 360, 362, 364, 700, 716, 718, 719, 730, 732, 755
Darmmuskeln 709, 711
Darmparasiten 108, 248
darmreinigend 223, 647, 731
Darmschleimhaut 36, 38, 249, 253, 318, 674
Darmstörungen 64, 255, 302, 355, 637, 680, 717, 720, 730
Darmträgheit 158, 240, 250, 328, 336, 337, 365
Darmwand 712
Darmzotten 711
Datteln 4
Daucus carota *↑ Karotte*
Dauerwellen 633, 634
Daumenlutschen 623–624
Decke 82, 453, 454
Denken, positives 23–25, 34, 40, 54, 724
Denker-Typen 459, 460
Denkvermögen 490, 642, 728
Deodorant 57–58, 359
Depressionen 32, 94, 101, 137, 138–141, 214, 233, 305, 319, 353, 430, 490, 493, 508, 520, 523, 560, 575, 618, 636, 703
Derma *↑ Haut*
Dermatitis *↑ Hautentzündung*
Desinfektion 311, 349
desodorierend 790
Diabetes *↑ Zuckerkrankheit*
Diätspeise 231, 776, 780
Dickdarm 78, 122, 709, 712–714
Dickdarmentzündung 716
Dill 459, 504, 758, 760, 775, 777, 784
Dillkraut-Essig 760
Dinkel 751

Distelöl 599
Don Bosco, hl. 106–107, 347
Dornwarzen 581, 588
Dörrobst 214, 237, 754
Dorschleber 128
Dost 138, 180, 183, 307, 519, 564, 629, 670, 784
Dost-Bad 180, 519
Dost-Tinktur 629
Down J. L. H. 633
Down-Syndrom 633
Dr. Franz-Xaver-Mayr-Kurzkur 120
Dromedarhaar 406
Drosera rotundifolia
 ↑ Sonnentau, Rundblättriger
Drüsenstörungen 144, 752
Drüsentätigkeit 236, 288, 551, 653, 720, 751
Duftdrüsen 632
Duft, heilender 354, 453
Duftnote 317, 538
Duftstoffe 317–321, 469–474
Duftwasser 596
Dünndarm 712
Durchblutung 62, 80, 81, 82, 83, 140, 141, 142, 143, 146, 153, 166, 167, 184, 185, 186, 192, 276, 301, 311, 353, 356, 358, 361, 363, 364, 430, 456, 479, 487, 502, 506, 541, 551, 566, 574, 575, 581, 585, 591, 642, 649, 740
Durchblutungsstörungen 64, 172, 272, 323, 508, 529, 534, 540, 583
Durchfall 82, 137, 250, 253, 255, 327, 502, 674, 717, 718, 745
Durstlöscher 215, 479–480
durststillend 223, 759
Dusche, kalte 370

Eberesche 237, 741
Ebereschen-Saft 237
Echinacea angustifolia
 ↑ Sonnenhut, Schmalblättriger
Echinacea, Homöopathikum 66, 144, 587, 678
Echinacea-Salbe 144
Edelkastanie 302
Edelkastanien-Honig 302
Efeu 519, 572, 577, 601

Efeu-Bad 519
Efeuöl 564, 572
Efeu-Saft 601
Ehrenpreis 40, 643, 703, 752, 779
Eibisch 170, 181, 479, 516, 585, 670, 750, 752
Eiche 289–290, 291, 739
Eichenblätter 582, 650
Eichenrinde 145, 417, 506, 520, 522, 592, 617–618, 623, 643, 670, 681
Eichenrinden-Bad 520
Eier 234, 242, 307, 561, 658, 677, 714, 736, 739, 747, 751
Eierstockentzündung 429
Eigelb 128, 165, 167, 170, 740, 744, 746, 765
Eiklar 566
Einbrenn 156, 726
Einflüsterung, nächtliche 622
Einfrieren von Würzkräutern 756
Eingeweide 82, 718
Einschlafschwierigkeiten 225, 461, 463, 464, 506, 526
Einspeicheln 699, 700
Eisen 78, 82, 198, 223, 243, 261, 278, 631, 642, 732, 735, 741, 743–745, 748
Eisenbarth Johann Andreas, Dr. 654
Eisenkraut 22, 40, 82, 95, 169, 190, 340–342, 744, 752
Eisenkrautöl, äther. 340–342, 358
Eisenmangel 82, 198, 728, 743, 744
Eiterherde 618, 669
Eiweiß 120, 154, 156, 571, 628, 693, 696, 706, 710, 741, 763
Eiweißfaser 398, 414
Ekzeme 66, 123, 164, 184, 238, 525, 526, 532, 536, 538, 577
elektromagnetisch 408
elektrostatische Aufladung 371, 388, 429, 432, 453
Elisabeth von Thüringen, hl. 112–113
Embryo 653
Emulgator 538
Enddarm 714
Endivie 242
Engelwurz 470, 520, 717, 751

Engelwurz-Bad 520
Engelwurz-Wein
↑ Angelika-Wein
Englische Krankheit ↑ Rachitis
entgiftend 240, 275, 472
Entgiftung 64, 80, 229, 241, 312, 334, 526, 544, 647, 735, 777
Enthaarung 593–599
entsäuernd 240, 243
Entschlackung 143, 174, 219, 240, 452, 453, 455, 459, 582, 777
entspannend 165, 168, 298, 301, 303, 536, 718
Entspannung 30, 328, 351, 555, 556, 622
Enttäuschungen 264, 623
entwässernd 231, 243, 251, 275, 336, 337, 345, 732, 733, 753
Entwicklungsjahre 32, 153, 154, 198, 246, 276, 358, 541, 561, 569, 593, 728, 730, 746
Entzündungen 165, 181, 255, 349, 359, 363, 534, 728, 729, 752
entzündungshemmend 180, 229, 245, 246, 304, 357, 730
entzündungswidrig 246, 247, 262, 363, 501, 546
Enzian, Gelber 40, 116, 182, 598, 617, 670
Enzian-Tinktur 645
Enzyme 327, 704, 712, 746
Epidermis ↑ Oberhaut
Epilepsie 239, 516
Equisetum arvense ↑ Zinnkraut
Erbrechen 187, 327
Erbsen 720, 744, 746
Erbsen, gesproßte 155
Erdarbeiten 625
Erdbeer-Saft 172
Erde 591
Erdefeu ↑ Gundelrebe
Erdnußöl 748
Erdrauch 40, 160, 617, 703
erfrischend 180, 188, 189, 223, 252, 366, 490, 499, 545, 546, 589, 645, 731, 733
Ergosterin 128
erholsam 591
Erkältungskrankheiten 144, 145, 240, 262, 297, 430, 493, 498, 499, 507, 520, 544, 550, 591, 671, 728, 748

Erkrankungen, bösartige 229, 740
Erle ↑ *Schwarzerle*
Ermüdung 123, 241, 305, 490
Ernährung 34, 40, 151, 152, 154, 155–156, 159, 175, 177, 214, 218, 232, 234, 237, 257, 272, 274, 561, 563, 564, 569, 574, 575, 577, 622, 642–643, 653, 666, 675, 688, 691–785
Ernährungsfehler 122, 198, 260, 327, 626, 637, 671
eröffnend 252, 253
Erregbarkeit 233, 359, 462, 537, 741, 745, 752
Erschlaffungszustände 346, 362
Erschöpfung 33, 34, 129, 225, 240, 245, 521, 524, 537
Erschütterung, seelische 570
Essensdisziplin 569, 694–773
Essig ↑ *Obstessig*
Estragon 167, 760, 775, 781, 784
Estragon-Essig 760
Estragonöl, äther. 358
Eukalyptusöl, äther. 189, 352, 520, 683
Eukalyptusöl-Bad 520
Eukalyptuswasser 189
Euphrasia officinalis
↑ *Augentrost, Echter*

Fagopyrum esculentum
↑ *Buchweizen*
Fallobstsaft-Bad 521
Fallsucht ↑ *Epilepsie*
Falten 59, 146, 151, 153, 159, 361, 521, 526, 533, 543, 554, 555, 557–558, 564, 565, 566, 576
Falten-Sprache 558–559
Färben 467
Farben, hautschädliche 426
Farnkraut 95, 454
Faserflachs ↑ *Flachs*
Fasernessel 397
Fasern, pflanzliche 379, 380–397
Fasern, synthetische 379, 428, 432–433
Fasern, tierische 379, 380, 398–416
Fasten 327, 569, 715–716, 762–765

Faszien 55
Faulbaumrinde 41, 145
Fäulnisvorgänge 735
fäulniswidrig 263, 268
Federbalg 417
Feigen 34, 36–38, 237, 288, 662, 678
Feigwarzen 581, 587
Feldthymian ↑ *Quendel*
Fell 416–417
Fenchel 139, 150, 308, 328–329, 351, 561, 618, 665, 728, 750
Fenchel-Hautwasser 150
Fenchelöl, äther. 328–329, 351, 521
Fenchelöl-Bad 521
Fenchelpulver 706
Ferenczi Alexander, Dr. med 228
Ferrer Vinzenz, hl. 51
Fett 120, 154, 156–157, 571, 696, 726
Fettgewebe 569, 577
Fettleibigkeit 120, 177, 270, 515, 517, 535, 541, 544, 545, 550, 569, 573, 732
Fettstoffe 334, 524
Fett, tierisches 218, 274, 305, 561, 580, 707
Fichtennadel-Bad 360, 521
Fichtennadeln 521, 522
Fichtennadeln-Eichenrinden-Bad 522
Fichtennadelöl, äther. 358
Fichtenzapfen 467
Ficus carica ↑ *Feigen*
Fieber 82, 227, 228, 244, 269, 360, 370, 502, 505, 541, 550
Fingerabdruck 60
Finger-Bad 626, 627
Fingereiterungen 625
Fingerlutschen 620–624
Fingernägel 198, 276, 310, 613, 624–629
Fisch 176, 307, 740, 751
Flachs 380–385
Flachwarzen 581
Flaumhaar 633
Flechte 153, 238, 541
Fledermaus 102–105
Fleisch 176, 218, 242, 274, 305, 307, 335, 658, 693, 714, 726, 739, 751
Fluor 675

Flüssigkeitszufuhr 55, 215, 478, 480
Foeniculum vulgare ↑ Fenchel
Foenum graecum officinale ↑ Bockshornklee
Fortpflanzungsorgane 730
Fragaria vesca ↑ Walderdbeere
Frauenbad 522
Frauenbekleidung 427–428
Frauenleiden 492, 501, 730, 752
Frauenmantel 82, 148, 149, 522, 616, 628, 643, 744, 752
Frauenmantelöl 148, 149
Frauenmantel-Tinktur 149
Freizeitkleidung 426–427
Freude 299, 657, 696, 790, 792
Freudlosigkeit 554
Freud Sigmund 623
Frigidität 186, 363
Frostschäden 247, 358, 424, 539, 541
Fruchtbarkeit 256
Früchtebrot 675
Fruchtmilch 562, 736, 751
Fruchtsäfte 41, 64, 215, 252
Fruchtsäuren 223, 731
Fruchtstärke 217
Fruchtzucker 217, 231, 291, 302, 303, 305, 312, 731
Frühjahrskuren 68, 248, 263, 759, 777
Frühjahrsmüdigkeit 235, 527
Frühjahrskräuter-Suppe 781
Frühlings-Wildgemüse-Salat 779
Frühstück 155, 156, 166, 296, 299, 727–738, 776
Frühstückstees 728–730
Fucus vesiculosus ↑ Blasentang
Fumaria officinalis ↑ Erdrauch
Fumaria officinalis, Homöopathikum 618
Fünf-Blüten-Bad 522
Furunkel 153, 165, 308, 502, 519, 569, 742
Fußbad, ansteigendes 491–492
Fußbäder 59, 83, 149, 327, 362, 584, 774
Fußbad im Bachsand 499–500
Fußbad, kaltes 491
Fußbad, therapeutisches 492–493
Fußbekleidung 417, 421
Fußbrennen 390

Fußdampf 507–508
Füße 165, 398, 491, 492, 497, 508, 571
Fußpilz 250, 310, 365, 434, 628
Fußsohle 59, 80, 326
Fußsohlenmassage 581

Galium verum ↑ Labkraut, Echtes
Galle 38, 160, 162, 180, 187, 236, 273, 322, 334–336, 346, 463, 576, 710, 729, 759
Gallenbeschwerden 333–342, 362, 618, 638, 674, 734, 745, 775
Gallenblase 225, 305, 334–336, 340, 341, 460, 586, 669, 710, 730, 752
Gallenblasenleiden 59, 254, 358, 658, 719, 730
Gallenkolik 335, 338
Gallensteine 38, 64, 254, 335, 337, 341, 636
gallentreibend 131
Gallenwegserkrankung 64, 254, 716
Gänseblümchen 121, 777
Gänsefedern 453
Gänsefingerkraut 238–239, 628, 650, 718
Gänsefingerkraut-Saft 238–239
Gänsehaut 57, 632
Ganzheitsbehandlung 487
Ganzkörperwaschung 142, 488
Gartenarbeit 591
Gartenkerbel 179, 182, 565, 750, 775, 776, 784
Gartenraute ↑ Raute
Gärungsprozeß 215, 216, 218, 268, 671, 735
gärungswidrig 253
Gasbildung 273, 328, 351, 359
Gastritis 599, 742
Gauchheil, Roter 162
Gaumen 701
Gebärmutterkrämpfe 239
Gebärmutterschmerzen 359
Gedächtnisschwäche 238, 305, 356, 599, 674
Gedächtnisstärkung 730, 733
Gefäßerkrankungen 499, 748

gefäßerweiternd 234
Gefäßgebiete 81
Gefäßnetz 61, 528
Gefühlsempfindung 331
Gefühlsleben 145, 459, 462–463, 471
Gehirn 56, 59, 68, 70, 93, 241, 249, 305, 470, 485, 491, 562, 653, 698
Gehörganghaare 632
Gelber-Steinklee-Bad 522
Gelbsucht 64, 262, 312, 334, 338, 341, 358, 361, 719
Gelenkdegeneration 123
Gelenkentzündung 140, 229, 361, 430, 501, 670
Gelenkschmerzen 162, 163, 235, 336, 337, 365, 430, 508, 670, 674
Gelenkversteifung 753
Gemma Galgani, hl. 20–22
Gemüse 64, 78, 82, 128, 214, 237, 274, 307, 335, 561, 574, 580, 582, 704, 707, 713, 725, 726, 733, 744, 747, 748, 749, 751, 765
Gemüsesäfte 41, 221, 335, 478, 583
Gemüse-Saftkur 219
Gemütsaufhellung 143, 234, 317, 319, 431, 479, 486, 500, 521
Gemütsleiden 618
Genesende 180, 228, 533, 546
Genick 327, 331
Genick-Waschung 490
Gentiana lutea ↑ Enzian, Gelber
Genußgifte 63, 64
Genußmittel 563
Georgine ↑ Dahlie
Geranienöl, äther. 359, 473
Geranium robertianum ↑ Storchenschnabel, Stinkender
Geranol ↑ Geraniumöl, äther.
Gerbstoff 183, 252, 538, 543, 566, 617, 681
Gereiztheit 233, 269, 325
Geruch, schlechter 264, 590, 594, 598
Geruchsschlucker 151, 180, 329, 359, 589, 594, 596, 597, 598, 599
Geruchssinn 317, 331, 361, 471, 665, 698

Geschlechtshormone 358, 501, 561
Geschlechtsorgane 366, 562, 792
Geschmackssinn 293, 299, 665, 698–699, 755
Geschwülste 275, 516
Geschwüre 162, 247, 307, 523, 527, 541
Gesicht 554–568
Gesicht, aufgedunsenes 569
Gesichtsausschlag 548
Gesichtsbäder 506
Gesichtsdampf 567
Gesichtsfarbe, schlechte 557
Gesichtsguß 310, 506
Gesichtshaut 63, 64, 310, 470
Gesichtshaut, ausgetrocknete 159, 161, 168, 185
Gesichtshaut, empfindliche 159, 161, 168, 170
Gesichtshaut, ölige 178
Gesichtshautpflege 146, 150, 165, 171, 193
Gesichtsmaske 176, 194
Gesichtsmassage 59
Gesichtsneuralgien 244, 702
Gesichtspackung 167, 171
Gesichts-Sprache 559
Gesichtswaschungen 59, 161, 180, 183, 192, 564
Gesichtswässer 146, 150, 159, 184, 193
Gesichtszüge, Aufhellung 168, 169, 178
Gesundheitssandalen 581
Getreide-Frischbrei 678
Geum urbanum ↑ Nelkenwurz
Gewebeneubildung 539
Gewebestärkung 275
Gewissen 53
Gewürze 307, 563, 720, 744, 754–761, 765
Gewürzgärtlein 784
Gewürzkräuter-Mischung 758, 774–775, 784
Gewürznelke 665, 757
Gicht 66, 120, 162, 177, 187, 235, 238, 245, 250, 260, 269, 285, 302, 308, 365, 454, 469, 479, 498, 508, 523, 530, 542, 546, 570, 728, 729, 746
Giftdämpfe 64
Giftschierling ↑ Wasserschierling
Giftstoffe 218, 268, 276, 318,

524, 551, 573, 731, 763, 764
Ginsengwurzel 14
Glechoma hederacea
↑ *Gundelrebe*
Gleichgewicht, seelisches 332, 459, 583, 740
Glieder, geschwollene 523
Gliederkälte 261
Gliederzittern 356
Glutathion 311
Glycerin 396
Goldmelisse 146, 150, 784
Goldmelissenöl 150
Goldrute, Echte 149, 303, 306, 459, 518, 523, 728, 752
Goldruten-Beifuß-Honig-Bad 523
Goldruten-Honig 303–304
Gossypium hirsutum
↑ *Baumwolle*
Gossypium vitifolium
↑ *Baumwolle*
Grapefruit 565, 676, 741
Grapefruit-Saft 676
Graupapagei 27–29
Grippe 228, 240, 244, 264, 470
Grünalgen 713
Grundnährstoffe 696
Gummihandschuhe 591
Gummisohlen 497
Gummistiefel 421
Gundelrebe 500, 523, 643, 752, 776, 777, 779, 780
Gundelreben-Bad 523
Gundermann ↑ *Gundelrebe*
Gurgelmittel 163, 243, 308, 364, 613, 678, 702, 703
Gurke 237, 239–240, 523, 524, 765
Gurken-Bad 523
Gurkenkraut ↑ *Borretsch*
Gurken-Mandelmilch-Bad 524
Gurken-Saft 239–240, 584
Gurkenwasser 594
Gürtel 428
Guter Heinrich 778
Gütesiegel 426
Gymnastik 572

Haarausfall 152, 230, 361, 633, 637, 645, 646–647, 649, 670
Haarbleichen 634
Haarbodenaktivierung 649
Haarbrennen 634
Haar, brüchiges 634, 637
Haarbürsten 634
Haarbüschel, weiße 637
Haar, dünnes 647
Haare 69, 185, 229, 398, 630–649
Haarentfettung 647
Haareschneiden 633
Haarfarbe 62, 634, 635
Haarfärben 634
Haarfestiger 647
Haar, fettiges 648
Haarfrisur 638–639
Haarpflege 642–649
Haarspiritus 645
Haarspitzenspaltung 634, 637
Haar-Sprache 635–641
Haar, trockenes 648
Haarwässer 634, 644, 648
Haarwuchs 254, 357, 633, 634, 642, 647, 649
Haarwuchsmittel 634, 645
Habichtskraut 82, 744
Hafer 240–241, 463, 464, 746
Haferflocken 117, 155, 234, 241, 464, 735, 744
Haferkorn 524
Haferkorn-Bad 524
Hafer-Saft 240–241
Haferschleim 241
Haferschleimsuppe 704
Haferspelze 524
Haferstroh 116, 506, 524, 534
Haferstroh-Bad 524
Hagebutten 166, 241–242, 682, 713, 728, 747, 750, 752, 778
Hagebutten-Saft 241–242
Hahn Johannes Siegmund, Dr. 486
Halsentzündung 364, 502
Halsgeschwüre 703
Halspflege 171
Halsschmerzen 308
Halswickel 505
Hamamelis 185, 193, 210
Hamamelis-Extrakt 185
Hamamelis-Salbe 210, 211
Hamamelis virginiana
↑ *Hamamelis*

Hamameliswasser 193
Hämoglobin † Blutfarbstoff
Hämorrhoiden 162, 209–211, 237, 242, 259, 520, 541, 715, 716
Handbäder 362, 591
Handpflege 165, 588–593
Handschuhe 430, 590, 591
Handschweiß 592
Hanf 379, 392–393
Hanf, indischer 393–395
Hansaplast 124
Harn 230, 232, 251
Harnapparat 229, 250, 251, 253, 257, 275, 557, 674, 731, 733, 780
Harnbeschwerden 343, 362
Harndrang 253
Harnsäure 229, 752
harnsäurelösend 239, 240
Harnsäureüberschuß 120, 177, 269, 479, 563, 570, 575, 721, 728
Harnstauungen 730
harntreibend 162, 177, 179, 231, 236, 263, 270, 275, 276, 295, 338, 360, 519, 575, 745
Hartwurst 561
Haselnüsse 746, 748
Haselnußblätter 467, 567
Hasenhaare 407
Hauhechel 82, 504, 650, 744, 746
Hausarbeit 589
Hauswurz † Dachwurz
Haut 50, 54–76, 114–117, 118–130, 133, 200, 214, 219, 240, 247, 257, 333, 353, 354, 357, 359, 360, 365, 370, 454, 455–457, 458, 481, 486–487, 506, 518, 523, 530, 534, 541, 543, 545, 551, 585, 687, 690, 695, 728, 730, 746, 765, 792
Haut, abgespannte 519
Hautabhärtung 162
Hautabreibung 390
Hautabschälungen 530
Haut, allergische 182
Haut, alternde 252, 532
Hautatmung 68, 79, 122, 125, 375, 376, 427, 428, 429, 430, 431, 528
Haut, aufgesprungene 539
Hautaufhellung 535
Haut, ausgelaugte 531

Haut, ausgetrocknete 55, 142, 168, 169, 170
Hautausschlag 153, 162, 236, 357, 525, 529, 543, 720, 735, 752
Haut biegen 127, 129
Hautblässe 198
Hautbrennen 324
Hautbürsten † Trockenbürsten
Hauteinreibung 119, 318–367
Hautelastizität 59, 142
Haut, empfindliche 138, 142, 151–172, 182, 183, 191, 250, 324, 359, 526, 531, 534, 535, 536, 538, 544
Haut, entzündliche 167, 170, 363, 535
Hautentzündung 180, 184, 193, 238, 324, 528, 538, 580, 743
hauterfrischend 590
Hauterkrankungen 65–66, 74, 88, 89, 144, 164, 360, 364, 479, 499, 520, 524, 526, 527, 537, 542, 546, 562, 714, 742, 753, 776
Haut, erschlaffte 164, 182
hauterweichend 524
Hautfarbe 61–64
Hautfarbstoff 60, 583
Hautfeinde 118–125
Hautfett 142, 151, 172, 547, 591
Haut, fette 138, 172–185, 189, 192, 193, 359, 363, 364, 366, 521, 523, 528, 531, 532, 534, 538, 547, 563
Haut-Fettmangel 152
Haut-Feuchtigkeitsgehalt 142, 151
Hautflechte 519, 538
Hautflecken 253, 274, 361, 538, 585, 586
hautfreundlich 333, 524
Hautfunktionsschwäche 144–145
Haut, gereizte 183
Haut, geschmeidige 163, 171, 310, 456, 530, 536, 565
Hautgeschwüre 238, 359, 745
Haut, gesunde 141, 149
Haut, glänzende 189, 193, 364
Haut, großporige 175, 181, 523, 538
Haut, harte 519
hautheilend 536

Hautjucken 364, 557, 590
hautklärend 181
Hautkrebs 583
Hautleistenmuster 60
Hautlymphkanäle 60
Hautmassage 166, 346, 347
Hautmassageöle 318
Haut, matte 525, 531
Haut, müde 166, 167
Haut, normale 138, 141–151, 193, 536
Haut, ölige 178
hautpflegend 536, 599
Hautpickel 174, 178, 179, 180, 547, 580, 584
Hautpilz 357, 364, 496, 547, 548
Hautpusteln 123, 560, 567
Haut, rauhe 525
Hautregenerierung 534
hautreinigend 161, 305, 515, 521, 537
Hautreinigung 148, 170, 183, 184, 310, 364, 532, 546, 580
Hautreize 370
hautreizend 353
Hautreizung 180, 318, 538
Hautrisse 516, 539
Haut, rissige 172, 516, 590, 591
Hautrötung 557
Hautschaden 57, 63, 427
Hautschorf 164
Hautschuppen 542
Haut, schwammige 365, 543, 569
Haut, schwielige 519
Hautsegment 58
Hautspannkraft 168, 182, 184, 189, 237, 517, 578
Haut, spröde 167, 525, 539, 590, 591
hautstärkend 162, 178, 237, 520, 522, 527, 540, 545, 546, 645, 774
Hautstörungen, nervöse 520
Haut, straffe 184, 270, 310, 361, 365, 366, 506, 518, 523, 528, 543, 565, 569, 576
Haut strecken 127, 129
Hautstreifen 573–574, 578
Hauttemperatur 81, 487
Hauttest 142, 151, 172, 185
Haut, trockene 138, 142, 151–172, 191, 193, 310, 333, 363, 517, 534, 536, 538, 544

Hauttypen 138–196
Hautunreinheiten 138, 153, 170, 172–185, 193, 235, 310, 357, 493, 517, 527, 529, 532, 543, 547, 557, 563, 568, 780
Hautverfärbung 583
hautverfeinernd 181
Hautverhärtungsstellen 530
Hautverjüngung 166, 534, 539
Hautwässer 146, 174, 183, 188
Haut, weiche 590
Haut, widerstandsfäh. 182, 543
Haut, zarte 531
Hautzellen 131, 275, 371, 486, 577
Hautzonen 58
hautzusammenziehend 518, 521
Head Henry 58–59
Headsche Zonen 58–59
Hedera helix † Efeu
Hederich 299
Hefe 128, 234, 525, 713, 741–743, 778
Hefe-Bad 525
Hefeflocken 659, 754
Hefespeisen 727
Heidehonig 295
Heidekraut 30, 121, 295, 480, 525, 551, 565, 575, 585, 598, 628, 643, 721, 752
Heidekraut-Bad 525, 575
Heidekraut-Essenz 575
Heidekraut-Essig 565, 575–576
Heidekraut-Massageöl 575
Heidekrautöl 525
Heidekrautöl-Bad 525
Heidelbeer-Blätter 467, 526, 710
Heidelbeerblätter-Bad 526
Heidelbeeren 242–243, 295, 734, 741, 744
Heidelbeeren, getrocknete 710
Heidelbeer-Saft 242–243, 364, 643, 710
Heidelbeer-Tinktur 710
Heilatmen 370
Heildolde † Sanikel
Heilerde 170, 647
Heilfasten 64, 175
Heilkräuter-Saftkur 219
Heilwässer, kohlensäurefreie 41
Heil-Ziest 139, 720
Heiserkeit 82, 237, 264, 425, 704
Heiß-Kalt-Wechselwaschung 59, 362, 490

Heißluft-Dampfbad 549
Hemmungen 451
Hepatica nobilis
 ↑ Leberblümchen
Herdinfektion 626
Herodot 385, 393
Herz 59, 74, 75, 81, 153, 213, 225, 230, 233, 241, 259, 271, 309, 326, 486, 489, 551, 569, 732, 748, 790, 792
Herzbräune ↑ Angina pectoris
herzfreundlich 517
Herzgespann 139, 703
Herzinfarkt 118–119, 211, 271, 324, 325, 353, 486, 499, 535, 550, 552, 763
Herzinsuffizienz
 ↑ Herzmuskelschwäche
Herzklopfen 82, 125, 186, 259, 274, 462, 491, 729
Herzkranzgefäße 13, 271, 309, 323
Herzleiden 231, 269, 285, 493, 499, 500, 619, 753, 763
Herzmuskelschwäche 13, 37, 121, 323
Herzneurose 729
Herzschäden 64, 490, 550
Herzschmerzen 59
Herzschwäche 233, 323, 498
herzstärkend 180, 276, 499, 735
Herzstärkung 119, 232, 243, 295, 305, 346, 347, 362, 680, 730
Herzunruhe 186
Heublumen 34, 493, 526, 533, 534
Heublumen-Bad 526
Heublumensack 493
Hexenschuß 82, 365, 526
Hieracium pilosella
 ↑ Habichtskraut
Hildegard von Bingen, hl. 231, 277, 329, 339, 481
Himbeeren 744, 746
Himbeerblätter 467, 728
Himbeer-Saft 364
Himmelschlüssel
 ↑ Schlüsselblume, Echte
Hineinzwicken 83
Hippokrates 311
Hippophaë rhamnoides
 ↑ Sanddorn
Hirnanhangdrüse 573, 578, 653

Hirse 751
Hirtentäschel 79, 566, 615, 616, 728, 746, 752
Hirundo rustica
 ↑ Rauchschwalbe
Histamin 234
Hitzestau 454
Hitzschlag 372
Hodenentzündung 429
Höller-Hansl-Tee 586
Holunderbeeren-Saft 243–244, 750
Holunderblüten 526, 534, 729
Holunderblüten-Bad 526, 540
Holunder, Schwarzer 243–244
Holzäpfel 223
Holzasche 526, 591
Holzasche-Fußbad 526
Holzkämme 634
Holzsohlen 497
Homöopathie 203
Honig 38, 91–92, 116, 147, 155, 161, 164, 165, 166, 169, 170, 175, 177, 191, 239, 244, 245, 250, 255, 262, 263, 282–312, 325, 352, 354, 355, 356, 357, 358, 359, 361, 362, 363, 364, 365, 366, 458, 459, 460, 461, 463, 486, 518, 519, 523, 527, 536, 539, 552, 561, 566, 568, 593, 617, 628, 643, 678, 704, 710, 728, 734, 744, 751, 760, 776, 790
Honigauflage 311
Honig-Augenbad 527
Honigklee ↑ Steinklee, Gelber
Honigmilch 309, 310
Honigpflaster 285, 307, 308
Honigtau 283–284, 290, 291, 292, 294
Honigtau-Honig 283, 292, 297
Honigtau-Quellen 291, 292
Honigwasser 225, 309
Hopfen 140, 459, 527, 670, 752
Hopfenöl, äther. 359
Hopfen-Saft 458
Hopfenzapfen-Bad 527
Hormondrüsen 243, 244
Hormonhaushalt 562, 563, 596, 638
Hormonstörungen 567, 570, 593, 672
Hormonsystem 561, 748
Hornblende 432

Hornfäden 630
Hornhaut 60–61, 131, 486
Hornkämme 634
Hornklee 299
Hosenträger 428
Hufeland 225
Huflattich 79, 244–245, 527, 582, 628, 643, 650, 670, 746
Huflattichblüten-Bad 527
Huflattich-Saft 244–245
Hühneraugen 424, 519, 580–581, 584, 588
Hühnerdarm ↑ Vogelmiere
Hühnerfleisch 561
Hülsenfrüchte 765
Humulus lupulus ↑ Hopfen
Hunger 659, 662, 739
Hunger in der Welt 696
Husten 163, 239, 263, 348–351, 355, 366, 520, 760
Hustensaft 262
Hypazidität
↑ Magensäuremangel
Hyperazidität
↑ Magensäureüberschuß
Hypericum, Homöopathikum 459, 618
Hypericum perforatum
↑ Johanniskraut
Hyperkeratose 61
Hypochondrie 233
Hypophyse ↑ Hirnanhangdrüse
Hyssopus officinalis ↑ Ysop
Hysterie 246, 305, 703, 752

Ich-Haftigkeit 33
Ikterus ↑ Gelbsucht
Ilang-Ilang-Öl ↑ Ylang-Ylang-Öl
Immergrün 527
Immergrün-Bad 527
Immunsystem 156, 740–750
Imperatoria ostruthium
↑ Meisterwurz
Impfvorschriften 377
Impotenz 429
Indol 122, 715
Infektionen 618, 668, 729, 730
Infektionsanfälligkeit 123, 172, 551
Infektionskrankheiten 145, 165, 327, 354, 636, 746

Ingwer 567, 757
Ingwer-Tinktur 566–567
Inhalierungen 318, 354, 359, 364, 366
Inlett 441
Insektenschutz 377, 472, 473, 589
Insektenstiche 253, 360
Insektizide 472
Insulin 717, 741, 754
Interesselosigkeit, geistig-seelische 540
Intimsphäre 594
Intimspray 595
Inula helenium ↑ Alant
Inulin 717
Invertzucker 305
Iris germanica ↑ Schwertlilie
Ischias 426, 522, 525, 526, 546
Isländische Moosflechte 190, 528
Isländisches-Moosflechten-Bad 528

Jasmin 595, 599
Jeans 426–427
Jod 78, 740, 745
Joghurt 34, 41, 562, 643, 709, 747, 761
Johannes XXIII., Papst 18
Johannes Paul II., Papst 105
Johannisbeer-Blätter, Schwarze 307, 480, 643, 729
Johannisbeeren, Rote 700, 744
Johannisbeeren, Schwarze 34, 204, 676, 741, 744, 750
Johannisbeer-Saft, Roter 700
Johannisbeer-Saft, Schwarzer 189, 355, 361, 364, 616, 619, 643, 659, 706
Johannisbeer-Wein, Roter 700
Johanniskraut 30, 40, 119, 138, 245–246, 307, 324–325, 353, 459, 461, 486, 500, 504, 528, 552, 562, 587, 616, 618, 643, 729, 753
Johanniskraut-Bad 528
Johanniskrautöl 140, 327, 522, 542
Johanniskrautöl, äther. 324–325, 353

Johanniskraut-Saft 245–246
Juckreiz 179, 360, 366, 529, 532, 536, 541, 548
Jugendfrische 243, 264, 566
Juglans regia ↑ Walnußblätter
Juniperus communis
  ↑ Wacholder
Juniperus sabina ↑ Sadebaum
Jute 379, 389–390
Jutelappen 390
Jute-Lehm-Essigwasser-Auflage 390
Jutesäcke 468

Kaffee 41, 561, 565, 658, 708, 727, 751
Kaffeesatz 589
Kakaogetränke 41
Kalbsfleisch 561
Kali-Spender 777
Kalium 78, 129, 213, 231, 240, 241, 243, 259, 288, 623, 642, 650, 732, 734, 742
Kalk 74, 75–76, 623, 732, 733, 735
kalkbildend 75
Kalksalze 672
Kalktabletten 623
Kalmus 40, 79, 121, 529, 551, 670, 677, 680, 746, 775
Kalmus-Bad 529
Kalmusöl, äther. 645, 683
Kalorienwert 699
Kälteempfindung 56, 57, 69, 81, 323
Kaltwasser-Handdusche 484–490
Kalzium 37, 74, 78, 128, 213, 243, 642, 643, 736
Kamelhaar 404–406
Kamelhaardecken 453
Kamille 40, 79, 139, 150, 170, 172, 185, 191, 194, 209, 210, 246–247, 306, 308, 310, 329–330, 459, 462, 480, 500, 504, 506, 507, 529, 532, 534, 564, 567, 582, 587, 589, 592, 595, 597, 643, 650, 661, 662, 670, 671, 679, 703, 707, 711, 718, 729, 746, 753
Kamillen-Bad 529
Kamillenblüten-Handbad 592

Kamillencreme 329
Kamillenöl, äther. 329–330, 333, 359
Kamillen-Saft 246–247
Kampfer 324
Kampferöl, äther. 324
Kampferspiritus 590
Kanarienvogel 686–688
Kaninchenhaare 407
Kapillargefäße 69, 229, 233, 519, 582, 763
kaptische Eindrücke 699
Kapuzinerkresse 522, 644, 645, 646, 775, 784
Kapuzinerkressen-Haarwasser 644–645
Kapuzinerkressen-Salat 645
Karies ↑ Zahnkaries
Kariesanfälligkeit 671, 747
Karies-Bakterien 743
Karl der Große 132
Karotin 64, 248, 732, 733, 734, 747, 791
Karotte 64, 234, 237, 247–248, 365, 529, 578, 583, 643, 704, 733, 740, 747
Karottenbrei 365
Karotten-Saft 165, 247–248, 529, 578, 660
Karottensaft-Bad 529–530
Kartoffel-Absudwasser 358, 530
Kartoffel-Absudwasser-Bad 530
Kartoffel-Kleie-Brei 308, 357
Kartoffeln 155, 191, 214, 236, 242, 308, 357, 530, 589, 637, 643, 675, 713, 749, 750, 751, 761, 774, 776, 777, 778, 779, 782, 783
Kartoffelpüree 704
Kartoffel-Rohsaft-Bad 530
Kartoffel-Saft 530, 708
Kaschmirwolle 403–404
Käse 34, 205, 307, 561, 658, 677, 713, 739, 746, 747, 751
Kasein 537
Käsepappel 37, 169, 170, 188, 531, 534, 564, 597, 670
Käsepappel-Bad 531
Käsewasser ↑ Molke
Katarrh der Atemwege 162, 187, 255, 348–351
Kauen 578, 657, 663, 671, 675, 676, 699, 705
Kefir 713

Kehldeckel 705
Kehlkopf 703
Kehlkopfleiden 121
Keimen 154–155, 793–794
Keimschicht 133
keimtötend 131, 180, 210, 226, 263, 268, 330, 336, 348, 352, 357, 364, 365, 366, 470, 506, 518, 528, 540, 575, 627, 670, 730, 758
Keratine 398, 709
Kerbel *↑ Gartenkerbel*
Kerckring-Falten 711
Kerckring Th. 711
Kernobst 215
Kernseife 625
Keuchhusten 255, 263, 366, 729
Kiefer 656, 660, 674
Kieferhöhlenerkrankung 678
Kieferkorrekturen 661
Kieferleiden 63
Kiefernnadeln 350
Kiefernnadelöl, äther. 350
Kieferschmerzen 147
Kieselsäure 210, 233, 262, 275, 548, 578, 630, 643
Kinderbekleidung 427
Kinderhaar 633
Kindernahrung 732
Kinder, schwächliche 728
Kinder, unruhige, nervöse 225, 235, 242, 257, 264, 295, 385, 460, 622
Kirschen 531
Kirschenblüten 531
Kirschenblüten-Bad 531
Kirschenkerne 531
Kirschen-Saft 157, 531
Kirschensaft-Bad 531
Kirschlorbeer 469, 680
Kiwi 750
Klatschmohn 531, 532
Klatschmohn-Öl-Bad 531–532
Klatschmohn-Salbei-Bad 532
Kleehonig 299
Kleideraufbewahrung 468–471
Kleiderkauf 424, 434, 435–436
Kleidermotte 471
Kleiderreinigung 375, 468
Kleiderschrank 468–474
Kleidungsbefestigung 429
Kleie-Bad 532
Kleie-Kamille-Bad 532
Kleinhirn 516

Kleinkinder 64, 75, 299
Kleintierfelle 417
Klette 184, 648, 778
Klettenwurzel-Öl 648
Klimakterium *↑ Wechseljahre*
Klimazonen 376–379
Knäckebrot 735
Kneippen 487
Kneipp Sebastian, Pfr. 143, 265, 269, 346, 479, 486, 487, 505
Kniegruß 494–495
Knieschmerzen 390
Knoblauch 211, 248–249, 616, 629, 643, 735, 746, 761, 779
Knoblauchgeruch 589, 629
Knoblauch-Saft 205, 211, 248–249, 585
Knöchel, geschwollene 569
Knochen 74, 75, 128, 653, 676, 736
Knochenerweichung 37, 74
Kochsalz 218, 230, 236, 327, 417, 541, 563, 584, 626
Kochtopf 757
Kochwasser 757
Kohl 214, 234, 750
Kohlendioxid 216, 370
Kohlenhydrate 156, 671, 696, 710, 714
Kohlenmonoxid 122
Kohlsprossen 750
Kokos 379, 395–396
Kokosfaser *↑ Kokos*
Kokosfett 396
Kokosmilch 395
Kokosnuß 396
Kokosöl 396, 789
Kokospalme 395–396
Kolibakterien 714
Koliken 226, 504, 505, 753
Kollath Werner 155
Kölnischwasser 597
Komplexe 470, 752
Kompressen 68, 159, 168, 501–502, 564
Kondylome *↑ Feigwarzen*
Konfliktsituationen 34, 327
Königskerze 38, 121, 163, 170, 307, 504, 532, 577, 616, 643, 650, 711, 729
Königskerzen-Thymianöl-Bad 532–533
Konservenkost 159, 236, 335, 577, 702

Kontaktschwierigkeiten 458–459
Kontrastferment-Bad 533
Konzentrationsstörungen 14, 214, 257, 269, 305, 674
Konzentrationsübungen 141
Kopfbedeckung 430
Kopfbereich 322
Kopfdampf 507
Kopfform-Sprache 559–560
Kopfhaare 631, 633
Kopfhaut 59, 185, 253, 357, 633, 634
Kopfhautmassage 634, 642
Kopfhautstärkung 577, 646, 647
Kopfläuse 254
Kopfnerven-Stärkung 634
Kopfschmerzen 32, 82, 125, 137, 151, 198, 214, 226, 246, 250, 257, 263, 269, 298, 351–353, 356, 362, 364, 371, 424, 430, 490, 492, 493, 494, 505, 506, 507, 530, 535, 634, 670, 729, 753
Kopfschuppen ↑ Schuppen
Kopfschweiß 645–646
Kopfwaschung 81, 82
Korbwaren 468
Koriander 561, 753, 757, 784
Korianderöl, äther. 359
Korium ↑ Lederhaut
Korksohlen 497
Kornblume 40, 190, 299, 306, 533, 545, 576, 618, 711
Kornblumenasche 576
Kornblumenasche-Wein-Kur 576
Kornblumen-Bad 533
Körnerzellschicht 60
Kornweihe 723
Körperabreibung 83, 457
Körperausdünstung 371, 453, 594, 596
Körpereinreibung 790
Körperfrische 143
Körpergeruch 131, 315
Körpergewicht 571
Körperhaut 568–578, 594
Körperkreislauf 81
Körperschwäche 462, 489
Körperspaltung 557
Körpertemperatur 68, 73, 81, 371
Kosmetikartikel 355, 562

Kosmos 15, 17, 79
Kot ↑ Stuhl
Kräftesammlung 455
Kräfteverfall 37
kräftigend 238, 252, 253, 300, 309, 359, 533
Kräftigungsmittel 240, 247, 248, 261, 264
Kraft Will, Dr. 155
Krampfadern 162, 259, 390, 491, 534
Krämpfe 179, 186, 187, 246, 359, 360, 464, 504, 537, 729, 741
krampflösend 131, 140, 165, 180, 181, 239, 247, 253, 263, 275, 298, 332, 352, 353, 479, 507, 520, 532, 718, 752
Krankenernährung 739, 755
Krankheitsabwehr 724
Krankheitsanfälligkeit 176
Krankheitsvermittler 468
Krätze 745
Kraut ↑ Weißkohl
Kräuterbäder 178–180, 514–548
Kräuterbutter 775
Kräuteressig 519, 575, 758–760
Kräuterkissen 188, 453, 454, 461
Kräuteröle 140, 148, 150, 165, 166–167, 332, 525, 572, 574, 575, 661, 629, 648
Kräutersaft 220, 223–276, 643
Kräutersaft-Suppe 776
Kräuterschnaps 314
Kräutersuppen 777
Kräutertee 79, 205, 256, 325, 478, 479–480, 504, 507, 551, 561, 727, 728–731, 736–737, 751–753
Kräutertee-Honig-Kur 296, 301, 305–307
Kräutertinktur 147, 149, 181, 183, 564, 566–567, 575, 625, 680
Kräuterwein 460, 717
Krebs 740, 749, 750
Krebsbereitschaft 675
krebserregend 432
krebsfeindlich 211
krebsfördernd 123, 156, 432, 782
krebshemmend 249, 585
Krebskranke 744, 745
Krebsvirus 749

krebsvorbeugend 729, 730
Krebsvorbeugung 740–750
Kreislauf 81, 158, 181, 184, 186, 211, 225, 230, 232, 233, 271, 322, 325, 353, 356, 451, 486, 494, 498, 501, 551, 619, 728, 729, 730, 731, 732, 792
kreislauffördernd 259, 352, 353, 488, 495, 496, 500, 526, 534, 544, 550, 753, 758
Kreislaufschwäche 305, 501
Kreislaufstärkung 243, 347, 680
Kreislaufstörungen 153, 305, 323–327, 346, 454, 499, 508, 550, 552, 615–616, 763
Kren 65, 155, 249–250, 583, 643, 735, 754, 760, 775, 784
Kren-Apfel-Sauce 760
Kren-Saft 249–250
Kresse 747, 754
Kreuzschmerzen 339, 362, 371, 506, 508, 700
Kropf 64, 517
Krummdarm 712
Küchengeruch 589
Küchengewürze 720
kühlend 131, 238, 269
Kümmel 65, 139, 190, 352–353, 561, 623, 665, 729, 735, 757, 779, 782, 783, 784
Kümmelfleisch 781
Kümmelöl, äther. 352–353
Kummer 554, 570, 707, 735
Kunstfasern 371, 379, 385, 397, 428, 432–434
Künzle Johann, Pfr. 118, 265
Kupfer 78, 265
Kupfereinlagen 454
Kupferfinne 555, 562–564, 566, 567, 577
Kupferrose ↑ Kupferfinne
Kürbis 250–251
Kürbiskernöl 748, 760
Kürbis-Saft 250–251
Kurzwellen-Bestrahlung 573

Labferment 708
Labkraut, Echtes 454, 577, 703, 753, 773
Lächeln 265–268, 728
Lähmungen 519
Lamawolle 404, 406

Lamium album
 ↑ Taubnessel, Weiße
Lammfell 420
Lammwolle 400
Lanolin 401
Latschenkiefer 349–350
Latschenkieferöl, äther. 349–350, 683
Lauch 643, 744, 746
Laurocerasus officinalis
 ↑ Kirschlorbeer
Laurus nobilis ↑ Lorbeer, Echter
Lavandula officinalis ↑ Lavendel
Lavendel 95, 119, 185, 188–189, 307, 461, 469, 472, 480, 508, 522, 534, 576, 587, 595, 599, 616, 623, 643, 729, 753, 784
Lavendelöl, äther. 170, 185, 189, 360, 377, 534, 589, 645
Lavendelöl-Bad 534
Lavendelwasser 188
Lebensauffassung 173, 215, 299, 694
Lebensbaum ↑ Thuje
Lebensbewältigung 173
Lebenseinstellung, positive 141, 173, 707
Lebensfreude 214, 233, 456, 524, 607, 728
Lebensmittel 156, 159, 230, 257, 478, 726
Lebensmittelerhitzung 756–757
Lebensmittelfarbe 714
Lebensmut 30–31
Lebensnerv 792
Lebensweise, ungesunde 667
Lebenswille 504
Leber 40–41, 64, 158, 178, 180, 186, 225, 232, 256, 267, 273, 293, 311, 322, 326, 333–334, 341, 346, 428, 459, 463, 479, 576, 586, 598, 710, 713, 729, 730, 747, 752, 759, 776, 779, 792
Leberblümchen 682
Leberentgiftung 565
Leberflecken 64, 254, 586
Leberinfektion 337
Leberleiden 38, 59, 123, 178, 227, 248, 333–342, 358, 361, 362, 515, 570, 582, 617, 618, 730, 734, 745
Leber, rohe 234, 307, 643, 713, 747

Leberstärkung 178, 252, 582, 618, 747, 776, 780
Lebertätigkeit 145, 187, 340
Lebertran 128, 623, 643, 675, 713, 740, 747
Leberzirrhose 617, 636, 638
Lecithine 241, 736
Leder 416–422, 497
Lederbekleidung 422
Lederhaut 54, 56–61, 119
Ledersohlen 497
Leerdarm 712
Lehm-Bad 534
Lehmbrei 390
Lehmerde 534
Leibschmerzen 263, 718
Lein ↑ Flachs
Leinen 379, 380–385, 427, 453
Leinensäcke 468
Leinöl 383, 748
Leinsamen 214, 383, 564, 659, 735, 754
Leinsamenschrot 627
Leistengegend 59
Leistungsfreude 143, 251, 290, 295
Leistungsrückgang 198, 214, 670, 674, 693
Leonurus cardiaca
↑ Herzgespann
Lepra 109–110
Leukämie 713, 744
Levisticum officinalis
↑ Liebstöckel
Licht 481, 621
Liebstöckel 500, 535, 784
Liebstöckel-Bad 535
Lilienöl 170, 566
Liliensalbe, weiße 566
Linde 291, 299
Lindenblätter 470
Lindenblüten 165, 166, 167, 169, 190, 298, 470, 534, 535, 596, 616
Lindenblüten-Bad 540
Lindenblüten-Lindenholz-kohlen-Bad 535
Lindenholzkohle 535, 680, 681
Lindenhonig 298
Linolensäure 152
Linolsäure 152
Linsen 720
Linum usitatissimum
↑ Flachs

Lipoideinlagerung 573
Lodenstoffe 430
Lorbeer, Echter 469
Löwenzahn 40, 41, 82, 145, 251–252, 561, 577, 582, 616, 628, 643, 650, 670, 729, 744, 750, 776, 779, 780
Löwenzahn-Gemüse 776
Löwenzahn-Honig 304
Löwenzahn-Milchsaft 584
Löwenzahn-Saft 220, 251–252, 263
Löwenzahn-Salat 779
Luft 478, 480, 481, 621
Luftaustausch 371
Lüften 453
Luft, feuchte 160
Luftröhre 705
Luftschlucken 332
Luftverbesserer 366
Lunge 240, 268, 275, 318, 336, 481, 592, 729
Lungenbelastung 569
Lungenemphysem 121
Lungenentzündung 156, 243, 505
Lungenkraut 82, 744
Lungenleiden 121, 260, 268, 305, 337, 365, 658
Lungentuberkulose 268, 499, 541, 550
Lungenverschleimung 355, 364
Lupine 568
Lupinus angustifolius ↑ Lupine
Lupulus, Homöopathikum 459
Lycopin 265
Lycopus europaeus ↑ Wolfstrapp
Lymphdrüsen 305, 318, 562
Lymphflüssigkeit 573
Lymphgefäße 63, 162, 227, 228, 505, 619, 668
Lymphknoten-Erkrankung 541
Lymphstauung 569
Lysimachia nummularia
↑ Pfennigkraut
Lythrum salicaria
↑ Blutweiderich

Mädesüß 535, 650
Mädesüß-Bad 535
Magen 156, 241, 272, 273, 330,

332, 346, 481, 586, 598, 706–709, 719, 720, 728, 729, 732, 733, 758, 759
Magenblutungen 275, 716
Magen-Darmtrakt-Beschwerden 153, 563, 717–721
Magendruck 246, 327
Magengeschwüre 121, 187, 241, 272, 617–618
Magenkatarrh 718–719
Magenkrämpfe 246, 263, 355
Magenleiden 59, 122, 198, 226, 231, 248, 255, 268, 327, 360, 362, 364, 680, 717, 719, 730, 737, 755, 775
Magen, nervöser 272, 273, 719, 730
Magensaft 273, 706, 707, 708
Magensäure 273
Magensäuremangel 706–707
Magensäureüberschuß 247, 365, 708, 732
Magenschleimhaut 14, 36, 38, 249, 272, 460, 674, 700, 708, 717
Magenschmerzen 330, 332
Magenschwäche 238, 260, 263, 361, 717, 718
magenstärkend 332, 337, 646, 647, 728, 729
Magen, träger 576
Magenverschleimung 355
Magenverstimmung 717
Magerkeit, chronische 274, 305
Magisches Diagramm 14–16
Magnesium 78, 582, 650
Mahlmann Siegfried August 792
Mahlzeiten-Anzahl 727
Maisbart 572
Maiskeimöl 748
Maisvergiftung ↑ Pellagra
Majoran 500, 623, 671, 729, 736, 753, 758, 776, 777, 783
Majorana hortensis ↑ Majoran
Majoranöl, äther. 360
Makassaraöl 789
Malarialeiden 619
Malva neglecta ↑ Käsepappel
Malve 121, 167, 711
Malz 536
Malz-Bad 536
Malzzucker 303
Mandarinen 565, 741
Mandelerkrankung 310, 363, 505, 701
Mandelmilch, süße 524
Mandeln 595, 746, 748
Mandeln, eitrige 241, 669
Mandelöl 157, 167, 168, 171, 520, 538, 539, 564, 592, 599, 613, 748
Mangan 78, 224
Mangelkrankheiten 154, 260, 264, 305, 757
Mangold 287
Männerbekleidung 428
Mariendistel 582
Marmelade 709
Marrubium vulgare ↑ Andorn
Martin, hl. 216
Maschinschreibkräfte 489
Masken 190–192, 193
Massagebürste 326
Massagehandschuh 143
Massagen 58, 360, 490, 551, 572, 574, 575
Massageöl 166, 329, 336, 572
Massagesalbe 572
Mastdarm 714
Mastdarmfisteln 275
Mastdarmpolypen 716
Masturbation 154
Matratzen 454
Matricaria chamomilla ↑ Kamille
Mattigkeit 670
Maulbeerbaum 411–412
Maulbeerspinner 410–411
Medikamente 159, 593, 618, 619, 701, 714
Medikamenten-Mißbrauch 158
Medikamenten-Nebenwirkungen 63, 64
Medikamentensucht 464
Medikamentenvergiftung 619
Meditieren 34, 568
Meeralgen 740
Meerrettich ↑ Kren
Meersalz 740, 746
Meisterwurz 41, 145, 597, 670, 753
Melancholie 137, 493
Melanin 62, 667
Melanom, bösartiges 620
Melde 780
Melilotus officinalis ↑ Steinklee, Gelber
Melissa officinalis ↑ Melisse
Melisse 30, 34, 82, 95, 116, 119,

121, 138, 140, 306, 332–333, 459, 470, 480, 500, 504, 505, 533, 534, 536, 561, 596, 615, 618, 671, 711, 718, 729, 744, 753, 760, 775, 781, 784
Melissen-Bad 536
Melissen-Essig 760
Melissenöl 332–333
Melissenöl, äther. 332–333
Melissen-Saft 458
Melonen 732, 746
Melonenbaum ↑ *Papaya*
Membran 60, 77
Menschen, introvertierte 391, 414, 432, 453
Menstruation 186, 198, 239, 253, 259, 260, 269, 336, 337, 358, 361, 363, 498, 506, 522, 541, 561, 633, 730
Mentha piperita ↑ *Pfefferminze*
Menthol 130–131, 186
Mespilus germanica ↑ *Mispel*
Metallvergiftung 619
Migräne 32, 187, 245, 263, 269, 302, 352, 355, 360, 430, 479, 490, 493, 494, 506, 508, 542, 729, 752
Mikroorganismen 740, 789
Milch 34, 37, 41, 117, 120, 128, 148, 170, 172, 239, 252, 256, 259, 277, 278, 285, 299, 307, 309, 325, 458, 478, 506, 518, 536, 561, 627, 629, 677, 678, 704, 708, 709, 718, 736, 739, 740, 747, 765, 773, 780, 783
Milch-Brotschnittel-Suppe 783
Milch-Honig-Bad 536
Milchsäuregärung 257, 733
Milchserum-Bad 536–537
Milchserumpulver 536
Milchzähne 654, 666, 668
Milchzucker 537, 677
mildernd 516
Milz 81, 236, 479, 586
Milzleiden 59, 361
Minderwertigkeitskomplexe 31–32, 174, 319, 560, 575, 628
Mineralsalze 77–78, 151, 207, 212–214, 220, 233, 243, 257, 642, 736
Mineralsalzhaushalt 79
Mineralstoffe 154, 213, 224, 300, 731, 732, 735
Mineralwasser 478, 480

Minzalkohol 629, 680–681
Minzöl 130, 330–332, 649
Mischhaut 138, 185–194, 521, 531, 538, 547
Mischkost 696, 725
Mispel 252–253, 741
Mispel-Saft 252–253
Mistel 34, 650
Mitesser 506, 560, 580, 584
Mittagessen 738–750
Mittelohrentzündungen 241, 359
Mode 374, 426, 427
Moerman-Therapie 740
Mohairwolle 407–408
Möhrensaft ↑ *Karottensaft*
Mohrrübe ↑ *Karotte*
Molke 34, 41, 537, 588, 774
Molke-Bad 537
Molke-Most-Gemisch 774
Molkepulver 533
Monarda didyma ↑ *Goldmelisse*
Monarde ↑ *Goldmelisse*
Monardenöl 150
Mond, abnehmender 633
Mond, zunehmender 633
Mongolismus 633
Moor-Fußbad 501
Moorschlamm 501
Moosbeeren 295, 741
Morgendusche 457
Morgenfasten 736–737
Morgentrunk 138
Morgenwäsche 457
Most 215, 774
Mostapfel 223
Mottenfeinde 471–474
Mottenkugeln 472
Müdigkeit 33, 82, 143, 168, 214, 242, 251, 257, 323, 458, 526, 540, 576, 674
Muesli 154, 734, 737
Mund 693, 700–703
Mundaustrocknen 663
Mundentzündung 364
Mundfäule 702
Mundflora 701, 702
Mundgeruch 188, 255, 273, 356, 681, 701, 753
Mundgeschwülste 121, 703
Mundhöhle 188, 663, 668, 678, 680, 682, 701
Mundhöhlenverletzungen 668
Mundpflege 356, 359, 365, 702

Mundschleimhaut 188, 337, 479, 664, 665, 701, 753
Mundwässer 183, 188–189, 361, 671, 676, 679, 681, 682
Muskat 758
Muskatöl, äther. 360
Muskel 58, 74, 75, 78, 213, 225, 305, 330, 424, 487
Muskelbinden 55
Muskelentzündung 501
Muskelerschlaffung 519
Muskelkater 356, 358
Muskelkrämpfe 163, 179, 238, 365
Muskelrheumatismus 522, 671, 763
Muskelschwäche 528
Muskelschwund 365
Muskelzerrungen 540
Mutlosigkeit 32, 33
Muttermal 64
Muttermilchmangel 262
Muzin 709
Mykose 547

Nachtblindheit 257, 746
Nachtkleidung 456
Nachtschweiß 250, 462, 532, 730
Nadelhölzer 291
Nägel 398, 610–630
Nägelbeißen 628
Nagelbettentzündung 627
Nägel, brüchige 152, 300, 626
Nagelbürste 625
Nagel-Einfetten 629
Nagelfarbe 614–620
Nägelkauen 620–623
Nagelkunde 613–614
Nagelöl 629
Nagelpflege 613, 624–630
Nagelpilz 310, 357, 366, 548, 628
Nagelwurzel-Erkrankungen 626
Nagelwurzel-Festigung 626
Nährhefe 643, 741–743, 744
Nährstoffe 157, 712
Nahrung 78, 480
Nahrungsmittel 236, 242, 309, 316, 671, 676, 702, 726, 754
Nahrungsverwertung 697–717

Narben 165, 247, 357, 519, 581
Nase, glänzende 189
Nasenbluten 82, 125, 491
Nasenhaare 632
Nasennebenhöhlen 59, 507, 669
Nasenschleimhaut 59
Nase, rote 566
Nasse Socken 505–506
Nasturtium officinale
 † Brunnenkresse
Natrium 78, 213, 278, 642
Naturborsten 143, 634
Naturfarben 465, 467
Naturfasern 379, 380–416, 428
Naturheilkunde 203
Naturlederhandschuhe 591
Natursäfte 205, 580
Natursalze 216
Naturseide 414, 427
Naturseifen 142, 172, 350, 580, 591, 594
Naturwolle 400
Nebelschwaden 160
Nebenniere 256, 573, 593, 596
Nektar 289, 292, 294, 302
Nektarhonig 292
Nektarinen 732
Nelkenwurz 679
Nerven 56, 69, 70, 78, 83, 124, 145, 213, 301, 330, 460, 464, 592, 631
nervenanregend 180
nervenberuhigend 225, 235, 241, 264, 289, 332, 383, 399, 486, 488, 498, 534, 729, 778
Nervenbündel 490
Nerven-Durchgehen 428
Nervenendungen 68
Nervenentzündung 37, 123, 140, 504, 526, 670
Nervenfasern 667, 668
Nervengewebe 37
Nervengift 674
Nervenkraft 241
Nervenleiden 430, 541, 751
Nervenreize 74
Nervenschmerzen 187, 539, 729, 753
Nervenschwäche 150, 153, 246, 251, 255, 302, 305, 365, 493, 532, 570, 592, 618, 753
nervenstärkend 223, 240, 261, 263, 264, 276, 289, 360, 500, 517, 646, 758

Nervenstärkung 223, 243, 245, 261, 290, 305, 356, 360, 464, 529, 534, 728, 733
Nervensystem 225, 273, 348, 349, 352, 359, 371, 462, 526, 637, 729, 730
Nervenzellen 154
Nervosität 124, 349, 353, 356, 464, 532, 592, 626, 658, 700
Nervus sympathicus
↑ *Lebensnerv*
Nessel 379, 397
Nesselfaser ↑ *Nessel*
Nesselsucht 570, 577
Netzhaut 62
Neun-Kräuter-Öl 781
Neuralgien 123, 506, 514, 542, 752
Neurasthenie 261, 464
Neuro-Arthritiker 570
Neurose 703
Nicotiana tabacum
↑ *Tabak*
Niedergeschlagenheit 180, 245
Nieren 64, 145, 158, 177, 229, 236, 240, 251, 259, 275, 341, 345, 425, 431, 459, 557, 569, 733, 745, 747, 752, 780
Nierenbecken 269, 792
Nierenkoliken 356
Nierenleiden 80, 123, 145, 162, 192, 225, 250, 251, 254, 265, 269, 304, 340, 357, 371, 426, 479, 495, 524, 546, 550, 551, 580, 637, 728, 732
Nierenreinigung 162, 192, 720, 728
Nierenschmerzen 231, 674, 700
Nierenstärkung 250
Nierensteine 240, 341, 357, 358, 636, 728
Nigella sativa ↑ *Schwarzkümmel*
Nikotin 121–122, 561, 658, 672, 681, 708
Non-iron-Imprägnierung 434
Nudeln 236
Nußblätter ↑ *Walnußblätter*
Nüsse ↑ *Walnüsse*

Oberbauch 145, 334, 586
Oberhaut 54, 60, 61, 131, 133
Oberkleider 376, 431
Oberkörperwaschung 488
Obers 166, 172
Oberschenkel-Kompresse 490
Obesitas ↑ *Fettleibigkeit*
Obst 34, 64, 78, 128, 205, 214, 217, 274, 307, 335, 561, 574, 580, 583, 665, 675, 707, 709, 725, 731, 734, 744, 747, 751, 765
Obstblüten 300
Obstblüten-Honig 300, 301
Obstessig 127, 129, 165, 172, 174, 175, 185, 193, 362, 390, 492, 502, 519, 575, 589, 644, 649, 702, 759, 760, 783, 784
Obstessig-Wasser 170, 357, 358, 359, 362, 488, 490, 590, 705, 710
Obstflecken 590
Obstipation ↑ *Verstopfung*
Obst-Milch-Produkte 709
Obstmost 692
Obstsäfte 41, 215, 216, 260, 274, 736
Obst-Saftkur 218–219
Obstwein 215
Ocimum basilicum ↑ *Basilikum*
Ödeme 251, 569
Odermennig 30, 40, 144
Ohnmachten 246
Ohrensausen 360
Ohrenschmerzen 163, 242
Ohrentzündung 430
Ohrmuscheldusche 490
Ohrspeicheldrüse 664
Ölauszüge, pflanzliche 333
Öle 58, 156–157, 747
Öle, äther. 159, 180, 268, 314–367, 507, 538, 594, 683
Oliven 746
Olivenöl, kaltgepreßtes 40, 65, 129, 140, 148, 150, 155, 157, 165, 167, 191, 250, 310, 333, 387, 525, 532, 538, 568, 572, 574, 575, 589, 591, 599, 627, 629, 648, 661, 704, 733, 735, 748, 780, 781
Öllein 383
Ölschimmer 577
Ölstoffe 430
Ölwickel 629
Onanie 154
Ononis spinosa ↑ *Hauhechel*

Operationsbekleidung 124
Operationswunden 149
Orangen 565, 733, 741, 747
Orangenblüten 505, 596
Orangenblütenwasser 147
Orangenhaut ↑ Zellulitis
Orangenknospen 190
Orangen-Saft 120, 744
Orangenschalen 540
Origano oder Oregano ↑ Dost
Origano-Essenz 564
Origanum vulgare ↑ Dost
Osmose 77
Osteomalazie
 ↑ Knochenerweichung
Osteoporose ↑ Knochenschwund
Östrogen 363

Packungen 190–192, 194
Paeonia officinalis ↑ Pfingstrose
Panamaholz 646
Panax Ginseng ↑ Ginseng
Panniculose ↑ Zellulitis
Papageiensprache 28
Papaver rhoeas ↑ Klatschmohn
Papaya 107–109
Paprika 747, 750
Paracelsus 177, 229
Paradentose
 ↑ Zahnfleischschwund
Parathormon 74, 75
Parfüm, heilendes 164
Parodontose
 ↑ Zahnfleischschwund
Passiflora coerulea
 ↑ Passionsblume
Passiflora incarnata
 ↑ Passionsblume
Passiflora incarnata,
 Homöopathikum 464
Passionsblume 464, 703
Pektin 223, 252, 732, 733
Pelargonien-Blätter 473
Pelargonium zonale
 ↑ Pelargonie
Pellagra 742
Pelz 416–417, 427
Pelzhauben 430
Pendeln 490
Penicillin 66, 714
Pepsin 708, 709

Peristaltik 173, 711, 733
Pessimismus 470
Petersilie 179, 253–254, 338–339, 537, 586, 589, 744, 745, 750, 758, 775, 776, 781, 784
Petersilienblätter-Auflage 339
Petersilienblätter-Bad 537
Petersilienblätter-Zitronensaft-Bad 537–538
Petersiliengeruch 589
Petersilienöl, äther. 338–339, 361
Petersilien-Saft 253–254
Petroselinum hortense
 ↑ Petersilie
Pfeffer 756
Pfefferminze 30, 40, 41, 82, 121, 138, 184, 185, 186, 187, 188, 190, 306, 330–332, 470, 473, 500, 504, 576, 590, 595, 599, 615, 623, 628, 629, 670, 671, 680, 705, 707, 711, 718, 735, 744, 750, 775, 781, 784
Pfefferminzkampfer 187
Pfefferminzöl 130, 187, 189, 358, 629
Pfefferminzöl, äther. 330–332, 535, 590, 702
Pfeifenstrauch, Gemeiner 599
Pfennigkraut 538
Pfennigkraut-Bad 538
Pfingstrosen-Wurzel 661
Pfirsichblätter 538
Pfirsich-Blätter-Kerne-Bad 538
Pfirsiche 288, 732
Pfirsichkerne 538
Pflanzenhormone 501
Pflanzenkeimlinge 561
Pflanzenöl-Bäder 538
Pflanzenöle 159, 166, 171, 237, 307, 315–316, 318, 321, 332, 355, 538, 542, 561, 574, 707, 713, 736, 748, 790
Pflanzensäfte 204–279, 478, 583
Pflanzensaft-Einreibung 159
Pflanzensaft-Herstellung 220
Pflanzen, saponinhaltige 162
Pflaumen 288, 732
Phantomschmerzen 244, 331, 504
Phaseolus vulgaris ↑ Bohne
Philadelphus coronarius
 ↑ Pfeifenstrauch, Gemeiner

Phosphat 154
Phosphor 37, 78, 243, 642, 733, 736
Phosphorsäuremangel 37
pH-Wert 665
Physiognomik 560
Picea excelsa ↑ Fichte
Pigment 60, 61, 62–63, 631, 687
Pigmentflecken 300, 538
Pigmentgeschwulst der Haut 620
Pigmentmangel 63, 633
Pilze 765
Pilzinfektion 617
pilztötend 518
Pimpinella anisum ↑ Anis
Pirus communis ↑ Birne
Pirus malus ↑ Apfel
Plantago lanceolata
   ↑ Spitzwegerich
Plastikkörbe 468
Platzangst 305
Plexus solaris ↑ Sonnengeflecht
Plinius 192, 386
Plombenmaterial 673
Polenta 742, 785
Polentagrieß 785
Polster 82, 454
Polygonum aviculare
   ↑ Vogelknöterich
Pomeranzenöl, äther. 361
Pommes frites 230
Poren 58, 125, 172, 179, 180, 182, 327, 357, 371, 453, 486, 517, 528, 547, 590
Porree ↑ Lauch
Portulaca oleracea ↑ Portulak
Portulak 750
Potentilla anserina
   ↑ Gänsefingerkraut
Potentilla-Saft 238–239
Potentilla tormentilla ↑ Blutwurz
potenzfördernd 357
Potenzstörung 186, 357, 427, 498
Preiselbeer-Blätter 116
Preiselbeeren 295, 741, 744, 765
Preiselbeerkompott 775
Preiselbeer-Kren-Rahm 775
Prellungen 502
Preßsaft 221
Primula officinalis
   ↑ Schlüsselblume, Echte
Problemhaut 154, 191, 536, 554–578

Prostata 251, 492
Proteine 524, 677
Prothrombin 713
Prüfungsangst 234
Prunus armeniaca ↑ Aprikose
Prunus cerasus ↑ Weichsel
Psoriasis ↑ Schuppenflechte
Psycho-Neurose 742
psychosomatische Probleme 557
Ptyalin 664, 700
Pubertät ↑ Entwicklungsjahre
Pullover 431
Pulmonaria officinalis
   ↑ Lungenkraut
Puls, beschleunigter 259
Pusteln 506
Putzerei 468

Quark ↑ Topfen
Quassia amara ↑ Quassiaholz
Quassia amara,
   Homöopathikum 461
Quassiaholz 460
Quassia-Wein 460
Quatemberbad 536
Quecke 145
Quecksilber 620, 674
Quellwasser 576
Quendel 138, 571, 626, 647, 753, 780
Quercus robur ↑ Eiche
Quetschungen 358, 514, 541, 613
Quittenkerne 539
Quittenkerne-Bad 539

Rachen 701, 121, 505
Rachenkatarrh 242, 262, 479
Rachitis 74, 75–76, 128, 129, 672
Radieschen 237, 734, 744
Rahm 157, 170, 172, 590, 735, 747, 760, 765, 775, 779
Ramie 397
Raphanus sativus ↑ Rettich
Raps 303
Rapshonig 303
Rasur 149, 183
Rauchen 119, 121–122, 226, 243, 680, 750
Raucherbein 121

Raucherzähne 681
Rauchfisch 561
Rauchfleisch 561
Rauchschwalbe 70–71, 600–602
Raumspray 366
Raute 182, 504, 596, 643, 662, 781
Raute-Feigen-Tee 662
Reaktion, psychosomatische 178
Reaktionsfähigkeit, schwache 504
Reflexzonen 321–355
Regel ↑ *Menstruation*
Regelblut 584
Regelkrämpfe 365
Regeneration 194, 452, 456
Regenschutz 430
Regenwetter 160
Regenwurm 58
Rehleder 422
Reifeprozeß 554, 557
Reinheit, biologische 472
reinigend 252, 259, 359, 539, 546, 758, 780
Reinigungsmittel, chemische 130, 142, 470
Reinigungspackung 191
Reinigungswasser 161
Reis, ungeschälter 740, 744, 746, 751
Reizbarkeit, nervöse 32, 125
Reize 56, 83
reizmildernd 536, 585
Reiz-Reflexzonen-Massage 353–355
Reizzonen 318, 321–355
Rekonvaleszenz 261, 264, 269
Religiosität 17–18
Restverdauung 778
Rettich 78, 254–255, 746
Rettich-Saft 254–255
rheumatische Veranlagung 637
Rheumatismus 66, 120, 147, 162, 163, 177, 187, 229, 235, 238, 245, 250, 260, 269, 270, 302, 341, 357, 358, 365, 408, 422, 426, 454, 479, 497, 498, 500, 501, 505, 508, 514, 520, 522, 525, 526, 530, 534, 542, 544, 546, 550, 728, 729, 746, 763
Ribes nigrum
↑ *Johannisbeeren, Schwarze*
Ribes rubrum
↑ *Johannisbeeren, Rote*
Riechschleimhaut 698
Rindfleisch 561
Ringelblume 22, 95, 145, 181, 211, 306, 308, 454, 522, 539, 547, 561, 567, 578, 585, 587, 593, 615, 616, 623, 646, 670, 711, 729
Ringelblumenblüten-Bad mit Honigzusatz 539
Ringelblumen-Mandelöl-Bad 539
Ringelblumen-Saftkur 204
Ringelblumen-Salbe 211, 584, 590, 630, 679
Ringelblumen-Tinktur 181, 564
Ritter von Perger 340
Rizinusöl 584
Robinie 300
Robinienhonig 300–301
Roggenkeime 677
Roggenkeimlinge 740
Roggenkorn 740, 744, 746
Roggenmehl 140
Rohkost 65, 205, 213, 219, 274, 307, 583, 659, 665, 675, 702, 712, 734, 756
Rohrzucker 286–287, 291, 303
Rohzucker 177, 184, 270, 288, 525, 765, 778
Rollgerste 616, 744, 746
Rosa gallica ↑ *Rosenblüten*
Rosenblüten 183
Rosenblüten-Duftwasser 596
Rosenblüten-Tinktur 183
Rosenkohl 744, 765
Rosen, rote 576, 595, 596, 613
Rosenwasser 147, 168
Rosinen, ungeschwefelte 735
Rosmarin 40, 119, 169, 180, 188, 190, 306, 346–347, 469, 508, 515, 534, 540, 545, 578, 589, 645, 646, 648
Rosmarin-Bad 540
Rosmarin-Honig 515
Rosmarinöl 83, 490, 492, 572
Rosmarinöl, äther. 346–347, 361, 541
Rosmarin-Orangenschalen-Bad 540
Rosmarin-Salbe 83, 346, 492, 572, 585
Rosmarinus officinalis
↑ *Rosmarin*

Roßhaare 407
Roßhaarmatratze 452
Roßkastanie 162, 301, 454, 467
Roßkastanien-Honig 301
Roßkastanienöl 544
Roßkastanien-Tinktur 390
Rotalgen 713
Roter-Rüben-Saft 227–229
Rote Rübe 227–229, 744, 749, 750
Rote-Rüben-Saftkur 228
Rotfinne ↑ Kupferfinne
Rotflecken 563
Rotwein 357, 460, 703, 717, 778
Rotweinessig 779
Rubus fruticosus ↑ Brombeere
Rubus idaeus ↑ Himbeere
Rückenmark 56, 70, 562
Rückenschmerzen 371, 508
Ruhelosigkeit 325
Ruhespender 399
Ruhr 226, 716
Rundkapsel-Jutestrauch 389–390
Runzeln 533
Russisch Leder 164
Rußtau 284
Ruta graveolens ↑ Raute

Saccharum Lactis
 ↑ Milchzucker
Sadebaum 588
Sadebaumöl, äther. 362, 588
Sadewacholder ↑ Sadebaum
Safran 166, 464
Säfte 204–279, 574, 665
Saftkuren 219
Sahne ↑ Rahm
Salat 64, 129, 237, 242, 331, 565, 643, 665, 707, 720, 744, 751, 765, 779, 781
Salbei 22, 37, 40, 95, 121, 138, 145, 170, 180, 190, 211, 255, 307, 308, 314, 315, 362, 462, 470, 500, 532, 540, 567, 576, 587, 596, 597, 623, 643, 646, 670, 677, 679, 729, 736, 753, 758, 781, 783, 784
Salbei-Bad 540
Salbeiöl, äther. 363
Salbeipulver-Bad 540
Salbei-Saft 255

Salben 58, 175, 388, 566
Salbengrundlage 401
Salicylderivate 547
Salix alba ↑ Weide
Salpeter 576
Salpetersäure 581, 617
Salvia officinalis ↑ Salbei
Salvia officinalis,
 Homöopathikum 462
Salz ↑ Kochsalz
Salz-Bad 541
Salze, anorganische 78
Salz-Fußbad 629, 630
Salzheringe 230
Salzpflaster 584
Salzsäure 708, 709
Salzstangerl 230
Salzwasser 500, 584, 702
Sambucus ebulus ↑ Attich
Sambucus nigra
 ↑ Holunder, Schwarzer
Samen 793–794
Sanddorn 116, 256–257, 741, 750
Sanddorn-Extrakt 619
Sanddorn-Saft 256–257
Sandelholz 470
Sandelholzöl, äther. 363
Sand-Fußbad 500
Sanicula europaea ↑ Sanikel
Sanikel 163, 610–612, 613
Sanikelöl, äther. 364
Santalum album ↑ Sandelholz
Saponaria officinalis
 ↑ Seifenkraut
Saponine 161, 261
Satureja hortensis
 ↑ Bohnenkraut
Sauerampfer 82, 643, 744, 774, 777, 779
Sauerkirsche ↑ Weichsel
Sauerkirschen-Saft
 ↑ Weichsel-Saft
Sauerkirschen-Stiele 270
Sauerklee 116
Sauerkraut 65, 234, 257–258, 562, 583, 643, 713, 733
Sauerkraut-Saft 257–258, 677
Sauermilch 34, 41, 120, 128, 155, 157, 209, 307, 331, 383, 562, 643, 677, 709, 710, 713, 736, 751, 774, 782, 790
Sauerrahm 165, 239, 627, 761, 774, 782

Sauerstoff 291, 318, 370
Sauerstoffträger 82
Säuglinge 248
Sauna 486, 499, 548–552, 571, 575
Saunagetränk 551
Säureanwendung 151
Säure-Basen-Gleichgewicht 78, 741
Säureschutzmantel 61, 142
Säurespender 765
Schaf 398–403
Schaffell 399, 420, 453, 454
Schaffleisch 399, 781
Schafgarbe 40, 82, 138, 155, 258–259, 306, 325–326, 469, 473, 480, 500, 522, 541, 542, 561, 562, 615, 643, 646, 670, 682, 707, 711, 730, 744, 776, 777, 778, 779, 780
Schafgarben-Bad 541
Schafgarbenöl, äther. 325–326
Schafgarben-Saft 258–259
Schafgarben-Sesamöl-Bad 541–542
Schafkäse 399, 403
Schafmilch 403
Schaftalg 175
Schafwolldecken 453
Schafwolle 69, 398–403, 453
Schafwollsocken 428
Schal 430
Schamhaare 632
Schattenmorelle 746
Schaumbad 544
Scheidenpilz 595
Scheitel 639
Scheitel-Sprache 639
Schilddrüse 517, 626
Schilddrüsenüberfunktion 274, 349, 359, 489, 550, 730
Schiller Friedrich 790
Schinken 230, 736
Schlacken 79, 218, 259
Schlaf 151, 181, 235, 451–452, 455–465, 544, 582
Schlafbereitschaft, günstige 642
Schlafdunst 456
schlaffördernd 225, 460, 527, 730, 778
Schlaflosigkeit 123, 125, 245, 246, 263, 302, 356, 457–465, 489, 492, 493, 505, 522, 542
Schlafmangel 626

Schlafmittel 359, 455, 464
Schläfrigkeit 576
Schlafstörungen 137, 240, 458, 515, 524, 529, 752, 753
Schlankheitskuren 240, 260
Schlankheitsmittel 235
Schlehdorn 753
Schleimdrüsen 704
Schleimhaut 187, 247, 257, 262, 275, 276, 354, 703, 704, 728, 729, 730, 746, 747
Schleimhautreizung 156
schleimlösend 234, 245, 262, 276, 521, 729, 730
Schlemmkreide 702
Schluckauf 330, 332
Schlund 703
Schlundkrämpfe 703
Schlüsselblume, Echte 505, 542, 593, 650, 711, 752, 774, 779, 780
Schlüsselblumen-Blüten-Bad 542
Schlüsselblumen-Suppe 774
Schmerzempfindlichkeit 246
Schmerzen 52, 70, 210, 246, 330, 464, 530
Schmerzen, reflektorische 59
schmerzlindernd 140, 187, 239, 242, 244, 360, 408, 504, 516, 547, 575, 585, 729, 752
Schmerzpunkte 70
Schmerz-Zufügen 83
Schmierseife 542
Schmierseifen-Bad 542
Schminke 172, 562
Schmutzwäsche 468
Schnaps 218, 710
Schnapsbereitung 215, 217
Schneeabreiben 498
Schneetreten 497–498, 581
Schneewälzen 499
Schnittlauch 643, 707, 735, 746, 758, 775, 776, 779, 784
Schnitzel 156
Schnuller 660
Schnupfen 59, 425, 493, 520
Schokolade 41, 561
Schöllkraut 30, 601, 602, 603
Schöllkraut-Saft 584, 601
Schönheitsfehler 574, 579–588
Schönheitswasser 576
Schrunden 520, 541
Schuhe 421, 424, 425, 580, 620

Schuhfutter 419
Schuppen 133, 361, 533, 645, 649
Schuppenflechte 66, 144, 163, 577, 616, 617
Schurwolle 400, 406
Schurwollwesten 431
Schwächezustände 228, 248, 257, 264, 346, 356, 362, 479, 533, 537, 621, 623, 646, 658, 753
Schwanenblume, Doldige 477
Schwangerschaft 236, 248, 254, 260, 261, 264, 269, 273, 324, 338, 346, 361, 362, 363, 365, 479, 518, 573, 574, 588, 666, 673, 744, 745, 747, 748, 750
Schwangerschafts-Erbrechen 227
Schwangerschafts-Pigmentierung 538
Schwangerschafts-Streifen 573
Schwarte 416–417
Schwarzbrot 307
Schwärzepilze 284
Schwarzerle 467, 578
Schwarzerlen-Blätter 543
Schwarzerlenblätter-Bad 543
Schwarzkümmel 147
Schwarzkümmel-Tinktur 147
Schwarztee-Bad 543
Schwarzwurzel ↑ Beinwell
Schwefel 78, 630, 643, 745–746
Schwefelbäder 745
Schweinefleisch 561, 580
Schweineschmalz 140, 175, 307, 339, 591
Schweiß 78, 80, 131, 145, 180, 315, 332, 371, 375, 376, 486, 551
Schweißabsonderung anregen 549
Schweißabsonderung, erhöhte 179, 363, 520, 594, 730
Schweißausbrüche 251, 479, 491, 540
Schweißdrüsen 61, 69, 80, 119, 632, 715
Schweißfüße 80, 497, 500, 540
schweißhemmend 366, 470, 730
schweißtreibend 244, 252, 488, 507, 540
Schwermut 137, 139, 233, 319, 525, 618, 729

Schwertlilie 543
Schwertlilienwurzel-Bad 543
Schwielen 424
Schwindelgefühl 125, 198, 259, 263, 305, 323, 352, 360, 753
Schwitzen 61, 80, 375, 561
Seele 52, 88–90, 555–557
Segmentalnerv 58
Segmenttherapie 58
Sehkraftstärkung 578
Sehschwäche 247, 248, 309
Sehstörungen 247, 674
Seide 379, 398, 409–416, 428, 429
Seidenraupe 409–412
Seidenspinner 410–411
Seife 130, 142, 146, 159, 591, 594
Seifenkraut 161, 544
Seifenkrautwurzel-Schaumbad 544
Seifenwasser 310, 625
Selbstbefriedigung 154
Selbstbewußtsein 174, 309, 451, 457, 486
Selbstgerben 417
Selbstsicherheit 790
Selbstvergiftung des Körpers 714
Selbstvertrauen 30–34, 470, 514, 518
Selchfleisch 305
Sellerie 259–261, 746, 775, 776
Sellerie-Saft 40, 259–261, 263
Semmel 120
Sempervivum tectorum
 ↑ Dachwurz
Senf 756
Senf-Bad 544
Senf-Heilöl 140
Senfmehl 140, 626
Senf, Schwarzer 139–140, 299, 544
Senfteig-Fußsohlen-Auflage 140
Sepsis ↑ Blutvergiftung
Serinus canarius
 ↑ Kanarienvogel
Sesamöl 541–542
Sevenbaum ↑ Sadebaum
sexualkraftstärkend 261, 276, 745
Sharpeysche Bänder 675
Sharpey William 675
Siebröhrensaft 290, 292

Signaturlehre 228, 328
Silbermantel 82, 744
Silizium 78
Silybum marianum
↑ Mariendistel
Sinigrin 249
Sinnesorgane 631
Sinnessystem 462
Sinneszellen 698
Sisal 143, 379, 391
Sisalhanf ↑ Sisal
Sisalsohlen 497
Situationsbewältigung 30
Skatol 715
Sklerose 570
Socken 434
Sodawasser 307, 565
Sodbrennen 247, 273, 708
Sojaprodukte, vergorene 713
Sokrates 611
Solanum lycopersicum ↑ Tomate
Solidago virgaurea
↑ Goldrute, Echte
Sommersprossen 64, 254, 361, 586
Sonne 63, 75, 81, 82, 128–129, 159, 246, 434, 478, 480
Sonne-Haut-Wirkung 75
Sonnenbäder 63, 118, 124–125, 372, 542, 563
Sonnenbestrahlung 634
Sonnenblumen-Honig 304–305
Sonnenblumen-Kerne 191, 748
Sonnenbrand 63, 125, 325, 372, 531
Sonnenbräune 63
Sonnengeflecht 356, 360
Sonnenhut, Schmalblättriger 144, 646, 670
Sonnenschutz 377
Sonnenstich 246, 325, 372
Sonnentau, Rundblättriger 670
Sorbit 237
Sorbus aucuparia ↑ Eberesche
Sorgenbrecher 565
Sorgenfalten 557, 565
Soßen 176
Spannungen, elektrische 486, 489
Spannungen, innere 179, 180, 297, 371, 515
Spargel 744, 745
Spaziergang 83, 160
Speichel 584, 662–666, 672, 700

Speichel-Amylase 700
Speicheldrüse 361, 664, 665, 680
Speisebrei 704, 705, 706
Speiseröhre 703, 704–705
Speiseröhren-Erweiterung 705
Speiseröhren-Verengung 704–705
Spinacia oleracea ↑ Spinat
Spinat 82, 242, 261–262, 277, 278, 643, 713, 744, 747, 776
Spinat-Saft 261–262
Spiraea ulmaria ↑ Mädesüß
Spitzwegerich 82, 262–263, 307, 545, 628, 643, 670, 744
Spitzwegerich-Kornblumen-blüten-Bad 545
Spitzwegerich-Saft 262–263
Sporen 793–794
Sport 300, 530, 561, 572, 573, 574
Sprays 593–599
Sprechen, deutliches 566
Spulwürmer 242, 658, 659, 660
Spurenelemente 213, 228, 241, 478, 731, 736
Stachelbeeren 744, 746
Stachelwarzen 581, 588
Stachelzellen 60
Stachelzellschicht 60
Stachys officinalis ↑ Heil-Ziest
Star, grüner 237
stärkend 252, 256, 301, 305, 359, 360, 514, 515, 519, 533, 546, 780
Stärkespaltung 664
Stärkeumwandlung 700
Stärkungsbad 526
Stärkungsmittel 562
Steapsin 710
Steinfrüchte 215
Steinklee, Gelber 140, 299, 454, 522, 619, 730
Stellaria media ↑ Vogelmiere
Steppdecken 453
Sternmiere ↑ Vogelmiere
Stickstoff 78
Stickstoffausscheidung 541
Stielsuppe mit Hefe 778
stillende Mütter 248, 255, 363, 653, 666, 677, 747, 748, 750
Stimmung, depressive 83, 245
Stimmung, positive 83, 309, 319, 325, 354, 471, 597, 728
Stirn, glänzende 189

Stockrose 169, 170, 190, 504, 522
Stoffwechsel 37, 40, 64, 65, 73, 75, 140, 145, 153, 158, 173, 192, 218, 219, 223, 232, 233, 234, 235, 251, 256, 269, 299, 347, 453, 455, 492, 496, 500, 519, 551, 658, 677, 717, 728, 730, 731, 732, 736, 737, 742, 743, 747, 749, 752
stoffwechselfördernd 259, 507, 521, 526, 550, 730
Stoffwechselstörungen 144, 145, 186, 225, 499, 577, 580, 672, 763, 775
Stoffwechselvergiftung 671
Stolz Alban 51
Storchenschnabel, Stinkender 454
Störungen, nervöse 269, 325, 490, 515, 521, 735, 752, 753
Störungen, sexuelle 153
Stosuppe 782
straffend 576
strahlenabwehrend 399, 454, 730
strahlenaufspeichernd 375
Strahleneinflüsse 302
Strapazen 455
Stratum germinativum
 ↑ Keimschicht
Streichkäse 761, 774
Streß 178, 179, 711
Strickwaren 431
Strümpfe 434
St. Ruprechtskraut
 ↑ Storchenschnabel, Stinkender
Stuhl 712, 712, 714, 715, 716
Stuhlfarbe 716
stuhlfördernd 156, 234, 273, 735, 778
Stuhlgang 211, 383, 454, 496, 580, 715, 716, 728, 730, 731, 732, 754
Stuhlgang, schmerzhafter 209
Stuhlgang, träger 38, 122, 173, 270, 561
Stuhlverstopfung ↑ Verstopfung
Stützfett 55
Subcutis
 ↑ Unterhautzellgewebe
Suchtgifte 63
Süßigkeiten 64, 571, 671, 702, 708, 721

Süßmost 213, 215, 216, 221
Süßrahm ↑ Obers
Süßwurzel 287
Symphytum officinale
 ↑ Beinwell
Synthetics 376, 379

Tabak 469, 474, 565, 620
Tabakteer 122
Talg 145, 185, 371, 486, 631, 742
Talgabsonderung, übermäßige 172, 580, 594
Talgdrüsen 57, 61, 69, 151, 560, 563, 632
Tannenhonig 297
Taraxacum officinale
 ↑ Löwenzahn
Tastapparat 70
Tastempfindungen 56
Tastsinn 699
Taubnessel-Gemüse 780
Taubnessel, Weiße 138, 144, 522, 534, 616, 730, 780
Tausendblatt 484
Tausendguldenkraut 40, 545, 586, 598, 599, 617, 618, 646, 707, 711, 730
Tausendguldenkraut-Bad 545
Tautreten 75, 495, 581
Tee, Chinesischer 41, 182, 307, 467, 518, 543, 565, 566, 658, 753
Tee, Grüner ↑ Tee, Chinesischer
Teer 562
Tee, Russischer
 ↑ Tee, Chinesischer
Tee, Schwarzer
 ↑ Tee, Chinesischer
Teilbäder 514
Teilfasten 175, 705
Teint 171, 192, 365, 523, 534, 536, 537
Temperaturausgleich 145
Teppiche, echte 398
Terminalhaar 633
Textilbegriffe 436–447
Textilfasern 379–447
Textil-Kennzeichnungs-Gesetz 403, 426
Theresia von Lisieux, hl. 289
Thrombose 499
Thuja, Homöopathikum 648

Thuja occidentalis ↑ *Thuje*
Thuje 648
Thunfischleber 128
Thymian 34, 40, 82, 95, 144, 155, 167, 169, 170, 180, 188, 190, 263–264, 307, 348–349, 454, 460, 461, 470, 480, 500, 534, 545, 551, 564, 577, 587, 592, 593, 595, 597, 599, 616, 628, 643, 670, 730, 744, 760, 781, 784
Thymian-Essig 760
Thymian-Handbad 592
Thymianöl, äther. 348–349, 364, 524, 532, 565
Thymian-Rosmarin-Bad 545
Thymian-Saft 263–264
Thymus serpyllum ↑ *Quendel*
Thymus vulgaris ↑ *Thymian*
Tiefstand, seelischer 138, 490
Tiereiweißfasern 376
Tierfelle 454
Tierhaar 399–400
Tierhäute 417
Tilia platyphyllos ↑ *Linde*
Tinkturen 58, 159
Tisch 739
Tomate 237, 242, 264–265, 713, 744, 745, 747, 765
Tomatenblätter 474
Tomatengesicht 573
Tomaten-Saft 264–265
Tonerde ↑ *Heilerde*
Tonerde, weiße 517
tonisierend 462
Topfen 34, 307, 677, 734, 735, 754, 761, 765, 773–774, 779
Topfenkäse 751, 779
Tormentillwurzel ↑ *Blutwurz*
Toxine 619
Trägheit, geistige 14
Trampeltier-Haar 406
Trauben 288
Traubensaft 364, 643
Traubenzucker 215, 288, 291, 303, 305, 312
Träume, schwere 246
Traurigkeit 263
Trigeminusnerv 244
Trigeminusneuralgien 245
Trinkwasser 481
Trockenbürsten 142–143, 146, 572, 574, 577
Trockenerbsen 155

Trockenfrüchte 155, 578, 709
Trockenmassage 144, 390, 457
Tropaeolum majus
  ↑ *Kapuzinerkresse*
Tropaeolum minus
  ↑ *Kapuzinerkresse*
Tropenkrankheiten 620
Trunkenheit 163
Tuberkulose 658
Tuchent 453
Tumor 64, 275, 615
Tussilago farfara
  ↑ *Huflattich*
Tween 80   520, 521, 524, 525, 530, 532, 533, 534, 538, 539, 542

Übelkeit 187, 327, 352, 371, 674
Überanstrengung 180, 225, 311, 351, 356, 361, 521, 524, 671
Überbeanspruchung 152, 257, 563, 570, 618, 646
Überbekleidung 425
Überernährung 118, 119–120
Übererregbarkeit 515, 646, 674, 730
Übergewicht 120, 569, 570, 737
Übermüdung 153, 301, 521, 540
Ultraviolettstrahlen 434
Umschläge 68, 164, 501–502
Umweltverschmutzung 145
Unbehagen 214
Unfallsnachbehandlung 519
Unfruchtbarkeit 302
Unlustgefühle 257, 735
Unreinheit 118, 125
Unruhe 462, 489, 728, 790
Unsicherheit 790
Un sorriso 265–268
Unterbekleidung 376, 426, 428–429
Unterbewußtsein 34, 462
Unterernährung 119, 462
Unterhautbindegewebe 577
Unterhautzellgewebe 54, 55, 60
Unterkieferspeicheldrüse 664
Unterkühlung 430
Unterleib 429
Unterleibsbeschwerden 226, 239, 342–347, 357, 361, 362, 424, 491, 498, 499, 500, 501, 508

Unterleibsdampf 508
Unterleibsorgane 258, 259, 263, 269, 322, 425, 501, 535
Unterschenkelgeschwüre 275, 520, 548
Unterzungendrüse 664
Unzufriedenheit 463, 623
Urin 716
Urtica dioica ↑ Brennessel

Vaccinium myrtillus
 ↑ Heidelbeere
Valeriana officinalis
 ↑ Baldrian
Valium 325
Vanillezucker 703
vegetative Dystonie 226
vegetative Labilität 541
vegetatives Nervensystem 330, 356, 371, 464, 550, 561, 663, 665, 680, 730, 753, 792
vegetative Störungen 122, 498
Veilchenblüten-Marmelade 778
Veilchen, glasierte 781
Veilchenwasser 598
Veilchen, Wohlriechendes 163, 164, 597, 778, 779, 781
Veitl Volker, Dr. 727
Venenentzündung 505, 535
Venenleiden 162, 259, 363, 550, 730
Verätzungen 704
Verbandsmaterial 124
Verbascum thapsiforme
 ↑ Königskerze
Verbena officinalis
 ↑ Eisenkraut
Verbrennungen 247
Verdauung 39, 73, 82, 144, 192, 211, 214, 218, 253, 261, 275, 276, 298, 299, 334, 338, 359, 361, 429, 460, 575, 578, 663, 664, 700–717, 720, 728, 732, 759, 760
Verdauungsbeschwerden 64, 82, 108, 122, 125, 176, 186, 225, 236, 242, 253, 258, 305, 327, 341, 358, 371, 463–464, 561, 576, 658, 674, 729, 745, 753, 775
Verdauungsdrüsen 353, 706, 760

verdauungsfördernd 383, 576, 707, 717
Verdauungsorgane 653, 658, 760
Verdauungssäfte 754
Verdauungstrakt 322, 327–333, 569, 698–715, 731, 737
Vergeßlichkeit 154, 218, 249
Vergiftung 118, 121–124, 232, 252, 327
Verhaltensweise, gestörte 297
Verjüngung des Gesamtorganismus 268, 747
Verkrampfung, seelische 13, 163, 274, 289, 305, 359, 462, 464, 533, 575, 703, 792
Verlangegefühl 293
Verletzungen 613, 702
Vernarbung 149
Verschleimung 162, 244, 252, 348–351, 360
Versiglia, Luigi 105–107
versöhnend 470
Verstauchungen 502, 613
Verstimmungen 234, 325, 470, 506
Verstopfung 64, 82, 122, 137, 173, 209, 216, 240, 248, 250, 327, 491, 563, 570
Verwirrung 461
Vinca minor ↑ Immergrün
Viola odorata
 ↑ Veilchen, Wohlriechendes
Viola tricolor
 ↑ Acker-Stiefmütterchen
Virginische Zaubernuß
 ↑ Hamamelis
Virus 582, 587
Virusinfektion 334
Viscum album ↑ Mistel
Vitalität 241, 470, 746
Vitamin A 248, 256, 257, 506, 746–747
Vitamin B 233, 234, 241, 243, 741
Vitamin B_1 37, 153, 225
Vitamin B_2 153, 742
Vitamin B_6 153
Vitamin B_{12} 713, 744
Vitaminbad 530
Vitamin-B_{12}-Bildung 712
Vitaminblockade 727
Vitamin-B_{12}-Quellen 713
Vitamin-B-Räuber 288, 726
Vitamin C 153, 176, 223, 237,

241, 242, 243, 250, 252, 256, 732, 733, 748–750
Vitamin-C-Mangel 65, 237, 250
Vitamin D 74, 128, 153
Vitamin-D-Mangel 74
Vitamine 151, 152, 207, 212–214, 216, 220, 223, 257, 261, 571, 731, 732
Vitamin E 153, 241, 246, 733, 747–748
Vitamin H 742
Vitamin K 713
Vitamin-K-Bildung 712
Vitamin-K-Quellen 713
Vitaminmangel 248, 300, 672, 682, 728, 742
Vitamin P 228, 256, 732
Vitaminspender 562, 676
Vitaminstoß 177, 523, 682
Vogelbeere ↑ Eberesche
Vogelknöterich 628
Vogelmiere 163, 777, 780
Vogelmiere-Suppe 777
Vollbäder 488–489, 514
Volldampf 508
Völlegefühl 108, 305
Vollkornbrot 155, 157, 214, 234, 236, 237, 288, 307, 561, 574, 643, 707, 709, 735, 736, 740, 744, 774, 778
Vollkornmehl 776, 777, 778
Vollkornspeisen 702, 707, 748
Vollmilch 242, 288, 536, 643, 677
Vollmondgesicht 573
Vollreis 234, 236
Vollwertnahrung 154
Vorverdauung 664

Wacholder 268–269, 646
Wacholderbeeren 65, 166, 183, 189, 268–269, 276, 307, 336–337, 479, 546, 583, 587, 646, 758
Wacholderbeeren-Bad 546
Wacholderbeerenöl, äther. 336–337, 364
Wacholderbeeren-Wasser 189
Wacholdernadeln 189, 534
Wacholderöl, äther. 190, 525, 683

Wacholderreiser 546
Wacholder-Saft 268–269
Wacholderzweige 546, 585
Wachstumsstillstand der Zellen 264
Wachstumsstörungen 153, 248, 257, 261, 269, 746
Wadenkrämpfe 238, 239
Waerland Are 698
Waldarbeit 591
Walderdbeer-Blätter 79, 307, 500, 505, 546, 616, 643, 718, 730, 735, 744, 777
Walderdbeerblätter-Bad 546
Walderdbeeren 79, 168, 183, 238, 616, 706, 713, 735, 744, 746
Walderdbeerfrüchte-Saft 238
Waldhonig 291, 292, 296–297
Waldmeister 82, 139, 505, 593, 618, 623, 628, 744
Waldviertler Sterz 783
Walnußblätter 454, 473, 567, 577, 628, 643, 646, 744
Walnüsse 93, 156, 237, 578, 595, 659, 678, 733, 744, 745, 746, 748, 776
Walnußöl 599
Wärmeausgleich 156
Wärmeempfindungen 56, 81
Wärmepunkte 81
Wärmerückhaltevermögen 408
Warm-Kalt-Wasserwechsel 486
Warzen 581–582, 584–585, 588, 600–602
Wäsche, farbige 426
Waschmittel 121, 123–124
Waschungen 68, 119, 149, 159, 160, 162, 163, 167, 247, 366, 774
Wasser 58, 476–552, 571, 622
wasserableitend 259
Wasseransammlung 269, 270
Wasser-Anwendungsmethoden 487–508
Wasserdampf 486
Wasserhaushalt 213, 459, 478
Wasserhaushalt der Haut 401
Wasser, heißes 486
Wasser, kaltes 486
Wasserkuren 503
Wasserschierling 611–612
Wassersucht 162, 231, 260, 479, 569

wassertreibend 260, 729, 730
Wassertreten 490–491
Wasser, warmes 486, 514
Wechsel-Armbad 489
Wechsel-Fußbad 492, 705
Wechseljahre 180, 228, 259, 305, 521, 523, 532, 540, 563, 593, 646, 673, 728, 729, 752
Wechselwaschungen 581
Wegwarte 82, 148, 462, 479, 577, 703, 780
Wegwarte-Gemüse 780
Wegwarte-Saft 148
Wehleidigkeit 463
Weichsel 269–270, 741
Weichselkerne 270
Weichsel-Saft 157, 269–270, 643, 659
Weichteilrheumatismus ↑ *Muskelrheumatismus*
Weidenblätter 680
Weidenrinde 546, 547, 650, 670
Weidenrinden-Bad 546–547
Weidenrinde-Ringelblumen-Bad 547
Weidenröschen 780
Weidenröschen-Gemüse 780
Weidenrute 468
Weihrauch 472
Weihrauchöl, äther. 365
Wein 13, 206, 216, 234, 576, 778
Weinbereitung 215
Weinessig ↑ *Obstessig*
Weingeist 576, 645, 646, 647, 648
Weinkrämpfe 233
Weinrebe 82, 116
Weinrebenblätter 744
Weintrauben 34, 732
Weisheit 11
Weißbrot 236, 627, 751
Weißdorn 13, 138, 271–272, 480, 547, 578, 593, 615, 616, 730, 753
Weißdorn-Bad 547
Weißdorn-Saft 271–272
Weißdorn-Wein 13
Weißkohl 257–258, 272, 713, 720
Weißkohl-Saft 272
Weißmehl 156, 159, 173, 754
Weißmehlprodukte 726
Weißzucker 64, 159, 173, 218, 227, 286–288, 291, 307, 561, 666–667, 726, 754
Weizen 152, 153, 154, 678, 740, 744, 746
Weizen, gesproßter 154, 155
Weizenkeime 151–154, 157, 574, 643, 659, 677, 735, 740, 744, 748
Weizenkeim-Kur 151, 152
Weizenkeimlinge 128, 154–156, 234, 564
Weizenkeimöl 157, 165, 171, 321, 333, 521, 530, 538, 544, 564, 748
Weizenkleie 156, 167, 209, 214, 308, 357, 532, 533, 564, 589, 601, 626, 659, 734, 744, 754
Weizenkleie-Arnika-Hautwäsche 167
Weizenkleie-Wasser 602
Weizenmehl 152
Wermut 22, 40, 210, 211, 273, 327, 504, 586, 597, 598, 617, 643, 707, 711
Wermut-Saft 273
Wetterfühligkeit 245, 271, 302, 729, 753
Wickel 68, 502–504
Wickel, heißer 505
Wickel, warmer 504
Wickelzusatz 524
Widerstandskraft 65, 144, 183, 184, 241, 259, 264, 353, 515, 545, 587, 636, 746, 752
Wiesenbocksbart 778
Wiesen-Stiefmütterchen 164
Wildfelle 417
Wildgemüse 720, 779
Wildkräuter 761
Wildkräuter-Mischsalat 782
Wildkräuter-Suppe 780
Wimpern 632
Wind, kalter 160
windtreibend 275
Wirbelsäule 58, 490
Wirbelsäulenschäden 424
Wirbelsäulenverkrümmung 74
Wolfstrapp 274
Wolfstrapp-Saft 274
Wollblume ↑ *Königskerze*
Wolle 379, 398
Wolle-Einkauf 403
Wolleelastizität 401
Wolle-Vokabular 401
Wollfett 401

Wollhaar 399–400, 630, 633
Wollhauben 430
Wollqualitätsfelder 402
Wollstoff 427
Wollstoffe, imprägnierte 430
Wollteppich 454
Wollvlies 402
Wollwachs 401
Wunden 22, 124, 163, 285, 305, 307, 311, 516, 517, 523, 527, 529, 535, 541, 613, 702, 748, 765
wundheilend 180, 527
Wundheilmittel 610
Wundklee, Gelber 121
Wünschelruten-Gehen 490
wurmtreibend 275
Wurst 230
Wurzelbehandlung 668

Yellow Nail Syndrome 619
Ylang-Ylang 788–790
Ylang-Ylang-Öl 789–790
Ysop 479, 646, 730, 740, 758, 760, 775, 781, 784
Ysop-Essig 760

Zahnausfall 673, 677
Zahnbettentzündung 677
Zahnbettschwund ↑ Zahnfleischschwund
Zahnbrecher 654–655
Zähne 74, 76, 649–683, 736
Zähneknirschen 658–659
Zahnen der Kleinkinder 661–662, 678
Zähneputzen 681
Zahnerkrankungen 666
Zähne, schlechte 650, 678
Zahnfarbe 657–658
Zahnfäule ↑ Zahnkaries
Zahnfisteln 679
Zahnfleischbluten 257, 672–673, 676, 682, 702
Zahnfleischentzündung 242, 363, 613, 677, 682, 701, 753
Zahnfleischerweichung 681
Zahnfleischschwund 241, 255, 672, 675, 677
Zahnfleischstärkung 255, 680, 681, 682, 683, 753
Zahnfüllung 673
Zahngeschwüre 37
Zahnkaries 257, 668–673, 675, 678, 701
Zahnkeime 653
Zahnkorrekturen 661
Zahnkronen, falsche 672
Zahnleiden 63
Zahnmißbildungen 656
Zahnpasten, desinfizierende 701
Zahnpflege 356, 365, 666, 675, 680–681
Zahnplomben 672, 673
Zahnprothese 653, 654, 672, 680, 683
Zahnprothesen-Reinigung 365
Zahnreinigungsmittel 677
Zahnschmerzen 358, 669, 670, 671, 682
Zahn-Sprache 657–658, 660, 662
Zahnstein 672
Zahnstellungsfehler 660, 666
Zahn-Träume 651–652
Zahnverfall 658
Zahnwanderung 676
Zahnwurzel-Erkrankungen 679
Zahnwurzelhaut-Entzündung 669
Zangensystem 347
Zea mays ↑ Maisbart
Zeckenbefall 253, 360
Zeckenschutz 589
Zehen 421, 424, 425
Zehennägel 620, 622, 624–630
Zehenpilz 365, 548
Zellatmung 229, 353, 745
Zellen 69, 370, 712, 740
Zellenaufbau 75, 78
Zellenbildung, krankhafte 583
Zellenerneuerung 276
Zellenzersetzung 740
Zellsaft 485
Zellschichten 131
Zellstoffwechsel 353, 748
Zellulitis 260, 270, 523, 568–573, 574–578
Zentralnervensystem 14, 58, 78, 515
Zerfahrenheit 214

Zimt 310, 628, 758
Zimtöl, äther. 365, 548
Zimtrinde 166, 548, 703
Zimtrinden-Bad 548
Zink 78, 677, 741
Zinnkraut 79, 145, 210, 275, 508, 548, 577, 578, 584, 586, 628, 643, 647, 650, 678
Zinnkraut-Bad 548
Zinnkraut-Saft 275
Zirbel 739
Zirkulationsstörungen 145
Zitrone 65, 175, 176, 178, 589, 590, 595, 628, 676, 702, 740, 741, 778
Zitronen-Essigwasser 702
Zitronen-Maske 176
Zitronenöl, äther. 175, 366
Zitronensaft 40, 155, 167, 175, 176, 177, 178, 537, 589, 592, 593, 594, 617, 676, 678, 681, 728, 735, 751, 775, 780
Zitronensäure 740–741
Zitronensirup 177
Zitrusfrüchte 565, 750
Zittern 218, 255, 674
Zorn 458
Zucker ↑ Weißzucker
Zuckerkrankheit 108, 231, 232, 237, 238, 240, 250, 258, 261, 355, 569, 637, 700, 710, 717, 728, 737, 741, 746, 790
Zuckermißbrauch 158
Zuckerrohr 286–287
Zuckerrübe 287, 288
Zugluft 671
Zunge 293, 698
Zungenbrennen 702
zusammenziehend 180, 182, 183, 193, 210, 253, 359, 364, 365, 366, 520, 525, 528, 530, 538, 545, 546, 547, 565, 576, 599, 676
Zusatzkost 153, 155
Zwetschke 155, 288, 732, 746
Zwetschkenbrand 59
Zwieback 156, 309, 734, 778
Zwiebel 65, 275–276, 506, 584, 595, 599, 643, 644, 707, 735, 746, 765, 775, 780, 781
Zwiebelgeruch 589, 599
Zwiebel-Saft 170, 275–276, 566, 601
Zwiebelwasser 644
Zwölffingerdarm 708, 709–711
Zwölffingerdarmgeschwür 204, 711
Zypressenöl, äther. 366

Gesamt-Übersicht

   I. Ew'gen Lichtes Widerschein ..   5
  II. Hülle, Verpackung oder
      mehr? 46
 III. Überlegungen lenken das
      Leben 86
 IV. Haut als Gesamtheit gesehen .. 112
  V. Kenne ich meine eigene
      Haut? 136
 VI. Blut hat viele Farben 198
VII. Honig hält Haut und Leib
      gesund 282
VIII. Ätherische Öle und ihre
      „Heil"-Kraft 314
 IX. Gesunde Kleidung –
      gesunde Haut 370
  X. Gut zu wissen, ... 450
 XI. Wasser sucht sich
      seinen Weg 476
XII. Wenn Schönheit
      problematisch wird 554
XIII. Nägel, Haare, Zähne 610
XIV. Spiegel unserer
      Essensdisziplin 686
 XV. Sei auf der Hut
      für deine Haut 788

Was du im Buch alles findest 800

Bildtafel-Führer

Bildtafel I
Wunderheil-Kräutertee
Eisenkraut, Acker-Stiefmütterchen, Ringelblume, Salbei, Wermut
↑ Seite 22

Bildtafel II
Zur Entspannung und Situationsbewältigung
Melisse, Johanniskraut, Heidekraut, Odermennig, Pfefferminze
↑ Seite 30

Bildtafel III
Sauerkrautsalat-Zutaten
Sauerkraut, Kümmel, Wacholderbeeren, Zwiebelscheibe, Apfel, Kren, Zitrone, kaltgepreßtes Olivenöl
↑ Seite 65

Bildtafel IV
Don Bosco, Bischof Versiglia und Don Caravario
↑ Seite 106

Bildtafel V
Beeren auf Teller
Himbeeren, Schwarze Johannisbeeren, Rote Johannisbeeren, Stachelbeeren, Heidelbeeren, Erdbeeren
↑ Seite 205

Bildtafel VI
Früchte im Korb
Kirschen, Weichseln, Äpfel, Kürbisse, Pflaumen, Pfirsiche
↑ Seite 205

Bildtafel VII
Symbol der Seele, Biene
↑ Seite 285

Bildtafeln VIII und IX
Schön wird die Haut durch helfendes Fasten
Überernährung – wähle selbst die Adresse deiner Fastenspende
↑ Seite 118–121

Linderung des Hungers in der Welt
↑ Seite 696

Bildtafel X
Pflanzliche Naturfasern
Hanf ↑ Seite 392
Jute ↑ Seite 389
Agave ↑ Seite 391
Brennessel ↑ Seite 397

Bildtafel XI
Pflanzliche Naturfasern
Öllein ↑ Seite 383
Baumwollpflanze ↑ Seite 387
Faserlein ↑ Seite 383

Bildtafel XII
Tierische Naturfasern
Pferd ↑ Seite 407
Kaschmirziege ↑ Seite 403
Karakulschaf ↑ Seite 402
Angorakaninchen ↑ Seite 408

Bildtafel XIII
Tierische Naturfasern
Lama ↑ Seite 404
Trampeltier ↑ Seite 405
Dromedar ↑ Seite 405

Bildtafel XIV
Tierische Naturfasern
Seiden- oder Maulbeerspinner
↑ Seite 410
Kokon der Seidenraupe
↑ Seite 410
Maulbeerbaum-Zweig
↑ Seite 412

Bildtafel XV
Sporenpflanzen
Rotalge, Pfifferling, Isländische Moosflechte, Widertonmoos, Wurmfarn, Schachtelhalm, Kolbenbärlapp
↑ Seite 793

Bildtafel XVI
Samenpflanzen
Klatschmohn, Bohnen, Weizen, Reis, Hafer, Erbsen, Himbeeren, Erdbeeren, Äpfel, Roßkastanie, Walnuß, Pfirsich, Tannenzapfen, Fichtenzapfen, Föhrenzapfen
↑ Seite 793